Herbert Frisch
Programmierte Therapie am Bewegungsapparat, 3. Auflage

Springer
*Berlin
Heidelberg
New York
Barcelona
Hongkong
London
Mailand
Paris
Singapur
Tokio*

Herbert Frisch

Programmierte Therapie am Bewegungsapparat

Chirotherapie

Mit einem Beitrag von J. Roex

Mit 378 Abbildungen
in 872 Einzeldarstellungen

Dritte, korrigierte und ergänzte Auflage

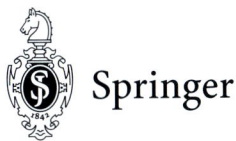

Dr. med. HERBERT FRISCH
Facharzt für Orthopädie und Innere Medizin
Langjähriger Vorsitzender des Ärzteseminars Hamm (FAC)
der Deutschen Gesellschaft für Manuelle Medizin (DGMM)
Rheinstraße 30
41226 Duisburg

Dr. med JACQUES ROEX
Facharzt Orthopädie
Langjähriger Lehrer bei der DGMM (FAC) und bei der
Belgischen Gesellschaft für Manuelle Medizin (BVMG)
Ehemaliger Vorsitzender der BVMG
Reinpadstraat 11
B-3600 Genk

ISBN 3-540-64818-6
3. Auflage Springer-Verlag Berlin Heidelberg New York

ISBN 3-540-61324-2 2. Auflage Springer-Verlag Berlin Heidelberg New York

Die Deutsche Bibliothek – CIP-Einheitsaufnahme
Frisch, Herbert: Programmierte Therapie am Bewegungsapparat : Chirotherapie / Herbert
Frisch. Unter Mitarb. von J. Roex. – 3., korr. und erg. Aufl. – Berlin ; Heidelberg ; New York ;
Barcelona ; Hongkong ; London ; Mailand ; Paris ; Singapur ; Tokio : Springer, 1999
ISBN 3-540-64818-6

Dieses Werk ist urheberrechtlich geschützt. Die dadurch begründeten Rechte, insbesondere die der Übersetzung, des Nachdrucks, des Vortrags, der Entnahme von Abbildungen und Tabellen, der Funksendung, der Mikroverfilmung oder der Vervielfältigung auf anderen Wegen und der Speicherung in Datenverarbeitungsanlagen, bleiben, auch bei nur auszugsweiser Verwertung, vorbehalten. Eine Vervielfältigung dieses Werkes oder von Teilen dieses Werkes ist auch im Einzelfall nur in den Grenzen der gesetzlichen Bestimmungen des Urheberrechtsgesetzes der Bundesrepublik Deutschland vom 9. September 1965 in der jeweils geltenden Fassung zulässig. Sie ist grundsätzlich vergütungspflichtig. Zuwiderhandlungen unterliegen den Strafbestimmungen des Urheberrechtsgesetzes.

© Springer-Verlag Berlin Heidelberg 1995, 1996, 1999
Printed in Germany

Die Wiedergabe von Gebrauchsnamen, Handelsnamen, Warenbezeichnungen usw. in diesem Werk berechtigt auch ohne besondere Kennzeichnung nicht zu der Annahme, daß solche Namen im Sinne der Warenzeichen- und Markenschutz-Gesetzgebung als frei zu betrachten wären und daher von jedermann benutzt werden dürften.

Produkthaftung. Für Angaben über Dosierungsanweisungen und Applikationsformen kann vom Verlag keine Gewähr übernommen werden. Derartige Angaben müssen vom jeweiligen Anwender im Einzelfall anhand anderer Literaturstellen auf ihre Richtigkeit überprüft werden.

Umschlaggestaltung: design & production GmbH, Heidelberg
Satz, Druck und Bindearbeiten: Appl, Wemding
SPIN 10636007   19/3133 – 5 4 3 2 1 0 – Gedruckt auf säurefreiem Papier

Vorwort zur 3. Auflage

Bei der jetzt vorliegenden 3. Auflage der *Programmierten Therapie* ermöglichte der Verlag durch Neudruck eine umfassende Überarbeitung der Texte und Abbildungen. Damit ergab sich die Gelegenheit, die seit der 1. Auflage 1996 in Büchern und Zeitschriften erschienenen relevanten Erfahrungsberichte, neuen Erkenntnisse und Ergänzungen im Rahmen der Neubearbeitung zu berücksichtigen.

So konnte im Lexikon der Behandlungsverfahren das Kapitel über den immer häufiger zitierten Begriff „Osteopathie" auf der Basis der bis Mitte 1998 erschienenen und im Internet angezeigten deutschsprachigen Buchveröffentlichungen überarbeitet werden. Die unter diesem Terminus avisierten Publikationen wurden aufgelistet, und versucht, eine Differenzierung von den Verfahren der manuellen Therapie vorzunehmen. Die Definition des Kerngebiets der Krankengymnastik wurde nach dem heutigen Entwicklungsstand neu gefaßt. Die Beschreibung der Rückenschule wurde überarbeitet und das Behandlungsverfahren der Manipulativmassage nach Terrier bei den Massagen ergänzt. Auch die Ausführungen über Entstehung und Diagnostik der Triggerpunkte wurden ergänzt.

Die Beschreibung der Manipulationen wurde mit einer neuen Bebilderung der biomechanischen Grundlagen des jeweiligen Griffes versehen, die zugehörigen Texte zum Teil verbessert und gestrafft.

Bei den Extremitätenbehandlungen wurde eine Reihe Fotos von Knochenmodellen zur Abstimmung mit der *Programmierten Untersuchung* eingefügt bzw. ausgetauscht.

Zu einer Erneuerung oder Erweiterung der dargestellten Gelenk- und Muskeltechniken durch neue Variationen bestand auch jetzt keine Veranlassung. Die Erfahrung lehrt, daß es bei therapeutischen Anwendungen in jedem Fall erfolgreicher ist, einen begrenzten Technikstand zu beherrschen, als mit einer großen Zahl von Varianten zu arbeiten.

Dank möchte ich Herrn Dr. Norbert Rang und Herrn Stefan Höppner sagen für die Überlassung von Bildern aus ihrer Monographie *CSO – Craniosacral-Osteopathie* (Hippokrates-Verlag).

Ein besonderer Dank gebührt auch dem Springer-Verlag, insbesondere Herrn V. Oehm für die großzügige Ausstattung und Herrn J. Sydor für die Geduld und Sorgfalt bei der Herstellung dieser Neuauflage.

So ist zu hoffen, daß sich das Buch auch weiterhin als nützlicher Helfer bei der täglichen Arbeit erweist.

Duisburg/Moers, im November 1998   HERBERT FRISCH

Vorwort zur 1. Auflage

Mit der Zunahme des funktionellen Denkens in der Diagnostik und Therapie der Erkrankungen des Bewegungsapparats während der vergangenen Jahrzehnte haben sich die diagnostischen und therapeutischen Möglichkeiten wesentlich erweitert. Zwischen den klassischen Feldern der konservativen medikamentösen, physikalischen und Bewegungstherapie sowie der operativen Behandlung etablierten sich eine verfeinerte Diagnostik, die funktionelle Strukturanalyse und die darauf basierenden neuen therapeutischen Ansätze. Die Hauptquelle für diese Entwicklung war das umfangreiche Arsenal der empirisch gefundenen Handgrifftechniken. Nach den unbestreitbaren Erfolgen der zunächst nur als Außenseitermedizin betrachteten „neuen" Handgrifftherapie wich die anfängliche Skepsis einem zunehmenden Interesse, Techniken und Wirkungen dieser Therapie zu analysieren und sie praktisch anzuwenden. Es erschien eine Reihe von Lehrbüchern unter dem Titel „Manuelle Medizin" oder „Chirotherapie", mit jeweils eigenen Vorstellungen und Akzenten bei der Wertung der Phänomene und beim therapeutischen Vorgehen.

Die teilweise divergierende Nomenklatur und die Definitionen der klinischen Befunde konnten durch die Bemühungen der Bertelsmann-Stiftung größtenteils auf einen gemeinsamen Nenner gebracht werden. Ein einheitliches, wissenschaftlich untermauertes Konzept über die Entstehung der manuell behandelbaren pathologischen Substrate – Blockierung und Hypermobilität – sowie über die Wirkungsweise der effizienten Behandlungstechniken besteht jedoch noch nicht. So ist die manuelle Medizin z. Z. noch ein Bestandteil der vielfältigen Landschaft der „Autorenmedizin".

Unter der gleichen Prämisse der Beobachtung von Funktionsabläufen am Bewegungsapparat entstand aus anderen fachlichen Blickwinkeln und Fragestellungen in den letzten Jahrzehnten auch eine größere Anzahl anderer, inzwischen bewährter und etablierter Therapiekonzepte, um die herum jeweils Schulen und Kurssysteme aufgebaut wurden. Da diese Konzepte und Verfahren bisher nicht systematisch in die Ausbildungsgänge der verschiedenen Berufe integriert sind, haben sie auch das monomane Flair ihrer Entstehung behalten. Gegenseitige Annäherung und Ergänzung im Sinne einer ganzheitlichen Therapie sind – bisher jedenfalls – nicht erkennbar.

Für die vorliegende Monographie standen folgende Gesichtspunkte im Vordergrund:
- eine kurze Bilanzierung der derzeitigen Erkenntnisse über die Biomechanik der Gelenke und der physiologischen Steuerungsvorgänge, die für therapeutische Belange relevant sind;
- eine Darstellung der Entstehung und Behandlung von hypo- und hypermobilen Funktionsstörungen und die erforderlichen therapeutischen Konsequenzen bei morphologischen oder funktionellen Strukturveränderungen.

Vorwort zur 1. Auflage

Dabei war es ein besonderes Anliegen, ein Modell der mechanischen Entstehung der sog. „Gelenkblockierung", d. h. der reversiblen hypomobilen Gelenkfunktionsstörung zu konzipieren, das sich weitgehend mit den diagnostischen und therapeutischen klinischen Erfahrungen in Einklang bringen läßt. Dieses Modell, das bereits in der 5. Auflage der *Programmierten Untersuchung des Bewegungsapparates* im Prinzip vorgestellt wurde, war das Raster, wonach die beschriebenen Behandlungstechniken ausgewählt wurden. Es war dabei nicht zu vermeiden, daß sich die Grundgedanken dieses Modells in verschiedenen Kapiteln bei theoretischen Überlegungen und praktischen Darstellungen teilweise wiederholen.

Die mehrjährige praktische Anwendung und Erprobung der Techniken in den Kursen des Ärzteseminars Hamm-Boppard der Deutschen Gesellschaft für manuelle Medizin sollte durch eine nachvollziehbare Darstellung der biomechanischen Bewegungsabläufe im Gelenk beim therapeutischen Handgriff ergänzt werden.

Die Ausführungen zu den Grundregeln für die Therapieplanung und die Vorstellung einer Basistherapie für die Störungen an der arthromuskulären Funktionseinheit aus:

- Gelenkmobilisation, Muskelentspannung bzw. -dehnung, Quermassage und evtl.
- anschließendem Koordinations- und Krafttraining

sollen Vorschläge zum rationellen Einsatz der verschiedenen Behandlungsverfahren sein.

Den gleichen Zweck verfolgt das „Kleine Lexikon der Behandlungsverfahren": Kurze Darstellungen der neueren, vielleicht nicht allgemein bekannten Therapiekonzepte sollen Ärzten und Therapeuten eine Orientierung über Herkunft, Technik, Indikation und Kontraindikationen sowie das vermutete Wirkungsprinzip der jeweiligen Therapie ermöglichen. Die Angaben zu altbekannten Verfahren dienen der erinnernden Komplettierung des therapeutischen Spektrums. Da nicht für alle Verfahren instruktive Literatur zur Verfügung stand und andererseits eine praxisnahe Aktualisierung der vorhandenen Veröffentlichungen als Ziel vorschwebte, wurden Veranstalter von speziellen Weiterbildungskursen oder sog. „anerkannte Instruktoren" mittels Fragebögen um ergänzende Informationen gebeten.

All denen, die mir bei den Arbeiten zu diesem Buch geholfen haben – insbesondere den unten genannten – sage ich meinen Dank.

So ist zu hoffen, daß auch die *Programmierte Therapie des Bewegungsapparates* ihren Zweck als Informations- und Nachschlagewerk erfüllt. Anregungen, Ergänzungs- und Verbesserungsvorschläge dieses ersten Entwurfs einer umfassenden orthopädisch orientierten manuellen Therapie würde ich sehr begrüßen.

Dieses Buch ist meiner Frau Christel gewidmet, ohne deren Verständnis, Unterstützung und zeitweise aktive Mithilfe diese umfangreiche Arbeit nicht mehr geschrieben worden wäre.

Duisburg, im Juni 1995   HERBERT FRISCH

Danksagung

Mein Dank gilt vor allem dem Autorenteam der „Kursarbeitshefte" für das Ärzteseminar Hamm-Boppard der Deutschen Gesellschaft für manuelle Medizin: *Rolf Gustavsen, Jacques Roex und Renate Streeck,* die für diese Vorläuferpublikation entscheidend bei der Auswahl der Techniken, der Bildherstellung und Kommentierung mitwirkten.

Für die Anregungen, Informationen und Literaturhinweise bei den Kurzdarstellungen der Behandlungsverfahren im „Kleinen Lexikon" danke ich

Dr. H. Lohse-Busch (Atlastherapie nach Arlen),
Hilla Ehrenberg (Atemtherapie).
Frauke Bierwald, Michèle Gerber, Gabriele Vogel (Bobath-Therapie),
Dr. W. A. Laabs (Chirogymnastik),
Wolfgang Ruhrmann (Druckwellenmobilisation),
Ralf Stüvermann (Funktionelle Bewegungslehre nach Klein-Vogelbach),
Pieter Westerhuis (Maitland-Therapie),
Dr. H. P. Schwerdtner, Dr. Norbert Rang, Marc de Coster (Osteopathie),
Lilo Ozarcuk, Joana Mourta-Rupp (PNF-Behandlung),
Christa Lehnert-Schroth, Dr. Hans Rudolf Weiß (Dreidimensionale Skoliosebehandlung nach Schroth),
Dr. Manfred Eder (Therapeutische Lokalanästhesie).

Besonderer Dank gebührt auch *Margret Adelmann-Frisch,* die mit Akribie und Geduld in über einjähriger Arbeit das Manuskript mit zahlreichen Korrekturen, Änderungen und Ergänzungen angefertigt hat. Außerdem danke ich den verantwortlichen Herren des Springer-Verlags – Planung: *Victor P. Oehm,* Copy-editing: *Lothar Picht,* Layout/Abbildungen: *Jaroslaw Sydor* – für ihr Engagement und ihre Sorgfalt bei der Produktion und Ausstattung des Buches.

Inhaltsverzeichnis

Vorbemerkungen 1
Kann man eine Behandlung programmieren? 1

Diagnose durch Strukturanalyse 2
Funktionelle Strukturanalyse (5/5-Schema) als Grundlage einer optimalen Therapie am Bewegungsapparat 2

1 Gelenkfunktionsstörung 4
Form und Funktion der Gelenke 4
Gelenkknorpel 4
Mechanik und Belastungsfähigkeit des Gelenks 7
Gelenkdruck (Gelenkresultierende) 8
Pathologie der Gelenkfläche 10
Arthrosen 11
Normale und pathologisch veränderte Gelenkbewegung ... 12
Hypomobile Funktionsstörung (Blockierung) 15
Form und Funktion des Kapsel-Band-Apparats 17
Gelenkkapsel 17
Membrana synovialis 18
Membrana fibrosa 19
Verstärkungsbänder der Gelenkkapsel 20
Stabilität 20
Statische Definition der Stabilität 20
Funktionelle (dynamische) Definition der Stabilität 21
Ursachen für Bänderschmerzen 22
Ursachen der ligamentären Hypermobilität 22
Form und Funktion der quergestreiften Muskulatur .. 23
Aufbau und Funktion der Muskelfasern 23
Aufbau und Funktion der Sehnen 27
Hilfsstrukturen von Muskeln und Sehnen 28
Muskelmechanik 29
   Muskelkontraktion 29
   Muskeltypen 32
   Funktionsgruppen der Muskulatur 34
   Muskelsynergien 34

Bewegungsmuster 35
  Muskuläre Dysbalance 35
Pathologische Veränderungen der Muskelfunktion 36
Muskeltonus 37
Palpationsbefunde bei pathologischen Funktionsänderungen . 38
  ① Vermehrte Ruhespannung
    (Hypertonus/Muskelhartspann) 38
      Diagnostik 39
      Irritationszonen 40
      Diagnostische Aussagen der Irritationszonendiagnostik ... 41
      Elastizität/Viskoelastizität 43
      Muskelsteife („muscle stiffnes") 43
  ② Muskelverkürzungen 43
  ③ Verminderte Ruhespannung (Hypotonus) 45
  ④ Gestörte Muskelaktivierung 45
      Muskelatrophie 45

2 Steuerung des Bewegungssystems 48

Periphere Steuerung 48
  Propriozeption 48
    Haut 51
    Kapsel, Ligamente und Muskulatur 51
    Eigensteuerung der Muskulatur 52
      Muskelspindeln 52
      γ-Spindelschleife 54
      Sehnenspindel (Golgi-Rezeptor) 57
Innervation der Muskulatur 58
Aufgaben der Sensomotorik des Muskels 59
Steuerung durch Gelenkrezeptoren 59
Weiterleitung der Nozizeption in den Hinterhornkomplex
der Spinaletage 62
Hinterhornkomplex 64
Steuerung (Zusammenfassung) 69
Periphere Steuerung 69
Zentrale Steuerung 70

3 Klinik: Schmerz und Funktionsstörung
(Blockierung) 71

Nozizeption und Schmerz 71
Schmerzkomponenten (Nozireaktion) 71
Schmerzentstehung 72
Anamnestische Strukturanalyse durch Schmerzanalyse 73
Schmerzarten unter strukturellen Gesichtspunkten 73
Schmerzanalyse in der Anamnese 74

Rezeptorenschmerz aus Gelenk, Muskulatur, Bändern;
Nerven- und Gefäßschmerzen 75
    Vertebragene Schmerzen 78
    Radikulärer Schmerz 78
    Rezeptorenschmerz aus dem Wirbelsegment –
    pseudoradikulärer Schmerz 79
    Funktionsstörung (Blockierung) 79

*Zusammenfassung der Literaturangaben
zur Gelenkblockierung* 86
Biomechanisches Blockierungskonzept 87

Blockierung – Nozizeption – Nozireaktion 95
Ablauf der Pathogenese einer Gelenkblockierung
und Nozireaktion nach dem biomechanischen
Blockierungskonzept 96

4 Therapieplanung bei Funktionsstörungen am Bewegungsapparat 97

Der Weg zum Therapieplan 99

Pathologie der Hypomobilität 99

Therapieplan bei Hypomobilität 100

Pathologie der Hypermobilität 101

Therapieplan bei Hypermobilität 102

*Analyse und Technik der Standardbehandlung
in der Manuellen Medizin (Basistherapie)* 102
Behandlung der reversiblen hypomobilen
Gelenkfunktionsstörung (Blockierung) 102
Mobilisation durch Gelenktraktion (Manipulation) ... 103
Mobilisation durch paralleles Gleiten 105
Technik der Gelenkmobilisation 105
Entspannungsmaßnahmen und Bewegungsbahnung
bei der Mobilisation 106
Technik der Muskelentspannung (PIR) und Muskeldehnung . 106
    Behandlungsschema für Muskeldehnungen (nach Leifseth) . 108
    Exzentrisches Muskeltraining (nach Leifseth) 108
    Behandlung der Tendinitis (nach Leifseth) 109
Technik der Deep-friction-Massage und Querdehnung
von Muskeln 109
Medizinische Trainingstherapie (nach Gustavsen u.
Streek 1993) 110
Effekte der Standardbehandlungen an Gelenk und Muskulatur
(Zusammenfassung) 116

5 Biomechanik des Wirbelsegments 117

Morphologie und Funktion der Bandscheibe 117
Biochemie der Bandscheibe 118

Mechanische Belastung des Bewegungssegments 120
Bandscheibenbelastung 121
    Axiale Belastung 121
    Verwringung (Torsion) 121
    Belastung des Nucleus pulposus 125

Morphologie und Funktion der Wirbelbogengelenke 125
Störung des diskoligamentären Spannungsausgleichs 132
Analyse von Gelenkblockierungen 134

6 Therapie an der Wirbelsäule 136

Fragen bei Funktionsstörungen der Wirbelsäule 136

Checkliste für manuelle Wirbelsäulenbehandlungen 136

Wahl der Ausgangsstellung 138

Standardeinstellungen in Seitenlage 139

Grundregeln bei der Fixation 139

Grundregeln bei der Mobilisation 140

Standardmobilisationstechniken 141

Standardmanipulationstechniken 142
Biomechanische Kräfteanalyse im Segment 143

*Zusammenfassung: Technik der WS-Mobilisation
und Manipulation* 144

Zusammenfassung der Behandlungsregeln 145
Kurzschema der Mobilisationsbehandlung 147
Dokumentation von Befunden am Bewegungsapparat
(mit Befundsymbolen) 148
Erklärung der Symbole und Abkürzungen 151

7 LBH-Region (Lendenwirbelsäule/Becken/
Hüftgelenke) 152

Biomechanik des Beckenringes 152
    Sakroiliakalgelenke 152
    Form der Gelenkflächen 154
    Funktionsbewegungen 157
    Mechanik des Gehens 159
        Symphysenbewegungen 160
    Klinische Bedeutung der SIG-Funktionsstörungen 163

Diagnostik der SIG-Störungen 165
Sakroiliakalblockierung und Beckenverwringung 174
Pathologische (blockierte) Beckenverwringung 175

Behandlung der Sakroiliakalgelenke 178
Mobilisationen 178
Manipulationen 188

8 Lendenwirbelsäule 200

Biomechanik 200
Form und Stellung der Gelenkflächen 200
Funktion der LWS-Segmente 201

Behandlung der Lendenwirbelsäule 214
Mobilisationen und Automobilisationen 214
Manipulationen 242

9 Hüftgelenk 264

Biomechanik 264
Hüftgelenkmuskulatur 267
Kurzgefaßtes Untersuchungsschema Hüftgelenk 275

Behandlung des Hüftgelenks 276
Mobilisationen 276
Muskeldehnungen 282

10 Kniegelenk 299

Biomechanik 299
    Form der Gelenkflächen 299
    Menisken 300
Kapsel-Band-Apparat 303
Kniegelenkmuskulatur 308
Kurzgefaßtes Untersuchungsschema Kniegelenk 311

Behandlung des Kniegelenks 312
Mobilisationen 312

11 Fußgelenke 322

Biomechanik 322
Gesamtaufbau und funktionelle Übersicht 322
Form und Funktion der einzelnen Fußgelenke 329
    Oberes Sprunggelenk 329
    Distales Tibiofibulargelenk
    (Syndesmosis tibiofibularis distalis) 332

Unteres Sprunggelenk (Articulatio subtalaris) 332
Vorderes Sprunggelenk (Chopart-Gelenklinie,
Articulatio talonavicularis und Articulatio
calcaneocuboidea) 335
Intertarsalgelenke (Articulatio cuneonavicularis,
Articulationes intercuneiformia, Articulatio
cuboideonavicularis und Articulatio cuneocuboidea) 338
Mittelfußgelenke (Articulationes tarsometatarsalia) 340
Zehengelenke [Articulationes interphalangeae
distales et proximales (DIP/PIP), Articulationes
metatarsophalangeae (MTP)] 341
Fußmuskulatur 342

Behandlung der Fußgelenke 348
Mobilisationen 348
Muskeldehnungen 376

12 Brustwirbelsäule/thorakolumbaler Übergang 388

Biomechanik 388
Form und Stellung der Gelenkflächen 388
Funktion der BWS-Segmente 388

Behandlung der Brustwirbelsäule 394
Mobilisationen und Automobilisationen 394
Manipulationen 414

13 Rippengelenke 419

Biomechanik der Rippen-Wirbel-Gelenke 419
Kostovertebralgelenke 419
Kostotransversalgelenke 419
Atemmuskulatur 422

Therapie der Rippenblockierung 424

Behandlung der Rippen-Wirbel-Gelenke 426
Mobilisationen und Automobilisationen 426
Manipulationen 438

14 Halswirbelsäule und zervikothorakaler Übergang . . . 444

Biomechanik der unteren Halswirbelsäule (C2–C7) 444
Form und Stellung der Gelenkflächen 444
Funktion der HWS-Segmente 445

Behandlung der Halswirbelsäule 452
Mobilisations- und Weichteiltechniken im zervikothorakalen
Übergang 452
Manipulationen im zervikothorakalen Übergang 462

Mobilisations- und Weichteiltechniken
an der Halswirbelsäule 470
Manipulationen an der Halswirbelsäule 488
Untersuchung und Behandlung der Kiefergelenke 492

15 Schultergelenke 493

Biomechanik der Armgelenke 493

Biomechanik der Schultergelenke 493
Humerusgelenk 494
Klavikulargelenke: Sternoklavikulargelenk
und Akromioklavikulargelenk 496
Scapulathorax Gelenk 498
Problemgelenk: „subakromialer Raum" (Fornix humeri) 501
Gelenke der 1. Rippe 505
    Schultermuskulatur 505
    Schulterbewegungsmuster 514
Kurzgefaßtes Untersuchungsschema Schulter 516

Behandlung des Schultergelenks 518
Mobilisationen an Schulter- und Schultergürtelgelenken 518
Muskeldehnungen 536
Selbstdehnungen und Automobilisationen 551

16 Ellbogengelenke 553

Biomechanik 553
Ellbogengelenk/Unterarmgelenke 553
Ellbogenmuskulatur 562
    Funktionelle Muskelsynergien am Ellbogen 562
Kurzgefaßtes Untersuchungsschema Ellbogengelenke 565

Behandlung der Ellbogengelenke 566
Mobilisationen des Humeroulnargelenks 566
Mobilisationen der Radiusgelenke 576
Muskeldehnungen 582

17 Handgelenke 585

Biomechanik 585
Radiokarpalgelenk/Interkarpalgelenk 585
    Biomechanik der Handgelenkbewegungen im Bereich
    der Handwurzelgelenke (nach Kapandji) 589
Handgelenkmuskulatur 595
Mittelhandgelenke 601
    Gelenke des Daumenstrahls 601
Fingergelenke (Metakarpophalangealgelenke [MCP]) 604
    Fingermuskeln 605
Gelenktests 606

Behandlung der Hand- und Fingergelenke 610
Mobilisationen des Handgelenks 610
Mobilisationen der Handwurzelgelenke 616
Mobilisationen der Mittelhandgelenke 620
Mobilisationen der Fingergelenke 628
Automobilisationen 630
Muskeldehnungen 632

18 Kopfgelenke 642

Biomechanik 642
Obere Kopfgelenke (Articulationes atlantooccipitales;
Segment C0/C1) 642
Untere Kopfgelenke (Articulationes atlantoaxiales;
Segment C1/C2) 647
Führungs- und Bremsbänder der Kopfgelenke 650
    Ligamenta alaria 650
    Ligamentum cruciforme atlantis 651
Differentialdiagnose der Schiefhalsformen (Torticollis) 655

Behandlung der Kopfgelenke 656
Mobilisation Segment C2/C3 656
Mobilisation Segment C1/C2 658
Mobilisation Segment C0/C1 660
Automobilisation 666
Manipulation der Kopfgelenke 668

19 Kleines Lexikon der Behandlungsverfahren 681

Warum ein Lexikon der Behandlungsverfahren? 681
Akupunktur 682
Atemtherapie 684
Atlastherapie nach Arlen 685
Bäderbehandlung 687
Bobath-Konzept 688
Brügger-Therapie 688
Chirogymnastik nach Laabs 690
Druckwellenmobilisation nach Zicha und Ruhrmann 690
Elektrotherapie 692
    Niederfrequenzbereich 692
    Mittelfrequenzbereich 692
    Hochfrequenzbereich 693
    Ultraschall 693
Entspannungsverfahren/Muskelentspannung 694
Eutonie nach Alexander 695
Progressive Muskelentspannung nach Jakobson 695
Feldenkrais-Methode 696
Funktionelle Bewegungslehre (FBL) nach Klein-Vogelbach . . 697

Krankengymnastik 698
Kryotherapie 700
Lösungs- und Atemtherapie nach Schaarschuch und Haase . . 700
Maitland-Therapie 701
McKenzie-Konzept 702
Manuelle Medizin 703
   Das Behandlungssubstrat der manuellen Medizin 703
   Veränderungen des Bewegungsausmaßes 704
   Begriffe der normalen Gelenkbeweglichkeit 704
   Die normale Gelenkbeweglichkeit
   in der Wirbelsäule 704
   Gelenkstellungen 705
   Normale und pathologisch veränderte
   Funktion der Muskulatur 705
   Behandlungsbegriffe 706
   Manuelle Medizin nach Cyriax 707
   Weiche Techniken in der manuellen Medizin 707
Massageverfahren (Übersicht) 710
Bindegewebsmassage (BGM) 711
Manipulativmassage nach Terrier 711
Manuelle Lymphdrainagemassage 712
Medikamentöse Behandlung 713
Medizinische Trainingstherapie 715
Osteopathie 716
Viszerale Osteopathie 724
Orthesenversorgung 725
Propriozeptive neuromuskuläre Fazilitation (PNF) 726
Manuelle Therapie und PNF in Kombination 727
Rückenschule 729
Schlingentischbehandlung 731
Skoliosebehandlung, dreidimensionale, nach Schroth 731
Kriechverfahren nach Klapp 732
Skoliosebehandlung nach Gocht-Gessner 733
Stemmführungen nach Brunkow 733
Therapeutische Lokalanästhesie 734
Vojta-Therapie 735

20 Weiterführende Literatur zu den Stichwörtern 736

21 Literatur 740

22 Sachverzeichnis 747

Vorbemerkungen

Kann man eine Behandlung programmieren?

Jede Behandlung einer Krankheit erfordert einen Therapieplan, in dem die anzuwendenden Heilmittel, ihre Dosierung und die zeitliche Reihenfolge der Anwendungen festgelegt werden. Außerdem müssen Ersatzmaßnahmen für den Fall eines unzureichenden Erfolgs der Anwendungen oder unerwarteter Reaktionen mit Veränderung der Beschwerden und der Symptomatik vorgesehen werden.

Planung ist ein sinnvoller Einsatz von Maßnahmen zur Erzielung eines optimalen Erfolges.

Der Behandlungsplan ist somit keine einfache Schematisierung der Therapie, sondern ein durchdachter, individueller Einsatz der verschiedenen Behandlungsmöglichkeiten, der medikamentösen, der physikalischen und krankengymnastischen Therapie. Eine solche Planung der Therapie hat besondere Bedeutung bekommen, seitdem durch die **funktionelle Strukturanalyse** in der manuellen Medizin eine subtilere Differenzierung der rein funktionellen Störungen von denen infolge morphologischer Veränderungen möglich geworden ist [s. Frisch (1998) **Programmierte Untersuchung des Bewegungsapparates,** 7. Aufl.].

Die vorliegende Arbeit versucht, die therapeutischen Möglichkeiten auf dieser Basis einzuteilen. Dazu wurde eine Schematik nach Applikationsorten und den Erkenntnissen der Reflextherapie gewählt.

Diagnose durch Strukturanalyse

Funktionelle Strukturanalyse (5/5-Schema) als Grundlage einer optimalen Therapie am Bewegungsapparat

Der Bewegungsapparat und seine Störungen müssen unter 2 Aspekten analysiert werden:

- **mechanischer Aspekt** (Biomechanik der Gelenke),
- **neurophysiologischer Aspekt** (Steuerung der arthromuskulären Funktionseinheit).

Daraus ergeben sich für die Diagnose und Therapie an Wirbelsäule und Gelenken folgende generelle Überlegungen bezüglich der Funktion der einzelnen Strukturen:
Das **Knochengerüst** ist der eigentliche Stabilitätsfaktor des Bewegungsapparates. Die Knochen garantieren die lasttragende Stabilität. Die Gelenke sind dagegen sowohl Faktoren der **Stabilität** (Statik) wie auch der **Beweglichkeit** (Dynamik). Die **Muskulatur,** davon darf man wohl ausgehen, steht grundsätzlich im Dienst der Gelenke und hat die Aufgabe, mit den tonischen Muskeln die **Statik** zu erhalten, während die phasische Muskulatur in erster Linie den alltäglichen Bewegungsaufgaben, d. h. der **Dynamik** dient. Eine weitere Aufgabe ist die **Schadensabwendung** (z. B. Fluchtreflexe aufgrund nozizeptiver Afferenzen). Aus der Gegensätzlichkeit dieser Aufgaben ergibt sich die Störanfälligkeit der Bewegungsorgane.
Die Muskelsteuerung erfolgt für die Willkürbewegungen vom Großhirn aus in Form von Bewegungsmustern („patterns"), die in der Ontogenese erworben und im Kortex abrufbereit gespeichert werden. Diese Bewegungsmuster stehen aber auch in den subkortikalen Zentren (z. B. Thalamus) für die Erfordernisse der Statik und der Nozizeption abrufbar bereit. Dieser Abruf erfolgt logischerweise von der Peripherie aus und zwar als Reaktion auf Umwelteinflüsse, die eine Korrektur von Gelenkstellungen oder Bewegung als Anpassung an veränderte Anforderungen an den Bewegungsapparat nötig machen.
Die gespeicherten **Bewegungsgrundmuster** werden durch periphere Feedbackafferenzen aktualisiert, die **aktive** Anpassung von Stellung und Bewegung erfolgt dabei durch die Muskulatur.
Die ebenso wichtige **passive** Steuerung der Bewegung geschieht durch die nicht kontraktilen Strukturen des **Kapsel-Band-Apparates.** Sie sorgen für den achsengerechten Ablauf der Gelenkbewegungen und für den physiologischen Bewegungsstop. Diese Funktion der Bänder ist nur partiell durch die Muskulatur zu ersetzen. Der Einsatz der Muskulatur erfolgt immer dann, wenn der **achsengerechte Ablauf der Bewegung** durch funktionelle oder strukturelle Faktoren gestört ist. Entsprechende Afferenzen aus der Gelenkkapsel oder den Kapselbändern führen dann zu einer muskulären Korrektur des gestörten Bewegungsablaufes.
Geht man von diesen verschiedenen Aufgaben der arthromuskulären Funktionseinheit Gelenk aus, dann ergibt sich die weitere Frage, welche der genannten Strukturen welche Feedbackinformationen in die **Steuerungsvorgänge** einspeisen; insbesondere, welche Vorgänge im Gelenk oder welche äußeren Einflüsse auf das Gelenk **propriozeptive und/oder nozizeptive Feedbackafferenzen** auslösen können.

Wenn sich hier nachvollziehbare Erkenntnisse ermitteln lassen, dann hätte das folgende **Konsequenzen:**

1) Die Zahl der **Untersuchungstechniken** könnte auf die wirklich aussagefähigen reduziert werden.
2) Die **therapeutisch wirksamen Stimuli** an Gelenk und Muskulatur ließen sich exakter ermitteln und einsetzen. Dadurch könnte die Fülle technischer Variationen bei den therapeutischen Verfahren auf einen Standard wirklich wirksamer Methoden begrenzt werden.
3) Der **Behandlungsplan** könnte rationeller und effektiver gestaltet werden.

Dieser Versuch soll bei der Darstellung der diagnostischen und therapeutischen Möglichkeiten in dieser Arbeit gemacht werden. Der Autor wäre dankbar, wenn es gelänge, durch Anregungen, Bestätigungen oder Kritik die Therapie – v. a. das Gebiet der manuellen Therapie, der Krankengymnastik und der physikalischen Medizin – bezüglich der therapeutischen Wirksamkeit schärfer zu konturieren und damit aus der uferlosen und zum großen Teil unkontrollierten Empirie ein wenig herauszuführen.

Folgende **Beurteilungskriterien** für Untersuchungstests und Therapie sind dabei als unabdingbare Voraussetzung anzusehen:

1) Jeder als relevant angesehene Test muß ein reproduzierbares und bei verschiedenen Untersuchern gleichen technischen Könnens weitgehend identisches Ergebnis bringen.
2) Es muß eine reproduzierbare Korrelation von Test und therapeutischen Stimuli zu Schmerz und Funktionsstörung bestehen, auch wenn die Schmerzschwelle durch die supraspinale Schmerzverarbeitung in gewissen Grenzen verändert sein sollte.
3) Unter diesen Gesichtspunkten sollten auch die beiden Testarten Bewegungs- und Provokationstest vergleichbare Ergebnisse bringen.

1 Gelenkfunktionsstörung

Mit Verlassen der physiologischen Mittelstellung, der Ruhestellung eines Gelenks, kommt es zu **Veränderungen der Druckbelastungen** zwischen den Gelenkpartnern und zu veränderten Zugspannungen im zugehörigen Kapsel-Band-Apparat, die wiederum auf die muskuläre Steuerung einwirken. Diese Veränderungen nehmen zu, je mehr sich die Funktionsbewegung der Gelenkpartner der anatomisch möglichen Endstellung nähert. Deswegen sind die Endphasen von Gelenkbewegungen auch besonders störanfällig, und es kommt in der Wirbelsäule in der Endstellung der Wirbelbogengelenke häufiger zu **Blockierungen der Beweglichkeit** als in der Mittelstellung der Gelenke. Die Gründe dafür können angeborene oder erworbene morphologische Veränderungen sein. Ob es, wie immer wieder behauptet wird, auch reine Funktionsstörungen ohne morphologisches Substrat gibt, muß bezweifelt werden. Wahrscheinlich handelt es sich in diesen Fällen um morphologische Veränderungen im mikroskopischen Bereich, wie z. B. die Anfangsstadien der Bandscheibendegeneration, die noch nicht mit den bisher zur Verfügung stehenden bildgebenden Verfahren nachweisbar sind.

Was kann zu Bewegungsstörungen im Gelenk führen?

Eine Störung der angulären Funktionsbewegung zwischen 2 Gelenkpartnern tritt, wie die Erfahrung zeigt, im Wirbelbogengelenk genauso wie im Extremitätengelenk immer dann auf, wenn die Gleitbewegungen in der normalen Bewegungsbahn behindert sind.

Die **Ursachen** können sein

- **Beschädigung der Gleitfläche** der Gelenke (Arthrosen, Arthritiden) mit Schrumpfung im Kapsel-Band-Apparat durch Fehlhaltung und Fehlbelastung,
- **Dysbalance** des zum Gelenk gehörenden **Muskelmantels** z. B. durch Verspannung oder Muskelverkürzung,
- **Blockierungen durch Einklemmung eines Meniskoids** der Gelenkkapsel,
- **Nozireaktion aus anderen Strukturen** außerhalb des Gelenks.

Wie kann es zu den genannten Veränderungen kommen?

Zur Beantwortung dieser Frage müssen Morphologie, normale Funktion und Belastungsfähigkeit des jeweiligen Gelenks sowie die Ursachen der pathomorphologischen Veränderungen bekannt sein.

> Gelenke

Form und Funktion der Gelenke

Gelenkknorpel

Die biomechanisch wichtigste Struktur für die Bewegung der knöchernen Gelenkpartner gegeneinander ist der **hyaline** Gelenkknorpel, der die knöchernen Gelenkanteile bedeckt. Die Knorpelschicht ist je nach Größe und Belastung des Gelenks zwischen 1 und 5 mm dick. Der Knorpel besteht aus einem in 4 Schichten angelegten **Stützgerüst**

aus kollagenen Fasern. In den Zwischenräumen liegt die **Interzellularsubstanz** mit den Hyaluronsäuremolekülen, auf denen sog. Proteoglykane aufgereiht sind. Diese bestehen aus Trägerproteinen und Mukopolysacchariden und bilden mit den Hyaluronsäuremolekülen das sog. Proteoglykanaggregat. Die gesamten Bausteine des Knorpels werden von den Chondrozyten der Interzellularsubstanz gebildet.

Mechanische Eigenschaften des Gelenkknorpels

- Die von den Chondrozyten produzierten *kollagenen Fasern* verleihen dem Knorpel **Elastizität und Festigkeit.** Das Kollagenfibrillengerüst kann so den Belastungsdeformierungen durch Kompressionsdruck sowie der Schubdeformierung durch die Gleitbewegungen des gewichtbelasteten Gelenkpartners Widerstand leisten. Die Kollagenfasern werden in den oberen Knorpelschichten durch die Schubbewegungen beim Gleiten in Richtung der Zugspannung angeordnet, was sich beim Übergang des Knorpels in die Gelenkkapsel an der lateralen Grenze der Gelenkfläche im Bereich der sog. Marginalzone als Zugreiz auf die Rezeptoren der Kapsel auswirken kann.
- Die **Chondrozyten produzieren** ferner die **Proteoglykane,** deren Moleküle durch Wasseraufnahme bzw. -abgabe ebenfalls die Festigkeit und v. a. die **Viskosität des Knorpels** bestimmen. Mit ihrem Gehalt an Mukopolysacchariden setzen die Proteoglykane die **Reibungskräfte auf ein Minimum** herab, so daß trotz oft hoher Druckbelastungen die Bewegungen leicht und ohne Verschleiß durch Abrieb erfolgen können.
- Die **plötzlichen, hohen Druckbelastungen** (z. B. beim Leistungssport) können durch ein intaktes Knorpelpolster in der Regel vom subchondralen Knochen ferngehalten werden, indem sie **auf die gesamte lasttragende Fläche verteilt** werden. Auch hierbei erfolgt die mechanische Anpassung des Knorpels wieder durch Wasseraufnahme oder -abgabe.

Der Knorpel ist in 4 Zonen aufgebaut (Abb. 1.1):

- In der untersten, der **mechanischen Zone (Zone IV)** an der Knorpelknochengrenze sind Knorpel und subchondraler Knochen

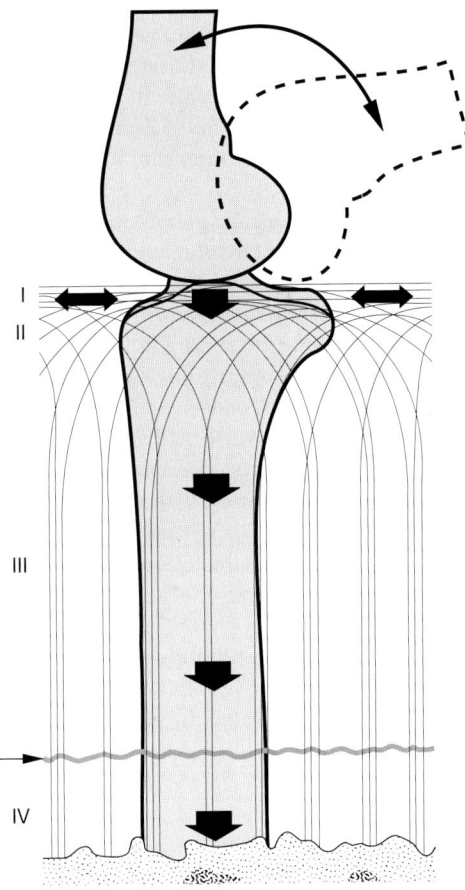

Abb. 1.1. Schematische Darstellung des Verlaufs der Kollagenfibrillen im Gelenkknorpel. Die Kollagenfibrillen ziehen vom subchondralen Knochengewebe **(punktiert)** senkrecht in die Zone des mineralisierten Knorpels (IV) und weiter in die Radiärzone (III), um dann im Bereich der Übergangszone (II) nach bogenförmigem Verlauf in die Tangentialfaserzone (I) einzumünden. Die **Pfeile** zeigen mögliche Wege der Gelenkdruckübertragung zum subchondralen Knochen und zur Gelenkkapsel. (Mod. nach Rauber u. Kopsch 1987)

miteinander verzahnt. Knochenlamellen und Kollagenfibrillen dieser mineralisierten Knorpelschicht stehen senkrecht aufeinander. Hier findet die **Druckübertragung** zwischen den verformbaren oberen Schichten (Zone I–III) und dem Knochen statt. Außerdem erfolgt hier während der Wachstumsphase das enchondrale **Knochenwachstum.**

- In der darüberliegenden **Radiärzone (Zone III)** stehen die Kollagenfibrillen ebenfalls noch senkrecht, während sie
- in der **Übergangszone (Zone II)** arkadenförmig verlaufen und dann in
- die **Tangentialfaserzone (Zone I)** umbiegen, in der sie dann parallel zur Gelenkoberfläche liegen. An der lateralen Knorpel-Knochen-Grenze gehen diese tangential verlaufenden Kollagenfasern im Bereich der sog.
- **marginalen Übergangszone** in die Membrana synovalis über. Von dort aus erfolgt die **Energieversorgung der Chondrozyten.** Die benötigte Glukose gelangt über die Kapillaren des Synovialgewebes und die Synovialflüssigkeit zur Knorpelmatrix und den eingelagerten Chondrozyten. Ein anderer Teil der Knorpelernährung stammt aus den subchondralen Gefäßen des Knochens.

Durch die intermittierende Druck- und Schubbelastung paßt sich der Knorpel funktionell den verschiedenen gelenkmechanischen Erfordernissen innerhalb physiologischer Grenzen an. **Die Pumpwirkung des wechselnden Drucks dient v. a. der mechanischen Nährstoffversorgung des Knorpels.**
Die oberste Knorpelschicht ist von Synovia (Lamina splendens) bedeckt. Durch die viskösen und elastischen Eigenschaften der Synovialschicht auf dem Knorpel, der sog. Chondrosynovialmembran (Wolff 1968), wird der erhöhte Widerstand gegen die Schubverformung des Knorpels beim Gleiten praktisch auf ein absolutes Minimum reduziert (Abb. 1.2). Die Chondrosynovialmembran besitzt selber keine Zellen. Aufgrund der histologischen Ähnlichkeit der obersten Knorpelschicht und der Synovialmembran läßt sich schließen, daß beide von den Chondrozyten produziert werden. Das Gleiten findet nach Wolff (1968) zwischen den Schichten der Synovialflüssigkeit statt, die beide Gelenkflächen bedecken, wobei die Hyaluronsäure als hochvisköses Gleitmittel das fast widerstandslose Gleiten ermöglicht. Die benachbarten Chondrosynovialmembranschichten des Knorpels bewegen sich in der gleichen Geschwindigkeit mit. Diese Mitbewegungen werden erst in den tiefen Knorpelschichten immer weniger. Es ist daher von der Mechanik her verständlich, daß bei Schädigung oder Wegfall dieser Gleitmembranen und der Synovialflüssigkeit der Gleitwiderstand größer wird, was zur Knorpeldegeneration und zu Blockierungen der Gelenkbeweglichkeit führen kann.

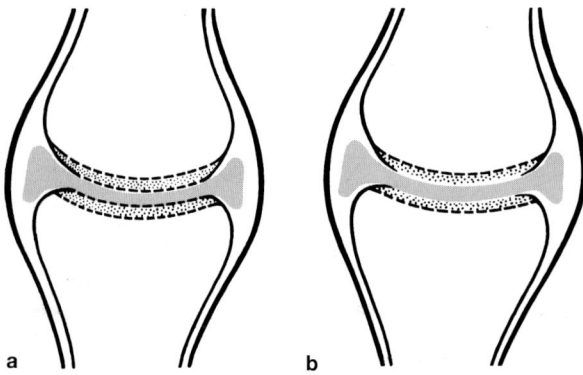

Abb. 1.2 a, b. Gelenkhöhle nach Wolff (1968). **a** In der Vorstellung, daß die Knorpeloberflächen unbedeckt sind und direkt aufeinander gleiten; **b** mit der Darstellung einer einheitlichen Auskleidung der Gelenkhöhle durch ineinander übergehende Synovialmembran (Kapsel) und Chondralmembranen (Gelenkflächen) als Chondrosynovialmembran mit Gleit- und Barrierefunktion. (Aus: Lewit 1987)

Mechanik und Belastungsfähigkeit des Gelenks

Auf die Gelenke wirken verschiedene äußere Kräfte ein, einerseits das Körpergewicht (Last) und auf der anderen Seite die Muskel- und Bandkräfte (Kraft). Die entgegengesetzte Wirkungsrichtung dieser Kräfte verursacht auch entgegengesetzte **Drehmomente am Gelenkhebel**.

Alle Gelenke funktionieren als ein- oder zweiarmige Hebel. Die meisten Gelenke sind einarmige Hebel, wie das Schulter-, Ellenbogen- (Abb. 1.3) und Kniegelenk, bei denen Last und Kraft auf der gleichen Seite einwirken. Wenige Gelenke sind zweiarmig, wie das Hüft- (Abb. 1.4) und Fußgelenk, bei denen Last und Kraft beiderseits der Drehachse angreifen. Bei den einarmigen Hebeln wird die Wirksamkeit des anatomischen Hebelarms, d. h. die Strecke zwischen der Einwirkung der Kraft und dem Drehpunkt, an der Größe des effektiven (physikalischen oder virtuellen) Hebelarms gemessen. Das ist der kleinste senkrechte Abstand zwischen der Wirklinie der Kraft und dem Drehpunkt.

Die **Drehmomente von Kraft und Last werden als Vektoren bezeichnet**. Die Summe der Vektoren von Kraft und Last ergeben die sog. **Gelenkresultierende (Kraft)**. Das ist die eigentliche Belastung, die auf den Gelenkflächen ruht und die von diesen toleriert, d. h. auf der Gleitfläche bewegt werden muß.

Funktionell muß man **an jedem Gelenk 3 verschiedene Areale** unterscheiden,

- die Gelenkfläche,
- die Gelenkkontaktfläche,
- die gewichttragende Fläche.

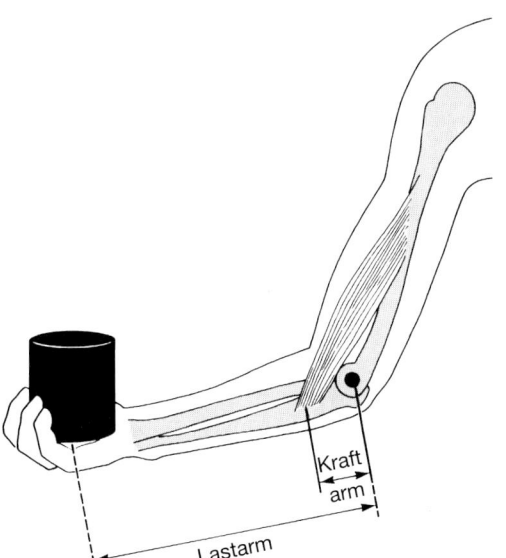

Abb. 1.3. Schematische Darstellung des Ellenbogengelenks als einarmiger Hebel. Die Last (Gewicht des Unterarms) und die Muskelkraft (hier symbolisiert durch den M. brachialis) greifen auf einer Seite des Hebels an. (Nach Harten, aus: Rauber u. Kopsch 1987)

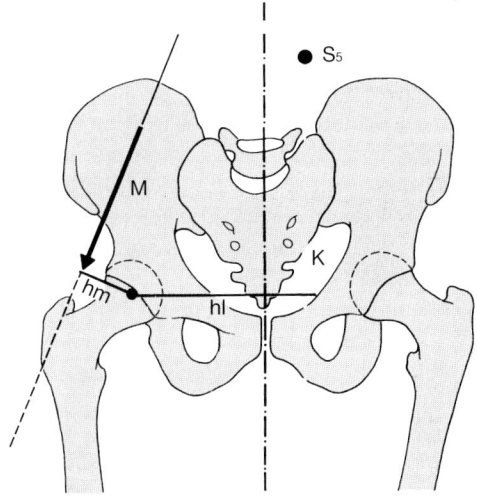

Abb. 1.4. Zweiarmiger Hebel am Hüftgelenk. Virtuelle Hebelarme der Muskelkraft M und des Teilkörpergewichtes K bei Belastung des Hüftgelenks in der Frontalebene während der Standbeinphase. Der virtuelle Hebelarm der Last (**hl**) ist etwa 3mal so groß wie der der Muskelkraft (**hm**, S_5 Lage des Teilkörperschwerpunktes in der Standbeinphase). (Nach Pauwels, aus: Rauber u. Kopsch 1987)

Gelenkfläche

Die Gelenkfläche ist das größte der genannten Flächenareale. Sie bestimmt zusammen mit der Weite des Kapsel-Band-Apparates das **Ausmaß der Beweglichkeit** zwischen beiden Knochenpartnern.

Gelenkkontaktfläche

Die **Gelenkkontaktfläche** ist kleiner als die anatomische Gelenkfläche. In diesem Bereich finden die **Gleitbewegungen** zwischen den Gelenkflächen und die Gewichtübertragung statt. Die Größe der Kontaktfläche wird durch das Konkav-konvex-Verhältnis der kontaktierenden Gelenkflächen bestimmt. Ist der Gelenkkopf ausgeprägt konvex und die zugehörige Gelenkpfanne flach konkav gekrümmt, dann ist die Gelenkkontaktfläche wesentlich kleiner als die anatomische Gelenkfläche, was im Extremfall (Kniegelenk) durch eine Meniskuseinlagerung ausgeglichen wird. Je geringer die Konkav-konvex-Differenz zwischen den Gelenkpartnern ist, um so größer ist die Kontaktfläche (Wirbelbogengelenke).

Gewichttragende Fläche

Maßgebend für die **mechanische Beanspruchung** des Gelenks ist die **gewichttragende Fläche**, weil in diesem Bereich der **Gelenkdruck übertragen** wird, der nur innerhalb bestimmter Grenzen ohne Schädigung des Knorpels toleriert wird. Die gewichttragende Fläche ist meist noch etwas kleiner als die Kontaktfläche. Welcher Teil der gewichttragenden Gelenkfläche mit dem Gewicht belastet wird, hängt wiederum von der Gelenkstellung ab. Die **Gewichtsbelastung verursacht** durch die Kompression bei Rollbewegungen **Druckspannungen und/oder Schubspannungen** beim parallelen Gleiten (s. oben „Form und Funktion der Gelenke").
Gewichttragende Fläche und Gelenkdruck sind umgekehrt proportional: je kleiner die Fläche, um so größer der Gelenkdruck (Abb. 1.5).
Eine Verkleinerung der tragenden Fläche kann durch stärkere Inkongruenzen infolge angeborener Fehlbildungen oder durch dege-

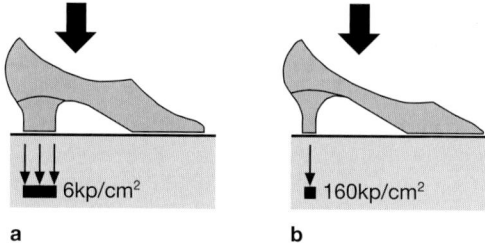

Abb. 1.5 a, b. Abhängigkeit der Beanspruchungsgröße von der kraftaufnehmenden (tragenden) Fläche, demonstriert am Block- und Pfennigabsatz eines Damenschuhs. Der Bodendruck, und damit die Beanspruchung des Fußbodens, ist bei gleicher Belastung (Gewicht) beim Pfennigabsatz um ein Vielfaches größer als beim Blockabsatz. (Nach Pauwels, aus: Rauber u. Kopsch 1987)

nerative Gelenkveränderungen entstehen (Abb. 1.6), wobei die **Gewichtüberlastung** auf der verkleinerten Tragefläche in der Regel zu weiterer **Degeneration des Gelenkknorpels** führt (Arthrosenbildung). Eine häufige Ursache für Inkongruenzen sind Traumen, v. a. dann, wenn die Fraktur wie bei Knochenbrüchen bis in die Gelenkfläche verläuft und hier durch Verschiebung der Fragmente zu einer Stufenbildung in der Gleitfläche geführt hat.

Gelenkdruck (Gelenkresultierende)

Der 2. maßgebende Faktor für die effektive Belastung des Gelenks ist die Größe der schon erwähnten gelenkresultierenden Kraft, die sich aus der geometrischen **Addition der Vektoren Schwerkraft, am Lastarm** des Gelenkhebels, und der **Muskel-Band-Kraft, am Kraftarm**, zusammensetzt. Für die definitive Druckbelastung des Gelenks ist aber außer der Größe der gewichttragenden Fläche und der gelenkresultierenden Krafteinwirkung auch noch deren physiologische Lage auf der tragenden Fläche entscheidend.
Die resultierende Kraftwirkung soll zentral innerhalb der Tragefläche liegen, damit sich die Druckspannungen gleichmäßig auf die tragende Knorpelschicht verteilen. Da die

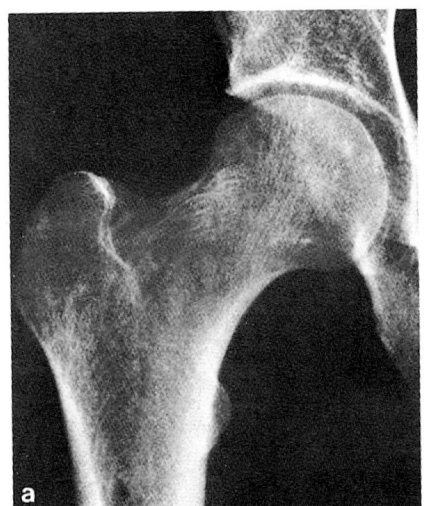
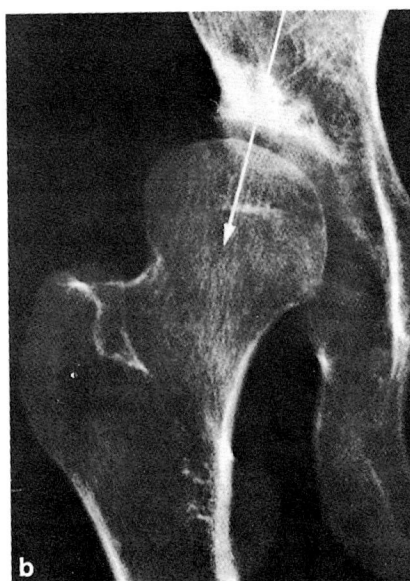
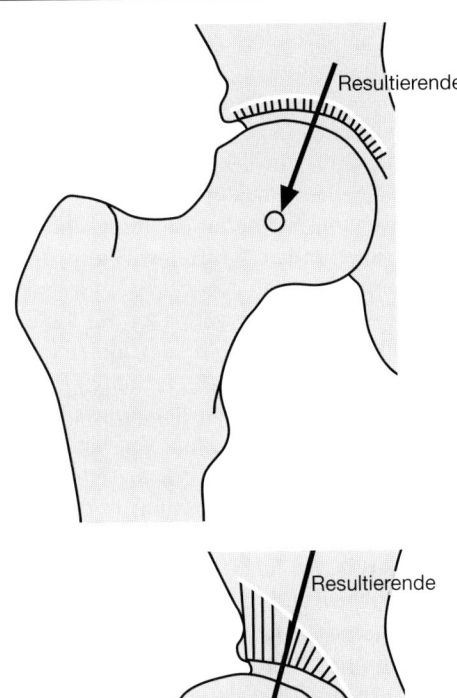
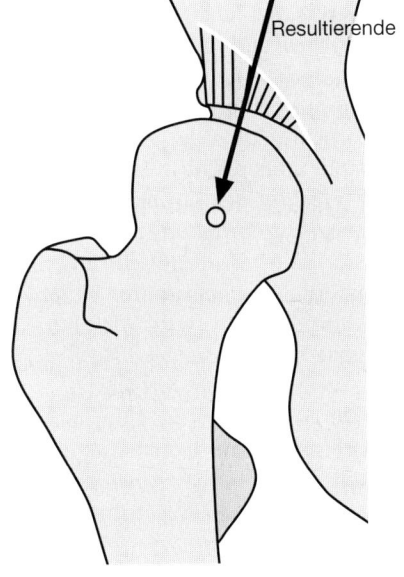

Abb. 1.6 a. Links: Röntgenbild eines normalen rechten Hüftgelenks im antero-posterioren Strahlengang. Gleichmäßige Verteilung des subchondralen Knochengewebes im Bereich des Pfannendachs. Beachte ferner die gleichmäßige Breite des röntgenologischen „Gelenkspalts"; er entspricht der Dicke des Gelenkknorpels von Kopf und Pfanne. **Rechts:** Spannungsdiagramm eines normal belasteten Hüftgelenks durch die Resultierende. Bei zentrischer Lage der Resultierenden sind die Spannungen gleichmäßig verteilt. Vergleiche die Verteilung des subchondralen Knochengewebes im Pfannendach mit dem Röntgenbild unten. **b Links: Röntgenbild eines rechten Hüftgelenks im antero-posterioren Strahlengang.** Dreieckige Verdichtung des subchondralen Knochengewebes im Pfannendach (Pauwels-Dreieck) bei exzentrischer Lage der Gelenkresultierenden **(weißer Pfeil)**. **Rechts:** Spannungsdiagramm bei exzentrischer Lage der Hüftgelenksresultierenden mit ungleichmäßiger Spannungsverteilung im Azetabulum. Die Druckspannungen steigen am äußeren Pfannenrand an und fallen zur Fossa acetabuli hin ab. Vergleiche das Spannungsdiagramm mit der Form der Knochenverdichtung im Röntgenbild links. (Nach Pauwels, aus: Rauber u. Kopsch 1987)

gelenkresultierende Kraft immer durch den aktuellen Drehpunkt (Achse) der Gelenkbewegung geht, ändern sich mit jeder Gelenkbewegung auch Lage und Richtung der resultierenden Krafteinwirkung und dadurch wiederum die Größe des Gelenkdrucks. Infolge der bewegungsbedingten **Richtungsänderung der resultierenden Krafteinwirkung** durchläuft diese – je nach Ausmaß der Gelenkbewegung – die gesamte oder aber nur Teile der Gelenkkontaktfläche und setzt dann auch nur hier die Gelenkfläche unter erhöhten Druck.

Die Bedeutung dieses mechanischen Faktors und seine therapeutische Verwendbarkeit sind klar: Der Gelenkdruck sichert den Kraftschluß, d. h. die **Haftung der Gelenkflächen** aufeinander. Er ist außerdem der **Erhaltungsreiz für die Stützgewebe Knorpel und Knochen** und damit für das Gelenk lebenswichtig, solange er sich in physiologischen Grenzen bewegt.

Jede Einschränkung der Richtungsänderung der resultierenden Kraft führt durch den **fehlenden Wechsel des Druckreizes** und damit der **Knorpeldurchwalkung** (Pauwels 1962) im Laufe der Zeit zu **Knorpelschwund** und einer Verkleinerung der belastbaren Gelenkfläche. Die Knorpelschicht wird sichtbar dünner (Röntgen), bis auch die normale Gewichtsbelastung nicht mehr toleriert wird.

Das andere Extrem ist die **Überbelastung** bei einer permanenten exzentrischen Einwirkung der Last. Hierbei steigt der Druck in demjenigen Bereich der lasttragenden Fläche stärker an, der der Last am nächsten liegt und überschreitet dann dort leicht die biologische Toleranzgrenze.

Pathologie der Gelenkfläche

Unter erhöhter Belastung nimmt die Dicke der Interzellularmatrix, in der die Chondrozyten eingebettet sind, zu. **Oberhalb der physiologischen Belastungsgrenze** tritt eine **Knorpelzerstörung** ein. Eine verminderte Belastung ist ebenfalls schädlich, da **unterhalb einer Minimalbelastung Knorpelabbau** und Ersatz durch Knochengewebe erfolgt.

Durch Schädigung und Untergang der Chondrozyten fällt die Proteoglykanproduktion aus. Die Kollagenfasern verlieren ihre glatte Oberfläche. Es kommt zu Kollagenfaserabbrüchen und Knorpelabrissen. Der Abrieb des Knorpelkollagens beginnt und führt zu „Knochenglatzen", wie die durch Freilegung des subchondralen Knochens sichtbaren Knochenareale genannt werden. Der Abrieb mit Verlust von Proteoglykanen, Kollagenfasern und Chondrozyten hat mehrere **Folgeerscheinungen:**

- Die **Oberfläche des Knorpels wird unregelmäßig.** Die Chondrosynovialmembran kann die entstehenden größeren Unregelmäßigkeiten der Gelenkfläche nicht mehr ausgleichen. Das parallele Gleiten wird auf dieser Fläche durch vermehrten Reibungswiderstand erschwert und störanfällig. Die gewichttragende Fläche wird kleiner.
- Der **achsengerechte Bewegungsablauf ist nicht mehr gesichert.** Es kommt dadurch vermehrt zu punktförmigen Belastungen, die nicht mehr durch eine intakte Knorpelelastizität gleichmäßig auf die Kontaktfläche verteilt werden kann.
- Der **Knorpel** wird weich und **verliert seine mechanische Widerstandskraft,** wenn das Wasserbindungsvermögen durch Proteoglykanverluste gestört ist. Die subchondralen Knochenpartien können nicht mehr durch das Knorpelpolster ausreichend gegen unphysiologische Druckbelastungen geschützt werden.
- Es entstehen schon **durch normale Druckbelastungen** auf die subchondral gelegenen Knochenpartien und die dort zu vermutenden Nozizeptoren **Schmerzen** (s. S. 73). Ferner treten Schmerzen durch Kapselzerrungen infolge der unphysiologischen Bewegungsabläufe auf.
- Durch den Abrieb entsteht ein **Zelldetritus,** der zu Entzündungen im Synovialgewebe führen kann, **zur sekundären Synovitis.**
- Durch Änderung der Druck- und Zugspannungen im Gelenk treten auch **Störungen im propriozeptiven Input** auf, die zu neuen (unphysiologischen) Muskelverspannungen führen (Circulus vitiosus).

Arthrosen

Die degenerativen Veränderungen der Gelenkflächen können

a) **mechanisch strukturelle,**
b) **chemisch strukturelle**

Ursachen haben.

Mechanische Entstehung durch:

- **Traumen** mit Beteiligung der Gelenkfläche,
- **Überlastung** durch Spitzen- und/oder Dauerbelastung
  - im Beruf: Armgelenke (Preßlufthammerarbeiten), Beingelenke (Bergbau),
  - im Sport: Kniegelenke (Fußball/Skispringen), Sprunggelenke (Ballett),
- **Inkongruenz** (Coxa und Genua vara, valga/Hüftdysplasie),
- **mangelnde Belastung** (Knorpelernährungsstörungen durch Fehlen der wechselnden Druckbelastung),
- **neurogen** (bei Störungen der sensiblen Nervenversorgung z. B. Tabes dorsalis).

Chemisch strukturelle Entstehung:

- **entzündlich** [Polyarthritis/bakteriell/iatrogen,
- **metabolisch** durch Stoffwechselstörungen (Diabetes/Gicht/Chondrokalzinose/Psoriasis, Injektionen, z. B. Kortison),
- **hormonell** (Östrogenmangel in der Menopause/Hypothyreose/Hyperparathyreoidismus),
- **altersbedingt** (Veränderung der Knorpelgrundsubstanz, verminderte Nährstoffdiffusion).

Der Alterungsprozeß der Wirbelbogengelenke kann nach den Untersuchungen von Thabe (1984) durch die Störung des natürlichen Bewegungsablaufs im Gelenk erheblich beschleunigt werden. Hierzu kommt es auch durch alle Formvarianten, die über einen langdauernden Bewegungsverlust zu einer Mehrbelastung (aufgrund artikulärer Druckerhöhung) führen. Die Druckerhöhung löst durch Randwulstbildungen eine Vergrößerung der Gelenkfläche – zwecks Reduzierung des erhöhten Druckes – aus.

Therapeutische Konsequenzen

- Frühzeitige **Vergrößerung der gewichttragenden Fläche** bei Gelenkdysplasien z. B. durch gelenknahe Osteotomien (nach Pauwels 1962; Beckenosteotomien nach Chiari/Salter) *vor* Entstehen einer Arthrose. Ist die Arthrose erst voll entwickelt, dann bleibt in der Regel nur die Endoprothese als befriedigende therapeutische Lösung.
- **Posttraumatisch:** Versuch einer größtmöglichen **Adaptation der Fragmente.**
- Gelenkdruckminderung durch **Verminderung der Gelenkbelastung.** Dies kann durch Verkleinerung des Lastarms (Gewichtsverlagerung), aber auch durch Osteotomien erreicht werden.

Beispiele:

- **am Lastarm:**
  - Verlagerung des Körpers in der Standbeinphase auf die Seite der Koxarthrose, wodurch der Lastarm verkleinert wird,
  - propriozeptive Lastminderung durch einen Gehstock,
  - federnde Lastminderung durch weiche Schuhsohlen (Stoßdämpfung),
  - Wassergymnastik mit Auftriebskörpern,
  - sog. hubfreie Bewegungsübungen bei degenerativen Gelenkprozessen;

- **am Kraftarm:**
  - Gelenktraktionen/Muskeldehnungen.

- Verminderung bzw. **Beseitigung der muskulären Dysbalance,** die den erhöhten Gelenkdruck fixiert oder sogar verstärkt. Diese konservative Behandlung ist die Therapie der Wahl, wenn ein operativer Eingriff nicht möglich oder nicht mehr sinnvoll ist.
- Bei den **strukturellen Arthrosen:**
  ursächlich: Behandlung der Grundkrankheit,
  symptomatisch: Gelenktraktionen und Behandlung der Muskeldysbalance.

Normale und pathologisch veränderte Gelenkbewegung

Jede aktive und passive Funktionsbewegung besteht, wie wir wissen, aus den 2 Komponenten „**Rollen und Gleiten**" (Abb. 1.7).
Beim **Rollen** (Rotieren) z. B. eines Rades auf einer Unterlage nehmen immer andere Punkte der gekrümmten rollenden Fläche mit jeweils anderen Punkten der gegenüberliegenden Fläche, auf der die Rollbewegung statfindet, Kontakt auf.
Beim **Gleiten** kommt ein und derselbe Punkt der gleitenden Fläche mit immer neuen Punkten der gegenüberliegenden Fläche in Berührung.

Diese verschiedenartige Kontaktaufnahme bei Rotations- und Gleitbewegungen spielt möglicherweise auch eine Rolle bei der propriozeptiven bzw. nozizeptiven Steuerung der Muskulatur aus dem Gelenk.
Das **Rollen** geschieht um eine Bewegungsachse, die sich im Mittelpunkt des Gelenkpartners mit der konvex geformten Gelenkfläche befindet (Abb. 1.7, 1.8). Das **gleichzeitige entgegengesetzte parallele Gleiten** der Gelenkflächen hat den Zweck, diese Umdrehungsachse annähernd konstant zu halten, da sich bei einer reinen Rollbewegung die Achse in die Richtung der Rollbewegung verlagern würde. Außerdem ist beim Gleiten durch die parallel zur Auflagefläche verlau-

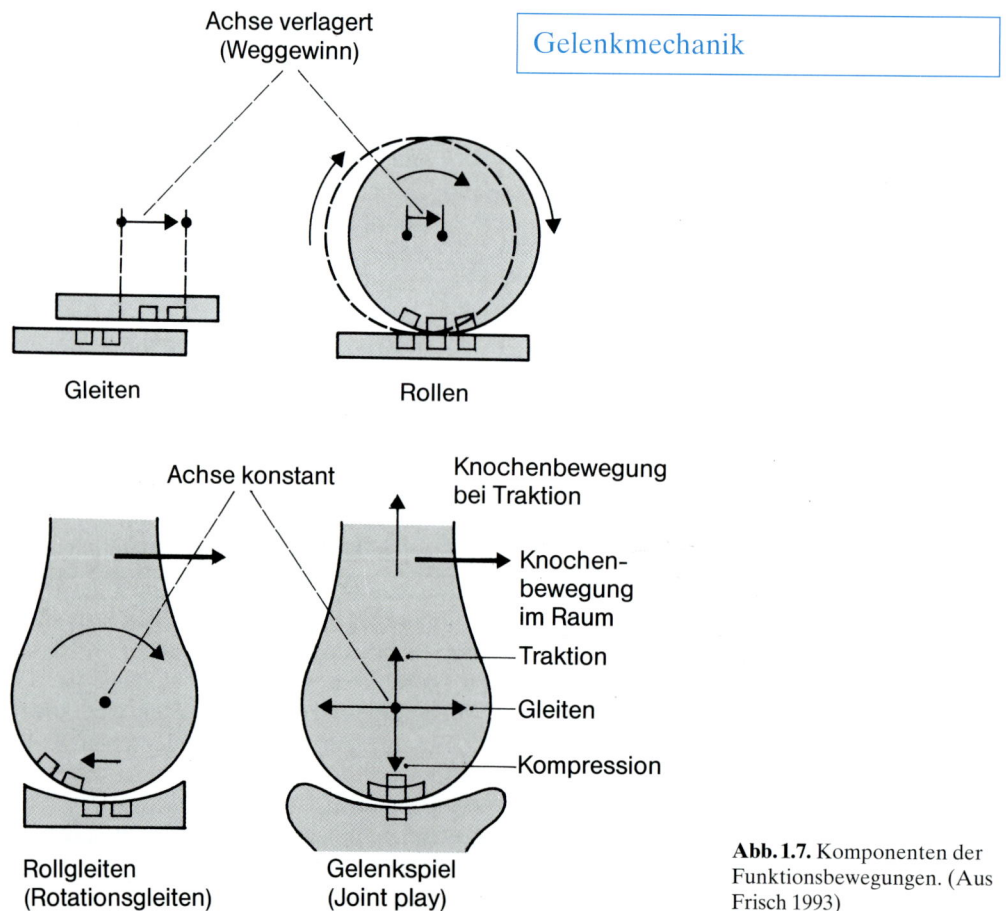

Abb. 1.7. Komponenten der Funktionsbewegungen. (Aus Frisch 1993)

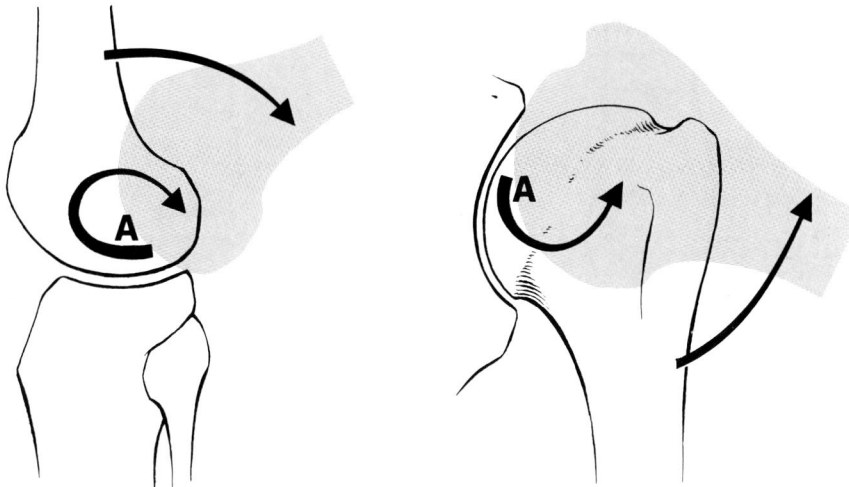

Abb. 1.8. Luxationstendenz bei (angulärer) Rollbewegung ohne Gleiten am Beispiel des Knie- und Schultergelenks. (Aus Frisch 1993)

fende Bewegung die **Gewichtsbelastung** geringer als bei der senkrecht einwirkenden Schwerkraft der Rollbewegung. Andererseits ist der Widerstand des Knorpels gegen die Gleitbewegung größer als bei der Rollbewegung, was aber durch die viskösen Eigenschaften der Synovialmembran kompensiert wird. Die Gleitbewegung erfordert daher eine unbeschädigte, glatte Knorpelfläche und Synovia. Zwischen den Gleitflächen muß ein bestimmter minimaler Abstand bestehen, andererseits ist eine gewisse Haftung erforderlich, damit der Kontakt der Gelenkflächen nicht verlorengeht.

Diese beiden Faktoren **Abstand und Haftung** (H.D. Wolff 1968; Abb. 1.9, 1.10, 1.11) müs-

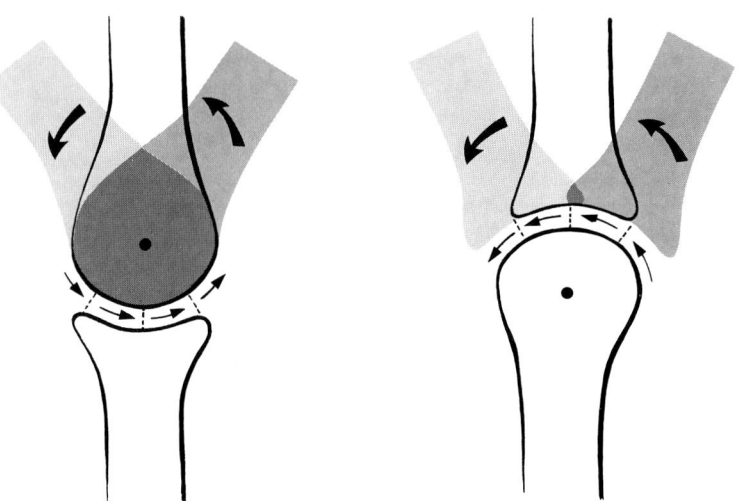

Abb. 1.9. Gleichmäßiger Abstand und Haftung beim (angulärem) Rollgleiten (Rotationsgleiten) der aktiven und passiven Bewegungen. (Aus Frisch 1993)

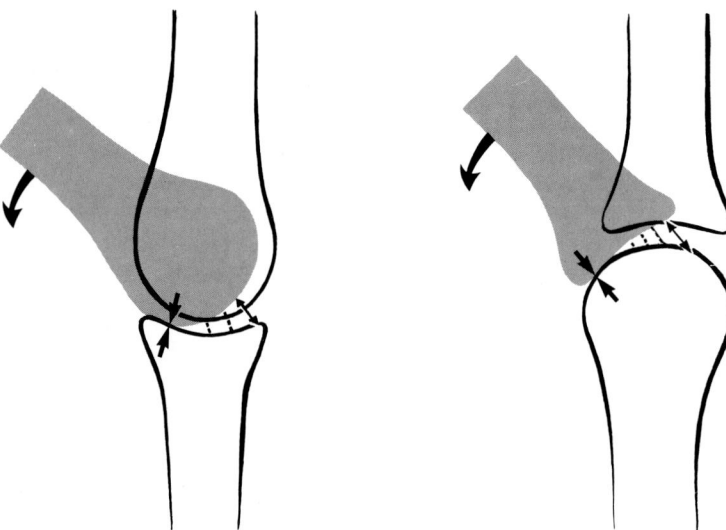

Abb. 1.10. Ungleichmäßiger Abstand (und Haftung) im Gelenk bei angulärem Rollen ohne Gleiten. (Aus Frisch 1993)

sen für die gesamte Gleitbahn einer angulären Funktionsbewegung im Bereich der wechselnden gewichttragenden Kontaktfläche möglichst konstant gehalten werden. Sie werden durch die translatorische Beweglichkeit, die als **Gelenkspiel ("joint play")** bezeichnet wird, geprüft. Das Gelenkspiel ist die **passive gradlinige Verschieblichkeit eines**

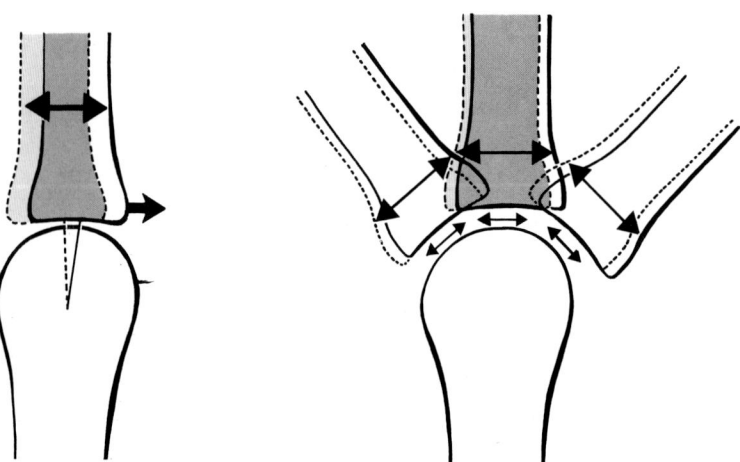

Abb. 1.11. Gleichmäßiger Abstand und Haftung beim passiven translatorischen (gradlinigen) Gleiten ("joint play"). (Aus Frisch 1993)

Gelenkpartners bei fixiertem anderem Gelenkpartner **entlang einer der Gelenkachsen** ohne Veränderung des Anstellwinkels zwischen den Gelenkpartnern. Alle Gelenkflächen lassen sich in kleine Abschnitte translatorischer Beweglichkeit unterteilen (Abb. 1.11). **Einschränkung oder Ausfall des Gelenkspiels zeigen eine hypomobile Gelenkfunktionsstörung an.**

Hypomobile Funktionsstörung (Blockierung) (Abb 1.12 a–c)

Je kleiner die gewichttragende Kontaktfläche, um so größer ist der Druck des darauf einwirkenden Gewichts. Wir können das z.B. bei der Entstehung der Arthrosen am Hüftgelenk bei dysplastischen Gelenkpfannen mit ihrem verkleinerten Kontaktareal auf der gewichttragenden Fläche beobachten (Abb. 1.5, 1.6b, 1.12a, b).
Wird durch erhöhte Reibung infolge Gewichtsüberlastung oder eine Verkürzung des Gelenkleitwerks (Muskulatur, Kapsel-Band-Apparat) durch traumatische, entzündliche, degenerative oder reflektorische Veränderungen das Gleiten soweit behindert, daß die Rollkomponente überwiegt, dann kommt es zu einer Störung von Abstand und Haftung der Gelenkflächen. Der Gelenkspalt wird unsymmetrisch (Abb. 1.10, S. 14).
Es kann ein **Circulus vitiosus** entstehen:

Behinderte Gleitbewegung – erhöhte Gewichtsbelastung durch Rolldruck – reflektorische Muskelverspannung – weitere Einschränkung des parallelen Gleitens.

Der erhöhte Auflagedruck bei Überwiegen der Rollbewegung kommt also nicht nur durch die Körperlast zustande, sondern auch durch die veränderte Zugspannung im bewegungsführenden Bandapparat. Durch die Verlagerung der wandernden Umdrehungsachse in Richtung der Rollbewegung wird eine größere Länge der Führungsbänder und endgradig auch der Gelenkkapsel benötigt. Wenn hierzu die Dehnungsfähigkeit, d.h. die Elastizität des Bandapparates, nicht mehr ausreicht, kommt es zu einer **Verlagerung der physiologischen Bewegungsachse (1)** in Richtung der verkürzten Strukturen **(Hypomobilitätsachse, 2)**. Die Haftung der Gelenkflächen auf der Bewegungsseite steigert sich zum Kompressionsdruck, bis keine Gleitbewegung mehr möglich ist. Die Weiterführung der als Bewegungsmuster zerebral vorliegenden Funktionsbewegung kann jetzt nur noch als Rollbewegung erfolgen. Die Umdrehungsachse für diese Rollbewegung liegt aber nicht mehr an der ursprünglichen Stelle im Mittelpunkt der konvex geformten Gelenkfläche oder mehr exzentrisch im Bereich der Hypomobilitätsachse (2), sondern an der Kompressionsstelle der Gelenkflächen, der **Blockierungsachse (3)**. Durch diesen abrupten Wechsel der Bewegungsachse und den Stopp der Gleitbewegung entsteht ein ebenso abrupter Zug am Kapsel-Band-Apparat auf der bewegungsabgewandten Seite. Dadurch kommt es zu massiven nozizeptiven Afferenzen aus der überdehnten Kapsel und zu einer Nozireaktion in der zum Gelenk gehörigen Muskulatur. Die bremsende Schutzverspannung der Muskeln auf der bewegungsabgewandten Seite soll die Weiterführung der schmerzhaft gewordenen Funktionsbewegung verhindern. Gleichzeitig werden die bewegungsführenden Muskeln auf der Bewegungsseite zur Drosselung der aktiven Bewegung hypoton abgeschwächt. Das klinische Bild einer (schmerzhaften) **Gelenkblockierung** ist entstanden.
Für die akute mechanische **Pathogenese einer Gelenkblockierung** durch **Behinderung des parallelen Gleitens** infolge morphologischer Veränderung der Knorpelflächen oder der Gelenkkapsel ist die Ätiologie der primären Schädigung – posttraumatisch, mechanisch, entzündlich oder durch Stoffwechselstörung – zunächst ohne Belang. Das spielt mehr eine Rolle für Umfang und Schnelligkeit des sich entwickelnden degenerativen Prozesses und die Häufigkeit von rezidivierenden Funktionsstörungen.

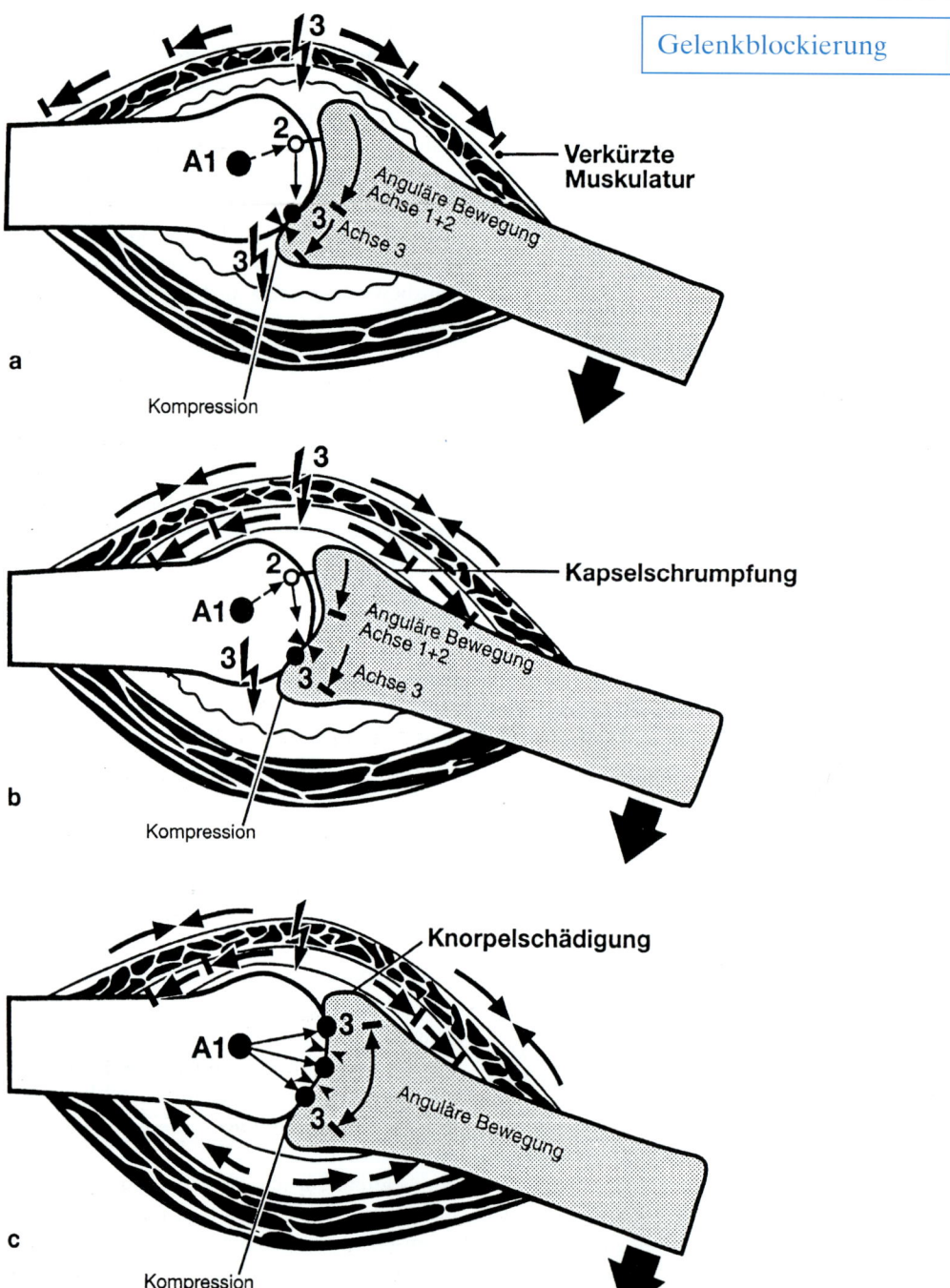

Abb. 1.12 a–c. Modell der Gelenkblockierungen. Entstehung der Blockierung: **a** bei verkürzter Muskulatur, **b** bei Schrumpfung der Gelenkkapsel, **c** bei Schädigung der Gelenkfläche
Zeichenerklärung: A1 normale Bewegungsachse, **2** Achsenverlagerung zur Seite einer Muskelverkürzung oder Kapselschrumpfung, **3** Blockierungsachse infolge Gelenkflächenkompression bei aufgehobenen Joint play, ⟶▎ Bewegungseinschränkung durch Muskelverkürzung oder Kapselschrumpfung, ⟶⟵ Muskelhartspann, ⚡3 „Blockierungsschmerz" durch Kompression und/oder Hartspann

Therapeutische Konsequenzen

- **Herstellung möglichst optimaler biomechanischer Verhältnisse** *vor* Entstehung degenerativer Gelenkprozesse durch präventive Korrektur von Dysplasien und/oder Achsenabweichungen. Durch eine **möglichst große gewichttragende Fläche und deren zentrische Belastung** können Fehl- und Überbelastungen vermieden werden.
- **Erhalt des normalen Knorpelstoffwechsels durch ausreichende Bewegungsbelastung der Gelenke.** Hierzu dienen altersentsprechende Sportarten, wodurch eine Zunahme der Knorpeldicke als Anpassungsreaktion erzielt werden kann.

Als Sportarten, die bis ins hohe Alter hinein betrieben werden können, sind alle Laufarten geeignet, v. a. Wandern, Langlauf, Golf, Skilanglauf, sowie Radfahren, Schwimmen und Gymnastik. Sie eignen sich auch noch bei bereits vorhandenen degenerativen Veränderungen. Unterstützend sollte der Sport in Schuhwerk mit Dämpfungseigenschaften und auf weichen, ebenen Böden ausgeübt werden. Leistungs- und Kampfsportarten setzen einen intakten Bewegungsapparat voraus und sind daher nicht geeignet.

- **Gewichtsreduzierung** zur Verminderung der gelenkresultierenden Krafteinwirkung und damit des Gelenkdruckes.
- **Bei schmerzhafter Funktionsstörung** durch stärkere degenerative Veränderungen ist eine **gezielte Therapie** erforderlich.

Dazu gehören:
- Minderung des Gelenkdrucks durch **Gelenktraktionen**,
- **Gleitmobilisationen:** Erweiterung der parallelen Gleitbewegungen zur Vergrößerung der gewichttragenden Gleitfläche, Verbesserung des Knorpelstoffwechsels und Dehnung von Anpassungsschrumpfungen im Kapsel-Band-Apparat,
- **Behandlung der Dysbalance im Muskelmantel** des Gelenks durch Dehnung verkürzter Muskeln und Training der abgeschwächten Antagonisten; Behandlung evtl. vorhandener **Insertionstendopathien**,
- Besprechung eines **Bewegungsprogramms** zum Erhalt der noch vorhandenen oder durch die Behandlung wiedergewonnenen Leistungsfähigkeit der Gelenke,
- **bei entzündlichen Gelenkreaktionen** ist vor Beginn der oben genannten Therapiemaßnahmen in der Regel auch eine Behandlung mit **nicht steroidalen Antiphlogistika** erforderlich,
- **bei Versagen der konservativen** Therapie Erwägung operativer Eingriffe (Endoprothesen) oder Versorgung mit entlastenden Orthesen.

Kapsel-Band-Apparat

Form und Funktion des Kapsel-Band-Apparats

Die passive mechanische und die reflektorische Steuerung der Gelenkbewegungen erfolgen durch die nichtkontraktilen Strukturen des Kapsel-Band-Apparats.

Gelenkkapsel

Die Gelenkkapsel besteht aus 2 Schichten:

- Membrana synovialis (innen) und
- Membrana fibrosa (außen).

Die innere synoviale Schicht stellt durch die von ihr produzierte Synovia die Grenzflächenschmierung und damit die Gleitfähigkeit der Gelenkflächen sicher. Die äußere fibröse Schicht ist durch ihre Sensorenbestückung für **Propriozeption und Nozizeption** nicht nur für die neurophysiologische, sondern in Verbindung mit dem Bandapparat auch für die **mechanische Bewegungssteuerung** verantwortlich.

Innervation der Gelenkkapseln

Die Kapselinnervation erfolgt durch Nervenäste, die auch die am Gelenk ansetzenden Muskeln und die über dem Gelenk gelegenen Hautpartien versorgen. Sie verlaufen zusammen mit den Kapselgefäßen und versorgen jeweils eine konstante Kapselregion. Unter Anastomosenbildungen mit benachbarten Nervenendigungen gehen sie dann in die **Endorgane (Mechanorezeptoren)** und in die zahlreichen **marklosen Fasern (Nozizeptoren)** über.

Membrana synovialis

Sie besteht aus einer inneren zur Gelenkhöhle liegenden synovialen Deckschicht (synoviale Intima) und einer äußeren subintimalen Schicht, die die Verbindung zur Membrana fibrosa herstellt. Die Membrana synovialis kleidet die Gelenkhöhle mit Ausnahme des Gelenkknorpels völlig aus. An den Gelenken vor allem der lordotischen WS-Abschnitte bildet die Synovialis am oberen und unteren Recessus des Gelenkspalts Falten oder durch Fettunterlagerung auch Wülste, die analog der Meniskuseinklemmung schon frühzeitig als mögliche Ursache für schmerzhafte Gelenkblockierungen angesehen wurden (Zuckschwerdt et al. 1960; Abb. 1.13). Diese These ist nur sehr bedingt zu vertreten, da die Häufigkeit von Wirbelgelenksblockierungen in keinem Verhältnis zu der Vielzahl der Synovialfalten steht. Bei den fast ausschließlichen **parallelen** Gleitbewegungen der Wirbelbogengelenke ist eine Einklemmung mechanisch primär auch kaum möglich. Erst wenn statt des Gleitens eine Rollbewegung im Segment stattfindet, ist eine Einklemmung vorstellbar (Abb. 1.13). [Die Gründe für eine Einschränkung der Gleitbewegung durch Knorpelveränderungen wurden bereits beschrieben (S. 10/11).]

Die **meniskoiden Falten** bestehen aus fett- und gefäßreichem Bindegewebe. Ihre Versorgung mit druckschmerzempfindlichen freien Nervenendigungen, die eine Voraussetzung für die Schmerzauslösung wären,

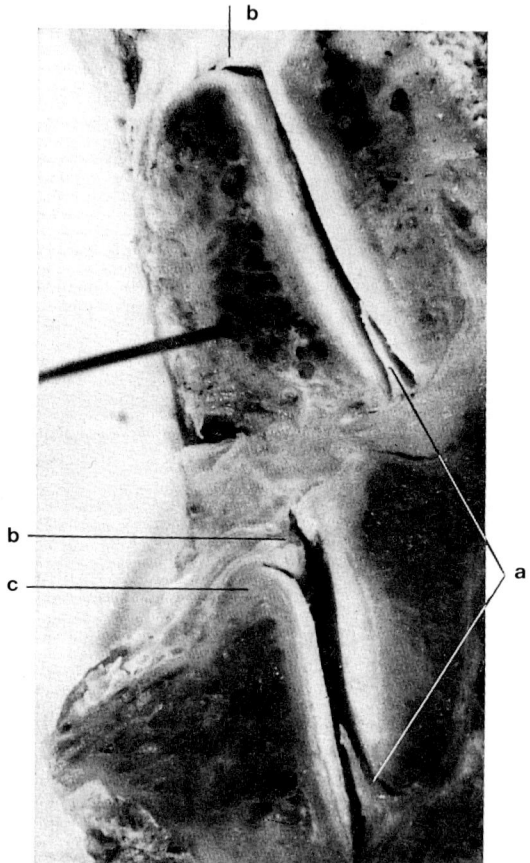

Abb. 1.13. Männlich, 57 Jahre. Längs-Schräg-Schnitt durch die kleinen Wirbelgelenke im Halsteil. Dorsalwärts ist die dicke Gelenkkapsel zu erkennen, mit von hier ausgehenden keilförmigen Meniskoiden (**a**). Medial oben ventral das Ligamentum flavum, z. T. eingerissen, mit Zwischenpolstern (**b**). Bei **c** handelt es sich nicht um einen Knochenumbau, sondern um einen Schrägschnitt des Knorpelüberzugs. Der Schnitt ist durch die Gelenke C 4 und C 5 gelegt. Diese stehen aber nicht in genau gleicher Ebene, deshalb mußte es zur „Verzeichnung" kommen. (Nach Zuckschwerdt et al. 1960)

wird nicht allgemein anerkannt, obwohl in der subintimalen Schicht freie Nervenendigungen und Pacini-Körperchen vorkommen.

Funktionen der Membrana synovialis

- **Produktion und Absorption der Synovia** zur Ernährung des Gelenkknorpels und zur

- **Schmierfunktion für das Gleiten der Gelenkflächen** aufeinander,
- **Phagozytose von Gelenkpartikeln** und Bakterien,
- **Stoßdämpferfunktion zum Ausgleich kleinerer Unregelmäßigkeiten** der Knorpeloberfläche.

Die wichtigste der genannten Funktionen ist die Erhöhung der Gleitfähigkeit der Gelenkflächen durch die **Viskosität der Synovialflüssigkeit**. Die Hyaluronsäure spielt dabei in Verbindung mit der gleichen Eigenschaft des Gelenkknorpels die entscheidende Rolle. Der von den Synovialzellen aus dem Blutplasma dialysierte Synovialfilm auf den Gelenkflächen verhindert, daß sich die Oberflächen der beiden Gelenkkontaktflächen gegenseitig anziehen (**Grenzflächenschmierung** nach Charnley 1960). Andererseits besteht eine spezifische Affinität des Films zu den Knorpelflächen, die er bedeckt. So entsteht auf den jeweiligen Knorpelflächen der Gelenkpartner ein fest haftender molekularer Film, der aber eine molekulare Anziehung der beiden Synovialflächen untereinander verhindert. Hierdurch entsteht die ideale, fast reibungslose Gleitfähigkeit zwischen den beiden Filmflächen der Gelenkpartner, selbst bei leicht unebener Oberfläche der Knorpelflächen. Das ist besonders wichtig für Gelenke, die auf Grund ihrer geringen Krümmung überwiegend Gleitbewegungen und nur zum kleinen Teil Rollbewegungen ausführen, wie z.B. die Wirbelbogengelenke.

Membrana fibrosa

Die Membrana fibrosa besteht aus kollagenem Bindegewebe mit wenigen elastischen Fasern. Sie geht, nachdem sie den Gelenkraum eingekapselt hat, allseitig in das Periost und die Kortikalis der angrenzenden Knochenregionen über. Sie hat zusammen mit den kapselverstärkenden Bändern mechanische Steuerungsaufgaben, v.a. die Beendigung des Bewegungsvorgangs (Kapselstop). Die kollagenen Fasern passen sich, wie auch die übrigen Stütz- und Bindegewebe, der jeweiligen funktionellen Belastung an. Unter erhöhter Zugbelastung tritt eine Zunahme des kollagenen Gewebes ein. Bei einer länger einwirkenden **Zugbeanspruchung durch Dehnung** werden die Kollagenfibrillen länger. Eine solche Dehnung kann z.B. **durch sportliches Training** (Kunstturner, Ballettänzer) erreicht werden mit dem Ziel einer größeren Gelenkbeweglichkeit bis zur **Hypermobilität** („Schlangenmenschen", Zirkusartisten). Hierbei wird aber nicht nur der Kapsel-Band-Apparat, sondern auch die zugehörige Muskulatur gedehnt. Solange die Muskulatur die antrainierte Hypermobilität aktiv zu kompensieren vermag, verursacht dieser Zustand der „Gelenkigkeit" keine Beschwerden. Erst bei Wegfall der muskulären Kompensation entstehen die bekannten chronischen **Schmerzsyndrome**, wie sie auch von der konstitutionellen Hypermobilität her bekannt sind.

Bei **herabgesetzter Zugbelastung** von längerer Dauer werden die Kollagenfibrillen kürzer, und das Bindegewebe der Kapseln und Sehnen stellt sich auf die Minderbeanspruchung ein: es kommt zur **Schrumpfung**. Das geschieht bei einer Reihe von mechanischen Situationen, so z.B.

- **bei eingeschränkter Gelenkbeweglichkeit (Gleitfähigkeit der Gelenkflächen)** durch
  - traumatische Knorpelschädigung (Stufenbildungen der Gelenkfläche oder nicht achsengerechte Stellung durch (Gelenk-) Frakturen,
  - entzündliche Gelenkveränderungen (rheumatoide Arthritis),
  - degenerative Knorpelveränderungen im Alter (Arthrose),
  - Muskelverkürzungen z.B. als Folge der vorgenannten Prozesse,
- **durch aktive und passive Insuffizienz mehrgelenkiger Muskeln**, bei denen die Muskeln nur noch eine von mehreren Funktionen ausführen können (aktive Insuffizienz) oder durch unzureichende Dehnbarkeit, z.B. Insuffizienz der Fingerbeuger bei maximaler Beugung der Hand

(passive Insuffizienz), wenn gleichzeitig noch strukturelle (irreversible) Verkürzungen der Streckermuskeln vorliegen.
Die kollagenen Fasern bilden häufig mit elastischen Fasern eine Funktionsgemeinschaft. Die **elastischen Fasern** bekommen mit zunehmender Dehnung eine erhöhte Zugfestigkeit, so daß sie auch **Zugkräfte übertragen** können.
Die **Einlagerung von Knorpelzellen** in die Bänder spricht für die **Übertragung von Druckkräften** zwischen Skelett und bandverstärkter Kapsel.

Verstärkungsbänder der Gelenkkapsel

Die **Verstärkungsbänder** auf der Außenseite der Membrana fibrosa haben folgende Funktionen: Sie sind

- **Führungsbänder**, die den achsengerechten Bewegungsablauf gewährleisten und zusammen mit der Muskulatur die Konstanz von Abstand und Haftung und damit den Kontakt der Gelenkflächen sichern;
- **Bremsbänder**, die ebenso wie die Gelenkkapsel das Ende einer Gelenkbewegung bewirken. Kapsel und Ligamente lösen das bremsende festelastische **Endgefühl** bei passiven und translatorischen Bewegungen („joint play") aus, wenn nicht zuvor eine verkürzte zum Weichteilmantel des Gelenks gehörige Muskulatur eine mehr weich-elastische Abbremsung der Bewegung verursacht hat.
- **Rezeptorenareale für die Wahrnehmung von Stellung und Bewegung.**

Die Führungsbänder werden bei nicht achsengerechtem Bewegungsablauf infolge einer unkontrollierten Bewegung häufig ebenfalls zu Bremsbändern und verhindern so eine Gelenkverrenkung.
Bei den meisten Gelenken haben die Bänder beide Funktionen, sie sind Führungsbänder für eine Bewegungsrichtung und Bremsbänder für Bewegungen, die senkrecht dazu verlaufen. Sie sind, wie bereits erwähnt, auch Bremsbänder, wenn die Gelenkpartner von der geführten Bewegungsbahn abweichen.
Beispiele für diese Doppelfunktion sind die Kollateralbänder an Händen, Füßen, Knie- und Ellenbogengelenken.
Biomechanisch sind **Muskeln und Bänder eine Funktionseinheit** für die aktive und passive Steuerung der Gelenkbewegungen. Durch elektromyographische Untersuchungen konnte festgestellt werden, daß die Muskulatur der Gelenke in bestimmten Situationen, v. a. bei länger dauernder einförmiger Haltung (Sitz- und Stehberufe), zu Lasten des Bandapparats geschont wird. Der Bandapparat wird dann durch verstärkte Einbeziehung in die statische Stabilisierung vermehrt belastet. Dieselbe ligamentäre Mehrbelastung kann auch bei Muskelinsuffizienz durch Ermüdung auftreten.
Das **Zusammenwirken der beiden Strukturen** sorgt v. a. für einen optimalen Gelenkkontakt durch Regulierung und Anpassung von Abstand und Haftung der Gelenkflächen. Der Auflagedruck an der Kontaktstelle der beiden Gelenkflächen soll ja grundsätzlich so gering bleiben, daß im Bereich des Kontaktareals immer noch das parallele Gleiten der Gelenkflächen stattfinden kann und es nicht zu einer Drucküberbelastung und Schädigung des Gelenkknorpels kommt. Durch dieses mechanische neuromuskulär gesteuerte Zusammenspiel von Kapsel-Band-Apparat und gelenkeigener Muskulatur werden so **Stabilität und Dynamik der Gelenkbewegungen** gesichert.

Stabilität

Statische Definition der Stabilität

Stabilität ist die Fähigkeit, eine bestimmte Stellung auch gegen Widerstand aufrechtzuerhalten.

Anatomie

Die passive Stabilität in den Gelenken wird hauptsächlich von den Ligamenten und den

Gelenkkapseln gewährleistet. Ligamente befinden sich dort, wo elastische isometrische Verbindungen möglich und notwendig sind.

Pathologie

Instabile Gelenke entstehen meist durch übermäßige Bänderdehnung oder Bänderrisse. Die Ursache ist vor allem traumatisch; in bestimmten Stellungen gibt das Gelenk dann nach. Es entstehen Atrophie und sekundär Muskelverspannungen, evtl. auch Schmerzen. Die Gelenkflächen werden chronisch überbelastet, und es entsteht eine Knorpeldegeneration (Arthrose).

Test

Das entspannte Gelenk wird passiv bewegt. Die Stabilität der Gelenksbänder und der Kapsel werden geprüft. (Das instabile Gelenk ist vermehrt beweglich und endgradig schmerzhaft.)

Behandlung

Nach einem Unfall sollte versucht werden, durch Ruhigstellung die Bänder wieder zusammenwachsen zu lassen; wenn nötig, auch operative Fixation. Dabei bedarf die Rehabilitation der Propriozeption besonderer Beachtung.

Funktionelle (dynamische) Definition der Stabilität

Stabilität bei der Bewegung ist die Fähigkeit, gegen Widerstand eine bestimmte Bewegungsbahn einzuhalten.

Anatomie

Um ein optimales Gleiten zu gewährleisten, müssen am Berührungspunkt der beiden Gelenkpartner die Gelenkflächen parallel zueinander und zur Bewegungsachse verlaufen. Diese Verhältnisse gelten für den ganzen Bewegungsablauf, ungeachtet des Umfangs, der Geschwindigkeit und des Widerstands.

Sie ist hauptsächlich eine muskuläre Stabilität, die von der Qualität der Muskeln und deren exakter Steuerung abhängig ist.
Die optimale Steuerung ist abhängig von den erlernten Bewegungsmustern und von exakter Propriozeption. Die wichtigsten Propriozeptoren für diese Funktion liegen in den Ligamenten, Kapseln und Muskeln.

Pathologie

Es handelt sich um eine Funktionsstörung. Die strukturellen Änderungen sind sekundär. Wenn bei Bewegungen unter Belastung die Berührungspunkte und die Gleitrichtung nicht genau aufeinander abgestimmt sind, entstehen an bestimmten Stellen der Gelenkfläche Überdruck, anomale Spannungen in Bändern und Gelenkkapseln sowie reflektorisch Muskelhypertonus oder auch Hypotonus. Hierdurch kommt es zu Überbelastungen und Schmerzen. Die Gelenke können dann auch statisch instabil werden.

Test

Bewegungsablauf beobachten; **Cave:** Abweichungen sind nicht immer deutlich zu sehen. Bei der Anamnese wird dann angegeben, daß Schmerzen nach längeren Perioden von Immobilität (Sitzen, Stehen) auftreten. Bei der klinischen Untersuchung findet man Hypermobilität, Druckdolenz und häufig auch Insertionstendopathien sowie Muskelverspannungen an den gelenkstabilisierenden Muskeln. Die Gelenkbänder können dabei aber morphologisch intakt sein.

Behandlung

Verbesserung der Steuerung durch zusätzliche propriozeptive Reize – z.B. über die Haut (Bandage, Mieder).
Stabilisierende Übungen zur Verbesserung der Koordination und der Kraft. Propriozeptives Training und Verbesserung der Bewegungsmuster.

Fazit: Der entscheidende Faktor für die Stabilität ist nicht die absolute Muskelkraft, sondern die exakte (optimale) Steuerung der Muskulatur.

Ursachen für Bänderschmerzen

Akute und chronische Traumatisierungen
Generell sind Bänder aufgrund ihres Gehalts an elastischen Fasern sehr widerstandsfähig. Bei **Überschreiten der Belastbarkeit durch ein Trauma** (z.B. Schleudertrauma der HWS) oder auch durch Dauerbelastung kommt es zu Dehnung und Lockerung, d.h. konstant anhaltender Druck oder Zug ist gewebsschädlich. Die wechselnde Be- und Entlastung dient der Festigung des Bandapparates. Aufgrund ihrer Viskoelastizität gewinnen die Bänder nach kurzdauernden Zugbelastungen ihre ursprüngliche Form zurück. **Nach einer Dauerdehnbelastung** bleibt aber ein **Dehnungsrückstand mit Längenzuwachs** in Abhängigkeit von Dauer und Stärke der Belastung zurück. Dabei kann es sich auch um eine geringe Belastung handeln, wenn diese das Spannungsgleichgewicht in der Ruhelage des Gelenks **kontinuierlich** stört.
Kommt es durch traumatische Einwirkungen zu Einrissen und Ausheilung mit Narbenbildung, dann verliert das Band an Elastizität und wird für Wiederholungsverletzungen anfälliger. Meist finden diese Einrisse an der **Schwachstelle der Ligamente am fibroossären Übergang** statt. An solche Strukturveränderungen muß bei der Palpation des Endgefühls (festelastisch) gedacht werden.
Nach wiederholter Dehnungstraumatisierung durch bestimmte Leistungsüberforderungen (z.B. Kunstturnen) bleiben deshalb häufig Dauerschäden mit Lockerung und Schwächung der Bandkraft zurück. **Es kommt zur Hypermobilität.**

Ursachen der ligamentären Hypermobilität

- Generelle Hypermobilität (kongenital/Leptosome).
- Lokale Hypermobilität. Sie ist meist eine Kompensationsmobilität durch Bewegungsausfall in der Nachbarschaft. Das gilt ebenso für die Gelenkkette der Extremitätengelenke wie auch für die Wirbelsäule. Hier ist die lokale Hypermobilität in einem Segment meist die Folge einer isolierten Osteochondrose mit sekundärer Bewegungseinschränkung im kaudalen Nachbarsegment.
- Schwangerschaft (statisch/hormonal).
- Statische Überlastungen durch einseitige Berufshaltung (Steh- und Sitzberufe).
- Dynamische Überlastung durch Hochleistungsbeanspruchung (Leistungssport) oder akute Traumatisierung (Schleudertrauma).
- Schlankheitsideal und Ovulationshemmer.

Statische **und** dynamische ligamentäre Beschwerden treten besonders dann auf, wenn sich mehrere der vorgenannten Ursachen miteinander kombinieren.

Beschwerden entstehen durch:

- **Wiederholte Belastung der Ligamente in Endstellung** durch:
- Fehlstellung des Gelenks bei Bewegung und/oder Belastung,
- Kompensationsbewegungen für benachbarte hypomobile Gelenke,
- schlechte Koordination;
- Trauma mit Läsionen am Knochen, Kapsel-Band-Apparat, Muskeln oder Nervenbahnen.

Folgen:
Instabilität im Arthron. Dadurch:

- Überlastung der Gelenkfläche in Endstellung,
- gestörte Koordination durch asymmetrische Spannungen im Kapsel-Band-Apparat mit Verlagerung der Bewegungsachse des Gelenks,
- Hypertonie der muskulären Gelenkstabilisatoren evtl. mit Insertionstendopathien als Kompensationsversuch zur Behebung der Hypermobilität,
- geringere Belastbarkeit und schnellere Ermüdung des Gelenks.

bei sich die Länge der Filamente, wie bereits erwähnt, nicht ändert.

Durch den verschiedenen Gehalt des O_2-Trägers Myoglobin können morphologisch und physiologisch die **roten Muskelfasern,** die für Dauerleistungen (Statik) geeignet sind, von den **weißen Muskelfasern,** die sich schneller kontrahieren können (Dynamik), unterschieden werden.

Das **Sarkoplasma** der Muskelfaser mit den Myofibrillen **wird vom Sarkolemm umhüllt.** Zwischen den Muskelfasern liegt Bindegewebe, das **Endomysium,** durch das die Gefäß- und Nervenversorgung erfolgt. Mehrere Fasern bilden ein **Primärbündel,** das wiederum vom bindegewebigen **Perimysium internum** umgeben ist. Um den Zusammenschluß mehrerer Primärbündel liegt das **Perimysium externum.** Jeder Muskel besteht aus unterschiedlich vielen solcher **Sekundärbündel.** Er wird von einer Faszie umschlossen, die aus straffem Bindegewebe besteht, mehrere Muskeln sind oft auch von einer Gruppenfaszie umgeben.

Aufbau und Funktion der Sehnen

Die **Sehnen übertragen die Zugkräfte der Muskeln** bei der Kontraktion auf den Knochen, an dem sie inserieren, bzw. umgekehrt die Einwirkung der Schwerkraft auf den Muskel.

Die **Form** ist sehr unterschiedlich, von den flächenhaften Sehnen der Rumpfwand (Aponeurosen) bis zu den schmalen, langen Sehnen an den Fingern, die unbehindert von der Muskelmasse feine Bewegungen ausführen können, aber selber keine Gewichtsbelastung darstellen.

Sehnen bestehen aus kollagenen Fasern. Sie haben eine begrenzte Dehnbarkeit durch die scherengitterartige Anordnung der Kollagenfaserbündel. Bei Beginn der Muskelkontraktion werden die Sehnenfasern zunächst gestreckt, wodurch es zu einer weichen Kraftübertragung zwischen Muskel und Sehne kommt (Endgefühl). Die Sehnenspindeln (Steuerung) liegen im Peritendineum des Muskel-Sehnen-Übergangs. Die Gefäßversorgung der Sehne über das Peritendineum ist spärlich. Die Zugfestigkeit der Sehnen beträgt 6–12 kp/mm^2. Die Ankopplung der Sehne an den Knochen hat die dynamische Elastizitätsdifferenz bei Gewährleistung einer belastungsstabilen Insertion auszugleichen. Das geschieht unter Einschaltung von Faserknorpeln in den Verlauf der kollagenen Fasern der Sehnen. Die maximale Reißkraft hängt vom Muskelquerschnitt und der Verformungsgeschwindigkeit ab. Die Sehnen sind **viskoelastisch** und haben die **Fähigkeit der Relaxation.** Nach Beendigung der dehnenden Krafteinwirkung nimmt die Sehne ihre alte Form wieder an. Die Sehne erholt sich dabei durch einen Spannungsabfall im Gewebe, der aber durch Anpassung der Muskelspannung über Dehnungsrezeptoren und Kontraktionsefferenz an die Motoneurone kompensiert wird. Durch diesen „Erholungsvorgang" wird eine Entspannung der Sehne erreicht, aber eine Erschlaffung des Sehnengewebes verhindert. Eine Dehnung der Sehnen über 4 % führt zu plastischen Formänderungen. Dadurch wird die Zugfestigkeit der Sehnen auf Kosten der Dehnbarkeit gesteigert.

Die Zugfestigkeit von Sehnen und Knochen ist ungefähr gleich, aber die Elastizität differiert erheblich. Die Differenz der Zugfestigkeit von Muskel und Sehne wird durch eine strukturelle Besonderheit des Übergangs ausgeglichen; die muskuläre Kraftübertragung auf die Sehne findet am Muskelfaserende statt und zwar unter einer **Winkelbildung** der beiden Strukturen Muskelfaser und Sehnenfaser, dem sog. **Fiederungswinkel,** der sich bei der Kontraktion des Muskels laufend verändert.

Die Krafteinwirkung der Sehnen auf den zu bewegenden Knochen entspricht aber nicht der absoluten Muskelkraft, sondern durch den „Fiederungswinkel" der **absoluten Sehnenkraft, die immer geringer ist als die Muskelkraft.** Nur bei parallelfaserigem Übergang der Muskelfasern in die Sehnenfasern ist diese Sehnenkraft annähernd gleich groß wie die Muskelkraft.

Die **Arbeitskraft (Hubkraft) des Muskels** errechnet sich zunächst aus dem Muskelquerschnitt und beträgt 4–5 kp/cm^2. Sie vermindert sich aufgrund der Kraftumlenkung durch den Fiederungswinkel, der sich bei der Kontraktion laufend verändert, und evtl. weitere Umlenkungen des Muskels durch Widerlager (Hypomochlien), wie z.B. den Sulcus intertubercularis der langen Bizepssehne am Schultergelenk. **Mit steigendem Fiederungswinkel nimmt** die auf den zu bewegenden Knochen einwirkende **Muskelkraft ab.** Sie **reduziert sich zur „absoluten Sehnenkraft",** die letztendlich auf das Knochenelement einwirkt und die sich aus der Krafteinwirkung in der Endstrecke der Sehne vom Bereich des Hypomochlions bis zur Insertion am Knochen ergibt.

Ein weiterer Faktor der Arbeitskraft ist die **Hubhöhe.** Der Weg, den der bewegte Knochenpartner zurücklegt, wird außer vom **Fiederungswinkel** des Muskels von der **Verkürzungsstrecke,** die normal 30% (maximal 50%) der Ausgangslänge beträgt, bestimmt. Die Verkürzungsstrecke kann durch eine Vordehnung vergrößert werden.

Insertionstendopathien

Bei den Insertionstendopathien muß man unterscheiden zwischen der:

- **primären Insertionstendopathie,** bei der die Ursache nur lokal am Ort der Erkrankung im Sinne einer Traumatisierung oder Überlastung zu suchen ist und der
- **sekundären Insertionstendopathie,** bei der der Sehnenansatz im Sinne eines „Locus minoris resistentiae" zu werten ist und der auslösende Faktor an einer anderen Stelle der Gelenkkette oder der Wirbelsäule zu suchen ist.

Die Kombination dieser beiden Formen kommt häufiger vor, als allgemein angenommen wird.

Beispiel: Epicondylitis radialis oder die Periarthritis humeroscapularis bei pathologischen Prozessen der Halswirbelsäule.

Therapeutische Konsequenzen

Die **Vordehnung des Muskels** sollte **beim Training der Muskulatur** zur Leistungssteigerung einbezogen werden. Dazu ist aber außer der Dehnfähigkeit des Muskels auch die unbehinderte Gleitfähigkeit im Gelenk erforderlich, woraus sich die Reihenfolge der therapeutischen Maßnahmen ergibt:

- Herstellung der Gleitfähigkeit im Gelenk,
- Dehnung der verkürzten Muskeln,
- aktive Muskelarbeit,
- bei Vorliegen von Insertionstendopathien muß an Mitursachen in Nachbargelenken oder in den zugehörigen Segmenten gedacht werden.

Hilfsstrukturen von Muskeln und Sehnen

- Sehnenscheiden,
- Schleimbeutel,
- Sesambeine

haben den Sinn, den Reibungsverlust und damit die **Kraftminderung der Muskelaktion** so weit als möglich zu **reduzieren.** Sehnenscheiden sind im Prinzip gebaut wie die Gelenkkapseln aus einer Außenschicht, dem Stratum fibrosum, und einer Innenschicht, dem Stratum synoviale. Die kollagenfaserige Außenschicht ist in der Regel am Knochen befestigt. Die Retinacula, die als Haltebänder dienen, sind Verstärkungszüge aus dem Stratum fibrosum.

Die **Schleimbeutel** liegen v.a. im Bereich von Ursprung und Ansatz der Muskeln zwischen Sehne und Knochen. Außer der **Sicherung der Gleitfähigkeit** zwischen den Strukturen dienen sie auch der **Druckverteilung im umgebenden Gewebe.**

Die eingelagerten **Sesambeine** des Muskels (z.B. Patella im Quadrizeps) **verlängern den virtuellen Hebelarm** der Sehne und bewirken damit eine **Muskelkraftersparnis.**

Entgegen ihrer eigentlichen Aufgabe können Schwellungen und Entzündungen der Hilfsstrukturen (Bursitis, Synovitis, Tendovaginitis) eine oft erhebliche schmerzhafte Funktionsbehinderung verursachen und nach Abklingen der akuten Entzündung verkalken (Bursitis calcarea). Diese pathologischen Veränderungen der Sehnen werden u. a. auf Durchblutungsstörungen zurückgeführt (z. B. Sehnenriß des M. supraspinatus). Sie müssen vor einer (therapeutischen) Belastung der Muskulatur behandelt werden.

Muskelmechanik

Muskelkontraktion

Die funktionelle Leistung des Muskels ist die Kontraktion, die sowohl zu einer Veränderung der Form (Muskellänge) wie der Funktion (Spannung) führt. Die durch eine Muskelkontraktion entwickelte **Kraft hängt dabei von der Größe der motorischen Einheit („motor unit")** ab, das ist die Anzahl der von **einem** motorischen Neuron innervierten Muskelfasern. Diese reagieren nach dem Alles-oder-nichts-Gesetz mit immer der gleichen Kraft. Eine **Steigerung der Muskelkraft** und der Kontraktionsgeschwindigkeit kann dabei nur erzielt werden **durch:**

- **Vermehrung** der innervierten **Anzahl von motorischen Einheiten** und/oder
- **Steigerung der Erregungsimpulse.**

Die **Feinregulierung der Kraft geschieht durch kleinere motorische Einheiten,** in denen das Moteuron eine nicht so große Anzahl von Muskelfasern innerviert (wie z. B. bei den Hand- und Fingermuskeln). Je feiner abgestuft eine Bewegung ist, um so **mehr und um so kleinere** motorische Einheiten werden zur Ausführung der Bewegung benutzt. Die Steuerung erfolgt neben der kortikalen Innervation des Bewegungsgrundmusters durch propriozeptive periphere Feedbackinnervation aus dem betroffenen Gelenk und der zugehörigen Muskulatur.

Die **Muskelleistung** ist das **Produkt aus der entwickelten Kraft und der Kontraktionsgeschwindigkeit.** Diese beiden Faktoren sind nach dem Hill-Kraft-Geschwindigkeitsrelation-Gesetz voneinander abhängig.

Belastungsabhängigkeit der Kontraktionsgeschwindigkeit

Je geringer die Belastung, um so größer ist die in der Zeiteinheit erfolgende Kontraktionsverkürzung des Muskels. Unbelastet erfolgt die Verkürzung der Sarkomere mit maximaler Geschwindigkeit. Mit zunehmender Belastung nimmt die Kontraktionsgeschwindigkeit dann ab. Sind die Belastung und die maximale isometrische Kraft gleich, dann findet keine Muskelverkürzung mehr statt.
Daraus folgt, daß **bei schnellen Verkürzungen des Muskels weniger Kontraktionskräfte** entwickelt werden können als bei langsamer Verkürzung oder Muskeldehnung, eine Erfahrung, die vom Stemmen oder Heben schwerer Lasten bekannt ist.

Kontraktionsformen des Muskels

Je nachdem, ob bei der Muskelkontraktion die Muskellänge oder die Muskelspannung verändert wird, unterscheiden wir

- **isometrische Kontraktionen,** bei denen sich die Muskellänge nicht verändert, aber die **Muskelspannung zunimmt.**
  Diese erfolgen dann, wenn Ursprung und Ansatz des Muskels nicht angenähert werden können und die Muskellänge infolgedessen konstant bleibt. Die Kraft nimmt durch die Anspannung des Muskels zu. Dabei verkürzen sich die kontraktilen Elemente des Muskels, während die bindegewebigen Anteile relativ dazu gedehnt bleiben. Erst bei Überspannung erfolgt zur Vermeidung einer strukturellen Schädigung auf reflektorischem Weg eine Herabsetzung der Spannung durch die Sehnenspindeln (Golgi-Körperchen), die als Spannungsmesser hierfür verantwortlich sind.
- **Isotonische Kontraktionen,** bei denen sich die **Muskellänge verändert,** aber die Spannung während der gesamten Bewegung konstant bleibt.
  Bei der isotonischen Kontraktion **werden sowohl die kontraktilen wie auch die bindegewebigen Anteile des Muskels verkürzt.** Die Aktion beginnt mit einer iso-

metrischen Phase, in der sich der Muskel während der Kraftentwicklung nur geringfügig verkürzt, wodurch die elastischen Strukturen der Sehne vorgespannt werden. Erst wenn die Kontraktionskraft größer wird als die Last, beginnt die Bewegung durch Verkürzung des Muskels. Die kontraktilen Elemente der Muskelfasern (Myosinköpfchen) entwickeln durch die beschriebene Tätigkeit der Filamente in dauernd wechselnder Brückenbildung die Kontraktion und übertragen über intramuskuläre elastische Strukturen (Aktinfilamente, Z-Scheiben, Sehnenansätze), mit denen sie in Serie geschaltet sind, die Verkürzung des Muskels auf den Gelenkpartner.

- **Auxotonische Kontraktionen,** bei denen sich **sowohl die Muskellänge wie auch die Spannung verändert.**

Die meisten **Alltagsbewegungen sind Mischformen** isometrischer und isotonischer Kontraktionen, wobei die **isometrische Anspannung** den **Bereitschaftstonus** für die nachfolgende **isotonische Bewegung durch Muskelverkürzung** herstellt. Ob diese isotonische Bewegung (hubfrei) mit der gleichen Kraft oder erst durch eine Verstärkung der eingesetzten Kontraktionskraft erfolgt, hängt von Gewicht- und Hebelverhältnissen ab, unter denen die Bewegung vom Muskel geleistet werden muß.

Bei alltäglichen Bewegungen ergänzen sich diese Kontraktionsvorgänge gegenseitig zur Regulierung der Muskelkraft. Die **Ruhelänge des Muskels** ist in der Regel mit **mechanischer Inaktivität** verbunden. Dieser Zustand wird auch als „Ruhetonus" bezeichnet, was aber **Fehlen einer elektrischen (EMG-) Aktivität** voraussetzt. Infolge niederfrequenter reflexogener periodischer Anspannung von nur wenigen motorischen Einheiten befinden sich manche Haltemuskeln oft in einem nicht willkürlichen Spannungszustand. Dieser neurogene, über das γ-Fasersystem der Muskelspindeln beeinflußbare „Tonus" wird durch geistige Anspannung oder Erregung unwillkürlich oft noch verstärkt und erlischt nur bei **tiefer Entspannung vollständig.**

Isometrische Widerstandstests

Die **Widerstandstests** („resisted movement" nach Cyriax 1969) geben **Auskunft über die Muskelkraft und die Schmerzhaftigkeit der Sehnenansätze** infolge traumatischer, degenerativer oder entzündlicher Prozesse. Die Sehnenansätze können beim Widerstandstest gleichzeitig palpiert werden. Die **Testung** der Synergie erfolgt zunächst gegen maximalen Widerstand, **entweder aus der Mittelstellung (günstige Arbeitsstellung) oder aus der maximalen Dehnung (ungünstige Arbeitsstellung),** wobei durch intraartikuläre Druckerhöhung evtl. auch Schmerzen auftreten können. Schmerzen können bezüglich ihrer Zugehörigkeit zu einem bestimmten Muskel der Synergie durch Testung anderer Synergien, in denen der untersuchte Muskel ebenfalls als Antagonist oder Synergist tätig ist, differenziert werden.

Bei der **Testung eines Einzelmuskels** darf nur ein sehr geringer Widerstand gegeben werden, um ein Anspringen der gesamten Synergie zu verhindern. **Durch den Widerstand** wird eine Verkürzung des Muskels mit Bewegungseffekt unmöglich. Es kommt zu einer vermehrten Dehnung des (elastischen) Sehnenanteils und **erhöhtem Zug an der Sehneninsertion am Knochen.**

Dabei kann man die Ergebnisse nach folgender **Regel** interpretieren:

- **Normalbefund:** die Muskelspannung ist schmerzlos und kraftvoll,
- **pathologische Befunde:**
  1) schmerzhaft und viel Kraft = kleiner Muskel-Sehnen-Schaden,
  2) schmerzhaft und wenig Kraft = großer Muskel-Sehnen-Schaden,
  3) schmerzlos und wenig Kraft = neurologische Läsion (Parese).

Isotonische Muskeltests

Bei diesen Tests kommt es durch die kontraktionsbedingte Verkürzung des Muskels zum Bewegungseffekt. Die **Sehne** wird ebenfalls

gedehnt, bleibt aber **immer in einer gleichbleibender Spannung.**
Die **Untersuchung der Kraft abgeschwächter oder paretischer Muskeln** erfolgt nach folgenden Regeln (Janda 1979):
Der Patient soll die Bewegung zunächst ohne Korrektur ausführen (Individualstereotyp). Danach werden die Muskeltests durchgeführt.

Testregeln:

1) Ganzes Bewegungsausmaß (so weit wie möglich) langsam mit gleichbleibender Geschwindigkeit testen.
2) Widerstand gegen die Bewegungsrichtung während der ganzen Bewegung mit gleichbleibender Stärke. Widerstand nicht über 2 Gelenke geben.
3) Bewegung soll nur in einem Gelenk erfolgen.
4) Proximalen Gelenkpartner gut fixieren.
5) Sehne oder Muskelbauch nicht drücken (Fazilitierung).

Die Untersuchung erfolgt möglichst gegen maximalen Widerstand.

Testergebnisse:
Die Ergebnisse werden in folgende Stufen eingeteilt:

Stufe 5 (100%) Bewegung gegen maximalen Widerstand möglich,
Stufe 4 (75%) Bewegung noch gegen starken Widerstand möglich,
Stufe 3 (50%) Bewegung gegen die Schwerkraft möglich,
Stufe 3 (25%) Bewegung unter Ausschluß der Schwerkraft möglich,
Stufe 2 (10%) keinerlei Kontraktion.

Zur weiteren Differenzierung können die einzelnen Stufen (besonders Stufe 4) mit + oder − unterteilt werden.
Die durch spinale Hemmung abgeschwächten Antagonisten posturaler Muskeln erreichen meist nur die Stufen 4 oder (selten) die Stufe 3. Noch stärkere Paresen sind in der Regel neurogen bedingt.

Nicht beurteilt werden kann beim Test die Ermüdbarkeit bei Dauerleistung. Grobe Anhaltswerte ohne die obige Stufeneinteilung sind durch reinen Seitenvergleich des gleichen Tests möglich.

Therapeutische Konsequenzen

Die **isometrische Kontraktionsform** wird v. a. bei der **postisometrischen Dehnung verkürzter Muskeln** angewandt. Nach einer leichten isometrischen Anspannung von ca. 10 s Dauer mit relativer Vordehnung der bindegewebigen Anteile lassen sich bei aktiver Entspannung die Filamente der kontraktilen Elemente leicht auseinanderziehen, und der Dehnungswiderstand ist dann verringert.
Außerdem findet die isometrische Kontraktionsform als **statisches Krafttraining zur Verbesserung von Maximalkraft und Ausdauer** Verwendung. Wird statt der 3–10 s Anspannung bei geringer Spannung bis zu 2 min kontrahiert, dann läßt sich dadurch auch die Ausdauer verbessern.
Anwendung findet **diese Kontraktionsform** zur Kräftigung des Muskels, **wenn:**

- keine Gelenkbewegung erwünscht ist bei Gelenkreizungen,
- nach Operationen (Ligamente, Muskeln oder Gelenke),
- nach Ruhigstellungen.

Generell werden die **isotonischen Kontraktionen zur Kräftigung der Muskulatur** verwendet. **Voraussetzungen** für isotonische Übungsprogramme sind:

- unbehinderte Gelenkbeweglichkeit zur Vermeidung nozizeptiver Afferenzen aus dem Gelenk,
- verkürzte Muskeln müssen vorher gedehnt werden, da sie als Antagonisten des zu trainierenden Muskels diesen mechanisch oder reflektorisch behindern können.

Ein **isotonisches Muskelübungsprogramm** kann eingesetzt werden zur Verbesserung der

- **Maximalkraft.** Sie wird trainiert durch langsame Kontraktionen bei gleichbleibendem Widerstand und einer Belastung von 50–70 % der möglichen Maximalbelastung. Geübt werden dadurch v. a. die tonischen Muskelfasern (Typ I) mit jeweils 8–10 Übungswiederholungen.
- **Kraftausdauer.** Dabei ist die Belastung geringer (etwa 30–50 % der Maximalbelastung), aber mit höherer Übungsfrequenz von ca. 30–50 Übungswiederholungen.

Behandelt wird mit diesen isotonischen Bewegungen bei angenähertem Ursprung und Ansatz (sog. innere Bewegungsbahn), wenn muskuläre Schmerzen in der Synergie auftreten oder zu Beginn eines Übungsprogrammes.

In der mittleren Bewegungsbahn, d.h. bei nicht gedehnter Muskulatur, wird dann behandelt, wenn Gelenkschäden (vermehrter Gelenkdruck) oder Paresen vorhanden sind oder eine Muskeldehnung Schmerzen verursacht.

Die Bewegung aus maximaler Dehnstellung des Muskels (äußere Bewegungsbahn) hat einen besonderen Kräftigungseffekt durch die Parallelelastizität des gedehnten Bindegewebes.

Muskeltypen

Funktionell können 2 Muskeltypen unterschieden werden:

- **tonische (posturale) Muskeln** und
- **phasische Muskeln.**

Die **tonischen (posturalen) Muskeln** mit den vorwiegend roten Muskelfasern („slow twitch fibres"/Typ I) verrichten überwiegend **Haltearbeit.** Sie sind myoglobinreich. Ihre **Kontraktionen verlaufen langsam** und entwickeln ihre Maximalkraft durch kleinere Impulsfrequenzen. Sie bestehen aus großen motorischen Einheiten. Sie haben eine bessere Blutversorgung bei kleinerem O_2-Bedarf.

Sie reagieren und ermüden langsam und sind reichlich mit Muskelspindeln versehen. Sie werden durch α_2-Motoneurone mit geringer Leitgeschwindigkeit innerviert. Diese Muskeln sollen ihre **Länge und Spannung** gegen von außen einwirkende Kräfte **konstant halten.** Sie **neigen** bei Über- oder Fehlbelastung **zur Verkürzung** (Abb. 1.19).

Zu den posturalen Muskeln gehören v. a. die Flexoren im Körper:
Fußsenker:
Triceps surae, Gastrocnemius, Soleus;
Kniebeuger:
ischiokrurale Muskelgruppe (Biceps femoris, Semitendinosus, Semimembranosus);
Hüftbeuger:
Psoas, Rectus femoris, Tensor fasciae latae;
Hüftadduktoren:
Pectineus; Adductor longus, brevis, magnus; Grazilis;
Hüftaußenrotator:
Piriformis;
Wirbelsäulenstrecker:
Erector spinae (Longissimus dorsi, Multifidi, Rotatores);
Schultergürtelheber:
Trapezius, oberer Teil; Levator scapulae, Sternocleidomastoideus;
außerdem:
Pectoralis major (sternale Portion) und Quadratus lumborum.

Muskelverkürzungen sind im Gegensatz zu Kontrakturen reversibel, da es sich nur um eine Veränderung der Elastizität handelt.

Die **phasischen Muskeln** mit den vorwiegend weißen Muskelfasern („fast twitch fibres"/Typ II) haben v. a. **Bewegungsfunktionen. Sie führen die schnellen und Feinbewegungen aus,** sie müssen sich rasch wechselnden Sollwerten für **Länge und Spannung anpassen** und bestehen daher aus vielen kleinen motorischen Einheiten.

Kontraktion und Kraftentwicklung der Fasern sind hoch und schnell. Sie werden durch α_1-Motoneurone mit hoher Leitgeschwindigkeit und hoher Impulsfrequenz innerviert. Sie sind nur mäßig mit Muskelspindeln ver-

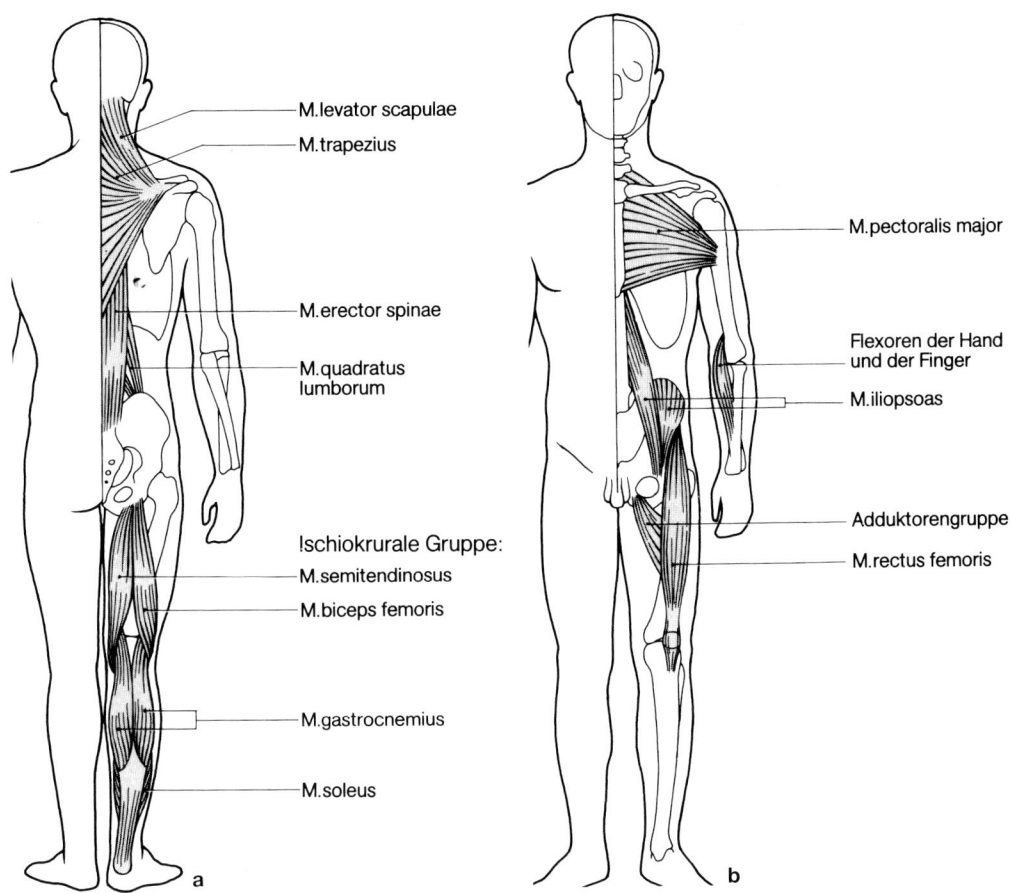

Abb. 1.19 a, b. Häufig verkürzte tonische Muskeln. (Nach Janda 1979)

sorgt, ermüden schneller und **neigen zur Abschwächung** und Atrophie.

Zu den phasischen Muskeln gehören:
Fußheber:
Tibialis anterior, Peronaei;
Kniestrecker:
Vastus medialis und lateralis;
Hüftstrecker:
Glutaeus maximus, medius, minimus;
Bauchmuskeln:
Rectus abdominis, Obliquus externus und internus;
untere Schulterblattstabilisatoren:
Serratus anterior, Trapezius (mittlere und untere Portion) Rhomboidei;

oberflächliche und tiefe Halsbeuger:
Scaleni;
außerdem:
Pectoralis major (untere Portion).

Alle Muskels des Körpers haben eine posturale (tonische) und eine phasische Komponente. Das Mischungsverhältnis ist dann ausschlaggebend für die endgültige Funktion in der Stereotypie. Jede motorische Stereotypie ist aber im Laufe des Lebens veränderbar durch Reifung und Veränderung der Beanspruchung.
Dysbalancen dieser beiden Muskelgruppen entstehen dadurch, daß die zur Verkürzung neigenden **posturalen Muskeln auf Spinalebene die phasischen Antagonisten** inhibie-

ren, d. h. abschwächen (bis Stufe 4 oder 3 des Muskeltests), wodurch eine Gelenkfehlstellung entstehen kann, die wiederum durch propriozeptives Feedback die Dysbalance weiter verstärken kann und somit einen **Circulus vitiosus** in Gang setzt. Ferner werden oft vermehrt Synergisten für den abgeschwächten Muskel eingesetzt, was die fehlerhafte Stereotypie noch verstärkt.

Eine Stellungsänderung von wenigen Graden in einem Gelenk fazilitiert, d. h. stimuliert bereits die zur Verkürzung neigenden Muskeln.

Funktionsgruppen der Muskulatur

Die Kenntnis des Zusammenspiels der Muskeln ist sowohl für die Analyse eines schmerzhaften Krankheitsbildes wie auch für dessen ökonomische Behandlung unabdingbar, da sich hieraus die Reihenfolge und Intensität der therapeutischen Anwendungen ergibt.

Muskelsynergien

Sie sind das **Grundprinzip für das Funktionieren der Bewegungsmuster.** Die statisch morphologische Einteilung der Muskeln in Agonisten und Antagonisten reicht allein zur Funktionsanalyse nicht aus.

Muskelgruppen in der Synergie

Wir unterscheiden unter mechanischen Gesichtspunkten in jeder Bewegungsrichtung eines Gelenks folgende Muskelgruppen (nach Janda 1979):

Agonisten ("prime movers"). Sie bewirken hauptsächlich die getestete Bewegung, haben aber neben ihrer Hauptbewegungsrichtung meist auch noch andere Bewegungsrichtungen als Hilfsmuskeln.

Synergisten ("assistent movers"). Sie führen die getestete Bewegung nicht aus, haben aber **dieselbe Bewegungsrichtung wie die Hauptmuskeln als Nebenfunktion.** Die Hauptfunktion dieser Muskeln geht in eine andere Richtung. Sie sind zeitlich mit dem Hauptmuskel koordiniert, aber ohne anatomischen Zusammenhang. Sie unterstützen den Hauptmuskel und können ihn teilweise ersetzen.

Antagonisten. Sie haben **eine den Agonisten entgegengesetzte Wirkung.** Bei deren Tätigkeit werden sie angespannt und gedehnt, ohne das normale Bewegungsausmaß einzuschränken. Eine Behinderung erfolgt erst, wenn ein reflektorischer Hartspann (nozizeptive Kontraktion) oder eine Muskelverkürzung vorliegt.

Stabilisationsmuskeln. Diese sind nicht an der getesteten Bewegung beteiligt. Sie fixieren den getesteten Körperabschnitt in günstiger Arbeitsstellung. **Schlechte Stabilisationsmuskeln können Paresen der Agonisten vortäuschen.** Daher ist bei Muskeltests proximal des getesteten Gelenks eine Fixation (Stabilisation) des untersuchten Körperteils erforderlich, die vom Untersucher vorgenommen wird, um die Stabilisationsmuskeln möglichst auszuschalten. Als Regel gilt: unbedingt Fixation durch den Untersucher bei mehrgelenkigen Muskeln, bei schwacher Muskulatur und bei Kindern.

Neutralisationsmuskeln. Dies sind Muskeln, die die Nebenfunktion des Hauptmuskels aufheben (neutralisieren), aber oft die getestete Bewegung des Hauptmuskels unterstützen. Während sich die Hauptbewegungen addieren, heben sich die Hilfsbewegungen gegenseitig auf. Durch die Hilfsfunktion der Synergisten ist auch eine Differenzierung der verschiedenen Muskeln einer Synergie möglich. Ein Muskel kann gleichzeitig Hilfs- und Neutralisationsmuskel sein.

Beispiele:

- Bei einer Fingerbeugung arbeiten die Fingerstrecker als Synergisten der Beuger, indem sie sowohl das Handgelenk **stabilisieren** als auch eine Vorspannung in den Fingerbeugern bewirken.
- Bei einer Flexion des Daumens stabilisieren die ulnaren Handgelenkbeuger und Strecker das Handgelenk und **neutralisieren** so die Tendenz der Hand, nach radial abzuweichen.

Synergie Schwerkraft-Muskelkraft
Auch die antagonistisch gerichteten Kräfte Schwerkraft-Muskelkraft können bei einer Bewegung zusammenwirken, wie etwa bei einer Streckung im Ellbogengelenk aus der Beugestellung bei Nullstellung im Schultergelenk.

Synergistische Arbeit von Antagonisten
Synergistische Arbeit leisten Beuger und Strecker eines Gelenks auch bei einfachen Beuge- und Streckbewegungen, wenn der Agonist die Kontraktion ausführt und der Antagonist durch exzentrische Muskelarbeit an der harmonischen weichen Bewegung mitarbeitet.

Synergistische Arbeit in Muskelschlingen
In Muskelschlingen arbeiten antagonistisch wirkende Muskeln ebenfalls zusammen, z. B. die Schulterblattmuskeln, die sowohl eine weiche anteilige Bewegung bei allen Schulterbewegungen wie auch die nötige Stabilität für die Aktionen der eigentlichen Schultermuskeln bewirken.

In **Muskelketten** verlaufen die Aktionen aller an einem Bewegungsablauf beteiligten Muskeln. Sie ziehen über alle an der Bewegung beteiligten Gelenke hinweg und nehmen daher auch Einfluß auf Stellung und Bewegung dieser Gelenke.

Bewegungsmuster

Alle Muskeln arbeiten in einem funktionellen Zusammenhang, der als **motorischer Stereotyp ("movement pattern")** bezeichnet wird. Alle sich wiederholenden Bewegungsabläufe des Alltags gehören dazu. Da sie weitgehend für jeden Menschen charakteristische, individuelle Bewegungsabläufe sind, kann man von einem **Individualstereotyp** sprechen.

Das Erlernen von Stereotypien ist eine schwere körperliche Belastung, die die schnelle Ermüdung bei Säuglingen und Kleinkindern erklärt. Auch im späteren Leben ist der Erwerb neuer Stereotypien bei Arbeit und Sport zunächst ermüdend, bis der neue Bewegungsablauf zur Routine geworden ist und dann mit weniger Anstrengung ausgeführt werden kann (Trainingseffekt). Häufig müssen durch Umweltbedingungen entstandene fehlerhafte Stereotypien umgebaut werden. Die Schnelligkeit und Geschicklichkeit, mit der neue Stereotypien aufgebaut und fehlerhafte Stereotypien umgebaut werden, hängen von der Lernfähigkeit des Gehirns ab.

Die ideale Stereotypie, in der rationell nur die Muskelgruppen aktiviert werden, die eine auszuführende Bewegung mit einem Minimum an Kraft bewerkstelligen, kommt praktisch nicht vor. Vorherrschend sind vielmehr die fehlerhaften Stereotypien, die sich aus einer Dysbalance antagonistischer Muskeln ergeben.

Muskuläre Dysbalance

Die **muskuläre Dysbalance** ist eine Relationsstörung verschieden wirkender Muskeln bezüglich Spannung, Aktivierung und Kraft. Für das reibungslose Funktionieren geregelter Bewegungsabläufe ist ja nicht nur eine unbehinderte Beweglichkeit der knöchernen Gelenkpartner erforderlich, sondern auch eine ungestörte ökonomisch rationelle Koordination der Muskelsynergien des bewegten Gelenks und seiner Nachbargelenke. Bei optimaler Koordination parallel verlaufender motorischer Aktionen sinkt der Energiebedarf für die einzelnen Aktionen. Hierzu ist ein intaktes Steuerungssystem zwischen den beteiligten Strukturen erforderlich. Störungen des strukturellen Zusammenspiels können von allen Teilen des Bewegungssystems ausgehen. Am häufigsten und am leichtesten zu erkennen sind Störungen des Bewegungsablaufs zur Schonung eines schmerzhaften Krankheitsherdes durch hypertone muskuläre Immobilisierung schmerzhafter Gelenke und Abschwächung von Muskeln, die zur vermehrten schmerzhaften Irritation führen. Brügger (1962) hat das den **"nozizeptiven somatomotorischen Blockierungseffekt"** bei den sog. **"Funktionskrankheiten"** genannt.

Die **Symptome der Dysbalance:**

- **Tonussteigerung** der zur Immobilisierung notwendigen Muskeln einer Synergie oder Anteilen von Muskeln mit Mehrfachfunktion,
- **Abschwächung der Antagonisten** (reflektorische Inhibition),
- **strukturelle Veränderungen** (Bindegewebe) in den beteiligten Muskeln,
- veränderte Statik und Dynamik.

Dysbalancen können somit entstehen

- durch Störungen der Koordination (fehlerhafter Stereotyp),
- reflektorisch zur Schonung eines Krankheitsherdes,
- durch Störungen im Steuerungssystem auf der Segmentebene oder im limbischen System.

Grundsätzlich kann man danach **2 Arten von Muskelaktionen** unterscheiden:

1) **Unbewußte Muskelaktionen,** die für den **Grundtonus** und zur Sicherung der aufrechten Haltung gegen die Schwerkraft, aber auch zur Schadensabwendung erforderlich sind. Diese Aktionen werden reflektorisch durch Informationen aus peripheren Sensoren ausgelöst. Die propriozeptiven oder nozizeptiven **Informationen kommen aus: Gelenken, Muskulatur, Haut** und den Sinnesorganen **Auge, Ohr, Labyrinth.** Sie können aber auch durch regulierende Impulse aus dem Gehirn ausgelöst werden.
2) **Bewußte Muskelaktionen** (Bewegungsmuster) erfolgen durch Abruf der in der Ontogenese aufgebauten Bewegungsmuster. Sie können durch Afferenzen aus den Sinnesorganen wie auch durch **gewollte Modulation des Grundmusters** verändert werden. Sie brauchen aber den intakten Grundtonus der Muskulatur.

Therapeutisch ist diese Einübung bewußter Muskelaktionen in Form von Bewegungsmustern das **Grundprinzip der Übungstherapie.** Erforderliche Grundlagen sind:

- funktionierender schneller Wechsel von Bahnung und Hemmung von Bewegungen, so daß phasische Innervationen mit einem Minimum an Energie durchgeführt werden können,
- unbehinderte Ansprechbarkeit der Vorderhornzelle für die von zentral kommenden Impulse des Bewegungsmusters.

Diese Voraussetzungen gelten nicht nur für die Geschicklichkeit bei Alltagsbewegungen, sondern für alle spezialisierten Bewegungen bei Arbeitsabläufen, bei sportlichen oder künstlerischen Bewegungen. Nur so entstandene Bewegungsabläufe sind für eine subkortikale Ablage des Bewegungsmusters geeignet.

Formen der Muskelaktivierung

- **Isometrisch:** Entspannung des Muskels ohne Längenänderung.
- **Isotonisch:** Gleichbleibende Muskelspannung bei Muskelverkürzung.
- **Auxotonisch:** Gleichzeitige Muskellängen- und Spannungsänderung.
- **Isokinetisch:** Aktivierung bei vorgegebener konstanter Winkelgeschwindigkeit.
- **Isolytisch:** Gleichbleibende Muskelspannung bei Muskelverlängerung.

Pathologische Veränderungen der Muskelfunktion

Eine **Einschränkung des vollen Bewegungsausmaßes bei der Muskeltestung** kann durch folgende pathologische Befunde bedingt sein:

① **vermehrte Ruhespannung (Muskelhartspann, Hypertonus)**

- lokalisiert-umschrieben als:
  - Triggerpunkt, „tender points",
  - muskulärer Maximalpunkt,
  - segmentaler Irritationspunkt/Irritationszonen,
  - Myose, Myogelose, Tendomyose,

- Spannungserhöhung eines ganzen Muskels oder einer Muskelgruppe (ohne elektromyographische Aktivität),
- generalisierte Muskelverspannung (z. B. Fibromyalgie),

② **Muskelverkürzung**

- reflektorische funktionelle Verkürzung,
- reversible strukturelle Verkürzung (nach länger dauernder reflektorischer Verkürzung),
- irreversible strukturelle Verkürzung (Kontraktur),

③ **verminderte Ruhespannung (Hypotonus)**

- reflektorischer Hypotonus (Hemmung),
- periphere Parese,

④ **gestörte Muskelaktivierung (Hypotrophie)**

- gestörter Stereotyp (Bewegungsmuster),
- Parese,

⑤ **Kraftminderung**

- reflektorisch (durch Hemmung),
- gestörter Stereotyp,
- dehnungsbedingt (Überdehnung),
- strukturell neurogen/myogen.

⑥ **Muskuläre Dysbalance**

(uneinheitlich definierter Begriff) Relationsstörung verschieden wirkender Muskeln bezüglich Spannung, Aktivierung und Kraftentwicklung.

Muskeltonus

Der Tonus ist ein Spannungszustand, der durch Impulse aus dem ZNS, aber auch durch Afferenzen aus der Peripherie (Gelenke, Muskulatur, Haut) im Sinne der bereits erwähnten peripheren Feedbacksteuerung aufrechterhalten wird. Von **Tonus** wird also nur zu sprechen sein, **wenn eine elektrische Aktivität des Muskels nachweisbar** ist, z. B. wenn der Muskel gegen einen Widerstand arbeiten muß.

Tonusänderungen der Muskulatur sind die **häufigsten Befunde am Bewegungsapparat.** Sie können mit oder ohne Schmerzen auftreten. Ihre diagnostische Ausdeutung und therapeutische Veränderung ist daher das Hauptanliegen bei Funktionsstörungen und deren mechanotherapeutischer Behandlung. **Feststellung, Bewertung und Behandlung von Tonusänderungen erfolgt überwiegend palpatorisch,** da sich die meisten Meßmethoden (wie das EMG oder die Tonometrie) im Vergleich von Arbeitsaufwand und Nutzwert im therapeutischen Alltag als zu aufwendig erwiesen haben.

Die **Palpation** erfolgt mit flach aufgesetzten Fingern bei völlig entspanntem Muskel. Die oberflächlichen Schichten (Haut und Bindegewebe) werden weich durchtastet. Der Muskel soll im ganzen Verlauf, die Sehnenpartien im Faserverlauf, der Muskelbauch quer zum Faserverlauf palpiert werden.

Der Tonus kann vermehrt oder vermindert sein. Eine Vergleichspalpation wird beim angespannten Muskel (beim Widerstandstest) vorgenommen.

Grundtonus (Ruhespannung)

Die Spannung des „Ruhetonus" der Bewegungsgrundmuster wird mit einem **Minimum an elektrischer Aktivität** durch Efferenzen aus dem

- Kleinhirn (für die Stellung im Raum) und der
- Formatio reticularis für die Basisspannung

über das γ-System dem Vorderhorn der Spinaletage vorgegeben.

Hypertonus (vermehrte Ruhespannung)

Als Hypertonus wird eine Dauerkontraktion der Muskulatur bezeichnet, die auf die Dauer zu **Hartspann und Rigidität des Muskels** führt, der dadurch Dehnungsversuchen einen starken Widerstand entgegensetzt. Diese Dauerkontraktion entsteht u. a. bei einem erheblichen **Einstrom nozizeptiver Afferen-**

zen aus dem Gelenk, dem Segment oder anderen Strukturen des gleichen Segments (Haut, Muskulatur, innere Organe), wenn diese nicht durch absteigende Afferenzen des ZNS oder durch therapeutisch ausgelöste Afferenzen aus anderen Strukturen (z. B. Bindegewebsmassage, Quaddeln) ausreichend gedämpft werden können („Gate control-" und nozifensives System nach Wolff 1996).

Erhöhte Muskelaktivität hat in der Regel einen erhöhten Energiebedarf, da vermehrt Sauerstoff nötig ist zur Synthetisierung von Adenosintriphosphat (ATP), das als „Weichmacher" zur Lösung der bei der Muskelkontraktion entstandenen Brücken zwischen den Myosin- und den Aktinfilamenten in den Sarkomeren gebraucht wird. Ein Muskelhartspann kann außerdem mechanisch durch Kompression der intermyofibrillären Kapillaren die normale Durchblutung und damit das O_2-Angebot behindern. Diese mechanische Durchblutungsbehinderung setzt nach Lind u. Mc Nicol (1967) bereits bei 30% der maximalen Muskelkraft ein. Das ATP kann nicht mehr ausreichend gebildet werden, die Muskelfibrillen bleiben z. T. im Kontraktionszustand.

Aus diesen Gründen wird der reflektorisch erhöhte Dauertonus nicht über einen längeren Zeitraum toleriert. Es kommt nach Faßbender (1980) zu regressiven Veränderungen in Form von hypoxibedingten Wucherungen des Bindegewebes.

Das gleiche Mißverhältnis zwischen vermehrter Beanspruchung durch den Hartspann und lokalem O_2-Mangel dürfte für die degenerativen Sehnenveränderungen verantwortlich sein.

Hypotonus (verminderte Ruhespannung)
Die verminderte Ruhespannung kann als **Kompensation auf einen nozizeptiven Hypertonus** zur Vermeidung strukturschädlicher oder schmerzsteigernder Bewegung in den Antagonisten schmerzhaft hypertoner Muskels entstehen, z.B. bei schmerzhaften Gelenk- oder Wirbelsegmentblockierungen (Brügger 1962). Er kann aber auch durch

Ausfall bahnender Impulse aus dem ZNS verursacht werden.

Atonie
Die Atonie ist die Folge einer Unterbrechung der sensiblen oder motorischen Nervenbahnen (Lähmung).

Palpationsbefunde bei pathologischen Funktionsänderungen

① Vermehrte Ruhespannung (Hypertonus/Muskelhartspann)

Der Hartspann ist eine Konsistenzveränderung des Muskels der bei reflektorisch erhöhten Dauertonus vorkommt. Er betrifft in der Regel den ganzen Muskel, kann aber auch lokalisiert im Muskel vorkommen. Der Hartspann ist bei der Palpation meist stark schmerzhaft.

Die strukturellen Veränderungen führen zur Minderleistung von Muskeln und Sehnen. Die notwendigen reflektorischen Haltearbeiten werden soweit als möglich an den Kapsel-Band-Apparat abgegeben.

Es handelt sich um **Muskelverhärtungen in Fasergruppen der Skelettmuskulatur.** Sie werden als **Triggerpunkte (TP)**, Tendomyosen (Brügger 1962), myofasziale Maximalpunkte (Travell u. Simons 1983) oder Irritationszonen (Bischoff 1988; Dvořák 1983) bezeichnet.

1997 erschienen 2 **Literaturübersichten** von D. B. Simons und C. Gröbli mit J. Dommerholt **über Triggerpunkte** die aus 168 Einzelarbeiten entnommen wurden (Man. Med. 6/97).

Zur **Terminologie** wird festgestellt, daß Myogelosen, Myosen, Muskelhärten und myofaszialer Triggerpunkt (MTrP) Bezeichnungen für ein und denselben Befund sind. Der Begriff „Triggerpunkt" wurde in den 40er Jahren von Travell eingeführt und 1952 auf **„myofaszialer Triggerpunkt (MTrP)"** erweitert. Ein myofasziales Schmerzsyndrom (MSS) entsteht aus der Summe der MTrP. Die Fibromyalgie ist eine völlig andere Erkrankung, die von den MTrP diagnostisch differenziert werden muß.

Diagnostik

Sie besteht aus **3 charakteristischen Symptomen:**
1) **Die lokale Druckschmerzhaftigkeit** der innerhalb eines Hartspannstranges („taut band") von Skelettmuskeln gelegenen bis 5 mm großen Muskelhärte.
2) **Reaktion auf mechanische Stimulation** durch Palpation oder Nadelung:
   - **lokale Zuckung** („local twitch response") ist der spezifische spinale Reflex, der sich aber nur an den Hartspannfasern auswirkt und nicht auf den ganzen Muskel. Er ermüdet bzw. verschwindet schnell.
   - „**referred pain**" (noch bis zu 155): Er ist topisch weder an das Segment noch an einen peripheren Nerven gebunden. Der „referred pain" kann auch von anderen Strukturen (Haut, Gelenke, innere Organe) ausgehen.
   - **Kurzdauernde Reproduktion des Patientenschmerzes** durch die mechanische Stimulation, bei aktiven MTrP auch durch physiologische Bewegungen möglich.
3) **Unspezifische Behinderungen:**
   - Bewegungseinschränkungen anfänglich durch den Schmerz, später auch durch Adhäsionen.
   - Muskelschwäche ohne Atrophie bei längerem Bestehen der MTrP.
   - Pilo-, Sucho- und vasomotorische Störungen lokal und im Bereich des „referred pain".

Histologisch konnten bisher keine eindeutigen irreversiblen Veränderungen in den myofaszialen Triggerpunkten festgestellt werden. Es fanden sich lediglich die **Kontraktionsknoten in einzelnen Muskelfasern innerhalb normaler Muskelbezirke.**
Auslösende Ursachen sind **Traumatisierungen** vor allem durch Arbeitsgänge mit sich immer wiederholenden Handgriffen oder einseitiger angestrengter Haltung (Fließbandarbeiter, Musiker, Sportler), die **mit einer dauernden Muskeltonuserhöhung** einhergehen.

Die Kontraktionsknoten entstehen durch Kontraktur maximal kontrahierter Sarkomere. Sie werden als Folge von Dysregulationen zwischen hoher Muskelaktivität (reflektorischem Hypertonus) und verminderter Durchblutung angesehen und mit einer lokalen Energiekrise erklärt: Eine **lokale Hypoxie** durch den erhöhten Muskeltonus führt zu einem Mangel an adenosintriphosphat (ATP) und damit zum **Versagen der Kalziumpumpe.**
Es kommt zur **Kontraktur und zum Hartspann.** Dieser Verlauf kann noch durch die Läsion des sarkoplasmatischen Retikulums, das ebenfalls zur Dysfunktion der Kalziumpumpe beitragen kann verstärkt werden. Die lokale Kompression der Arteriolen im Hartspann verstärkt die
- **lokale Ischämie.** Es kommt zur
- **Freisetzung von vasoneuroaktiven Substanzen** (Bradikinin, Histamin, Neuropeptide) und dadurch zur
- **Sensibilisierung der Nozizeptoren.**
- „referred pain" bei MTrP entsteht möglicherweise durch Mechanonozizeptive Neuronenkopplung im Hinterhorn.

Therapeutische Konsequenzen

Das therapeutische Ziel ist die lokale Durchblutungsverbesserung, Senkung des erhöhten neuromuskulären Tonus und der Nozizeptorenaktivität.
- **Behandlung artikulärer Dysfunktionen** mit manueller Therapie.
- **Ergonomieinstruktionen** (für Arbeit und Sport).
- **Lokale Behandlung** mit:
- Massagen,
- „stretch and spray" (Simons and Travell),
- „manual release",
- Muscle-energy-Techniken,
- „dry needling" der MTrP,
- Lokalanästhesie.

Maximalpunkte bzw. **Triggerpunkte** (meist im Bereich der Sehnenansätze) finden sich besonders **in posturalen Muskeln** (zit. nach Lewit 1984):

- Adduktoren bei Störungen im Hüftgelenk und Sakroiliakalgelenk,
- Psoas bei Hüftgelenkstörungen (Trochanter minor) und bei Blockierungen in der unteren BWS (Kubis 1968 sieht ihn als Kennmuskel für BWS-Blockierungen an),
- Iliacus bei Läsion der Sakroiliakalgelenke (Beckenverwringung) und lumbosakralen Blockierungen,
- Piriformis bei Blockierungen im Segment L4/L5,
- segmentale Muskulatur des Erector spinae bei Wirbelblockierungen (segmentale Irritationspunkte),
- Pectoralis und Interskapularmuskulatur bei Störungen der oberen Kostotransversalgelenke,
- Deltoideus bei Störungen im Schultergelenk (Tuberositas deltoidea).

Irritationszonen (Abb. 1.20 a–e)

Eine Reihe von Autoren (Sell 1969; Caviezel 1974; Maigne 1970; Bischoff 1988; Dvořák 1983/1991) ziehen zur Diagnose einer segmentalen Funktionsstörung – neben der segmentweisen Bewegungsprüfung – die sog. **Irritationszonen** oder ähnliche Weichteilveränderungen heran. Segmentale Bewegungseinschränkungen allein, d. h. ohne Schmerzen, werden nicht als chirotherapeutische Behandlungsindikation angesehen, wenn sie nicht mit einem **Reizsyndrom im Bereich des Weichteilmantels der Gelenke** verbunden sind.

So fordert Bischoff (1988), daß nach der Durchführung einer segmentalen Bewegungsprüfung als 2. diagnostischer Schritt nach dem **segmentalen Irritationspunkt (IP)** bzw. der **Irritationszone (IZ)** gesucht wird und in einem 3. Diagnoseschritt dessen **Verhalten auf Bewegungen im Segment** eruiert werden muß, wobei die Zunahme oder Abnahme der Schmerzhaftigkeit und der Konsi-

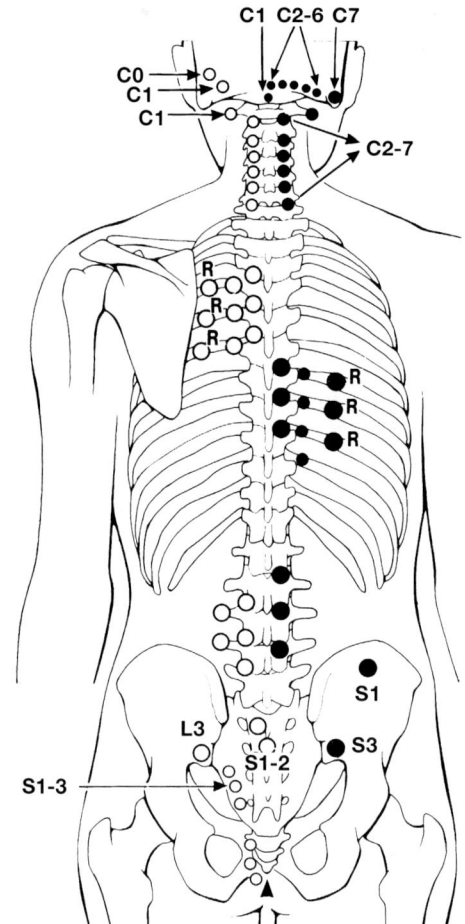

● = Irritationspunkte nach Bischoff und Neumann
○ = Irritationspunkte nach Dvořák
a   R = Irritationspunkte an den Rippen

Abb. 1.20. a Irritationszonendiagnostik (nach Bischoff, Neumann und Dvořák). Provokationsprüfung bei der Rotation in der LWS (**b, c**), bei Flexion in der LWS (**d**) und bei Rotation in der BWS (**e**). (Nach Frisch 1993)

stenz des Irritationspunktes bei bestimmten Bewegungen als der entscheidende Hinweis für die Mobilisationsrichtung angesehen wird. Sachse u. Schild (1989) bezeichnen die tastbaren Spannungsänderungen in der motorischen und vegetativen Efferenz als „**reflektorisch-algetische Zeichen**".

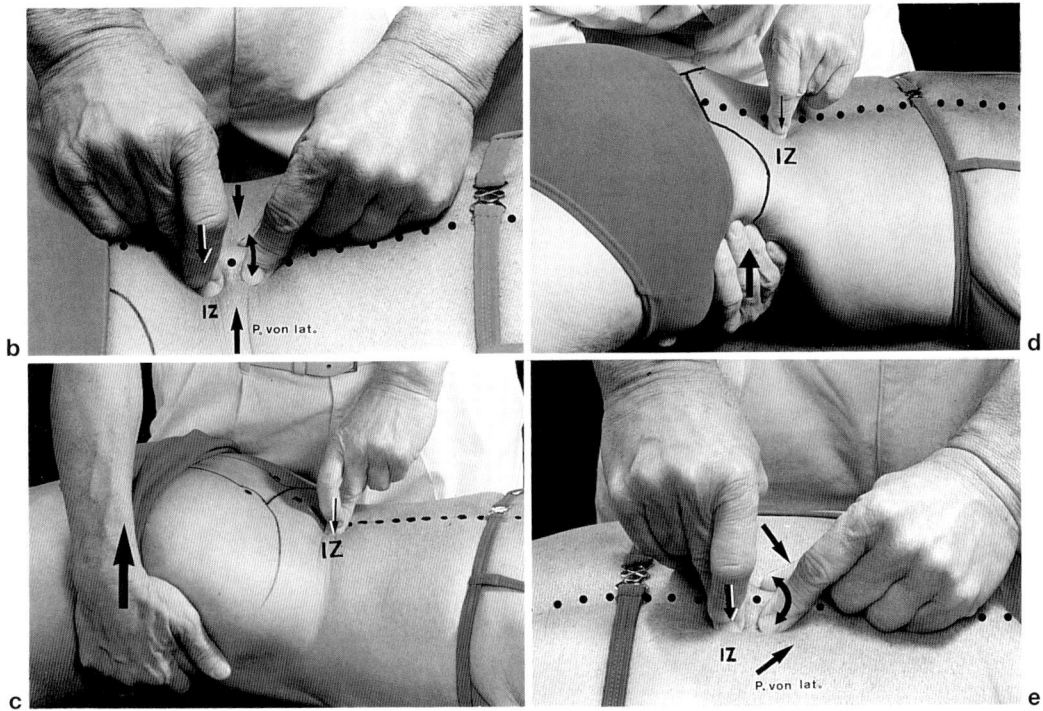

Abb. 1.20 b–e (Legende s. S. 40)

Befund
Der Gewebsbefund der Irritationspunkte wird einheitlich als **druckdolente Konsistenzvermehrung** des getasteten Gewebes beschrieben, die sich bei Rotations- bzw. Flexions- oder Extensionsbewegung verändert. Dabei sollen Abnehmen von Schmerz und Konsistenz bei den Testbewegungen die therapeutische Richtung bestimmen. Die druckdolente Konsistenzvermehrung wird neben dem Dornfortsatz (LWS und BWS) oder direkt über dem Gelenk (HWS und Rippengelenke) oder an verschiedenen Punkten im Beckenbereich aufgesucht (Abb. 1.20 a). Die andere Hand führt die Testbewegung (am besten am Dornfortsatz) durch.
Bei der Provokationsprüfung (zur Registrierung von Veränderungen an der Irritationszone) soll der Palpationsfinger mit gleichbleibendem Druck auf dem getasteten Irritationspunkt bleiben und dabei Zu- bzw. Abnahme von Schmerz und Konsistenz registrieren (Abb. 1.20 b–e).

*Diagnostische Aussagen
der Irritationszonendiagnostik*

Es kann keinem Zweifel unterliegen, daß **Reaktionen im Weichteilmantel der Gelenke und der zugehörigen Muskulatur** regelmäßig bei funktionellen Störungen der Gelenke vorkommen, ähnlich **wie die Head- oder Mackenzie-Zonen in Haut und Muskulatur**. Entsprechende Tastbefunde werden bei der Druck- und Stoßpalpation der Wirbelsegmente regelmäßig gefunden. Es ist auch einzusehen, daß sich diese funktionellen Gewebsveränderungen mit Veränderung oder Beendigung der primären Gelenk- (oder Intestinum-)störung, deren nozizeptive Verarbeitung im Weichteilmantel sie darstellen, adäquat verhalten. Es ist aber die **Frage,** ob ihre Untersuchung einen wesentlich über die Aussage der angulären und segmentalen translatorischen Beweglichkeit und des Endgefühls hinausgehenden **Beitrag für die Diagnostik oder gar für die manuelle Therapie zu leisten vermag.**

Das erscheint, wie ein Vergleich der Literaturangaben zeigt, beim heutigen Stand der Erkenntnisse eher unwahrscheinlich.

Eine Einschränkung der Aussagefähigkeit dürfte bereits darin bestehen, daß die **IP nicht signifikant für die reine Gelenkfunktionsstörung** sind, sondern auch bei morphologischen Gelenkveränderungen aus den verschiedensten Ursachen und bei Erkrankungen des Intestinums vorkommen können.

Eine weitere Unsicherheit dürfte auch dadurch gegeben sein, daß die Angaben der Autoren, die diese Diagnostik für wichtig halten, sowohl bezüglich der Lokalisation als auch der segmentalen und strukturellen Zuordnung teilweise stark differieren (Abb. 1.20 a). Dazu kommt die **Verwechslungsmöglichkeit mit Triggerpunkten in anderen Strukturen.**

Dasselbe gilt auch für die **Untersuchungstechnik.** Der geschilderte mediale paraspinöse Zugang in der WS dürfte andere Strukturen ertasten (Gelenk) als der laterale Zugang in Richtung der Querfortsätze (Muskulatur). Der geforderte gleichmäßige Druck auf den IP bei gleichzeitiger Durchführung der vorgeschlagenen Provokationstestbewegungen mit teilweise entfernt liegenden Hebeln (Arm/Bein) über eine Reihe von Gelenken ist nur mit großer Übung und nicht immer präzise in das zu testende Segment zu lenken. Das ist sicher besser **mit kurzem Hebel am Dornfortsatz des betroffenen Segmentes** (Abb. 1.20 b, e) oder kurzem Hebel, vom Becken aus für die Rotationsprüfung in der LWS (Abb. 1.20 d) zu bewerkstelligen. Diese Bewegungen **in den Wirbelgelenken rufen einen wechselnden Gelenkdruck im Sinne von Traktion und Kompression hervor.** Ebenso wie die bei Dvořák genannten Traktionsbewegungen bei Ventraldruck der zu testenden Rippe oder des Sakrums bei den IP im Bereich des Beckens. Diese vermögen die Reaktion der IP auf die Testbewegungen zu erklären. Daß die dabei entstehende Verstärkung und Verminderung eines pathologischen Gelenkdrucks im funktionsgestörten Gelenk durch die Veränderung der Afferenzen den reaktiven Weichteilbefund zu verändern vermag, ist einleuchtend. Das gleiche kann man auch für die Afferenzänderung aus dem wechselnden Gelenkkontaktareal bei Testung der Flexions- (Abb. 1.20 d) und v. a. Extensionsbewegungen (Abb. 1.20 c) annehmen.

Es ergibt sich daraus die Forderung, daß die **Testbewegungen exakt im zu prüfenden Gelenk** erfolgen müssen.

Die strukturellen Weichteilveränderungen werden auch als:

- **Myosen,** Myogelosen und an den Sehnen als
- **Tendinosen** oder
- **Myotendinosen**

bezeichnet.

Sie finden sich besonders in den schlecht durchbluteten Gebieten **im Bereich von Ursprung und Ansatz des Muskels.**

Die bereits von Lange (1931) beschriebenen palpablen Verhärtungen, die nach Überlastung beobachtet und als **Myogelosen** bezeichnet werden, dürften auf diesen hypoxibedingten Stoffwechselstörungen beruhen. Diese durch die ausbleibende Muskelentspannung persistierenden Muskelverhärtungen sind nicht generell schmerzhaft. Der Schmerz entsteht möglicherweise erst sekundär durch entzündliche Ödematisierungen und Sensibilisierung der Nozizeptoren in der Muskulatur.

Den **Muskelkater** könnte man als einen „temporären Hartspann" bezeichnen, da er in der Regel nach einigen Tagen abklingt. Durch ungewohnte Belastungen mit hohem Energieumsatz bei untrainierten Personen wird ursächlich eine entzündliche Genese der Beschwerden durch Metabolitenanhäufung und osmotische Wasseransammlung in den Zellen angenommen.

Nach hohem Krafteinsatz auch bei eintrainierten Bewegungsmustern werden Risse in den Z-Scheiben der Sarkomere durch Zerrung angenommen. Diese Verletzungen heilen aber ebenfalls nach wenigen Tagen ab. Zu den Verletzungen kommt es v. a. in der exzentrisch arbeitenden Muskulatur. Bei den exzentrischen Kontraktionen werden weniger Muskelfasern aktiviert, diese aber vermehrt belastet, besonders bei schlechter intramuskulärer Koordination, wie sie bei nicht ausreichend trainierten Bewegungsabläufen vorkommt (zit. nach einem Vortrag von Böning 1983).

Therapeutische Konsequenzen

- **Ruhigstellung** für einige Tage,
- aufwärmen, **leichte Lockerungsmassagen,** evtl. Dehnungen vor erneuter Belastung;
- Trainieren von Bewegungsabläufen zur Verbesserung der Propriozeption;
- **allmähliche Belastungssteigerung** v. a. beim Trainieren neuer Bewegungsabläufe (Sport, Arbeit).

Elastizität/Viskoelastizität

Als Elastizität bezeichnet man die **Eigenschaft eines Körpers, nach Deformierung** durch eine von außen einwirkende Kraft **die ursprüngliche Form wieder anzunehmen,** wenn die deformierende Kraft nicht mehr einwirkt. Homogene Körper (Metall), aber auch einige plastische Materialien, nehmen die Ausgangsformen sehr schnell wieder an. Ihre Kraft-Deformations-Kurve verläuft in einer geraden Linie, sowohl bei zunehmender wie bei abnehmender Krafteinwirkung. Der Körper erhält während der Deformierung (z. B. durch Dehnung) kinetische Energie, die nach Beendigung der Krafteinwirkung die Körperform (z. B. die Länge) wieder herstellt.
Bei Körpern, die aus festen und flüssigen Komponenten bestehen, wie z. B. **Muskelgewebe, verlaufen die Deformierungs- und Wiederherstellungskurve getrennt.** Diese Eigenschaft wird als **Viskoelastizität** bezeichnet. Eine solche **Änderung der Viskoelastizität ist auch die Muskelsteife.**

Muskelsteife („muscle stiffnes")

Die Muskelsteife bewirkt eine Änderung der Flexibilität. Sie entsteht durch
a) Veränderungen der passiven Elemente des Bindegewebes,
b) Veränderungen der aktiven muskulären Strukturen,
c) spinale und supraspinale Reflexe. Dabei kommt es zu:
- **Gelenkfunktionsstörungen,** evtl. auch Gelenkschäden
- dadurch reflektorisch zur **Unterdrückung der Muskeltätigkeit** und damit
- zur **Muskelatrophie** (auch durch den Bewegungsverlust) und
- zur **Muskelschwäche** und weiterer Gelenkschädigung.

Funktionelle und strukturelle Veränderungen bei der Muskelsteife

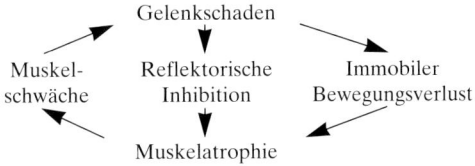

② Muskelverkürzungen

Muskelverkürzungen können reflektorisch und strukturell entstehen. Die Übergänge sind fließend.

Reflektorische Verkürzungen
Ursachen:
– bei Schmerzen als Schutzreaktion,
– andere Stressoren optischer und akustischer Art,

- veränderte Statik u.a. durch morphologische degenerative Gelenkveränderungen,
- Koordinationsstörungen bei ungewohnter Arbeit führen zu fehlerhaftem Bewegungsmuster mit Dysbalance der beteiligten Muskeln,
- ungewohnt harte Arbeit bei ungeübter Muskulatur führt zu Muskelkater und Muskelhypertonus als Schutzreaktion.

Reversible, strukturelle Verkürzungen
Alle obengenannten reflektorischen Verkürzungen können in reversible, strukturelle Verkürzungen übergehen.

Irreversible, strukturelle Verkürzungen (Kontrakturen)

Ursachen:
- einseitige Arbeit, die zu verminderter Blutzirkulation durch die Verkürzung führt,
- lokale oder allgemeine muskuläre Inaktivität.

Muskeldehnungen (postisometrisch)
Sie werden therapeutisch bei den posturalen, zur Verkürzung neigenden Muskeln durchgeführt. Der Muskel wird durch die passive Dehnung unter zunehmender innerer Spannung verlängert.
Bei der Dehnung des Muskels wird die Grenze der Elastizität geprüft, ohne diese zu überschreiten. Das **Endgefühl** bei einem gesunden Muskel ist weich elastisch. Ist das Bewegungsausmaß eingeschränkt, ohne daß gelenkbedingte oder zentralnervöse (Spastik) Faktoren als Ursache anzusehen sind, so liegt eine Muskelverkürzung vor. Diese wird nicht durch aktive Muskelkontraktion oder erhöhte Aktivität des Nervensystems ausgelöst (keine erhöhte EMG-Aktivität), sie entsteht auch nicht durch reflektorischen Hartspann.
Bei einer **Dehnung des Muskels** werden die Fasern angespannt, was sich in einem erhöhten **Dehnungswiderstand** bemerkbar macht. Dieser Widerstand ist eine elastische Spannung **durch die Elastizität der bindegewebigen Anteile** des Muskels. Es können Kontraktionen der kontraktilen Elemente hinzukommen. Während im Anfang einer Muskeldehnung bindegewebige **und** kontraktile Anteile gedehnt werden, erfolgt bei stärkerer Dehnung überwiegend eine Beanspruchung der bindegewebigen Anteile. Die geschilderte Elastizität kommt also größtenteils durch dehnbare Bindegewebsstrukturen zustande, die den kontraktilen Fibrillen parallel geschaltet sind (z.B. das Sarkolemm um die Muskelfaser), da die Myofibrillen im erschlafften Zustand durch das Fehlen der Querbrücken zwischen Aktin- und Myosinfilamenten gegeneinander beweglich sind. Diese bei der Dehnung auftretende Parallelelastizität des Bindegewebes erhöht außerdem den zu erzielenden **Kraftzuwachs bei einer Kontraktion aus gedehnter Stellung.** In **verkürzten Muskeln** ist diese elektromechanische Koppelung und damit die **Kraftentwicklung beeinträchtigt.** Werden die Muskelfasern über die Ruhelänge hinaus gedehnt, dann fällt die Kontraktionskraft ab, weil die Überlappung von Myosin- und Aktinfilamenten reduziert ist.

Diagnostik

Vor Muskeldehnungen sind zu prüfen:
- aktive und passive Bewegungsausschläge,
- Palpation der Muskelkonsistenz,
- Gelenkspiel.

Therapeutische Konsequenzen

Behandlungsziel
- **Verbesserung** eines muskulär eingeschränkten **Bewegungsausmaßes,**
- **Wiederherstellung eines gestörten Bewegungsmusters** durch Dehnung der verkürzten Muskeln einer Synergie,
- **Verletzungsprophylaxe** bei maximaler Muskelbeanspruchung (Sport).
- Die postisometrische Relaxation löst nur die reflektorischen Muskelverspannungen.
- Dehnung nach isometrischer Anspannung des Muskels (5–10 s) soll langsam und mit konstanter Kraft erfolgen. Die Dehnungs-

stärke richtet sich nach der Reaktion des gedehnten kollagenen Gewebes.
- Schnelle Dehnungen mit größerer Kraft und Geschwindigkeit lösen meist eine nozizeptive Kontraktion (Schutzreaktion) und Muskelverkürzung aus.
- Dehnungen zur Schmerzlinderung nach Traumen sollten anfangs mit Kälteanwendungen kombiniert werden. Die Muskelentspannung erfolgt dabei möglicherweise über eine verminderte Aktivität der Muskelspindel.
- Wärme: Temperaturen über 40 °C entspannen kollagenes Gewebe, so daß weniger Kraft benötigt wird, um eine Formveränderung (Länge) hervorzurufen, bzw. durch Beibehaltung der gleichen Kraft kann eine größere Formänderung erzielt werden. Außerdem nimmt die Dehnungszeit bei zunehmender Temperatur ab.
- Je mehr es sich um eine Verkürzung der bindegewebigen Strukturen handelt, um so größer können die isometrische Anspannung, die nachfolgende passive Dehnung sowie die Zeitdauer der Dehnung sein.
- Längs- und Querdehnung können miteinander kombiniert werden.
- Eine Dehnung mit Hilfe der Antagonisten ist meist wenig effektiv, da der verkürzte Agonist den Antagonisten reflektorisch hemmt.

Ein Behandlungsschema für Muskeldehnungen von Leifseth (nach einem Vortrag 1989) findet sich auf S. 106.

③ Verminderte Ruhespannung (Hypotonus)

Sie ist meist eine reflektorische Hemmung durch hypertone Antagonisten im Rahmen einer Dysbalance mit fehlerhaften Bewegungsmustern. Reflektorische Hemmungen können aber auch durch pathologische Gelenkprozesse entstehen. Sie ist neurogen bei Paresen.

Die gleichen reflektorischen und strukturellen Ursachen führen zu **gestörter Muskelaktivierung** (s. unten ④) und dadurch zu **Kraftminderung und Muskelatrophie** ⑤.

④ Gestörte Muskelaktivierung

Jede gestörte Muskelaktivierung führt nach kurzer Zeit auch zur Minderung der Muskelkraft, zu **Hypotrophie und Atrophie** der Muskulatur.

Die **Ursachen einer Muskelhypotrophie** sind vielfältiger Natur. Ursache ist **immer die Inaktivität**, z. B. durch:

- **Traumen** mit der Notwendigkeit immobilisierender Verbände;
- **chronische Erkrankungen des Bewegungsapparates,**
- **Bewegungsmangel** durch die vorgenannten Ursachen, aber auch der Bewegungsmangel des älteren Menschen;
- **reflektorische Hemmung durch chronische Gelenkprozesse.**

Vornehmlich werden von der Hypotrophie die roten Muskelfasern (Typ I) der tonischen Muskulatur betroffen, besonders wenn durch entsprechende Lagerung bei einer Ruhigstellung jegliche Muskelspannung entfällt.

Muskelatrophie

Es handelt sich um morphologische Veränderungen, die bei Inaktivität und Verletzungen auftreten. Ätiologisch kommt eine verschlechterte Durchblutung und Energieversorgung in Betracht, wodurch das Gleichgewicht von Abbau- und Regenerationsvorgängen gestört ist.

Der wesentliche Faktor bei der Entstehung von Atrophien dürfte der Schmerz sein, der über die Nozizeption einerseits zu einer Steigerung des Muskeltonus und über das Entstehen einer muskulären Dysbalance durch Abschwächung der Antagonisten der schmerzhaft hypertonen Muskeln dann zur Atrophie führen kann. Diese **reflektorische Hemmung der Muskulatur** durch nozizeptive und propriozeptive Afferenzen kann auch bei Wirbelsäulensyndromen beobachtet werden.

Die sog. Altersatrophie beginnt früh und kann bis zum hohen Alter bis zu 50% der Muskelmasse ausmachen. Sie entsteht durch einen Verlust an Muskelfasern, der nicht mehr ausreichend regeneriert oder durch Training kompensiert werden kann. Dabei spielt vermutlich die zurückgehende Hormonproduktion eine Rolle.

Eine **totale Atrophie entsteht nur bei Unterbrechung der Nervenleitung.** Dann wird das abgebaute Muskelgewebe durch Bindegewebe ersetzt. Dieser Vorgang kann durch Elektrotherapie verlangsamt, aber nicht verhindert werden.

Leitsymptom der Muskelatrophie: Konturveränderungen des Muskelreliefs

Konturveränderungen des Muskels werden im Seitenvergleich festgestellt. Die Differenz des Muskelvolumens kann nur annähernd durch Umfangmessungen festgestellt werden, da Muskelsubstanz und Bindegewebe zusammen gemessen werden. Auch Ödeme und Krampfadern können den Seitenvergleich des Muskelumfangs erschweren.

Diskrete Muskelatrophien sind besser in seitlichem Licht zu erkennen. Atrophien sind fast immer Folge von Paresen des peripheren Neurons und müssen bezüglich des Ortes der Läsion (Radix, Plexus, peripherer Nerv) abgeklärt werden. Muskelatrophien können durch Überlagerung mit subkutanem Fettgewebe verdeckt sein.

Vorkommen:

- als **Inaktivitätsatrophie** nach längerer Ruhigstellung.
- **lokale Atrophie** bei Prozessen an peripheren Nerven oder Nervenwurzeln durch Traumen, degenerative WS-Prozesse, Neuritis, Poliomyelitis, Tumoren,
- **generalisierte Atrophie** bei konsumierenden Erkrankungen, alimentärer, seniler und Tumorkachexie.
- **Neurogene Muskelatrophien** treten nie bei zentralen Lähmungen auf. Muskelatrophie bei **Myopathien** (= Muskelschwund bei intaktem Reflexbogen) treten ohne andere neurologische Symptome auf, z.B. bei progressiver Muskeldystrophie, Myositis, endokrinen Myopathien.
- **Angeborene Muskeldefekte** sind an Pectoralis, Serratus lateralis, Trapezius, Infraspinatus, Sternocleidomastoideus, Palmaris, Psoas, Quadriceps femoris, Tibialis anterior, Peronaeus brevis beschrieben worden.

Verlauf der Atrophie:

- **Kraftverluste** treten bei inaktiven Muskeln in der 1. Woche um ca. 5% täglich auf. Nach 5–6 Wochen können Kraftverluste bis 40% auftreten (zit. nach Appell 1989).
- **Störung der Proteinsynthese.** Sie nimmt nach Beobachtungen im Tierversuch schon in den ersten 6 h der Immobilisierung erheblich ab. So ist die Faserquerschnittfläche nach 6 Wochen um ca. 20–30% (im Tierversuch bis 50%) reduziert. Die Atrophie entsteht allerdings nicht linear mit der Immobilisationsdauer. Von der Atrophie betroffen sind v.a. die Fasern, die in der Alltagsmotorik regelmäßig beansprucht werden, d.h. v.a. posturale Muskeln. Eingelenkige Muskeln (z.B. Soleus) atrophieren stärker als mehrgelenkige (z.B. Erector trunci), am wenigsten betroffen sind phasische Muskeln.
- **Untergang von Muskelfasern** und segmentale Nekrosen folgen. Eine Regeneration ist aber möglich, wenn noch vitale Muskelfasern vorhanden und Blut- und Nervenversorgung erhalten sind.

Ein **Muskelsubstanzverlust** ist meist Folge der Adaption an eine Gelenk- oder Muskelschädigung in Form einer

- **Verminderung der Muskelsarkomerzahl** (reduzierter Querschnitt),
- Verminderung der Muskellänge,
- **Vermehrung von kollagenem Gewebe.**

Das Muskelgewicht nimmt bereits nach Tagen um bis zu 30% ab. Die Gewichtsabnahme kann nach 6 Wochen bis zu 60% betragen (zit. nach Appell 1989).

Symptome

- Vermehrter Widerstand gegen passive Verlängerung des Muskels,
- verminderte Fähigkeit, aktive Muskelkraft zu entwickeln,
- verminderte Widerstandskraft gegen exzentrisch wirkende Kräfte.

Die verkürzten Muskeln, die nicht genügend Widerstandskraft gegen Muskeldehnung entwickeln können, sind auch verletzungsanfälliger. Sie zeigen:

- **schnellere Ermüdbarkeit,**
- **Glukosereduzierung,**
- **Glykogen- und Phosphatabnahme.**

Weitere Faktoren, die die Flexibilität beeinflussen:

- Alter und Geschlecht,
- Temperatur.

Therapeutische Konsequenz

- Ein **Aufbautraining** unmittelbar nach Wiederherstellung der Gelenkbeweglichkeit durch Mobilisationen sollte zunächst **ohne Belastung** erfolgen, um den neugebildeten Muskelfasern Gelegenheit zur Ausreifung zu geben.
- Wo möglich sollte z.B. **vor Operationen eine Trainingsphase mit Isometrics** (von ca. 2 Wochen) vor eine Immobilisierungsphase gelegt werden, um die Atrophie zu reduzieren.
- Die **Regeneration** beginnt dann im noch immobilisierten Muskel durch Neubildung von Fasern, deren **Ausreifung später durch Bewegungen ohne Belastung** erfolgt. Eine vollständige Wiederherstellung der physiologischen, biochemischen und kontraktilen Eigenschaften ist durch entsprechendes **Training möglich.** Auch eine Elektrostimulation kann die Regeneration zusätzlich fördern. Allerdings ist diese Wiederherstellungsphase der Muskelkraft bedeutend länger als die Inaktivitätsphase und der Wiederaufbau von Muskelmasse und Proteingehalt. Durch ein Präimmobilisationstraining kann die Immobilisationsatrophie deutlich verringert werden (Appell 1989).

2 Steuerung des Bewegungssystems

Der Bewegungsapparat ist ein dynamisches System, das zur Erfüllung seiner Aufgaben einer zweckentsprechenden Steuerung seiner Funktionen bedarf.

Das Gelenk, die mechanische Grundeinheit des Bewegungsapparates, muß sowohl mit Hilfe der **Stützmotorik eine bestimmte Stellung halten**, als auch mit Hilfe der **Bewegungsmotorik die Fähigkeit zu Haltungs- und Stellungsänderungen** haben. Dazu bedarf es verschiedener Regelkreise (Abb. 2.1), die den Istzustand des Gelenks und der zugehörigen Muskulatur [Regelgröße (1)] von Fühlern [Rezeptoren (2)] als Afferenz an ein Regelzentrum [Spinaletage des Rückenmarks (3)] melden. Dort werden die gemeldeten Istwerte mit den vorgegebenen Sollwerten des ZNS für Stellung und Bewegung verglichen und nach entsprechender Korrektur als Efferenz [Stellgröße (4)] an das Gelenk und die Muskulatur (5) zurückgegeben, von wo der korrigierte Zustand erneut als Istwert nach zentral gemeldet wird.

Auf diese Weise können Veränderungen im Bewegungsapparat, die durch von außen kommende **Störeinflüsse** verursacht werden und die Funktion des Gelenks und der zugehörigen Muskulatur negativ beeinflussen, **reflektorisch korrigiert** werden.

Nach Ansicht von Speckmann u. Wittkowski kann eine mangelhafte Feinabstimmung der Regelkreise Stützmotorik und Bewegungsmotorik (Wodurch?) zu Bewegungseinschränkungen und Blockierungen führen (Man Med 4/97).

Die funktionellen Sollwerte für die Strukturen der **arthromuskulären Funktionseinheit – Gelenk** – werden durch die kortikal und subkortikal gelagerten, erworbenen und angeborenen **Bewegungsmuster** vorgegeben. So ist die Steuerung des Bewegungsapparates letztendlich eine **Kombination aus zentraler Programmsteuerung und peripherer Reflexsteuerung**, die eine Anpassung der Grundmuster an aktuelle Erfordernisse ermöglicht. Ein großer Teil der spinalen und supraspinalen Bewegungsprogramme (angeborene und erlernte Programme: Sport, Beruf) kann allerdings auch ohne bewußte sensorische, periphere Rückmeldung ablaufen. Eine Ausnahme hiervon dürften aber die **nozizeptiv erforderlichen Korrekturen** von Bewegungsmustern machen.

Voraussetzung für das Funktionieren der steuernden Regelkreise ist die intakte Funktion der beteiligten Strukturen:

- Rezeptoren in Gelenken, Muskulatur, Haut und inneren Organen,
- Nervenbahnen für afferente und efferente Impulse,
- Spinaletage mit dem Hinter- und Vorderhornkomplex,
- subkortikale Zentren (Thalamus, Formatio reticularis),
- Kortex.

Eine Synopsis der spondylogenen Nozireaktion (Blockierung; modifiziert nach Wolff, 1983) zeigt die Abb. 2.2.

Periphere Steuerung

Propriozeption

Die Propriozeption (Tiefensensibilität) dient der Orientierung des Körpers im Raum durch Wahrnehmungen über Stellung und

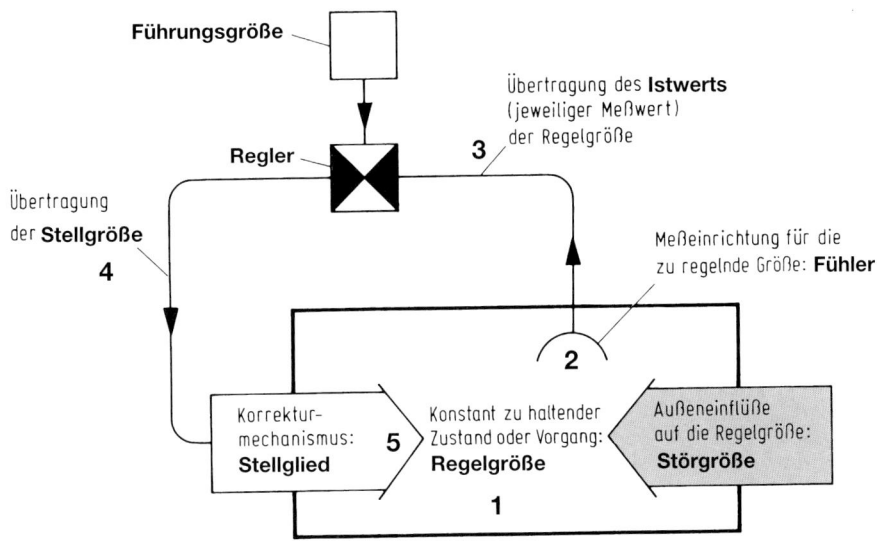

Abb. 2.1. Modell eines Regelkreises (Ausdrücke in **Fettdruck** sind die genormten Fachausdrücke der Regelungstechnik). (Nach Hassenstein 1970, zit. in Wolff 1983)

1 Regelgröße
Jeder Regelkreis hat die Aufgabe, einen Wert bzw. eine umgrenzte physikalische Größe gegen Veränderungen von außen konstant zu halten.
Die **Regelgröße** in der Muskulatur ist die Länge des Muskels.

2 Fühler
Der **Fühler**, oder in der Biologie der **Rezeptor,** ist das Element, das an der Regelstrecke die Regelgröße mißt (in der Muskulatur die Muskelspindel).

3 Istwert
Der **Istwert** ist der Wert der Regelgröße, der vom Fühler gemessen wird.

4 Sollwert = Führungsgröße (Stellgröße)
Der **Sollwert** ist der vorgegebene Wert, der im Regler gegen alle äußeren Einflüsse aufrecht erhalten werden soll.
Stellgröße ist der als Steuerungsanweisung aus dem Regler kommende Sollwert.

5 Stellglied ist das Systemelement das den aus dem Regler kommenden Sollwert so umsetzt, daß die Regelgröße konstant gehalten wird (z.B. Arbeitsmuskel).

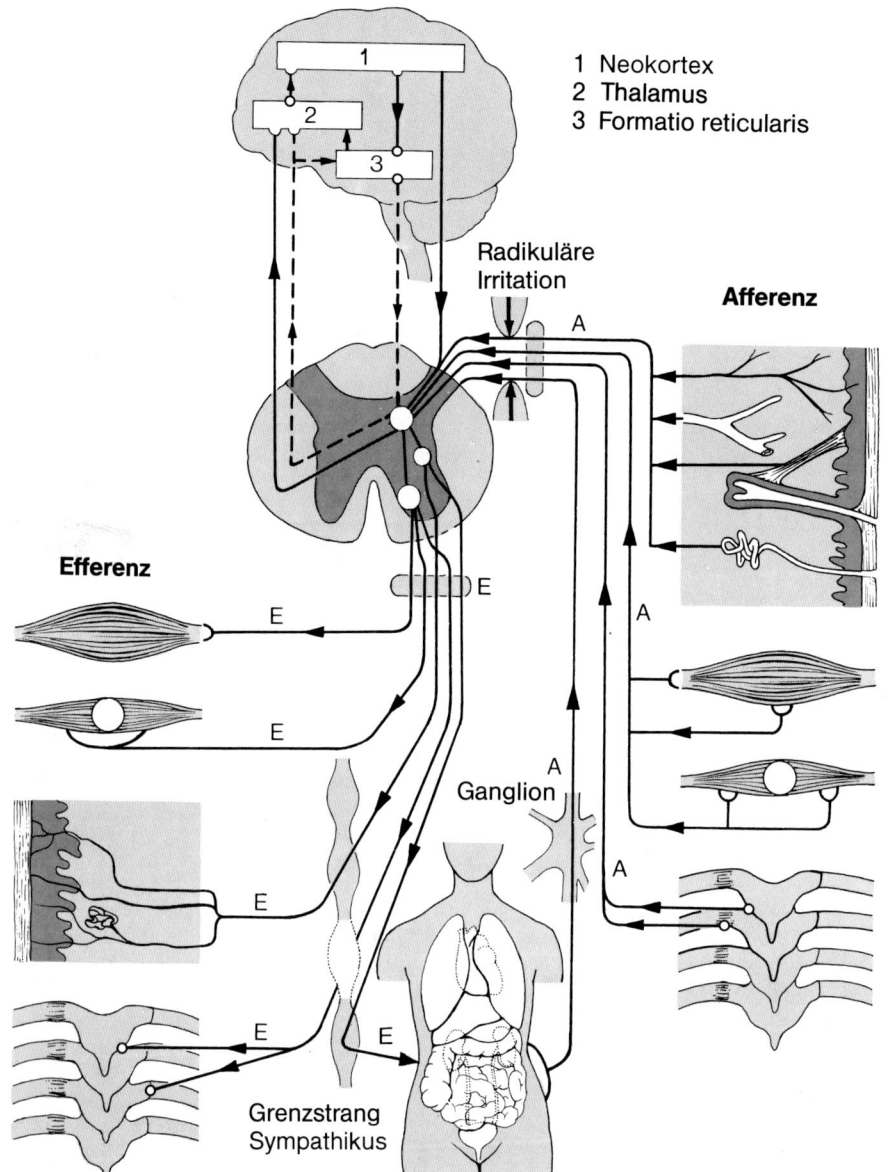

Abb. 2.2. Synopsis der Theorie der spondylogenen Nozireaktion: Blockierung (*A* Afferenz, *E* Efferenz). (Mod. nach Wolff 1983)

Bewegung unserer Gelenke. Die propriozeptiven Afferenzen der Mechanorezeptoren werden in viele unbewußt ablaufende Regelvorgänge eingespeist und wirken mit bei der **Steuerung der Stützmotorik** zur Erhaltung des Schwerpunktes im Bereich der Unterstützungsfläche (Statik) sowie bei der Durchführung koordinierter Bewegungen mit Hilfe der **Zielmotorik** (Dynamik).

Die Sensoren liegen in den Gelenken, den Muskeln und Sehnen und in der Haut. Dazu kommen Informationen von den Augen und aus dem otovestibulären System.

Die Afferenzen der genannten Sensoren

spielen einmal eine Rolle in den spinalen **Reflexbögen** der Eigen- und Fremdreflexe, aber auch des Kortex durch die aufsteigenden spinokortikalen und die absteigenden kortikofugalen Bahnen (Pyramidenbahn).

Die bisher im Vordergrund des Interesses stehenden, äußerst empfindlichen Mechanorezeptoren der Gelenkkapsel traten in der letzten Zeit in den Hintergrund aufgrund der Beobachtung, daß Patienten mit Endoprothesen kaum Störungen bei der Wahrnehmung der Gelenkposition hatten. Dafür wird mehr die Ansicht vertreten, daß hierzu die Muskelspindeln und die Golgi-Sehnenkörperchen einen wichtigen Beitrag liefern.

Der Stellungssinn vermittelt auch bei geschlossenen Augen eine genaue Orientierung über die Gelenkstellungen, so daß wir diese mit dem entsprechenden Gelenk der anderen Extremität kopieren können. Das gilt auch für den Bewegungssinn, d. h. für die Richtung und Geschwindigkeit einer Stellungsänderung des Gelenks und die dafür aufgewandte Kraft. Welche sensorischen Informationen bei der Tiefensensibilität die entscheidende Rolle spielen, ist bisher weder für den Stellungssinn noch für den Bewegungs- oder Kraftsinn im einzelnen bekannt.

Allerdings sind diese Wahrnehmungsmöglichkeiten noch nicht mit propriozeptiven oder nozizeptiven Korrekturmöglichkeiten einer Bewegung gleichzusetzen. Auch wenn man davon ausgeht, daß die Bewegungen (wie: gehen, stehen, Alltagsbewegungen und besondere Fertigkeiten) in erster Linie **programmgesteuerte Bewegungsmuster** aus den Hirnzentren sind, so ist doch wenig wahrscheinlich, daß auch *fertige Bewegungsmuster für jede Art von veränderten Voraussetzungen* dieser Bewegungsgrundmuster abrufbereit vorliegen. So z. B. für veränderte Gewichtsbelastungen bei Bewegungen **normaler Gelenke** oder **bei pathologischen Strukturveränderungen** des Gelenks und seiner Umgebung. Nehmen wir als Beispiel das Halten einer bestimmten Gelenkstellung bei verschiedener Gewichtsbelastung. Hier ist ein Funktionieren der Feinmotorik von Statik und Dynamik der Gelenke ohne laufend anpassende periphere Rückmeldungsafferenzen kaum denkbar, zumindest bei Veränderung oder Ausfall von sensorenbestückten Strukturen (Endoprothesen).

Der Ausfall von Gelenksensoren beim Einpflanzen einer Endoprothese z. B. am Hüftgelenk ermöglicht zwar einen unbehinderten Gang, aber die Feinmotorik für spezialisierte Bewegungen (Tanzen, Ballett) wird mit den verbliebenen Afferenzen aus der Muskulatur, den Nachbargelenken und anderen Informationsquellen (Haut, Augen) nicht mehr voll erreicht.

Haut

Jeder Hautkontakt, v. a. an Händen und Füßen, gibt durch den Druck an der Berührungsstelle **Informationen über Position und Belastung der Extremität und des Körpers.**

Diese Hautafferenzen können die Wirkung eines Gehstocks, einer elastischen Binde (Taping) oder eines Halskragens bzw. Mieders erklären, da die Materialeinwirkung allein den stabilisierenden Effekt dieser Maßnahmen nicht erklären kann.

Therapeutische Konsequenz

Afferenzen aus der Haut und der Unterhaut können

- die Propriozeption aus Gelenk und Muskulatur ergänzen,
- nozizeptive Afferenzen dämpfen (Gate-control-Theorie nach Melzack u. Wall 1968).

Kapsel, Ligamente und Muskulatur

Diese reichlich mit Sensoren versehenen Strukturen des Gelenk-Weichteil-Mantels haben einen besonders engen funktionalen Zusammenhang bei der Steuerung der Gelenkbewegungen. Die auf Druck und Zug reagierenden Mechanorezeptoren in den Kapseln und Ligamenten haben in Verbindung mit der Muskulatur die Aufgabe, das

Rollgleiten der Gelenke und den dafür notwendigen **Abstand einerseits und** die erforderliche **Haftung der Gelenkflächen andererseits** permanent zu gewährleisten. Der Druck am jeweiligen Berührungspunkt der beiden Gelenkflächen soll möglichst gering bleiben, um keine Schädigung der Knorpelgleitfläche durch Drucküberlastung zu verursachen. Die Umdrehungsachse soll außerdem bei den Gelenkbewegungen immer so liegen, daß **am Berührungspunkt der Gleitflächen nur ein Parallelgleiten, aber kein Rollen** stattfindet.

Diese auf den ersten Blick rein mechanische Aufgabe ist aber nur zu bewerkstelligen, wenn durch die **Rezeptoren in der Membrana fibrosa der Kapsel** und in den Ligamenten laufend die **Kapselspannung** (Pacini-Körperchen), die **Bewegung** (Ruffini-Körperchen) und der **Gelenkdruck** gemessen und über das Rückenmarksegment an die zum Gelenk gehörige Muskulatur weitergegeben werden. Nur die Muskulatur als kontraktile Substanz kann durch eine laufende Anpassung ihrer Länge und Spannung den Druck der Gelenkflächen aufeinander und dadurch die notwendige Haftung aneinander konstant halten. Auf diese Weise wird durch die kleinen gelenknahen Muskeln, die sich nun dauernd an die wechselnde Belastung und an das Bewegungsziel anpassen können, die **statische und dynamische Stabilität der Gelenke** gesichert. Das gilt besonders bei unkontrollierten Bewegungsabläufen, z. B. Traumen, bei denen nicht nur mechanisch, ligamentär, sondern auch durch die propriozeptive Steuerung des muskulären Gelenkleitapparates ein Abweichen aus der Bewegungsbahn (möglichst) verhindert werden soll.

Ein Beweis für die wichtige Rolle der neurophysiologischen Steuerung der ligamentärmuskulären Funktionsgemeinschaft ist die unbefriedigende Stabilität der Gelenke nach Operationen, bei denen Kunststoffe als Ersatz von gerissenen Gelenkbändern verwendet wurden (Roex). Der rein mechanische Ersatz der Gelenkbänder durch Kunststoffe ohne die wichtigen Mechanorezeptoren kann die neurophysiologische Steuerungslücke nicht ausgleichen. Zwar ist durch Training der zum Gelenk gehörigen Muskulatur und deren Eigensteuerung eine gewisse Kompensation, aber wie bei der Endoprothese kein voller Ausgleich des Steuerungsdefizits möglich.

Koordination der Muskulatur

Die Koordination der Muskulatur ist ein weiterer Steuerungsaspekt. Für die **Ebene der Gelenke** ist die Notwendigkeit der Koordination der Muskeltätigkeit zur Aufrechterhaltung der Stabilität und des geordneten Bewegungsablaufes aus dem bisher Gesagten klar erkennbar.

Innerhalb der Gelenkketten müssen die Muskeln bzw. Muskelketten so koordiniert werden, daß **Belastung** und **Bewegung** optimal aufeinander abgestimmt sind.

Für die **Gesamtstatik und Dynamik des Körpers** ist die Koordination der Muskulatur zur Aufrechterhaltung des Gleichgewichts durch harmonische schmerzfreie Bewegungen erforderlich. Diese Koordinationen dürften v. a. durch programmgesteuerte Bewegungsmuster aus dem ZNS und den Kopfgelenken, aber auch durch die Eigensteuerung der Muskulatur erfolgen.

Eigensteuerung der Muskulatur

Die Eigensteuerung der Muskulatur erfolgt über 2 Sensorensysteme, beide sind Dehnungsrezeptoren:

- **Muskelspindeln** kontrollieren die Istlänge der Muskelfasern und können die Sollwerte der Faserlänge regulieren,
- **Sehnenspindeln** (Golgi-Körperchen) messen die Muskelspannung, die auf die Insertion am Knochen übertragen wird (Überspannungsschutz).

Muskelspindeln (Abb. 2.3)

Die Muskelspindeln steuern durch variable Einstellung der Muskellänge Haltung und Stellung des Körpers im Raum und gegen die

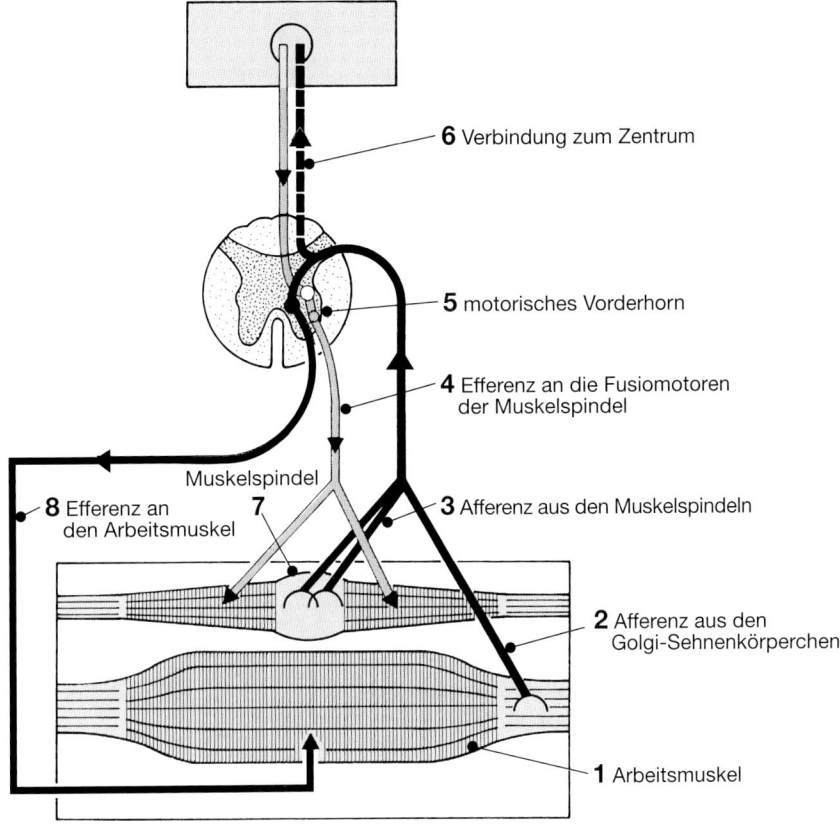

Abb. 2.3. Schema der Muskelfunktionssteuerung mit γ-System. (Aus: Wolff 1983)

Schwerkraft. Sie bestehen aus einer bindegewebigen Kapsel, die je 2–10 der sog. intrafusalen Fasern enthält. Sie sind **parallel** zu den Fasern des Arbeitsmuskels, den extrafusalen Fasern angeordnet und an diesen oder einer Sehne befestigt. Jede intrafusale Muskelfaser hat 2 kontraktile Enden und einen dazwischengelegenen nichtkontraktilen Teil, den dehnungsempfindlichen Sensor, den anulospiralen Rezeptor. Innerviert werden die kontraktilen Spindelteile von 2 verschiedenen Nervenfasertypen, den A_α-Fasern und den A_γ-Fasern, die beide aus dem Vorderhorn kommen. Der Sensor des Mittelteils der Fasern, der anulospirale Rezeptor, ist seinerseits durch eine schnellleitende sensible afferente Ia-Faser mit dem Hinterhorn des Rückenmarks verbunden, wo die Umschaltung auf das 2. Neuron, den Tractus spinothalamicus stattfindet. Vorher gibt diese afferente (sensible) Faser eine Kollaterale zu einer großen motorischen α-Motoneuronzelle des Vorderhorns ab, wodurch der Kreis für die steuernden monosynaptischen muskulären Eigenreflexe (wie z. B. PSR = Patellarsehnenreflex oder ASR = Achillessehnenreflex) geschlossen wird: Die **Vorderhornzelle (MVZ)** der extrafusalen Fasern wird depolarisiert, und bei entsprechender Afferenzdichte wird eine Kontraktion des Arbeitsmuskels ausgelöst. Dadurch werden wiederum die Muskelspindeln entspannt, und die von der Spindeldehnung ausgelösten Afferenzen hören auf. Gleichzeitig erfolgt eine Anpassung der Muskelspindel an die Verkürzung der Arbeitsmuskulatur über die langsamer leitenden γ-Motoneurone. Diese Adaption kann aber auch direkt durch zentralnervöse Einflüsse bewirkt werden. Die Sehnenspindeln, die nicht parallel, sondern in Serie hintereinander zur Arbeitsmuskulatur angeordnet sind, bleiben dagegen gedehnt, und ihre Entladungsfrequenz nimmt aufgrund der zunehmenden Spannung noch zu.

Über die Dehnungsreflexe wird die Muskellänge konstant gehalten. Jede Dehnung des Muskels wird sofort über die Spindelafferenz zum Hinterhorn gemeldet und durch die Efferenz des zugehörigen α-Motoneurons am Muskel durch dessen Kontraktion kompensiert.

Beispiel:
Ein Einknicken im Kniegelenk aktiviert sofort kompensatorisch den Quadrizepsmuskel.

Fassen wir den **Funktionskreis der Spindelaktivität** zusammen (vergl. Abb. 2.3):

- Bei **Erregung der Spindel** erfolgt eine **Kontraktion der Spindelpole.**
- Diese veranlaßt eine **Dehnung des anulospiralen Rezeptors.**
- Der **Rezeptor registriert** Ausmaß und Geschwindigkeit der **Dehnung (3).**
- **Afferenz** der registrierten Dehnung über dicke, schnelleitende Ia-Fasern **zum Vorderhorn (5).**
- **Efferenz** des kompensatorischen Kontraktionsimpulses von der Vorderhornzelle **zum Arbeitsmuskel und Kontraktion (8).**
- **Entspannung der Spindel** durch diese Kontraktion und Sistieren der Spindelafferenzen.
- Durch Wegfall der Spindelafferenzen entspannt sich auch der Arbeitsmuskel **(1).**
- **Gleichzeitig** erfolgt oft eine **Kontraktion der Spindelpole über die Aγ-Fasern** auf die **neue Länge des Arbeitsmuskels.**
- Die Länge (Tonus) von Arbeitsmuskel und Spindel ist ausgeglichen.

Funktionell gibt es **2 Arten von Sensoren in den Muskelspindeln** (Abb. 2.4, Tabelle 2.1):

- Im Sensor der Spindeln sind die sog. Kernsackfasern durch sehr **schnelleitende afferente Ia-Fasern mit den großen α-Motoneuronen** des Vorderhorns verbunden. Diese Spindeln mit Kernsackfasern dürften für die Steuerung der **phasischen Muskelleistungen** verantwortlich sein.
- Viele Spindeln sind auch mit anderen Sensoren, den sog. **Kernkettenfasern**, ausgerüstet, die über **langsam leitende IIa-Fasern** Verbindung zu den **kleineren α-Motoneuronen** des Vorderhorns haben und wahrscheinlich die tonischen Muskeln steuern.

Die **Erregung der Muskelspindeln** kann auf zweierlei Weise geschehen:

- **passiv** durch **Muskeldehnung**, wie beschrieben, oder
- **aktiv** durch eine direkte intrafusale Kontraktion mit Erregung des Spindelrezeptors **über die γ-Motoneurone des Vorderhorns.**

In beiden Fällen entsteht ein monosynaptischer Dehnungsreflex mit Reflexkontraktion des Arbeitsmuskels. Die supraspinalen motorischen Zentren des ZNS haben also 2 Möglichkeiten, eine Kontraktion der extrafusalen Arbeitsmuskulatur auszulösen, die

- direkte Reizung der α-Motoneurone oder durch eine
- Erregung der γ-Motoneurone, die dann die Kontraktion, wie beschrieben, über den Dehnungsreflex veranlassen.

Der Weg dieser Aktionsauslösung wird als γ-Spindelschleife bezeichnet. Lage und Entladungsmuster der Muskelspindeln und der Golgi-Sehnenorgane zeigt die Abb. 2.5.

γ-Spindelschleife

Die Muskelkontraktion durch direkte supraspinale Reizung der α-Motoneurone hat eine kurze Latenzzeit, aber das Gleichgewicht im Längenkontrollsystem zwischen extrafusalen und intrafusalen Muskelfasern wird gestört, da die intrafusalen Spindelmuskeln nicht

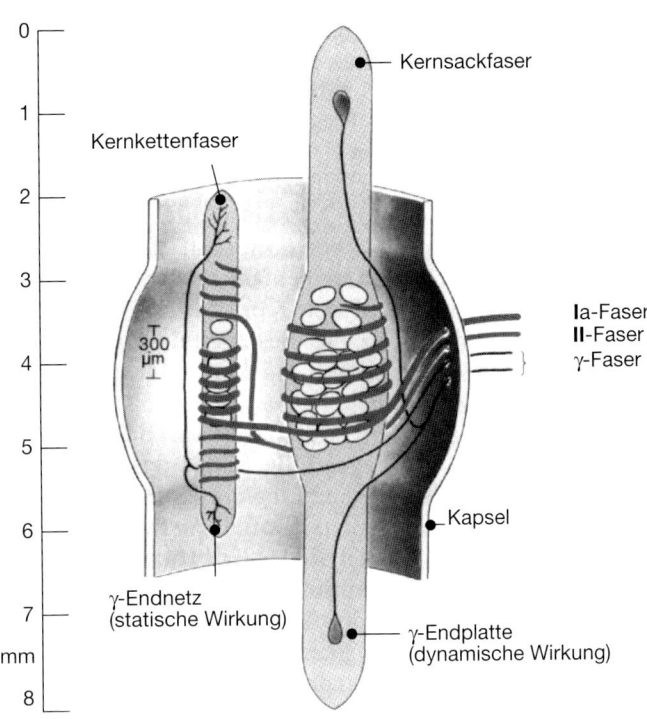

Abb. 2.4. Schematische Darstellung der Kernkettenfasern und der Kernsackfasern der Muskelspindel. Zusammengestellt nach zahlreichen histologischen und physiologischen Daten, insbesondere von Barker, Boyd, Matthews und ihren Mitarbeitern. Die unterschiedlichen Maßstäbe in Längs- und Querrichtung geben einen ungefähren Anhalt über die Größenverhältnisse. (Aus Schmidt u. Thews 1993)

Tabelle 2.1. Klassifikation der Nervenfasern nach der Dicke ihrer Markscheiden und ihrer Leitgeschwindigkeit. (Nach Duus 1980; zit. in Wolff 1983)

Faserart	Diameter [µm]	Geschwindigkeit [m/s]	
Propriozeption:			
Ia-Fasern (A_α) von den anulospiralen Endigungen	ca. 17	70	120
Ib-Fasern (A_α) von den Golgi-Sehnenorganen	ca. 16	70	100
II-Fasern (A_β und A_γ) von Flower-spray-Endigungen und Tastscheiben	ca. 8	15	40
Nozizeption:			
III-Fasern (A_δ) Schmerz und Temperatur, Druck	ca. 3	5	15
IV- oder C-Fasern Schmerz, Temperatur, grobe Berührung	ca. 0,2 1	0.2	2

mehr der Länge angepaßt, sondern zuwenig oder zuviel gedehnt sind.

Kommt der primäre Reiz zur Kontraktion der Spindelpole dagegen von zentral **über die A_γ-Fasern** zustande, so wird dadurch zunächst weder Länge noch Spannung des Arbeitsmuskels verändert, da die Kraft der Spindelkontraktion dazu allein zu gering ist. Aber es wird der **anulospirale Rezeptor** in seiner **Empfindlichkeit für Dehnungsreize verstellt.** Durch Anspannen wird der Rezeptor empfindlicher, durch Entspannen unempfindlicher gegen Längenänderungen. Die Reize für die Spindelpole kommen von den kleinen γ-Motoneuronen des Vorderhorns durch **Impulse aus den supraspinalen Zentren:** Hirnstamm, Thalamus, Basalganglien, Kleinhirn, Kortex.

Durch diese Empfindlichkeitsveränderung der Muskelspindeln kann der Muskeltonus von der entspannten Situation des Schlafs bis

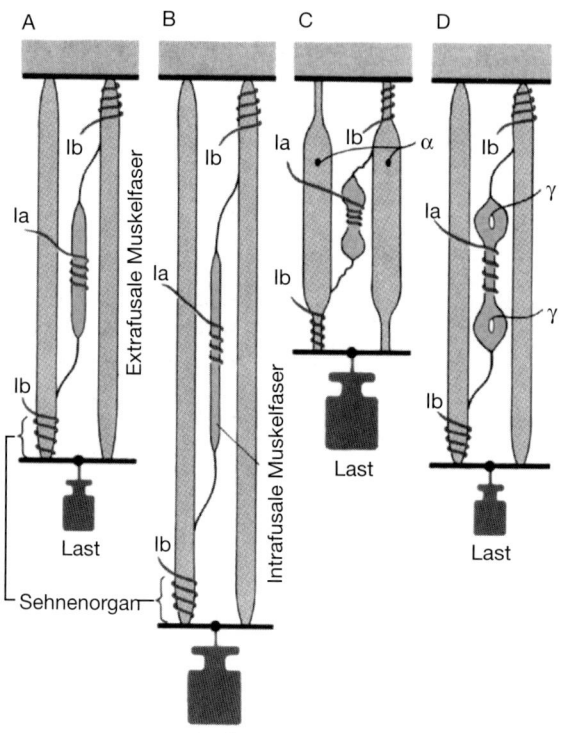

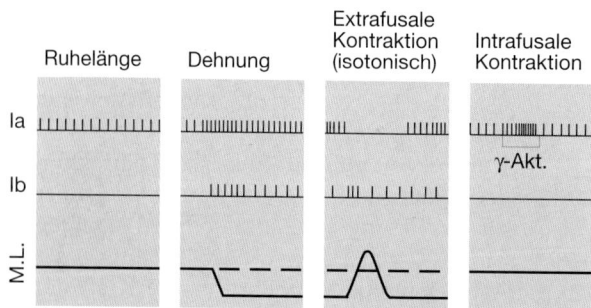

Abb. 2.5. Schematische Zeichnung der Lage und der Entladungsmuster der Muskelspindeln und der Golgi-Sehnenorgane im Muskel in Ruhe (**A**) und ihre Formveränderungen bei passiver Dehnung (**B**), bei isotonischer Kontraktion der extrafusalen Muskelfasern (**C**) und bei alleiniger Kontraktion der intrafusalen Muskelfasern (**D**, γ-Akt.). Kombination von (B) mit (D) führt zu besonders starker Aktivierung der Muskelspindelafferenzen. **Ia** Entladungsmuster der primären Muskelspindelafferenzen über ihre Ia-Fasern. **Ib** Entladungsmuster der Sehnenorgane über Ib-Fasern. **M. L.** Muskellänge. (Nach Schmidt u. Thews 1993)

zur höchsten Spannung in Gefahrensituationen verstellt werden. Es genügt dann ein geringer zusätzlicher Reiz, um massive Muskelaktionen auszulösen, wie sie etwa für Abwehr- oder Fluchtreaktionen benötigt werden. Der **Kontraktionsreiz für die Spindelpole** über die A_γ-Fasern läuft dem Kontraktionsreiz für die Fasern des Arbeitsmuskels um einige Millisekunden voraus und dient so der α-Motorik des Muskels durch die vorbereitende Faszilitation als **Servomechanismus, der den Bereitschaftstonus** für eine Muskelaktivität herstellt und den Muskel damit flexibel für die verschiedensten wechselnden Anforderungen macht. Die Kontraktion des Arbeitsmuskels läuft dann genauso wie bei der Dehnung des Muskels ab.

Ein weiterer Effekt der **Kopplung von** α- und γ-Innervation besteht darin, daß ein **Erschlaffen der Muskelspindel** während der

Kontraktionen der Arbeitsmuskulatur bei Bewegungen **verhindert** wird. Dadurch bleibt der Muskelspindel die Meßfähigkeit für Längenänderungen und damit die stabilisierende Wirkung der Dehnungsreflexe während der Bewegung erhalten.

Damit unterstützt die γ-Spindelschleife den flüssigen Ablauf der Bewegungen. Die Bedeutung des γ-Systems ergibt sich morphologisch auch daraus, daß die **Aγ-Fasern** bis zu 30% des Querschnitts einer vorderen Nervenwurzel ausmachen.

Sehnenspindel (Golgi-Rezeptor) (Abb. 2.6)

Der Golgi-Rezeptor als 2. muskeleigener propriozeptiver Sensor ist der Spannungsmesser des Muskels und dient als **Überspannungsschutz**. Die Sehnenspindeln liegen im Gegensatz zu den parallel geschalteten Muskelspindeln in Serie hintereinander. Wird die Spannung eines Muskels durch ein Afferenzdauerfeuer der Muskelspindeln infolge einer starken isometrischen Kontraktion oder einer massiven Nozizeption zu hoch, dann kann der **Golgi-Rezeptor über seine Ib-Fasern** und ein entsprechendes Zwischenneuron in der Spinaletage hemmend **auf die Vorderhornzelle des eigenen Muskels** einwirken und die Spannung herabsetzen. Außerdem bestehen aber offensichtlich auch **disynaptische, erregende** Verbindungen zu den Antagonisten.

Umgekehrt kann ein abnehmender Muskeltonus **über verminderte Hemmungsimpulse der Golgi-Rezeptoren** auch eine **Aktivierung des Muskels** bewirken, d.h. die Golgi-Körperchen sind nicht nur für den Überlastungsschutz, sondern auch für eine **Konstanthaltung der Muskelspannung** mit verantwortlich, so daß auch andere Faktoren, die eine Abweichung von der erforderlichen Muskelspannung bewirken (Vordehnung, Kontraktionsgeschwindigkeit, Muskelermüdung), korrigiert werden können. Die Golgi-Sehnenspindel als „spiegelbildlicher Antagonist" der Muskelspindel hat eine **höhere Reizschwelle als die Muskelspindel**, ehe sie aktiv wird. Al-

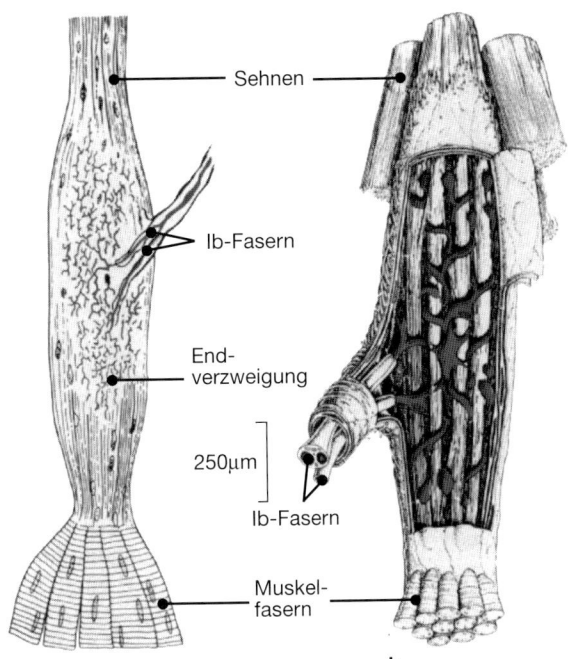

Abb. 2.6. a Rekonstruktion der Endverzweigung einer Ib-Faser im Inneren einer Sehnenspindel (Aus Kristic 1978).
b Lichtmikroskopische Zeichnung eines Golgi-Sehnenorgans durch Ramon Y. Cajal (1906). (Aus: Schmidt u. Thews 1993)

lerdings kann diese Reizschwelle ebenfalls zentrogen von supraspinalen Zentren modifiziert werden, z. B. für die Bereitstellung muskulärer Höchstleistungen im Sport oder bei Gefahrensituationen.
Bisher geht man von der Auffassung aus, daß die Sehnenspindel bei einer Muskelanspannung, die die Dehnfähigkeit des Muskels überfordert, durch ihre hemmende Aktivität auf den eigenen Muskel strukturelle Schäden verhindern kann, wie das plötzliche Nachlassen des Muskeltonus bei sehr starker Muskeldehnung (Taschenmesser-Klapp-Phänomen) zeigt.

Therapeutische Konsequenzen

Aufgrund der obigen Überlegungen wird die **Quermassage an den Sehnen** angewandt, und zwar am:

- Muskel-Sehnen-Übergang,
- an der Sehne und der Sehnenscheide,
- am Sehnen-Knochen-Übergang,
- an den Ligamenten und
- am Muskelbauch,

obwohl ein wissenschaftlicher Nachweis der Wirksamkeit bisher fehlt. Die empirisch unterstellte **Wirksamkeit der Quermassage:**

- Die Quermassage bedingt vermehrte Afferenzen aus den Golgi-Körperchen – dadurch Herabsetzung der Muskelverspannung infolge **Hemmung der α-Motoneurone** des Muskels,
- Dämpfung von schmerzhafter Nozizeption durch **Reizung von Mechanorezeptoren** v. a. an der Gelenkkapsel und Bandansätzen,
- **Lösung von Verklebungen** auf der Knochenunterlage, nach Traumen oder Entzündungen.
- **Hyperämie** (Schmerzlinderung).

Innervation der Muskulatur

Die Skelettmuskeln werden von gemischten Nerven (sensible und motorische Fasern) versorgt.

Motorische Fasern

- **Dicke,** stark myelinisierte **A_α-Fasern.** Das sind die Axone der motorischen Vorderhornzellen des Rückenmarks oder der motorischen Kernzellen der Hirnnerven. Die Axone verzweigen sich und gelangen über das Endomysium an die **motorischen Endplatten der Muskelfasern**, die meist in der Mitte des Muskels liegen. Alle von **einem** Neuron versorgten Muskelfasern bilden eine motorische Einheit. Bei Muskeln, die Feinbewegungen ausführen müssen (z. B. Fingermuskeln), ist die Zahl der Muskelfasern, die von **einem** Neuron versorgt werden müssen, klein (10–20), bei Muskeln mit großer, meist statischer Kraftleistung (z. B. an Hüft- und Schultergelenk) kann ein Neuron bis zu mehreren Tausend Muskelfasern versorgen.

- **Dünne A_γ-Fasern,** die **zu den intrafusalen Muskelfasern** der Muskelspindeln ziehen und hier durch die Kontraktion der Spindelpole die Empfindlichkeit der Muskelspindeln gegen Längenänderungen flexibler machen. Die beiden speziellen Muskelbündel, zwischen die der Sensor (anulospiraler Rezeptor) der Muskelspindel eingespannt ist, können durch Impulse der A_γ-Fasern angespannt oder entspannt werden, was zu einer Steigerung oder **Verminderung der Muskelspindelempfindlichkeit** führt.

Sensorische Fasern

Die **sensorischen Fasern** der gleichen Nerven vermitteln die **Steuerungsafferenzen** aus Muskel- und Sehnenspindeln (Golgi-Sehnenkörperchen), Faszien und Gelenkkapseln zum Hinterhorn, wo sie einen Teil des efferenten Ausgangsmaterials der motorischen Vorderhornzelle bilden (s. dort).

Im Nerv finden sich außerdem Nervenfasern zur Innervation der Muskelzellen der Gefäßwände.

Von den sensorischen Fasern aus der Muskulatur sind die Afferenzen aus den Golgi-Sehnenkörperchen besonders wichtig, weil sie für die Muskulatur den Schutz gegen eine strukturschädliche Überspannung darstellen.

Aufgaben der Sensomotorik des Muskels

- **Kontrolle des Bereitschaftstonus** der Muskulatur,
- **Koordination** der tonisch-phasischen Gemeinschaftsleistung durch Einstellung des posturalen Tonus auf die phasische Muskelaktion (Stabilisierung proximaler Gelenke),
- **Aufrechterhaltung der Körperhaltung** gegen die Schwerkraft durch die **spinale Verarbeitung** peripherer, interneuronaler und zentraler Impulse,
- **schnelle Reaktion** auf nozizeptive Afferenzen,
- Bewegungskontrolle und **Fehlerkorrektur** über Reflexbögen,
- **Koordination** von stereotypen Bewegungsmustern (z. B. Gang),
- **Umsetzung von ZNS-Impulsen** in Bewegungsmuster.

Durch zentrale Steuerung (Kortex/Hirnstamm/Kleinhirn) erfolgen:

- Impulse für **Willküraktionen,**
- **korrigierende Efferenzen** für die Spinalebene,
- **Sollwerte für stereotype Bewegungsabläufe** (z. B. Geschwindigkeit beim Gehen),
- Impulse zu anderen Zentren (z. B. limbisches System für emotionale affektive Verarbeitung).

Steuerung durch Gelenkrezeptoren

In den Jahren 1944–1973 wurden Gelenkinnervation und Schmerz von einer Reihe von Forschern systematisch untersucht (Skoglund 1956; Polacek 1966; Freeman 1967; Wyke 1967, 1973, 1975, 1979; Schaible u. Schmidt 1995). Dabei wurde u. a. festgestellt, daß sich dichte **Rezeptorenfelder** v. a. **im Bereich der Grenz- und Verschiebeschichten zwischen Gelenkknorpel und Kapsel** befinden (Abb. 2.8).

Das z. Z. bekannteste Sensorenschema des Gelenks wurde von Wyke u. Freeman (1967) aufgestellt. Es enthält **4 Typen von Mechanorezeptoren**. Die adäquaten **Reize für Mechanorezeptoren sind Druck und Zug.**

Typ 1: „Stellungsmelder" (Abb. 2.7 a)
Es sind Rezeptoren vom Golgi- und Ruffini-Typ mit einer Leitgeschwindigkeit von 30–70 m/s. Sie befinden sich in der äußeren Schicht der Gelenkkapsel. Diese Rezeptoren haben eine **niedrige Reizschwelle, adaptieren langsam** und wirken durch **Dämpfung der Nozizeptoren** schmerzhemmend. Durch die niedrige Reizschwelle werden auch geringste Stellungsänderungen wahrgenommen.

In der Ruhestellung des Gelenks entladen diese Rezeptoren konstant mit einer bestimmten Frequenz, die sich bei Beginn einer Stellungsänderung erhöht und nach Beendigung der Bewegung erst allmählich auf die Entladungsfrequenz der neuen Stellung adaptiert. Die Frequenz aus entspannten Kapselteilen wird dann niedriger sein, aus gedehnten Kapselanteilen höher als der Ausgangswert, so z. B. bei einer Beugebewegung auf der Beugeseite niedriger, auf der Streckseite der Kapsel höher. Hierdurch wird der **tonisch reflektorische Einfluß auf die Muskulatur** verständlich, der für die Muskulatur des Nackens, der Extremitäten, des Kiefers und der Augen angegeben wird.

Typ 2: „Bewegungsmelder" (Abb. 2.7 b)
Vater-Pacini-Körperchen mit einer Leitgeschwindigkeit von 60–100 m/s. Sie sind in der inneren Schicht der Kapsel zu finden. Diese Rezeptoren melden bereits kleinste Spannungsänderungen der Kapsel bei minimalen (unter 0,5°) Bewegungen des Gelenks. Sie haben ebenfalls eine **niedrige Reizschwelle, adaptieren aber schnell.**

Bei diesen Rezeptoren mit schneller Adapti-

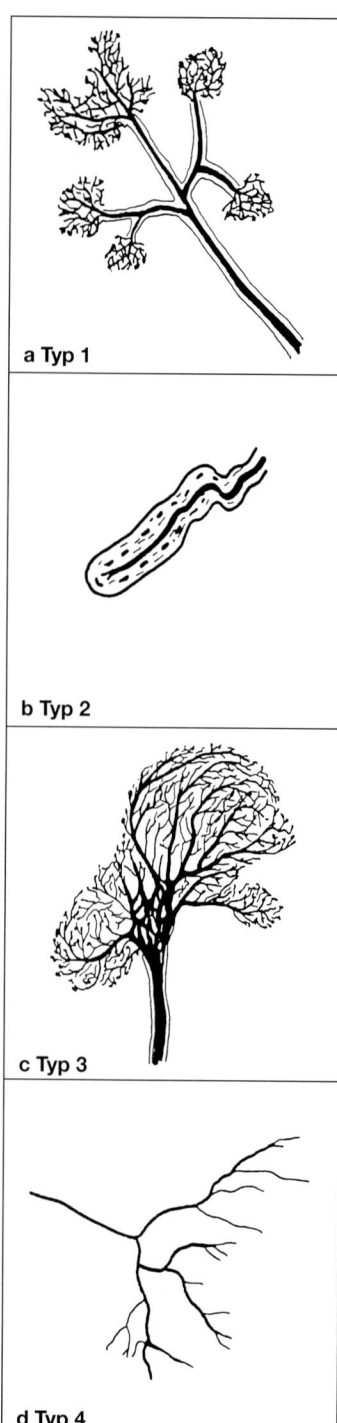

Abb. 2.7. a–d. Systematische Darstellung der 4 Gelenkrezeptoren. (Nach Polacek 1966, Wyke 1979, Brodal 1981; zit. in Wolff 1983)

on finden in der Ruhestellung keine Entladungen statt, sondern erst bei Bewegungsbeginn bis zu deren Ende. Die Entladung hängt nicht von der Stellung, sondern von der Geschwindigkeit der Bewegung ab. Man kann sie also als **Beschleunigungsmesser** bezeichnen. Diese Rezeptoren haben **reflektorisch phasischen Einfluß** auf die Nacken-, Extremitäten- und Augenmuskulatur. Auch sie **dämpfen die Nozizeptoren** (Schmerzhemmung).

Typ 3: „Endbewegungsmelder" (Streß)
(Abb. 2.7 c)
Die Endbewegungsmelder besitzen eine Leitgeschwindigkeit von 130 m/s. Sie sind v. a. **im Bandapparat der Gelenke** und den gelenknahen **Sehnenansätzen** zu finden, wo sie als **Dehnungsrezeptoren in Alarm- und Streßsituationen** eine Vorwarnung vor Eintritt eines strukturellen Schadens geben. Sie haben gemäß ihrer Aufgabe, Fehlbewegungen zu vermeiden, eine **hohe Reizschwelle, adaptieren** aber im Sinne ihrer Aufgabe **sehr langsam**. Sie ähneln in der Form den Golgi-Sehnenkörperchen und hemmen wie diese reflektorisch die α-Motoneurone. Man kann sie daher aufgrund der Form und Funktion vom mechanischen Standpunkt aus als „Endbewegungsmelder" bezeichnen.

Typ 4: „Schadensmelder" (Abb. 2.7 d)
Die Aufgabe dieser Rezeptorengruppe ergibt sich aus ihrem Bau. Es handelt sich um dünn- oder nicht myelinisierte freie Nervenendigungen mit einer Leitgeschwindigkeit von nur 1 m/s. Sie finden sich ebenfalls in der fibrösen Schicht der Gelenkkapsel bis in den subsynovialen Bereich und müssen nach den klinischen Erfahrungen auch subchondral vermutet werden, obwohl sie dort bisher nicht nachgewiesen werden konnten. Sie reagieren als **polymodale Nozizeptoren** sowohl auf mechanische wie auf chemische Reize **oder als unimodale Nozizeptoren** auf nur eine der beiden Reizqualitäten. Die Nozizeptoren haben eine **hohe Reizschwelle, adaptieren aber nicht.** Sie reagieren im Gegensatz zu den Propriozeptoren auf Reizwiederholung

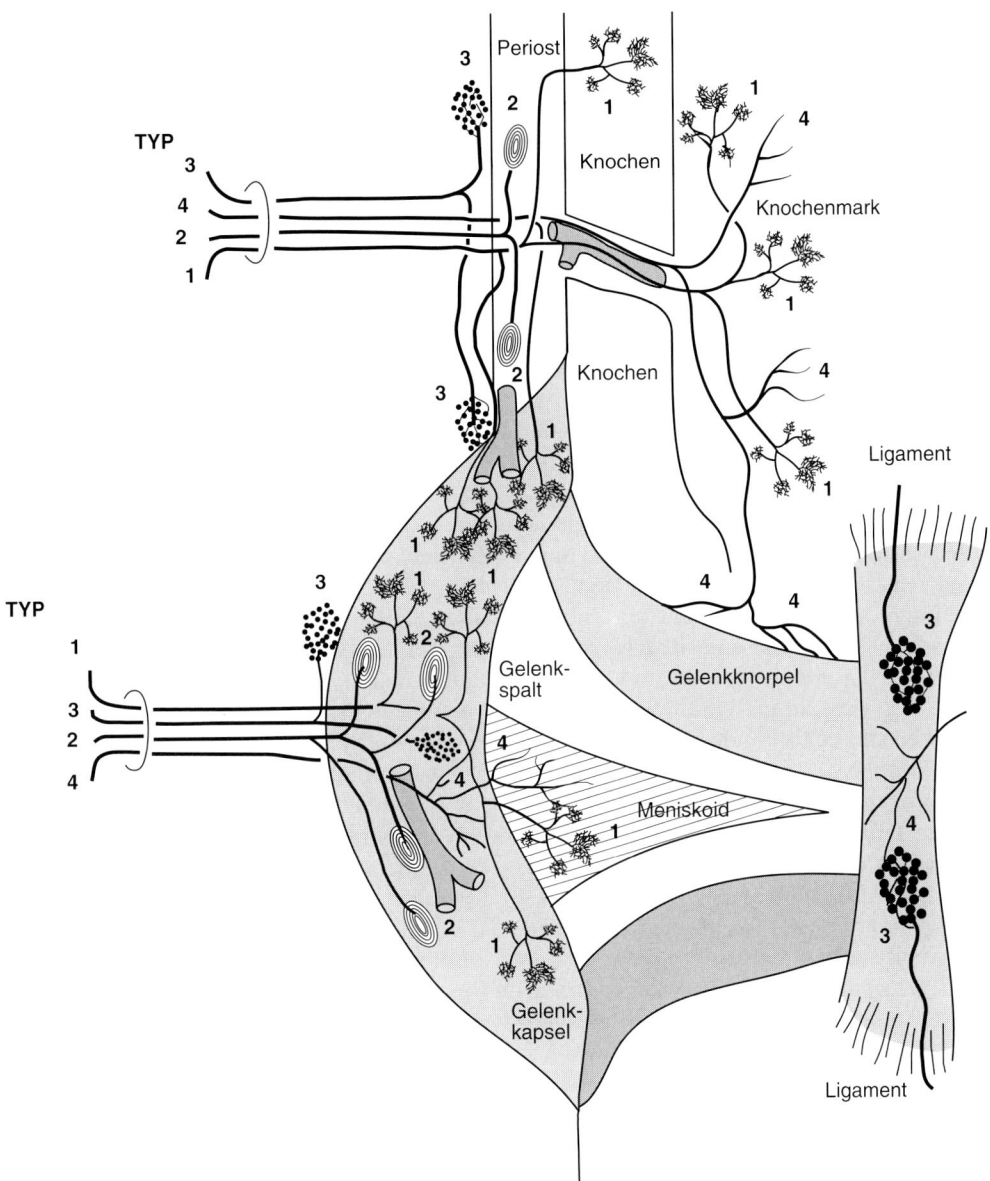

Abb. 2.8. Rezeptorenfelder in der Gelenkkapsel, in Band- und Sehnenansätzen nach einer modifizierten Rekonstruktion von H. D. Wolff aufgrund der Angaben von Skoglund (1956), Polacek (1966), Freeman u. Wyke (1967, mod. nach Wolff 1983). Nozizeptoren kommen nach Brügger im Bewegungssystem außerdem in der Muskulatur, an Sehnen und Faszien sowie an den peripheren Nerven und im perivaskulären Gewebe der Gefäße vor

mit einer Verstärkung der Afferenzen (Perl 1976) und können außerdem z. B. durch **Schmerzmediatoren** zu einer höheren Empfindlichkeit stimuliert werden. Sie haben neben der Schmerzauslösung einen **reflektorisch-tonischen Einfluß auf die WS- und Extremitätenmuskulatur und das Atemsystem sowie auf den Herz-Kreislauf-Apparat**. Jede von den Nozizeptoren gemeldete Störung führt zu einer reflektorischen Veränderung des Bewegungsablaufs.

Die **Reaktion der Nozizeptoren** auf verschiedene Reize wurde bisher vornehmlich an der Haut untersucht. Dabei wurden v. a. **niederschwellige polymodale Nozizeptoren** gefunden, die in 50–80% aller sensorischen C-Fasern vorkommen. Diese reagieren sowohl auf Hitze wie auf festen Druck und werden durch die gegenseitige Einwirkung der beiden Reizqualitäten sensibilisiert. Daneben gibt es **hochschwellige mechanosensitive Nozizeptoren von A_δ-Fasern,** die nur auf starke mechanische Erregung an umschriebenen Punkten reagieren und nur sekundär durch Hitzereize erregt werden.

Die <u>Nozizeptoren der Gelenke</u> können durch **starken Druck (oder Zug?!) und algetische Substanzen erregt** werden. Im normalen Bewegungsablauf sind sie nicht erregbar.

Die <u>Nozizeptoren der Skelettmuskulatur</u> reagieren auf starken lokalen Druck, Überdehnung (gelegentlich auch auf starke Kontraktion), Hitze, chemische Substanzen (Bradikinin, Serotonin, KCL, Acetylcholin) und Ischämie.

Die <u>Nozizeptoren der inneren Organe</u> werden auch durch Dehnungs- und Kontraktionsreize aktiviert.

Neben den genannten Nozizeptoren gibt es in allen Körpergeweben sehr dünne marklose C-Fasern, die ebenfalls eine Leitgeschwindigkeit von nur ca. 1 m/s haben. Sie reagieren **nur** auf mechanische oder thermische Reize (Thoden 1987). Diese marklosen schmerzleitenden Fasern finden sich in allen Geweben in unterschiedlicher Verteilung. Nicht nachgewiesen wurden sie bisher in den obersten Schichten der Gelenkknorpel und den **zentralen** Anteilen der Bandscheiben (Nachemson 1969). Eine besonders engmaschige Verteilung dieser marklosen Fasern findet sich in der Haut und Unterhaut des Rückens und den paraspinalen Ligamenten.

Nach Wyke (1976) sind v. a. das Lig. longitudinale posterius, das Periost, die Gelenkkapseln, Faszien und Aponeurosen dicht mit Mechanorezeptoren und Nozizeptoren besetzt. Die Nozizeptoren haben einen geringeren Durchmesser und sind daher gegen Druckeinwirkungen und Lokalanästhetika empfindlicher.

Alle genannten Rezeptoren sind sensibel gegen algogene Substanzen wie: Prostaglandine, Histamin, Serotonin und Kinine. Diese Stoffe können sowohl durch Traumatisierung von Geweben wie auch durch Entzündungen, Ödeme oder degenerative Prozesse entstehen. Sie können bei Funktionsstörungen an allen Stellen des Bewegungsapparates gebildet werden. Sie können Schmerzen auslösen und haben einen reflektorisch tonisierenden **Einfluß auf das γ-System**, dessen Sensibilisierung den höheren Bereitschaftstonus der Muskulatur auslöst, der neben dem Schmerz für die schnellen Aktionen der Fluchtreflexe eine unabdingbare Voraussetzung ist. Sie haben außerdem ebenfalls einen reflektorisch tonischen Einfluß auf die Muskulatur von Wirbelsäule und Extremitäten sowie auf das kardiovaskuläre und respiratorische System. Eine Zusammenfassung über die 4 Typen der Gelenkrezeptoren (= Mechanorezeptoren) und ihre Funktionen gibt Tabelle 2.2.

Weiterleitung der Nozizeption in den Hinterhornkomplex der Spinaletage

Aus den Rezeptoren erfolgt dann die Übertragung zur Spinaletage durch Nervenfasern, die sowohl sensible afferente wie auch motorische efferente Impulse leiten.

Die Weiterleitung nozizeptiver Signale erfolgt in den A_δ-Fasern sowie den C-Fasern zum Hinterhorn der Spinaletage. Die Leitungsgeschwindigkeit dieser Fasern ist unterschiedlich. Die myelinisierten **A_δ-Fasern**

Tabelle 2.2. Klassifizierung der Gelenkrezeptoren (=Mechanorezeptoren) in 4 Typen: Typ I–III: Propriozeptoren, Typ IV: Nozizeptoren. (Nach Wyke 1976)

Typ	Sitz	Funktion	Reizschwelle	Adaptation
I	**Äußere Schicht der Gelenkkapsel,** Leitgeschwindigkeit: 30–70 m/s	**Gelenkstellung** Meldung der Spannung der Gelenkkapsel. Zunehmende Kapselspannung erhöht die Impulsfrequenz. Hemmung der Nozizeptoren. Reflektorisch tonischer Einfluß auf die Muskulatur (γ-System)	Niedrig. Daher auch Wahrnehmung kleinster Stellungsänderungen	Langsam. Die Informationen werden längere Zeit durchgegeben
II	**Innere Schicht der Gelenkkapsel,** Leitgeschwindigkeit: 60–100 m/s	**Gelenkbewegung** Größere **Bewegungsgeschwindigkeit** erhöht Impulsfrequenz. Bei kurzen Spannungsänderungen und Reizen kurzfristige Hemmung der Nozizeptoren. Reflektorisch phasischer Einfluß auf die Muskulatur (γ-System)	Niedrig. Auch kleinste Bewegungen werden wahrgenommen	Schnell. Bei Bewegungsende Sistieren der Impulse
III	**Bänder und Sehnenansätze,** Leitgeschwindigkeit: 130 m/s	**Alarm-, Streßsituationen** (Dehnungsrezeptoren). Hemmung der Motoneurone	Hoch. Reagiert nur bei größeren Spannungen	Sehr langsam. Impulsfrequenz bleibt längere Zeit konstant
IV	**Gesamte Gelenkkapsel und Bänder** (Nozizeptoren), Leitgeschwindigkeit: 1 m/s, unimodale Nozizeptoren (mechanisch), polymodale Nozizeptoren (chemisch + thermisch)	**Schadensmeldung/ Schmerzauslösung** Reflektorisch tonischer Einfluß auf die Muskulatur (γ-System) in WS und Extremitäten, Schmerzauslösung, reflektorisch tonischer Einfluß auf Atem- und Kreislaufsystem	Hoch. Reagieren nur bei pathologisch hohen Spannungen	Keine Impulsfrequenz bleibt konstant, solange pathologische Spannung anhält

Rezeptor: Organ, das einen mechanischen oder chemischen Reiz in elektrische Impulse umsetzt und diese in der Nervenbahn weiterleitet.
Reizschwelle: Minimalreiz, der eine Reaktion im Rezeptor hervorruft.
Adaptation: Geschwindigkeit der Anpassung eines Rezeptors an einen Reiz, wodurch bei konstant bleibendem Reiz die Reaktion aufhört.

(Gruppe III) leiten mit einer Geschwindigkeit zwischen 2,5 und 20 m/s, die **marklosen C-Fasern (Gruppe IV)** nur mit einer Geschwindigkeit von ca. 1 m/s. Zahlenmäßig überwiegen die C-Fasern bei weitem. Die klinische Bedeutung dieser **verschiedenen Leitgeschwindigkeiten** besteht darin, daß die A_δ-Fasern, aufgrund der größeren Leitgeschwindigkeit den sog. „**Erstschmerz**" auslösen, einen hellen, scharfen, stechenden oder schneidenden Schmerz, der sich von dem nachfolgenden „**Zweitschmerz**", der dumpf, brennend, bohrend oder ziehend ist, deutlich unterscheidet. Letzterer ist schlecht lokalisierbar und klingt nur allmählich ab. Die „**Erstschmerzrezeptoren**" finden sich besonders dicht verteilt **in der Haut**, die „**Zweitschmerzrezeptoren**" in **Gelenkkapseln, Ligamenten, Sehnen und inneren Organen.**

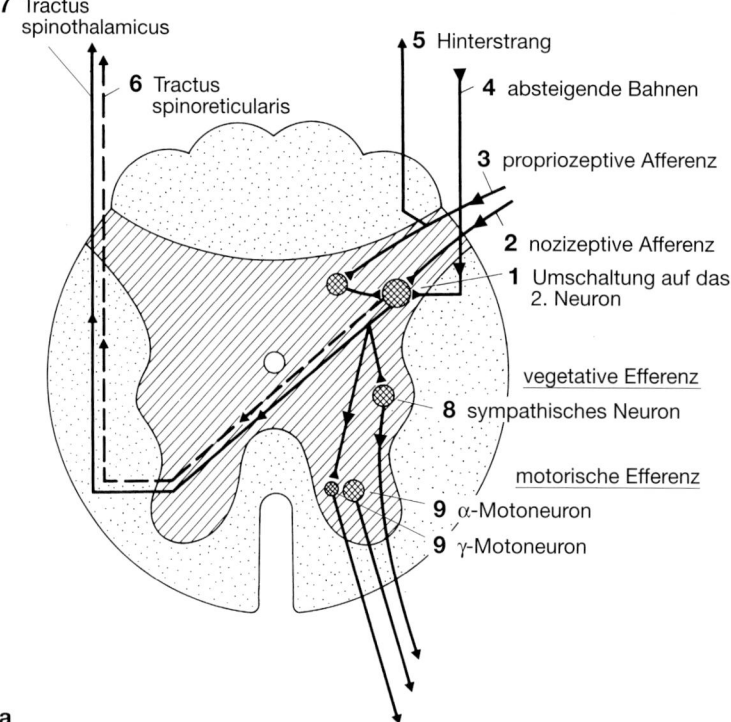

Abb. 2.9 a, b. Schema der spinalen Verknüpfungen nozizeptiver Afferenzen. **a 1** Zweites sensorisches Neuron im Hinterhorn, **2** nozizeptive Afferenz, **3** propriozeptive Afferenz mit Verbindung zum Gehirn und zu hemmenden Zwischenneuronen, **4** vom Gehirn absteigende – hemmende – Bahnen, **5** Hinterstrang, **6** Tractus spinoreticularis, **7** Tractus spinothalamicus, **8** sympathisches Neuron im Seitenhorn, **9** α- und γ-Motoneuronen im Vorderhorn. (Nach Zimmermann 1980)

Hinterhornkomplex (Abb. 2.9 und 2.10)

Während die niederschwelligen **propriozeptiven Afferenzen** aus der Haut, den Muskeln und Gelenken ohne Unterbrechung nach kranial im Hinterstrang (Abb. 2.9–5) bis zur medulla oblongata weiterlaufen, werden die **nozizeptiven Afferenzen** auf ein neues Neuron umgeschaltet und **durch zahlreiche synaptische Verbindungen divergent weitergeleitet**. Auf der Spinalebene findet die **erste Filterung** (Abb. 2.9–1) und Beeinflussung der einlaufenden nozizeptiven und propriozeptiven Signale vor der Weiterleitung nach kranial zu den subkortikalen und kortikalen Zentren (Abb. 2.9–6.7) wie auch zur motorischen Efferenz im Vorderhorn (9) und der vegetativen Verarbeitung im Seitenhorn (8) statt, wobei die von den übergeordneten Zentren *benötigten* Informationen, z. B. die nozizeptiven Afferenzen, grundsätzlich weitergeleitet werden (Abb. 2.9 a, 2, 6, 7). **Die spinale Ebene ist bei überschwelligen nozizeptiven Afferenzen der Ort der ersten Nozireaktion.** Zu den Informationen aus der hinteren Wurzel der eigenen Segmentetage finden **Beimischungen aus den einlaufenden Informationen der benachbarten Segmente statt**. Außer den Afferenzen des Gelenks und seiner Muskulatur werden hier auch Afferenzen **aus anderen Strukturen** (Haut, innere Organe), die zum gleichen Segment gehören, eingespeist. Dazu kommen **die Einflüsse der zentrifugalen Kontrolle** auf den somatosensorischen Einstrom durch absteigende, von zentral kommende Bahnen (Abb. 2.9–4), die die Empfindlichkeitsschwelle für die synaptische Weiterleitung so anheben können, daß unwesentliche

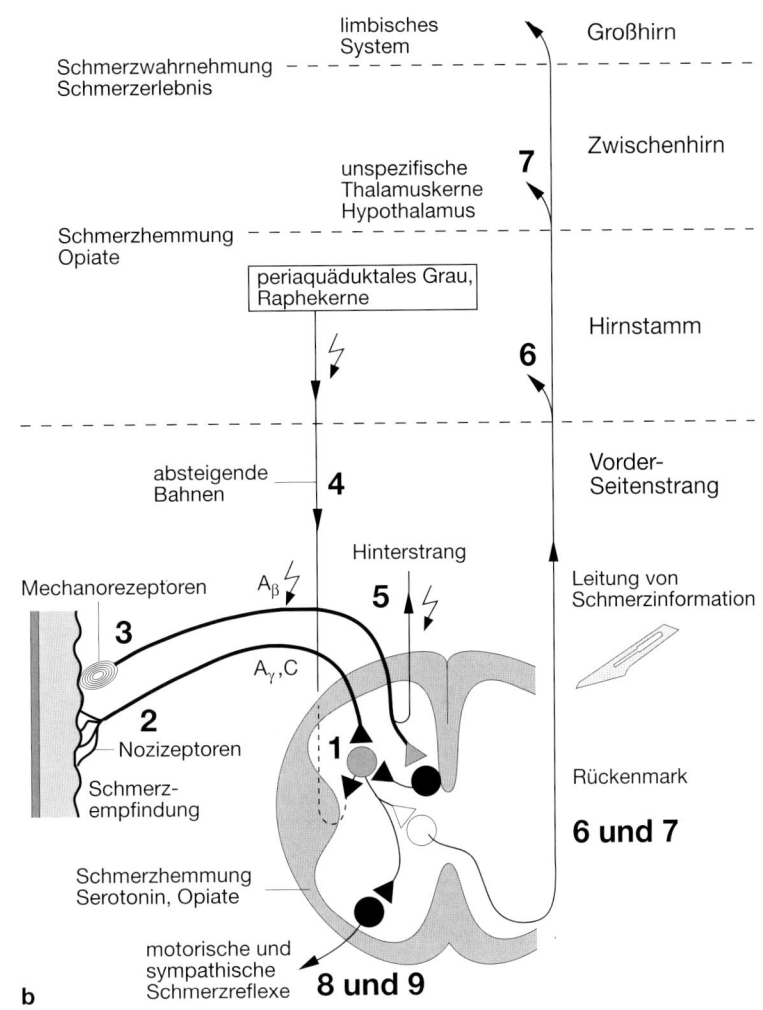

Abb. 2.9 b
(Legende s. S. 64)

Informationen nicht weitergeleitet bzw. reaktiv bearbeitet werden. Da diese Hemmungen sowohl bahnende wie hemmende Einflüsse betreffen, kann es **durch diese zentrifugale Kontrolle** zu einer **Empfindlichkeitsveränderung der spinalen Schaltebene** im Sinne einer Verstärkung oder Verminderung der eingehenden Afferenzinformationen kommen.

Für die wechselseitige Hemmung der Afferenzen untereinander entwickelten Melzack u. Wall (1965) die bereits erwähnte sog. „**Gate-control-Theorie**" (Abb. 2.11), die davon ausgeht, daß die eingehenden nozizeptiven Signale durch die **Erregung dicker, nicht nozizeptiver Afferenzen** so gehemmt werden können, daß das „Tor" für die Weiterleitung der nozizeptiven Informationen geschlossen wird, während es durch Erregung dünner nozizeptiver Afferenzen durchlässig wird. Letzteres **hat sich nicht bestätigt, während die Existenz der zentrifugalen Hemmsysteme heute wohl unbestritten ist.**

Übersicht über die Afferenzeinströme in der Spinaletage

Afferenzen auf der horizontalen Spinalebene (Abb. 2.9)

Sie beeinflussen die Bewegungen im Sinne der Bahnung oder Hemmung. Afferenzen kommen:

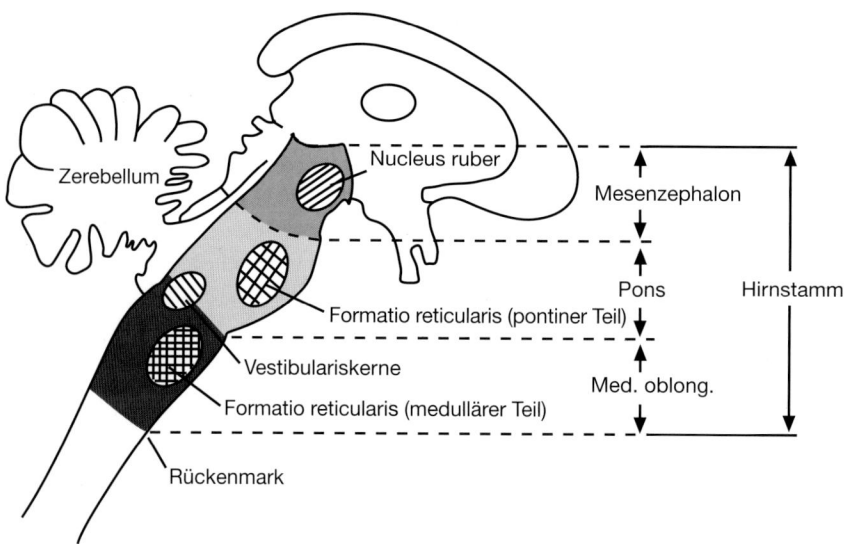

Abb. 2.10. Schematischer Überblick über die Lage der motorischen Zentren im Hirnstamm. (Nach Schmidt u. Thews 1993)

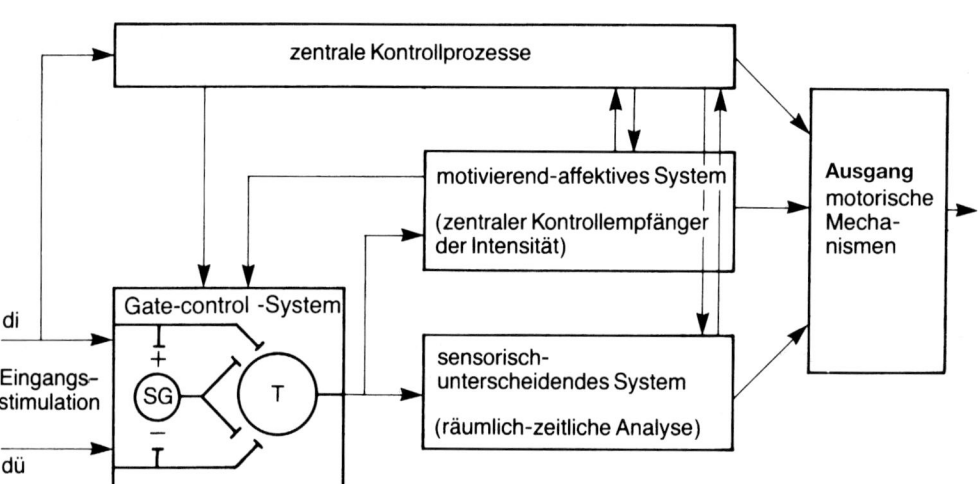

Abb. 2.11. Schaltbild der Gate-control-Theorie von Melzack u. Wall (1965). Die hemmenden Zellen im Gate-control-System liegen im Bereich der Lamina 2 und 3 der Substantia gelatinosa (SG); es sind Filterzellen für die einlaufenden Afferenzen. Die Aktivitäten der dicken **(di)** schnell leitenden Fasern schließen das „Tor" für die Passage von Schmerzreizen, während die Impulse der dünnen **(dü)** Fasern die Passage verstärken (das „Tor" öffnen). Der gefilterte Reiz der SG-Zellen wird weitergeleitet an die T-Zellen (Transmissionszellen), die ihrerseits den gefilterten „fertigen" spinalen Impuls im Rückenmark weiter zentralwärts leiten. Über Art und Wahrnehmung der weitergeleiteten Afferenz der T-Zellen entscheidet die zeitliche und räumliche Summation der einlaufenden und verarbeiteten Afferenzen

- aus den **Gelenken** von Wirbelsäule und Extremitätengelenken (Bahnung),
- aus den **Muskelspindeln** (Bahnung, Eigenreflexe),
- aus den **Golgi-Sehnenkörperchen** (Hemmung),
- aus den **Hautrezeptoren** (Bahnung, Fremdreflexe),
- aus **Rezeptoren innerer Organe** (Bahnung),
- von der **Vorderhornzelle des Antagonisten** (Hemmung),
- von der **eigenen Vorderhornzelle zur Renshaw-Zelle** und zurück (Hemmung).

Afferenzen aus den vertikalen supraspinalen Zentren (Abb. 2.10)

- **Absteigende Bahnen des Pyramidensystems** (Bahnung von Willkürbewegungen).
- **Absteigende extrapyramidale Bahnen** von den
- Hemmzonen der Großhirnrinde (Suppressorbänder),
- Basalganglien (Formatio reticularis, Nucleus ruber, niger und kaudatus; Hemmung) (1),
- Nucleus vestibularis (Bahnung) (2),
- Kleinhirn (Koordination) (3).
- **Von den Kerngebieten des extrapyramidalen Systems**
- Tractus olivospinalis und Tractus tectospinalis (Bahnung von Kopfneigungen durch akustische und optische Reize),
- Tractus vestibulospinalis (Anpassung der Kopfhaltung und vegetativer Afferenzen).

Durch diesen Pool der eintreffenden Afferenzen v. a. nozizeptiver Art ist auch die Einbeziehung anderer Strukturen in die **Nozireaktion** zu erklären. So können die nozizeptiven Afferenzen aus inneren Organen nicht nur Reaktionen in Haut und Muskulatur bewirken im Sinne der Head- oder Mackenzie-Zonen, sondern auch (ebenfalls über die Muskulatur) eine **sekundäre Wirbelblockierung**. Diese Reaktionen an Haut, Muskel und Gelenk können den Primärreiz sogar überdauern und klingen oft erst nach einer entsprechenden lokalen Behandlung der betroffenen Strukturen ab. In jedem Fall kann die **efferente klinische Symptomatik auf einen Störimpuls sehr variabel** sein. Das muß man sich bei der diagnostischen Beurteilung der Nozireaktion aus dem Vorderhorn (z. B. Irritationszonendiagnostik) und den darauf aufbauenden therapeutischen Maßnahmen kritisch vor Augen halten.

Weiterleitung der Nozizeption (Schmerz)
(Abb. 2.12 a, b)
Über die Weiterleitung der Nozizeption entscheiden

- die **Menge der nozizeptiven Afferenzen,**
- die **Schmerzschwelle,** sofern sie höher ist als die Erregungsschwelle der Nozizeptoren. Räumliche und zeitliche **Summierung** der Afferenzen ist zur Weiterleitung erforderlich.

Die Schmerzleitung erfolgt im Hinterhorn

- zum Vorderhorn,
- zum Seitenhorn,
- zum Hirnstamm/Kortex:

Schmerzsteigernd können auch körpereigene Substanzen (Serotonin/Bradikinin/Prostaglandine) wirken, die auf allen Etagen (Spinaletage, Hirnstamm, Zwischenhirn) vorkommen.

Schmerzdämpfung kann erfolgen durch:

- Vermehrung propriozeptiver Afferenzen (Bewegungstherapie),
- Dämpfungsimpulse durch körpereigene Endorphine.

Nozizeptive Störfaktoren (nach Tilscher)
Störfaktoren führen zur Schmerzauslösung:

- bei **Überschreitung der Toleranzgrenze** (Menge der nozizeptiven Afferenzen = Konvergenzprinzip),
- wenn sie mit **anderen pathogenen Faktoren** zusammentreffen,
- wenn sie auf ein **vorsensibilisiertes Terrain** treffen:

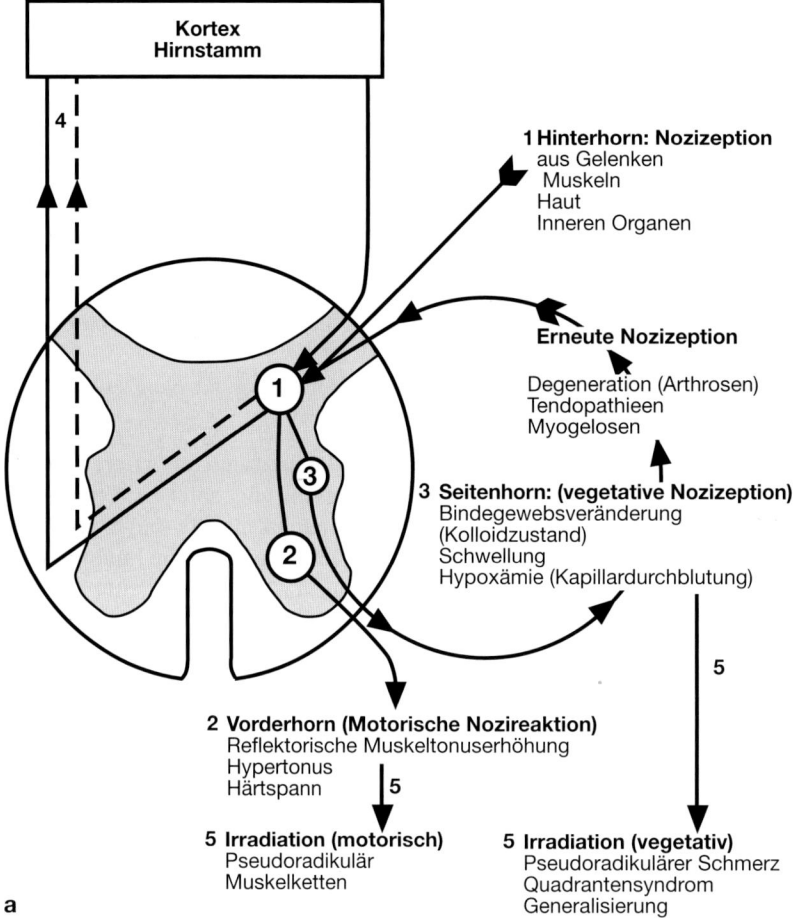

Abb. 2.12 a. Weiterleitung der Nozizeption und Verlauf der Nozireaktion: Vom Hinterhorn (1) zum Vorderhorn (2), Seitenhorn (3), Hirnstamm und Kortex (4). Motorische und vegetative Irradiation sind möglich (5). **b** Die 3 Schaltebenen des Schmerzes. (Nach Struppler 1980)

- lokal: Vorschäden (Arthrosen usw.),
- zentral: algesierende Substanzen,
- wenn sie die **Kompensationsfähigkeit** überfordern.

Beeinflußbare Störfaktoren sind:

- Statik/Haltung,
- Beruf/Arbeit,
- Sportschäden,
- Alltagsschäden,
- Entzündung,
- Stoffwechsel,
- Psyche,
- iatrogene Schäden (Therapeuten).

Nicht beeinflußbare Störfaktoren sind:

- irreversible Strukturenschäden,
- biometeorologische Einwirkungen,
- „Faktor Mensch" (Compliance).

Symptomatische Behandlungen führen nur in den Toleranzbereich vor der Erkrankung zurück = Basis für Rezidive!!

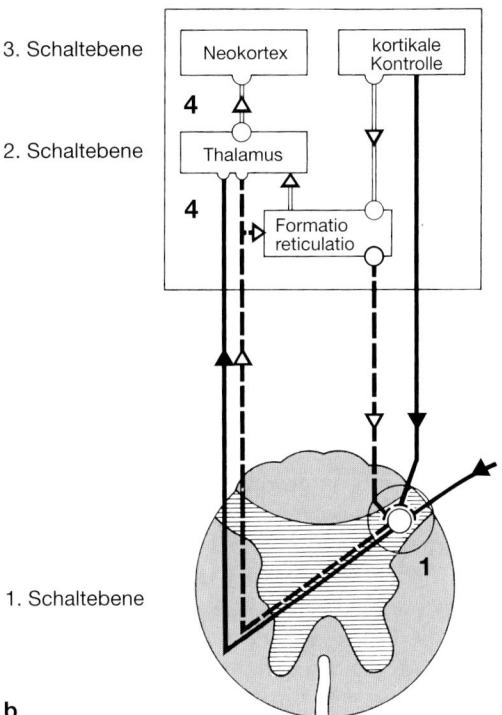

Abb. 2.12 b (Legende s. S. 68)

Kausale Behandlung (Rehabilitation) bedeutet daher:

- Abbau aller erkennbaren Reizzonen,
- Ausschaltung aller erkennbaren Störfaktoren,
- optimale **Wiederherstellung der Funktion** durch manuelle Therapie.

Steuerung (Zusammenfassung)

Periphere Steuerung

Nozizeption

Im Gelenknerv besteht der überwiegende Teil aller Fasern aus dünnen Fasern:

a) hochschwellige nozizeptive reagieren auf gewebsschädigende Gelenkbewegungen,
b) niederschwellige, nicht nozizeptive, die auch nicht auf Extrembewegungen reagieren; sie sprechen an auf: Druck, Berührung, Alltagsbewegungen.

Die Nozizeptorentypen sprechen an auf:

- lokale mechanische Reize (Druck/Ödeme?),
- algetische Substanzen (Prostaglandine),
- Entzündungen (dabei auch Bewegungsschmerz und Spontanschmerzen).

Die **Nozizeptoren** sind

- mit Propriozeptoren gemischt.
- Sie haben einen kleineren Durchmesser,
- höhere Reizschwelle.
- Afferenzverstärkung erfolgt durch Reizwiederholung.
- Sensibilisierung entsteht durch Wärme/algogene Substanzen (Effekt: Reaktion schneller + stärker).

Mechanorezeptoren

- dämpfen durch ihre Afferenzen die Nozizeption.

Dadurch **vermehrter Schmerz** bei:

- Ruhigstellung (Traumen) oder
- Bewegungsarmut v. a. im Alter (Wyke 1976).

Kurzfristige Schmerzdämpfung durch Massage und ungezielte Bewegungstherapie ist möglich.

Propriozeption/Nozizeption (Abb. 2.7 und 2.8)
Propriozeptoren vom Typ I–III (nach Wyke 1976) **steuern das Arthron.**
Nozizeption (Typ IV)=Schadensmeldung.

- **Typ I (äußere Schicht** der Gelenkkapsel), **Stellung** der Gelenkpartner
  In Paßstellung der Gelenke (Konvexität kongruent zur Konkavität) besteht ein optimaler (d. h. geringer) Druck an den Kontaktstellen der Gelenkpartner.
- **Typ II (innere Schicht** der Gelenkkapsel), **Bewegungen** des Gelenks

Bei **Verschiebungen** der Gelenkpartner Zunahme des Gelenkdrucks durch asymmetrische Stellung und Belastung. Veränderungen des Afferenzmusters durch asymmetrische Kapselspannung.
- **Typ III** (Kapsel-Band-Apparat)
  Anspannung des Kapsel-Band-Apparats, z. B. bei länger dauernder asymmetrischer Belastung in Endstellung.
- **Typ IV**
  Bei längerer Dauer und evtl. weiteren Störfaktoren Überschreiten der (hohen) Reizschwelle und Beginn der Nozizeption.

> **Nozizeption aus den Gelenken entsteht durch erhöhten Gelenkdruck infolge unphysiologischer Stellung der Gelenkpartner, Ergüssen, Entzündungen.**

Klinischer Beweis:

- Traktion führt zu Schmerzerleichterung.
- Kompression führt zu Schmerzzunahme.
- Es kommt zu Arthrosen durch strukturelle Degeneration bei längerer Dauer des erhöhten Drucks (z. B. Beingelenke).

Nozizeption kann aus allen Strukturen kommen:

- **Haut:** freie Nervenendigungen (dünne markhaltige A_δ-Fasern), Schmerz: scharf, hell, schneidend;
- **Gelenk, Muskel, inneren Organen:** dünne marklose C-Fasern, Schmerz: dumpf, tief, schwer lokalisierbar.

Im **Hinterhorn** treffen sich alle Afferenzen der Proprio- und Nozizeption. Die Weiterleitung nach zentral erfolgt bei ausreichender räumlicher und zeitlicher Summation der Afferenzen.

Nozifensives System (nach Wolff 1996):
Aufgrund der in der Schmerzforschung gemachten Erfahrungen (Melzack u. Wall 1965 u. a.), daß in allen Umschaltebenen der Nozizeption vom peripheren Rezeptor – über die Spinaletage zum Hirnstamm, Mittelhirn und zur Großhirnrinde – hemmende Einflüsse in die Verarbeitung der Nozizeption eingreifen, kommt Wolff zu dem Ergebnis, daß diese Einflüsse systemisch organisiert sein müssen. Dieses aus einer Fülle von Einzelerkenntnissen sich bisher in „synthetischen Umrissen" abzeichnende, „in sich kohärente komplexe System" bezeichnet er als „**nozifensives System**". Er versteht darunter die „**Summe aller neural gesteuerten Leistungen, die der Abwehr oder Beseitigung von äußeren und/oder inneren Noxen (Schäden) dienen**".

Zentrale Steuerung

Das **ZNS steuert die Bewegungen durch Programme,** die im Laufe des Lebens erworben wurden. Die **ererbten Grundprogramme** (Atmen, Laufen usw.) werden durch **erlernte Programme** für besondere Fertigkeiten (Beruf, Sport) im Laufe des Lebens ergänzt. Die Programme können durch Reaktionen auf äußere Reize verändert werden. Das gilt sowohl für die Stützmotorik, die die Haltung und die Stellung des Körpers im Raum bewerkstelligt, wie auch für die Zielmotorik der Zweckbewegungen. Beide Motorikarten sind eng miteinander verknüpft und beeinflussen sich gegenseitig.

Die **Reaktionen auf äußere Reize** (z. B. auch therapeutische Reize) erfolgen wie beschrieben aufgrund verschiedenster sensorischer Afferenzen auf festgelegten Schaltwegen (Reflexbögen). Diese Afferenzen können auf dem Weg zu den Motoneuronen im Vorderhorn durch eine Vielzahl von neuronalen Verschaltungen verändert werden. Dadurch kann es entweder zur Förderung oder Hemmung einer Bewegung kommen.

Die **Veränderung der elementaren Haltungs- und Bewegungsabläufe durch die von peripher kommenden Afferenzen** und ihre spinale Verarbeitung kann auf dem kurzen Weg über die Spinaletage, aber auch über die langen vertikalen Reflexschleifen, die die kortikalen Strukturen einbeziehen, erfolgen. Die kortikofugalen Einflüsse steigen über die Pyramidenbahn ab und betreffen wahrscheinlich in erster Linie die Feinmotorik (z. B. der Hände) für Arbeiten, die besondere Geschicklichkeit erfordern.

3 Klinik: Schmerz und Funktionsstörung (Blockierung)

3.1 Schmerz

Nozizeption und Schmerz

Diese beiden Kategorien werden oft als identisch angesehen. Sie sind aber nur in ihrer Funktion als **„Schadensmelder"** identisch. Das sinnes- und unlustbetonte Gefühlserlebnis Schmerz tritt zwar immer dann auf, **wenn Gewebestrukturen stark gereizt oder zerstört werden,** es kann aber auch auftreten, ohne daß eine Gewebeschädigung vorliegt. Dazu müssen die unterschiedlichen Schmerzarten und ihre neurophysiologische Entstehung analysiert werden. Andererseits müssen die Modulationen des Schmerzes durch **endogene Schmerzkontrollsysteme** bewertet und die **Möglichkeiten exogener Schmerzbeeinflussung** bekannt sein, um zu einer optimalen rationalen Therapie zu kommen.

Für die Therapie von Schmerzen am Bewegungsapparat steht die **Analyse des somatischen Schmerzes** und seine mechanische und neurophysiologische Entstehung im Vordergrund.

Schmerzen an Wirbelsäule und Gelenken sind Tiefenschmerzen, die dumpf, brennend, ausstrahlend und meist schwer zu lokalisieren sind (vgl. Frisch 1993). Ein **Oberflächenschmerz aus der Haut** wird als hyperalgetische Nozireaktion festgestellt. Der **akute,** gut lokalisierbare Schmerz hat eine Warnfunktion. Er weist auf drohende oder eingetretene Gewebeschäden hin. Der **chronische** Schmerz, ob in Form eines Dauerschmerzes oder rezidivierender Schmerzen, hat nicht immer eine eindeutige Korrelation zum Ausmaß einer Organ- oder Strukturschädigung. Er kann sich von der ursprünglichen somatischen Ursache lösen und zu einem selbstständigen Krankheitssyndrom mit psychosozialem Aspekt werden.

Viszeraler Schmerz entsteht durch rasche und starke Dehnung der Hohlorgane der inneren Organe (Galle, Nierenbecken) oder durch Spasmen und starke Kontraktionen, besonders wenn sie mit einer Ischämie verbunden sind.

Schmerzkomponenten (Nozireaktion)

Die Schmerzkomponenten sind bei der Nozizeption je nach der zugrundeliegenden Noxe in unterschiedlichem Ausmaß vertreten:

- **motorische** Komponente (Schutz- und Fluchtreflexe): Muskelverspannungen,
- **vegetative** Komponente: Blutdruckveränderungen (Hypertonie), Rückwirkung auf Herz und Atmung (v.a. bei viszeralen Schmerzen),
- **sensorische** Komponente: Lokalisation, Intensität, Beginn und Ende des Schmerzes,
- **affektive (emotionale)** Komponente: d.h. die kognitive Schmerzbewertung mit Hilfe des Schmerzgedächtnis, und die Schmerzäußerung sowie das Verhalten (psychomotorische Komponente).
- **Schmerzadaption.**

Wichtig für die Bewertung des Schmerzes ist noch, ob auf einen andauernden Schmerzreiz eine Sensibilisierung der Nozizeptoren stattfindet.

Da die **Reizschwelle der Nozizeptoren nicht einheitlich** und für den einzelnen Rezeptor auch nicht konstant ist – z.T. sind sie selbst bei hohen Reizen nicht erregbar – geht man heute davon aus, daß aufgrund einer sog. Urnoxe (Bakterien, Durchblutungsstörungen, mechanische Gewalteinwirkung oder thermische Reizungen) eine **Sensibilisierung der Nozizeptoren durch algetische Substanzen** (z. B. Prostaglandine, Histamin, Serotonin, Bradikinin) stattfindet, die als Folge der Urnoxe gebildet werden. Eine **Desensibilisierung wird durch Medikamente** (Prostaglandinhemmer) erreicht.

Schmerzentstehung

Der **Schmerz wird durch Sensoren mit hoher Reizschwelle bewußt,** so daß die Nozizeptoren nur im Rahmen ihrer Aufgabe als „Schadensmelder" aktiv werden.
Für die eigentliche Schmerzentstehung aus den Afferenzen der Nozizeptoren gibt es mehrere Theorien:

- Die **Spezifikationstheorie,** nach der die Sinnesempfindung „Schmerz" durch **spezielle hochschwellige, polymodale Nozizeptoren,** Leitungsbahnen und Zentren entsteht, entspricht der heutigen Ansicht über die Nozizeption.
- Die **Reizmustertheorie** geht davon aus, daß auch niedrigschwellige Mechano-, Chemo- und Thermorezeptoren bei einer bestimmten Reizintensität **durch örtliche und zeitliche Summation von Reizen** aus diesen unspezifischen Rezeptoren periphere und zentrale Reizmuster entstehen lassen.
- **Biochemische Veränderungen im Gelenk, in der Umgebung der Bandscheibe oder der Nervenwurzel** können (nach Wehling 1993) durch **Bildung von schmerzfördernden Stoffen** zur Entstehung des Schmerzes beitragen. Diese entstehen durch die Synovialzellen der Facetten bzw. durch die Chondrozyten der Bandscheibe. Sie können durch die Synovialmembran, bzw. den Anulus der Bandscheibe, in die Schichten der Gelenkkapsel bzw. den äußeren Faserring der Bandscheibe gelangen, die mit Nozizeptoren versorgt sind.

Im funktionsgestörten Gelenk entsteht der Schmerz durch Afferenzen aus nozizeptiven Nervenfasern, die in normalem Gewebe ausschließlich bei Einwirkung von gewebsschädigenden Noxen aktiviert werden. **Die meisten Nozizeptoren** in Gelenken, Muskeln und der Haut **sind mechanosensitiv.** Sie reagieren mit Schmerz auf starken Druck, Quetschungen, Scherkräfte und Überdehnungen. **Viele mechanosensitive Nozizeptoren sind polymodal,** d. h. sie reagieren auch auf noxische thermische und chemische Reize, aber auch auf Entzündungsmediatoren, wie Bradikinin, Serotonin und Prostaglandine.
Eine andere Gruppe von Nozizeptoren ist in normalem Gewebe **mechanoinsensitiv** (stumme Nozizeptoren). Diese reagieren aber bei einer entzündlichen Reizung, dann sogar auf nichtnoxische Reize, wie mäßigen Druck oder Wärme mit Schmerzen. Das ist durch eine **Sensibilisierbarkeit der Nozizeptoren** bei Vorliegen entzündlicher Veränderungen im Gewebe durch eine sogenannte „neurogene Entzündung" zu erklären. Diese entsteht durch Absonderung verschiedener **Neuropeptide** (Substanz P und Calcitonin-gene-related-Peptid (CGRP). Die Neuropeptide werden in den Zellkörpern der Nozizeptoren synthetisiert und durch die Endigungen der Nervenfasern freigesetzt. Im Gewebe wirken sie an den Gefäßen (Vasodilatation, Plasmaextravasate), im Rückenmark modulieren sie die synaptischen Übertragungen.

In den Gelenken finden sich **freie Nervenendigungen** in den Ligamenten der fibrösen Gelenkkapsel und im Periost, im Gelenkinneren im Fettgewebe, in den Menisken und der Synovialschicht. Der Nachweis in der Synovialschicht ist allerdings schwierig und gründet sich bisher im wesentlichen auf die Anwesenheit der Neuropeptide. Hier könnte jetzt der pathologisch erhöhte Gelenkdruck registriert werden, was bisher subchondral vermuteten Fühlern zugeschrieben wurde.

Der myofasziale Schmerz muß von der Fibromyalgie und den muskulären Reaktionen bei Dysfunktion der Gelenke differenziert werden. Die Fibromyalgie (syn.: Fibrositissyndrom) wird als generalisierte Tendomyopathie mit chronisch generalisierten Schmerzen im Bereich der Muskulatur, des Bindegewebes und der Knochen an typischen Schmerzpunkten definiert.

Vermutet wird zur Zeit auch, daß diese Stoffe bei allen degenerativen und funktionellen Störungen entstehen. Ob sie aber auch Bestandteile von exsudativen Vorgängen sind, wie bei der aktivierten Arthrose (nach Otte 1971), bei der man bisher nur die mechanische Dehnwirkung des Ergusses als Schmerzursache ansah, oder zusätzlich durch Entstehen einer Entzündung in den Gelenken oder der Bandscheibe bzw. Nervenwurzel wirken, bedarf noch der Abklärung.

In der **Spinaletage** wird das **nozizeptorische Informationsmaterial für die subkortikalen Zentren** Thalamus, Formatio reticularis, Kortex zusammengestellt und über den Tractus spinothalamicus u. a. zum Hirnstamm und Kortex weitergeleitet, wo der Schmerz bewußt wird und rational gewertet werden kann.

Anamnestische Strukturanalyse durch Schmerzanalyse

Die **Nozizeption ist unspezifisch.** Die Stärke eines Schmerzes korreliert auch häufig nicht mit dem Grad der Gewebsreizung oder -schädigung. Der Ort der Schmerzempfindung entspricht häufig nicht dem Ort der Schmerzentstehung, z. B. beim sog. „referred pain".

Außerdem besteht eine starke **Verflechtung zwischen Schmerzempfindung und Schmerzverarbeitung,** d. h. der affektiven Reaktion auf den Schmerz.

In jedem Fall muß das klinische Phänomen **Schmerz als Alarmsymptom einer Erkrankung** bzw. einer Gewebsschädigung, ungeachtet seiner oft ungenauen Konturierung durch die verfälschende Interpretation einer subjektiven Schmerzverarbeitung, auf seine Kausalität hin analysiert werden.

Schmerzarten unter strukturellen Gesichtspunkten

Die möglichst genaue räumliche Eingrenzung von Schmerzen bzw. Mißempfindungen ist eine der **Leitlinien zum Ort der Schmerzentstehung (Gewebsirritation).**

Folgende Schmerzarten (Mißempfindungen) müssen unterschieden werden (mod. nach Janzen 1966):

- **Örtlicher Rezeptorenschmerz** (Dolor localisatus), der bei **Irritation der Körperoberfläche** auftritt. Irritationsort und Schmerzort sind identisch.
- **Übertragener Rezeptorenschmerz** (Dolor translatus). Er wird nicht am Ort der Entstehung empfunden, sondern als übertragener Schmerz („reffered pain"). Er entsteht durch **Nozizeptorenreizung bei Gewebsirritationen im Körperinneren** (Gelenke, Muskeln, innere Organe usw.), aber **auch durch rein funktionelle Störungen,** ohne nachweisbares pathologisch-anatomisches Substrat.

Irritationsort und Schmerzort stimmen nicht überein. Für die Entstehung des Rezeptorenschmerzes ist die **Rezeptorendichte und deren Reizschwelle entscheidend.** Neben dem Schmerz entsteht die somatische Nozireaktion (motorische und vegetative Reaktion; Wolff 1983). Der Rezeptorenschmerz ist mit einer **Verstärkung der Empfindungen (Hyperästhesie, Hyperalgesie),** nie aber mit einer Abschwächung (Hypästhesie, Analgesie) oder eindeutigen motorischen Ausfällen und Reflexausfällen verbunden. **Das Gros der vertebralen und spondylogenen Schmerzen sind Rezeptorenschmerzen.**

Es gibt die schon erwähnten 2 Arten von Nozizeptoren:

1) Nozizeptoren mit dünnen, myelinisierten Fasern, den **A$_\delta$-Fasern**, die einen hellen, scharfen, schneidenden oder stechenden, gut lokalisierbaren Schmerz auslösen, der schnell nach dem Reiz auftritt und „**Erstschmerz**" genannt wird. Diese Nozizeptoren finden sich vornehmlich in der Haut.
2) Nozizeptoren mit dünnen marklosen Fasern, den **C-Fasern**, die einen dumpfen, brennend ziehenden oder bohrenden Schmerz, den langsamer eintretenden und langsamer abklingenden sog. „**Zweitschmerz**" erzeugen. Diese befinden sich v. a. in den Gelenken (Gelenkkapseln, Ligamenten), Sehnen und inneren Organen.

- **Projizierter neuralgischer Schmerz** (Dolor projectus), bei dem durch Irritation einer Schmerzbahn (peripherer Nerv, hintere Wurzel) des zugehörigen Ganglions oder der Schaltstellen im Rückenmark eine Schmerzprojektion in das zugehörige Hautareal erfolgt. Der Irritationsort läßt sich aus dem Ausbreitungsgebiet des Schmerzes folgern.
- **Schmerz in umschriebenen Glieder- und Körperabschnitten** (Meralgie) in Verbindung mit **neurozirkulatorischen oder neurodystrophischen Störungen**. Der **Irritationsort** liegt im **Bereich von Nerven, die Sympatikusfasern führen** (Plexus, N. medianus, N. tibialis, Wurzel C6–C8) **oder der großen Gefäße** mit perivaskulären Geflechten von vegetativen Fasern. Die vegetativen Störungen erlauben eine Seitendiagnostik bezüglich des Irritationsortes. Ein Halbseitenschmerz, der sich nicht an ein bestimmtes Nervenareal hält, ist ein zentraler Schmerz (Thalamus). Für eine Irritation im peripheren Nerv oder im Plexus spricht auch eine **verzögerte Nervenleitgeschwindigkeit**.
- **Meralgien (und Merodysästhesien)** sind von rhythmischen Vorgängen abhängig wie Tagesrhythmus, einseitigen beruflichen Belastungen, Menstruationszyklus, episodischen Vorgängen (Gravidität, Wochenbett), Stoffwechselstörungen.
- **Doppelseitige Schmerzen** und/oder Mißempfindungen. Hierbei spielen neben dem Irritationsort noch Allgemeinfaktoren eine Rolle. Dabei ist zu denken an:
  – Entzündungen,
  – hämatologische Erkrankungen,
  – Stoffwechselerkrankungen,
  – Intoxikationen,
  – Tumoren.

Grundprinzipien bei der Schmerzanalyse

1) **Keine vorschnelle Einordnung** „typischer Symptombilder" nach der Häufigkeitsregel („Häufiges ist häufig, und Seltenes ist selten") ohne systematische Exploration der Beschwerden und eingehende Befunderhebung.
Die Häufigkeitsregel gilt für die Suche nach Krankheitsprozessen, nicht aber bei der Deutung von Phänomenen (Janzen 1966).
2) Jede **Verstärkung oder Veränderung eines Schmerzes** (oder Mißempfindung) kann eine Verschlimmerung des Prozesses bedeuten.
3) Jede plötzliche und unerwartete „**Besserung**" der Beschwerden kann ebenfalls eine Verschlimmerung (Gewebsuntergang nach Reizzustand) anzeigen.

Schmerzanalyse in der Anamnese

Die Schmerzanalyse erfolgt mit Hilfe der

5 Anamnesefragen:
Was schmerzt (Lokalisation)?
Wann, wie, wodurch werden Schmerzen bzw. Funktionsstörungen hervorgerufen und verändert?
Womit sind die Schmerzen verbunden (Begleiterscheinungen)?

Schmerzmuster und Schmerzverhalten. Aus der Schmerzanamnese ergeben sich folgende **7 Schmerzmuster,** die als Faustregel für die wahrscheinliche strukturelle Zugehörigkeit der geklagten Beschwerden gelten können. Sie müssen durch entsprechende Befunde ergänzt und bestätigt werden.

Rezeptorenschmerz aus Gelenk, Muskulatur, Bändern; Nerven- und Gefäßschmerzen

Gelenkschmerzen

Rezeptorenschmerz aus Synovialmembran, fibröser Gelenkkapsel, (möglicherweise auch subchondralen Schichten der Gelenkfläche), Periost, Ligamenten, Menisken, Fettgewebe und Kapselgefäßen. Man unterscheidet degenerative und entzündliche Gelenkschmerzen.

Degenerative Gelenkschmerzen

Was?
Gelenk- oder WS-Schmerzen mit Ausstrahlung in die zum Gelenk gehörenden Weichteilstrukturen (Muskeln, Bänder, Sehnen).

Wann?
Anlaufschmerz nach längerer Ruhestellung (Morgenschmerz); Belastungs- und Ermüdungsschmerz; später oft auch Ruhe- oder Nachtschmerz.

Wie?
Dumpf, ziehend, bohrend (Muskelschmerz); akuter, scharfer Schmerz bei Einklemmung (Meniskus, Gelenkmaus); allmählich zunehmender Schmerz bei Überlastung.

Wodurch?
Mechanische Faktoren wie Fehl- oder Überbelastung, Traumatisierung, Ermüdung; Witterung (Feuchtigkeit), Temperatur; Abklingen in Ruhe.

Womit?
Inspektion: Schwellung (bei aktiver Arthrose), Entlastungsstellung.
Funktion: Bewegungsschmerz, später Bewegungsbehinderung; Kraftlosigkeit, Muskelschwäche, Gangstörungen.
Palpation: lokaler Druckschmerz.
Keine Allgemeinerscheinungen.

Entzündliche Gelenkschmerzen

Was?
Gelenk- oder WS-Schmerzen mit diffuser Ausstrahlung in die Umgebung. Bei Knochenprozessen ist der Schmerz nicht ausstrahlend, sondern auf die Knochen beschränkt (Periost, Markraum).

Wann?
Heftiger Dauerschmerz, als Ruhe- und v. a. als Nachtschmerz mit Verschlimmerung am Morgen (mit Morgensteifigkeit).

Wie?
Heftiger, scharfer, hitziger, auch bohrender oder pulsierender (Erguß) Schmerz. Bei Knochenprozessen dumpfer Schmerz, bei Beteiligung des Periosts scharfer Entzündungsschmerz.

Wodurch?
Entzündliche Veränderungen der Membrana synovialis, Gelenkergüsse, entzündliche Knochenerkrankungen und Tumoren.

Womit?
Inspektion: Schwellung, Entlastungsstellung (Ruhestellung), evtl. Deformierung.
Funktion: frühzeitige, stark schmerzhafte Bewegungsbehinderung.
Palpation: Überwärmung, starker lokaler Druckschmerz.
Allgemeinerscheinungen: Krankheitsgefühl, Müdigkeit, Temperaturen, Gewichtsverlust. In den Spätstadien degenerativer oder entzündlicher Prozesse kann die Differenzierung von Gelenkschmerzen (aus Gelenkkapsel und Ligamenten) und Knochenschmerzen (aus Periost und Markraum) durch Übergreifen der Prozesse auf die jeweils benachbarten Strukturen erschwert sein.

Muskelschmerzen

Rezeptorenschmerz aus Muskelfasern und Sehnenansätzen.

Was?
Schmerz in Einzelmuskeln oder Synergien, meist in funktionellem Zusammenhang mit Gelenken oder Segmenten (Kettentendomyosen).

Wann?
Anlaufschmerz nach längerer Ruhigstellung (z. B. Morgenschmerz) oder nach längerer einförmiger Haltung oder Belastung.

Wie?
Diffuser, dumpfer, ziehender, bohrender oder reißender Schmerz. Der Myogelosenschmerz bei Palpation kann auch hell oder schneidend sein.

Wodurch?
Lokale Myalgien: Muskelhartspann bei Gelenkblockierungen. Dehnung verkürzter oder kontrakter Muskeln bei pathologischen Muskelstereotypien (reflektorisch erhöhter Ruhetonus). Fehl- und Überlastung („Muskelkater"). Besserung durch Wärme (außer bei entzündlicher Ursache) und Bewegung.
Allgemeine Myalgien: bei Viruserkrankungen (Grippe), bei bakteriellen Infektionen und Kollagenerkrankungen (erhöhte BKS, Leukozytose), besonders bei Polymyalgia rheumatica. Keine Auslösung durch Husten, Niesen oder Pressen.

Womit?
Funktion: Muskelsteifigkeit (Rigor, Zahnradphänomen), schnelle Ermüdbarkeit, Bedürfnis nach Stellungs- bzw. Haltungswechsel bei Muskelinsuffizienz und Hypermobilität. Kein Schmerz bei translatorischen Gelenkbewegungen.
Palpation: lokaler Druckschmerz und Hartspann der Muskeln, evtl. auch lokale Muskelhärten (knoten- oder strangartig), die als Trigger-, Maximal-, segmentale Irritationspunkte, Myogelosen bezeichnet werden.

Neurologische Symptome: keine radikulären Symptome, evtl. Dysästhesien.

Bänderschmerzen

Rezeptorenschmerz aus Sehnen- und Bandansätzen.

Was?
Lokale Schmerzen an den Insertionsstellen von Sehnen und Bändern, oft mit Ausstrahlung in die zugehörige Muskulatur.

Wann?
Nach längerdauernder einförmiger Haltung, v. a. bei insuffizienter Muskulatur. Im Segment bei beginnender Bandscheibendegeneration (Störung des diskoligamentären Spannungsausgleichs).

Wie?
Schmerzcharakter wie bei Muskelschmerzen.

Wodurch?
Überlastung, Dehnung, Druck und Zug. Akute Besserung durch Entlastung und Ruhigstellung; dauerhafte Besserung durch Muskeltraining. Endgradiger Schmerz bei passiver Bewegung hypermobiler Gelenke.

Womit?
Dysästhesie, Hyperalgesie; Druckschmerz der Bandansätze, oft mit vermehrter passiver und translatorischer Gelenkbeweglichkeit (Hypermobilität).

Gleitlagerschmerzen (Bursitiden, Tendovaginitiden)

Was?
Lokale Schmerzen über Schleimbeuteln oder Sehnenscheiden.

Wann?
Meist nach Überlastung oder einförmiger Arbeit.

Wie?
Ziehend, reißend.

Wodurch?
Einmalige stumpfe oder wiederholte Mikrotraumen, rheumatische und Stoffwechselerkrankungen (Gicht), Störungen des Hormon- und Vitaminhaushaltes (Vitamin E). Besserung durch Ruhe, Verschlimmerung durch Druck oder Bewegung.

Nervenschmerzen

Direkte Reizung der Nervenbahn.

Neuralgischer Schmerz

Was?
Dolor localisatus oder Dolor projectus, oberflächlicher, scharf begrenzter Schmerz im Ausbreitungsgebiet eines peripheren Nervs oder einer Nervenwurzel.

Wie?
Heller stechender oder schneidender Schmerz, kribbelnd, blitzartig einschießend. Keine Neigung zur Ausbreitung außerhalb des Nervenareals, z.B. Parästhesien beim Karpaltunnelsyndrom.

Wodurch?
Durch örtliche mechanische Einwirkung am Irritationsort: Druck oder Dehnung des Nervs oder der Nervenwurzel (Lasègue-Zeichen), z.B. durch Husten, Niesen, Pressen bei latenter Bandscheibenprotrusion; bei Engpaßsyndromen peripherer Nerven; radikulärer Dauerschmerz durch Bandscheibenprolaps (Hernie); Traumen.

Womit?
Reflexstörungen, Sensibilitätsstörungen (Hypästhesie, Hypalgesie, Parästhesie) im Dermatom oder im Areal des peripheren Nervs, motorische Ausfälle der segmental zugehörigen Muskeln (Kennmuskeln) oder der Muskulatur des peripheren Nervs, Störungen der Schweißsekretion nur bei Läsion peripherer Nerven.

In der WS: Entlastungshaltung, eingeschränkte Beweglichkeit, verspannte Muskulatur.
Keine Allgemeinerscheinungen.

Vegetativer Schmerz

Direkte Reizung vegetativer Nervenfasern bzw. Rezeptorenschmerz aus dem Körperinneren.

Was?
Dolor translatus („referred pain") oder Meralgie: schwer lokalisierbarer, nicht scharf begrenzter Schmerz auf der Körperoberfläche mit Neigung zur diffusen Ausbreitung.

Wann?
Dauerschmerz, oft auch wellenförmig. Der Schmerz überdauert den Schmerzreiz!

Wie?
Dumpf, glühend, brennend, krampfartig.

Wodurch?
Reizung peripherer Nerven mit reichlich vegetativen Fasern (z.B. N. medianus, N. tibialis). Nozizeption aus dem Körperinneren (Head-Zonen, Mackenzie-Zonen) und/oder den Gelenken.

Womit?
Verbunden mit vegetativen Störungen: Kältegefühl, Schwellungsgefühl, Schweißsekretion, Durchblutungsstörungen, trophische Störungen. Störung des Allgemeinbefindens.

Gefäßschmerzen

Was?
Schmerzen in der Umgebung des Gefäßverlaufs.

Wann?
Belastungsschmerz (Stadium II) und Dauer-

schmerz (Stadium III, IV) bei arteriellen Gefäßverschlüssen. Belastungsschmerz auch bei akuter Thrombophlebitis.

Wie?
Plötzlicher peitschenschlagartiger Schmerz, distal vom Ort der Gefäßläsion (arterieller Schmerz), auch Kältegefühl.
Allmählich zunehmendes Druck-, Spannungs- und Schweregefühl, Wadenschmerzen (venöser Schmerz).

Wodurch?
Verschlimmerung durch Gehen einer bestimmten Strecke (Claudicatio intermittens) sowie durch Wärme und Kälte ist arteriell bedingt, Verschlimmerung durch Stehen (ca. 20–30 min) ist venös bedingt.
Besserung durch Tieflagerung bei arterieller Läsion, durch Hochlagerung und Gehen bei venöser Läsion.

Womit?
Hautveränderungen bei arteriellen und venösen Läsionen: Blässe und Kälte (arteriell), bläuliche Verfärbung und Wärme (venös).
Gestörtes Allgemeinbefinden bei Thrombophlebitis.

Vertebragene Schmerzen

Sie können in 2 Formen auftreten, die sich manchmal schwer differenzieren lassen, weil sie auch kombiniert vorkommen:
Direkte Irritation der Nervenbahn (radikulärer Schmerz), Schmerzmuster s. auch oben „Neuralgischer Schmerz".
Rezeptorenschmerz aus dem Wirbelsegment (pseudoradikulärer Schmerz nach Brügger 1962). Dieser kommt aus dem dorsalen Teil des Anulus fibrosus, dem hinteren Längsband und der Kapsel des Wirbelbogengelenks über den Ramus meningicus sowie möglicherweise aus subchondralen Schichten der Gelenkfläche und der segmentalen Muskulatur über den Ramus dorsalis der Spinalnerven.

Durch den funktionellen Zusammenhang aller genannten Strukturen entstehen folgende Schmerzmuster an der Wirbelsäule, die sich mischen und überlagern können.

Radikulärer Schmerz

Was?
Lokaler oder ausstrahlender scharfer Nervenschmerz.

Wann?
Plötzlich anfallsweise nach Trauma (Mikrotraumen!) oder mechanischer Überbelastung.

Wie?
Starker stechender, schneidender Schmerz im Dermatom.

Wodurch?
Irritation der Nervenwurzel im Foramen intervertebrale durch **Kompression.** Ursachen: Bandscheibenprotrusion oder -prolaps, Wirbelfehlstellung, Kapselschwellung an den Wirbelbogengelenken, meist in Verbindung mit degenerativen Wirbel- und Gelenkveränderungen (Randwulstbildungen), Durchblutungsstörung oder Ödembildung sowie Tumoren im Bereich der Nervenwurzel.
Auslösung und Verschlimmerung besonders durch Bewegung (Husten, Niesen, Pressen) und Traumen.

Womit?
Inspektion: schmerzhafte Fehlhaltung (Entlastungsskoliose/antalgische Haltung).
Funktion: hochgradig eingeschränkte Beweglichkeit des Wirbelsegments in mehreren Richtungen und meist des gesamten Wirbelabschnitts.
Palpation: lokaler Druckschmerz, einseitig verspannte Muskulatur.
Neurologische Symptome: Nervendehnungsschmerz (Lasègue-Zeichen), Reflexausfälle (später), Sensibilitätsausfälle (Parästhesien im Dermatom, Hypästhesie, Hypalgesie) motorische Ausfälle (nur in schweren Fällen).

Rezeptorenschmerz aus dem Wirbelsegment – pseudoradikulärer Schmerz

Was?
Lokaler oder ausstrahlender Muskelkettenschmerz mit oder ohne vegetative Symptome.

Wann?
Akuter (Lumbago) oder *allmählicher* Beginn nach Traumen (Mikrotraumen), Fehl- oder Überlastung.

Wie?
Diffus, dumpf, bohrend, ziehend, reißend (myalgischer Schmerz).

Wodurch?
Rezeptorenreizung in den verschiedenen Strukturen des Wirbelsegments, v. a. der Wirbelbogengelenke, durch Störung des diskoligamentären Spannungsausgleichs in Form einer hypomobilen Funktionsstörung (Blockierung) oder einer hypermobilen Funktionsstörung (allgemeine oder lokale Hypermobilität) nach Traumatisierung, Fehl- und/oder Überbelastung.

Womit?
Inspektion: meist keine oder nur geringe Schmerzskoliose.
Funktion: verminderte (Blockierung) oder vermehrte (Hypermobilität) Beweglichkeit von WS-Abschnitten oder Segmenten. Bändertests dann oft positiv.
Palpation: Schmerzpalpation im Segment positiv, verspannte Muskulatur (Blockierung), teilweise auch abgeschwächte Muskelgruppen, verquollenes Unterhautzellgewebe (Kibler-Falte).
Keine neurologischen Ausfallserscheinungen.

3.2 Funktionsstörung (Blockierung)

Die beiden Begriffe Bewegungsapparat und Bewegungssystem werden verwendet, je nachdem ob die Funktion mehr unter dem **mechanischen oder neurophysiologischen Aspekt** gesehen wird. Zur Analyse einer Gelenkfunktionsstörung müssen aber beide Aspekte berücksichtigt werden; erst recht, wenn mit einer Mechanotherapie, wie der manuellen Therapie, behandelt werden soll. **Die bewegungsausführende Struktur ist unter beiden Aspekten die Muskulatur.** Sie steht daher im Mittelpunkt der diagnostischen Betrachtung und der therapeutischen Bemühungen, gleichgültig, ob es sich um eine hypomobile oder hypermobile Störung der Gelenkbewegung handelt.

Im internationalen Sprachgebrauch werden diese Störungen als **segmentale und peripher artikuläre Dysfunktion** bezeichnet. Für die hypomobile Funktionsstörung hat sich im deutschen Sprachraum der Begriff der **Blockierung** eingebürgert. Sie ist das Substrat der mit manualtherapeutischen Handgriffen behandelbaren Störungen. Es ergeben sich daher für die Therapie die Fragen:

- Wie und aufgrund welcher Einwirkungen entsteht eine Blockierung?
- Welche Strukturen sind an der Blockierung beteiligt?
- Mit welchen therapeutischen Maßnahmen kann die Blockierung behoben werden?

Seitdem die reproduzierbaren Behandlungserfolge der manuellen Therapie die Handgrifftherapie als relevante Methode zur Behebung von schmerzhaften Gelenkfunktionsstörungen bestätigten, hat es nicht an Erklärungsversuchen für das zu behandelnde **Substrat der Blockierung** gefehlt.
Neumann (1983) hat in seiner Monographie **Manuelle Medizin** die bisher bekannten Theorien und Arbeitshypothesen für die Blockierung chronologisch zusammengestellt:

- Störung der Zirkulation von Gewebsflüssigkeit (Still 1908),
- Subluxation eines Wirbels, Nerveneinklemmung (Palmer 1933),
- Meniskus(Meniskoid)-Einklemmung (Zuckschwerdt et al. 1960),
- Verklemmen von Bandscheibengewebe (Cyriax 1969; Fisk 1977),
- Störungen der Gleitfähigkeit der Gelenkoberfläche (Wolf 1946),
- Störung der nervös-reflektorischen Steuerung des Gelenks (Korr 1975; Dvořák u. Dvořák 1983).

Neumann selbst **definiert die Blockierung,** die er als einzige Indikation zur manuellen Therapie bezeichnet, als einen Zustand reversibel gestörter Funktion eines Gelenks im Sinne einer **Bewegungseinschränkung,** die an jedem Punkt der physiologischen Bewegungsbahn (Mittel- bis Endstellung) eintreten kann. Die Beweglichkeit ist in einer oder mehreren Richtungen eingeschränkt, das Gelenkspiel (s. S. 15 und Abb. 1.7, S. 12) ist regelmäßig vermindert.

Die zugehörige **Muskulatur** ist entsprechend der Richtung der Bewegungseinschränkung **verspannt.**

Die **Funktion der segmental zugeordneten Gewebe** und Organe kann **beeinträchtigt** sein.

Wie haben die deutschsprachigen Autoren in ihren Diagnostik- oder Therapiebüchern die Pathogenese der somatischen Dysfunktion: „Blockierung" erklärt und welche mechanischen Wirkungen bzw. neurophysiologischen Folgen werden den angegebenen Behandlungstechniken unterstellt?

Das Blockierungskonzept von Lewit (1973/ 1987a), der sich wohl am längsten und ausgiebigsten mit den Problemen der manuellen Medizin beschäftigt hat, gibt folgende Erklärung: Die Blockierung ist ein reflektorisches Phänomen, das obligat mit einem **Muskelspasmus** verbunden ist. Sie ist durch eine **Störung des Gelenkspiels** das, (manuell) therapeutisch wieder hergestellt werden muß, charakterisiert. **Der Sitz der Blockierung ist im Gelenk und nicht in der Muskulatur.** Lewit (1987a) untersuchte Patienten, bei denen eine Blockierung in der Halswirbelsäule festgestellt worden war in Narkose anläßlich einer anderweitigen notwendigen Operation und fand, daß trotz Ausschaltung der Muskulatur in der tiefen Narkose die Gelenkblockierung weiterbestand. Er schloß daraus, daß die Blockierung nicht primär muskulär, sondern durch ein mechanisches Hindernis im Wirbelbogengelenk hervorgerufen wurde. Einen weiteren Beweis sieht er in den Blockierungen von Gelenken, die keine eigene Muskulatur besitzen, wie das Sakroiliakalgelenk, das Akromioklavikulargelenk und das Tibiofibulargelenk.

Als **Ursache** der Blockierung betrachtet er **die Einklemmung von Meniskoiden,** die sich nicht nur in allen Wirbelbogengelenken, sondern auch (Kos 1971) in den Extremitätengelenken finden. Durch **Fehl- oder Überbelastung** sowie durch **traumatische Einwirkung** auf das Gelenk kann es zur Einklemmung des dünnen, keilförmigen Endes des Meniskoids kommen, wenn das aus derben, nicht eindrückbarem Faserknorpel bestehende Meniskoid zwischen die elastischen Knorpelschichten der Gelenkpartner gerät (Abb. 3.1). Der elastische Knorpel paßt sich zunächst durch Dellenbildung der eingeklemmten Meniskoidspitze plastisch an. Durch diese Adaption kann die Einklemmung schmerzlos sein, aber das Gelenkspiel ist nun nicht mehr möglich. Diese mechanische Einklemmung kann nach Ansicht von Lewit durch eine manipulative Trennung der Gelenkflächen, die dem Meniskoid das Zurückschlüpfen in seine Ausgangsstellung ermöglicht, behoben werden. Bei der **Mobilisation** wird die **Befreiung des Meniskoids** durch die wiederholten Hin- und Herbewegungen erzielt, die durch allmähliche Minderung des Bewegungswiderstandes und eine keilförmige Öffnung des Gelenkspalts die Einklemmung löst (Abb. 3.2). Soweit der mechanische Aspekt.

Eine weitere Ursache für das Entstehen einer Wirbelblockierung sieht Lewit (1987a) in einer **Segmentreizung** aus einer zum gleichen Segment gehörigen Struktur **außerhalb**

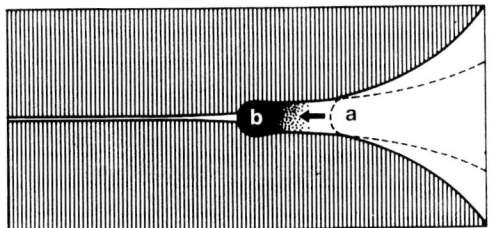 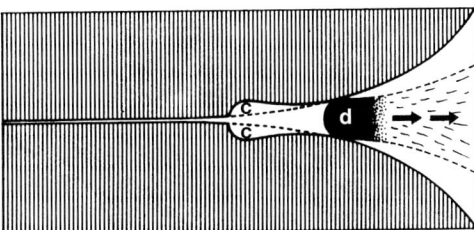

Abb. 3.1. Modellvorstellung der Einklemmung der Meniskoide als Substrat der Gelenkblockierung nach der Theorie von Wolf und Kos. Rand eines Gelenkspalts. **Links** das normalerweise in Position **a** liegende Meniskoid ist zwischen die Gelenkflächen geraten, und sein derber Rand **b** hat sich hier eingedrückt; **rechts** durch die Behandlung ist das Meniskoid wieder in seine normale Lage zurückgekehrt. Für kurze Zeit hat es in beiden Gelenkoberflächen eine Nische hinterlassen (**c–c**). Diese Nische ist zum Rand hin flach, so daß der Widerstand beim Zurückschlüpfen des Meniskoids gering sein kann. (Aus Lewit 1987a, S. 42)

der Wirbelsäule, die zu einem Spasmus in der tiefen Schicht der Erectormuskeln führt. **Durch diesen Spasmus wird das Segment muskulär fixiert.** Eine länger anhaltende Bewegungslosigkeit des Segments löst dann die **Blockierung mit muskulären Veränderungen** aus.

Über die benachbarten, kompensatorischen Hypermobilitäten bei Blockierungen und deren sekundäre Blockierungen kommt es zu einer Störungskette von Hypo- und Hypermobilitäten, die zu trophischen und degenerativen Veränderungen führen.

Die mechanische Störung – so Lewit (1987a) – führt allein noch nicht zu klinischen Krankheitserscheinungen, sondern erst die **somatischen und vegetativen Reaktionen,** die der nozizeptive Reiz aus der (mechanischen) Funktionsstörung des Wirbelgelenks auslöst. Schmerz wird erst bei genügender Intensität dieses Reizes und entsprechender Empfindlichkeit des Nervensystems empfunden.

Sachse (1991) macht im Prinzip die gleichen Angaben wie Lewit. Die **Kriterien der Blockierung** sind bei ihm:

- Abrupter **harter Anschlag am Ende einer gestörten Bewegungsrichtung** anstelle des weich federnden Endgefühls. Das gilt auch für Gelenke, die keine eigene Muskulatur haben, wie das Sakroiliakalgelenk.
- **Aufhebung oder Einschränkung** bzw. Erschwerung **des parallelen Gleitens** bei Prüfung des Gelenkspiels („joint play"), meist ohne Schmerz.
- **Verspannungen in der Muskulatur des Wirbelsegmentes** (reflektorisch-algetische Krankheitszeichen). An der **Wirbelsäule** steht die auftretende tastbare Spannung der Muskulatur, die oft abrupt entstehen kann, an erster Stelle der Blockierungskriterien. Das gestörte Gelenkspiel ist hier nach Sachse nur an den Segmenten der HWS zu tasten, da sich die 2 Partnerwirbel eines Segments nicht isoliert festhalten bzw. isoliert bewegen lassen. Bei den segmentweise palpierten parallelen Gleitbewegungen der angulären Funktionsbewegung werden die Bewegungsausmaße abgeschätzt und mit den kranialen und kaudalen Segmenten bzw. dem Bogengelenk der anderen Seite verglichen. Dabei muß sich die Beweglichkeitsbeurteilung auch an der Beweglichkeitsverteilung in den einzelnen WS-Abschnitten orientieren.

Die Blockierung muß von anderen muskulären Bewegungsstörungen und schmerzbedingten Bewegungssperren abgegrenzt werden.

Als anatomisches Substrat der Blockierung hält er ebenso wie Lewit (1987a) die **Einklemmung meniskoider Gelenkstrukturen**

Blockierung

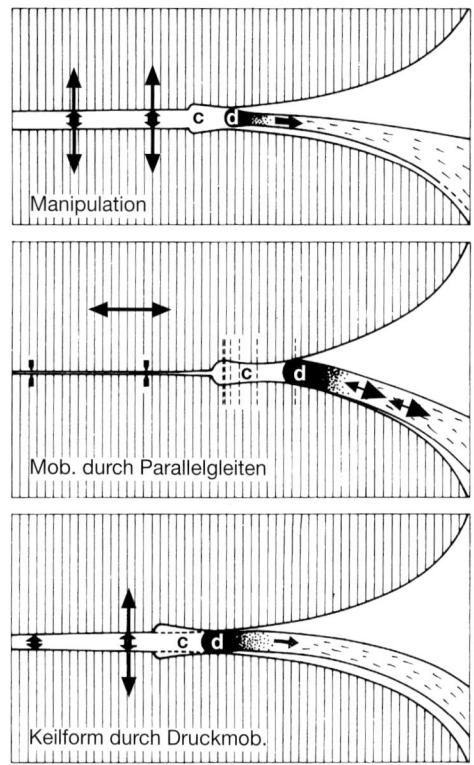

Abb. 3.2. Modellvorstellung über die Wirkung der Behandlungstechniken zur Befreiung des eingeklemmten Meniskoids **d** aus der Nische **c**. **Oben** Distraktionsmanipulation, das Auseinanderklaffen der Gelenkflächen erlaubt das Zurückschlüpfen; **Mitte** die repetitive Mobilisation bringt das Meniskoid zuerst in kleinen Schritten und dann schneller in seine Ausgangsposition zurück; **unten** die Druckmobilisation erlaubt ein langsames Zurückrutschen zwischen den leicht keilförmig auseinandergedrückten Gelenkflächen. (Aus Lewit 1987a, S. 43)

nach den Angaben von Emmiger (in Zuckschwerdt 1955) und Kos u. Wolff (1972) für die derzeit wahrscheinlichste Erklärung des Blockierungsphänomens. Die Auswirkungen der Blockierung sieht er im **Auftreten pathologischer Band- und Kapselspannungen,** die für die nozizeptiven Signale der Gelenkrezeptoren verantwortlich sind. Die reflektorische Antwort auf diese nozizeptiven Schädigungsreize bestehen dann häufig in Spannungsänderungen in der zugeordneten Muskulatur, die die Beweglichkeit zusätzlich einengen können.

Die Einschränkungen der aktiven und passiven Beweglichkeit eines WS-Abschnittes spricht nach Sachse primär für eine Muskelverspannung. Diese kann Blockierungsfolge sein, aber auch durch Muskelverkürzung ohne Blockierungsbefund bedingt sein. Im Gegensatz dazu muß ein normal beweglicher WS-Abschnitt nicht in jedem Fall frei von Wirbelblockierungen sein.

Die **Störung der Bewegungsfunktion, die Blockierung, ist auch für Sachse das Substrat für die mobilisierende Behandlung.** In diesem Sinn distanziert er seine Auffassung sowohl von einer Stellungsdiagnose der Gelenkpartner als Behandlungsbasis als auch von der Methode von Maigne (1970), die sich auf die paraspinale Palpation und Schmerzprovokation stützt.

Als **klinisches Leitsymptom** für die Funktionsstörungen des Bewegungssystems bezeichnet er den **Schmerz** infolge tastbarer reflektorischer Gewebespannungen im Segment, die druck- oder spontan empfindlichen Zonen (Maximalpunkte, „trigger points").

Diese **reflektorisch-algetischen Krankheitszeichen** sind für Sachse das objektive Kriterium für das Bestehen eines nozizeptiven Reizes im zugeordneten Gebiet. Da nicht erkannt werden kann, ob der primäre Reiz aus dem Bewegungsapparat selbst oder einem inneren Organ kam, müssen nach seiner Ansicht beide Organsysteme untersucht werden.

Ursachen der Blockierung sind nach Sachse:

- Gelenktraumen ohne Strukturverletzungen (!), sog. Bagatelltraumen,
- strukturelle Gelenkveränderungen (z.B. Traumafolgen, Arthrosen, Arthriden),
- Fehlbelastung und Überlastung tragender Gelenke an der Wirbelsäule und den Extremitäten,
- länger dauernde Ruhigstellung eines Gelenks,
- reflektorische Entstehung durch Primärreize aus dem Intestinum.

H. D. Wolff (1983) erklärt die funktionelle (mechanische) Störung der Gelenkmechanik ebenfalls mit dem **Verlust des „joint-play"**, das er als endständige Bewegungsminderung und Einbuße an passiver Federungsmöglichkeit definiert. Diese Ausfälle werden von Proprio- und Nozizeptoren des Gelenks registriert und über das Hinterhorn und ein Interneuron zunächst an die γ-Motoneurone im Vorderhorn weitergegeben. **Dadurch entsteht ein erhöhter Grundtonus** in den segmental zugehörigen Muskeln und infolge der Verkürzung der intrafusalen Muskelfasern eine erhöhte Empfindlichkeit der Spindelrezeptoren. In der weiteren Folge entwickelt sich durch den nozizeptiven Einstrom über die α-Motoneurone als **Reaktion der schmerzhafte Dauertonus der Arbeitsmuskulatur.** Im Seitenhorn werden Vasomotorik, exokrine Drüsen und glatte Muskulatur beeinflußt, und über den Tractus spinothalamicus erfolgt die Verknüpfung mit dem Gehirn. Die Veränderungen der Muskulatur, als **Hartspann** (der vermehrte funktionelle Dauertonus) und bei längerem Bestehen als **Myose** (funktionelle und strukturelle Veränderungen an den Muskelfibrillen) bezeichnet, hält Wolff für eines der verläßlichsten Symptome der Blockierung. Er betont aber auch die außerordentliche Variabilität des klinischen Bildes der Blockierung durch die Einschaltung des γ-Systems in die muskuläre Reaktion, da das γ-System durch seine mannigfachen Verknüpfungen mit subkortikalen (limbisches System) und dienzephalen (Formatio reticularis) Steuerungszentren vielerlei Einflüssen ausgesetzt ist.

Die Entstehung **sekundärer Blockierungen durch Primärreize von außerhalb des Segments** erklärt er, genau wie Lewit, durch eine muskuläre Reaktion des Segments, die zur Gelenkblockierung führt und die den primären Organreiz auch überdauern kann.

Diagnostisch ist für Wolff die Entscheidung ausschlaggebend, ob ein pathologisch-anatomisch faßbares Krankheitsbild oder eine funktionelle Störung vorliegt. Der Schmerzcharakter und die Zeichen der lokalen Nozireaktion an der Muskulatur sind wichtig.

Als Ursachen der Blockierung nennt er:

- anatomische Veränderungen,
- Fehlleistungen oder Fehlbelastungen,
- Traumatisierungen,
- länger dauernde Ruhigstellungen,
- falsch koordinierte rasche Bewegungsabläufe,
- reflektorische Fehlsteuerungen aus der Organperipherie.

Die von ihm vorgeschlagene Therapie stellt neben die mechanischen Verfahren

- Manipulation, Mobilisation und die
- Muskeltechniken: MET („muscle energy technique") und PIR (postisometrische Relaxation)

die Lokalanästhesie, Hemmung der Prostaglandinsynthese und Dämpfung durch Tranquilizer.

Eder und Tilscher (1988) bezeichnen die **Blockierung** als **Minusvariante der Funktionsstörungen,** die Hypermobilität als Plusvariante. Sie weisen darauf hin, daß die klinischen Befunde bei beiden Abweichungen im Prinzip gleich sind: der pseudoradikuläre Schmerz, die verspannte Muskulatur und das verquollene Bindegewebe sowie die deutliche Druckschmerzempfindlichkeit. Eine Unterscheidung ist lediglich durch die Untersuchung der segmentalen Beweglichkeit möglich, die bei der Hypermobilität vermehrt und bei der Blockierung eingeschränkt ist. So sind auch für sie die Kriterien der Blockierung:

- **hartes Anschlagen** bei der segmentalen Beweglichkeitsprüfung statt des normalen federnd-elastischen **Endgefühls,**
- **Störung des freien Gelenkspiels** beim passiven Parallelverschieben der Gelenkflächen,
- **fehlende traktorische Bewegung (Auseinanderweichen** und Klaffen der Gelenkflächen) **bei passiver Extension** (gemeint ist wohl das „joint play" bei Distraktion eines Gelenks!).

„Blockierungen und Instabilitäten resultieren aus der ätiopathogenetischen Multikausalität des vertebralen Störungsaufbaus."
Die Frage nach der Verursachung kann ihrer Ansicht nach nur im Sinne der Summation von Einzelfaktoren und in biokybernetischer Betrachtungsweise beantwortet werden, „wobei die segmentale Fazilitierung arthromuskulärer Regelkreise ein sicherlich entscheidendes Moment darstellt."

Als **Ursachen** der Blockierung werden:

- akute und chronische Überlastung (Fehlstereotypien, Berufs- und Sportschäden),
- viszero-vertebral aufgebaute segmentale Sensibilisierungen,
- entzündliche, lokale, stoffwechselbedingte Vorbelastungen (feuchte Blockierungen),
- psychosomatisch gebahnte Pathomechanismen

genannt oder eine Kombination von mehreren dieser Faktoren. **Die Beachtung dieser Multikausalität bei der Erstellung des Therapieplans ist** nach Eder u. Tilscher **entscheidend** für den Erfolg der Therapie.

Bischoff (1988) definiert die Blockierung als eine „**reversible Sperre des Bewegungsablaufes im Gelenk,** die eine oder mehrere Bewegungsrichtungen betrifft und nicht durch eine Kontraktur bedingt ist. Es handelt sich dabei um das Auftreten eines Hindernisses auf dem Wege zum Bewegungsziel, welches durch das Bewegungskonzept des Gesamtorgans (gemeint ist der Bewegungsapparat, Anm. des Autors) vorgegeben ist. Die Blockierung bedingt eine relative Fehlstellung bezüglich des Bewegungsfortschrittes des Gesamtorgans".
Unterschieden werden die

- „**normale" Blockierung,** in der 1–3 Richtungen blockiert sind („Idealfall" für die manuelle Therapie). Das Fehlen einer freien Richtung ist eine Kontraindikation.
- **Blockierungen im instabilen Segment,** die nach Angaben von Bischoff mit Zunahme eines pathologischen Bewegungsspielraums vermehrt auftreten. Diese werden „bei einer Störung des segmentalen Spannungsgleichgewichts infolge Tonusverlust der segmentalen kurzen Muskulatur bzw. des Bandapparates bei einer Verschmälerung des Zwischenwirbelraumes durch degenerative Prozesse" gesehen.

Zur **Diagnose** gehören bei Bischoff (1988):

- die Feststellung der **Hypomobilität.** An der Wirbelsäule geschieht das durch Prüfung der Beweglichkeit benachbarter Dornfortsätze zueinander bei Ante-, Retro-, Links- und Rechtslateralflexion sowie Links- und Rechtsrotation.
- **Spontan- oder Druckschmerz** der zum Gelenk gehörigen **Muskulatur.**
- Die **Feststellung eines** entsprechenden **segmentalen Irritationspunktes.** Die segmentale Muskelkontraktur (Tonuserhöhung) der tiefen antochthonen Muskulatur an der Wirbelsäule wird als ein konstantes Symptom der Blockierung bezeichnet, tritt aber auch bei Arthritiden, Prolapsen und Tumoren auf. Bei längerem Bestehen der Blockierung finden sich auch Myogelosen der zum Segment gehörenden Muskulatur (ventraler Ast des Spinalnerven).
- Das **Verhalten der Irritationszone bei mobilisierenden Probezügen.** Die **Irritationszone** wird von ihm (nach Caviezel, zit. nach Bischoff 1988) definiert als:
  - segmental limitierte,
  - örtlich definierte,
  - spontan- oder druckschmerzhafte,
  - reflektorisch ausgelöste Zustandsänderung des Gewebes mit
  - zeitlich und quantitativ unmittelbarer Beziehung zur verursachenden Gelenks(Wirbel)-Irritation (Dysfunktion).

  Außerdem finden sich Veränderungen der Ästhesie bzw. Algesie sowie Veränderungen der Temperatur und Schweißsekretion im Dermatom.

Wie Sachse (1991) äußert auch Bischoff (1988) die Ansicht, daß ein Vergleich der mechanischen Störung im Gelenk mit den reflektorischen Auswirkungen im Segment die nervöse bzw. vegetative Reaktionsbereitschaft des Patienten beurteilen läßt.

Ursachen für Blockierungen:

- **Fehlstatik** (Beinverkürzung, Kontrakturen, Paresen, morphologische Variationen u. a.),
- **psychische Fehlhaltungen und Streßsituationen,**
- **viszerogene Blockierungen** bei echten inneren Erkrankungen, die über einen lokalen muskulären Hartspann entstehen. Diese viszerogene Blockierung wird als eine Sonderform der myogenen Blockierung angesehen. Nach Abklingen der viszeralen Reize durch Ausheilung der intestinalen Erkrankung kann dann eine vertebro-viszerale Wechselbeziehung die Symptomatik aufrechterhalten. Es wird sogar die Ansicht geäußert, daß „eine lang anhaltende, funktionelle Störung auch zu morphologischen Veränderungen am Erfolgsorgan und damit zu einem echten viszeralen Krankheitsbild führen kann" (Bischoff 1988).

Bei **Dvořák (1988)** wird die **Blockierung nach Sutter** (zit. in Dvořák u. Dvořák 1988) als „reproduzierbare, auf dem Reflexweg über das ZNS vermittelte ursächliche Beziehung zwischen reziproken **funktionellen Fehlstellungen** (Blockierung) von Skelettteilen des Achsenorgans und örtlich anatomisch determinierten nicht entzündlich rheumatischen Weichteilveränderungen" definiert. Unter dem Begriff „funktionelle Fehlstellung" versteht Dvořák eine Störung der „inneren Funktion" des Bewegungssegments, bei der das „genau determinierte Zusammenspiel zwischen den knöchernen Strukturen (Schädel, Wirbel, Beckenring und dem dazugehörigen Muskel-Sehnenapparat) beeinträchtigt wird"; Störungen, die Maigne (1970) als „dérangements intervertébrales mineurs" bezeichnet. Diese „funktionelle Fehlstellung" ist nicht immer mit radiologisch nachweisbaren, räumlichen Veränderungen identisch.

Die **Symptome der Blockierung** („**funktionelle Fehlstellung**") finden sich in den peripheren Weichteilen als:
- **Irritationszone** (Caviezel 1976), die von Sutter als „Immediatzone", von Sell (1969) als „Segmentpunkt", von Maigne (1981) als „Tenderpoint" bezeichnet wird. Es handelt sich um palpatorisch erfaßbare **druckschmerzhafte Quellungen im muskulofaszialen Gewebe** an topographisch genau definierten Stellen. Sie sind 0,5–1,0 cm groß und haben eine absolute zeitliche und qualitative Bindung an den Grad der Blockierung im Bewegungssegment. Ein anatomisch-histologisches Substrat für diesen klinisch-palpatorischen Begriff konnte bisher nicht gefunden werden. Die Irritationszonen befinden sich in der Regel **in der Nähe des betroffenen Gelenks** in den tieferen Muskelschichten. Ihr reaktives Verhalten bei Änderung der Gelenkstellung bei einer Blockierung ist für Dvořák ein Hinweis, in welche Richtung die Mobilisation zu erfolgen hat, da bei Erreichen der schmerzfreien Gelenkstellung die Schmerzhaftigkeit und Gewebespannung der Irritationszone nachläßt. Nach einer korrekt durchgeführten Therapie sind sie nach Dvořák (1988) nicht mehr nachweisbar.
- **Hartspann der Muskulatur,** eine durch Dauertonus erhöhte Konsistenz und vermehrte Resistenz bei verminderter Plastizität. Er entsteht auf dem Reflexweg durch nervale Fehlinformationen (Faßbender 1980).
- **Myotendinosen** entstehen nach einer Latenzzeit aus dem Hartspann im Muskelgewebe als Myosen und in den Sehnenansätzen als **Insertionstendinosen.**

Die genannten Weichteilveränderungen werden bei Dvořák u. Dvořák (1988) als spondylogenes Reflexsyndrom bezeichnet.

Ursachen der Blockierung sind bei Dvořák:

- unkoordinierte Bewegungen,
- Traumen,

- muskuläre Dysbalance,
- akute und chronische mechanische Überbelastung der Wirbelsäule,
- osteoligamentäre Insuffizienz,
- entzündliche Reizzustände,
- arthrotisch, degenerative Reizzustände,
- neoplastische Infiltrationen.

Zusammenfassung der Literaturangaben zur Gelenkblockierung

Wenn man in der Vielzahl der klinischen Beobachtungen und den Theorien zur Erklärung des Phänomens Gelenkblockierung nach **Gemeinsamkeiten und gleichlautenden Aussagen der Autoren** sucht, dann ergibt sich folgendes Bild:

Symptomatik der Blockierung:

- **Hypomobilität und fehlendes Gelenkspiel** (fast alle Autoren),
- **hart-elastisches Endgefühl** (Lewit; Sachse; Eder u. Tilscher),
- **Nozireaktion durch lokale und periphere Veränderungen an der Muskulatur** (Dvořák; Bischoff; Lewit; Wolff u. Neumann),
- **Spontan- oder Palpationsschmerz** (Bischoff; Dvořák; Sachse).

Als Ursachen werden genannt:

- **Fehl- und Überbelastungen** (alle Autoren),
- **Traumen** (Lewit; Sachse; Wolff),
- **reflektorische Reize aus anderen Körperregionen,** v.a. aus dem Intestinum (alle Autoren),
- **Einklemmung von Kapselgewebe** und Gelenkveränderungen (Lewit; Sachse; Wolff),
- **Ruhigstellungen** (Sachse; Wolff),
- **psychosomatische Ursachen** sowie psychische Fehlhaltungen und Streß (Bischoff; Eder u. Tilscher).

Während bei den bisher zitierten Autoren das Gelenk und seine Fehl- oder Überbelastungen die führende Rolle bei der **Entstehung von Blockierungen im Bewegungsapparat durch die zugehörige Muskulatur** spielen, stellen die Autoren E.-J. Speckmann (Physiologie) und W. Wittkowski (Anatomie) das **Substrat der „Blockierung" als reine Koordinationsstörung der Körpermuskulatur** dar. Die neurophysiologischen Grundlagen der manuellen Medizin sehen sie in einer genauen **Feinabstimmung der muskulären Teilbereiche Stütz- und Haltemotorik und Bewegungsmotorik**. Treten in einem dieser Teilbereiche Störungen auf oder kommen vermehrte Afferenzen von den Schmerzrezeptoren, so kommt es zur Erhöhung des Muskeltonus in der zugehörigen Muskulatur oder zu fremdreflektorischen Prozessen. Dadurch werden zwangsläufig die supraspinal gesteuerten Bewegungen gestört. Es kann zu **Schonhaltungen und Bewegungsblockierungen** kommen. Von wo diese Störungen und Afferenzen kommen können ist nicht erwähnt, sodaß sich auch kein erkennbarer Ansatz für eine kausale Manualtherapie ergibt.
Einen völlig neuen Denkansatz für die manuelle Medizin stellt **das dynamische Dysfunktionsmodell von Plato und Kopp** dar, das sich nicht nur auf die einzelnen Strukturen des Arthrons, sondern auf die **Regelkreisfunktionen des Körpers als Steuerungsaggregat** stützt. Ausgehend von dem Gedankengang einer geregelten reproduzierbaren Ursache – Wirkung – Situation in der Therapie, die zwar in der manuellen Therapie eine Verbesserung der Therapieplanung darstellt, aber oft – vor allem bei Therapieversagen – nicht ausreichend ist, entwickelten die Autoren zunächst ein **mechanisches Dysfunktionsmodell**:
Reize jeglicher Art, die auf ein Regelkreissystem treffen, können von diesem bis zu einem bestimmten Grad adaptiert werden. Wird das System aber durch eine große Zahl von Afferenzen erschöpft, kann es dekompensieren und mit einer Symptomatik (z.B. Schmerz) reagieren. **Unter dem Vektor Zeit kann sich die Dysfunktion weiter** auf das ganze Organ

oder ganze Organsysteme **ausdehnen**. Durch einen therapeutischen Reiz zur rechten Zeit am rechten Ort kann diese **Dekompensation** auch im Sinne einer Kompensation rückentwickelt werden. Dieses lineare Denken ist aber im klinischen Alltag zur Erklärung der klinischen Verläufe nicht immer ausreichend und zutreffend.

Die Autoren entwickelten dieses mechanistische Dysfunktionsmodell weiter zum **dynamischen Dysfunktionsmodell**:

Biologische Regelkreise, so auch der „Regelkreis Mensch", sind offene Regelkreise ohne determinierte Begrenzung. An Hand einiger Beispiele zeigen die Autoren, daß eine therapeutische Einwirkung, z. B. an den Kopfgelenken in Form eines Atlasimpulses nach Arten, nicht nur dort lokale Wirkung zeigte, sondern auch z. B. im Kraniozervikalen System an der Schwebelage des Unterkiefers. Der gleiche Effekt konnte aber auch von einer SIG-Manipulation erreicht werden, d. h. das Regelkreissystem reagiert in gleicher Weise (vielleicht über eine Fascienfolge-Kette) von anderen Körperregionen her. **Diagnostik und Therapie** werden deshalb als **Darstellung eines statischen Augenblicks in einem dynamischen System** angesehen. Das sich laufend unter dem Vektor Zeit verändernde System ist in seiner Reaktion auf einen therapeutischen Impuls nicht unbedingt berechenbar. Diese Betrachtungsweise von therapeutischen Mißerfolgen muß den Therapeuten, wenn eine falsche Diagnose oder Therapie ausgeschlossen werden können, verunsichern.

Trotzdem sind die verschiedenen **interaktiven Ebenen:**

- parietale Ebene (die Strukturen des Bewegungsapparates),
- Ebene der Viszera,
- Ebene der Flüssigkeiten (Blut, Lymphe, Liquor),
- Ebene der Psyche,
- Ebene des Milieus

an bestimmten Vernetzungsorten miteinander verbunden. In der Körperperipherie sind das wahrscheinlich die auch in der Osteopathie genannten **zur Körperachse quer verlaufenden Strukturen**, Fußsohle, Beckenboden, Diaphragme abdominalis, obere Thoraxapertur, Hyoid-Mandibular-Ebene, Kopfgelenke und Schädelbasis.

Diese Bereiche sollten in der Untersuchung beachtet werden und dortige pathologische Befunde gleichzeitig mitbehandelt werden, ohne in eine aufwendige Polypragmasie zu verfallen. Sinnvoll erscheint es vor allem, das **Diaphragma abdominale regelmäßig** zu **untersuchen**, da die Autoren fanden, daß eine Dysfunktion des Diaphragma abdominale immer dysfunktionell mit anderen Gebieten verkettet war.

Diese ersten Überlegungen von Plato und Kopp stellen noch kein festes System für die tägliche Arbeit dar. Die angestrebte kybernetische ganzheitliche Sicht könnte aber ein Weg zur Verhinderung von Chronifizierungen von Krankheitsbildern sein.

Orientiert man sich an Stelle der Klinischen Symptomatik an den anatomischen und biomechanischen Gegebenheiten der Gelenke dann ist vorerst nachfolgendes biomechanische Blockierungskonzept denkbar:

Biomechanisches Blockierungskonzept

Schon 1955 referierten Zuckschwerdt et al. über die Meniski als Blockierungssubstrat in der Wirbelsäule, Keller (1962) und Hadley (1961) stimmten dieser These zu, andere wie Penning u. Töndury (zit. nach Lewit 1987a) lehnten sie ab. Kos u. Wolff griffen diese Erklärung 1972 wieder auf. Sie wurde später von Lewit (1987a) auch experimentell nachgeprüft (s. S. 80/81).

Kos u. Wolff (1972) beschrieben den **Aufbau der Meniskoide** als 3teilige Gebilde, eine mit der Gelenkkapsel verwachsene Basis aus lockerem Bindegewebe oder Fettgewebe, einen von zahlreichen **Gefäßen und Nerven** durchzogenen Mittelteil und eine freie keilförmige unregelmäßig geformte Randzone aus strafferem chondroidalen Gewebe ohne Gefäße (Abb. 3.3).

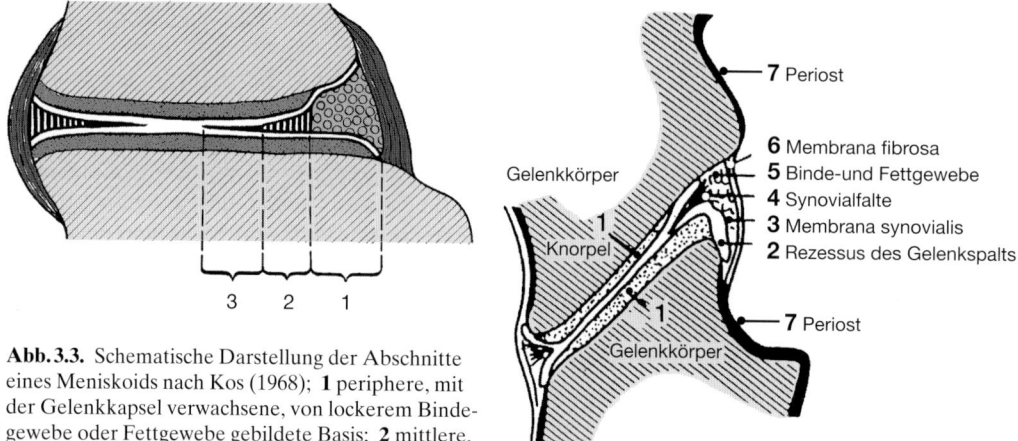

Abb. 3.3. Schematische Darstellung der Abschnitte eines Meniskoids nach Kos (1968); **1** periphere, mit der Gelenkkapsel verwachsene, von lockerem Bindegewebe oder Fettgewebe gebildete Basis; **2** mittlere, von zahlreichen Gefäßen und Nerven durchzogene Zone des Synovialgewebes; **3** freier keilförmig verdünnter und unregelmäßig gezackter Rand aus dem strafferen chondroidalen Bindegewebe ohne Gefäße

Abb. 3.4. Sagittalschnitt HWS-Gelenk. (Nach Putz 1981)

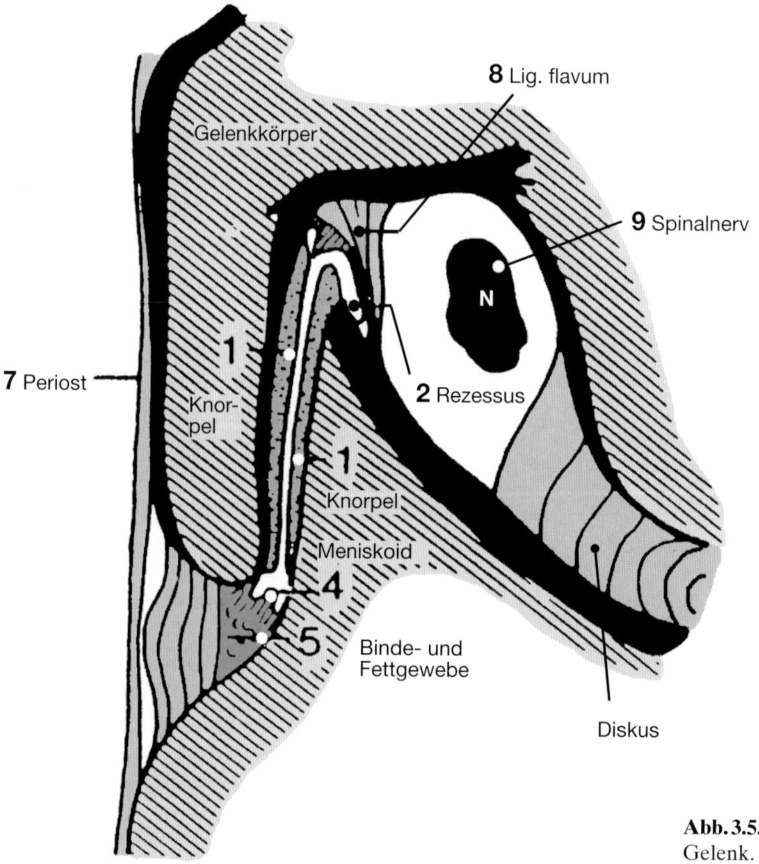

Abb. 3.5. Sagittalschnitt BWS-Gelenk. (Nach Putz 1981)

Die Rolle dieser Gebilde als **mechanisches Blockierungssubstrat** folgerten sie aus der klinischen Erfahrung, daß die geklemmten Gelenke während der Blockierung eine Bewegungseinschränkung und bei Bewegungsversuchen Schmerzen hervorriefen. Diese Schmerzen verschwanden sofort nach Distraktion der Gelenkflächen. Als weitere Bestätigung sahen sie das Ergebnis der weiterbestehenden Blockierung in Narkose an.

Andere Autoren (Putz 1981 u. a.) sehen diese meniskoiden Falten als Puffer und **Schutzeinrichtungen gegen Überlastung** an, die den Raum zwischen den Knorpelrändern der Gelenkkörper und der Gelenkkapsel ausfüllen (Abb. 3.4–3.6) und dort den randständigen Druck aufnehmen sollen. Als Beweis für diese Druckaufnahme wird die Tatsache angesehen, daß diese Falten in HWS und BWS häufig Knorpelgewebe enthalten. Kinematisch scheint diese Aufgabe der Meniskoide auch dadurch erhärtet zu sein, daß sowohl die **Spannung der Gelenkkapseln** bei Verschiebung der Gelenkkörper wie auch die der Kapsel direkt anliegenden tiefen Muskelbündel bei ihrer Anspannung bei starker Flexion oder Rotation die **meniskoiden Falten in den Gelenkspalt hineinpressen** (Putz 1981)

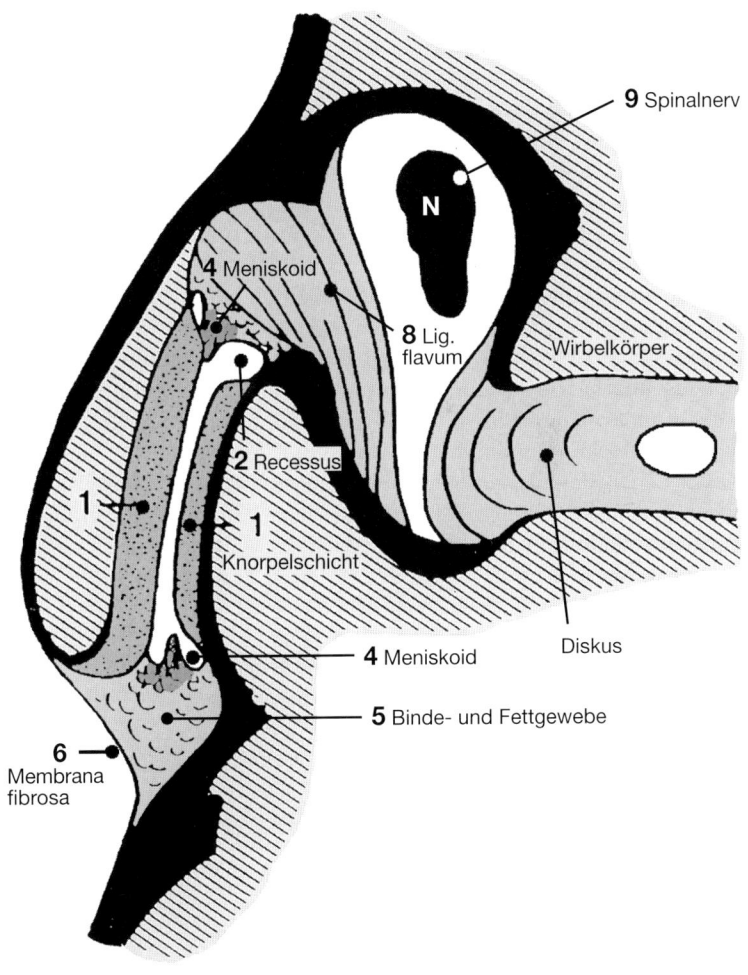

Abb. 3.6. Sagittalschnitt LWS-Gelenk. (Nach Putz 1981)

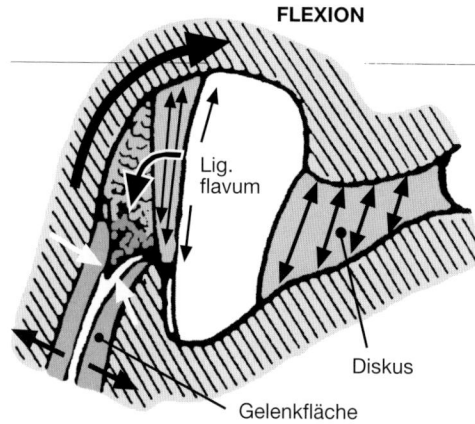

Abb. 3.7. Meniskoide Falten und Ligamentum flavum bei Ventralflexion. (Nach Putz 1981)

(Abb. 3.7). Einen ähnlichen Druck üben in der LSW die Ligg. flava von ventral aus. Zu einer Irritation der Nervenfasern in den Zotten kann es bei diesem flächigen Druckkontakt zwischen randständiger Knorpelfläche des Gelenks und der Basis des Meniskoids nicht kommen.
Es erhebt sich daher die Frage, wie es bei diesen anatomischen Gegebenheiten im Rahmen der physiologischen parallelen Gleitbewegung überhaupt zur Einklemmung kommen kann. Kos u. Wolff (1972) nahmen an, daß eine Blockierung durch eine meniskoide Zotte wegen der glatten synovialen Fläche nur dann eintreten könne, wenn sich das **harte chondroidale Endstück des Meniskoids in die verformbare Knorpelfläche** des Gelenks so **eindrückt**, daß es nicht mehr zurückgleiten kann (Abb. 3.1, S. 81). Die Einklemmung wird nach Ansicht der Autoren noch durch einen Muskelspasmus verstärkt, der durch die Nozizeptoren im zusammengedrückten und angespannten Stiel des Meniskoids oder durch die Druckreizung der Gelenkflächen ausgelöst wird. Die erforderliche Verformbarkeit der knorpeligen Gelenkflächen ließ sich in Versuchen mit verschiedenen Materialien nachweisen.
Die Meniskoide kommen nach Putz (1981) in großer Variabilität in allen Wirbelgelenken vor (Abb. 3.8):

In der **LWS** sind sie vorwiegend gestielt und ragen bis zu 6 mm frei in den Innenraum der Gelenke hinein, sie liegen v. a. im medialen und kranialen Anteil der Gelenke.
In der **BWS** finden sich vorwiegend kleine Falten rings um die Gelenkflächen.
In der **HWS** liegen größere Falten v. a. im Bereich des kranialen Rezessus, kleinere am lateralen Gelenkrand.
Auch wenn die morphologischen Voraussetzungen dieser Meniskoideinklemmungstheorie sich gut mit dem klinischen Bild wenigstens der schmerzhaften Blockierung in Einklang bringen lassen, so fragt man sich nach wie vor, **welche mechanischen Faktoren** letztendlich **zur Blockierungseinklemmung führen.**
So hat Bogduk (1985) in einer kritischen Wertung der Hypothese angemerkt, daß die meisten Meniskoide (außer in der LWS) nicht dem 3 schichtigen Aufbau mit der härteren chondroidalen Spitze an einem weichen Mittelteil und einer Basis entsprächen. Ferner müßten die Gelenkflächen weitgehend in Neutralstellung einander gegenüberstehen, um die dann zwischen den Gelenkflächen liegende Zotte einklemmen zu können. In dieser Stellung träten aber die meisten Blockierungen **nicht** auf, sondern in einer gebeugten, d. h. in einer Endstellung des Gelenks, in dem die artikulierenden Flächen nahezu „subluxiert" seien. In dieser endgradigen Divergenzstellung des Gelenks befinden sich die Meniskoide aber außerhalb der artikulierenden Gelenkflächen. Bei dem normalen parallelen Gleiten der Gelenkfläche in Divergenz wird die meniskoide Falte vom Gelenkfortsatz des bewegten Wirbels in die Divergenzrichtung gezogen, so daß es schwer vorstellbar ist, wie sie dabei zwischen die Gelenkflächen geraten soll. Nach der Ansicht von Bogduk (1992) ist das erst **bei der rückläufigen Bewegung in Konvergenz** möglich, wenn sich die Zotten, anstatt wieder die physiologische Position zwischen den Gelenkflächenrändern einzunehmen, **im Rezessus der Gelenkkapsel einklemmen** (Abb. 3.9, 3.10), was bei einer raumfordernden Größe

Biomechanisches Blockierungskonzept 91

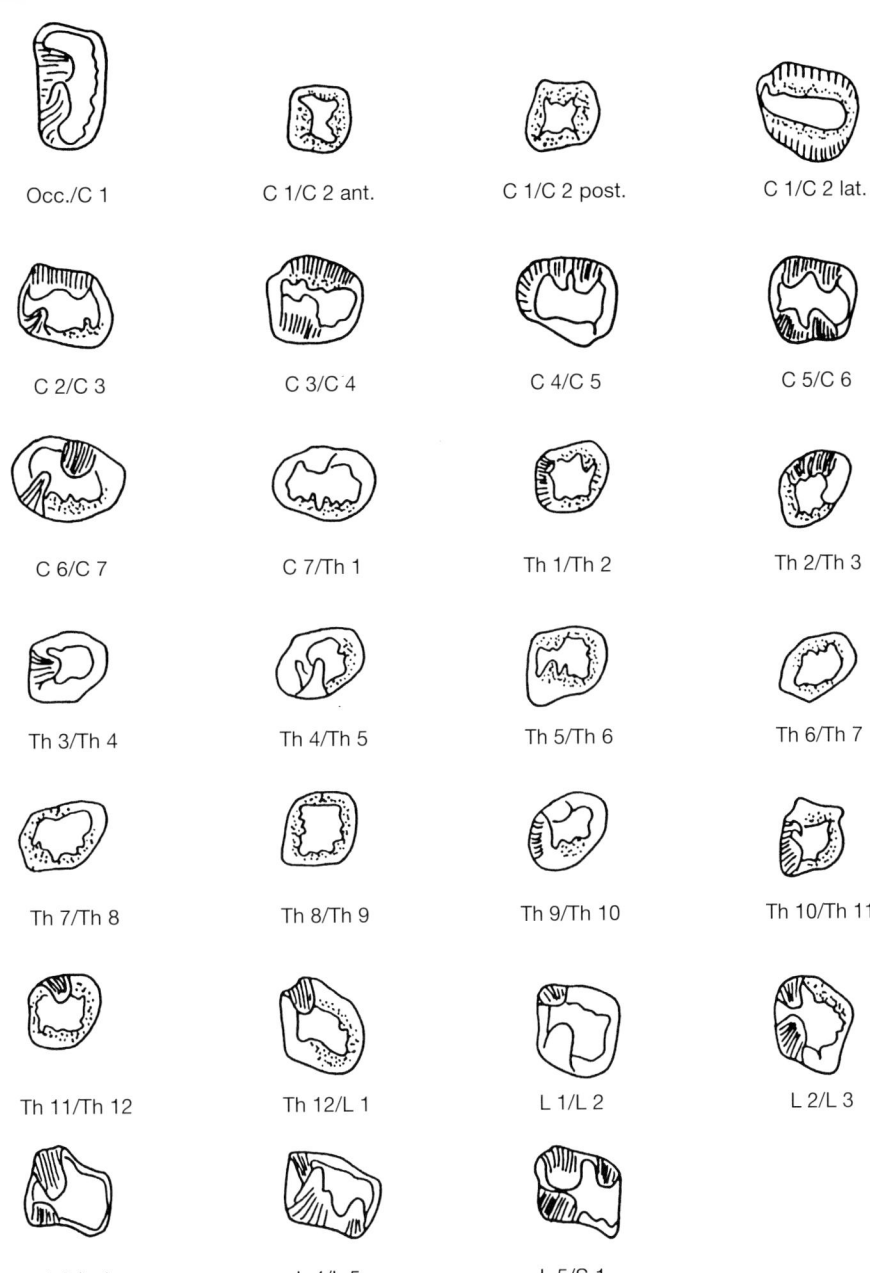

Abb. 3.8. Anordnung der meniskoiden Falten in den Wirbelgelenken (derbfibröses Bindegewebe gepunktet, Fettfalten schraffiert). (Nach Putz 1981)

Biomechanisches Blockierungskonzept

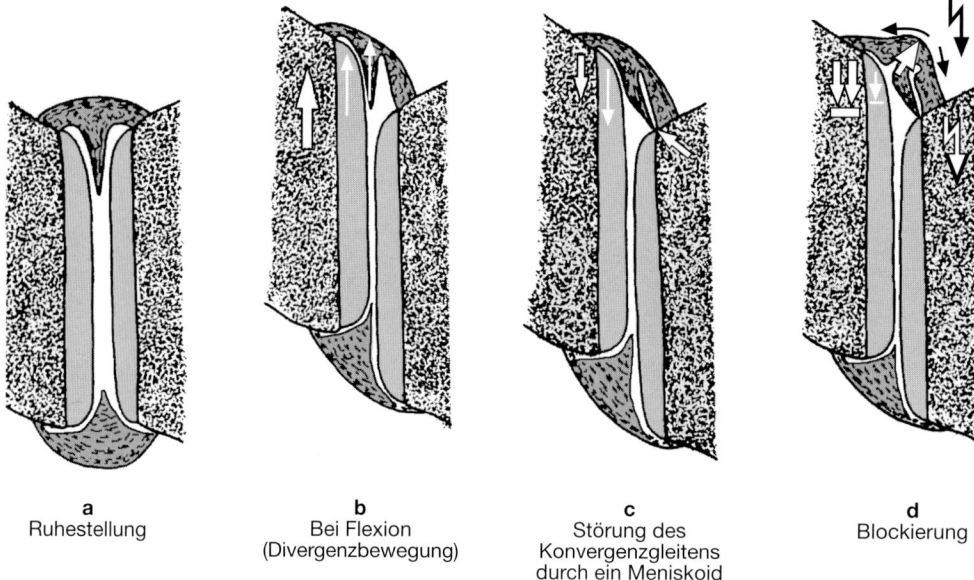

a
Ruhestellung

b
Bei Flexion
(Divergenzbewegung)

c
Störung des
Konvergenzgleitens
durch ein Meniskoid

d
Blockierung

Abb. 3.9. Entstehung einer Gelenkblockierung durch Einklemmung eines Meniskoids. (Nach Bogduk 1992)

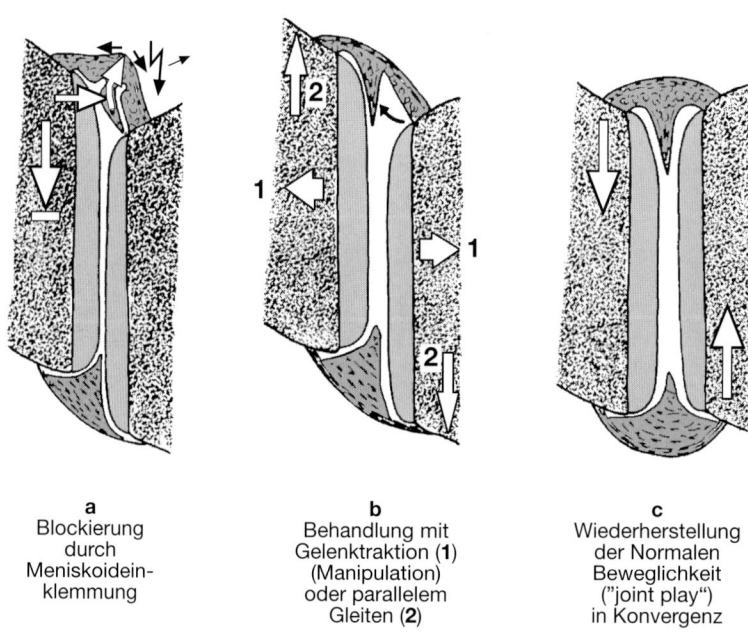

a
Blockierung
durch
Meniskoidein-
klemmung

b
Behandlung mit
Gelenktraktion (**1**)
(Manipulation)
oder parallelem
Gleiten (**2**)

c
Wiederherstellung
der Normalen
Beweglichkeit
("joint play")
in Konvergenz

Abb. 3.10. Behandlung der Meniskoideinklemmung (nach Bogduk) durch longitudinale Traktion der Gelenkflächen (**1**) oder paralleles Gleiten (**2**) in Divergenz

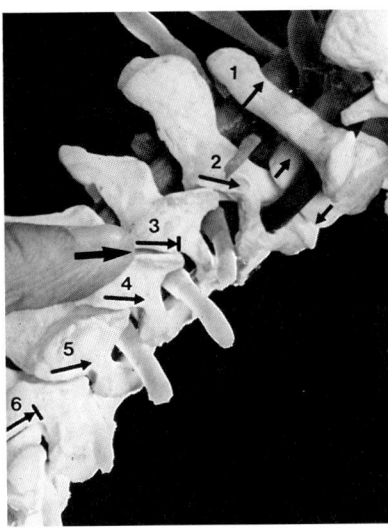

Abb. 3.11. Paralleles Gleiten in der HWS bei Anteflexion. Behinderte Beweglichkeit von C3 und C6 (Aus: Frisch 1993)

der Zotte beim Konvergenzgleiten des Gelenks dann zu Kapselspannungen führt. Das könnte die schmerzhafte Nozizeption der Blockierung auslösen, durch die der Patient in der antalgischen Beugestellung verharrt. Diese von Bogduk (1985) als Meniskus-Ausschluß-Theorie bezeichnete These erfordert als logische mechanische Konsequenz eine longitudinale Distraktion, Rotation oder Flexion im blockierten Segment, um den Meniskus aus der subkapsulären Tasche wieder in seine normale Position zu bringen. Die Separation der Gelenkflächen verhindert durch das Klaffen des Gelenkspalts, daß der Meniskus bei der Konvergenzbewegung erneut in die kapsuläre Tasche abrutscht.

Bei dieser Hypothese bleibt aber trotzdem offen, welcher mechanische Faktor letztendlich bei der Gleitbewegung in Konvergenz die Spitze des Meniskoids in den Gelenkrezessus drängt und ob es bei der Kompression nicht u. U. schnell zu einer Exsudation mit entzündlicher Reaktion kommt, die durch nachfolgende Verklebungen im Rezessus eine Rückführung der meniskoiden Falte,

auch mit Hilfe der Separation der Gelenkflächen, nicht mehr zuläßt.

Es fragt sich also, ob ein anderer pathologischer Bewegungsfaktor die Einklemmung der meniskoiden Falte bewerkstelligen kann. Am **Extremitätengelenk** hatten wir dargestellt, daß bei **Ausfall des parallelen Gleitens** durch die Kompression der Gelenkflächen an dieser Stelle eine neue Bewegungsachse entsteht, um die die weiterlaufende anguläre Funktionsbewegung nur noch die Bewegungskomponente Rollen erlaubt (s. S. 15).

An den **Wirbelbogengelenken** bestehen die Funktionsbewegungen fast ausschließlich aus parallelem Gleiten (Abb. 3.11). Dazu ist eine straffe Bewegungsführung durch den Kapsel-Band-Apparat erforderlich. Die Bandspannung hängt aber vom intakten diskoligamentären Spannungsausgleich (Abb. 5.14, S. 132) ab. Ist dieses Spannungsgleichgewicht durch degenerative Veränderungen des Diskus nicht mehr gewährleistet, dann wird durch die latente Insuffizienz der Bänder die **Führung der Gleitbewegungen** in den Bogengelenken **unzuverlässig** (Abb. 5.15, S. 131). Das gilt v. a. für besondere Belastungssituationen. So ist es denkbar, daß bei schnellen **unkoordinierten Bewegungen** oder solchen mit Gewichtbelastung statt des Gleitens eine **Verkantung der bewegten Gelenkfläche** stattfindet, v. a. bei schnellen Rotations- und Flexionsbewegungen oder einer Kombination aus beiden (Abb. 3.12). Solches Abweichen aus der Gleitbahn ist besonders dann möglich, wenn **durch eine Insuffizienz des Kapsel-Band-Apparates** schon bei normalen Bewegungen eine Abhebung der Gelenkflächen zu Beginn des Gleitens möglich ist. Die **rollende Bewegung,** die noch vor Beendigung des Gleitens zur Verkantung der Gelenkfläche bei der Rotation oder Flexion führt, kann dann leicht die noch zwischen den Gelenkflächen befindliche meniskoide Falte gegen den oberen Rand des kranialen Gelenkfortsatzes des kaudalen Partnerwirbels oder dessen seitliche Gelenkbegrenzung drücken und dort die Zotte einklemmen (Abb. 3.12). Hierdurch entsteht nicht nur ein **kräftiger Druck gegen das** rezeptorenbe-

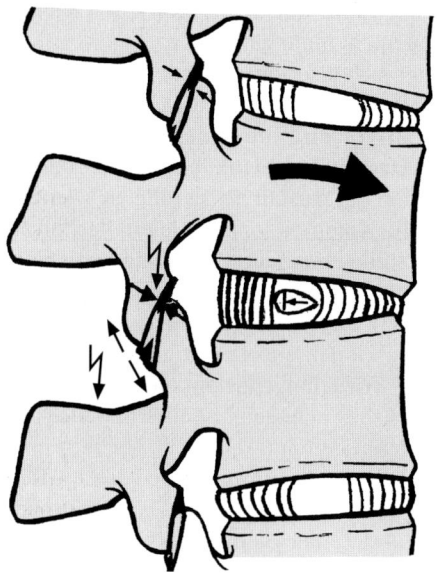
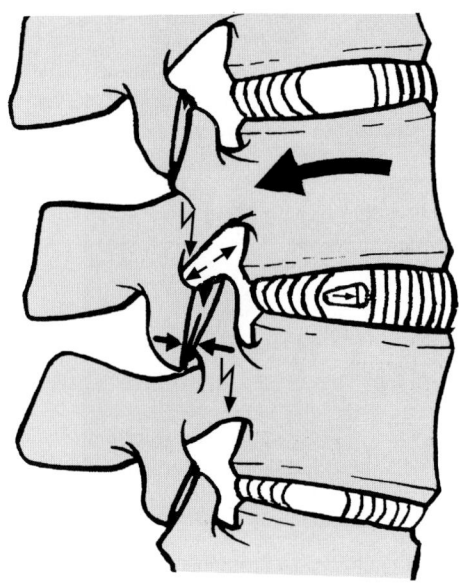

Abb. 3.12. Punktförmige Gelenkbelastung bei endgradiger Ante- und Retroflexion durch überwiegende Rollbewegung. Dadurch kann es zur Einklemmung eines Meniskoids kommen

stückte **Gewebe des Meniskoids,** sondern auch ein **Zug an der Gelenkkapsel** der gegenüberliegenden Seite, der ausreichend sein dürfte, um eine **Nozizeption** und **Nozireaktion** auszulösen.

Diese Reaktion besteht in dem Muskelhartspann und der schmerzhaften Bewegungseinschränkung, die wir von den akuten Wirbelblockierungen her kennen und die bereits beschrieben wurden. Die Schmerzen sind jedoch davon abhängig, ob ein mit Schmerzrezeptoren versehener Teil der Zotte eingeklemmt wurde oder nicht. Unter diesem Aspekt sind natürlich auch Wirbelblockierungen ohne Schmerzen möglich.

Eine weitere Erklärung für das Entstehen einer schmerzhaften Bewegungsstörung sieht Bogduk in der intradiskalen Verschiebung von Nucleus-pulposus-Material in eine radiäre Fissur des Anulus fibrosus bis in die mit Nozizeptoren bestückten Randzonen bei der Anteflexion.

Therapeutische Überlegungen

Es sind beim klinischen Befund einer **Segmentblockierung mehrere Ursachen** möglich, die jeweils eine andere Therapie erfordern:

- Funktionelle Wirbelblockierung durch insuffiziente Bewegungsführung im Gelenk und Ausfall des parallelen Gleitens: posttraumatisch oder durch Fehl- oder Überlastung, bei Bandscheibendegeneration.
- Intradiskale Bandscheibenprotrusion: Wirbelblockierung ohne neurologische Symptomatik bei fortgeschrittener Bandscheibendegeneration.
- Sekundäre Wirbelblockierung: als Nozireaktion aus dem Intestinum.
- Wirbelblockierung bei morphologischer Veränderung der Gelenkfläche: posttraumatisch oder bei entzündlichen Gelenkveränderungen.
- Bandscheibenprolaps: Bandscheibenvorfälle mit radikulärer Symptomatik.

Das klinische Bild und der unterschiedliche Erfolg der Gelenkmanipulation können dann ätiologische Hinweise geben.

Blockierung – Nozizeption – Nozireaktion

Eine weitere Frage ist, wie entsteht aus der Blockierung die Nozizeption und Nozireaktion?
Da die Nozizeptoren nach den Angaben in der Literatur fast überall im Organismus vorkommen, sind sie auch in der Gelenkkapsel präsent, wo sie ihre entsprechende Funktion haben. **Wann ist ein Zug oder Druck an der Gelenkkapsel zu erwarten, der zu nozizeptiven Afferenzen führt?**
Bei größeren Gelenkergüssen traumatischer oder entzündlicher Genese dürfte der dehnende Druck auf die Kapsel hierfür ausreichend sein. Aber wie entstehen Blockierung und Nozizeptorenreizung der Kapsel bei einer Bewegungsstörung des Gelenks **ohne** Erguß? Hier muß an die bereits beschriebene **mechanische Situation bei Wegfall des parallelen Gleitens im Extremitätengelenk** erinnert werden (Abb. 1.12, S. 16).
An der Stelle, an der durch Abstandsminderung und vermehrte Haftung der Gelenkflächen das parallele Gleiten des bewegten auf dem fixierten Gelenkpartner nur noch eingeschränkt möglich ist, kommt es durch Weiterlaufen der zerebral vorprogrammierten Funktionsbewegung zunächst zu einer Verlagerung der physiologischen Bewegungsachse näher zur Seite der verkürzten Kapsel und Muskulatur (Hypomobilitätsachse). Die jetzt exzentrisch verlaufende Funktionsbewegung um die neue Achse verursacht eine weitere Steigerung der Haftung in einem Teil des Gelenkspalts. Steigert sich diese vermehrte Haftung der Gelenkflächen zur Kompression, die auch durch elastische Verformung der Knorpelflächen nicht mehr ausgeglichen werden kann, dann kommt es zum völligen Ausfall der Gleitbewegung („joint play"), und die Bewegungsachse wechselt abrupt in die Kompressionszone. Um die neue (pathologische) Bewegungsachse (Blockierungsachse) findet nur noch eine Rollbewegung statt (Abb. 1.12, S. 16).
Die mechanischen Folgen wurden bereits beschrieben. Jede Weiterführung der Funktionsbewegung, die ja im ZNS als ein Bewegungsmuster mit einem größeren angulären Bewegungsausmaß gespeichert ist, führt zur unphysiologischen Beanspruchung des Kapsel-Band-Apparates. Die Rollbewegung um die neue pathologische Achse in der Kompressionszone führt zu einer Vergrößerung des Gelenkflächenabstands auf der bewegungsabgewandten Seite. Die Haftung der Gelenkflächen geht hier verloren. Die Kapsel und ihre Bandverstärkungen müßten sich bei der weiterlaufenden **Rollbewegung um die Blockierungsachse** in einem Ausmaß dehnen, das für die ursprüngliche anguläre Funktionsbewegung nicht erforderlich war. Es kommt im Gegensatz zu der langsamen physiologischen Dehnung bei der intakten angulären Gleitbewegung zu einem plötzlichen und umfangreicheren **abrupten Dehnungszug an der Kapsel** und das um so eher, wenn die Kapsel bereits vorgespannt (z. B. durch einen Erguß) oder aus anderer Ursache verkürzt war. Die Nozizeptoren werden massiv gereizt. **Die Nozireaktion erfolgt mit Hilfe der Muskulatur.** Um die Weiterführung des ursprünglichen Bewegungsmusters, z. B. eine Flexion des Gelenks, zu verhindern, werden die Extensoren in einen Schutzhypertonus – ggf. bis zum Hartspann – versetzt, während die Muskulatur der Bewegungsrichtung, die Flexoren, reflektorisch abgeschwächt wird. Wenn der Zug der hypertonen Muskulatur parallel zur Kompression der Gelenkflächen verläuft, dann kann infolge dieses Schutzhypertonus die **Druckbelastung im Bereich der Gelenkkompression** noch verstärkt und damit auch von hier aus eine zusätzliche Nozireaktion ausgelöst werden. Es kann so ein Circulus vitiosus bis zum Dauerhartspann entstehen, wenn er nicht durch hemmende Impulse der Muskulatur (Golgi-Sehnenspindel) oder im Vorderhornkomplex abgemildert wird.

Ablauf der Pathogenese einer Gelenkblockierung und Nozireaktion nach dem biomechanischen Blockierungskonzept

Die Pathogenese der Gelenkblockierung und Nozireaktion läuft nach diesem Konzept dann über folgende Stationen ab:

- **Behinderung des parallelen Gleitens** durch Vorschädigung der Gelenkfläche (Synovia), Insuffizienz des Kapsel-Band-Apparates oder durch funktionelle oder strukturelle Verkürzung der Muskulatur.
- Die anguläre Gleitbewegung läuft dann um eine zur Seite der veränderten (verkürzten) Weichteilstrukturen des Gelenks verlagerten neuen Bewegungsachse ab (Hypomobilitätsachse).
- Diese Achse bleibt Bewegungsmittelpunkt, solange noch ein, wenn auch erschwertes, paralleles Gleiten möglich ist. Steigern sich die strukturellen oder funktionellen Störungen soweit, daß kein paralleles Gleiten mehr möglich ist, dann kommt es zur Gelenkkompression und zu einem
- **abrupten Wechsel der Bewegungsachse** in das Kompressionsareal der Gelenkflächen an der Stelle der Gleitbehinderung (Blockierungsachse).
- **Sprunghafter Anstieg des Gelenkdrucks** im Kompressionsbereich mit Auslösung nozizeptiver Afferenzen.
- **Weiterlaufende Rollbewegung** um die neue (pathologische) Bewegungsachse im Bereich der Kompression anstatt des ursprünglichen Bewegungsmusters aus Rollen *und Gleiten.*
- **Abrupte Anspannung der Gelenkkapsel** auf der bewegungsabgewandten Seite und Nozizeption aus der überlasteten Kapsel.
- **Nozireaktion der Muskulatur** zur Verhinderung der Weiterbewegung durch Hypertonus auf der bewegungsabgewandten Seite und Paralysierung der Muskulatur auf der Bewegungsseite.
- **Eventuell gesteigerte Nozizeption** infolge weiterer Druckerhöhung durch die sich steigerndende Anspannung der hypertonen Muskulatur (Gelenkerguß?).
- **Schmerzhaftigkeit der Bewegungseinschränkung** durch Überschreitung der Toleranzgrenze für die Nozizeption infolge lokaler und zeitlicher Summation entsprechender Afferenzen.

Periostmassage → Schmerzlinderung durch Sekundärschmerz am Periost.
- **Postisometrische Entspannung** bei Muskelhypertonus **(geringe kurzzeitige Anspannung** zur Vermeidung einer Kokontraktion von Agonisten und Antagonisten).
- **Muskeldehnung** (des bindegewebigen Anteils) verkürzter Muskeln bei normalem Gelenkspiel in der postisometrischen Relaxationsphase (nach **länger dauernder starker Anspannung** des zu dehnenden Muskels).
- **Aktive Muskelentspannung** durch isometrische **Aktivierung der Antagonisten.** Bei stärkerer Verspannung der Agonisten ist diese reflektorische Entspannung oft nicht ausreichend.
- **Übungen**
  – zur Förderung und **Erhaltung der Elastizität:** Stretching (Selbstdehnung),
  – zur Verbesserung der Koordination (z. B. PNF, Trainingstherapie),
  – zur Kräftigung der Muskulatur.

In der Regel ist eine Kombination von Gelenk- und Weichteilbehandlung erforderlich.

3) **Quermassage von Sehnen und/oder Ligamenten.**
4) **Wirbelsäulenbehandlung** im zugehörigen Segment bei Funktionsstörungen von Extremitätengelenken.
5) **Übungsbehandlung** zur Wiederherstellung des normalen Bewegungsmusters und Erhaltung der Gelenkbeweglichkeit:
   - medizinische Trainingstherapie,
   - Rückenschule,
   - PNF (propriozeptive neuromuskuläre Fazilitation).

Pathologie der Hypermobilität

Hypermobilität besteht in einer vergrößerten aktiven und passiven Beweglichkeit des Gelenks durch verlängerte (überdehnte) Ligamente, Lockerung der Gelenkkapsel, Schwäche und/oder Koordinationsstörung der das Gelenk stabilisierenden Muskeln.

Gradeinteilung: geringe Hypermobilität (meist ohne Schmerzen), Hypermobilität mit Schmerzen, Instabilität (mit und ohne Schmerzen).

Ursachen der Hypermobilität

Allgemeine Hypermobilität (konstitutionell)

- Bei Kindern/Asthenikern/Adipösen.

Planmäßig erworbene Hypermobilität

- „Schlangenmenschen"/„schlanke Linie"
- bei bestimmten Sportarten: Kunstturnen, Skilaufen (Wedeln), Trampolinspringen, Speerwerfen, Ringen,
- häufig nach Beendigung des Leistungssports.

Unplanmäßig erworbene Hypermobilität

- Traumen: z. B. Schleudertrauma der HWS,
- hormonal: Schwangerschaft, „Pille", Klimakterium,
- Fehlhaltung: antalgische Schonhaltung,
- Verschlimmerung konstitutioneller oder morphologisch bedingter Hypermobilität durch nicht indizierte oder technisch falsche Mobilisationsbehandlung (Manipulation),
- gestörtes Bewegungsmuster, schlechte Koordination,
- neuroorthopädische Erkrankungen (Paresen).

Lokale (segmentale) Hypermobilität

- Kompensatorisch bei: angeborenen und erworbenen morphologischen Veränderungen (Ankylose/Blockwirbel),
- erworbene Hypermobilität kompensatorisch infolge Gelenkblockierung oder Muskelverkürzungen,

- an den Übergangsregionen der Wirbelsäule:
  - C1/C2 (Rheumatiker),
  - C4/C5 (beginnende Osteochondrose),
  - thorakolumbaler Übergang,
  - lumbosakraler Übergang.

Folgen der Instabilität im Arthron:

- Überlastung der Gelenkfläche in Endstellung,
- gestörte Koordination durch asymmetrische Spannungen im Kapsel-Band-Apparat mit Verlagerung der Bewegungsachse des Gelenks,
- Hypertonus der Gelenkstabilisatoren mit Insertionstendopathien als Kompensationsversuch zur Behebung der Hypermobilität,
- geringere Belastbarkeit und schnellere Ermüdung des Gelenks.

Therapieplan bei Hypermobilität

Aktive Maßnahmen

- Mobilisation hypomobiler Gelenke zur Behebung der **kompensatorischen** Hypermobilität,
- Stabilisation durch Trainieren der Muskulatur (Kraft und Ausdauer) durch: Trainingstherapie, Rückenschule,
- Verbesserung der Koordination (Bewegungsmuster) durch die vorher genannten Verfahren.

Passive Maßnahmen

- Elastische Verbände,
- Taping,
- Bandagen,
- Stützapparate/Mieder,
- Gipsverbände,
- Sklerosierung.

Analyse und Technik der Standardbehandlungen in der Manuellen Medizin (Basistherapie)

Behandlung der reversiblen hypomobilen Gelenkfunktionsstörung (Blockierung)

Die Folge einer Nozizeption bei **pathologisch erhöhtem Gelenkdruck** ist die aus der täglichen Praxis bekannte **Nozireaktion der Muskulatur,** die durch **Kontraktion bis zum Hartspann** jede Bewegung der Gelenkpartner unter einem knorpelschädigenden Druck vermeiden will. Die muskulären Antagonisten der Gelenkbewegung werden zum Zweck der Immobilisierung der Gelenkpartner hyperton, während die Agonisten die eine Weiterführung der meist schmerzhaften Gelenkbewegung bewirken könnten, hypoton abgeschwächt werden (**nozizeptiver somatomotorischer Blockierungseffekt nach Brügger** 1980).

Aus dem **Gelenk** selbst kann diese muskuläre Reaktion, wie bereits dargelegt, aufgrund einer **Nozizeption infolge pathologischer Druckerhöhung** im **Kontaktareal der Gelenkflächen** erfolgen. Das könnte auch die immer wieder behauptete Blockierung eines Gelenks in Mittelstellung erklären, obwohl an sich eine Blockierung in Endstellung mit den generell veränderten Druck- und Zugspannungen der Kapsel und der Bänder in der Endstellung oder durch eine übersteigerte Gelenkbewegung plausibler erscheint.

Die Entstehung einer schmerzhaften Gelenkfunktionsstörung wurde bereits beschrieben:

erhöhter Gelenkdruck ➜ Verspannung ➜ Schmerz ➜ weitere Gelenkdruckerhöhung.

Mobilisation durch Gelenktraktion (Manipulation)

Aus der **klinischen Erfahrung** wissen wir, daß die Distraktion der Gelenkflächen bei der Manipulation oder einer **Gelenktraktion eine schmerzhafte Blockierung des Gelenks beheben** kann.
Wie ist die unmittelbare **Wirkung einer Traktion an den Gelenkstrukturen?**

Muskulatur
In der mehr oder minder senkrecht zur Gelenkfläche verlaufenden Muskulatur kann in Anbetracht der notwendigen exzentrischen Längendehnung der Muskulatur bei angulären Bewegungen des Gelenks diese Minimalbewegung **durch die Traktion** in der Muskulatur selber **keinen unmittelbaren Reiz zur Entspannung** setzen. Die Muskelspindeln würden allenfalls durch den Dehnungsimpuls eine vermehrte Spannung aufbauen. Die Golgi-Körperchen aber würden durch diesen Minimalreiz unterhalb ihrer Reizschwelle bleiben und nicht aktiv werden.

Kapsel-Band-Apparat
Auch der Kapsel-Band-Apparat kann **durch diesen geringen Dehnreiz einer Gelenktraktion in der Kapsel keine Entspannung** der Muskulatur einleiten, da ein Teil der Kapsel bei der Blockierung ohnehin unter erhöhter Spannung steht. Der zusätzliche Zug im Bereich dieser erhöhten Spannung könnte eher die Nozizeption verstärken. Die Bewegungsmelderrezeptoren (Typ II nach Wyke) haben zwar nach den Angaben der Literatur durch ihre propriozeptiven Afferenzen bereits bei einer Gelenkbewegung unter 1° einen Einfluß auf die (phasischen!) α-Motoneurone und einen dämpfenden Effekt auf die Nozizeption, aber es ist auch hier unwahrscheinlich, daß die geringe Kapseldehnung einer therapeutischen Traktion zur Dämpfung einer nozizeptiven Muskelverspannung ausreicht, zumal bei Gelenken, deren Kapsel so dehnfähig ist, daß sie Funktionsbewegungen von 90° und mehr zulassen. Der postulierte **Einfluß der propriozeptiven Kapselrezepto**ren auf die α-Motoneurone im Rahmen der Funktionsbewegungen **kann nur den Charakter der peripheren Feinsteuerungsergänzung** zum zerebralen Bewegungsmuster haben. Die Auflösung oder Minderung eines nozizeptiven Muskelhartspanns kann hierdurch kaum eingeleitet werden.

Gelenkfläche
Wenn auch die Kapselafferenzen den muskulären Entspannungsprozeß nicht initiieren können, dann bleibt hier eigentlich nur die durch den Handgriff **mechanisch entlastete Gelenkfläche** selbst übrig. Wie bereits dargelegt, kommen aus klinischer Sicht als Ursache der muskulären Verspannung in erster Linie nozizeptive Afferenzen aus dem Kontaktareal der beiden Gelenkflächen im Moment des Bewegungsstops durch Aufhebung der Gleitbewegung in Frage. Dieser Kontaktbereich gerät ja wie bereits beschrieben **durch den Druck einer weiterlaufenden Rollbewegung plötzlich unter eine erheblich stärkere Druckbelastung,** die als nozizeptiver Reiz ausreichen dürfte. Ob die Registrierung des pathologisch erhöhten Gelenkdrucks durch subchondrale freie Nervenendigungen oder auf andere Weise auf Strukturen mit nozizeptiver Rezeptorenbestückung erfolgt, ist dafür von sekundärer Bedeutung. Denkbar ist z.B. die mechanische Übertragung des Druckreizes an der Kontaktstelle von Knorpel und Gelenkkapsel an der sog. Marginalzone oder aber über die Havers-Kanälchen auf das Periost.
Die Osteopathen (z.B. Stoddard) (1961) betrachten die **Wiederherstellung der Kongruenz der Gelenkflächen** als einen wesentlichen **Teil des therapeutischen Effekts bei der manuellen Therapie.** Neben der dadurch ausgewogenen Spannung im Kapsel-Band-Apparat werden durch die Gelenkflächenkongruenz bestimmte Punkte der einen Gelenkfläche bestimmten Punkten der anderen Fläche gegenübergestellt. Wenn dieses **Gelenkkontaktpunktemuster** nicht nur mechanische Bedeutung hat, sondern auch von den Gelenkrezeptoren registriert wird, dann könnte man sich außer der entscheidenden

Rolle bei der Nozizeption von hier aus auch eine *Mitwirkung bei der propriozeptiven Feinsteuerung* vorstellen.

Auch eine Reihe anderer Phänomene wäre durch steuerungsrelevante Afferenzen aus den **Kontaktpunktemustern,** die im Verlauf der verschiedenen Winkelstellungen einer angulären Bewegung entstehen können, besser zu erklären:

- Die *Ruhestellung* würde der nach Stoddard (1961) anzustrebenden Wiederherstellung der Kongruenzstellung der Gelenkpartner entsprechen.
- Die sich aufbauende *Muskelspannung bei Verlassen der Ruhestellung* wäre durch eine propriozeptive Feedbacksteuerung aus den wechselnden Kontaktarealen des Gelenks mindestens ebenso logisch zu begründen wie als Folge der Dehnung der Gelenkkapsel und der gelenknahen Muskulatur. Vermutlich ergänzen sich aber beide Steuerungsmechanismen im Sinne einer Doppelsicherung wichtiger Funktionen.
- Die *Gelenkblockierung in Mittelstellung* ließe sich, wie schon erwähnt, durch Nozizeption aus der Gelenkfläche **infolge eines pathologisch erhöhten Gelenkdrucks besser erklären als durch Einklemmung von Synovialzotten der Gelenkkapsel,** die nur unter ganz bestimmten Voraussetzungen, und zwar in den Endstellungen der Gelenke, denkbar ist (s. S. 90).
- Die **therapeutische Wirkung des parallelen Gleitens** (sobald es möglich ist) besteht dann nicht nur in einer allmählichen Dehnung der Gelenkkapsel in der Bewegungsrichtung, sondern auch in einer **Regulierung des Gelenkdrucks durch Muskelentspannung infolge der Vermehrung propriozeptiver Afferenzen.**

Als Begründung für die **Hypothese,** daß der **pathologisch erhöhte Gelenkdruck als maßgebender pathogenetischer Faktor bei der Entstehung der hypomobilen Funktionsstörung** (Blockierung) anzusehen ist, kann die **therapeutische Wirkung der Gelenktraktion (Manipulation)** angeführt werden. Alle **Manipulationstechniken bewirken** durch die mehr oder minder senkrechte Abhebung der Gelenkflächen die erforderliche **Druckminderung im Gelenk.** Die reflektorisch verspannte Muskulatur entspannt sich augenblicklich, zumindest in den Fällen, in denen keine sekundären Strukturveränderungen im Muskel oder eine adaptive Schrumpfung von Teilen der Gelenkkapsel durch eine länger bestehende Einschränkung der angulären Bewegung vorliegen, die die Abhebung der Gelenkflächen unmöglich machen.

Der früher geschilderte **Circulus vitiosus** löst sich durch eine Manipulation auf und nimmt den umgekehrten Verlauf:

Druckminderung ➜ Muskelentspannung ➜ weitere Druckminderung im Gelenk.

Der Grund hierfür: Der durch Überdruck im Gelenk ausgelöste **nozizeptive Afferenzstrom** der „subchondralen" Nozizeptoren **wird abrupt unterbrochen.** Es ist, als ob die Stromzufuhr eines Computers unterbrochen würde und alle aktuell eingegebenen Informationen des Arbeitsspeichers (in der Spinaletage) durch die Unterbrechung gelöscht würden. Die pathologische Muskelverspannung löst sich hierdurch auf. Die **normalisierte Spannung der gelenkeigenen Muskulatur erlaubt wieder parallele Gleitbewegungen. Das „joint play" ist wieder nachweisbar.**

Bei den seit längerem bestehenden schmerzhaften Bewegungsstörungen wird ja, wie die Erfahrung zeigt, oft nur eine teilweise oder vorübergehende Besserung von Schmerz und Bewegungsstörung erreicht und die Symptomatik nur auf ein niedrigeres Niveau heruntergepegelt. Dann reicht die einmalige „**Löschung" des nozizeptiven Afferenzmusters** nicht aus, weil entweder bereits eine zerebrale Chronifizierung im „Speicher ZNS" oder eine periphere Chronifizierung durch Strukturveränderungen am Gelenk (Kapselschrumpfung) oder der Muskulatur vorliegen.

Hier sind dann abwechselnde Behandlungen der veränderten Strukturen und wiederholte (Traktions-)Mobilisationen mit Lösung der Gelenkflächen voneinander die Methode der Wahl.

Therapeutische Konsequenzen

- Den therapeutischen Effekt der **Manipulation** können wir dann als Folge der **Unterbrechung von druckbedingten nozizeptiven Afferenzen** aus dem Gelenkkontaktareal ansehen.
- Der Traktionszug der Manipulation beendet außerdem die Rollbewegung um die pathologische Bewegungsachse im Kompressionsbereich der Gelenkflächen und mindert damit die zusätzliche Nozizeption aus dem Kapselzug infolge dieser Rollbewegung.
- Mechanisch wird der nötige **Abstand für die Normalisierung der Gleitbewegung** geschaffen. Die gleiche Wirkung hat eine Mobilisation in die freie Richtung.

Mobilisation durch paralleles Gleiten

Geht man davon aus, daß im Rahmen einer eingeschränkten Funktionsbewegung mit Ausfall des Gelenkspiels alle an der Blockierung beteiligten Muskeln sowohl über Kapselafferenzen wie über Afferenzen aus dem Kontaktareal der Gelenkflächen aktiviert werden, dann ergibt sich, daß die Mobilisation durch **paralleles Gleiten im Bereich der Ruhestellung** keinen verspannungslösenden therapeutischen Bewegungseffekt haben kann. Da in der Ruhestellung das „joint play" des parallelen Gleitens erhalten ist, besteht in dieser Position auch keine Veranlassung zu einer Gelenkschutzverspannung der Muskulatur, wodurch auch keine muskelentspannende Wirkung durch paralleles Gleiten zu erwarten ist.

Es ist also sinnvoll, das **mobilisierende parallele Gleiten in der Behandlungsstellung** am Ende der (eingeschränkten) aktiven Bewegung einzusetzen, da nur bei Ausfall des Gleitens die Gelenkkompression und damit eine Behandlungsindikation entsteht.

Auch hier wird durch die senkrecht zur Gleitfläche erfolgende **(Pikkolo-)Traktion** zunächst die reflektorische Verspannung der aus dem druckbelasteten Kompressionsbereich sensorisch versorgten Muskeln heruntergepegelt. Erst dann kann durch die gradlinige Verschiebung des bewegten Gelenkpartners die Gleitstrecke erweitert und die Funktionsbewegung allmählich verbessert bzw. normalisiert werden. Diese mobilisierende Gleitbewegung ist um so kleiner, je stärker die Gelenkfläche gekrümmt ist. Die Gleitmobilisation muß dann schrittweise mit veränderter Winkelstellung der Gelenkpartner und alternierend mit Traktion und postisometrischer Relaxation durchgeführt werden („Zickzacktechnik").

Aus der geschilderten mechanischen Störung und ihren klinischen Folgen ergibt sich nicht nur die Indikation für den Einsatz der manuellen Mobilisationstherapie, sondern auch der **Unterschied zur Übungsbehandlung mit Funktionsbewegungen,** den sog. „einfachen Bewegungsübungen".

Bei den Funktionsbewegungen entsteht die Bewegungsbehinderung ja gerade durch die geschilderten mechanischen Faktoren. Die behinderte anguläre Gleitbewegung durch Weiterführung der angulären Bewegung um die pathologische neue Bewegungsachse im Kompressionsbereich der Gelenkflächen bessern zu wollen, ist daher wenig sinnvoll. Selbst wenn durch eine Weichteilbehandlung (Dehnungen, Massagen usw.) die Verspannung der Muskulatur aufgelockert werden könnte, ist doch eher zu erwarten, daß die Behandlung mit angulären Funktionsübungen bei noch eingeschränkten Gleiten die schmerzhafte Verspannung wieder aufbauen könnte.

Technik der Gelenkmobilisation

Ausgangsstellung:
- Entspannte Lagerung des Patienten.
- Rationelle Arbeitsstellung des Therapeuten.
- Wie bereits dargelegt, eignen sich die Ruhestellung (Paßstellung der Gelenkpartner) und die durch pathologische Gelenkveränderungen verlagerte „aktuelle Ruhestellung" nicht zur Behandlung, sondern nur für eine generelle Probebehand-

lung, zur Testung von Schmerz und strukturellem Widerstand vor der Behandlung mit Gleitmobilisationen. Die Gleitmobilisationen und therapeutischen Traktionen erfolgen daher aus der **Behandlungsstellung**. Diese befindet sich jeweils am Ende der aktiven Bewegung in jeder eingeschränkten Bewegungsrichtung. Eine Behandlung in der Ruhe- oder **aktuellen Ruhestellung** ist für die Bewegungsförderung wenig effektiv und **nur bei Schmerzen und entzündlichen Gelenkreizungen** angezeigt.

Handfassung:
- Schmerzfreie, gelenkspaltnahe Fixation des einen Gelenkpartners.
- Gleiche Fassung des anderen Gelenkpartners.

Impulsrichtung:
- Verläuft in der Behandlungsebene (parallel zur konkaven Gelenkfläche).
- Dosierter Bewegungsimpuls (Schmerzgrenze)
  - senkrecht zur Behandlungsebene = Traktion,
  - parallel zur Behandlungsebene = Gleitmobilisation (mit Pikkolotraktion).
- Bewegungsrichtung der Gleitmobilisationen
  - bei wenig Schmerz: in die behinderte Richtung,
  - bei viel Schmerz: in die freie Richtung.

Impulsstufen:
- Lösen (Gelenkdruckreduzierung) der Verspannung ➜ Straffen der Gelenkkapsel ➜ Dehnen.

Impulsdauer:
- Traktion zur Schmerzlinderung: intermittierend bis zu 10 s,
- Gleitmobilisation: Dehnung ca. 5–6 s.

Test nach jeder Behandlung und Wiederholung der Behandlung.

Entspannungsmaßnahmen und Bewegungsbahnung bei der Mobilisation (Abb. 4.2)

Prinzip

Die Mobilisation eines Gelenks soll in größtmöglicher Muskelentspannung erfolgen. Sie wird daher unmittelbar nach einer Muskelanspannung in der Entspannungsphase vorgenommen (Sherrington, zit. nach Evjenth u. Hamberg 1980). Meist werden **folgende Maßnahmen** kombiniert:

1) **Isometrische Muskelanspannung** in die Gegenrichtung der geplanten Mobilisation (Abb. 4.2 a), danach in der postisometrischen Relaxationsphase (PIR) Ausführung der Mobilisation (Abb. 4.2 b).
2) **Blickwendung** in die Richtung des isometrischen Widerstands, in der Relaxationsphase Blickwendung in die Mobilisationsrichtung (Abb. 4.2 a, b).
3) **Einatmung** führt zu einer Zunahme, **Ausatmung** zur Verminderung des Muskeltonus. Mobilisationen (und v.a. Manipulationen) sollen daher nach Möglichkeit in der Ausatmungsphase erfolgen.
Die Richtung bei 1) und 2) wird dem Patienten durch einen entsprechenden exakten Körperkontakt der Hände des Therapeuten vermittelt.

Technik der Muskelentspannung (PIR) und Muskeldehnung

Behandlungsregeln

- **Diagnose** der Bewegungseinschränkung: Wie ist das **Endgefühl?** (Reflektorisch/Muskelverkürzung: reversibel oder irreversibel/Kontraktur?).
- Prüfung der **Gelenkbeweglichkeit** (translatorisch).
- Ein verkürzter Muskel darf nicht über ein hypomobiles und/oder schmerzhaftes Gelenk gedehnt werden. Es muß dann **erst das Gelenk behandelt** werden.

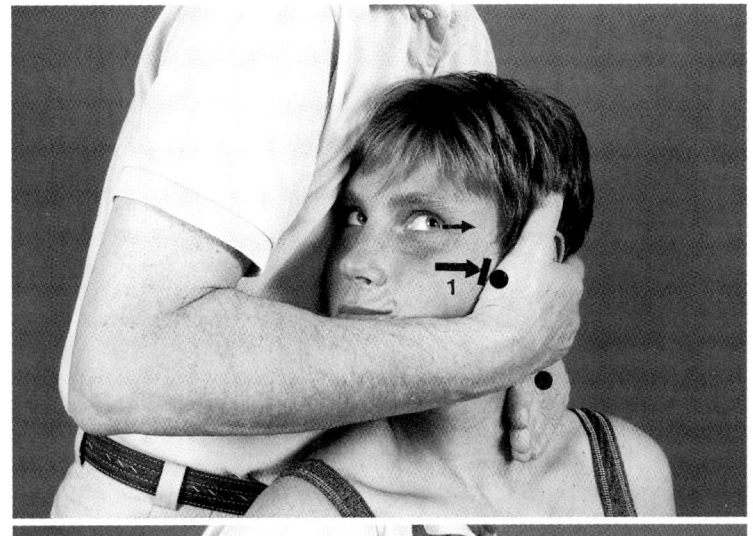
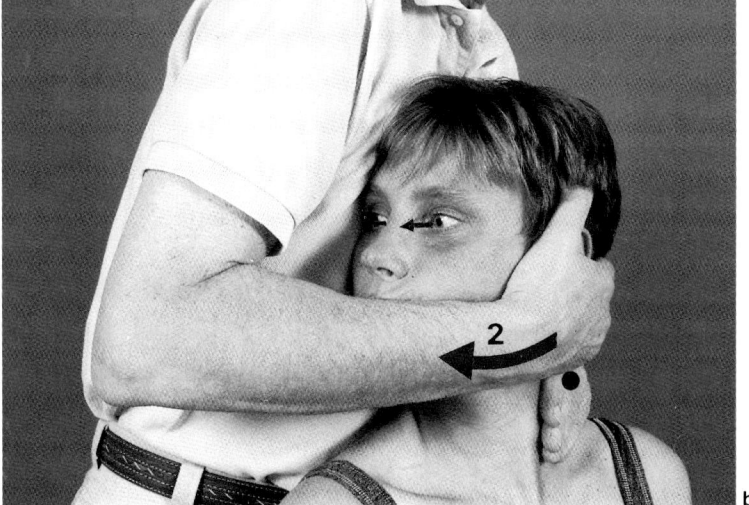

Abb. 4.2 a, b. Bewegungsbahnung durch Blickwendung. **a** Bei isometrischer Muskelanspannung in die freie Richtung (hier: Linksrotation) und Einatmung, **b** bei der Mobilisation in der Ausatmungsphase in die behinderte Richtung (hier: Rechtsrotation)

- **Aufwärmen** des Muskels durch Kontraktionen gegen Widerstand.
- **Entspannung** und/oder **Dehnung** in der postisometrischen Entspannungsphase (PIR).
- **Stimulation** des abgeschwächten Antagonisten.

Technik

- **Gelenk** bis (fast) an die Gelenksperre **(Barriere)** führen, an der eine Muskelanspannung gegen optimalen (maximalen) Widerstand des Patienten noch möglich ist.
- **Einatmen,** Atem anhalten und **Muskelanspannung** gegen den Widerstand des Therapeuten.

- **Anspannungsdauer** und -kraft sind abhängig von Schmerzen und Muskelkraft des Patienten.
- **Ausatmen:** in der Entspannungsphase **passive Dehnung** mit geringer Kraft durch den Therapeuten.
- **Bei Schmerzen** aktive Dehnung durch den Patienten (unter Gelenktraktion und gegen nur leichten Widerstand des Therapeuten).
- **Bei schweren Kontrakturen** passive Dehnung duch den Therapeuten in Endstellung bis zu 2 min.
- **Stimulation** der meist abgeschwächten Antagonisten durch aktive Kontraktionen.
- Dieser Vorgang wird mehrmals wiederholt, bis sich die Beweglichkeit verbessert hat.
- **Frequenz der Behandlung:** jeden 2. Tag bis mehrmals täglich.

Behandlungsschema für Muskeldehnungen (nach Leifseth)

Dehnungen zur **Herabsetzung von Schmerz und EMG-Aktivität nach Verletzungen** sind in den ersten 24 h günstiger bei Kälte als bei Wärme. Die Steuerung der Dehnung richtet sich nach der Reaktion des kollagenen Gewebes.
Die Beibehaltung einer bestimmten Muskellänge beim Dehnen führt zu **Entspannung,** wodurch sich die erforderliche Kraft zum Erhalt der Muskellänge vermindert, während eine schnell induzierte Kraft zur Abwehrspannung führt und daher mehr Kraft zum Erreichen einer bestimmten Muskellänge erforderlich ist. Die beste Methode zum Verlängern von kollagenem Gewebe ist daher eine **langsam einsetzende Kraft,** die gehalten wird. Bleibt diese Kraft konstant, dann wird sich auch das Gewebe verlängern.
Man kann **Längs- und Querdehnungen in Kombination** anwenden und zwar bei angenäherten oder gedehnten Muskel.
Muskeldehnungen von mindestens 30 min Dauer führen bei eingeschränkter Beweglichkeit (nicht bei normaler Länge) nach den Erfahrungen von Leifseth zu **Hypertrophie und Kraftzunahme.**

Exzentrisches Muskeltraining (nach Leifseth)

Das exzentrische Muskeltraining ist angezeigt, **bis der verletzte Muskel-Sehnen-Übergang steigende Dehnungsreize wieder verträgt.**

Schema

1) Längenbelastung durch Dehnung zur Spannungslösung.
2) Zunahme der Dehnungsbelastung.
3) Vergrößerung der Dehnungsgeschwindigkeit.

Übungsprogramm – exzentrisches Training

1) Statische Dehnung: 15–30 s oder länger halten, mehrmals wiederholen.
2) Exzentrische Übungen:
   – 3–10 Wiederholungen,
   – **Steigerungen** 1.–2. Tag langsam,
      3.–5. Tag mäßig,
      6.–7. Tag schnell,
   – Erhöhung der Widerstände.
3) Grundsätzlich: Dehnungen vor Übungen.
4) Eis als Massageanwendung.
Ab dem 7. Tag gesamtes Programm wiederholen.

Steigerungsprinzip

Schema

- Langsamer **Beginn mit geringer Geschwindigkeit.**
- Tritt kein Schmerz auf, wird die **Geschwindigkeit etwas erhöht.**
- Tritt kein Schmerz auf, weiter wie bisher.
- Treten weiter keine Schmerzen auf, Geschwindigkeit der Übung erhöhen.
- Tritt wieder kein Schmerz auf, weiter wie bisher.
- **Weitere Stufen der Geschwindigkeitserhöhung.**

Behandlung der Tendinitis (nach Leifseth)

Entstehungsursachen

- **Mechanische Überbelastung** durch Wiederholungstraumen in Form plötzlich gesteigerter Dehnkräfte (exogen).
- **Änderung der Dehnfähigkeit** von Muskel und Sehne (endogen).
- **Maximale Krafteinwirkung auf die Sehne** bei extremer Muskelsteife.
- **Kombination von hoher Muskelkraft und starker Muskelverkürzung** (exzentrische Kontraktion).

Behandlungsplan

Stufe 1–3: – **Ruhigstellung,**
– Tapeverbände,
– keine Aktivität,
– **Medikation:** Kortikosteroide,
– **physikalisch:** Eis, Elektrodenbehandlung, Ultraschall.
Endstufe: **Übungsbehandlung** (Dehnungen, Muskelkräftigung).
Operationen: Bei Rupturen oder chronischer Tendinitis.

Heilungsverlauf

Stufe 1: Zellmobilisation (Entzündungszeichen) in den ersten 48 h nach Verletzung.
Stufe 2: Proliferation der Grundsubstanz ab dem 3.–4. Tag.
Stufe 3: Kollagene Proteinformation vom 6.–14. Tag an. Es entsteht eine Menge unlösbaren Kollagens, das gegen enzymatische Veränderungen resistent ist.
Endstufe: Vom 14. Tag an steigert sich der Kollagenanteil, der sich in Fibrillen umformt.

Technik der Deep-friction-Massage und Querdehnung von Muskeln

Wirkprinzip

- Dämpfung der Nozizeption durch Mechanorezeptorenreizung,
- Herabsetzung der Muskelverspannung (und Schmerzlinderung) durch Hemmung der Motoneurone infolge vermehrter Afferenzen aus den Golgi-Sehnenkörperchen,
- Lösung von Verklebungen auf der Unterlage,
- Hyperämie (Schmerzlinderung/Stoffwechsel).

Behandlungsorte

- Muskelbauch,
- Muskel-Sehne-Übergang,
- Sehne,
- Sehnenscheide,
- Sehne-Knochen-Übergang,
- Ligamente.

Indikationen

- Muskelverletzungen (Vermeidung von Adhäsionen),
- Sehnenschäden (Muskel-Sehnen-Übergang):
  1) Tenosynovitis,
  2) Tendinitis (tendoperiostal),
  3) Insertionstendopathie,
  4) Tendovaginitis,
- Bandläsionen.

Kontraindikationen

- Traumatische Gelenkreizungen,
- Weichteilsklerosierungen (Ossifikationen),
- Bursitiden,
- Polyarthritis/andere bakterielle Infektionen,
- unmittelbare Nähe von oberflächlichen Nervenbahnen.

Technik

- Exakte Lokalisation der Läsion,
- Friktionen immer quer zum Faserverlauf,
- kein Hautgleiten (Finger des Therapeuten und Haut gehen zusammen),
- ausreichender Druck (Inhibition) und Bewegungsausschläge,
- gleichmäßiger Rhythmus,
- **Muskel entspannt** (Muskelfasern sollen getrennt werden!),
- **Sehne gespannt** (kein Rollen),
- Fingerstellung: Mittel- und Zeigefinger übereinandegelegt oder Zangengriff von Daumen und Zeigefinger; oberflächliche Strukturen mit wenig, tiefe Strukturen mit mehr Kraft behandeln,
- Frequenz jeden 2. Tag,
- bei Verletzungen erst Schwellungen abklingen lassen,
- Nachbehandlung: Muskelkontraktionen des entspannten Muskels erst isometrisch, dann isotonisch durch die ganze Bewegungsbahn,
- Druckempfindlichkeit der behandelten Strukturen besteht noch 1–2 Wochen nach Behandlungsabschluß.

Medizinische Trainingstherapie (nach Gustavsen u. Streeck 1993)

Bei der medizinischen Trainingstherapie handelt es sich um ein **Behandlungsverfahren im Rahmen der manuellen Medizin.** Sie dient der Erhaltung und Wiederherstellung der Funktion und Leistungsfähigkeit des Bewegungsapparates, der Prophylaxe und Rehabilitation durch Instruktion und Training.

Aufgrund der überwiegend sitzenden Lebensweise des modernen Menschen liegen die physischen Funktionsqualitäten (Muskelkraft, Muskelausdauer und Koordination) heute vielfach so niedrig, daß schon relativ geringe Belastungen zu Schädigungen und Krankheitssymptomen am Bewegungsapparat führen können. 30 % der arbeitenden Bevölkerung sind in diesem Sinne nicht gesund. Untersuchungen von Patienten, Schulkindern und Industriearbeitern haben gezeigt, daß ein gezieltes Trainieren der Muskelkraft, der Muskelausdauer und physiologischer Alltagsbewegungen erforderlich ist, um die Leistungsfähigkeit wiederherzustellen.

Untrainierte Personen und Patienten müssen nach denselben wissenschaftlichen Gesichtspunkten trainiert werden wie Sportler, jedoch mit geringerer Intensität und langsamerer Progression.

Nach **Erstellen einer exakten Funktionsdiagnose** kann der Patient gezielt behandelt werden. Je nach Befund wird zuerst eine entsprechende Behandlung (z. B. Ultraschallbehandlung), eine passive Mobilisation, Manipulation oder Stabilisation durchgeführt, bevor mit dem Training begonnen wird.

Die **medizinische Trainingstherapie** (Abb. 4.3) **besteht aus:**

- *Gelenktraining:*
   a) Automobilisation,
   b) Autostabilisation.
- *Muskeltraining:*
   a) Verbesserung der Muskelkraft,
   b) Verbesserung der Muskelausdauer. Muskelkraft und -ausdauer sollen entsprechend dem täglichen Bedarf des Patienten trainiert werden.
- *Koordinationstraining* (Technik): Ziel des Koordinationstrainings ist die Korrektur fehlerhafter Bewegungsabläufe und die unbewußte Ausführung der bewußt erlernten Bewegungen. Je öfter eine Bewegung durchgeführt wird, desto mehr wird diese automatisiert. Dadurch werden Anpassung, Steuerung und Geschicklichkeit sowie die Verteilung der strukturellen Belastung verbessert.
- *Prophylaxe und Rehabilitation:*
   a) Rückenschule,
   b) Erlernen physiologischer Alltagsbewegungen.

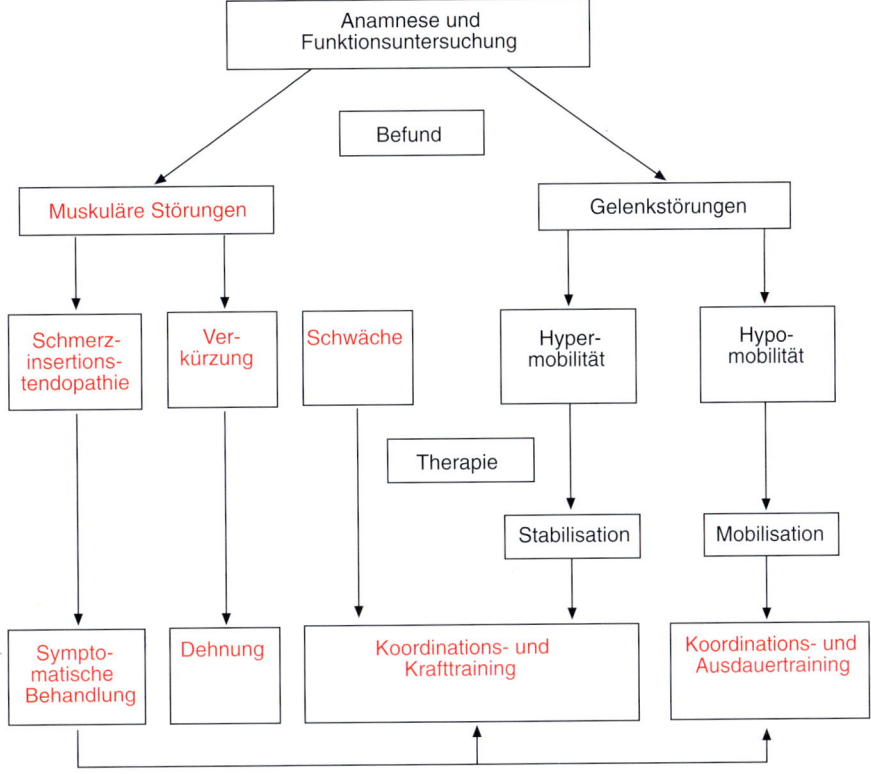

Abb. 4.3. Untersuchungs- und Therapieschema zur medizinischen Trainingstherapie. (Aus Gustavsen u. Streek 1993)

Ziel der Behandlung

- Schmerzfreiheit,
- objektive Verbesserung der genannten muskulären physischen Funktionsqualitäten und der körperlichen Belastbarkeit des Patienten.

Die Toleranzgrenze soll über dem täglichen Bedarf des Patienten für Arbeit und Freizeit liegen.

Kriterien für die medizinische Trainingstherapie

1) Medizinische Trainingstherapie ist eine Behandlungsform, die ausschließlich aus aktiven Übungen ohne manuelle Mitwirkung des Krankengymnasten besteht. Es handelt sich um ein rationelles, individuelles Training mit optimaler Stimulation.

2) Die Übungen müssen unter Berücksichtigung der Bewegungsbahn, des Widerstandes und der Übungswiederholungen (Repetitionen) exakt dosiert werden können, so daß man gezielt lokal behandeln und die Funktionsqualitäten

- Muskelkraft,
- Muskelausdauer,
- Koordination

erfolgreich beeinflussen kann.

3) Der Behandlungsplan wird unter Berücksichtigung der täglichen Belastung individuell auf den Patienten abgestimmt. Als Grundlage dienen:

- Diagnose des Arztes,
- Funktionsuntersuchung durch den behandelnden Krankengymnasten,
- Messungen der Muskelkraft und Muskelausdauer.

4) Die Behandlung soll pro Patient mindestens 60 min betragen und kann mit maximal 5 Patienten gleichzeitig von je einem Therapeuten durchgeführt werden. Ein Patient wird jedoch zunächst solange einzeln behandelt, bis er sein Übungsprogramm selbständig unter Kontrolle ausführen kann.

Für die Behandlung werden verschiedene **Geräte** wie Hanteln, Gewichtsmanschetten und Zugapparate benötigt, nicht nur um die Behandlung zu rationalisieren, sondern auch zur Stimulation der verschiedenen Funktionsqualitäten (Kraft, Ausdauer, Koordination, Technik). Besonders wichtig ist die Koordination, denn der Patient soll physiologische Bewegungsabläufe bewußt erlernen, so daß er sie dann im Alltag automatisch ausführen kann.

Grundprinzip
Auf einen spezifischen Trainingsreiz erfolgt eine spezifische Antwort. Jeder Trainingsreiz muß geeignet und groß genug sein, um eine bestimmte Funktionsqualität verbessern zu können.

Kriterien und Wirkung des maximalen Krafttrainings

Belastung:
- 1–5 Repetitionen,
- 2–3 min Pause,
- maximaler bis submaximaler Widerstand; 100–80% der Maximalkraft 5–10 s dauernder Haltewiderstand.

Trainingseffekt:
- Zunahme der Muskelkraft,
- Zunahme des Muskelquerschnitts.

Lokale Wirkung:
- Geringe Wirkung auf die lokale Zirkulation, da die Anspannungsphase zu kurz ist.

Anmerkung:
Physiologische Bewegungsabläufe, wie sie täglich 2× benötigt werden, können mit dem maximalen Krafttraining **nicht** geübt werden.

Wirkung auf Herz, Kreislauf und Atmung:
- Verbesserung der Herz-Kreislauf-Funktionen und der Atmung ist gering.
- Preßatmung muß vermieden werden.

Um die **Muskelkraft** in kürzester Zeit zu verbessern, ist die **maximale** Belastung die optimale Stimulation. Das maximale bis submaximale Krafttraining ist das optimale Training für einen Leistungssportler.

Kriterien und Wirkung des Muskelausdauertrainings

Belastung:
- 30 und mehr Repetitionen,
- 1 min Pause,
- Widerstand: 60% oder weniger der Maximalkraft.

Trainingseffekt:
- Verbesserung der Muskelausdauer,
- Verbesserung der Koordination.

Lokale Wirkung:
- Verbesserung der intramuskulären Zirkulation.

Allgemeine Wirkung:
- Verbesserung der Herz-Kreislauf-Funktion und der Atmung,
- Verbesserung der O_2-Aufnahme.

Anmerkung:
Die allgemeine Wirkung ist abhängig von der Muskelmasse und der Summe der zu leistenden Arbeit.

Kriterien und Wirkung des Kraftausdauertrainings

Belastung:
- 15–25 Repetitionen (langsame Frequenz beim Training mit Patienten),
- 1–2 min Pause,
- Widerstand: 75–50% der Maximalkraft.

Trainingseffekt:
- Verbesserung der Muskelkraft,
- Verbesserung der Muskelausdauer,
- Verbesserung der Koordination.

Lokale Wirkung:
- Verbesserung der Zirkulation am Übergang Muskel/Sehne und Sehne/Periost/Knochen.

Allgemeine Wirkung:
- Verbesserung der Herz-Kreislauf-Funktion und der Atmung,
- Verbesserung der O_2-Aufnahme.

Patienten und Untrainierte müssen zwar mit geringerer Intensität trainiert werden als Sportler, jedoch nach denselben physiologischen Gesichtspunkten. Die Progression muß langsam sein. Die Kriterien für ein **optimales Training mit Patienten** sind: **15–30 oder mehr Repetitionen mit einer Belastung von 30–50% der Maximalkraft** (Abb. 4.4 und 4.5).

Trainingsprinzipien

- Der Therapeut muß als Voraussetzung für die Trainingstherapie auch die manuelle Untersuchungstechnik am Bewegungsapparat beherrschen.
- Jedes Training mit Patienten erfordert eine große Individualisierung und muß der Arbeitssituation angepaßt sein. Die **Belastbarkeit** richtet sich nach **dem Allgemeinzustand,** Schmerzen, Bewegungseinschränkungen, neurologischen Störungen, kardiovaskulärem Zustand usw.
- Ist der Patient **physisch und psychisch müde,** sollte **kein längerdauerndes Koordinationstraining** durchgeführt werden. Das Resultat wären nur falsche Bewegungsabläufe.
- Das Trainingsprogramm soll auch der **Motivation des Patienten** entsprechen. Technisches Training bei geringer Motivation ist ohne Effekt und sogar schädlich.

Trainiert man physiologische Bewegungsabläufe über einen längeren Zeitraum, werden sie besser beherrscht, als wenn der Lernprozeß nur über einen kurzen Zeitraum geht. Oft dauert der Abbau eines fehlerhaften Bewegungsablaufs 1–2 Jahre.

- Ein **zeitlich verteiltes Training** ist effektiver als ein einmaliges konzentriertes Training (Lernen und Funktionsverbesserung).
- Bei relativ kurzen **Trainingsintervallen** lernt man normalerweise mehr. Daher sollte täglich oder mindestens 3mal wöchentlich trainiert werden.
- Nach einer vollständigen **medizinischen und funktionellen Untersuchung** kann die medizinische **Trainingstherapie** angewandt werden, **wenn Kontraindikationen**

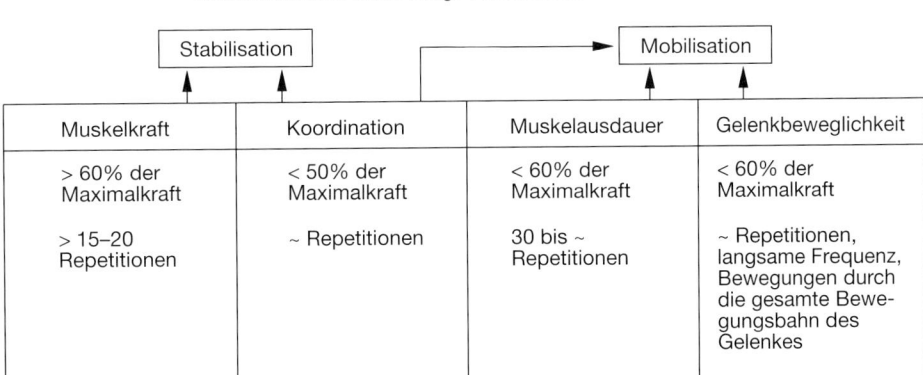

Abb. 4.4. Gelenktraining. (Aus Gustavsen u. Streek 1993)

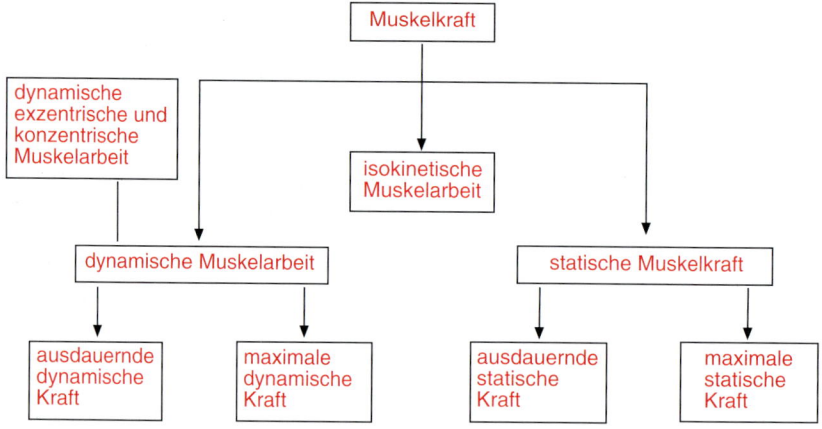

Abb. 4.5. Krafttraining. (Aus Gustavsen u. Streek 1993)

ausgeschlossen worden sind. Es sind dieselben wie bei jeder anderen physikalischen Therapie.

Relative Kontraindikationen

- Zieht ein **schwacher Muskel** über ein **hypomobiles und/oder schmerzhaftes Gelenk,** dann muß zuerst das aktive Rollgleiten (Rotationsgleiten) im Gelenk wiederhergestellt werden, bevor der schwache Muskel auftrainiert wird.
- Ist der Antagonist eines schwachen Muskels verkürzt, muß **zuerst der verkürzte Antagonist gedehnt** werden, bevor der schwache Muskel gekräftigt wird.
- Ein **paretischer Muskel** darf **nicht in Dehnstellung** gebracht werden. Dementsprechend darf ein paretischer Muskel zu Beginn der Behandlung nicht aus gedehnter Stellung gekräftigt werden. Im Laufe einer Behandlungsserie wird jedoch durch die gesamte Bewegungsbahn, d.h. auch aus der Dehnstellung trainiert.
- Es ist sehr effektiv, **komplexe Bewegungsabläufe in einzelne aufzuteilen.** Daher sollten zuerst einzelne Bewegungsabläufe eingeübt werden, bevor man zu komplexen übergeht.
- Es ist **kontraindiziert,** ein **Training ohne vorherige Untersuchung** durchzuführen

oder wenn der Patient sich nicht wohlfühlt (Müdigkeit, Erkältung usw.).
- Die medizinische **Trainingstherapie muß schmerzfrei sein,** d.h. beim Trainieren darf es nicht zu Schmerzen in den Gelenken kommen. Muskelschmerzen in Form eines Muskelkaters sind als normal anzusehen.
- Bei Arthrosen muß jede **vermehrte Druckbelastung** des betroffenen Gelenkes **vermieden werden.** Ebenso sollte bei einer Wirbelsäulenbehandlung nicht mit stärkerer Druckbelastung gearbeitet werden. Schmerzen von Seiten hypermobiler Gelenke sind zu vermeiden.
- Bei Rheumatikern z.B. wird die Erhaltung und Verbesserung der Funktionen durch ein jeweils individuelles Programm von Mobilisation und Stabilisation auf der Basis des pathomorphologischen Zustands vorgenommen (Schmerzlinderung, Kontrakturprophylaxe, isometrisches, später evtl. auch isotonisches Muskeltraining).

Dosierung und Übungsauswahl

Ausgangstellung
Bei Hypermobilität an der Wirbelsäule werden Ausgangstellungen benutzt, die eine in-

direkte Stabilisation des hypermobilen und/oder schmerzhaften Bewegungssegmentes bewirken, um Mitbewegungen anderer WS-Abschnitte zu vermeiden. Soll z.B. die BWS in Extension mobilisiert werden, dann wird die LWS in Kyphose eingestellt.

Widerstand
Der Widerstand richtet sich nach dem Bedarf des Patienten (optimale Belastung).

Innere Bewegungsbahn
Bei Bewegungen in der inneren Bewegungsbahn handelt es sich um isotonische Muskelkontraktionen aus angenäherter Stellung von Muskelursprung und -ansatz. Die innere Bewegungsbahn wird gewählt, **wenn ein oder mehrere Muskeln einer Synergie schmerzhaft sind.**

Mittlere Bewegungsbahn
Bewegungen in der mittleren Bahn sind isotonische Muskelkontraktionen. Die mittlere Bewegungsbahn wird gewählt **bei Schädigungen im Gelenk, bei Paresen oder wenn ein Muskel in gedehnter Stellung schmerzhaft ist.** Oft ist es notwendig, zuerst den Antagonisten eines schmerzhaften Muskels so zu trainieren, daß der schmerzhafte Agonist nicht gedehnt wird. Ist der Widerstand groß genug, entsteht der sog. „overflow", d.h. eine Wirkung auf den schmerzhaften Muskel (Kokontraktion). Aus der mittleren Bewegungsbahn wird **auch bei Hypermobilität** trainiert, um eine Stabilisation zu erzielen. Sollen Muskeln, die beim Widerstandstest schmerzhaft waren (z.B. Außenrotatoren, Abduktoren des Schultergelenks) trainiert werden, so bringt man sie mehr in die angenäherte Stellung von Ursprung und Ansatz. In dieser Ausgangsstellung gibt man dann Widerstand gegen die Antagonisten (Innenrotatoren und Adduktoren), so daß es zur Kokontraktion von Agonisten und Antagonisten kommt, und benutzt auf diese Weise den **„overflow" als Trainingsreiz.**

Äußere Bewegungsbahn
Bewegungen in der äußeren Bewegungsbahn sind isotonische Muskelkontraktionen aus maximaler Dehnstellung des Muskels bis zur vollen Annäherung von Ursprung und Ansatz (Bewegung durch die gesamte Bewegungsbahn). Die äußere Bahn wird gewählt, um die Muskulatur in gedehnter Stellung zu stimulieren. **Bewegungen durch die gesamte Bewegungsbahn sind das Ziel der Behandlung.**

Übungswiederholungen (Repetitionen)
Die Anzahl der Übungswiederholungen richtet sich nach den Erfordernissen. Der Widerstand muß so gering sein, daß wenigstens 15–20 Repetitionen einer Übung möglich sind.

Frequenz
Die Frequenz wird nach Bedarf gewählt. Sie ist niedrig bei Patiententraining und bei Gelenkbehandlungen. Mit ansteigender Frequenz nimmt der Widerstand zu. Daher kann mit schnellerer Frequenz nur ein geringerer und mit langsamer ein größerer Widerstand überwunden werden.

Entspannungsdauer (Ruhepausen)
Beim Patiententraining beträgt die Pause zwischen den einzelnen Übungen in der Regel 1–2 min (sie ist abhängig von der Refraktärzeit der Muskulatur).

Trainingsrhythmus
Um die Zirkulation zu verbessern, muß 2mal pro Woche trainiert werden. Um eine optimale Verbesserung der Muskelkraft zu erzielen, muß 20mal pro Monat geübt werden.

Hilfsmittel
Kissen, Fixationsgurte, Hocker, Gewichte, Trainings- und Mobilisationsbänke, Zugapparate.

Effekte der Standardbehandlungen an Gelenk und Muskulatur (Zusammenfassung)

- **Gelenkmobilisationen**
  a) **Traktion**
  - Schmerzlinderung durch Verminderung druckbedingter Nozizeption,

  b) **Gleiten**
  - mechanische Bewegungsverbesserung,
  - vermehrte propriozeptive Afferenzen (Dämpfung der Nozizeption und damit des reflektorischen Hypertonus),
  - mechanische Dehnung der Gelenkkapsel,

  a und b)
  - Senkung des reflektorischen Hypertonus.

- **Muskeldehnung**
  Durch isometrische Muskelanspannung:
  1) erhöhte Spannungen an Golgi-Sehnenspindel,
  2) Entspannung der Muskelfibrillen,
  3) postisometrische Dehnung der Muskelfasern auf die neue Länge der Muskelspindeln zur neuen „Barriere" (γ-System), bei reflektorischem Hypertonus,
  4) Dehnung über die Barriere hinaus (5–8 s) bei bindegewebiger Verkürzung (Gelenkdruck durch Traktion mindern!).

- **Quermassage** („deep friction") für Ligamente/Sehnen und Muskeln:
  - Hypertonussenkung über Golgi-Sehnenspindeln (γ-System),
  - mechanische Lösung von Verwachsungen.

- **Koordinationstraining** (PNF/Vojta usw.)
  - Verbesserung von Beweglichkeit und Muskelkraft durch Korrektur fehlerhafter Bewegungsabläufe („patterns"). Verbesserung der Anpassung, Steuerung, und, Geschicklichkeit (Verletzungsminderung).

- **Krafttraining** (isotonisch/Verbesserung von Kraft und Ausdauer):
  - Beginn in der mittleren Bewegungsbahn,
  - Steigerung zur äußeren Bewegungsbahn (Dehnstellung).

- **Mentales Training**
  Unter mentalem Training versteht man das Erlernen und Verbessern eines Bewegungsablaufes durch intensives sich Vorstellen ohne gleichzeitige praktische Durchführung der Bewegung. Durch dieses geistige Einüben von Bewegungsabläufen lassen sich:
  - Lernzeiten abkürzen,
  - Sicherheit, Stabilität und Geschwindigkeit eines Bewegungsmusters, besonders bei neu zu erlernenden Tätigkeiten, verbessern und rationalisieren.

  Es hat sich bewährt bei zeitlich und örtlich begrenzten Möglichkeiten für praktisches Üben.
  In der Rehabilitation kann es Behandlungszeiten ergänzen.
  In der Sportmedizin kann es Verletzungsphasen überbrücken helfen, aber auch die Bewegungsabläufe sicherer machen, vor allem bei Sportarten mit erhöhtem Verletzungsrisiko.

5 Biomechanik des Wirbelsegments

Die gewichttragenden Strukturen des Bewegungssegments (Abb. 5.1 und 5.2) sind:

- die Bandscheiben und
- die Wirbelbogengelenke.

Die statische Beanspruchung der WS besteht in erster Linie in der **Aufnahme des axialen Drucks** in allen Körperstellungen, wofür hauptsächlich die Wirbelkörper geeignet sind (Schlüter 1965). Die 3 **druckaufnehmenden Strukturen** sind der **Discus intervertebralis** und die **beiden Wirbelbogengelenke.** Aufgrund der spiraligen Anordnung der elastischen Strukturanteile der Bandscheibe kann diese außer den Druckbelastungen auch Biege- und Scherkräfte aufnehmen, wie sie bei den Kipp- und Scherbewegungen der Wirbel gegeneinander entstehen.

Morphologie und Funktion der Bandscheibe

Der im Zentrum des Diskus gelegene **Nucleus pulposus** hat die **Aufgabe,** die einwirkenden **Druckkräfte aufzufangen** und diese **gleichmäßig auf die Umgebung,** den Anulus fibrosus und die Knorpeldeckplatten der Wirbel, **zu verteilen** (Abb. 5.3). Dazu kann er sich je nach Druckeinwirkung verformen und so auch die benachbarten Teile des Anulus lamellosus vor Überbelastung durch die knöchernen Wirbelanteile, von wo die Druckbelastung kommt, schützen. Unter Traktion kann er eine längsovale Form annehmen und den umgebenden Faserring weitgehend entlasten (Abb. 5.3a). Unter axialer Druckbelastung flacht er sich querloval ab, und die Bandscheibe wölbt sich seitlich etwas vor, sie wird niedriger (Abb. 5.3b). Bei einer asymmetrischen **Kippstellung des kranialen Wirbels,** wie sie durch Ante-, Retro- oder Lateroflexion entsteht, werden die Fasern auf der bewegungsabgewandten Seite durch die auseinandergleitenden Wirbelkörper angespannt und hindern den Nukleus, dorthin auszuweichen, während eine **geringfügige Verformung zur Seite der Kippung,** wohin sich auch die Belastungslinie verlagert, durch die dort entspannten Fasern möglich ist. Der Nukleus wird so im Bereich der

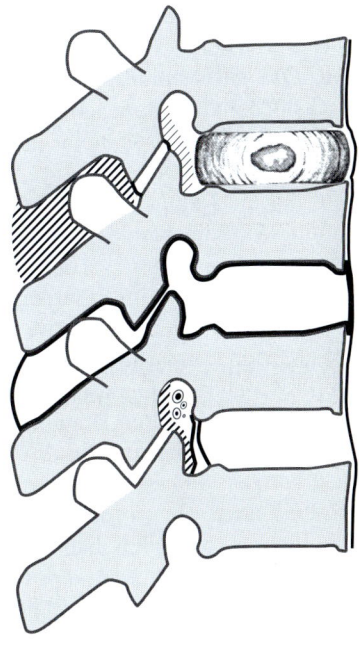

Abb. 5.1. Das Bewegungssegment nach Junghans. (Aus: Lanz u. Wachsmuth 1972)

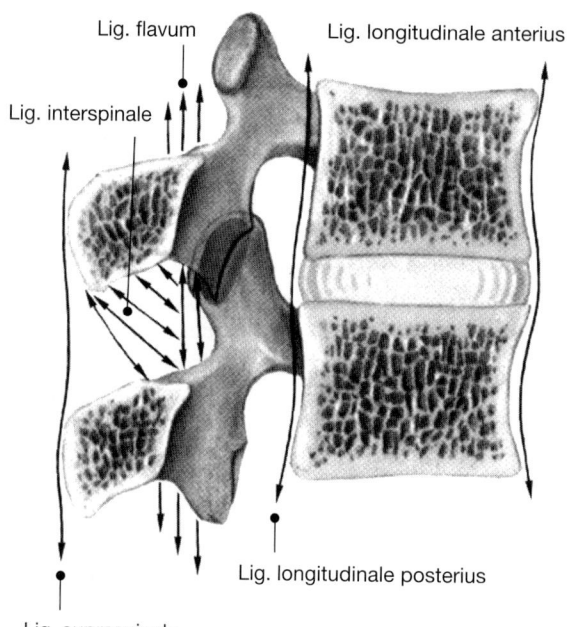

Abb. 5.2. Bewegungssegment. Die Bandverbindungen des Segments. (Aus: Lanz u. Wachsmuth 1972)

durch die Wirbelkippung aus dem Zentrum zur Seite der Neigung verlagerten erhöhten Belastungszone gehalten (Abb. 5.4) und **kann dort die erhöhte Gewichtsbelastung abfangen.** Das gilt zumindest für die morphologisch noch intakte Bandscheibe.
Der Nucleus pulposus bleibt in allen Phasen der Entwicklung ohne Gefäßversorgung. Die den Nucleus umgebende Vaskularisierung nimmt schon im Kindesalter rapide ab. Mit zunehmendem Alter vermindert sich der Proteoglykangehalt im Faserring und Nukleus der Bandscheiben. Auch die Gallertkerne prolabierter Bandscheiben enthielten weniger Proteoglykan (Olezyk 1994). Es kommt zu einer progredienten Zunahme von Kollagen. Der Faserring des Anulus fibrosus besteht vorn aus dicken, außen groben, völlig fibrösen Fasern, ebenso die lateralen Partien. Die inneren Lamellen haben dünnere Fasern. Auch die hinteren und posterolateralen Anteile sind deutlich dünner. Die inneren Fasern sind mit den knorpeligen Endplatten verbunden und nicht klar vom Nucleus pulposus getrennt (Taylor 1993).

Biochemie der Bandscheibe

Der Nukleus enthält altersabhängig 70–90% Wasser, das an Proteoglykane gebunden ist.
Der Flüssigkeitsaustausch der Bandscheibe geschieht unter Belastung (Ausstrom) und Entlastung (Einstrom), wobei der Ausstrom wesentlich langsamer vor sich geht als der Einstrom bei der Entlastung (Abb. 5.3 e, f).
Der Anulus enthält 60–70% Wasser, ca. 30% Kollagen und 10% Proteoglykane. Der Kollagenanteil bedingt die mechanische Festigkeit und Belastbarkeit. Nach Grifka (1993) befindet sich zwischen den Lamellen ein feines Kanalsystem, das die einzelnen Lamellen durchdringt und sich zwischen ihnen erweitert, wodurch das Modell der Ernährung des Gewebes durch reine Diffusion in Frage gestellt werden muß.
Grifka vermutet, daß bei erhöhter Druckbelastung auch das kanalikuläre System des Anulus so durch den nicht kompressiblen Nukleus eingeengt werden kann, daß der Flüssigkeitsausstrom behindert wird. Außerdem wird nach Brinkmann (1988, zit. in Grif-

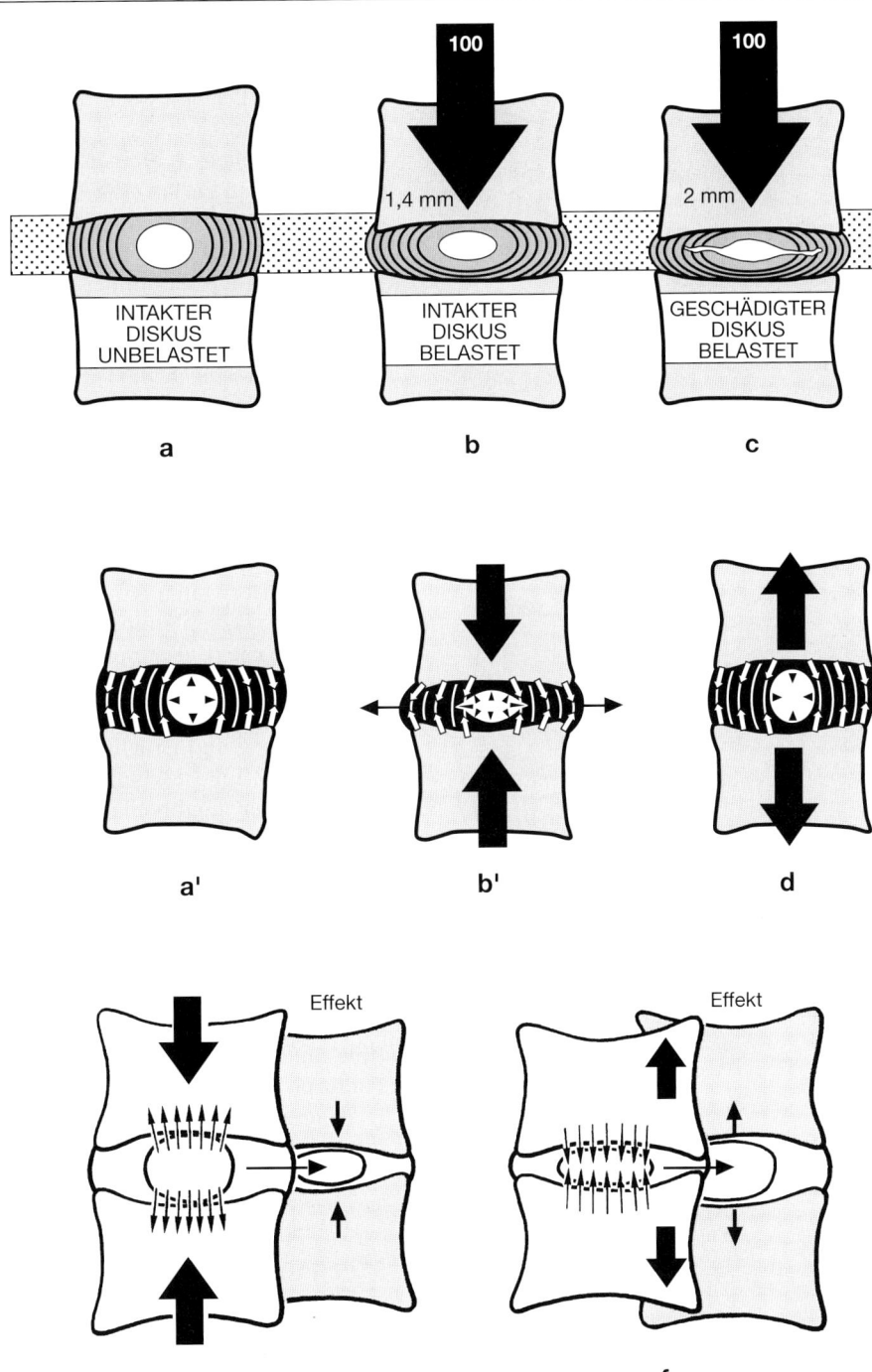

Abb. 5.3 a–f. Veränderung von Form und Faserspannung der Bandscheibe bei Be- und Entlastung. **a, a'** ohne Belastung, **b, b'** bei Belastung, **c** Belastung bei vorgeschädigtem Diskus, **d** bei Traktion. **e, f** Flüssigkeitsaustausch zwischen Diskus und Wirbelkörpern bei Be- und Entlastung. (Nach Kapandji 1984/85)

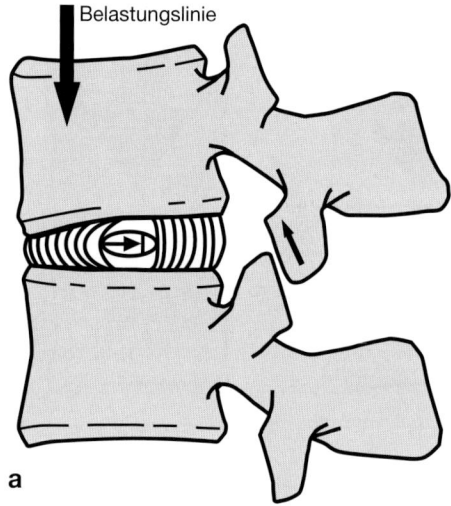

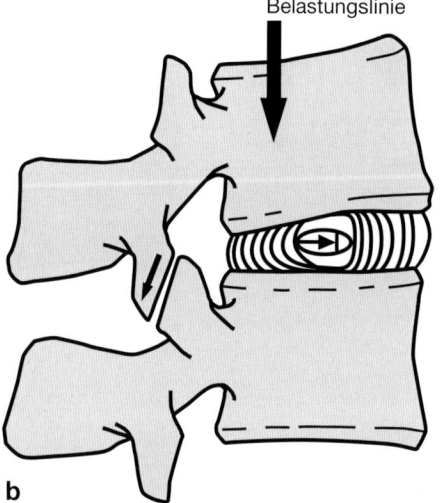

Abb. 5.4 a, b. Veränderung der Bandscheibe bei asymmetrischer Belastung. Bei intaktem Anulus fibrosus verhindern die gespannten Fasern auf der Seite der auseinanderweichenden Wirbelkörper ein Ausweichen des Nukleus zu dieser Seite. Der Nukleus bleibt in der Nähe der verlagerten Belastungslinie; **a** bei Flexion **b** bei Extension

bleibt das **Abfangen des Belastungsdrucks vor allem durch die zentralen Anteile** gewährleistet. Das gilt auch bei Höhenminderung der Bandscheiben.

Viele Bandscheiben bleiben nach den Untersuchungen von Farfan (1979) bis ins hohe Alter „normal". **Die regressiven Veränderungen des höheren Alters** beginnen allerdings schon mit einer Verminderung des Wasseraufnahmevermögens im Wachstumsalter. Das beginnt mit der Rückbildung der Blutgefäße, die etwa nach dem 2. Lebensjahr eintritt. Spätestens nach dem 8. Lebensjahr werden keine Gefäße mehr gefunden. Es kommt durch die nachfolgende **Dehydrierung des Diskus zur Abnahme des Quellungsdrucks des Nukleus.** Auch Belastungen über 75 kp führen zur Dehydrierung. Die Bandscheibe wird schmaler durch Vorwölbung und Einbruch in die Deckplatten, v. a. bei Osteoporose. Die axiale Belastung kann nicht mehr weich-elastisch abgefangen werden. Es kommt zu Einrissen im Faserring und zur Sklerosierung und Brüchigkeit der Knorpeldeckplatten. Teile des Nukleus können in den Wirbelkörper einbrechen (Schmorl-Knötchen), andererseits können, wie gesagt, die Blutgefäße aus der Wirbelkörperspongiosa in den Diskus eindringen und die Blutversorgung übernehmen. Ob auch andere Faktoren wie Stoffwechselstörungen oder hormonale Veränderungen eine Rolle spielen, ist bisher nicht bekannt.

Eine andere Frage ist, wieweit **mechanische Faktoren der Gewebebeanspruchung an der Degeneration von Bandscheibe und Wirbelbogengelenken beteiligt** sind.

Mechanische Belastung des Bewegungssegments

ka 1993) durch den Nukleus bei vermehrter Bandscheibenbelastung eine Einwölbung der Deckplatten hervorgerufen. Dadurch wird nur ein relativ kleiner Teil des Bandscheibengewebes radiär verlagert, und andererseits

Hier ist die

- Bandscheibenbelastung und die
- Belastung der Wirbelbogengelenke

anzuführen.

Bandscheibenbelastung

Da bei den klinischen Bildern sich meist nur bestimmte Wirbel als störanfällig und morphologisch verändert erweisen, müssen noch andere Faktoren als die Alterung der Bandscheibe eine Rolle spielen.

Die Bandscheibe ist im Rahmen ihrer funktionellen Beanspruchung 2 Arten von Belastung ausgesetzt:

- axiale Belastung,
- Verwringung (Torsion).

Axiale Belastung (Abb. 5.5)

Sie wird von den Wirbelkörpern her eingeleitet und **überwiegend vom Diskus aufgenommen**. Eine **Beteiligung der Wirbelbogengelenke ist vom Neigungswinkel** der Gelenke **abhängig**. Mit zunehmendem Neigungswinkel der Gelenkflächen zur Vertikalachse übernehmen die Bogengelenke einen Teil der vertikalen Druckbelastung. Außerdem sorgen sie als Hebelpunkte der autochthonen Rückenmuskulatur dafür, daß die resultierende Druckkraft senkrecht auf die Wirbelkörperdeckplatten auftrifft. An den Lendenwirbeln mit ihren überwiegend sagittal eingestellten Gelenkflächen wird diese Hebelfunktion von den vorderen, frontal eingestellten Gelenkanteilen übernommen. Im Gegensatz zur oberen LWS können die lumbosakralen Bogengelenke daher in allen Körperhaltungen einen Teil des Körpergewichts tragen.

Bei einer axialen Dauer-Druckbelastung reagiert der Diskus mit einer allmählichen Deformierung, der Anulus wird peripher herausgewölbt.

Bei einer **pathologischen Gewichtsbelastung** wie beim Heben überschwerer Lasten oder einem Sturz kann es zum **Einbruch der Wirbeldeckplatte** kommen. Diese kann ausheilen oder nach Ansicht von Bogduk (1992) eine Schmerzpathologie auslösen, und zwar dadurch, daß die Matrix des Nukleus mit der Blutzirkulation des Wirbelkörpers in Kontakt kommt und eine Autoimmunantwort verursacht. In jedem Fall führt die **Denaturierung des Nukleus durch die Verminderung des Wasserbindungsvermögens** wie bereits gesagt zu verminderter Belastbarkeit. Dadurch kommt der angrenzende Anulus fibrosus ebenso unter vermehrte Gewichtbelastung und degeneriert mit der Zeit ebenfalls. Als Ausgleich kommt es zur Vergrößerung der lasttragenden Fläche durch reaktive Bildung von spondylotischen Randwülsten entlang der Randleisten. Es kann außerdem zu **radiären Fissuren im Anulus** kommen, **durch die** bei entsprechender Ausbildung und **Druckbelastung** Teile **des Nukleus** über den Weg des geringsten Widerstandes im Sinne eines **echten Prolapses** austreten können.

Es muß angemerkt werden, daß der von Bogduk (1992) geschilderte degenerative Prozeß sowohl durch ein Initialtrauma als auch durch eine chronische Dauerbelastung mit Mikrofrakturen in den Deckplatten beginnen kann.

Verwringung (Torsion) (Abb. 5.6)

Während bei der axialen Belastung durch Druck (oder Zug) alle Fasern des Diskus unter dem gleichen Dehnungsstreß stehen und zur gleichen Zeit das Belastungsmaximum erreichen, werden **bei der Hebelbelastung** durch Verwringung oder Biegung die **äußeren Schichten des Anulus die Belastungsgrenze eher erreichen** als die inneren.

Um das große Bewegungsausmaß allein für die Flexion in der Sagittalebene zu erreichen, müssen die dorsal gelegenen Kollagenfasern des Diskus in aufrechter Haltung entspannt sein, da sie sonst durch die Vergrößerung des Abstands der Faserfixpunkte bei der Anteflexion reißen würden. Das gleiche gilt analog für die ventralen Fasern bei der Retroflexion.

Man muß annehmen, daß die inneren Druckspannungen im Diskus zwar eine Rolle bei der Bandscheibendegeneration spielen, aber innerhalb physiologischer Belastungen allein nicht ausreichen, um eine **Ruptur im Anulus** zu verursachen. Hierzu ist wahrscheinlich die

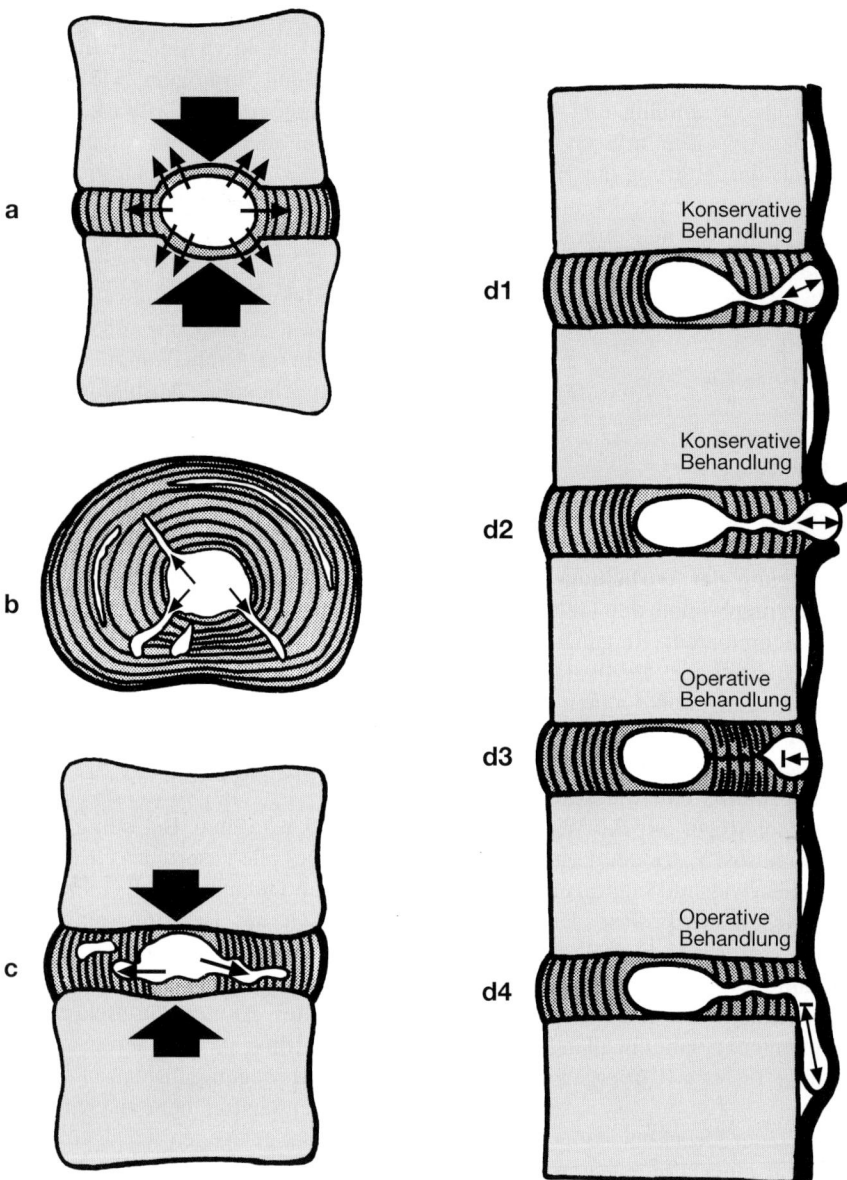

Abb. 5.5 a–d. Pathologie der axialen Gewichtsbelastung; **a** Nukleus unter erhöhter Gewichtsbelastung, Veränderung der Druckverhältnisse; **b** und **c** radiäre zentrifugale Rißbildungen; **d** Formen des Bandscheibenprolapses. Konservative Behandlung ist noch bei **d 1** und **d 2** möglich, **d 3** und **d 4** müssen operativ behandelt werden. (Nach Kapandji 1984/85)

Kombination mit den asymmetrischen Torsions- und Biegeverformungen bei Beuge- und Rotationsbewegungen der WS erforderlich. Das gilt besonders für den Bereich der LWS, in der die überwiegende Zahl der Bandscheibenvorfälle auftritt (Abb. 5.6 a).

In der **LWS** laufen die Rotationsbewegungen trotz der nach dorsal konkaven Gelenkflächen nicht, wie man meinen möchte, um eine dorsal der Gelenke liegende Achse, sondern um eine **im hinteren Teil des Wirbelkörpers gelegene Drehachse.** Bei einer **dorsal** der Gelenkflächen befindlichen Rotationsachse, im Mittelpunkt der beiden konkaven Gelenkflächen, müßten die Wirbelkörper eine erhebliche **Scherbewegung im Sinne eines Drehgleitens** machen. Infolge der **vor** den Gelenkflächen liegenden Achse werden die Rotationsbewegungen durch den Anschlag der unteren Gelenkfortsätze des Wirbels gegen die Gelenkflächen des kaudalen Partnerwirbels stark eingeschränkt, und zwar auf 3° bis 5° (Farfan 1979; Bogduk 1992). Falls die **Rotationsbewegung** mit Kraft weitergeführt wird, geschieht dies **um eine neue Achse** in dem unter Kompression stehenden, gleitunfähigen **Bogengelenk auf der bewegungsabgewandten Seite** (bei einer Rechtsrotation das linke Gelenk) unter elastischer Verformung des Wirbelbogens (Abb. 5.7).

Beispiel (Abb. 5.7 b): Der Wirbel macht eine Rechtsrotation um die Achse im dorsalen Teil des Wirbelkörpers (1). Es erfolgt eine

- Transversale Scherbewegung in der Bandscheibe analog der Rotation (2),
- Kompression und Gleitunfähigkeit im Bogengelenk der bewegungsabgewandten (linken) Seite, das dadurch zur neuen Bewegungsachse wird (3),
- Druckminderung und Gleitbewegung im Bogengelenk der Rotationsseite (rechts) (4).

Bei den Verwringungen erfolgen demnach durch die Scherbewegung des Wirbels dehnende **Krafteinwirkungen auf die Bandscheibe** des Segments **und die Kapsel des Bogengelenks** der Rotationsseite (rechts) sowie eine Kompressionsverformung des Wirbel-

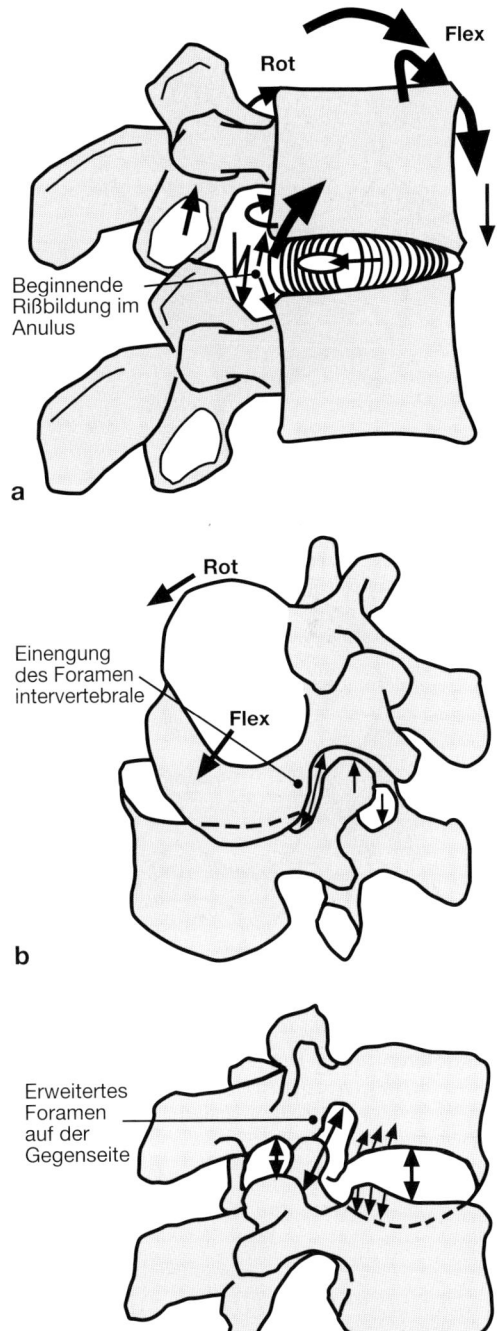

Abb. 5.6 a–c. Pathologie der Bandscheibenverwringung (Torsion). **a** Entstehungsmechanismus, **b, c** typische Fehlstellungen bei Bandscheibenschäden mit Rißbildungen im Anulus und Veränderungen des Foramen intervertebrale (**b** Neigungsseite, **c** neigungsabgewandte Seite)

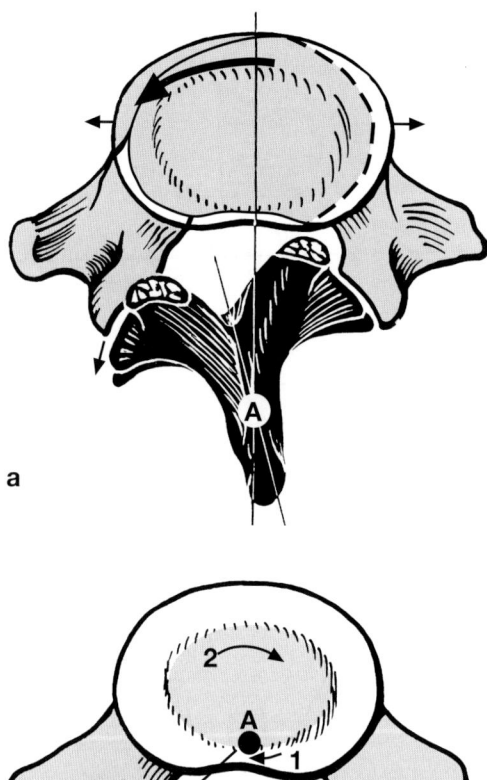

Abb. 5.7. Wirbelrotation in der LWS; **a** bei angenommener Drehachse im Dornfortsatz (nach Kapandji 1984/85); **b** bei Lage der Achse im dorsalen Anteil des Wirbelkörpers (die Bewegungsphasen sind im Text erläutert)

bogengelenks der rotationsabgewandten Seite (links).
Das normale Bewegungssegment gibt zunächst ohne klinische Symptome nach, da der normale Anulus offensichtlich über eine ausreichende Dehnfähigkeit seiner Fasern verfügt.

Da Kollagenfasern bis zu ca. 4% gedehnt werden können, was einer Bandscheibenrotation von 3° entspricht, stellt die auf 3° reduzierte Rotationsfähigkeit das strukturunschädliche Limit dieser Bewegung dar. Bei einer gleichzeitigen Flexion wird aber durch die Vorspannung der dorsalen Faseranteile die Rotation noch weiter limitiert, weswegen diese Bewegungskombination den größten Dehnungsstreß für den Diskus darstellt (wichtig für die Rückenschule).
Wird die **Belastungsgrenze überschritten,** dann können sich **zirkuläre Rißbildungen in den äußeren Anuluslamellen,** dort wo die Zugspannung am stärksten ist, einstellen. Die zirkulären Spaltbildungen treten im ganzen Diskus auf, sind aber **im posterolateralen Bereich** am stärksten. Die posterolaterale Torsionsverformung kann so ausgedehnt sein, daß es zu einer Protusion in den Zwischenwirbelkanal (Rezessus) kommt. Bei der Entstehung der Rißbildungen stellt jede einzelne Lamelle zunächst eine eigene Barriere dar. Der nach zentral benachbarte Faserring wird erst nach Riß im peripheren Nachbarn betroffen. So läuft diese entstehende **radiäre Rißbildung von peripher nach zentral zum Nucleus pulposus** hin, im Gegensatz zu den **Läsionen, die durch eine primäre Schädigung der Nukleus** und der angrenzenden Anuluspartien **von innen nach außen** verlaufen.
Erst in hochgradig pathologisch veränderten Bandscheiben kommt es später zur Transversalverschiebung der Wirbelkörper im Sinne des Drehgleitens mit einer im Röntgenbild darstellbaren, teilweise ausgeprägten Stufenbildung.
Übersteigerte Rotationsbewegungen von traumatisierender Stärke können neben der Bandscheibenrißverletzung auch Frakturen an den Wirbelbogengelenken und Gelenkkapseleinrisse verursachen.
Aus den beiden geschilderten **Verletzungsmechanismen der Bandscheibe** folgt Bogduk (1992), daß die lumbalen Bandscheiben nicht nur bei vollendetem Prolaps **Ursache für radikuläre Syndrome** sind, sondern **auch bei intradiskalen pathologischen Veränderungen Quelle von Rückenschmerzen** sein

können. Als Ursache kommen die geschilderten Torsions- und Kompressionsverletzungen der Bandscheiben in Frage. Die Rißbildungen im Diskus und die Einbrüche in die Deckplatten lösen den Verschleiß des Nukleus und des Anulus fibrosus aus. Chemische und mechanische Reaktionen verursachen, sobald die Rißbildungen bis in das äußere Drittel der Bandscheibe vorgedrungen sind, über die hier vorhandenen Nozizeptoren Schmerzreaktionen ohne radikuläre Beteiligung oder Symptome.

Belastung des Nucleus pulposus (Abb. 5.3)

Nach Angaben von Farfan (1979) und anderen Autoren gehen die geschilderten **degenerativen Veränderungen des Anulus fibrosus den pathologischen Veränderungen des Nucleus pulposus voraus.** Der Nukleus besteht aus einem nicht kompressiblen Gel. Bei **axialer Druckbelastung überträgt er die Kraft in alle Richtungen weiter** und hauptsächlich zu den Seiten in den Anulus, dessen Fasern unter dehnenden Druck geraten. Die Einwirkung des Drucks erfolgt von den Wirbeldeckplatten aus. Im Rahmen der Degeneration des Diskus ändert auch der Nukleus – irgendwann auch ohne Trauma – seine Konsistenz durch fibrotische Umwandlung und damit auch sein mechanisches Verhalten, da **der fibrotische Nukleus** keinen hydrostatischen Druck mehr entwickeln und damit **kein Gewicht mehr tragen** kann. Wann dies eintritt, ist nicht bekannt. Man weiß nur, daß der Flüssigkeitsgehalt des Nukleus mit zunehmendem Alter abnimmt und es dann auch zum **Verlust der belastungsfähigen Gelstruktur** kommt. Der Kollagengehalt nimmt zu, die Konzentration der Polysaccharide bleibt erhalten, das **Wasserbindungsvermögen sinkt,** der Nukleus trocknet aus. Im Bereich des Nukleus entstehen, wie bereits beschrieben mechanisch bedingt radiäre Risse im Diskus mit zentrifugaler Ausbreitungstendenz. Sie werden auch als Ausdruck einer Sprengwirkung gedeutet, die der weich gewordene Anulus aufgrund von Überdruckkräften des Nukleus erleidet (Farfan 1979).

Andere Autoren bringen diese Risse mit Mikrofrakturen in den Wirbelkörperdeckplatten in Verbindung. Die genannten Veränderungen sind Zeitpunkt und Voraussetzung für den Beginn der Bandscheibenprotusion. Die **klinischen Erscheinungen** sind

- Rückenschmerzen,
- keine neurologischen Symptome, da noch kein Prolaps besteht,
- Bewegungsschmerzen bei Flexion und Rotation in entgegengesetzer Richtung zur Läsion,
- kein Palpationsbefund außer evtl. muskuläre Verspannungen im Sinne einer reaktiven Irritationszone,
- Röntgenaufnahmen, Myelographien, Computertomographie usw. sind ohne pathologischen Befund, da sich der Prozeß noch innerhalb der Bandscheibe abspielt.

Diese „inneren Bandscheibenprotusionen" können Vorläufer eines späteren echten Prolapses sein. In der Regel werden diese Beschwerden aber in erster Linie auf die Wirbelbogengelenke bezogen.

Morphologie und Funktion der Wirbelbogengelenke

Die durch die Verformbarkeit der Bandscheiben allseitig möglichen Kippbewegungen der Wirbelkörper werden durch den Verlauf der Gelenkflächen auf bestimmte Richtungen eingeengt. Nach der Orientierung der Gelenkflächen kann man grundsätzlich 3 Typen unterscheiden (Abb. 5.8):

- flach-frontal verlaufende Gelenkflächen,
- gekrümmte Gelenkflächen mit einer nach ventral gerichteten Konkavität und einer Krümmungsachse ventral im Bereich des Wirbelkörpers,
- gekrümmte Gelenkflächen mit einer nach dorsal gerichteten Konkavität und Krümmungsachse, die, wie es scheint, dorsal im Bereich des Processus spinosus liegt.

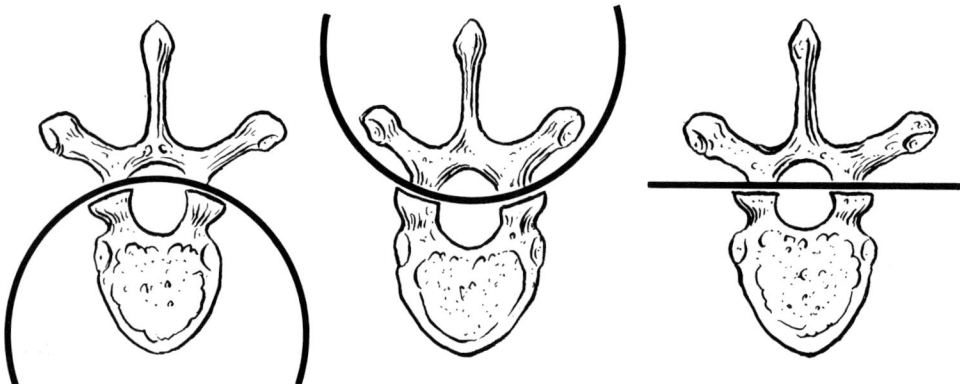

Abb. 5.8. Drei Grundtypen der Gelenkflächenorientierung: ventrozylindroide Form **(links)**, dorsozylindroide Form **(Mitte)** und die flachen, frontal orientierten Gelenke **(rechts)**. (Nach Czihak 1981)

Die Variationbreite dieser Grundtypen ist sehr groß. Die häufigste **geometrische Form** ist die zylindrisch gekrümmte Fläche entweder mit **einer gemeinsamen Achse** beider Gelenke oder einer **eigenen Achse für jedes** Gelenk (Abb. 5.9 und 5.10). Die **nach ventral konkaven Formen finden sich in den kyphotischen Abschnitten der WS** (BWS und zervikothorakaler Übergang), während die **nach dorsal gerichteten konkav geformten Gelenkflächen in lordotischen Abschnitten** (LWS und HWS) zu finden sind. Letztere entwickeln sich aus den flach-frontalen oder nach ventral zylindroiden Formen der fetalen Wirbelsäule in den ersten beiden Lebensjahren. Durch unterschiedliches Wachstum wird so auch die hohe Variabilität von Form, Krümmung und Inklination verständlich. In der Lendenwirbelsäule entwickelt sich aus dem fetalen flachen Gelenk in den ersten beiden Lebensjahren über die nach dorsal gerichtete monozylindroide Form die **bizylindroide Form** des Erwachsenen, die die **erhebliche Rotationsbeschränkung des Lendenbereiches** bedingt, und zwar um so mehr, je sagittaler die Gelenkfläche verläuft.

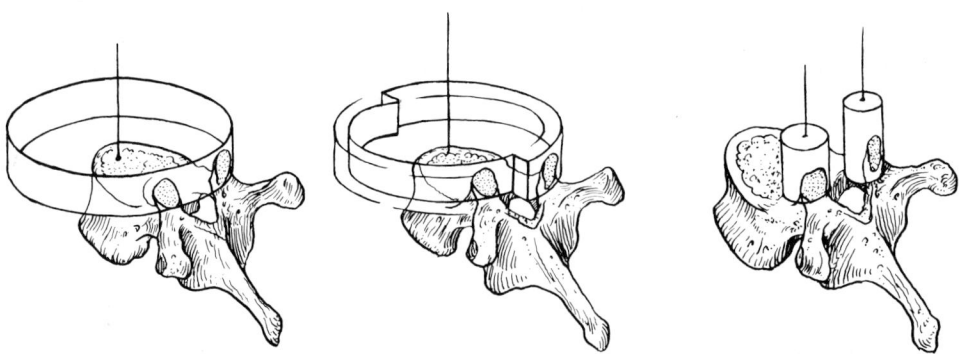

Abb. 5.9. Formen der zylindroiden Gelenke: **links** mit einer Achse und einem Radius, **Mitte** mit einer Achse und zwei Radien, **rechts** bizylindroide Form. (Nach Czihak 1981)

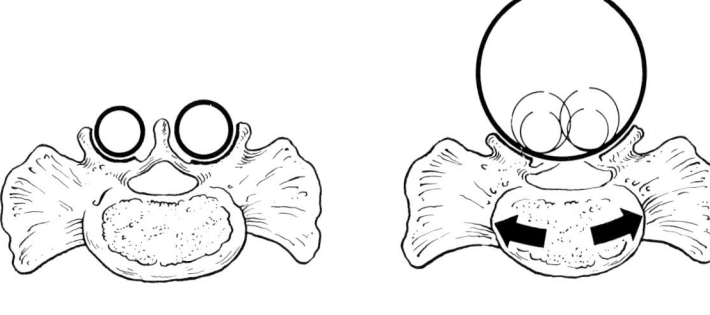

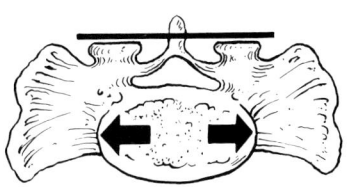

Abb. 5.10. Schematische Darstellung der bizylindroiden, nichtrotablen Gelenkflächen an S/1 **(oben links)** im Vergleich mit den monozylindroiden Flächen **(oben rechts),** welche ein Übergangsstadium vom flachen frontalen Gelenk **(unten)** zu dem bizylindroiden Gelenk darstellen. Bei der monozylindroiden Gelenkverbindung (mit der Achse hinten) und bei den flachen Gelenken muß beim Versuch der lateralen Bewegung oder der Rotation eine in der lateralen Richtung wirkende Anspannung der Zwischenwirbelscheibe und des Bandapparates ausgeübt werden **(Pfeile).** (Nach Czihak 1981)

Nach Putz (1981) sind 2 **Meßwinkel** für die **Bewertung von Belastbarkeit und Funktion** des Segments wichtig:

- der Neigungswinkel der Gelenkflächen in der Sagittalebene in Bezug auf die Transversalebene (Deckplatten der Wirbelkörper) für die Statik (Abb. 5.11),
- der Öffnungswinkel der Gelenkflächen in der Transversalebene für die Bewegungsfähigkeit, v. a. die Rotationsbewegung (d. h. für die Kinematik, Abb. 5.12).

Putz gibt in seiner Monographie über die Wirbelgelenke (1981) eine Übersicht:

- flache frontal verlaufende Gelenkflächen bei C 4–Th 2,
- ventral konkave Krümmungen bei Th 3–Th 12,
- dorsal konkave Krümmungen im Segment C 2–C 3 und in L 5/S 1 sowie in den Segmenten L 1–L 5, wenn man die größtenteils sagittal verlaufenden gering gewölbten Gelenkflächen dieser Segmente noch als gekrümmt ansehen kann.

Daraus ergibt sich für die Untersuchung der Wirbelsäule, v. a. für den Manualtherapeuten, die Frage, wieweit bei der bekannten gegenseitigen **Abhängigkeit von Form und Funktion** aus diesen Formenvariationen **Rückschlüsse auf die Beweglichkeit** der einzelnen Segmente bzw. auf deren **Störanfälligkeit** gezogen werden können. Ferner stellt sich die Frage, welche Rolle der Verlauf der Gelenkflächen bei der **Druckaufnahme des Körpergewichts** spielt.

Die bereits erwähnte (ontogenetisch oder phylogenetisch entstandene) morphologische Variation in bezug auf die Größe und Kongruenz der artikulierenden Flächen und die unterschiedliche Beweglichkeit im einzelnen Bewegungssegment nimmt mit größer werdender Gelenkflächendifferenz zu (Stoft

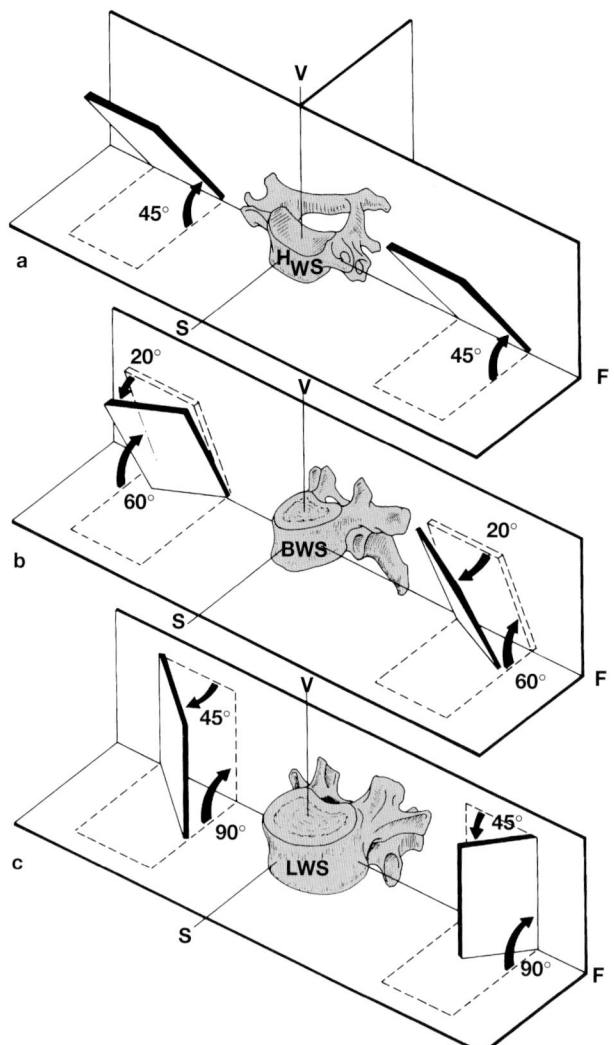

Abb. 5.11 a–c. Gelenkflächenneigung und Bewegungsachsen; a HWS, b BWS, c LWS (S sagittale, F frontale, V vertikale Achse). (Nach White u. Panjabi 1978)

u. Müller 1971, zit. in Putz 1981). Das veranlaßte bereits den Anatomen R. Fick (1911) zu der Feststellung, daß bei den Wirbelgelenken „die Ungenauigkeit der Ausführung zum Prinzip erhoben ist". Vor allem die **Inkongruenz der miteinander artikulierenden Flächen ist** offensichtlich **der Grund für die Wackelbewegungen,** die in den Bogengelenken möglich sind und die dann häufig zu (meist flüchtigen) **sekundären Blockierungen** führen können. In der Regel sind die konkaven Gleitflächen größer als die konvexen Flächen, da sich die Bewegungsachse für den konkaven Partner immer im Bereich des konvex geformten Gelenkpartners befindet. Unter dem Gesichtspunkt der Druckaufnahme ist es auch verständlich, daß die unteren Gelenkflächen größer sind als die kranialen Partner (HWS/BWS). Nur in der LWS ist es umgekehrt, was offensichtlich durch die fast sagittal gestellte Gleitbahn der Gelenkflächen bedingt ist. Eine exakte Berechnung

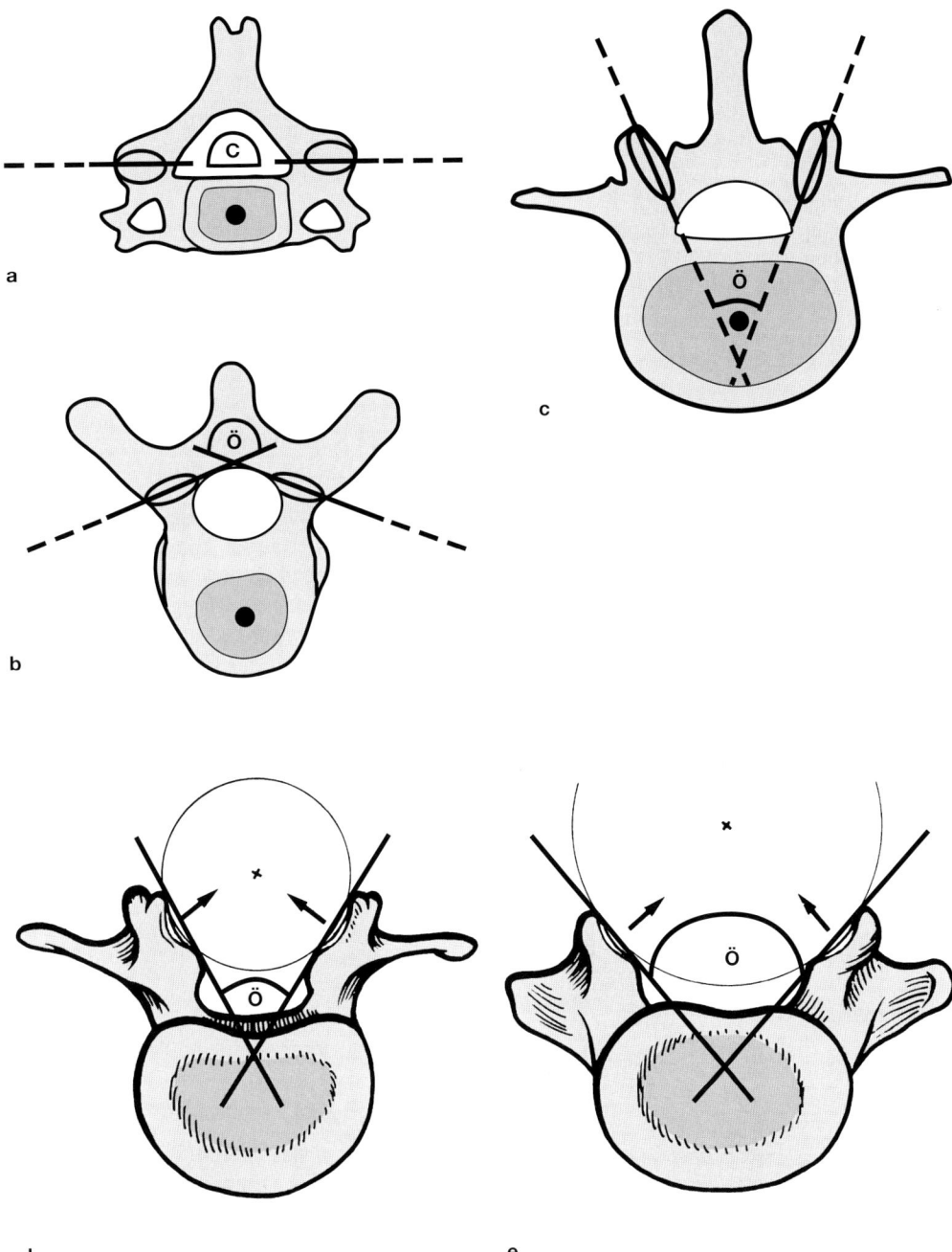

Abb. 5.12 a–e. Stellung der Gelenkflächen im Hals- (**a**), Brust- (**b**) und Lendengebiet (**c**). Die schwarzen Striche geben die horizontale Schnittlinie durch die Gelenkflächen wieder. Eingezeichnet ist der Öffnungswinkel (**Ö**) = der transversale Winkel der Gelenkflächen (nach Putz 1981). Zunahme des Gelenköffnungswinkels von der oberen (**d**) zur unteren (**e**) LWS. (Mod. nach Kapandji 1984)

der Druckbelastung über die Gelenkresultierende ist quantitativ durch die Variation der Gelenkflächenneigung nicht möglich. Es wird angenommen, daß es bei Osteochondrose und Konvergenzbewegungen der Bogengelenke zu einer vermehrten Anspannung der Gelenkkapsel in der LWS kommt, die durch eine Entlordosierung (nicht Kyphosierung) behoben werden kann (Kaps, in Reinhardt (1993)). Wesentlicher erscheint aber die dadurch erzielte Reduzierung des erhöhten Gelenkdrucks.

Stabilisierung und Bewegungsführung im Wirbelsegment (Abb. 5.13)

Bandscheibe und Bandapparat, die die Wirbel miteinander verbinden, sind auch für die Stabilität und die exakte Bewegungsführung im Segment verantwortlich. Dazu sind sie reichlich mit Propriozeptoren und Nozizeptoren (Typ III und IV) versehen.

Der Bandapparat (Abb. 5.13) besteht aus:

- dem Lig. longitudinale anterius (1), das ventral und lateral fest mit den Wirbelkörpern verwachsen ist,
- dem Lig. longitudinale posterius (2), das nur mit den Bandscheiben und den kranialen Randleisten der Wirbelkörper fest verbunden ist,
- den Ligg. intertransversaria zwischen den Wirbelquerfortsätzen (3),
- den Ligg. interspinalia, die zwischen den Dornfortsätzen von kranial-dorsal nach ventral-kaudal verlaufen (4),
- den Verstärkungsbändern der Wirbelbogengelenkskapseln:
  – quere Kapselbänder dorsal (5)
  – gelbe Bänder (Ligg. flava) ventral (6).

Die Zahlen beziehen sich auf Abb. 5.13.
Alle genannten Bänder, mit Ausnahme der Ligg. flava, bestehen aus kaum elastischen kollagenen Fasern. Die Ligg. flava dagegen bestehen aus elastischen Fasern. Die optimale Funktion der Bänder hängt von einer ausreichenden Spannung ab, die wiederum durch den Turgor der Bandscheibe bewirkt

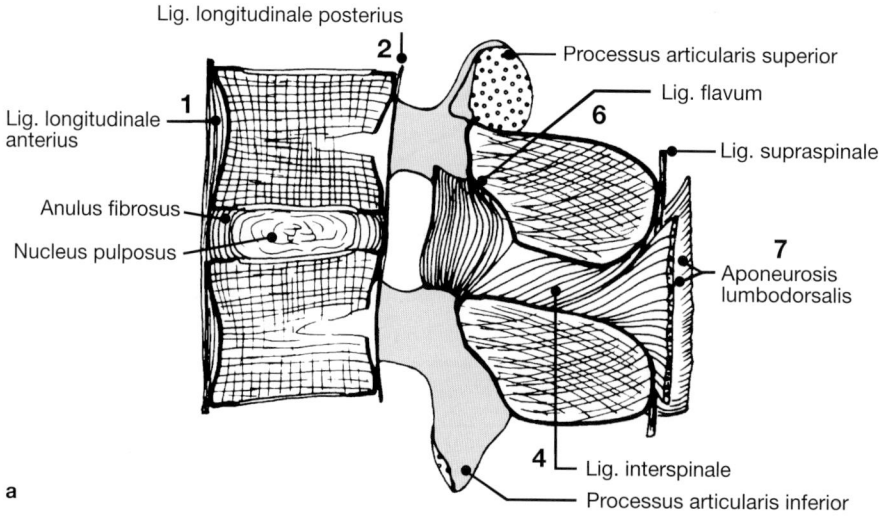

Abb. 5.13. a Bandapparat des Bewegungssegments, **b** quere Kapselbänder, **c** Lig. interspinale der unteren LWS, **d** autochthone Rückenmuskulatur (Erklärung der Ziffern s. Text) (Aus Man. Med. 5/1987)

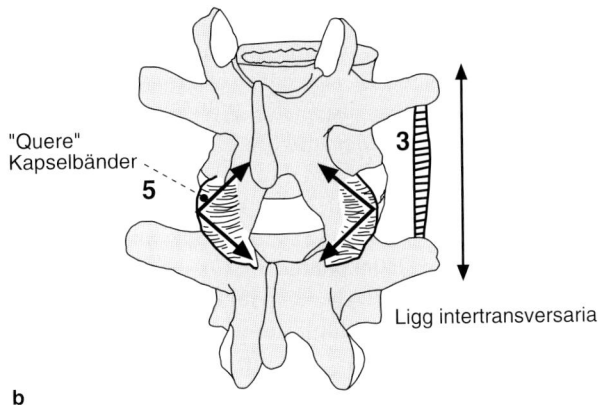

b

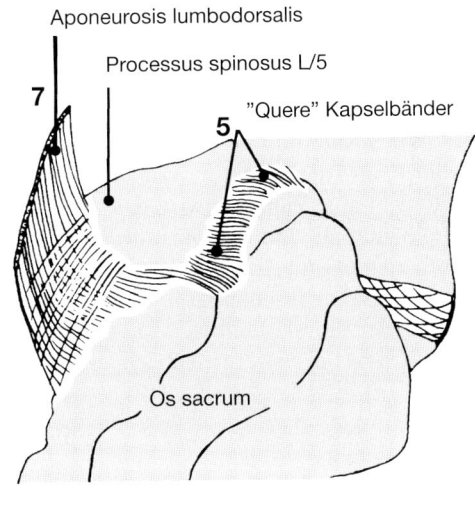

c

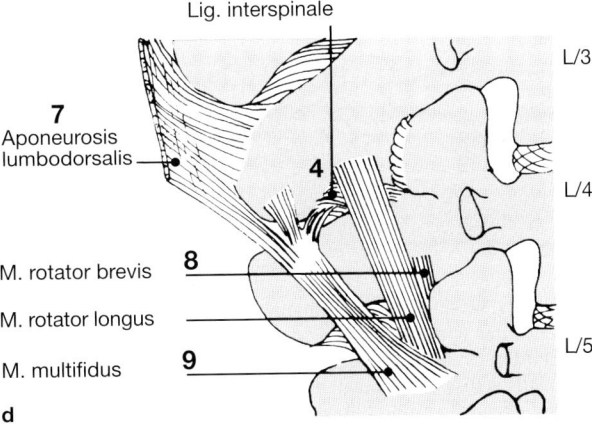

d

Abb. 5.13 b–d.
Legende s. S. 130

wird. Die entgegengesetzt gerichteten Kräfte des Bandscheibenturgors und des dorsalen Bandapparats gleichen sich aus (diskoligamentärer Spannungsausgleich, Abb. 5.14). Die interspinalen Bänder und die Ligamente der Gelenkkapseln stehen in direkter Verbindung mit der lumbodorsalen Aponeurose (7) in Abb. 5.13c, d. Wird diese bei Kontraktion der autochtonen Rückenmuskulatur angespannt, dann kann sich diese Spannung über die Ligg. interspinalia stabilisierend auf die Wirbel auswirken. Eine Insuffizienz des Bandapparats, ob angeboren oder erworben, erfordert eine ausgleichende Mehrbeanspruchung der autochtonen Rückenmuskulatur, wobei den tiefen Schichten, den einsegmentalen Rotatores breves (8), die Feinregulierung der Bewegung und den mehrsegmentalen oberflächlichen Muskelschichten (9) die grobe Haltearbeit zukommt.

Beim Aufrichten des Rumpfes aus Anteflektion reicht die Kraft des Erector spinae zunächst hierzu nicht aus. Vielmehr wird das Becken durch die gluteale und ischiokrurale Muskulatur aufgerichtet und die Wirbelsäule passiv über den dorsalen Bandapparat und die dorsale Fläche der thorakolumbalen Faszie mitgenommen. Erst bei weiterer Aufrichtung kann sich die Rückenmuskulatur aktiv an dieser Bewegung beteiligen. Die Endphase der Aufrichtung zur Lordosierung der LWS, der ökonomisch optimalen Stellung, erfordert die geringste Muskelaktivität. Die passive Hebelaktivität der dorsolumbalen Faszie wird aktiv durch den Transversus abdominis, mit dem sie verbunden ist, verstärkt. Ein weiterer stabilisierender Faktor für die LWS in der Phase der passiven Aufrichtung über den Zug des Bandapparates ist die den Erector spinae umgebende Faszie. Durch eine Anspannung der Rückenmuskeln innerhalb der Faszie kommt es in Verbindung mit der Wirkung der vorgenannten Strukturen (dorsaler Bandapparat, thorakolumbale Faszie) zur Stabilisierung des Muskelfaszienschlauchs, durch den dann das Becken aufgerichtet werden kann.

Diese Theorien der Stabilisierung von Gracovetzky (1988), Bogduk u. Twomey (1987) wurden aber bisher weder klinisch noch experimentell überprüft (zit. nach Kaps, in Reinhard (1993)).

Störung des diskoligamentären Spannungsausgleichs (Abb. 5.14)

Mit den beschriebenen degenerativen Veränderungen im Anulus fibrosus und Nucleus pulposus durch die Kombination von axialer und Torsions- bzw. Biegebelastung werden

- die mechanische Belastungsfähigkeit des Segments und
- die exakten Bewegungsabläufe der Wirbelbogengelenke

verändert. Die **veränderte Belastungsfähigkeit** geht in der Regel mit einer Verschmälerung der Bandscheibe einher, die den diskoligamentären Spannungsausgleich des Segments zwischen Wirbelkörperreihe und Wirbelbogenreihe stört. Die Druckverteilung im Diskus erfolgt nicht mehr gleichmäßig, was v. a. zusammen mit den sich bei der Bewegung laufend ändernden Lasteinwirkungen

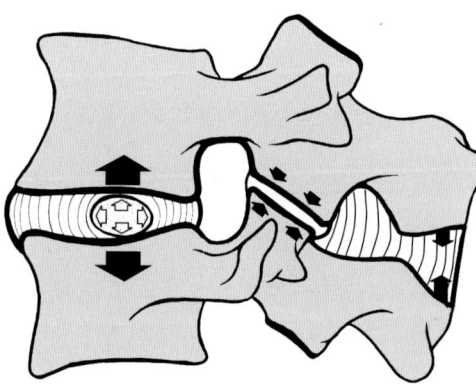

Abb. 5.14. Diskoligamentärer Spannungsausgleich zwischen der Wirbelkörper- und der Wirbelbogenreihe. Der Druck im Wirbelbogengelenk wird vom Ausgleich der statischen und dynamischen Kräfte bestimmt. (Nach Kapandji 1984/85)

durch die resultierende Kraft zu pathologischen, lokalen Belastungsspitzen führt, die die vorhandene morphologische Alteration noch verstärken. Das betrifft **vor allem die Endstellungen der segmentalen Bewegung** in den Gelenken und die Belastung der Wirbelkörperkanten durch die Kippstellung der Wirbel am Ende der Bewegungen.

Die Störung der Bewegungsabläufe in den Wirbelbogengelenken entsteht damit auch durch die **Druckerhöhung im Gelenk infolge der Annäherung der Wirbel.** Nur solange der Innendruck der Bandscheibe den Bandapparat der Wirbelbogengelenke unter normaler Spannung hält, kann die Führung des Bewegungsablaufs achsengerecht erfolgen. Durch die Anspannung der Bänder in der Endphase der Bewegungen wird nicht nur die Bewegung selbst rechtzeitig abgebremst, sondern auch eine erhöhte Druckbelastung an den Rändern der Gelenkflächen und den Kanten der Wirbelkörper vermieden.

Die **Störung des diskoligamentären Spannungsausgleichs** (Abb. 5.15) durch Annäherung der Wirbelkörper und Verschmälerung der Bandscheibenräume mit verminderter Spannung des Bandapparates entspricht dem **Stadium der Gefügelockerung.** Die klinische Erfahrung besagt, daß in diesem Zustand das **Auftreten sekundärer Wirbelblockierungen häufiger** ist als in unveränderten Segmenten. In diesem Stadium einer vorübergehenden Hypermobilität lassen sich bei Röntgenfunktionsaufnahmen in Ante- und Retroflexion die klaffenden Gelenkspalten ausgeprägter und häufiger darstellen als im normalen Segment. Es handelt sich bei diesen klaffenden Gelenkspalten nicht um eine normale Erscheinung, sondern um einen Ausdruck von Bänderschwäche. Das parallele Gleiten geht durch den bandbedingten teilweisen Kontaktverlust der Gelenkflächen früher in eine Rollbewegung über, die dann v. a. am Bewegungsende meniskoide Zotten eher einklemmen kann als bei der normalen parallelen Gleitbewegung, die die Zotte vor sich her in den Gelenkrezessus schiebt.

Man kann also feststellen, daß die von verschiedenen Autoren als Normalerscheinung bezeichnete Klaffstellung der Wirbelbogengelenke entweder durch eine Bänderschwäche bei Gefügelockerung oder eine generelle Hypermobilität entsteht.

Die **strukturellen Voraussetzungen für das Auftreten von Wirbelblockierungen** entstehen dann offensichtlich auf folgende Weise:

- Herabsetzung der mechanischen Belastbarkeit des Diskus durch Rißbildungen im Anulus fibrosus infolge axialer Überlastung und/oder wiederholtem Streß durch Torsionsbewegungen,
- allmähliche Verschmälerung des Bandscheibenraums bei fortschreitender Degeneration des Diskus,
- Störung des diskoligamentären Spannungsausgleichs,
- erhöhte Druckbelastung der Wirbelbogengelenke,
- Auslösung von Wirbelblockierungen. Die Ursachen dafür können sein:

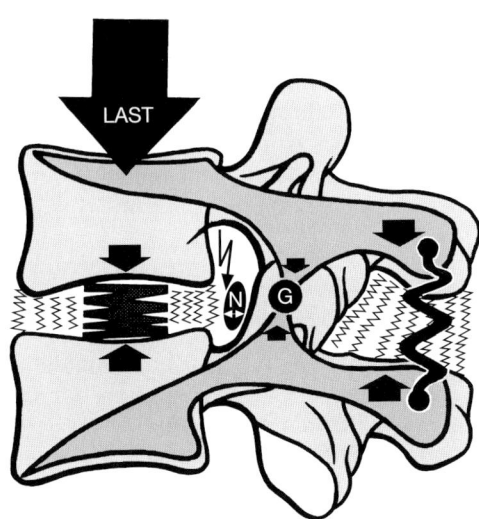

Abb. 5.15. Gestörter diskoligamentärer Spannungsausgleich durch Belastung und beginnende Bandscheibendegeneration (**N** Nervenwurzel, **G** Wirbelbogengelenk). (Nach Kapandji 1984/85)

Mechanisch: Übersteigerte oder fehlgesteuerte Bewegungen infolge unphysiologischer, unerwarteter Krafteinwirkungen von außen auf das Segment. Bei uneffizienter Bänderführung und Kontaktschwäche der Gelenkflächen kommt es anstelle der Gleitbewegung zu einer Rollbewegung u. U. mit Einklemmung eines Meniskoids.

Reaktiv: Blockierung des Segments durch muskuläre Verspannung infolge Nozizeption aus dem Anulus fibrosus bei **Protusion** von Nukleusgewebe innerhalb des Diskus oder durch Nozizeption aus anderen Strukturen des gleichen Segments.

Entzündlich: Veränderung der Gelenkflächen und/oder des Kapsel-Band-Apparates bei rheumatischen Erkrankungen.

Analyse von Gelenkblockierungen

An der Wirbelsäule ist die Analyse von Bewegungsstörungen im Segment dadurch schwieriger, daß jeweils 3 Bewegungsstellen als Störungsursache in Frage kommen, die Bandscheibe und die Wirbelbogengelenke, wobei die Bandscheiben fast immer beteiligt sind und wahrscheinlich die zeitliche und kausale Priorität haben. Die Wirbelgelenke sind erst in zweiter Linie betroffen. Ihre **Funktionsstörungen sind** in der Regel eine **Folge der** anfänglich mit den üblichen Standardröntgenaufnahmen und der Computertomographie (noch) nicht nachweisbaren **Gefügelockerung** im Rahmen der Bandscheibendegeneration.

Eine Ausnahme von dieser Regel dürften nur Gelenke machen, deren Gelenkflächen in Form und Stellung stark von der Generalrichtung des jeweiligen WS-Abschnitts abweichen, wobei es sich um Differenzen zwischen dem linken und rechten Gelenk des gleichen Wirbelsegments oder um Abweichungen im Vergleich zum kranialen oder kaudalen Partnerwirbel handeln kann.

Funktionell entstehen die **Blockierungen der Wirbelbogengelenke** wie bereits beschrieben im Prinzip genauso wie beim Extremitätengelenk (s. S. 15 und 16).

Besonders störanfällig sind die Schlüsselwirbel C 2, Th 12 und L 5 mit ihren nach kranial und kaudal anders verlaufenden Gelenkflächen.

Klinisch stellt sich der Ausfall der Gleitbewegung im blockierten Segment durch eine **geringe Seitabweichung zur blockierten Seite** dar, während die Gleitbewegung (Ante- oder Retroflexion) auf der nicht blockierten Seite unbehindert weiterläuft. Diese kurze „Umschaltbewegung" ist beendet, wenn der Bewegungsablauf das nächste (unbehinderte) Segment erreicht. Zur **schmerzhaften Blockierung** kommt es aber offensichtlich nur, wenn die kurzfristige Rollbewegung ein **Meniskoid im Rezessus der Kapsel einklemmt** und es dadurch aus Meniskoid und Kapsel zu massiven nozizeptiven Afferenzen und muskulärer Nozireaktion kommt.

Bei Retroflexionsbewegungen kann es außerdem wie bereits beschrieben (zu nozizeptiven Afferenzen aus der Bandscheibe durch **intradiskale Verschiebung von Nukleusteilen** in die Rißbildungen der degenerierten Bandscheibe kommen, wenn die Rißbildung bereits bis zum äußeren Drittel geht, das mit Rezeptoren versehen ist.

In beiden Fällen kommt es zur **Bewegungsstörung** und zum **muskulären Hartspann**. Dieser müßte sich theoretisch auf die Muskulatur des betroffenen Segments beschränken, führt aber erfahrungsgemäß meist zur Verspannung eines ganzen WS-Abschnitts, was die Lokalisation der Störung mit Hilfe der Irritationszonen so schwierig macht.

Therapeutische Konsequenzen

- An der Wirbelsäule ist die **Manipulation (Traktion)**, d. h. die Separation der Gelenkflächen zur Minderung des Gelenkdrucks und evtl. Befreiung eines Meniskoids die **Methode der Wahl**. In jedem Fall führt sie zur Minderung druckbedingter Nozizeption, unabhängig von der strukturellen Ursache der Blockierung. Außerdem fördert die Traktion durch Minderung der schmerzhaften Muskelverspannung die **Beweglichkeit in allen Richtungen.** Die **Mobilisation** durch paralleles Gleiten stellt dagegen die **Beweglichkeit nur in der Mobilisationsrichtung** wieder her, sie ist daher auch nicht geeignet, eingeklemmte Kapselzotten zu befreien. Hier können wir die von Lewit (1987) geäußerte Ansicht nicht teilen.

- **Statische Dauerbelastungen sollten vermieden werden.** Ebenso Haltungen mit Kippstellung der Wirbel und damit Belastung der Wirbelkörperkanten.
- Bewegungen mit **wechselnder Be- und Entlastung** der Segmente fördern den Stoffwechsel der Bandscheibe.

6 Therapie an der Wirbelsäule

Fragen bei Funktionsstörungen der Wirbelsäule

1) Wo ist die **Ursache** der Funktionsstörung (an der Wirbelsäule oder an den Extremitäten)?
   Ist die Störung reversibel oder nicht?
2) Bei Wirbelsäulenstörungen: Was muß, was kann man zuerst behandeln, die Gelenke und/oder die Muskulatur?
3) Muß nur **ein** Gelenk oder müssen **beide** Wirbelbogengelenke oder nur die Muskulatur behandelt werden?
   Welche Lagerung bzw. **Ausgangsstellung** ist dazu notwendig?
4) Muß bei Gelenkbehandlungen **kranial oder kaudal fixiert** werden?
5) Ist eine **Manipulation** bzw. eine Traktionsmobilisation (Separation) **oder eine Gleitmobilisation** und in **welche** Richtung (Konvergenz/Divergenz) erforderlich?

Checkliste für manuelle Wirbelsäulenbehandlungen

- **Diagnose**
  Segment/Gelenk/Muskulatur;
  Befund reversibel/irreversibel?
- **Therapieplan**
  Wahl und Reihenfolge der Behandlungsverfahren:
  a) manuell (Gelenk und/oder Muskulatur?),
  b) andere Behandlungsverfahren.
- **Ausgangsstellung**
  a) Behandlung in Ent- oder Belastungsstellung (liegend oder sitzend). Die Ausgangsstellung für die Untersuchung und Behandlung der Wirbelsäule im Sitzen (Belastungsposition) zeigen die Abb. 6.1 und 6.2.
  b) Behandlung **eines** Gelenks (welche Seite?) oder **beide** Gelenke.
- **Fixation** durch Veränderungen von Flexion, Extension oder Seitneigung im zu fixierenden WS-Abschnitt.
- **Mobilisation**
  a) Impulsbahnung und Vorbehandlung durch:
     – postisometrische Relaxation (PIR),
     – Muscle-energy-Technik (MET),
     – Augenmuskeltechnik (Gaymanns),
  b) **Impuls:** Mobilisation oder Manipulation.

Weiterbehandlung
- **Übungsbehandlung** zur Verbesserung der Stabilität und der Koordination.
- **Rückenschule:** Aufklärung und Motivierung zum Erlernen von zweckmäßigen Verhaltensweisen (Bewegungsmustern) im täglichen Leben (Arbeitsplatz, Sport usw.).

Therapie an der Wirbelsäule 137

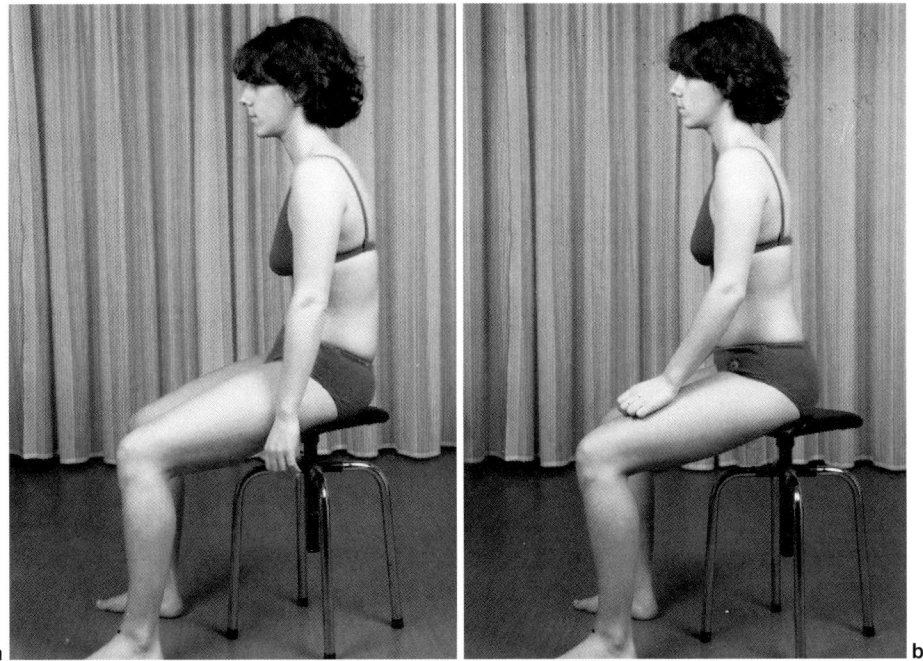

Abb. 6.1a, b. Ausgangsstellung des Patienten bei WS-Untersuchung und Behandlung im Sitzen (Belastungsstellung) (**a** falsche, **b** richtige Ausgangsstellung)

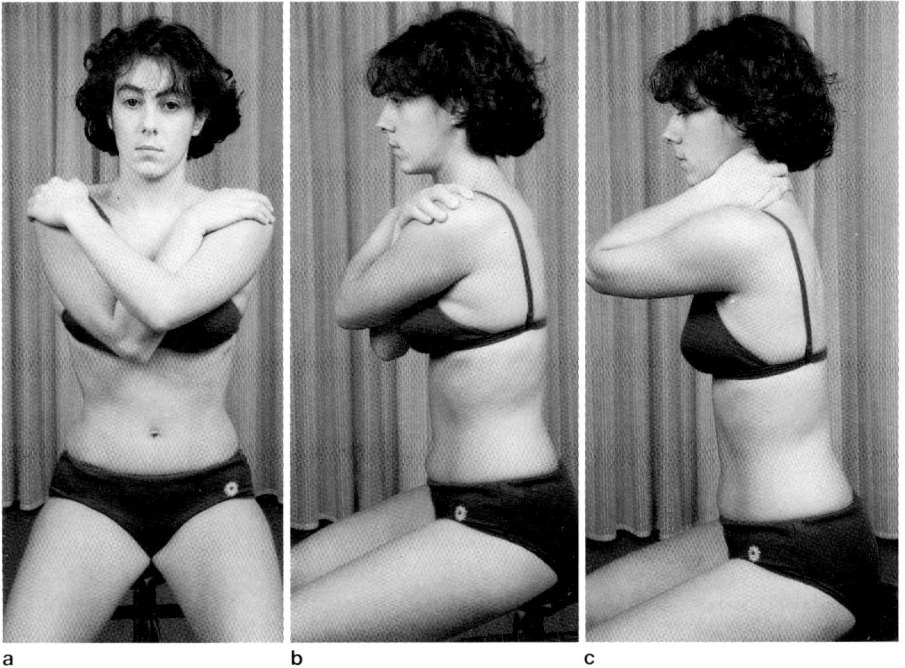

Abb. 6.2 a–c. Armhaltung bei der Untersuchung und Behandlung im Sitzen (**a, b** „Pharaonenhaltung", **c** Nackengriff)

Wahl der Ausgangsstellung

Die Ausgangsstellung bestimmt die Möglichkeiten der Mobilisation (Richtung) und der zugehörigen Fixationen (Verriegelungen).
1) **Mobilisationen beider Wirbelbogengelenke** sind **in allen Ausgangsstellungen** (stehend, sitzend, liegend) möglich. Sie sollten v. a. dann angewendet werden, wenn nicht sicher ist, welches Wirbelbogengelenk blockiert ist. Behandlungen **eines** Gelenks sind mit Hilfe bestimmter Techniken **ebenfalls in allen Positionen** (außer im Stehen) möglich, und zwar:
   – in Bauchlage mit Kreuzgrifftechnik,
   – in Rückenlage durch Hypomochliontechnik (s. Standardmobilisationstechniken, S. 141).
2) **Mobilisationen in Entlastung werden im Liegen durchgeführt.** Sie werden meist im Anfang der Behandlung (akute Beschwerden) angewendet.
   Mobilisationen in Belastungsposition (im Sitzen) entsprechen der Alltagsbelastung des Segments und sind nach Besserung oder bei nur geringen Beschwerden angezeigt (Abb 6.1 und 6.2).
3) **Behandlungsmöglichkeiten im Segment in den verschiedenen Ausgangsstellungen**
   Im Stehen: 1) Distraktion des Bandscheibenraumes (z. B. bei Bandscheibenprotusionen), zugleich mit
   2) Divergenzgleiten beider zugehörigen Wirbelbogengelenke
   3) beiderseitige Traktion (Separation) in den Wirbelbogengelenken durch Hypomochliontechnik (Keil, s. S. 215).
   Im Sitzen: 1) Distraktion des Bandscheibenraumes,
   2) ein- oder doppelseitige Gelenktraktion (Separation) durch Gegenhalter- oder Mitnehmertechnik,
   3) ein- oder doppelseitiges Divergenz- oder Konvergenzgleiten mit Hilfe von Gegenhalter- oder Mitnehmertechnik (s. S. 250–263).
   In Bauchlage: einseitige Traktionsmobilisation durch Kreuzgriff und immobilisierende Seitneigungseinstellung im zu fixierenden WS-Abschnitt (s. S. 226 u. 230).
   In Seitenlage: 1) Divergenzmobilisation **beider** Wirbelbogengelenke in Neutralstellung,
   2) Traktionsmobilisation **eines** Gelenks (Separation) oder Manipulation oder Gleitmobilisationen in Divergenz oder Konvergenz durch **dreidimensionale Einstellung** des zu fixierenden WS-Abschnitts und Mobilisation durch Kombinationsbewegung (s. S. 232 u. 233).
   In Rückenlage: doppel- oder einseitige Traktionsmobilisation durch Hypomochliontechnik (Sandsack, Keil, Hand des Therapeuten) (s. S. 399 u. 401).

Ausgangsstellungen bei:

- SIG-Behandlungen

Bauchlage: Gegenhaltertechnik (Kreuzgriff), Mitnehmertechnik über den Hüfthebel (s. S. 188 u. 189),
Seitenlage: Mitnehmertechnik unter Einschluß der Muskulatur (s. S. 193 u. 195).

- Rippenbehandlungen

Sie sind in **allen** Positionen jedoch **nur einseitig** möglich.
1) Gelenktraktion (zur Lösung der Blockierung) in Bauch- oder Rückenlage durch

Gegenhaltertechnik am Querfortsatz des zugehörigen Wirbels (s. S. 431 u. 436),
2) Gleitmobilisation (zur Beweglichkeitverbesserung in Seitenlage oder im Sitzen („Harfe").

Standardeinstellungen in Seitenlage

Für die **Mobilisationsbehandlung beider Wirbelbogengelenke** ist eine **Einstellung in Neutralstellung** (ohne Seitneigung) und Fixation durch Kyphosierung (Flexion) des zu fixierenden WS-Abschnitts (Bandstraffung) oder durch Lordosierung (Extension), d. h. durch Facettenschluß die beste Ausgangsstellung. Zur **Behandlung** *eines* **Wirbelbogengelenks** wird die **dreidimensionale Einstellung** bevorzugt. Bei dieser Einstellung über die Seitneigung gibt es 2 Möglichkeiten:

1) Eine **Seitneigung tischwärts (Konvexität nach oben)** begünstigt im Scheitelpunkt der Verkrümmung in dem oben liegenden Gelenk des zu behandelnden Segments ein Divergenzgleiten durch die divergierende Bandspannung an dieser Stelle. Eine Seitneigung ist, wie bereits erwähnt, immer mit einer physiologischen Begleitrotation verbunden.
In dieser Stellung wird der kraniokaudale Durchmesser des Foramen (Canalis) intervertebrale wie bei der antalgischen Haltung vergrößert und die Bandscheibe entlastet, was bei evtl. vorhandener Bandscheibenprotusion wichtig ist. Außerdem wird der Gelenkdruck im Wirbelbogengelenk vermindert.
2) Wesentlich seltener wird eine **Seitneigung** zur anderen Seite, d. h. **nach oben (mit einer tischwärts gerichteten Konvexität)** benötigt. Diese begünstigt in Verbindung mit der Gelenktraktion im oben liegenden Wirbelbogengelenk durch die mobilisierende Rotationsbewegung nach dorsal lagerungsbedingt ein Konvergenzgleiten. Diese Lagerung verkleinert aber den kra-

niokaudalen Durchmesser des Foramen intervertebrale und kann u. U. eine Bandscheibenprotusion verstärken. Sie erhöht in jedem Fall den Gelenkdruck im Wirbelbogengelenk.

Eine **Seitneigung** zur Unterlage wie unter 1) beschrieben ist aus den genannten Gründen günstiger. Die **Fixation** sollte dann am besten **über Flexion oder Extension** im zu fixierenden WS-Abschnitt erfolgen, da eine Fixierung über eine entgegengesetzte Seitneigung sehr schwer exakt zu dosieren ist und so häufig unfreiwillig zur Immobilisierung des zu mobilisierenden Gelenks führt.

Merkschema für die Praxis
1) Die **Lagerung** des Patienten bestimmt die Rotationsmöglichkeit des zu mobilisierenden Wirbels.
2) Durch Einstellung einer **Seitneigung** kann sowohl die Mobilisation wie auch die Fixation verbessert werden.
3) Bei einer durchgehenden Seitneigung wird die **Fixation durch Flexions- oder Extensionseinstellung** bewirkt.
4) Das zu **mobilisierende Segment** soll sich **im Scheitelpunkt der Seitneigung** an der pathologischen Bewegungsgrenze (Behandlungsstellung) befinden.
5) Die **Fixationseinstellung** geht immer nur bis zum Nachbarsegment des zu mobilisierenden Segments.

Grundregeln bei der Fixation

1) **Fixation (Verriegelung)** kann über den Kapsel-Band-Apparat **(Bandstraffung)** durch Flexion (Kyphosierung) oder über die Facettenkompression **(Facettenschluß)** durch Extension (Lordosierung) erfolgen.
2) Bei der Mobilisation *eines* Wirbelbogengelenks ist die **bevorzugte Fixationsausgangsstellung die Seitenlage mit einer**

durchgehenden dosierten Seitneigung, Beispiel: Rechtseitenlage:
a) **Seitneigung zur Unterlage (tischwärts)** (Konvexität nach oben) durch Polsterunterlage. Die **Fixation** erfolgt dann in der LWS durch **Flexion.**

Oder:

b) **Seitneigung nach oben** (Konvexität tischwärts) durch Hochlagerung des Oberkörpers oder Kranialverschiebung der oben liegenden Beckenschaufel durch Flexion des gleichseitigen Hüftgelenks. Die **Fixation** erfolgt in der LWS **durch Extension.** Diese Stellung wird v. a. bei hypermobilen Patienten **zur kranialen Verriegelung** benützt.

Hinweis:
Die gleichzeitige kraniale und kaudale Fixation durch Einstellung einer entgegengesetzten Seitneigung zum mobilen WS-Abschnitt ist – wie bereits erwähnt – schwierig und führt oft unfreiwillig zur Fixierung (Blockierung) des zu mobilisierenden Segments. Das gilt besonders für die Seitenlage.

3) Die **Einstellung der Fixationsgrenze erfolgt durch Palpation des Nachbarsegments** des zu mobilisierenden Segments. Die Einstellung ist korrekt, wenn die Flexions- oder Extensionsbewegung in dem palpierten Nachbarsegment ankommt.
4) **In der Regel ist die einseitige Fixation** (Verriegelung) des zu fixierenden WS-Abschnitts **ausreichend.**
5) **Im Sitzen, in der Seiten- und Rückenlage** wird der **kaudale Gelenkpartner (WS-Abschnitt) fixiert,** damit der kraniale Wirbel nach dorsal (Gelenktraktion) bewegt werden kann. Das gilt besonders für die Mitnehmertechniken.
6) **In Bauchlage** wird der **kraniale Gelenkpartner (WS-Abschnitt) fixiert,** damit der kaudale Gelenkpartner nach ventral (Gelenktraktion) bewegt werden kann.

Grundregeln bei der Mobilisation

1) Die **Gelenktraktion** (Manipulation mit schnellem Impuls oder Mobilisation mit langsamen Impuls) ist die wirksamste Mobilisationsform, da sie mit einer **Separation der Gelenkflächen** (Gelenkdruckminderung) verbunden ist. **Die Manipulation ist fast immer eine einseitige Gelenktraktion** durch Rotationsbewegung nach dorsal **durch einen schnellen Impuls mit kleiner Amplitude.**
2) Alle nach dorsal gerichteten Bewegungen führen zur **Traktion in den (beiden) Wirbelbogengelenken.**
Alle nach dorsal gerichteten Rotationsbewegungen, auch die weitergeführte Begleitrotation, verursachen eine Traktion im Wirbelbogengelenk der Rotationsseite.
3) **Die Traktion** der Wirbelbogengelenke ist **am ausgedehntesten** (effektivsten) **in der Ruhestellung des Gelenks,** da die Gelenkkapsel dann weitgehend entspannt ist. Je mehr ein Wirbelbogengelenk in Divergenz- oder Konvergenzstellung steht, um so mehr Kapselspannung ist vorhanden, die die Separation der Gelenkflächen einschränkt, und es ist ein kräftiger Impuls notwendig, um eine Lösung der Gelenkflächen zu bewirken.
4) **Alle Flexionsbewegungen** nach ventral (Divergenz) oder dorsal (Konvergenz) **sind Gleitbewegungen.**
Die einseitigen Gleitmobilisationen in **Divergenzrichtung** sind am leichtesten im Scheitelpunkt einer Seitneigekonvexität durch die dort vorhandene divergierende Vorspannung durchzuführen.
Sie sind aber auch ohne Seitneigung in Neutralstellung möglich.
Die Gleitmobilisationen **in Konvergenzrichtung** bedürfen zusätzlich eines („Pikkolo"-)Traktionsimpulses im Gelenk nach dorsal.
5) Die **Bewegungsrichtung** der Mobilisationsimpulse **für die Gelenktraktion wird durch die Lagerung bei der Ausgangsstellung bestimmt.**

Beispiel: In Rechtsseitenlage ist nur eine Linksrotation des oberen Wirbels auf seinem kaudalen Partnerwirbel möglich, in Linksseitenlage umgekehrt. Eine Rotation zur Gegenseite würde zu einer Kompression des Gelenks führen.

Standardmobilisationstechniken

Nachfolgend beschriebene Technikprinzipien finden sich praktisch in allen beschriebenen gezielten Mobilisationstechniken wieder. Die Einteilung erfolgt nach verschiedenen Kriterien:

Welche Mobilisationen sind möglich?
1) **Traktionsmobilisation**
   Beiderseitige oder einseitige (durch Rotation) Dorsalverschiebung des kranialen Wirbels gegen den fixierten kaudalen Partnerwirbel, zur (möglichst) **senkrechten Abhebung der Gelenkflächen voneinander.**
2) **Gleitmobilisation**
   Beidseitiges oder einseitiges **Gleiten parallel zu den Gelenkflächen** (in Kombination mit Seitneigung und Rotation), und zwar Divergenzgleiten durch Flexion oder Konvergenzgleiten durch Extension (Dorsalflexion) in der Sagittalebene.

Wie kann der Mobilisationsimpuls verbessert werden?
3) **Mitnehmertechnik**
   Manuelle Unterstützung der Mobilisationsbewegung am zu mobilisierenden (meist dem kranialen) Wirbel, wenn der normale Bewegungsimpuls sich nicht genügend im zu mobilisierenden Gelenk auswirkt.

Wie kann die Fixation eines Wirbels verbessert werden?
4) **Gegenhaltertechnik**
   Der zu fixierende Wirbel (meist der kaudale Partnerwirbel) **wird manuell** an Dorn- und/oder Querfortsatz **gegen die Bewegung des zu mobilisierenden Wirbels fixiert.** Die Gegenhaltertechnik wird benötigt, wenn die Immobilisierung des zu fixierenden WS-Abschnitts durch die unphysiologische dreidimensionale Fixationseinstellung nicht ausreichend ist (z.B. bei Hypermobilität).

Die häufigsten und wirksamsten Mobilisationstechniken sind:
5) **Kombination von Gegenhalter- und Mitnehmertechnik.**
6) **Hypomochliontechnik**
   Das ist eine **Variation der Gegenhaltertechnik,** bei der die Immobilisierung des zu fixierenden Wirbels durch ein Hilfsmittel (Sandsack, Lagerungskissen, Keil, Hand des Therapeuten) verstärkt wird. Gleichzeitig wird dadurch der Umdrehungspunkt für die Mobilisationsbewegung akzentuiert.
   Hypomochliontechniken werden v.a. in Rückenlage verwendet, manchmal auch bei der Traktion im Stehen oder Sitzen.
7) **Kreuzgriff**
   Generelle in BWS und LWS einschließlich des SIG und an den Rippen-Wirbel-Gelenken verwendbare Grifftechnik bei Behandlungen in Bauchlage. Er **vereinigt** in sich die unterstützende **Wirkung der Gegenhalter- und der Mitnehmertechnik.** Die Hände stehen über Kreuz. Die eine Hand verstärkt die Fixierung des einen Gelenkpartners in entgegengesetzter Richtung zum Mobilisationsimpuls, und die andere Hand verstärkt die Traktions- oder Gleitbewegung des zu mobilisierenden Wirbels. Dabei können Fixations- und Mobilisierungshand ihre Funktion wechseln ohne ihre Stellung zu verändern. Die benötigte Kraft ist an beiden Händen fast gleich groß, am mobilisierten Wirbel etwas größer.
   Die Kreuzgrifftechnik kann nicht im Bereich der Halswirbelsäule und der Kopfgelenke verwendet werden.

Standardmanipulationstechniken

Um die spezifischen Faktoren der Manipulationstechniken darstellen zu können, bedarf es einer **Differenzierung des mechanischen Substrats von Mobilisation und Manipulation.**

Mobilisation

Bei einer translatorischen Mobilisation werden die Gelenkpartner **mit einer niedrigen Frequenz, großer Amplitude** und mit einer bestimmten Kraft **parallel oder senkrecht zur Gelenkfläche** bewegt, um die Beweglichkeit allmählich zu verbessern und die Bewegungseinschränkung zu beheben. Diese ist meist durch funktionelle aber auch strukturelle Veränderungen im Weichteilmantel des Gelenks verursacht, so daß meist auch eine größere Serie weichteildehnender muskelentspannender Impulse (postisometrische Relaxation) notwendig ist, um das physiologische Bewegungsausmaß der Rollgleitbewegung wiederherzustellen.

Manipulation

Eine Manipulation hingegen ist eine Technik, bei der die **Gelenkflächen mit einem einmaligen schnellen Impuls, geringer Kraft und kleiner Amplitude möglichst senkrecht voneinander** gezogen werden. Hierdurch wird das Volumen der Gelenkhöhle vergrößert, die Synovia und die Kapsel gedehnt und v. a. **der pathologisch erhöhte Gelenkdruck kurzfristig, aber drastisch vermindert.** Das Vakuumphänomen des Gelenkknackens wird in den WS-Gelenken als der akustische Nachweis dafür angesehen (in den Sakroiliakalgelenken tritt es nicht auf, außer bei Hypermobilität). Der klinische Effekt ist die unmittelbare Wiederherstellung des „joint play" mit Verminderung der Muskelverspannungen und dadurch die Verbesserung der angulären Gelenkbewegung. Die biomechanische Kräfteanalyse bei der Segmenteinstellung und Manipulation zeigt die Abb. 6.3.

Manipulationstechniken

Die Manipulationstechniken erfordern nach Roex (1992) und Frisch (1994) folgende Voraussetzungen:

- **Möglichst senkrechtes Abheben der Gelenkflächen voneinander.** Das wird generell erreicht für beide Gelenke eines Segments durch Schub des oberen Wirbels bei fixiertem kaudalem Partnerwirbel nach dorsal-kranial und für das Gelenk einer Seite durch zusätzliche Rotation des kranialen Wirbels vom Gelenk weg (z. B. für das rechte Gelenk durch Rechtsrotation). Entscheidend ist aber die genaue Einstellung von Seitneigung und Rotation, so daß die abhebende Kraft möglichst senkrecht auf die Gelenkfläche trifft.
- Der **Manipulationsimpuls** darf nicht in anderen Gelenken oder Strukturen abgeschwächt werden oder verloren gehen. Daher ist eine **strikte Ausschaltung von Mitbewegungen** außerhalb des zu manipulierenden Segments erforderlich.
- Dazu wird die **Verriegelung benötigt,** die eine manipulationsspezifische Voraussetzung ist. Sie entsteht **durch Umkehrung der physiologischen Begleitrotation in der WS.** Diese ist normalerweise bei Flexion gleichsinnig zur Seitneigung (z. B. Rechtsseitneigung und Rechtsrotation) und bei Extension (Dorsalflexion) gegensinnig (z. B. Rechtsseitneigung, Linksrotation). Die 3. Komponente (Flexion oder Extension) ist daher noch als Ergänzung erforderlich, um eine Verriegelung, wo es notwendig ist, herzustellen (s. S. 137 u. 138).
- **Direktimpulse zur Ergänzung der Verriegelung** an beiden Wirbeln des Segments (Kurzhebeltechnik) **im Sinne eines Mitnehmers** am zu mobilisierenden **und/oder des Gegenhalters** am fixierten Wirbel **sind die zuverlässigsten ausschlaggebenden Faktoren.**
- **Bänderspannung** in maximaler Ante- oder leichter Retroflexion kann die knöcherne Verriegelung nicht voll ersetzen, sondern nur ergänzen.

Biomechanische Kräfteanalyse im Segment

Manipulation des linken Wirbelgelenks
In der Sagittalebene.

Synthese der Impulse:

Abkürzungen

Rechtsseitneigung **(RSN)**
Traktion **(T)**
Linksrotation **(LRot)**

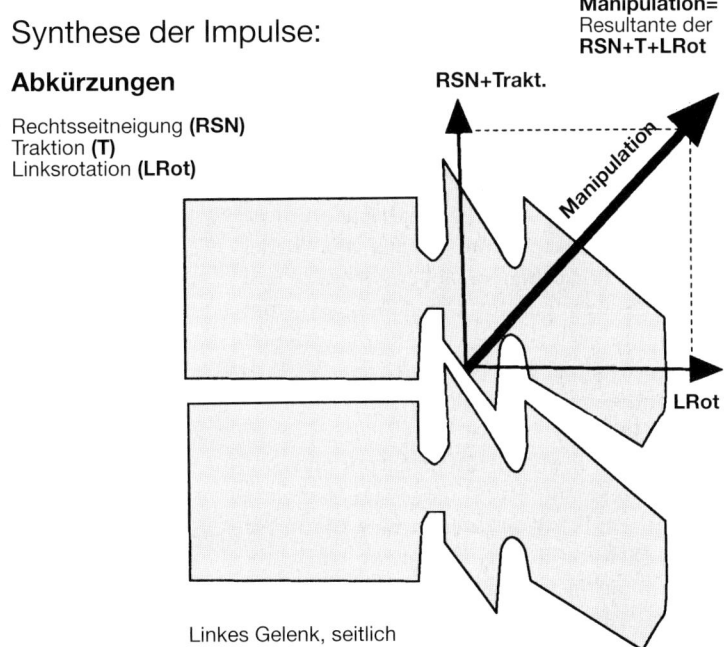

Linkes Gelenk, seitlich

Abb. 6.3. Kräfteanalyse in den Wirbelbogengelenken bei der Manipulation. Durch genaue Einstellung der Impulsrichtungen und der Umdrehungsachse wird versucht, eine Resultante so senkrecht wie möglich auf die Gelenkfläche des zu manipulierenden Gelenks zu bekommen. Auf diese Weise braucht der Impuls weniger Kraft, und die Manipulation wird schonender. (Nach Roex aus Manuelle Medizin (1992) 30: 38–42)

- **Entspannung der Muskulatur** als Vorbereitung zur Manipulation durch
  - **isometrische Muskelanspannung** gegen die Manipulationsrichtung **vor** dem Manipulationsimpuls,
  - Tonuszu- und -abnahme bei **Ein- und Ausatmung,**
  - **Blickwendung** in Manipulationsrichtung beim Impuls,
  - verbale Beruhigung des Patienten während der Entspannungsmaßnahmen.
- **Leichte Vorspannung** im zu manipulierenden Gelenk durch **Einstellung des Segments in den Scheitelpunkt der Seitneigung bzw. an die Barriere der Bewegungseinschränkung.**

Wir können nach diesen Kriterien unterscheiden:
- **Direktmanipulationen (Kurzhebeltechniken)** mit einer Kombination aus
  - kaudaler und kranialer Verriegelung,
  - Mitnehmerimpuls am mobilisierten Wirbel,
  - Gegenhalterimpuls am fixierten Partnerwirbel.

Die entgegengesetzten Kräfte von Mitnehmer- und Gegenhalterkraft sind fast gleich groß, die Mitnehmerkraft ist geringfügig größer.

Diese Manipulationen sind **mechanisch zuverlässig und gelenkspezifisch durch den Direktimpuls** an den beiden Wirbeln des Segments, wofür aber beide Hände frei sein müssen.
Prototypen für diese Handgriffe sind
- der Kreuzgriff,
- kombinierter Mitnehmer- und Gegenhaltergriff mit Verriegelung,
- einige Hypomochliontechniken.
- **Indirekte Manipulationen (Langhebeltechniken),** bei denen entweder die Mitnehmer- oder die Gegenhalterhand nicht für die direkte Impulsgebung am Wirbel selbst zur Verfügung stehen, sondern den Impuls weiter entfernt eingeben, z. B. vom Schultergürtel oder vom Kopf aus, und diesen über den verriegelten WS-Abschnitt zum zu mobilisierenden Wirbel leiten.

Das gilt für **alle Griffe** im Sitzen und Stehen oder in Rückenlage (Hypomochliontechniken), **bei denen eine Hand für die Körperführung gebraucht wird,** obwohl an sich durch den Gewichtsbelastungsdruck auf dem Segment eigentlich ein kräftigerer Direktimpuls zur Lösung der Facetten benötigt wird.

Der indirekte Manipulationsimpuls kann u. U. durch weitere Blockierungen im verriegelten WS-Abschnitt, aber auch durch Hypermobilität unzuverlässig in der Wirkung werden.

Prototypen sind:
- Techniken mit nur einseitiger (aber auch doppelseitiger) Verriegelung, bei denen einer der beiden Direktimpulse (Mitnehmer oder Gegenhalter) im zu manipulierenden Segment fehlt,
- einige Hypomochliontechniken, z. B. in der BWS und im zervikothorakalen Übergang.

Ungeeignet zur Manipulation sind Techniken, bei denen der **Manipulationsimpuls über eines der großen Extremitätengelenke** (Schulter, Hüfte) an den zu mobilisierenden Gelenkpartner **herangeführt wird,** weil die Impulskraft oft unkalkulierbar wird.

Zusammenfassung: Technik der WS-Mobilisation und Manipulation

1. Befunderhebung

Feststellung der gestörten Bewegungsrichtung

- Flexion: Die Facetten gleiten nicht auseinander: die Divergenz ist behindert.
- Extension (Dorsalflexion): Die Facetten gehen nicht zusammen: die Konvergenz ist behindert.
- Lateralflexion: Die Facetten der Neigungsseite gehen nicht zusammen, oder die Facetten der Gegenseite gehen nicht auseinander.
  Ist die Rotation zur Neigungsseite bei Flexion behindert, dann ist die Rotation zur Gegenseite frei.

2. Mobilisationsrichtung festlegen

- Bei antalgischer Haltung wird diese als Ausgangsstellung beibehalten.
- Ist die blockierte Bewegungsrichtung stark schmerzhaft, dann in die freie Richtung behandeln.
- Ist die blockierte Bewegungsrichtung wenig schmerzhaft, dann kann man in die blockierte Richtung mobilisieren.
- Bei Bandscheibenbeteiligung immer in Divergenz behandeln (Flexion).

3. Lagerung des Patienten

- Sitzen, Bauch-, Seiten- oder Rückenlage können Ausgangsstellung zur Mobilisation beider Gelenke mit Distraktion des Bandscheibenraums sein.
- Die Seitenlage ist immer die Ausgangsstellung bei Behandlung *eines* Gelenkes mit dreidimensionalen Kombinationsbewegungen.
- Das zu behandelnde Gelenk liegt oben im Krümmungsscheitel.
  Bei Seitenlage links erfolgt immer eine Rechtsrotation des oberen Wirbels. Bei

Seitenlage rechts erfolgt immer eine Linksrotation des oberen Wirbels auf seinem kaudalen Partnerwirbel.
- Herstellung der Seitneigung in Seitenlage durch Lagerungskissen:
Seitneigung tischwärts: Kissen unter die Hüfte legen, Seitneigung nach oben (zum Therapeuten): Kissen unter den Thorax legen
oder entsprechende Einstellung des Behandlungstisches.

4. Einstellung des zu behandelnden Segments

Immobilisierung des zu fixierenden Wirbels **durch dreidimensionale Einstellung (Verriegelung).** Seitneigung und Flexion oder Extension werden so eingestellt, daß die zugehörige **Begleitrotation gegensinnig zur Rotationskomponente** des Manipulationsimpulses ist. Die so fixierten Wirbel können dann bei der Manipulation nicht mitrotieren, und der Manipulationsimpuls wirkt sich nur im zu behandelnden Segment aus.
Bei physiologischer Seitneigung und Rotation in die **gleiche Richtung** erfolgt die Fixierung (Verriegelung) durch Dorsalflexion.
Bei physiologischer Seitneigung und Rotation in die **entgegengesetzte Richtung:** Fixierung (Verriegelung) durch Ventralflexion und/oder Gegenhalt am Processus spinosus gegen die Mobilisationsbewegung.

5. Ausführung der Mobilisation

1) **Fixation:** Ein Finger liegt im zu mobilisierenden Segment, der zweite Finger im zu fixierenden Nachbarsegment. Danach Bewegung in Flexion, Extension oder Rotation, bis die Bewegung im zu fixierenden Segment ankommt.
2) Zusätzliche Fixation am Processus spinosus des zu fixierenden Wirbels durch **Gegenhalt gegen die Mobilisationsbewegung.**
3) **Patient gibt Widerstand gegen die Einstellungsbewegung.**
4) **Entspannung** (PIR = postisometrische Relaxation).

5) **Mobilisation** durch Weiterführung der Einstellungsbewegung (Flexion/Extension/Rotation) und zusätzlichen **Mitnehmerimpuls** am Processus spinosus des mobilisierten Wirbels in die gleiche Richtung.
- Automobilisierung und
- Selbstdehnung (Stretching) als häusliche Weiterbehandlung zeigen.

Zusammenfassung der Behandlungsregeln

Prinzipien

1) Antalgische Haltung nicht verändern (cave: Bandscheibenprolaps, Abb. 6.4, S. 146).
2) Traktion in Längsrichtung erweitert die Intervertebralräume (Abb. 6.5, S. 147).
Die Traktion kann Hinweise auf den Sitz des Prolapses geben.
Werden die Beschwerden dadurch gebessert: Hinweis auf dorsolateralen Prolaps (Protusion). Werden die Beschwerden größer: Hinweis auf dorsomedialen Prolaps (s. Abb. 6.5, S. 147).
3) Traktion im Wirbelbogengelenk erfolgt durch Rotation.
4) Divergenzgleiten beider Gelenke durch Ventralflexion.
Konvergenzgleiten beider Gelenke durch Dorsalflexion.
Divergenzgleiten in **einem** Gelenk durch Lateralflexion (im oben liegenden Gelenk).
5) Immer erst in Divergenz behandeln (**Cave:** Diskusbeteiligung!).

Technik
- **Therapeutenstellung:**
Bequeme Arbeitsstellung (verstellbarer Tisch!).
– Zur Behandlung des sitzenden Patienten steht der Therapeut für die Mobilisation
beider Gelenke: rechts vom Patienten (Rechtshänder) oder links vom Patienten (Linkshänder),

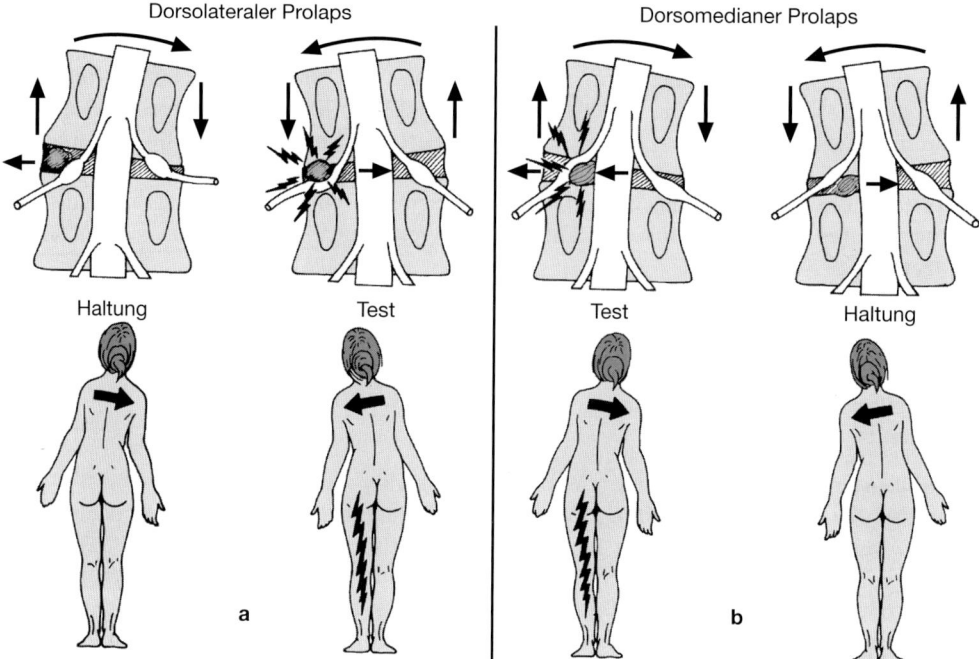

Abb. 6.4 a, b. Bedeutung der antalgischen Haltung beim Bandscheibenprolaps. Handelt es sich um einen dorsolateralen (**a**) oder dorsomedianen (**b**) Prolaps? Die antalgische Haltung entsteht durch die unbewußte Anwendung der Gelenkmechanik zur Vermeidung der Nervenwurzelirritation. (Mod. nach White u. Panjabi 1978)

eines Gelenks: auf der Seite des nichtbehandelten Gelenks.
– Bei Seitenlage des Patienten steht der Therapeut auf der Ventralseite des Patienten,
– in Bauch- oder Rückenlage des Patienten meist auf der Seite des nichtbehandelten Gelenks.
● **Patientenstellung:**
Die Lagerung richtet sich nach der Mobilisationsrichtung.
1) Welche (Begleit-)Rotation ist erforderlich?
2) Welche Seitneigung ist erforderlich für Fixation/Mobilisation?
3) Welche Flexion bzw. Extension ist erforderlich für Fixation/Mobilisation?

Beispiel **für die Ausführung**

● **Bestimmung der Rotation** durch Rechts- oder Linksseitlage (Rechtsseitenlage bei Linksrotation, Linksseitenlage bei Rechtsrotation).
● **Einstellung der zugehörigen Seitneigungskomponente** (durch Polster- oder entsprechende Tischeinstellung).
● **Bestimmung des fixierten Abschnitts** durch Einstellung der Flexions- bzw. Extensionskomponente (Verstärkung oder Umkehrung der Kyphose/Lordose), z. B. **Rechtsseitenlage, d. h. Linksrotation:** Dann ist bei:
Rechtsseitneigung:
WS in Extension → mobil,
WS in Flexion → fixiert,
Linksseitneigung:
WS in Extension → fixiert,
WS in Flexion → mobil.
● **Segmenteinstellung:** Der Palpationsfinger liegt im Nachbarsegment des blockierten Segments und registriert die ankommende Einstellbewegung am kranialen/kaudalen

Therapie an der Wirbelsäule

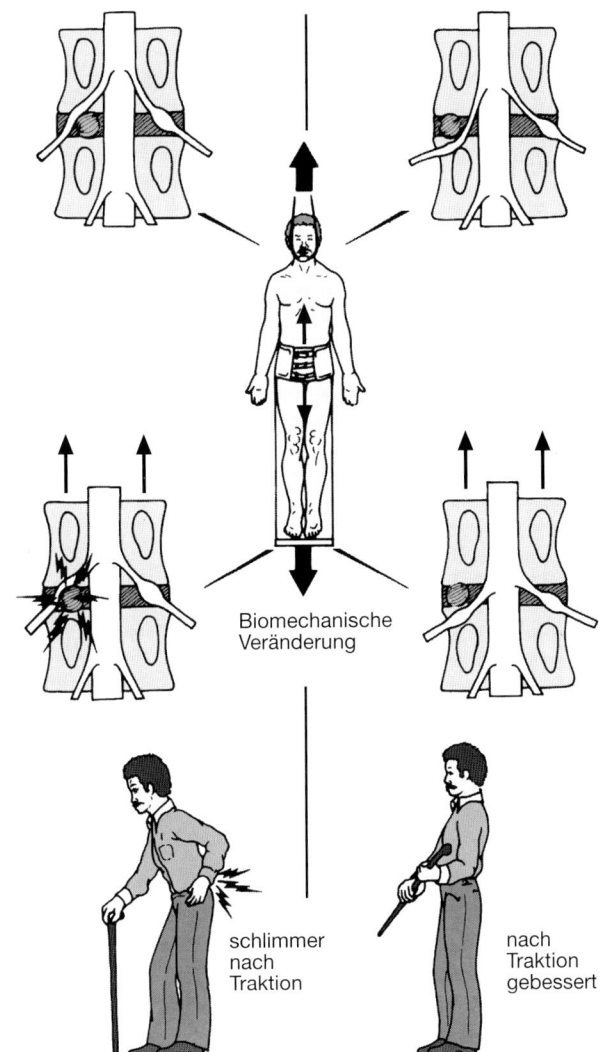

Abb. 6.5. Das Schmerzverhalten bei einer Probetraktion kann Hinweise auf den Sitz des Prolapses geben. (Mod. nach White u. Panjabi 1978)

Segmentpartner. **Das blockierte Segment liegt im Krümmungsscheitel der Seitneigung** in Neutralstellung zwischen Flexion und Extension.

- **Mobilisation (durch Rotation):**
  - mit Gegenhalt (Daumen/Pisiforme) am fixierten Wirbel,
  - mit Verstärkung (Hand oder Finger) der Mobilisationsbewegung am mobilisierten Wirbel (Mitnehmertechnik).

Kurzschema der Mobilisationsbehandlung

- **Patient**
  - isometrische Muskelanspannung gegen die Mobilisationsrichtung (gegen die Mobilisationshand des Therapeuten),
  - Einatmen während der isometrischen Anspannung,
  - Blickwendung in Anspannungsrichtung.

- **Therapeut**
  - Mobilisation (Manipulation) in der Muskelentspannungsphase (PIR) bei Ausatmen des Patienten und Blick des Patienten in Mobilisationsrichtung.
  - Nach mehreren Mobilisationen erfolgt ein erneuter Bewegungstest.
- Danach, falls erforderlich ein **Hausübungsprogramm** zeigen: Selbstdehnung verkürzter Muskeln und Automobilisation der Gelenke.

Dokumentation von Befunden am Bewegungsapparat (mit Befundsymbolen)

Die Dokumentierung von Befunden mit Hilfe von Befundsymbolen ermöglicht nicht nur eine rationelle Aufzeichnung der Untersuchung, sondern auch eine schnellere Orientierung über einen früheren Befund (Abb. 6.6).
Durch Kombination der folgenden **10 Standardsymbole** können 80–90 % aller Befunde am Bewegungsapparat aufgezeichnet werden. Die Einzeichnung erfolgt in die Rückansicht eines Skelettschemas, alle ventral oder volar gelegenen Befunde werden mit einem V bezeichnet.
Die Standardsymbole werden in blauer Farbe für Gelenke, Nerven und Haut und in roter Farbe für Muskeln und Sehnen verwendet.
Alle hiermit nicht zu erfassenden Befunde können in Worten oder mit eigenen Symbolen aufgezeichnet werden.

Allgemeine Zeichen

Ventral oder **v**olar mit **V** kennzeichnen.
Blau: Gelenke, Nerven, Haut.
Rot: Muskeln, Sehnen.

o. B. = kein krankhafter Befund.

10 Standardsymbole

1 + Form oder Funktion vermehrt
2 − Form oder Funktion vermindert
3 ! Form oder Funktion schmerzhaft
4 ∅ Funktion erloschen

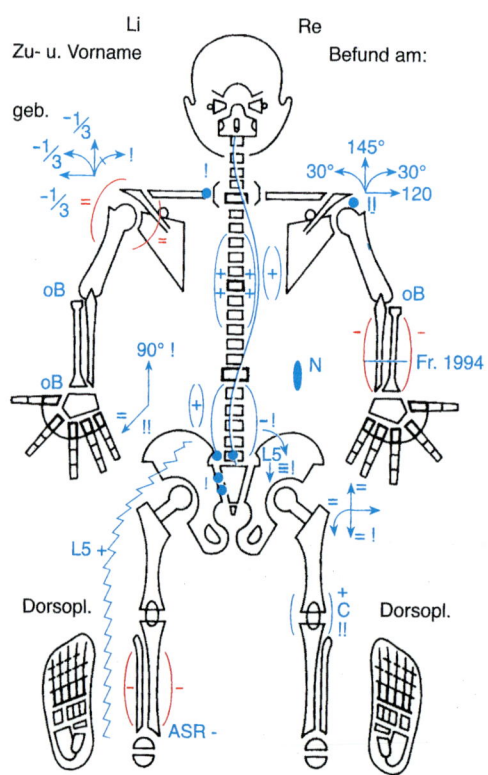

Abb. 6.6. Skelettschema für die Dokumentation von Befunden

Befunddokumentation

Inspektion

| 5 ( ) | Bereich einer Veränderung der physiologischen Verhältnisse |

Beispiel:
- R = Rubor
- C = Calor
- ! = Dolor
- + = Tumor bzw. Schwellung
- − = Atrophie
- D = Deformierung (knöcherne Deformierungen können auch durch Umzeichnung der Konturen des Stempelschemas dargestellt werden)

| 6 | Verletzung oder entzündliche Veränderungen der Haut oder tieferer Gewebeschichten |

Beispiel:
- W = Wunde
- A = Abszeß
- Ph = Phlegmone
- F = Fistel
- N = Narbe

| 7 — | Kontinuitätstrennung von Geweben |

Beispiel:
- — Fr = Fraktur
- Amp = Amputation [mit Angabe (20 cm) der Stumpflänge]
- R = Muskel- oder Sehnenriß

Palpation

| 8 ● | Druckpunkt; Gewebsresistenz |

Beispiel:
- ●! (blau) = Schmerzhafte Resistenz („trigger point")
- ○ = Fraglicher Druckpunkt, fragliche Resistenz
- ● (rot) = Muskel-, Sehnenansätze, Myogelosen („trigger points")

| 9 ≋ | *Blau:* Sensibilitätsstörung (mit Angabe von Segment oder Nerv *Rot:* Myalgien |

Beispiel:
- ≋ L/5 = Parästhesie (im Segment L/5)
- ≋ + = Hyperästhesie
- ≋ − = Hypästhesie
- ≋ ! = Hyperalgesie
- ≋ ∅ = Analgesie

Bewegungsprüfung

| 10 → | Bewegungsrichtung |

Sagittalebene: (dorsal – ventral)
- ↑ = Flexion (Ventralflexion)
- ↓ = Extension (Dorsalflexion)

Frontalebene: (medial – lateral)
- ← = Adduktion (Pfeil zum Körper)
- → = Abduktion (Pfeil vom Körper weg)

Transversalebene:
- ↶ = Innenrotation, Pronation (Pfeil zum Körper)
- ↷ = Außenrotation, Supination (Pfeil vom Körper weg)

Messungen

Gelenke

Messung der Gelenkbeweglichkeit
1) 1- bis 3mal – oder + :
   mäßig, stark, sehr stark eingeschränkt bzw. vermehrt.
2) Angabe des eingeschränkten (fehlenden Bewegungsraums,
   z. B. – $^1/_3$.
3) Angabe in Winkelgraden nach der Neutral-0-Methode.

Die Neutral-0-Methode (Cave u. Roberts, zit. nach Debrunner (1978) mißt die Gelenkbeweglichkeit von der anatomischen Normalstellung aus: aufrechter Stand mit parallel stehenden Füßen, hängenden Armen, Daumen nach vorn gerichtet, Blick geradeaus.
Gemessen wird in der
– Sagittalebene (Extension/Flexion),
– Frontalebene (Abduktion/Adduktion),
– Transversalebene (Außen-/Innenrotation),
in der Reihenfolge:
1) vom Körper wegführende Bewegungen (Extension, Abduktion, Außenrotation),
2) Rückführung zur Nullstellung,
3) Weiterführung über die Nullstellung hinaus in die Gegenrichtung.

Beispiel: Normalmaß am Schultergelenk
  Extension/Flexion   45 ° – 0 ° – 180 °,
  Abduktion/Adduktion   180 ° – 0 ° – 45 °,
  Außen-/Innenrotation   60 ° – 0 ° – 90 °.

Wird die Nullstellung durch eine Bewegungseinschränkung verschoben, dann steht die Null entweder vor oder hinter den gemessenen Winkelgraden.

Beispiel: Bewegungseinschränkung im Hüftgelenk
  Extension/Flexion   0 ° – 10 ° – 100 °,
  Abduktion/Addution   20 ° – 0 ° – 20 °,
  Außen-/Innenrotation   15 ° – 0 ° – 10 °.

Messung der Wirbelbeweglichkeit
Die **Wirbelstellung wird verbal aufgezeichnet.**
↑ = Ventralflexion, ↓ = Dorsalflexion,
⇆ = Links- bzw. Rechtsneigung,
↶ = Linksrotation, ↷ = Rechtsrotation.

Bewegungsgrade: Ø = Bewegung aufgehoben,
  1 = stark eingeschränkt,
  2 = leicht eingeschränkt,
  3 = normal,
  4 = hypermobil.

Muskeln

Bezeichnung des Muskels durch seine Anfangsbuchstaben, z. B. ↑Bi = M. biceps,
↓ Ext. dig. = M. extensor digitorum.
Bewegung gegen Widerstand = ↑.

Zeichen für Veränderungen des physiologischen Zustands
Verkürzter Muskel durch ein Kreuz im Pfeil, z. B.:
⚡Ps = verkürzter M. psoas,
K = Kontraktur,
S = Spastizität.

Messung der Muskelkraft (nach Kendall u. Kendall 1961):
5 = normal (voller Bewegungsumfang gegen starken Widerstand),
4 = gut (voller Bewegungsumfang gegen mäßigen Widerstand),
3 = schwach (voller Bewegungsumfang gegen die Schwerkraft ohne Widerstand),
2 = sehr schwach (aktive Bewegung bei aufgehobener Schwerkraft),
1 = Spur (fühlbare Muskelanspannung ohne Bewegungseffekt),
0 = keine Kontraktion.

Erklärung der Symbole und Abkürzungen

Die an den Bildrändern stehenden **Dokumentationssymbole** beziehen sich jeweils nur auf den **zu mobilisierenden** Gelenkpartner. Die Fixationseinstellung des Partnerwirbels (oder des fixierten WS-Abschnittes) ergibt sich dann jeweils aus der Gegeneinstellung zur Mobilisationsrichtung.

Es bedeuten:
- ● = Fixation (Fix),
- **T** = Traktion,
- **Mob** = Mobilisation,
- ▽ = Sakrum,
- **A** = Drehachse,
- **PIR** = postisometrische Relaxation,
- **MET** = Muscle-energy-Technik,
- **P** = Patient,
- **W** = Wirbel,
- **WS** = Wirbelsäule,
- **R** = Rippe.

Ist ein bestimmter Wirbel gemeint, dann wird seine anatomische Bezeichnung angegeben (z. B. L5, Th 8, C5 usw.).

Bewegungsrichtungen:

↑ Flexion (Flex) bzw. Divergenz (Div),

↓ Extension (Ext) bzw. Konvergenz (Konv),

⇆ Seitneigung nach links bzw. rechts (von dorsal gesehen),

↶ Rotation (Rot) nach links bzw. rechts (von dorsal gesehen),

IR Innenrotation,
AR Außenrotation,
Add Adduktion,
Abd Abduktion.

Seitneigen und Rotation werden immer von dorsal aus gesehen wie bei der Untersuchung der WS.

↑W↑ Bewegungen in der **Sagittalebene** (Flexion/Divergenz bzw. Extension/Konvergenz) stehen seitlich vom Wirbelsymbol.

⇆ Bewegungen in der **Frontalebene:** Seitneigen: stehen am Unterrand.

↶ Bewegungen in der **Transversalebene:** Rotationen: am Oberrand des Wirbelsymbols.

↓↑↑↓ **Beidseitige** Bewegungssymbole bedeuten Gleitbewegungen in **beiden** Wirbelbogengelenken.

Bewegungspfeile auf der linken oder rechten Seite geben an, ob das linke oder rechte Wirbelbogengelenk bewegt wird.

Ein Pfeil in Verbindung mit einem Fixationspunkt bedeutet **keine** Bewegung, sondern die Richtung der aufzuwendenden Kraft, um die Fixation dieses Knochenpartners stabil zu halten und unbeabsichtigte Mitbewegungen durch den mobilisierten Gelenkpartner zu vermeiden.

7 LBH-Region (Lendenwirbelsäule/Becken/Hüftgelenke)

Biomechanik des Beckenringes

Der Beckenring ist ein Teil der Funktionseinheit LBH-Region [**L**endenwirbelsäule, **B**eckengelenke (Sakroiliakalgelenk), **H**üftgelenke], die sowohl im Rahmen der Statik als auch der Dynamik eine Reihe komplizierter Koordinationsaufgaben zu bewältigen hat. Dies sind:

Tragen des Rumpfgewichtes, Übertragung der Belastung auf beide Beine, Koordination der Beingelenkbewegungen und Anpassung der Wirbelsäule an die laufenden Stellungsänderungen.

Der Beckenring besteht aus den beiden Ilia und dem Sakrum, mit den zugehörigen Sakroiliakalgelenken und der Symphyse. Er hat also ähnliche Bewegungsstellen wie ein Wirbelsegment, wobei die Symphyse als Analogon der Bandscheibe angesehen werden kann. Die Sakroiliakalgelenke entsprechen den Wirbelbogengelenken. Die **Kraftaufnahme und Weitergabe,** die in der WS von Wirbel zu Wirbel erfolgt, geschieht hier von **kranial durch die unteren Lendensegmente und von kaudal durch die beiden Hüftgelenke.** Der **Krafteinwirkung des Rumpfgewichts** über die Lendenwirbelsäule nach kaudal steht eine von kaudal nach kranial wirkende **Gegenkraft des Bodens,** auf dem wir stehen, gegenüber. Die beiden entgegengesetzten Kräfte treffen in den Sakroiliakalgelenken aufeinander und werden dort ausgleichend „verrechnet". Ein Teil der Kräfte wird beiderseits über die Schambeinäste in die Symphyse geleitet. Dabei sind die Krafteinleitungen nur beim Stand auf beiden Beinen annähernd gleich. **Beim Einbeinstand,** der überwiegenden Belastungsform des Beckenrings, **wechseln Ausmaß und Richtung der Belastung** bei jedem Wechsel des Standbeines zum Spielbein und umgekehrt. Das Sakrum und seine Gelenke werden dadurch zum wichtigsten Teil des Beckenrings. Es ist einleuchtend, daß jede Stellungsänderung des Kreuzbeins im Beckenring auch Rückwirkungen auf seine Gelenkpartner haben muß, sowohl nach lateral zu den Ilia, als auch nach kranial zu den unteren Lendensegmenten und nach kaudal zu den Hüftgelenken und zum Os coccygum. Die im Beckenring **mögliche Beweglichkeit** seiner knöchernen Anteile, besonders des Sakrums, **um zahlreiche Bewegungsachsen** geben ein Bild über die Störungsanfälligkeit bei der Verarbeitung der verschiedenen Krafteinwirkungen (Abb. 7.1).

Sakroiliakalgelenke

Bis heute gibt es keine einheitliche Beschreibung der Funktion und der Pathologie dieser Gelenke. Auf die zahlreichen oft kontroversen Darstellungen ihrer Funktion wird daher nachfolgend nur soweit eingegangen, wie es für Diagnostik und Therapie am SIG erforderlich ist und sich mit den klinischen Erfahrungen bei der diagnostischen Palpation und Bewegungsprüfung nachvollziehen läßt. Auf die Stellungsänderungen und die mechanischen Besonderheiten durch Veränderung der Beckeneingangs- und Beckenausgangsebene, wie sie für den Geburtsakt wichtig sind, wird in dieser Darstellung nicht näher eingegangen.

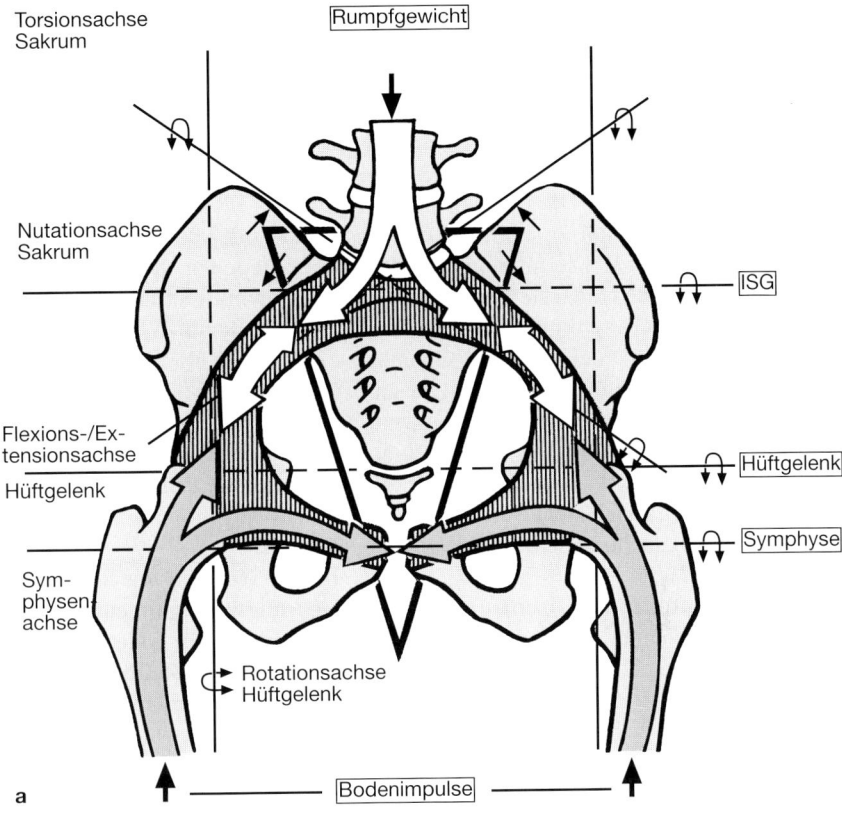
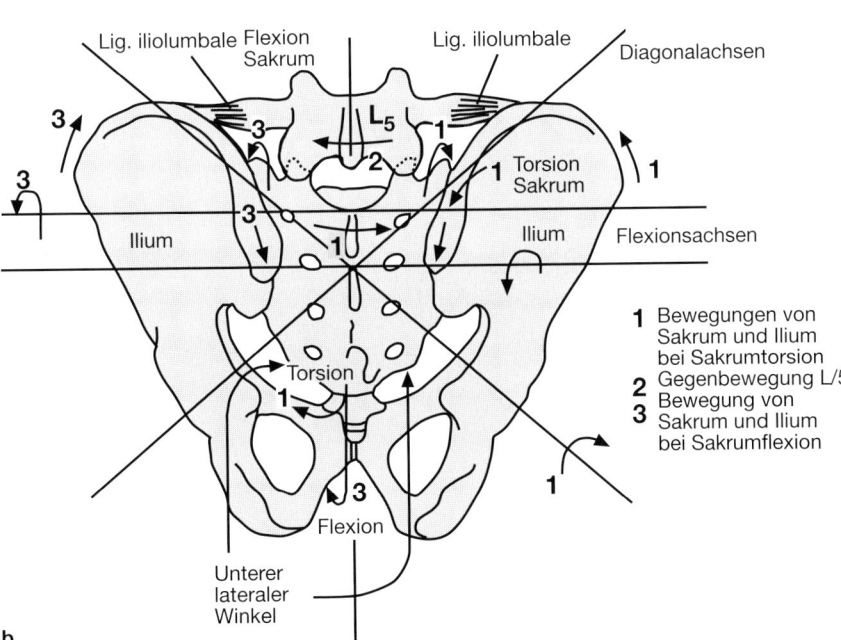

Abb. 7.1. Krafteinwirkungen auf den Beckenring (**a**) (mod. nach Kapandji 1984/85) und Bewegungsachsen (**b**). (Nach Frisch 1990)

Form der Gelenkflächen (Abb. 7.2)

Die **Gelenkflächen** (Facies auriculares) sind im ganzen **hakenförmig** wie ein Bumerang geformt, mit einem **kürzeren oberen Teil** (oberer Pol) und einem um 1/3 **längeren unteren Teil** (unterer Pol). Die beiden Flächen stehen in einem Winkel zueinander, der je nach Ausbildung der WS-Krümmungen stark variieren kann. Bei steilgestelltem Sakrum und flachen WS-Krümmungen ist auch die Winkelstellung der beiden SIG-Gelenkflächen zueinander geringer als bei ausgeprägten Krümmungen, bei denen das Sakrum fast horizontal stehen und eine Abwinkelung der Gelenkflächen von fast 90° erreichen kann. Die Gelenkoberflächen sind sowohl am Sakrum wie am Ilium sehr unregelmäßig geformt (Abb. 7.3).

Vleeming (1990) fand bei seinen Untersuchungen wie auch andere Autoren rauhe und derbe Oberflächen, bei denen immer ein Knochenhöcker oder eine Knochenleiste in eine entsprechende Vertiefung des Gelenkpartners paßte. Die Gelenkflächen waren bis ins hohe Alter hinein mit intaktem Knorpel bedeckt. Diese **Unebenheiten der Gelenkoberfläche** bedingen einen höheren Reibungskoeffizienten, der in **Verbindung mit der Keilform des Sakrums als Stabilitätsfaktor** anzusehen ist. Der entscheidende Stabilisierungsfaktor besteht in der jeweils umgekehrten Plazierung von konkaven Knochenrinnen mit konvexen Knochenleisten in den verschiedenen horizontalen Schnittebenen. **Die genannten Stabilisierungsfaktoren entlasten die dorsalen und ventralen Bänder** von einem Teil ihrer Haltearbeit, zeigen aber auch gleichzeitig, daß eine **durchgehende Gleitbewegung,** wie sie aufgrund der üblichen Bewegungsbeschreibung der Gelenkpartner als „**Rotation**" (!) nach ventral oder dorsal angenommen werden könnte, **nicht besteht.**

In den SIG sind **nur minimale federnde Verlagerungsbewegungen im Rahmen von Verwringungen der Gelenkpartner möglich, aber keine echten Gleitbewegungen** der Gelenkflächen gegeneinander wie in den Wirbelgelenken. Wenn trotzdem der eingeführte Begriff der „Rotation" bei der Beschreibung der Mechanik und der Handgrifftechniken

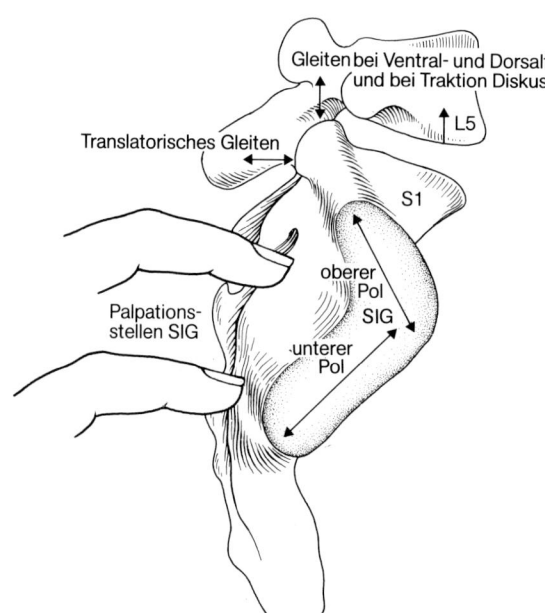

Abb. 7.2. Gelenkflächen des Sakroiliakalgelenks und des 5. Lendenwirbels

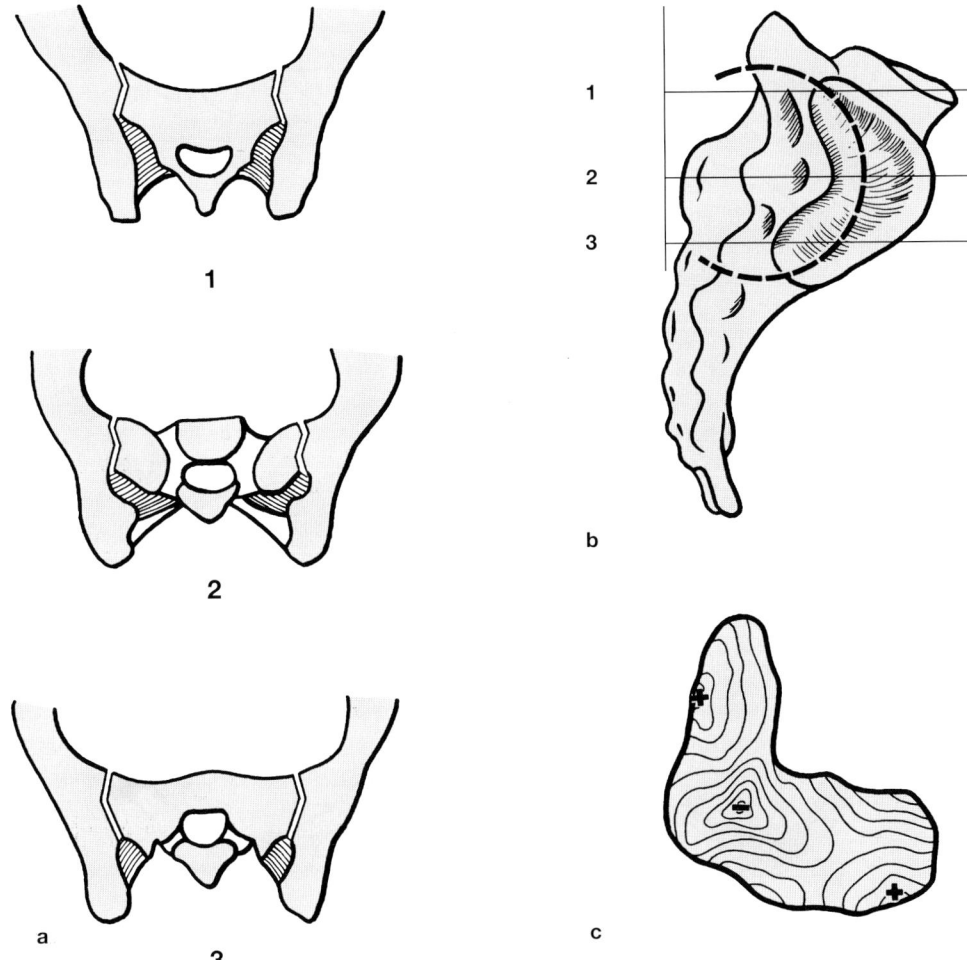

Abb. 7.3 a–c. Unregelmäßig geformte Gelenkoberflächen im SIG. **a** verschiedene Schnittebenen **(1, 2, 3)**, **b** Höhe der Schnittebenen, **c** Relief der Gelenkoberfläche. (Nach Kapandji 1984/85)

beibehalten wird, dann sollte diese Einschränkung bei der Bewertung der „Bewegungsfunktion" beachtet werden.
Es gibt 2 SIG-Typen (Abb. 7.4 a, b), die sich in der Beweglichkeit unterscheiden:

- der **Flachtyp** mit schmalem Retroartikulärraum, der weniger Mobilität aufweist und belastungsstabil ist, weil deutlich mehr knöcherner Gelenkflächenkontakt besteht, und
- der **ausgehöhlte Gelenktyp** mit weitem Retroartikulärraum und längeren Ligg. interossea, der mobiler und weniger belastungsstabil ist. Er kommt vornehmlich bei Frauen vor. Dieser Gelenktyp erlaubt eine ausgiebigere Abduktion der Ilia und damit die Erweiterung der Beckeneingangsebene, wie sie für den Geburtsakt erforderlich ist.
- Die meisten Menschen haben eine Mischform aus diesen beiden Gelenktypen.

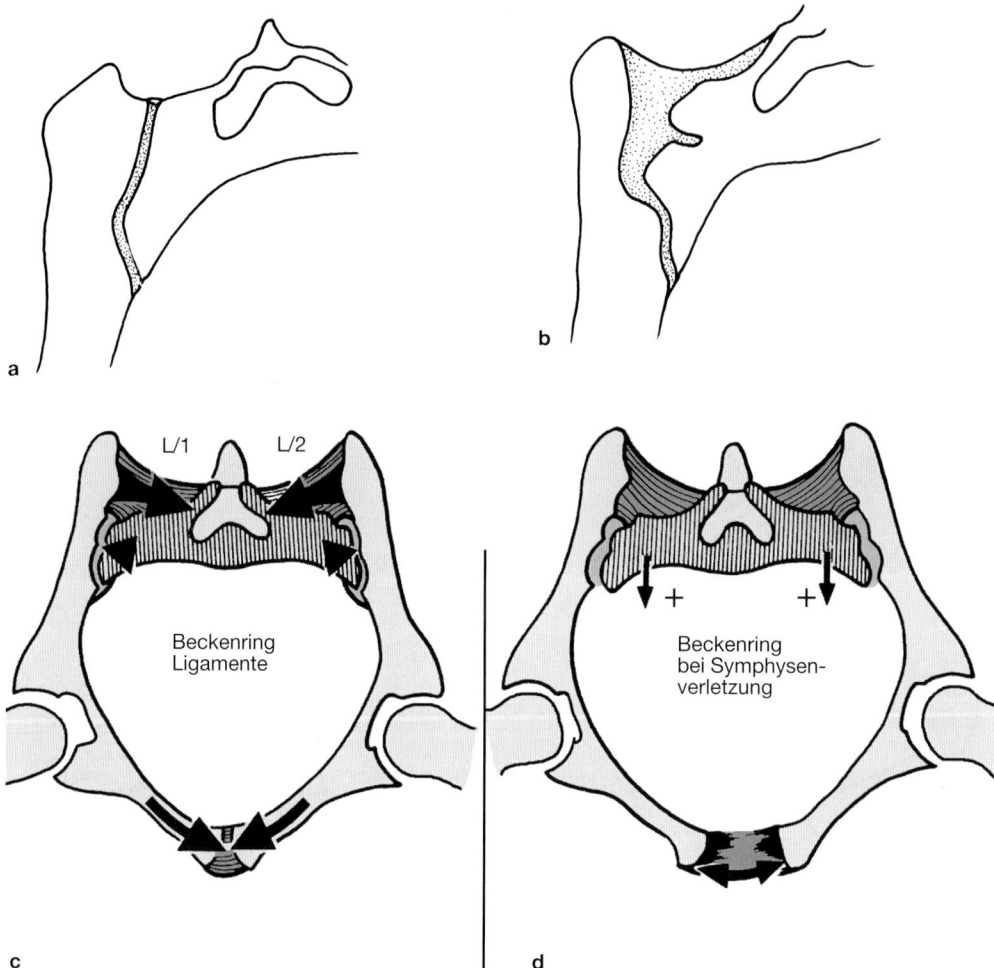

Abb. 7.4 a–d. Gelenktypen (**a** Flachtyp, **b** ausgehöhlter Gelenktyp) und Bandverstärkung (**c, d**). (Aus: Kapandji 1984/85)

Insgesamt hängt die **Stabilität des Beckenrings** von folgenden Faktoren ab:

- Ringform (maximale Stabilität bei geringer Knochenmasse, Abb. 7.4 c, d),
- Stabilität der Haltebänder (Ligg. sacroiliaca dorsalia longum, breve, interossea/ Lig. sacrotuberale und sacrospinale). Das sakrotuberale Band erhält durch Einstrahlungen vom Gluteus maximus und manchmal auch des Biceps femoris und des Piriformis noch eine muskuläre Verstärkung, durch die die Kompression der Gelenkflächen und damit die Stabilität des Gelenks erhöht und die „Ventralrotationstendenz" des Sakrums, die Nutation, vermindert wird (Abb. 7.5).
- entgegengesetzte Konkavitäten und Konvexitäten der Gelenkoberflächen von Ilium und Sakrum (Abb. 7.3),
- Konvergenz der Sakroiliakalgelenkspalte nach kaudal und dorsal,
- Auch die Lenden-Becken-Hüftmuskulatur sowie die Bauchmuskulatur stabilisieren den Beckenring bei Bewegungen (dynamische Stabilisierung).

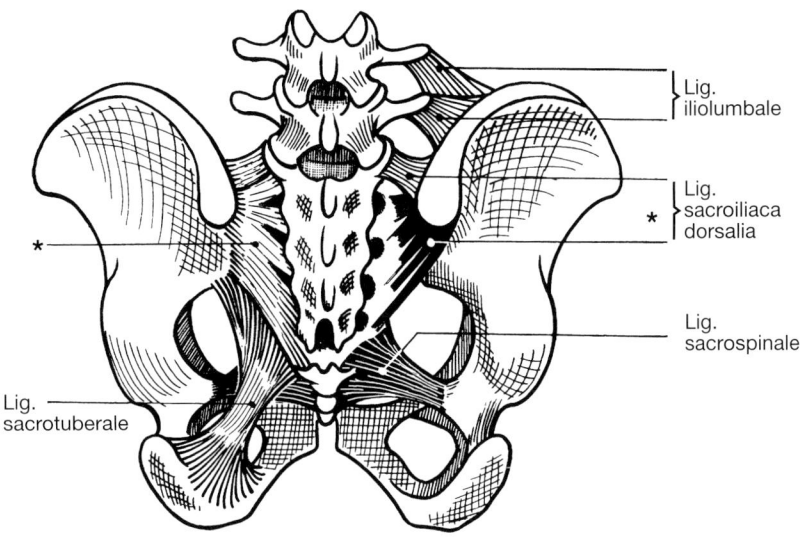

Abb. 7.5. Bandapparat des Sakroiliakalgelenks. (Aus: Kapandji 1984/85)

Degenerative Veränderungen der Gelenkflächen können die (federnde) Beweglichkeit des Gelenks weiter einschränken, es kommt aber nach den Untersuchungen von Vleeming (1990) auch in hohem Alter nicht zur Ankylose.
Von anderen Autoren wurden in höheren Lebensaltern zahlreiche Ankylosierungen gefunden. Frigerio (1974, zit. in Vleeming 1990) fand im 6. Lebensjahrzehnt bereits bei 60 % der Männer, allerdings nur bei 15 % der Frauen eine teilweise oder vollständige Ankylose, während Mac-Donald (1952, zit. in Vleeming 1990) im 7. Lebensjahrzehnt bei 70 % seiner Fälle eine vollständige Ankylosierung feststellte. Wenn diese Angaben zutreffen, dann wäre bei Menschen über 50 Jahren die Aussagefähigkeit der SIG-Diagnostik, insbesondere der translatorischen Beweglichkeitstests, zum Nachweis einer hypomobilen Bewegungsstörung nicht mehr ausreichend.
Andererseits können Frakturen im SIG oder Sprengung der Symphysenbänder die Stabilität und Tragfähigkeit des Beckens stark beeinträchtigen bzw. aufheben (Abb. 7.4 d).

Funktionsbewegungen

Die Aufgabe der **Lastverteilung und -übertragung von kranial nach kaudal** und umgekehrt wurde bereits erwähnt. **Gelenkbewegungen** sind nur als **geringe translatorische Gleitbeweglichkeit des Sakrums im oberen und unteren Pol des Gelenks** möglich, da eine durchgehende Gleitbewegung der gesamten Fläche durch die beschriebenen stabilisierenden Formelemente wie gesagt nicht möglich ist (Abb. 7.3, S. 155). Die Summe dieser geringen translatorischen Bewegungen in den Sakroiliakalgelenken und der Symphyse addieren sich funktionell zum Bild der Beckenverwringung, die, solange sie reversibel ist, als physiologisch angesehen werden muß.
Die **Beweglichkeit des Sakrums** in der Sagittalebene nach ventral wird als **Nutation** und nach dorsal als **Gegennutation** bezeichnet.

Nutation (Abb. 7.6)

Dabei geht das **Sakrum** im oberen Pol mit dem **Promontorium nach ventral und kaudal** gewissermaßen „in das Becken hinein". Gleichzeitig gehen die **Sakrumspitze und das Steißbein nach dorsal und kranial**. Die Mitnahme der auf der Kreuzbeinbasis lagernden

LBH-Region: Biomechanik

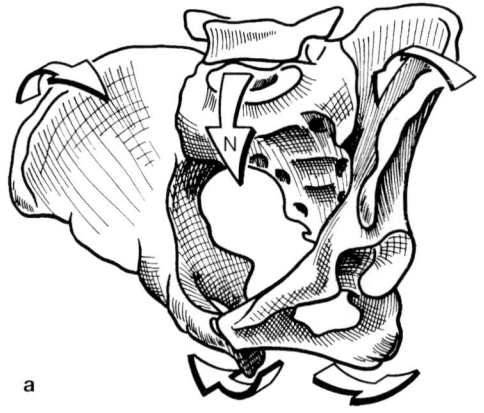

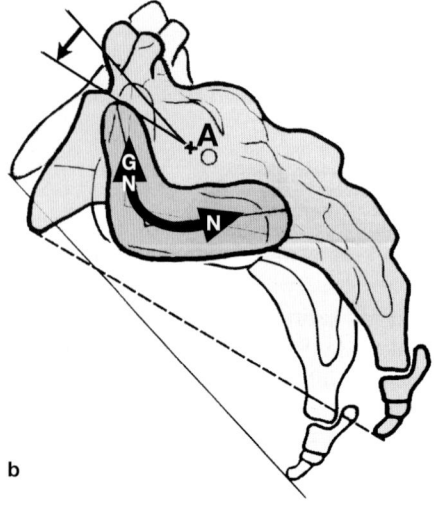

Abb. 7.6a, b. Nutationsbewegung im Sakroiliakalgelenk. **a** Sakrumbewegung im Beckenring, **b** Sakrumbewegung von der Seite mit Bewegungsachse (**N** Nutation, **GN** Gegennutation, **A** Bewegungsachse). (Nach Kapandji 1984/85)

Lendensegmente löst eine Verstärkung der Lordosierung in der LWS aus. Die ventrale Schubkomponente des Kraftvektors der unteren beiden Lendenwirbel nimmt zu, die Haltearbeit der dorsalen sakroiliakalen Bänder muß verstärkt werden. Die Beweglichkeit des Sakrums nach ventral-kaudal ist um so ausgeprägter, je mehr der Verlauf des Gelenkspalts der Sagittalebene angenähert ist. Gleichzeitig erfolgt eine relative **Gegenbewegung (Verlagerung) des Iliums nach dorsal.** Die Darmbeinschaufeln nähern sich dorsal einander an. Diese Nutationsbewegung wird durch die kräftigen dorsalen und schwächeren ventralen Ligg. sacroiliacalia sowie das sakrospinale und v. a. das sakrotuberale Band abgebremst. Aus der getrennten Bewegung des kranialen und kaudalen Anteils des Gelenks folgt, daß die **Umdrehungsachse** kaum weit außerhalb der Gelenkfläche liegen kann, weder hinter noch vor dem Gelenk, sondern wohl, wie von Bonnaire (zit. in Kapandji 1984/85) angegeben, in der Frontalebene im Winkel zwischen oberer und unterer Gelenkfläche **in Höhe des Segments S2** (Abb. 7.6). Hier ist bei der Bewegungspalpation auch keine Federungsbeweglichkeit festzustellen, außer bei einer ausgeprägten Hypermobilität.

Gegennutation

Die „Gegenbewegung" zur Nutation **richtet das Sakrum wieder auf,** der obere Pol geht nach kranial und dorsal, der untere Pol nach ventral und kaudal.

Kraniokaudale Gleitbewegung (Abb. 7.7)

Die 2. Bewegungsrichtung für translatorische Beweglichkeit ergibt sich ebenfalls aus der Form der Gelenkflächen. Der **lange untere Schenkel** des SIG erlaubt v. a. bei hypermobilen Gelenken (traumatisch, hormonal) parallele Gleitbeweglichkeit entlang seines Längsdurchmessers, wie sie von Krafteinwirkungen über die Sitzbeinhöcker (Tubera ossis ischii) eingeleitet werden können, z. B. durch langes Liegen mit kyphosierter LWS (rückgekipptes Becken) oder durch Fall auf das Gesäß. Diese Schubbeweglichkeit wird (nach kaudal) durch die Konvergenz des Gelenkflächenverlaufs und die kaudalen Bandzüge der Ligg. sacroiliacalia begrenzt.

Wenn das Gelenk durch eine traumatische oder andere Krafteinwirkung in dieser Weise in eine Endstellung nach kranial oder kaudal verschoben und die Schmerzschwelle durch chronische Überlastung herabgesetzt ist, dann wird ein Testschubstoß in die gleiche Richtung ein **hart-elastisches Endgefühl** und eventuell eine **Schmerzäußerung** provozie-

Schenkels wird z. B. durch die Menell-Tests geprüft, in Rückenlage für die ventralen und in Seitenlage für die dorsalen Gelenkanteile. Die sog. „Inflare- und Outflare-Gleitbewegungen der Osteopathen" dürften auf der gleichen Mechanik beruhen.

Von den geschilderten Beweglichkeiten **im SIG** Nutation und Gegennutation, Kraniokaudalgleiten und Distraktion der Gelenkflächen kommt im Alltag die **einseitig wechselnde Nutation-Gegennutations-Bewegung** praktisch dauernd vor sowohl beim **Einbeinstand** wie auch beim **Gehen,** das als laufend wechselnder Einbeinstand definiert werden kann. Im Beckenring entstehen dabei physiologisch reversible wechselnde Verwringungen.

Mechanik des Gehens

Auf dem **Standbein** kommt es unter Einwirkung der Körperlast zu einer **einseitigen Nutationsbewegung des Sakrums um eine schräge Achse** (Torsionsachse der Osteopathen), die vom oberen Ende des SIG der Spielbeinseite zum unteren Ende des SIG der Standbeinseite verläuft. Eine Kokontraktion der Hüftmuskeln des Standbeines stabilisiert das Ilium gegenüber dem Sakrum. Durch die zur Standbeinseite abfallende Ebene der Kreuzbeinbasis infolge der einseitigen Nutation entsteht eine geringe **Skoliosierung der LWS mit Konvexität zur Standbeinseite.** Die Wirbelkörper rotieren dabei relativ gegenläufig zur Rotation des Sakrums bei der Nutation.

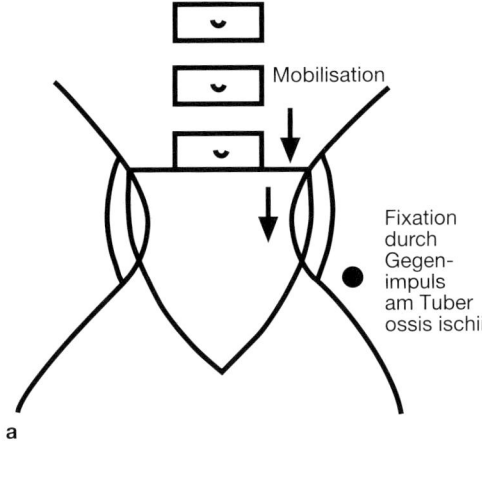

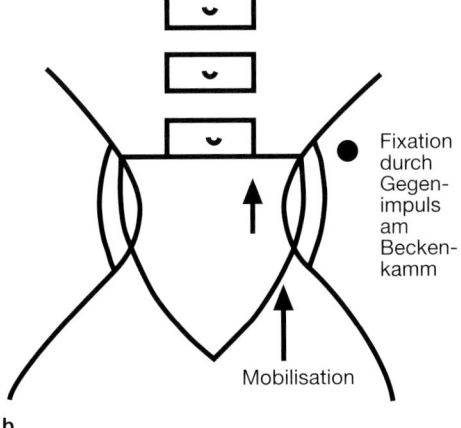

Abb. 7.7 a, b. Kraniokaudale „Gleitbewegung" (Verlagerung) im SIG. Mobilisation in Nutation (**a**) und in Gegennutation nach kranial und ventral (**b**). (Nach Frisch 1993)

ren, die beim Schub in die entgegengesetzte Richtung nicht auftreten.

Separation der Gelenkflächen, Gelenkdistraktion

Die Gelenkdistraktion als 3. translatorische Bewegungsmöglichkeit bietet sich therapeutisch grundsätzlich für Gelenke an, die durch ihren Bau über keine durchgehende parallele Gleitbewegung verfügen. Diese **Separation der Gelenkpartner um eine Achse** entlang der beiden Gelenkflächen des langen unteren

Beispiel (Abb. 7.8):
Beim Aufsetzen der Ferse des Standbeins zur Standphase befindet sich das Ilium durch die (exzentrische) Spannung der Hüftstrecker „dorsalverlagert". Die Einwirkung des Körpergewichts verstärkt diese Position zur gleichseitigen Nutation des Sakrums, dessen Basis zur Standbeinseite abfällt und zur Gegenseite rotiert.

Das Ilium des Spielbeins befindet sich beim Abheben des Fußes durch die Spannung der Flexoren „ventralverlagert". Mit der Innenrotation des Beckens auf dem Hüftkopf des

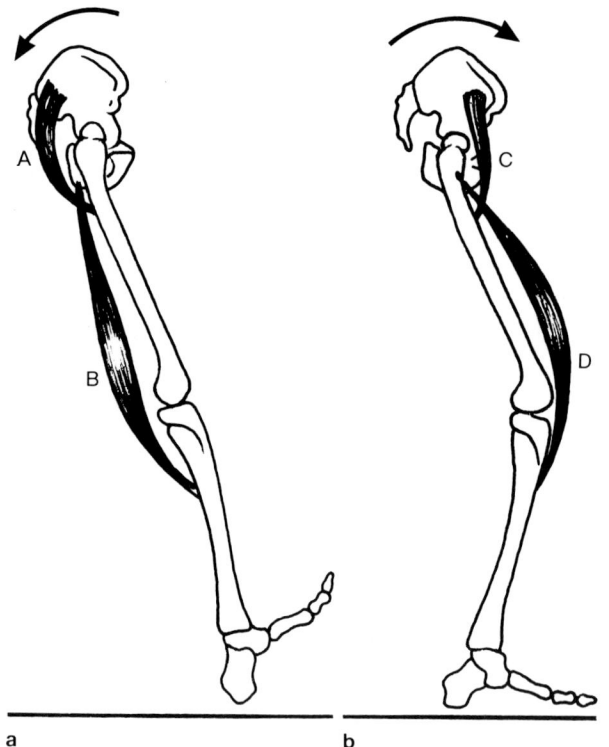

Abb. 7.8 a, b. Iliumbewegungen beim Gehen: **a** frühe Standphase, **b** Schwungphase (**A** M. glutaeus maximus, **B** M. biceps femoris, M. semitendinosus, M. semimembranosus, **C** M. iliopsoas, **D** M. quadriceps femoris). (Aus: Dvořák u. Dvořák 1988)

Standbeins und dem Vorschwingen des Spielbeins nach ventral wird das Ilium des Spielbeins zuerst in eine Mittelstellung und nach Überschreiten der Mittellinie durch die Extensoren in Dorsalkippung gezogen und bis zum Aufsetzen der Ferse und Einsetzen der Gewichtsbelastung in dieser Position stabilisiert.

Fassen wir zusammen: Die wechselseitige Nutation auf der jeweiligen Standbeinseite erfolgt beim Gehen um eine diagonale Achse vom Oberrand des Spielbein-SIG zum Unterrand des Standbein-SIG, die sog. Torsionsachse (vgl. Abb. 7.1b). Dabei kommt es jeweils auf der Schiefebene des Sakrums infolge der Nutation auf der Standbeinseite zur adaptierenden Skoliosierung der LWS mit Konvexität zur Nutationsseite. Die Zuggurtung des 4. und 5. Lendenwirbels durch die Ligg. iliolumbalia macht diese zum funktionellen Mitläufer der gegenläufigen Verlagerung der Ilia beim Gehen. Bei einer Nutation des Sakrums auf der Standbeinseite machen die beiden Wirbel dann durch die Gegenbewegung des Iliums eine zum Sakrum relativ gegenläufige Rotationsverlagerung, die häufig die geringe Rotationsfreiheit der unteren Lendenwirbel überschreitet und bei herabgesetzter Reizschwelle oft schmerzhaft ist.

Symphysenbewegungen

Die Beweglichkeit in der Symphyse ist die notwendige Kompensation der Bewegungen in den SIG. Es ist leicht einzusehen, daß sich Verschiebungen in den Sakroiliakalgelenken auch an der 3. Bewegungsstelle des Beckenrings, an der Symphyse, auswirken müssen. Eine gegenläufige Verdrehung der beiden Ilia in den Sakroiliakalgelenken um eine **gemeinsame frontale Achse durch beide** Gelenke würde durch die Mitbewegung der Schambeinäste nach kranial bzw. kaudal zu einer erheblichen Scherwirkung in der Symphyse führen. Cramer hat zu dieser Frage bereits 1965 ein Modell der gegenläufigen Hüftbein-

LBH-Region: Biomechanik

bewegungen angegeben, wonach es nur zu einer geringen Spreizung der Symphyse kommt. Es handelt sich dabei im Prinzip um die asymmetrische, d.h. einseitige Nutation und Rotation des Sakrums, wie sie auch beim Gehen abläuft (Abb. 7.9).

Auf der **Standbeinseite** bewegt sich die Sakrumbasis um die beschriebene diagonale Achse (Torsionsachse, Abb. 7.1) nach ventral-kaudal mit der relativen Gegenbewegung des Iliums nach dorsal-kranial. Die Bewegung des Iliums erfolgt außer der relativen Gegenrotation im SIG des Standbeins als Außenrotation um die longitudinale Achse durch das Hüftgelenk der gleichen Seite. Der vor dieser Achse liegende Schambeinast rotiert dadurch unter leichter Spreizung der Symphyse nach außen. Das Bein steht dann meist auch erkennbar in Außenrotation.

Auf der **Spielbeinseite** macht das Ilium zur Sakrumrotation keine gegenläufige Bewegung im SIG, da gegenläufige Krafteinwirkungen fehlen. Das Ilium macht dafür aber eine ausgleichende Mitbewegung nach ventral um eine frontale Achse durch das Hüftgelenk der gleichen Seite. Dadurch bewegt sich der vor der Bewegungsachse liegende Schambeinast etwas nach kaudal und abhängig von der Bewegungsachse – nach dorsal oder ventral, so daß es zu keiner weiteren Spreizung der Symphyse kommt.

Es entsteht bei diesen Bewegungen (v. a. bei Symphysenlockerung) an der Symphyse eine kleine Stufe zwischen den beiden Schambeinästen in der Frontal- und Sagittalebene, die tastbar und im Röntgenbild häufig auch sichtbar ist oder durch Einbeinstand röntgenologisch dargestellt werden kann.

Lewit (1985) ist der Auffassung, daß diese Symphysenverschiebung und die damit verbundenen Verschiebungen der Tubera ischiadica wenig relevant sind, da sie klinisch nicht signifikant mit SIG-Störungen korrelieren.

Die dreidimensionalen Bewegungsmöglichkeiten des Beckens durch seine gelenkigen Anteile Hüftgelenke, Sakroiliakalgelenke und Symphyse setzen sich wie beschrieben aus einer Reihe von Teilbeweglichkeiten in diesen Gelenken zusammen. Diese Bewegungskomponenten bestehen alle aus **gegenläufigen** Bewegungen der Gelenkpartner.

Im Stand auf beiden Beinen werden durch Rumpfbeuge und Wiederaufrichtung folgende Bewegungen ausgelöst:

- **Beidseitige Nutation des Sakrums** (nach ventral):
  - Die Sakrumbasis geht beidseitig nach ventral-kaudal.
  - Die Sakrumspitze bewegt sich gegenläufig nach dorsal-kranial.
  - Die relative Gegenbewegung der Ilia im Bereich der Sakrumbasis geht nach medial. Die „obere Beckenschere" schließt sich durch eine geringe Innenrotation um eine sagittale Achse durch die Symphyse.
  - Die relative Gegenbewegung des unteren Anteils der Ilia geht nach lateral. Die „untere Beckenschere" öffnet sich durch die gleiche geringe Innenrotation um die sagittale Achse durch die Symphyse.

Die Bewegungsachse für die Nutationsbewegungen liegt, abhängig von morphologischen Variationen der Gelenkflächen, wie bereits erwähnt etwa in Höhe des Winkels, den die beiden Schenkel des Gelenks bei S 2 miteinander bilden.

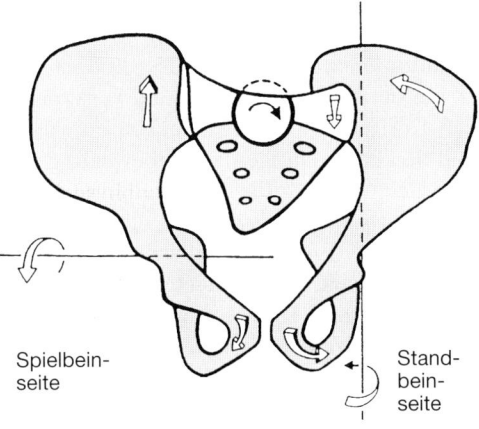

Abb. 7.9. Bewegungen im Beckenring bei einseitiger Nutation (nach Cramer 1965). Die gegensinnige Rotation der beiden Ilia ergäbe ohne die Ausgleichbewegungen durch die entgegengesetzte Verschiebung der Schambeinäste nach kranial bzw. kaudal eine erhebliche Verwringung in der Symphyse

- **Beidseitige Gegennutation des Sakrums** (nach dorsal):
  – Die oben beschriebenen Bewegungen verlaufen umgekehrt.
- Beim **Einbeinstand,** wie er überwiegend bei den Bewegungen des täglichen Lebens vorkommt (z. B. beim Gehen, das aus einem wechselnden Einbeinstand besteht), ist die gegenläufige Tendenz der beschriebenen Bewegungskomponenten noch auffälliger. Die bereits beschriebene Gegenbewegung im Sakroiliakalgelenk der Standbeinseite um die diagonale Torsionsachse löst kranial wie bereits erwähnt eine gegenläufige Rotation des Sakrums gegenüber den beiden untersten Lendenwirbeln aus. Dazu kommt der laufende Wechsel der Iliumstellung auf dem Hüftkopf der Standbeinseite aus der „rückrotierten" Stellung beim Aufsetzen der Ferse bis zur „vorrotierten" Stellung beim Abheben der Zehen. Die Bewegung des Iliums auf der Spielbeinseite verläuft beim Vorschwingen des Beins in umgekehrter Richtung.

Diese gleichzeitigen gegenläufigen Bewegungen der Gelenke des Beckenrings und seiner kranialen (lumbosakraler Übergang) und kaudalen Partnergelenke (Hüftgelenke) um die verschiedensten Achsen dürften die prädisponierenden mechanischen Faktoren für die Gelenkstörungen (evtl. auch Blockierungen) sein.

Die eigentlichen Auslöser sind, wie auch bei anderen Gelenken, einmalige oder wiederholte Fehl- oder Überbelastungen, Überschreiten der Beweglichkeitsgrenze und traumatische Krafteinwirkungen, v. a. in Bewegungsendstellungen. Eine Behinderung in **einem** Gelenk der LBH-Region wirkt sich auch auf alle übrigen Gelenke aus.

In den Sakroiliakalgelenken genügt nach Ankermann (1990) bereits eine partielle Blockierung im oberen oder unteren Gelenkpol, um eine funktionelle Fehlstellung in Nutation oder Gegennutation auszulösen, die zur Beckenfehlstellung und im weiteren evtl. auch zur Beckenverwringung führen kann. Diese Teilblockierungen sind dadurch charakterisiert, daß die unterschiedliche Höhe der Darmbeinstachel auf der Ventral- und Dorsalseite des Beckens, wie sie bei blockierter Vor- oder Rückverlagerung einer Darmbeinschaufel im Vergleich mit der anderen Seite entsteht, nicht festzustellen ist. Allerdings geht Ankermann von der Vorstellung einer durchgehenden Drehgleitbewegung im ganzen Gelenk aus, die nach Ansicht des Autors allenfalls bei wenig gewinkelten Flächen des oberen und unteren Gelenkteils zueinander vorkommt.

Die bisherige Erklärung einer unterschiedlichen Stellung der vorderen und hinteren Darmbeinstachel geht von einer retroartikulär gelegenen Bewegungsachse des Sakrums etwa in der Höhe von S2 aus. Geht infolge einer unphysiologischen Belastung das Sakrum nicht mehr aus der Nutations- in die Ausgangsstellung zurück, dann nimmt das blockierte Sakrum den Gelenkpartner Ilium beim Aufrichten mit in eine verstärkte „rückrotierte" Stellung. Die hintere Spina iliaca steht dann tiefer, die vordere Spina höher als die der anderen Seite. Diese Höhendifferenz ist jedoch häufig entweder nur ventral oder nur dorsal zu beobachten, während auf der anderen Seite die Spinen jeweils auf gleicher Höhe stehen. Ankermann geht deshalb davon aus, daß es im Gelenk auch Teilblockierungen gibt, die Nutations- oder Gegennutationsstellungen auslösen können. Das ist bei den asymmetrischen und verwringenden Kräften, die auf das Becken einwirken, und den gegenläufigen Schubbewegungen in den Gelenken um die verschiedensten Achsen wahrscheinlich sogar die häufigste und plausibelste Entstehungsursache von SIG-Blockierungen. **Die biomechanische Ursache der Blockierung ist,** wie schon beim Blockierungsmodell am Extremitätengelenk ausgeführt wurde, der meist abrupte **Wechsel der Bewegungsachse aus der ursprünglichen Position in den Bereich der Gelenkflächen.** Im SIG kann die Bewegungsachse aus ihrer retroartikulären Position in den oberen (S1) oder unteren (S3) Gelenkpol wechseln. Die Bewegung der Gelenkpartner muß dann um die entstandene neue (pathologische) Bewegungsachse stattfinden, für die keine adäquaten Gleitflächen zur Verfügung stehen. Im Bereich des blockierten Gelenkteils findet keine Bewegung mehr statt und damit auch keine Veränderung der Stellung des zugehörigen Darmbeinstachels. So bleiben bei Blockierungen im unteren Gelenkpol die hintere und bei Blockierungen im oberen Gelenkpol die vordere Spina unbeweglich. Der andere Gelenkteil kann dadurch in Nutation oder Gegennutation stehen bleiben. Die Spina iliaca dieses Gelenkteils (bei S 1-Blockierung die dorsale, bei S 3-Blockierung die ventrale Spina) steht dann tiefer bzw. höher als die entsprechende des nichtblockierten Gelenks der anderen Seite.

Aufgrund dieser Überlegungen sollten der **obere bzw. untere Gelenkpol immer getrennt auf Vorhandensein der Joint-play-Beweglichkeit untersucht werden,** um den Sitz der Primärblockierung festzustellen.

Für die Testung des oberen Gelenkpols eignet sich der Hebetest, für den unteren Pol der Federungstest über das Sakrum oder der kraniokaudale Schubtest (Abb. 7.17 d–g). Die dazugehörigen therapeutischen Handgriffe sind der Kreuzgriff (Abb. 7.18 und 7.23), der als Test verwendete kraniokaudale Schubtest (Abb. 7.19 und 7.24) oder die Traktionstechnik nach Schott (1988; Abb. 7.28).

Klinische Bedeutung der SIG-Funktionsstörungen

Die SIG liegen nicht nur anatomisch, sondern auch funktionell zwischen den Hüftgelenken und der Lendenwirbelsäule. Die mechanische Situation wird dadurch verdeutlicht, daß es keine eigenen Bewegungsmuskeln zwischen Ilium und Sakrum gibt. Das Sakrum wird passiv durch die Einwirkungen der **Gewichtsbelastung von kranial und von kaudal durch die Gegenkräfte von den Extremitäten** her bewegt. Um die notwendigen Anpassungsbewegungen der kranialen Nachbarn, die LWS-Segmente, und der kaudalen Nachbarn, Hüftgelenke, zu ermöglichen, bedarf es daher der intakten Funktion der SIG.

- **Störungsauswirkung nach kaudal.** Das **funktionell kurze Bein** entsteht durch eine fixierte Fehlstellung des Iliums der gleichen Seite. Geht die einseitige Nutation auf der Standbeinseite beim Übergang zum entlasteten Spielbein nicht in die Ausgangsstellung von Ilium und Sakrum zurück, d. h. bleibt das Ilium in der rückgekippten Stellung zum Sakrum stehen, dann bleibt auch die Hüftpfanne, die weit **vor** der Flexionsachse im SIG liegt, angehoben, und das Bein erscheint gegenüber der anderen Seite verkürzt, auch wenn es anatomisch von gleicher Länge ist.

  Beim Stand auf beiden Beinen entsteht dann, wie bereits erwähnt, diese zur betroffenen Seite abfallende Sakrumbasis mit der Ausbildung einer statischen Skoliosierung und Fehlbelastung der LWS-Segmente, besonders, wenn das funktionell kurze Bein durch eine gleichzeitig vorhandene echte Beinverkürzung noch verstärkt wird.

- **Störungswirkung nach kranial** (Abb. 7.10). Das rückverlagerte und in dieser Position blockierte Ilium nimmt über die straffen Bandverbindungen der Ligg. iliolumbalia zum Querfortsatz von L 4 und L 5 diese beiden Wirbel mit **in eine Rotationsstellung** nach dorsal, die entgegengesetzt zur Rotation der Sakrumbasis nach ventral bei der einseitigen Nutation verläuft.

Beispiel:
Das rechte Bein wird als Standbein belastet. Dabei macht das Sakrum eine Linkstorsion um die linke „Torsionsachse": der rechte Teil der Sakrumbasis geht nach ventral und kaudal, das Ilium zieht (bzw. hält) durch die relative Gegenbewegung mit Hilfe der Ligg. iliolumbalia den 4. und 5. Lendenwirbel in die gegenläufige Rechtsrotation. Die Rotationsfreiheit der unteren Lendenwirbel beträgt nach jeder Seite aber nur 2°–3°.
Als kurze Belastungsspitze wird das den Bandapparat des Wirbels strukturell nicht überfordern. Bei einer länger dauernden Dehnungsüberlastung werden sich aber die

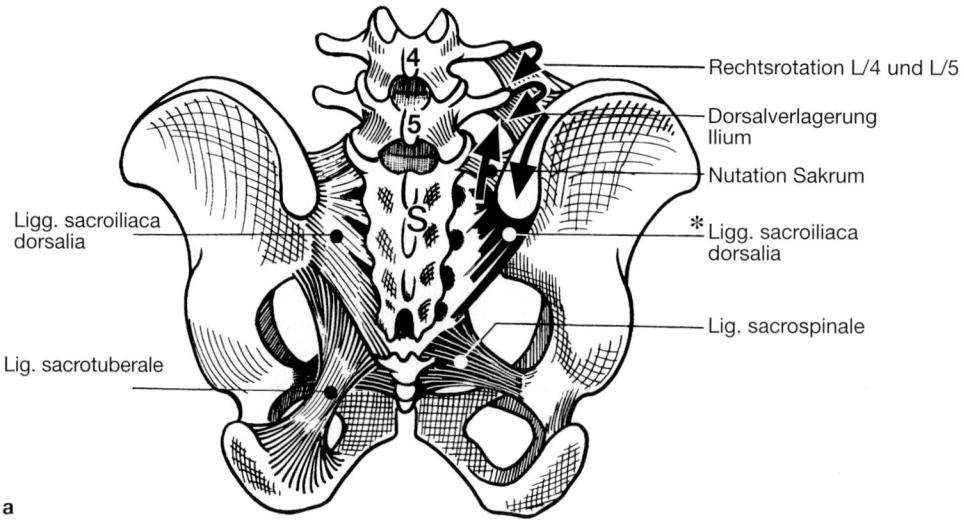

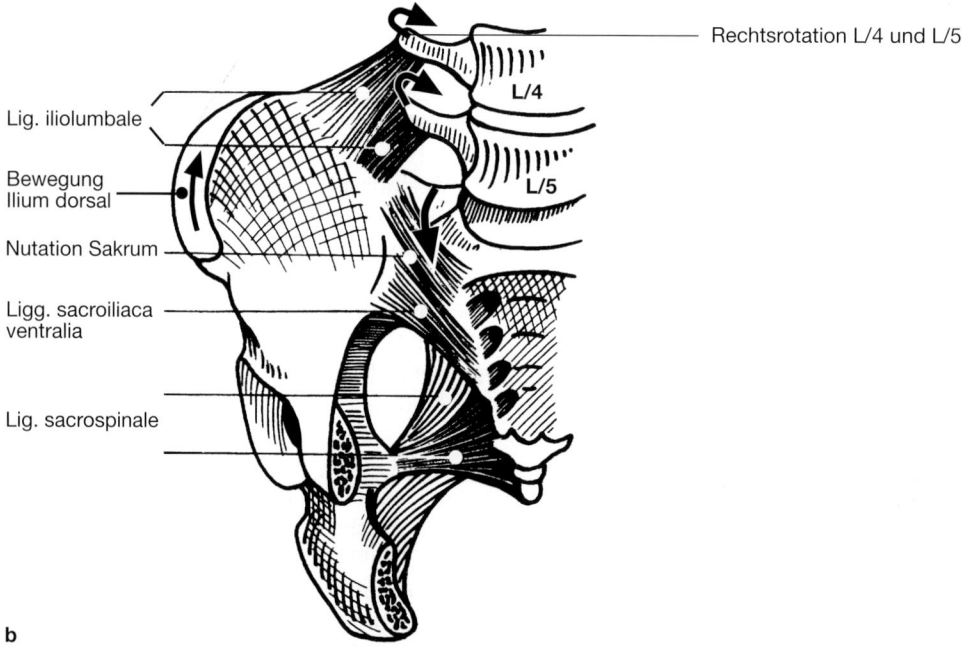

Abb. 7.10 a, b. ISG: Störungsauswirkung nach kranial. Der 4. und 5. Lendenwirbel werden über die Ligg. iliolumbalia zum funktionellen Mitläufer der Iliumverlagerung (**S** Sakrum). **a** Dorsalansicht, **b** Ventralansicht

Dehnungs- und Scherbelastungen in den Bandscheiben der beiden untersten Lendensegmente auswirken. Die Folgen des Torsionsstreß im Diskus wurden bereits beschrieben. Unter diesem Aspekt läßt sich das Auftreten von **Bandscheibenprolapsen** fast ausschließlich in den beiden untersten Lendensegmenten erklären. Gleichzeitig wird dadurch auch die **grundlegende Bedeutung der freien Beweglichkeit in den Sakroiliakalgelenken** deutlich.

Eine weitere Folge blockierter Fehlstellungen im SIG ist die muskuläre Fixierung der Iliumstellung durch die an ihm inserierenden Muskeln zur Wirbelsäule wie auch zum Oberschenkel. Die dadurch entstehende **Dysbalance durch Muskelverkürzungen** erschwert oft die therapeutische Korrektur am Gelenk.

Diagnostik der SIG-Störungen

In Anbetracht der klinischen Auswirkungen von SIG-Störungen erscheint die **Feststellung der SIG-Beweglichkeit durch Prüfung des federnden Gelenkspiels** (Abb. 7.11) von herausragender Bedeutung. Bei der großen Zahl von SIG-Tests stellt sich die Frage, welche Bewegungstests die Störung des Gelenkspiels zuverlässig erkennen lassen. Immer wieder wurde in den letzten Jahren über unbefriedigende Erfahrungen mit den SIG-Untersuchungstests berichtet. Selbst erfahrene Untersucher kamen mit den gleichen Tests zu sehr unterschiedlichen Ergebnissen. Es erscheint daher angebracht in Anbetracht ihrer Bedeutung für die Therapie, die Untersuchungsmethoden an den SIG einer kritischen Durchsicht zu unterziehen.

Eine einigermaßen zuverlässige Aussage über die Beweglichkeit eines Gelenks – und das gilt besonders für das Gelenkspiel – ist nur dann möglich, wenn beim Test der eine Gelenkpartner gut fixiert und dann die **Beweglichkeit** des anderen Gelenkpartners **durch eine translatorische Traktions- und Gleitbewegung geprüft** wird. Dabei müssen sowohl Mitbewegungen des fixierten Gelenkpartners wie auch beweglichkeitsbehindernde Faktoren außerhalb des Gelenks ausgeschaltet werden. Bei den Weichteilreaktionen, wie den reaktiven Muskelverspannungen (z. B. den Irritationszonen), muß geprüft werden, ob und wieweit sie auch durch andere Faktoren außerhalb des Gelenks entstanden oder zumindest beeinflußt sein können. Bei Berücksichtigung dieser Gesichtspunkte wird man einen großen Teil der SIG-Tests in die Gruppe der **Hinweistests mit nur begrenztem Aussagewert** bezüglich der Gelenkfunktion selbst einstufen müssen.

Bei der Sakroiliakalgelenkuntersuchung muß diese Einschränkung der Aussage auf alle Bewegungstests angewandt werden, bei denen die SIG-Beweglichkeit im Rahmen von Testbewegungen festgestellt werden soll, an denen auch das Hüftgelenk und die Symphyse beteiligt sind und die auch durch die Tätigkeit der an den Ilia ansetzenden Muskeln verursacht oder beeinflußt sein können. Diese Muskeln sind in der Sagittalebene: auf der Beugeseite Iliopsoas und Rectus femoris, auf der Streckseite der Gluteus maximus und die ischiokrurale Muskelgruppe. In der Frontalebene die Adduktorengruppe und die Abduktoren („Trendelenburg-Muskeln"). Die transversal verlaufenden Anteile des Gluteus maximus, der auf der Seitenfläche des Sakrums inseriert, und der Piriformis, die beiden einzigen Muskeln, die von kaudal am Sakrum ansetzen, dürften den Gelenkschluß am Hüft- und Sakroiliakalgelenk verstärken, aber keine nennenswerte Bewegung im SIG veranlassen.

Nach elektromyographischen Untersuchungen von Brügger (1980) spannt sich im Beginn einer Rumpfbeuge der Erector spinae stark an, dann folgen die Glutealmuskulatur, die ischiokrurale Muskelgruppe und die Mm. solei (Abb. 7.15 b, c). Am Ende der Bewegung wird die Wirbelsäule nur noch passiv durch den Bandapparat gehalten. Bei der Wiederaufrichtung erfolgt die Muskelaktivierung in umgekehrter Reihenfolge. Die für den **Spine-Test** wichtige Aktivierung des Psoas wird durch die Kokontraktion des Erector spinae ermöglicht (Abb. 7.14 und 7.15 d, e).

Die zahlreichen **Tests,** die für die Untersuchung des SIG angegeben werden, lassen sich **in 3 Gruppen** einteilen:

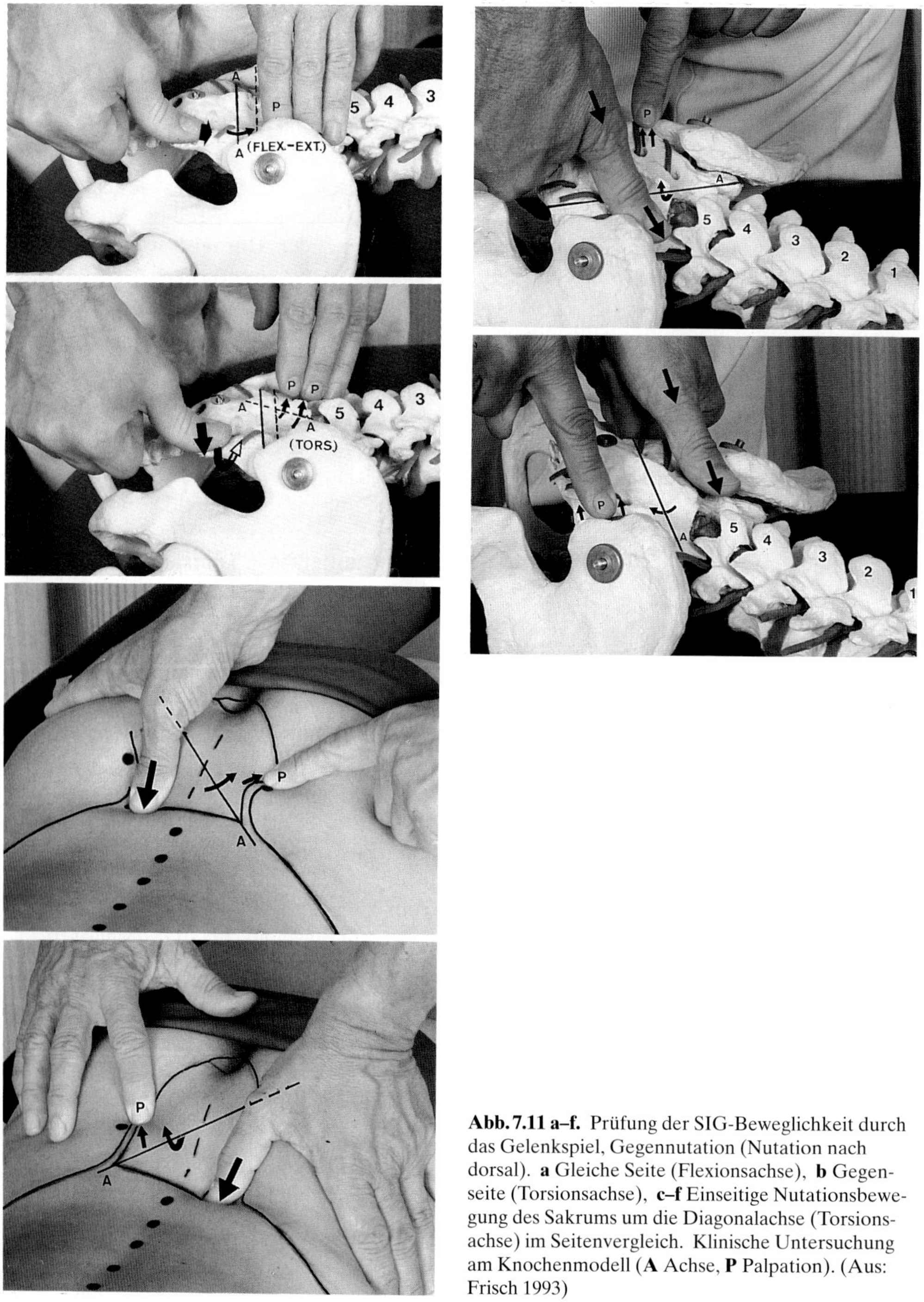

166 LBH-Region: SIG-Untersuchung

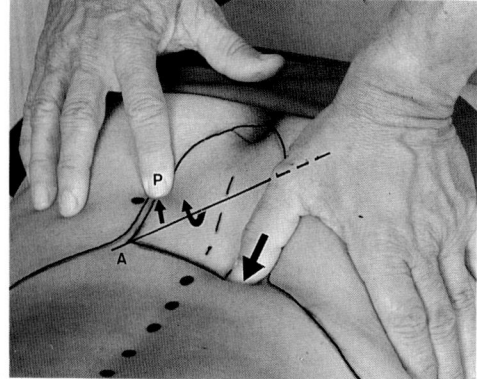

Abb. 7.11 a–f. Prüfung der SIG-Beweglichkeit durch das Gelenkspiel, Gegennutation (Nutation nach dorsal). **a** Gleiche Seite (Flexionsachse), **b** Gegenseite (Torsionsachse), **c–f** Einseitige Nutationsbewegung des Sakrums um die Diagonalachse (Torsionsachse) im Seitenvergleich. Klinische Untersuchung am Knochenmodell (**A** Achse, **P** Palpation). (Aus: Frisch 1993)

1) **Beweglichkeitsprüfung** mit Hilfe der **Stellungsänderung der palpablen Knochenpunkte** (hintere und vordere Darmbeinstachel) (Abb. 7.12),
2) **Palpation der reaktiven Muskelveränderungen**,
3) **Gelenkspieltestung** bei Fixation eines Gelenkpartners.

1) Bei der ersten Gruppe soll der Ausfall des Gelenkspiels durch die **Stellungsänderung der Darmbeinstachel** geprüft werden. Dazu gehören:

- Vorlaufphänomen,
- Rücklaufphänomen oder „Spine-Test",
- Hip-drop-Test,
- Lateral-shift-Test.

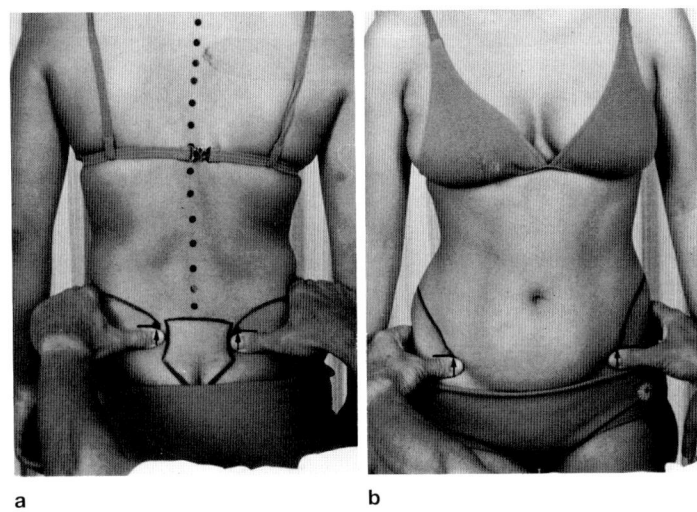

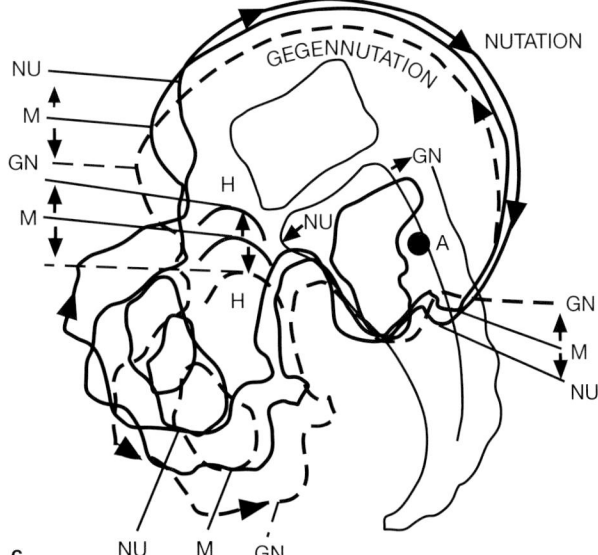

Abb. 7.12. a, b Stellung der palpablen Knochenpunkte („landmarks"). **c** Beweglichkeitsprüfung bei Flexion und Extension mit Hilfe der Stellungsänderung der palpablen Knochenpunkte (**M** Mittelstellung, **Nu** Nutation, **GN** Gegennutation, **H** Hüftgelenk, **A** Achse)

Allen 4 Tests ist gemeinsam, daß die zu registrierende Veränderung des Standes der Darmbeinstachel beider Seiten im Rahmen einer Bewegung untersucht wird, an der überwiegend das Hüftgelenk und nur zu einem minimalen Teil das SIG beteiligt ist. Außerdem wird die Beweglichkeit des Iliums durch die an ihm inserierenden Hüftmuskeln mitbestimmt, die als tonische Haltemuskeln praktisch alle zu Verkürzung neigen.

Beim *Vorlaufphänomen* (Abb. 7.13) findet der größte Teil der Rumpfbeugetestbewegung in den Hüftgelenken statt. Der „Vorlauf" des dorsalen Darmbeinstachels, der die **Blockierung,** d.h. den Ausfall des Gelenkspiels der vorlaufenden Seite, anzeigen soll, kann ebensogut **bei normaler Gelenkbeweglichkeit** durch eine Verkürzung der Ischiokruralmuskulatur der kontralateralen Seite, der Lendenmuskulatur der gleichen Seite oder eine Gleitbehinderung im Hüftgelenk der zurückbleibenden anderen Seite entstehen. Andererseits kann eine tatsächliche Blockierung im SIG durch eine verkürzte Ischiokruralmuskulatur der **gleichen** Seite sich der Erkennung entziehen.

Beim *Rücklaufphänomen oder Spine-Test* (Abb. 7.14 a–d) soll das vorhandene Gelenkspiel auf der Spielbeinseite durch ein Tiefertreten des hinteren Darmbeinstachels von 0,5 bis maximal 2 cm im Vergleich zur Standbeinseite nachgewiesen werden. Es fragt sich, welche Krafteinwirkung die dazu notwendige Rückverlagerung des Iliums bewirken könnte. Die verschiedenen Ausführungsbeschreibungen zeigen, daß hier keine Einhelligkeit besteht.

Wird lediglich das Knie der getesteten Seite so weit wie möglich vorgeschoben, ohne den Fuß vom Boden abzuheben, dann kann der am Trochanter minor des Oberschenkels ansetzende Psoas als Anfangsphase einer beginnenden Flexion des Hüftgelenks den Femurkopf, solange er noch senkrecht unter der Gelenkpfanne steht, mit der Pfanne zusammen nach kranial ziehen und dadurch möglicherweise die Rückverlagerung des Iliums bewirken (Abb. 7.15 d). Diese Aussage wird aber durch die Tendenz des Beckens, auf der Spielbeinseite infolge der Schwerkraft des Beines etwas abzusinken („Mini-Trendelenburg-Effekt") und durch die Verlagerung des Körpergewichts zum Hüftgelenk der Standbeinseite wodurch der Darmbeinstachel der Testseite im Vergleich zur Standbeinseite ebenfalls absinkt, relativiert, so daß dieses Absinken nicht als Beweis für eine SIG-Bewegung gewertet werden kann.

Wird die *andere Ausführung des Rücklaufoder Spine-Tests* (Abb. 7.14 e–h) angewandt,

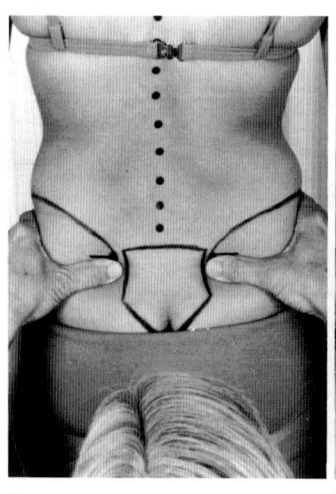
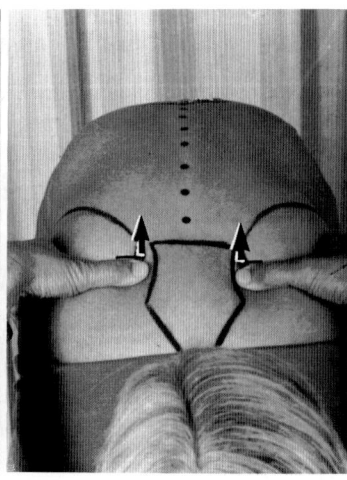

Abb. 7.13 a, b. Vorlaufphänomen. (Aus: Frisch 1993)

a   b

LBH-Region: SIG-Untersuchung

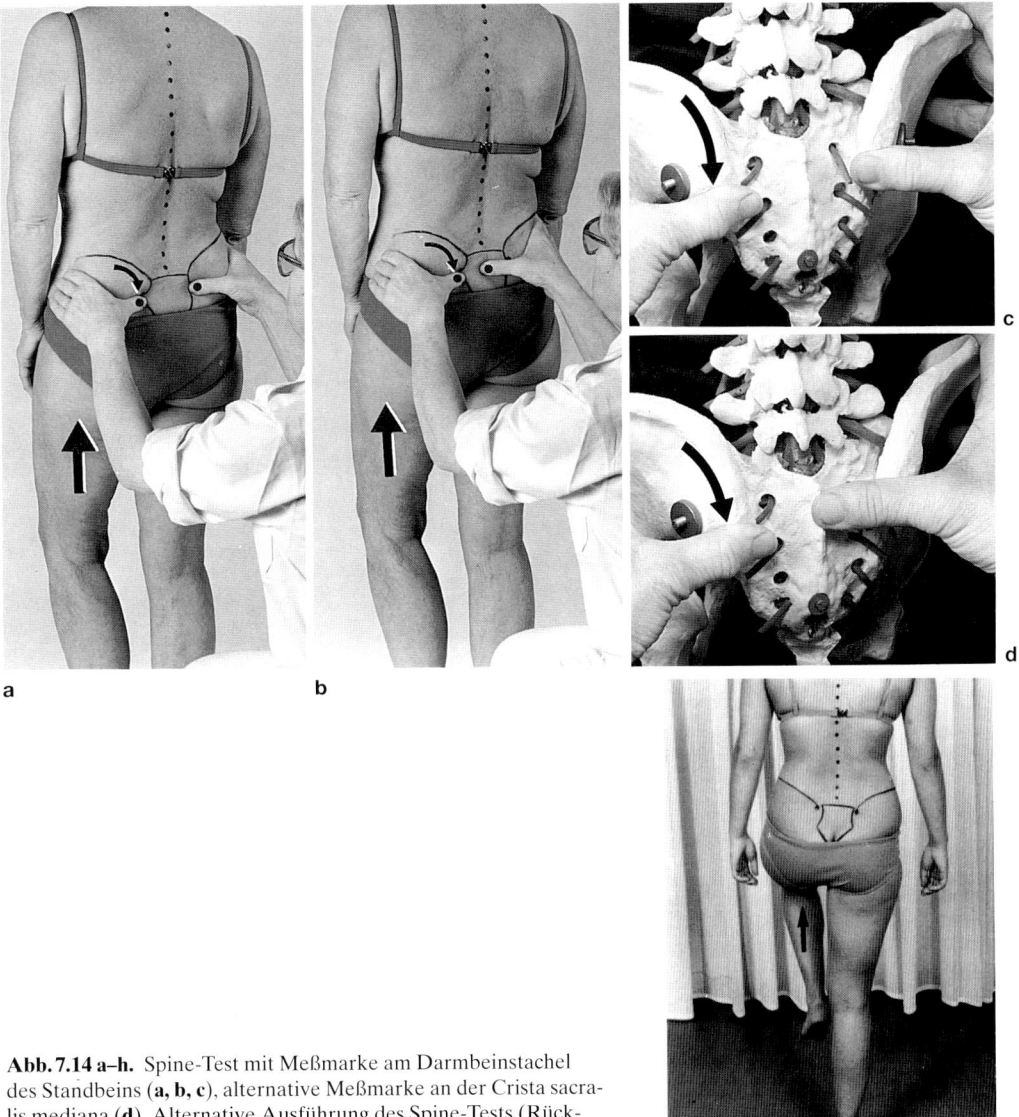

Abb. 7.14 a–h. Spine-Test mit Meßmarke am Darmbeinstachel des Standbeins (**a, b, c**), alternative Meßmarke an der Crista sacralis mediana (**d**). Alternative Ausführung des Spine-Tests (Rücklaufphänomen) (**e–h**). (Aus: Frisch 1993)

den Oberschenkel der getesteten Seite bis zum Ende der Hüftflexion zu heben, dann kommt es zu noch ausgiebigeren Bewegungen im Hüftgelenk der Standbeinseite: Zunächst muß das Gleichgewicht durch Verlagerung des Rumpfes und Beckens auf die Standbeinseite hergestellt werden, was zum Aufsteigen des Darmbeinstachels der getesteten Seite durch eine Beckenabduktion auf dem Hüftkopf des Standbeins geschieht. Bei der anschließenden vollen Flexion des Hüftgelenkes der Testseite entsteht eine Rückverlagerung des Iliums durch Anspannung der dorsalen Anteile der Hüftgelenkkapsel und die ischiokruralen Muskeln sowie durch direkten Druck des Oberschenkels von ventral

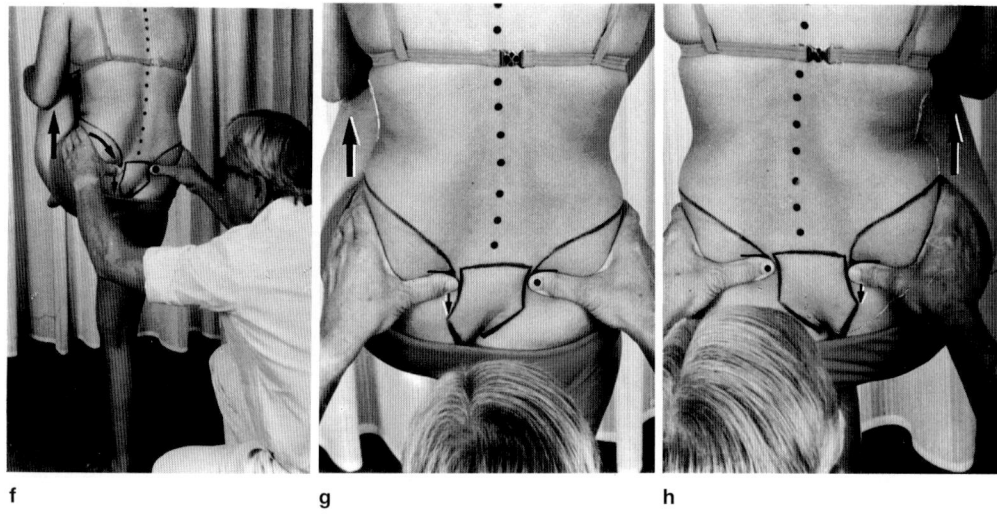

f g h

Abb. 7.14 f–h (Legende s. S. 169)

gegen das Ilium. Hierbei dürfte es sich aber mehr um eine Rückkippung des ganzen Beckens in der Sagittalebene durch Dorsalgleiten auf dem Hüftkopf der Standbeinseite handeln. Eine sichere Differenzierung der Bewegungsanteile vom Hüftgelenk und den beiden SIG erscheint bei den genannten Bewegungen der beiden Tests kaum möglich. Wenn man die Fixation des Gelenkpartners Sakrum beim Test durch die Nutation auf der Standbeinseite als ausreichend ansehen kann, entsteht wahrscheinlich durch die Testbewegung eine physiologische Beckenverwringung.

Neben diesen Bewegungstests in der Sagittalebene werden auch Bewegungen in der Frontalebene zur Diagnostik von Bewegungsstörungen im SIG benutzt: Die Rolle der Muskulatur beim Vorlaufphänomen und beim Spine-Test zeigt Abb. 7.15 b–e.

Der *Hip-drop-Test* wird von einigen Autoren als möglicher SIG-Test angesehen. Das Abhängenlassen einer Hüfte im Stand soll aus der unterschiedlichen Beckensenkung im Seitenvergleich ebenfalls ein fehlendes Gelenkspiel, und zwar im SIG der hängenden Spielbeinseite, erkennen lassen. Hier gelten die gleichen Bedenken wie zuvor.

Der Hip-drop-Test (Abb. 7.16) ist ein Bewegungstest für die unteren LWS-Segmente, der im Seitenvergleich die skoliotische Anpassung auf der entstehenden Schiefebene des Sakrums prüft.

Der *Lateral-shift-Test* besteht in einem Seitverschieben des Beckens durch den Untersucher bei beidbeinigem Stand des Patienten. Es ist ein globaler Test, der einmal das Auftreten der Nutation auf der Seite der Verschiebung durch die zunehmende Vertiefung des Sulcus zwischen Sakrumhinterfläche und Ilium erkennbar machen soll und andererseits die sich verändernden Spannungen in den Weichteilen mit eventueller Einschränkung der Beweglichkeit registriert. Auch hier sind die Einflüsse **zweier** in Bewegung befindlicher Gelenke und der Muskulatur nicht signifikant zu differenzieren.

Allen Tests ist gemeinsam, daß sie der Forderung einer **exakten Gelenkspieltestung wegen der fehlenden Fixationsmöglichkeit** eines der beiden Partner des getesteten SIG-Gelenks **nicht entsprechen,** sondern nur die **Summe** unterschiedlicher bewegungsrelevanter Faktoren während des Tests registrieren.

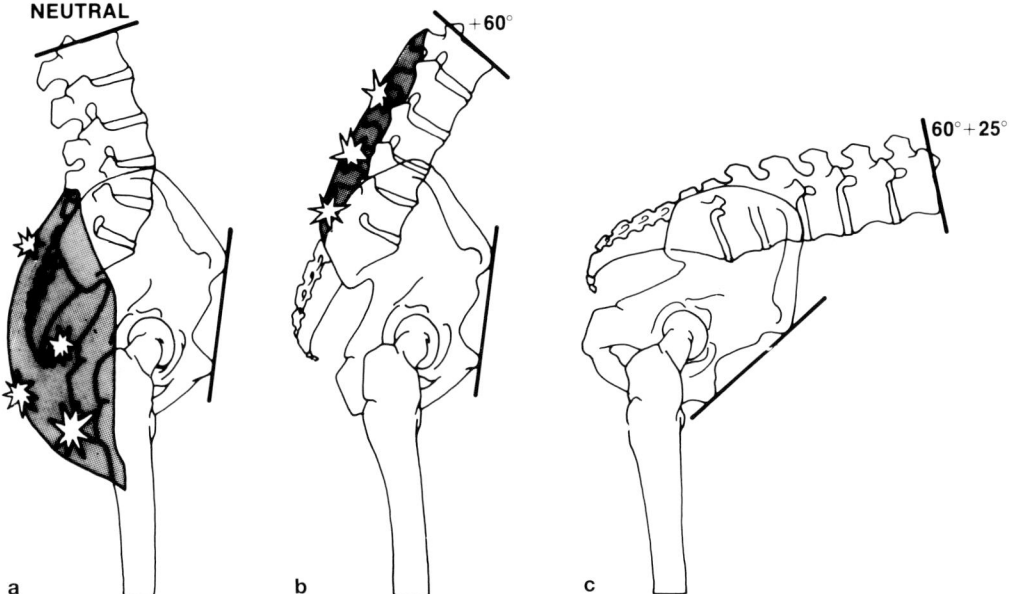

Abb. 7.15 a–c. Tätigkeit der Muskulatur bei der Rumpfbeuge (Vorlaufphänomen). **a** Muskuläre Fixation des Beckens durch die Hüftmuskulatur, die bis 60° Flexion anhält, **b** zunehmende exzentrische Spannung der Rückenmuskulatur, **c** Entspannung der Hüftmuskeln, zunehmende Bänderfixation. (Nach White u. Panjabi 1978)

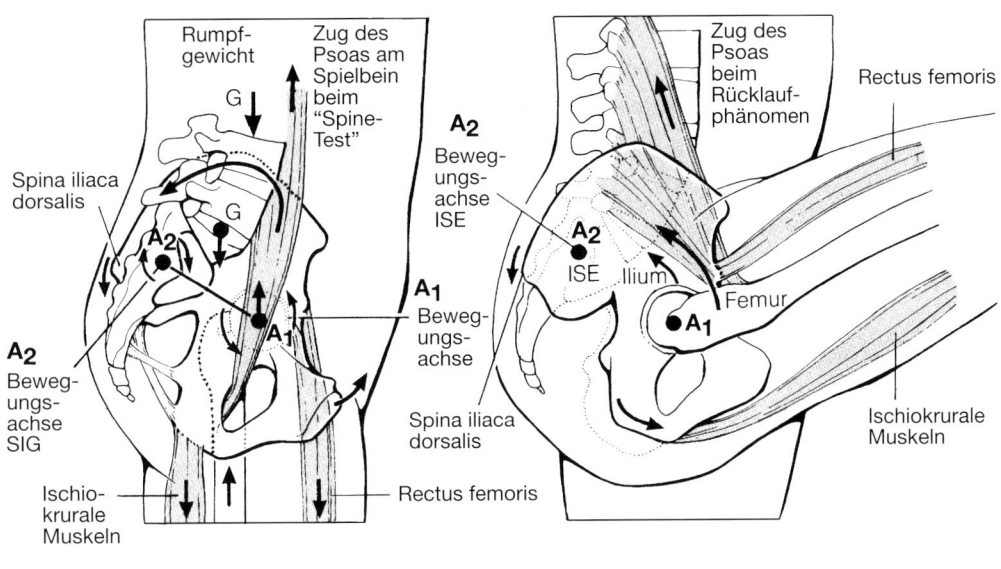

Abb. 7.15 d, e. Tätigkeit der Muskulatur beim Spine-Test (**d**) und Rücklaufphänomen (**e**) (**A** Achse, **G** Gewicht). (Aus Frisch 1993)

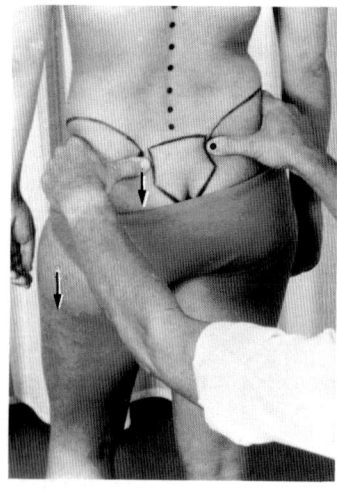
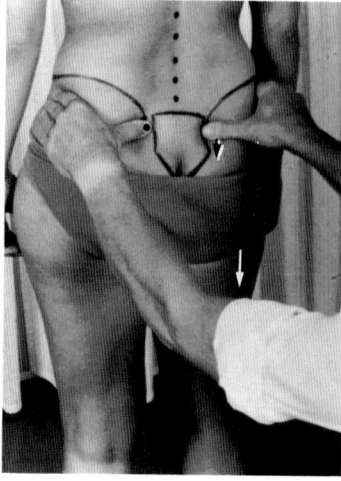

Abb. 7.16 a, b. Hip-drop-Test. (Aus: Frisch 1993)

2) Die gleichen diagnostischen Einschränkungen gelten für die *Palpation der reaktiven Muskelveränderungen:*

- *Hyperabduktionstest* in Rückenlage nach Patrick-Kubis,
- *Palpation der verkürzten Muskeln:* Adduktoren, Iliacus, Piriformis und die spondylogenen Irritationszonen.

Da Muskelverspannung oder Verkürzung sowohl vom Hüftgelenk wie vom SIG ausgehen können, ist sie ebenfalls **als spezifische Gelenkuntersuchung nicht geeignet.**
Alle bisher genannten Tests können daher nur **als Hinweistests** gelten. Da sie im Rahmen eines Untersuchungsganges aber leicht einzufügen sind und z. T. **auch für die Hüftdiagnostik** (Hyperabduktionstest) sowieso notwendig sind, behalten sie unter Berücksichtigung der Einschränkungen bei der Interpretation ihrer Ergebnisse als muskuläre Hinweistests wenigstens teilweise einen Platz in der Diagnostik am SIG.

3) **Gelenkspieltestung bei Fixation eines Gelenkpartners.** Diese Untersuchungstechniken sind wohl **die einzigen spezifischen Tests,** da sie die Voraussetzung eines fixierten und eines bewegten Gelenkpartners erfüllen. Sie können einmal **als „Beweglichkeitstests"** zur **Feststellung der Verlagerungsfederung des nicht blockierten Gelenks** benützt werden, **aber auch als Provokationstest am blockierten Gelenk** mit Registrierung eines **hart-elastischen Endgefühls** und eines **Schmerzes,** der dann gleichzeitig auch den Verdacht auf eine mögliche Endstellung nahe legt. Ein Schmerz kann aber auch bei lediglich herabgesetzter Reizschwelle ausgelöst werden. Diese Tests provozieren und registrieren die Beweglichkeit um die frontale Nutationsachse bei S2 sowie die beiden Torsionsachsen. Es sind (Abb. 7.17):

- vergleichsweise *Palpation des Sulcus* zwischen Sakrumhinterfläche und dem Iliumrand (Abb. 7.17 a),
- *4-Punkte-Federtest* **(Provokation für den oberen SIG-Pol,** Abb. 7.17 b, c),
- *Hebetest Ilium* (Bewegungs- und **Provokationstest oberer Pol,** Abb. 7.17 d),
- *Druckbelastung der Sakrumspitze* **(Bewegungs- und Provokationstest unterer SIG-Pol,** Abb. 7.17 e und 7.11 a, b),
- *kraniokaudaler Schubtest* (Abb. 7.17 f, g),
- *SIG-Federung in Seitenlage* (Traktion), Test nach Mennel (Abb. 7.17 h),
- *SIG-Federungstest über den Oberschenkel* in Rückenlage (Abb. 7.17 i, j).

LBH-Region: SIG-Untersuchung 173

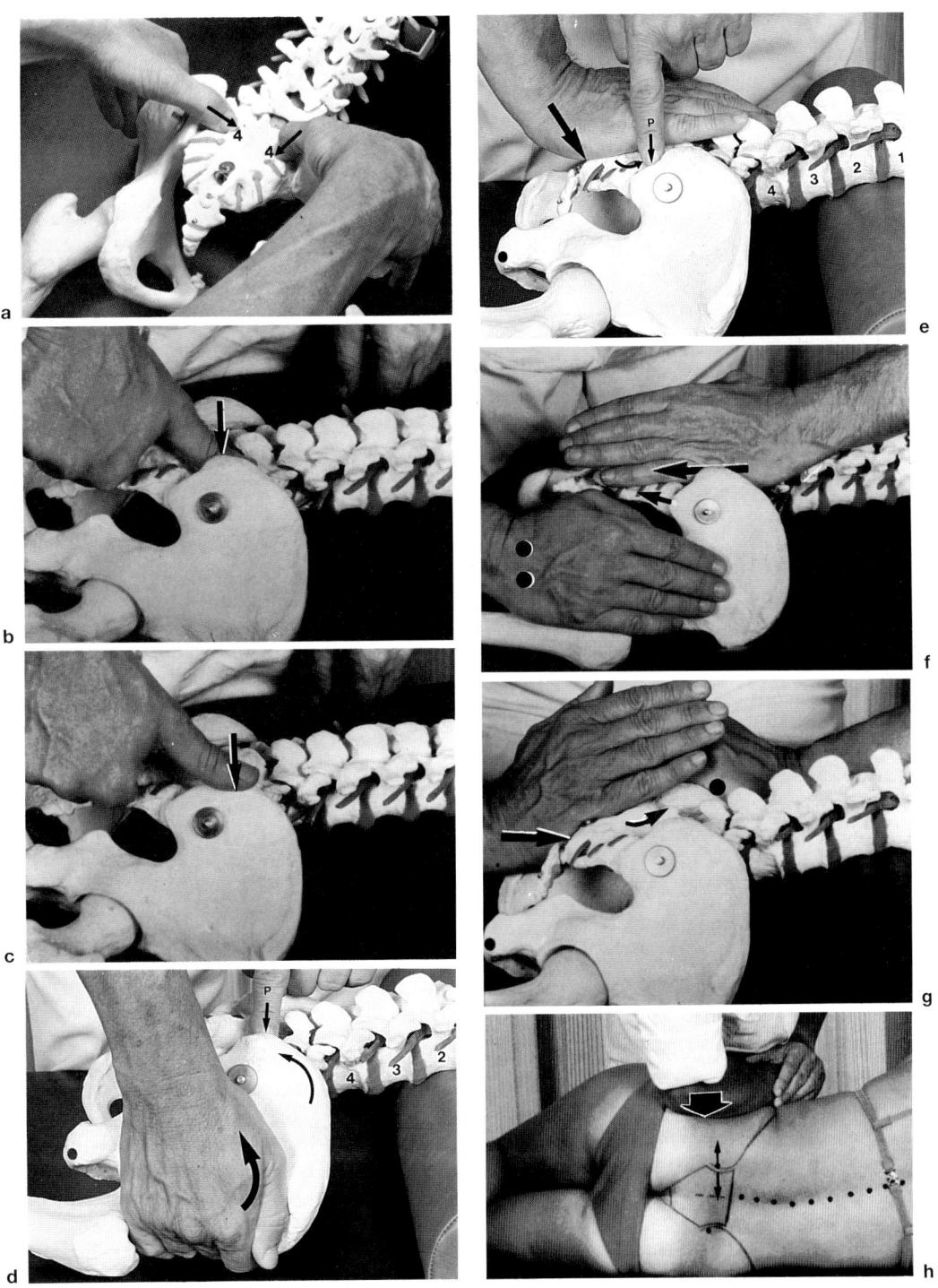

Abb. 7.17 a–h. Sakroiliakalgelenkdiagnostik: **a** bimanuelle Palpation des Sulcus sacralis; **b, c** 4-Punkte-Federtest an Sakrum und Ilium; **d** Federungstest über das Ilium für den oberen Gelenkpol; **e** Federungstest über das Sakrum für den unteren Gelenkpol; **f, g** kranio-kaudale Schubtests in Nutation und Gegennutation; **h** Distraktion des SIG (auch als Hypermobilitätstest). (Aus: Frisch 1993)

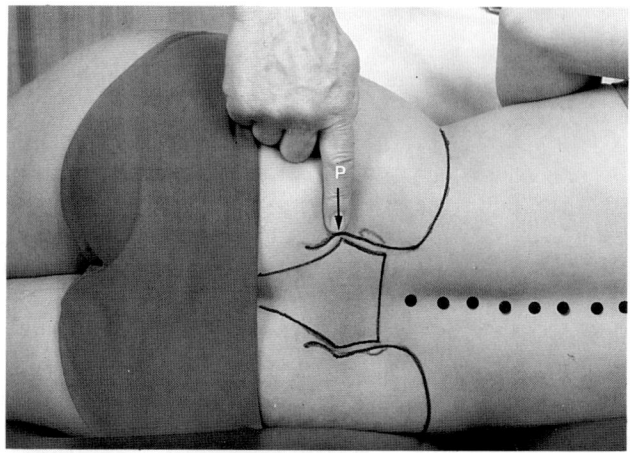

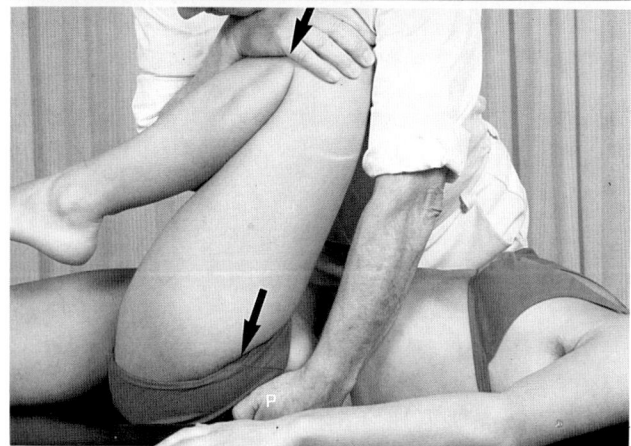

Abb. 7.17i–j. SIG-Federungstest über den Oberschenkel. (Aus: Frisch 1993)

Die Ausführung dieser Tests ist in der Programmierten Untersuchung des Bewegungsapparates (1995) ausführlich beschrieben.

Die Fasern der Gelenkkapseln und der interspinale Bandapparat müssen bei den Tests in aufrechter Haltung, die segmental der Mittelstellung der Bogengelenke entspricht, entspannt sein, um eine genügende Dehnung für die endgradige Flexions- bzw. Extensionsbewegung zu ermöglichen. Die Elastizitätsgrenze der Fasern bei der Dehnung beträgt nur 3–4% ihrer Länge (Paercy 1984/1991).

Auch Maigne hat sich mehrfach, zuletzt 1995, zur Aussagefähigkeit der SIG-Tests geäußert. Er glaubt auch, daß die „SIG-Symptomatik" im lumbosakralen bzw. dorsolumbalen Übergang entsteht, da sie von dort aus auch erfolgreich zu behandeln ist.

Sakroiliakalblockierung und Beckenverwringung

Lewit, einer der erfahrensten Manualtherapeuten, hat ebenfalls auf die Unsicherheit und die kontroversen Ansichten bei der SIG-Diagnostik hingewiesen (1986, 1987a, b, 1989). Er hat immer wieder auf die Fehlinterpretation der deutlichen Stellungsveränderungen der hinteren und vorderen Darmbeinstachel bei Vorlaufphänomen und Spine-Test aufmerksam gemacht und betont, daß die echte SIG-Blockierung in der Regel nicht von Stellungsänderungen dieser Knochenpunkte begleitet ist, sondern mit Hilfe der **Bewegungspalpation des Gelenkspiels** ermittelt werden muß. Die Palpation von Stellungsänderungen der Darmbeinstachel kann dabei, wie bereits dargelegt, nur Hinweise geben. Er grenzt deshalb das Phänomen der Beckenverwringung wegen der grundsätzlich anderen Ätiologie und Therapie von der Sakroiliakalblockierung ab.

Pathologische (blockierte) Beckenverwringung

Eine Beckenverwringung ist primär eine physiologische Bewegung, z.B. bei Gehen (s. S. 145). Zur Beckenverwringung kommt es aber auch als **Kompensationsmechanismus durch Störeinflüsse von außerhalb der SIG** aus Schlüsselwirbeln der Wirbelsäule oder den Kopfgelenken. Die Stellungsvariationen im Beckenring entstehen wahrscheinlich über die kinetische Kette der Wirbelsegmente durch eine „Rotation" des Sakrums um seine schräge Längsachse (Torsionsachse) im Sinne einer einseitigen Nutation. Dies hat Cramer (1965) schon vor Jahrzehnten in dem beschriebenen Schema, das die verschiedenen Bewegungen der Bestandteile des Beckenrings um mehrere Achsen zeigt, dargestellt (Abb. 7.9, S. 161).

Symptomatik der pathologischen Beckenverwringung

- Auffällig ist im Gegensatz zur SIG-Blockierung die **Asymmetrie der Beckenstellung:** Das Becken ist zur Seite des höher stehenden hinteren Darmbeinstachels verschoben, die Gesäßkontur ist abgeflacht, die Taillendreiecke sind asymmetrisch.
- **Tieferstehender dorsaler Darmbeinstachel einer Seite** (meist der linke) und Hochstand des vorderen Darmbeinstachels der gleichen Seite, was einer Nutationsstellung des Sakrums auf dieser Seite entspricht. Das Bein ist häufig etwas außenrotiert.
- Leichte **Asymmetrie der Schambeinäste** und der Foramina obturatoria, manchmal eine Symphysenstufe (Röntgenbild).
- **Vorlauf und Spine-Test** sind auf dieser Seite **positiv, aber inkonstant,** d.h. sie sind nach 20–30 s oder nach 2–3 Rumpfbeugen hintereinander in der Regel verschwunden.
- **Kein Ausfall des Gelenkspiels** außer bei **Kombination** einer Beckenverwringung mit einer SIG-Blockierung.

Erforderlich ist die **Suche nach dem ätiologischen Faktor,** durch dessen Behandlung die Beckenverwringung zu beseitigen ist. Dazu muß geklärt werden, ob die asymmetrische Stellung der hinteren und vorderen Darmbeinstachel

- arthrogene Ursachen oder
- myogene Ursachen hat,

da es die Verwringung mit und ohne artikuläre Blockierung gibt. Liegt eine artikuläre Blockierung vor, so ist sie meist eine traumatisch verursachte Verschiebung der Gelenkpartner von kaudal über das Ilium oder durch Veränderungen an den Beingelenken. Ein von kranial wirksamer Störfaktor aus anderen Segmenten, z.B. den Kopfgelenken, der hier seine Endkompensation findet, macht in der Regel reflektorisch eine rein muskuläre Verwringung. Es gibt aber auch **artikuläre Blockierungen ohne Verwringung, bei denen die Gelenkpartner in Paßstellung zueinander stehen.** Hier ist die Beweglichkeit strukturell nicht mehr möglich, z.B. bei entzündlichen Gelenkprozessen (M. Bechterew u.a.).
Die Verwringung aus muskulärer Ursache ohne artikuläre Blockierung ist, wie bereits erwähnt, eine Kompensation aus anderen Bereichen der Wirbelsäule oder der Extremitätengelenke.
Dabei läßt sich auch bei negativem Röntgenbild eine knöcherne Beteiligung oft nach etwa 4–8 Tagen im Knochenszintigramm nachweisen (Reichelt 1986).

Symptomatik der SIG-Blockierung

Als **orientierende Hinweisprüfungen** sieht Lewit an:

- Vorlaufphänomen, nur wenn es länger als 20 s konstant bleibt,
- Spine-Test im Stehen, wenn er länger als 20 s konstant bleibt,
- Adduktionstest in Rückenlage, bei dem die verringerte Adduktion des im Knie und Hüfte rechtwinklig gebeugten Beines und der härtere Anschlag als Zeichen einer SIG-Blockierung gewertet wird. Im Sitzen Beine übereinanderschlagen. Im Seitenvergleich wird nach einer verminderten Beweglichkeit gefahndet.

Als **nachteilig** wird angemerkt, **daß ein negatives Ergebnis** aber **nicht in jedem Fall gegen einen Blockierungsbefund spricht.**
Die gleiche diagnostische Einschränkung als Hinweiszeichen gilt für die **Palpation von Schmerzpunkten** am Kreuzbein und an der Symphyse, die durch die möglichen morphologischen Variationen oft die palpierte Struktur nicht sicher als dem SIG zugehörig erkennen läßt und daher auch kausal keine sicheren Schlüsse zuläßt. Außerdem gibt es Teilblockierungen im oberen oder unteren Pol des Gelenks. Verschiebungen im Beckenring werden bei der Blockierung in der Regel nicht beobachtet (vergl. S. 162 u. 163).
Als **beweisende Tests für eine Blockierung** sieht Lewit **nur die Beweglichkeitsprüfungen** mit minimaler Kraft an:

- **Federungsprobe** über das gebeugte Knie und den Oberschenkel in Rückenlage,
- **Kreuzgriff in Bauchlage** (nach Stoddard 1961, 1969), bei dem der federnde Druck auf den hinteren Darmbeinstachel nach kranial-ventral und auf die Kreuzbeinspitze nach kaudal-ventral gegeben wird.

Da auch Lewit die Ansicht vertritt, daß es partielle Blockierungen in den beiden rechtwinkelig zueinander verlaufenden Gelenkhälften gibt, ist die getrennte Beweglichkeitsprüfung für den oberen Pol durch den Hebetest am Ilium und den unteren Pol durch einen federnden Impuls auf die Sakrumspitze nach kranial-ventral eine **differenzierende Variation des Kreuzgriffs.**

- Als beweisend muß man aber auch die auf S. 172–174 genannten Gelenkspieltestungen ansehen.
- Die **Traktion (Separation) der Gelenkflächen,** die er als „Flügelbewegung" des Iliums gegenüber dem Kreuzbein definiert, führt er in Seitenlage durch federnden Druck des Unterarms nach ventral medial und kranial aus. Mit diesem federnden Klaffen des Gelenkspalts, des „Menell-Tests in Seitenlage", kann man ja auch die Hypermobilität des SIG bei Schwäche der dorsalen Bänder prüfen. Die therapeutische Verwendung dieser Bewegung wurde von Schott (1988) beschrieben (s. S. 198 u. 199).

Das Technikprogramm

LBH-Region
    Sakroiliakalgelenke   (Kap. 7)   Seite 178–199
    Lendenwirbelsäule   (Kap. 8)   Seite 214–263
    Hüftgelenk   (Kap. 9)   Seite 276–298

Knie- und Fußgelenke
    Kniegelenk   (Kap. 10)   Seite 312–321
    Fußgelenke   (Kap. 11)   Seite 348–387

Thorakalgelenke
    Brustwirbelsäule   (Kap. 12)   Seite 394–418
    Rippengelenke   (Kap. 13)   Seite 426–449

HSA-Region
    Halswirbelsäule   (Kap. 14)   Seite 452–492
    Schultergelenke   (Kap. 15)   Seite 518–552

Ellbogen- und Handgelenke
    Ellbogengelenke   (Kap. 16)   Seite 566–584
    Hand- und Fingergelenke   (Kap. 17)   Seite 610–641

Kopfgelenke   (Kap. 18)   Seite 656–680

178   LBH-Region: SIG-Mobilisation

Behandlung der Sakroiliakalgelenke

Mobilisationen

Mobilisation des Sakroiliakalgelenks durch Kreuzgriff (Gegennutation) (Abb. 7.18 a, b)

Abb. 7.18 a

Indikation: Einseitig (rechtes Gelenk) **blockierte Nutationsstellung** (= behinderte Gegennutation) des Sakrums.

Ausgangsstellung
Patient: In Bauchlage, die LWS ist kyphosiert (Polster).
Therapeut: Steht auf der nichtbehandelten Seite.

Ausführung
Fixation: Die **rechte Hand** fixiert das Sakrum am unteren Sakrumpol (links) nach ventral.
Mobilisation: Die **linke Hand** liegt gelenknah und mobilisiert das rechte Ilium nach ventral und lateral.
Effekt: Gegennutation des Sakrums im rechten SIG (1). Eine Variation ist durch Wechsel von Fixationshand und Mobilisationshand möglich [Abb. 7.18 b (2)].

Abb. 7.18 b

Indikation: Einseitig **blockierte Nutationsstellung des Sakrums bei schmerzhafter Gefügelockerung im Segment L 5/S 1.**

Ausgangsstellung
Patient: Wie Abb. 7.18 a.
Therapeut: Steht auf der nicht behandelten Seite, aber mehr kranial.

Ausführung
Fixation: Die **rechte Hand** fixiert jetzt das rechte Ilium nach ventral lateral analog Abb. 7.18 b, c.
Mobilisation: Der **Impuls der linken Hand** kommt mehr von kranial und setzt so noch einen **Traktionsimpuls in das Segment L 5/S 1**. Kontaktpunkt unterer Sakrumpol bzw. unterer lateraler Winkel der mobilisierten Seite (2).

Abb. 7.18. a Mobilisation SIG: Gegennutation Kreuzgriff mit Fixation des Sakrums und Mobilisation des Iliums nach ventral und lateral (**1**) (die Spina der Mobilisationsseite soll nicht aufliegen!) oder: Fixation rechtes Ilium und Mobilisation linker unterer lateraler Winkel (↓) des Sakrums nach ventral=Sakrum nach dorsal/kranial (**2**). **b, c** Gegennutation im SIG mit Traktion im Segment L 5/S 1

LBH-Region: SIG-Mobilisation   179

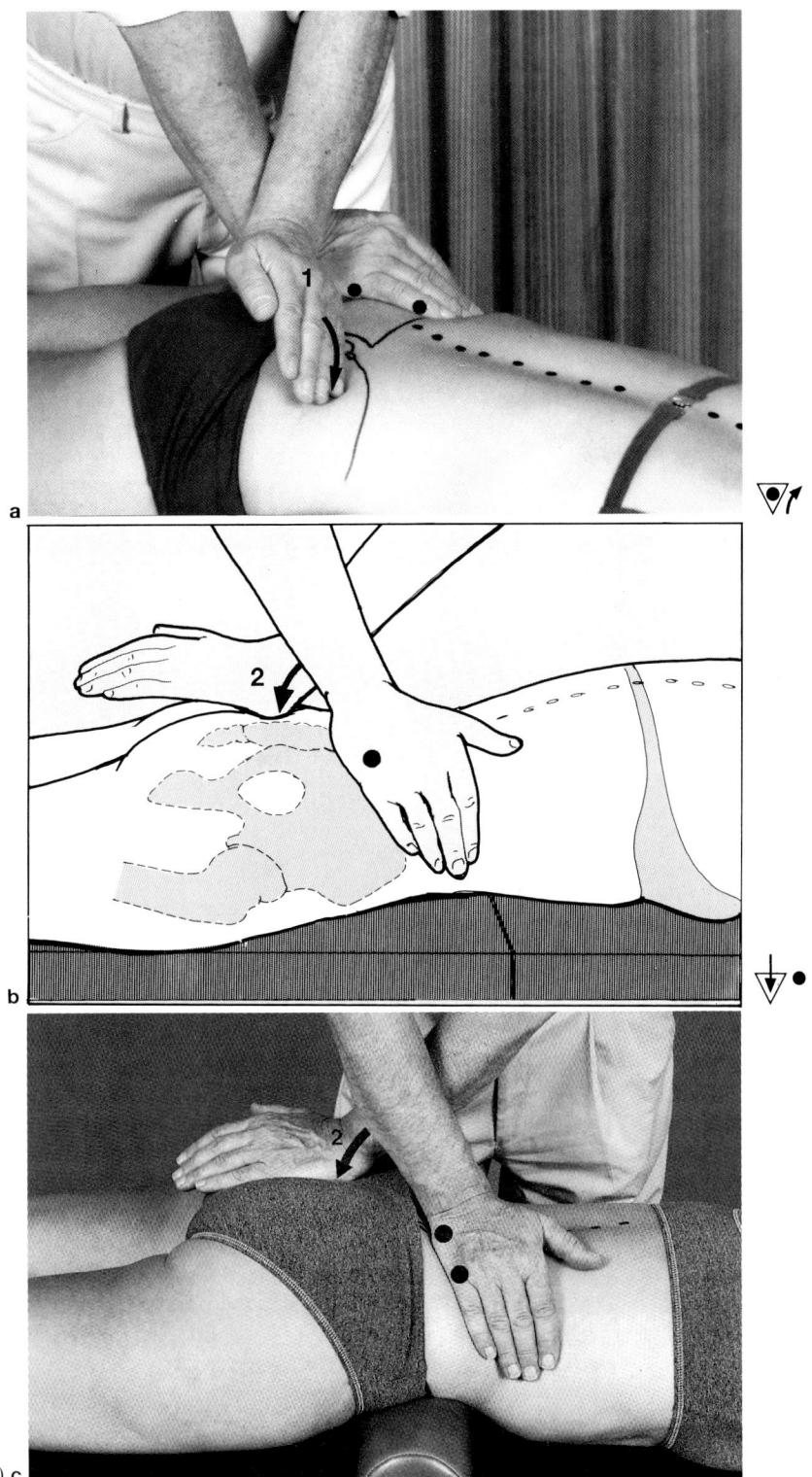

Abb. 7.18 a–c
(Legende s. S. 178) **c**

Mobilisation SIG: Kranialschub des Sakrums (Gegennutation)
(Abb. 7.19 a, b)

Indikation: Fehlstellung des Sakrums in Kaudalstellung und/oder einseitiger Nutation.

Ausgangsstellung
Patient: Bauchlage, die LWS ist kyphosiert.
Therapeut: Steht auf der nicht behandelten Seite des Patienten.

Ausführung
Fixation: Die von kranial kommende **linke Hand fixiert das Ilium** am Beckenkamm nach kaudal (und ventral). Kontakt nimmt der gelenknahe Daumenballen.

Mobilisation: Die von kaudal kommende **rechte Hand mobilisiert das Sakrum** am unteren lateralen Winkel nach kranial und ventral (=Gegennutation). Kontaktpunkt ist der Kleinfingerballen mit dem Pisiforme. Beide Unterarme stehen sich in der Schubrichtung gegenüber. Wird der Schub mehr nach ventral gerichtet, dann erfolgt v. a. eine Gegennutationsbewegung im unteren Gelenkpol.
Die Technik kann auch als **Direktmanipulation** verwendet werden (s. S. 191).

Hinweis
Beim Test, der ebenso ausgeführt wird, prüft man obligat mit der umgekehrten Handstellung auch die Gegenrichtung, d. h. Fixation des Iliums mit der rechten Hand nach kranial und Mobilisation des Sakrums nach kaudal (Nutation). Kontakt wird durch das Pisiforme der linken Hand an der Sakrumbasis neben L 5 genommen. **Die schmerzfreie Richtung ist die therapeutische Schubrichtung.**

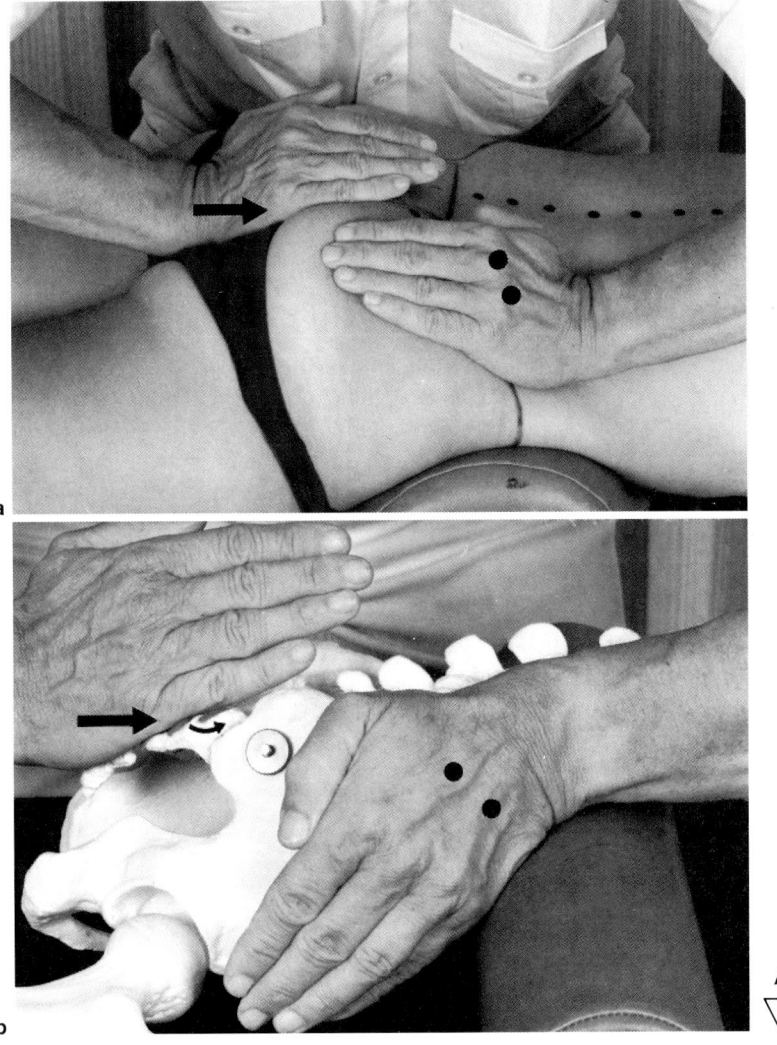

Abb. 7.19 a, b. Mobilisation SIG: Kranialschub: Fixation: Ilium; Mobilisation: Sakrum nach kranial/dorsal (Gegennutation) – Gegenprobe mit umgekehrter Handstellung: Kaudalschub Sakrum (Nutation). Dabei Fixation: Ilium am Tuber ossis ischii; Mobilisation: Sakrumschub an der Basis nach kaudal/ventral

Mobilisation SIG: Ilium nach ventral (Gegennutation), Traktion im SIG (Abb. 7.20 a–c)

Indikation: Eingeschränkte Beweglichkeit im SIG bei der Gegennutationsbewegung.

Ausgangsstellung
Patient: In Seitenlage; das behandelte Gelenk liegt oben, in Abb. 7.20 b unten (tischnah).
Therapeut: Steht vor dem Patienten.

Ausführung
Fixation: Abb. 7.20 a: **Sakrum und rechtes Ilium** werden **durch maximale Hüftbeugung rechts** (vom Patienten mit den Händen und vom Therapeuten über den Oberschenkel des Patienten) **nach dorsal gezogen und gehalten.** Dadurch sind Ilium, Sakrum und das SIG auf der Seite des flektierten Hüftgelenks fixiert.
Abb. 7.20 b: **Durch Überstreckung** des unteren (tischnahen) Beines wird das **Ilium der gleichen Seite nach ventral fixiert.**

Mobilisation: Abb. 7.20 a: **Beidhändig Ilium an Tuber und Beckenkamm nach ventral** mit Unterstützung durch das überstreckte Bein (Rektuszug am Ilium). Die am Ilium liegende **linke Hand** und Ellbogen kommen von dorsal und mobilisieren das Ilium nach ventral und lateral; die **rechte Hand** hat Kontakt am Tuber ossis ischii und unterstützt die Mobilisationsbewegung durch Druck nach kranialdorsal und mit dem Beinhebel (Oberschenkel des Patienten) nach dorsal = Mobilisation des linken SIG.
Abb. 7.20 b: **Beidhändig Sakrum und Ilium nach dorsal;** wenn ein stärkerer Impuls erforderlich sein sollte, kann auch bei dieser Technik die (rechte) Hand des Therapeuten den Schub von dorsal (Ellbogen hinter dem Sakrum) auf die Crista iliaca und die Sakrumspitze ausführen = Mobilisation des rechten SIG.
Abb. 7.20 c: Traktion im SIG **Test:** und Therapie durch Druck auf das obere Ilium wird eine asymmetrische Traktion im SIG erreicht, d. h. durch den Druck auf das obere Ilium kommt es zum „Gelenkklaffen" im dorsalen und zur Kompression im ventralen Anteil des SIG (Mennell); Schmerz bei längerer Belastung spricht **für Bänderschwäche.**

Hinweis
In den Techniken in Abb. 7.20 a, b erfolgt jeweils eine Gegennutation des Sakrums, bei 7.20 a im linken, bei Abb. 7.20 b im rechten (tischnahen) SIG. Die Techniken in Seitenlage sind nicht so effektiv, wenn die Fixierung in der labilen Seitenlage nicht ausreichend bewerkstelligt werden kann, z. B. bei Hypermobilität.
Die Technik nach Abb. 7.20 b kann bei guter Verriegelung in der LWS auch als **indirekte Manipulation** verwendet werden.

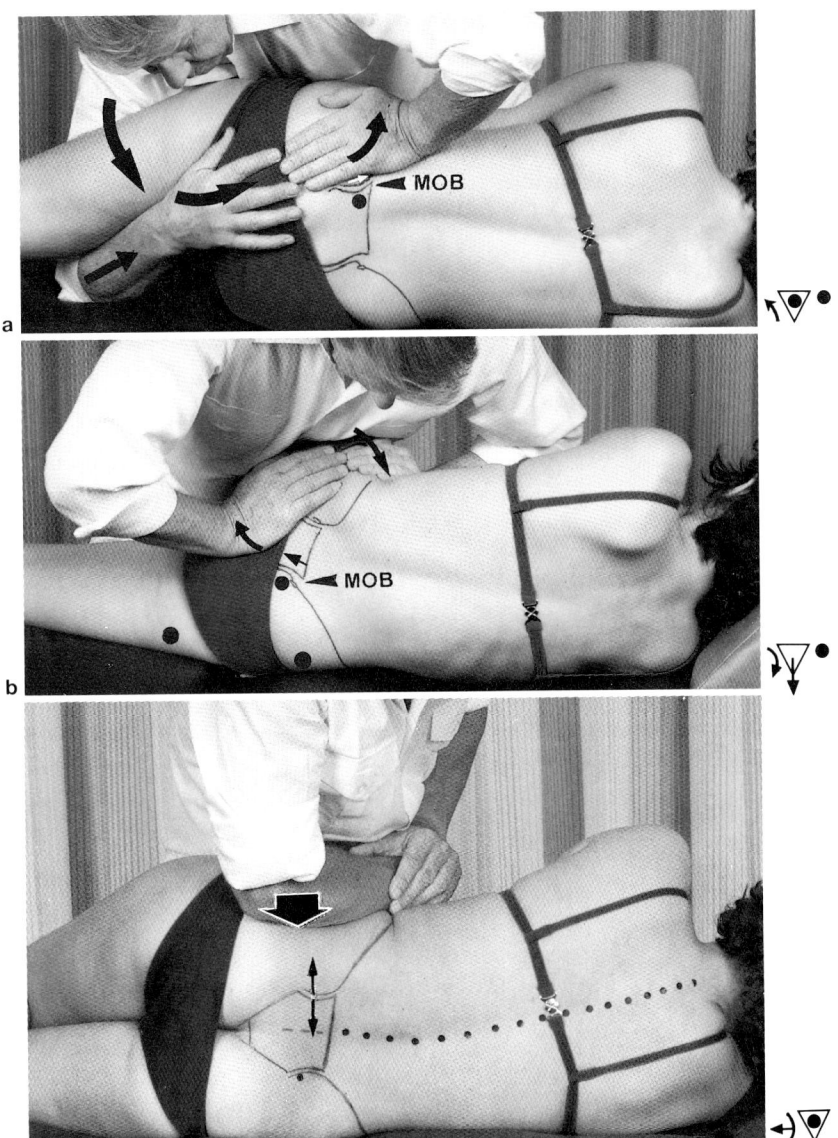

Abb. 7.20 a–c. Mobilisation SIG: Gegennutation (Ilium nach ventral bzw. Sakrum relativ nach dorsal). **a** Fixation: Sakrum und rechtes Ilium nach dorsal durch maximale Flexion im Hüftgelenk; Mobilisation: linkes Ilium nach ventral. **b** Fixation: rechtes Ilium nach ventral durch Hyperextension im rechten Hüftgelenk; Mobilisation: Sakrum (und linkes Ilium) nach dorsal [mit Muscle-energy-Technik (MET) über die flektierte Hüfte].
c Durch Druck auf das obere Ilium wird eine asymmetrische Traktion im SIG erreicht (auch als Bändertest durch Dauerbelastung)

Mobilisation SIG: Automobilisation (Abb. 7.21 a, b)

Indikation: Eingeschränkte Beweglichkeit im SIG.

Ausgangsstellung
Patient: Im Vierfüßlerstand.

Ausführung
Mobilisation: Die Mobilisation erfolgt durch Heben (Abb. 7.21 a) und Senken (Abb. 7.21 b) (ca. 3–5 cm) des freien über die Tischkante ragenden Oberschenkels. Dadurch gehen das rechte Ilium und Sakrum nach dorsal (Abb. 7.21 a) bzw. ventral (Abb. 7.21 b). **Mobilisiert wird das linke SIG** durch Traktion.

Hinweis
Gleichzeitig erfolgt eine Rotationsmitbewegung in der unteren LWS = Rechtsrotation bei Abb. 7.21 a und Linksrotation bei Abb. 7.21 b.

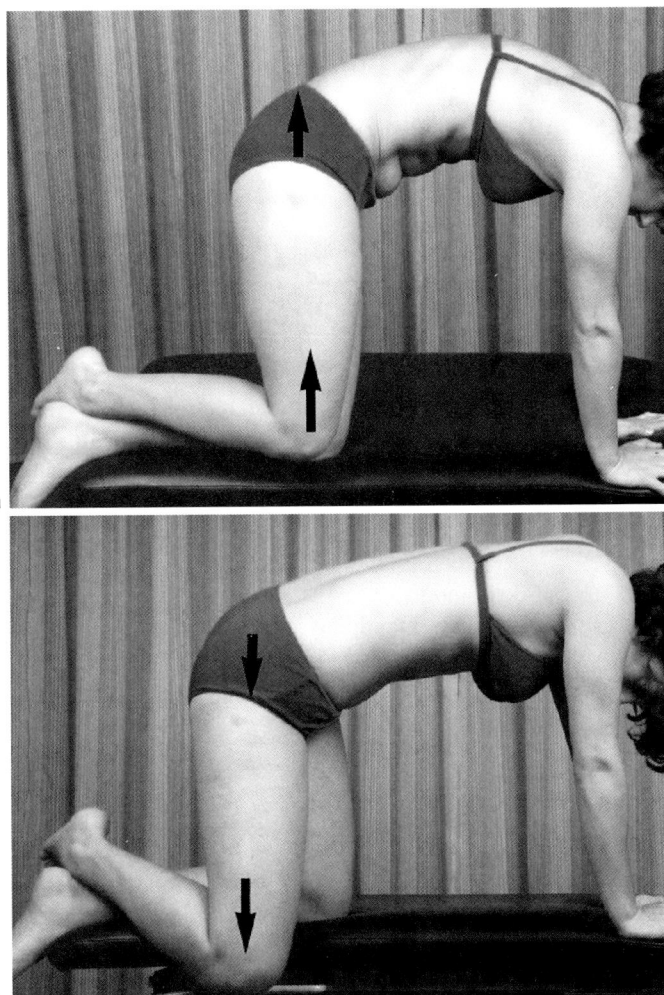

Abb. 7.21 a, b. Mobilisation **SIG: Automobilisation des linken SIG** im Vierfüßlerstand

Mobilisation SIG: Ilium nach ventral bzw. Sakrum nach dorsal-kranial (Gegennutation) (Abb. 7.22 a–c)

Indikation: Einseitige Fehlstellung des Sakrums in Nutation mit Bewegungseinschränkung bei der Gegennutation.

Ausgangsstellung
Patient: Bauchlage, kyphosierte LWS.
Therapeut: Steht auf der nichtbehandelten Seite. Behandelt wird das **linke SIG in Gegennutation** nach ventral.

Ausführung
Fixation: Das **Bein der nichtbehandelten rechten Seite steht in maximaler Flexion** des Hüftgelenks fest neben der Untersuchungsbank auf dem Boden (Höhenverstellung der Bank!). Dadurch bekommt das Sakrum auf der behandelten Seite bereits eine Tendenz zur Gegennutation (nach kranial-dorsal).

Mobilisation: Die von kaudal kommende **linke Hand** des Therapeuten bringt das **Bein des Patienten** soweit **in Hyperextension,** bis die Bewegung spürbar am SIG ankommt (Stufe 2 des 3-Phasentests). Dann bewegt der Therapeut **mit der anderen Hand das Ilium** gleichzeitig am Beckenkamm **nach ventral und lateral.** Hierdurch wird die Gegennutation des Sakrums verstärkt (Abb. 7.22 a).

Der Zug am Ilium der mobilisierten Seite nach ventral kann noch durch Flexion des linken Kniegelenks und **Anspannung des Rectus femoris am hyperextendierten Bein** verstärkt werden (Abb. 7.22 b, c).

Abb. 7.22 a–c. Mobilisation SIG: Gegennutation Sakrum. Linkes Ilium nach ventral bzw. Sakrum nach kranial-dorsal.
Fixation: Sakrum (und rechtes Ilium) dorsal durch maximale Flexion des rechten Hüftgelenks.
Mobilisation: **a** linkes Ilium nach ventral-lateral (Bein gestreckt), **b** linkes Ilium nach ventral-lateral bei verstärktem Iliumzug links durch Zug des Rectus femoris bei Kniebeugung, **c** zeigt die gleiche Technik wie **b** von der anderen Seite

LBH-Region: SIG-Mobilisation 187

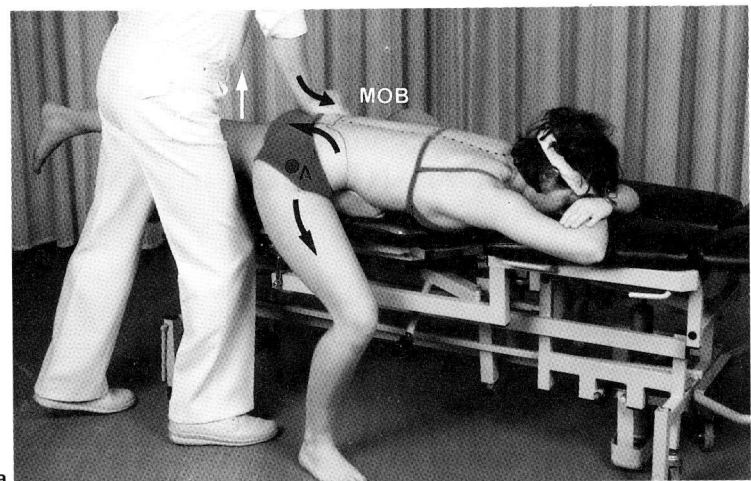

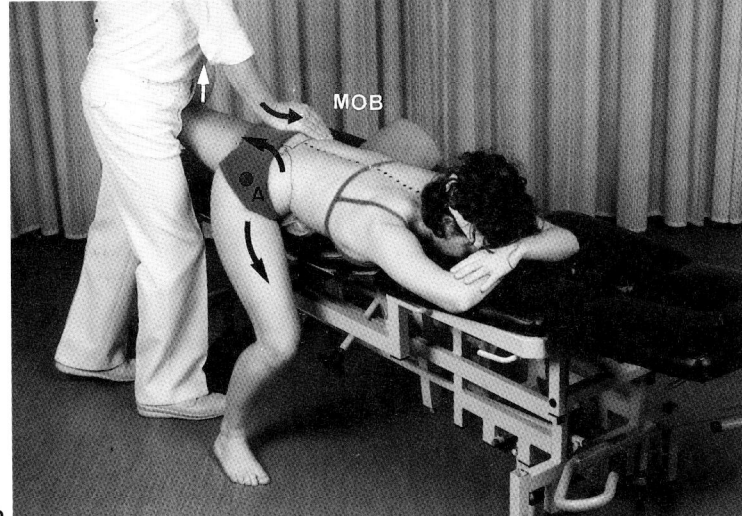

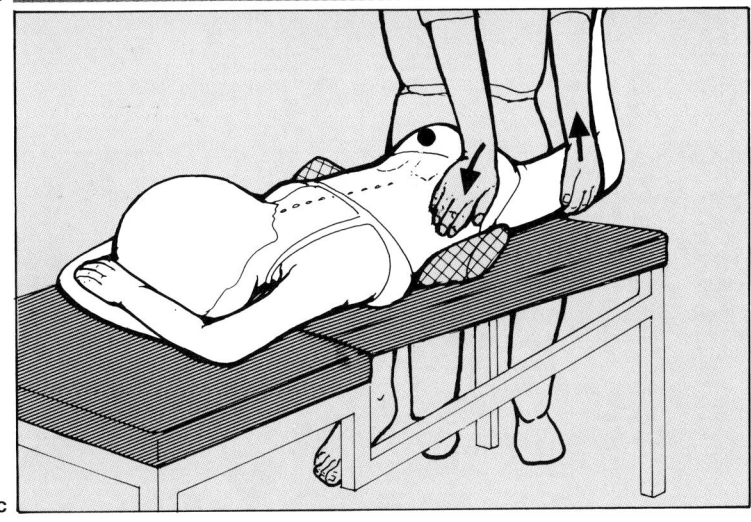

Abb. 7.22 a–c.
Legende
s. S. 186

Manipulationen

Manipulation des rechten SIG durch Kreuzgriff. Sakrumbasis rechts nach dorsal und kranial (Gegennutation) (Abb. 7.23)

Indikation: Blockierungen im SIG-Gelenk. Die Sakrumbasis steht rechts ventral (in Nutation) (Stellungsdiagnostik).

Ausgangsstellung
Patient: In entspannter Bauchlage.
Therapeut: Steht auf der nichtbehandelten Seite des Patienten.

Verriegelung: Keine, da das Becken durch die **Fixationshand auf der Unterlage fixiert** wird.

Ausführung:
- **Die rechte Hand fixiert** den rechten Beckenkamm **an der Spina iliaca posterior superior** nach ventral und lateral.
- **Die linke Hand liegt** mit der ulnaren Handkante und dem Os Pisiforme **auf der linken Seite der Sakrumspitze.**
- Die linke Hand gibt nach Vorspannung einen **kurzen Impuls nach ventralkaudal und lateral** und verursacht dadurch eine Gegennutation, wodurch die **Sakrumbasis auf der rechten Seite nach dorsal-kranial** bewegt wird.

LBH-Region: SIG-Manipulation   189

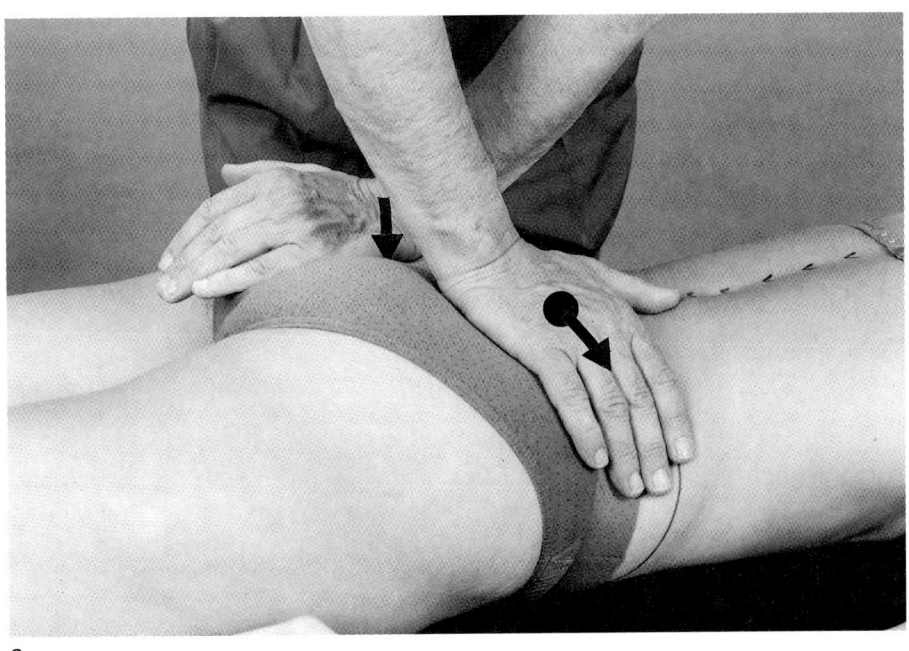

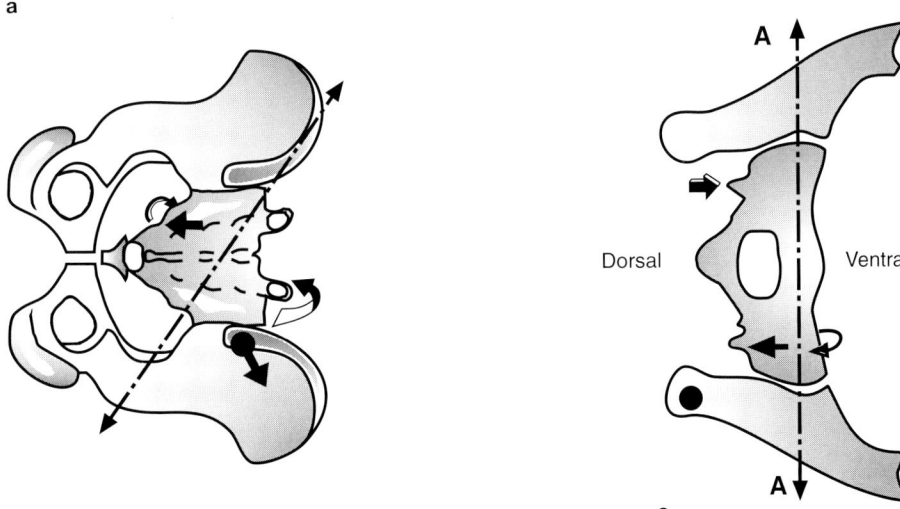

Abb. 7.23 a–c. Manipulation des rechten SIG durch Kreuzgriff.
Griffmechanik: es wird hier die linke schräge Umdrehungsachse (sog. Torsionsachse = A) benutzt. Das Sakrum kommt durch den Manipulationsimpuls am linken unteren lateralen Winkel nach ventral, mit der rechten Seite der Sakrumbasis nach dorsal-kranial (Gegennutation). **b** Dorsalansicht. **c** Transversalschnitt, kranial

Manipulation des rechten SIG durch kranialen Schubstoß am Sakrum (Abb. 7.24)

Indikation: Blockierung des Sakrums im rechten SIG in kaudaler Stellung (Stellungsdiagnostik).

Ausgangsstellung
Patient: Bauchlage, Kissen unter dem Bauch zum Ausgleich der Lendenlordose.
Therapeut: Steht neben dem Patienten auf der nichtbehandelten Seite.

Verriegelung: Keine. Die Fixation erfolgt durch die Bauchlage und den **Gegenhalt am Ilium.** Außerdem greifen die Manipulationsimpulse direkt an beiden Gelenkpartnern an (Direktmanipulation).

Ausführung:
- Die **rechte Hand** gibt einen tangentialen **Stoß am Sakrum nach kranial** und verursacht eine deblockierende Verlagerung des Sakrums im rechten SIG nach kranial.
- Die **linke Hand fixiert** durch einen entsprechenden Gegenhalt das linke **Ilium nach kaudal** gegen eine Mitbewegung.

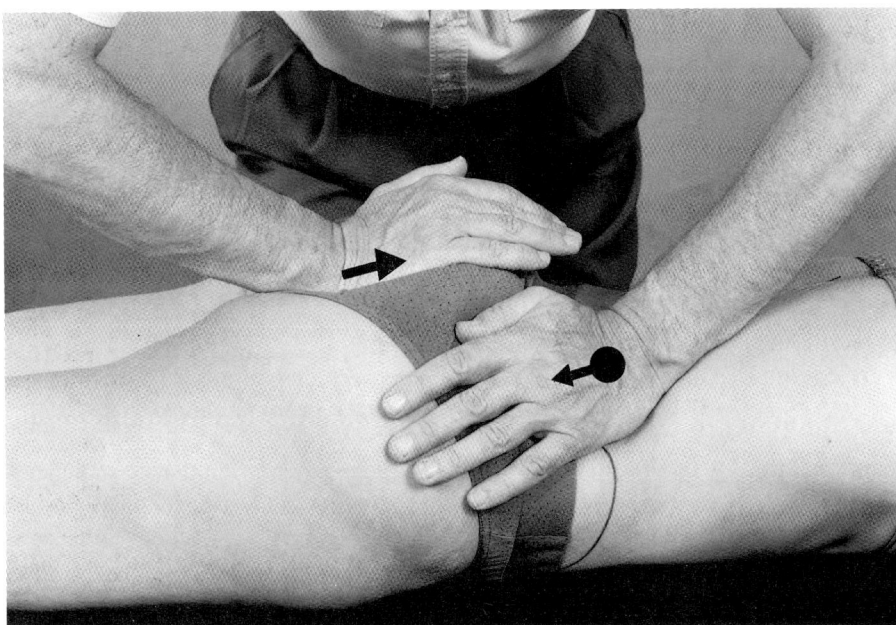

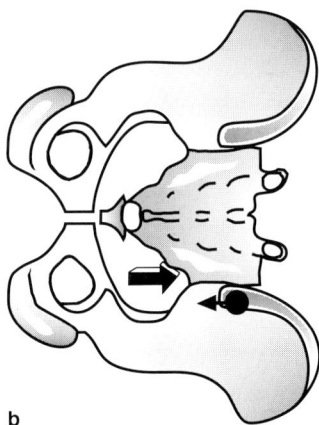

Abb. 7.24 a, b. Manipulation des SIG durch kranialen Schubstoß am Sakrum.
Griffmechanik: minimale Verlagerung des Sakrums gegenüber dem Ilium zur Druckentlastung im Gelenk. Die entlastende Richtung wird durch einen Schubtest in beiden Richtungen festgestellt (Provokationstest). Die schmerzfreie Richtung ist die therapeutische Richtung (**b** Dorsalansicht)

Manipulation des linken SIG in Gegennutation.
Ilium nach ventral (Abb. 7.25)

Indikation: Blockierte Nutationsstellung.

Ausgangsstellung
Patient: Rechtsseitenlage. Rechtes (tischnahes) Bein maximal flektiert. Rechte Hüfte und Becken in maximaler Kyphosierung. Dadurch wird die Sakrumbasis nach dorsal verlagert.
Therapeut: Steht vor dem Patienten.

Verriegelung: Durch die maximale Flexion der rechten Hüfte sind das rechte Ilium in Dorsalverlagerung und das **Sakrum in Gegennutation fixiert**.

Ausführung:
- Die **rechte Hand** und der Unterarm umfassen den oben liegenden Oberschenkel des Patienten. Die rechte Hand **drückt das linke Tuber ossis ischii nach kranial**.
- **Die linke Hand** unterstützt die Mobilisationsbewegung, indem sie den **linken Beckenkamm nach ventral** drückt.
- Atemsynchrone Mobilisation des Iliums nach ventral durch gleichzeitigen Druck gegen den **Tuber ischii nach kranial und gegen den Beckenkamm nach ventral**. Dann nach Vorspannung kurzer **Schubstoß beider Hände in die gleiche Richtung**.

Hinweis
Vergleiche Mobilisationstechniken S. 183.

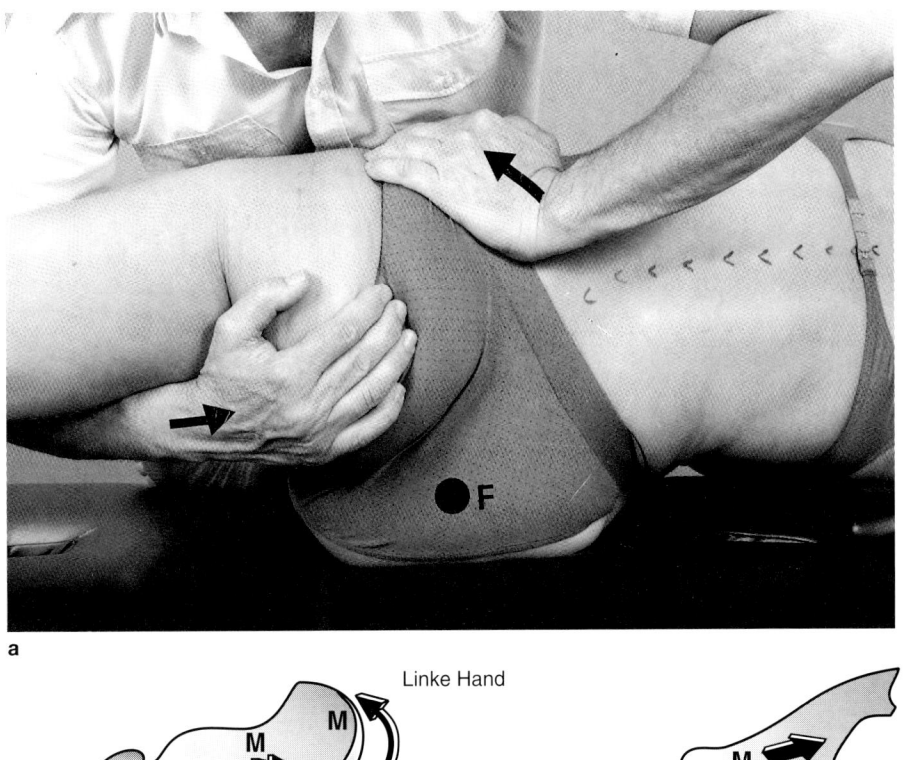

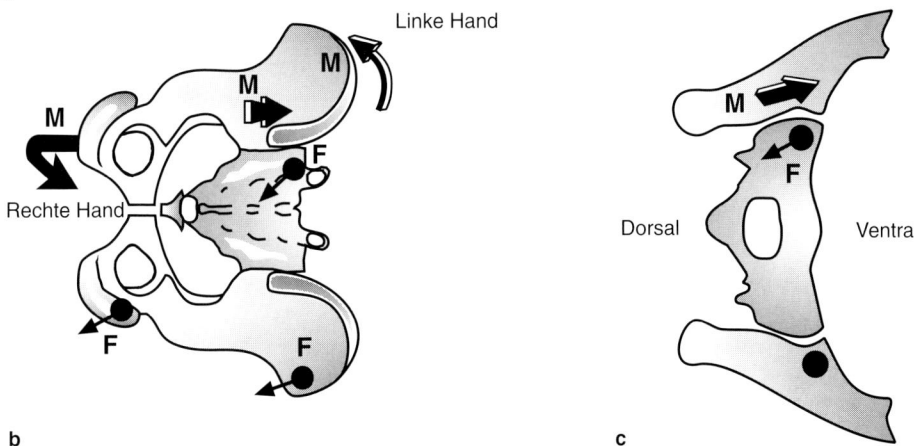

Abb. 7.25 a–c. Manipulation des linken SIG in Gegennutation.
Griffmechanik: das Ilium wird um eine transversale Achse bei S2 bewegt, wobei der kraniale Teil translatorisch nach ventral mobilisiert wird. Dadurch kommt das Sakrum relativ nach dorsal-kranial (F Fixation). **b** Dorsalansicht. **c** Transversalschnitt, kranial (F = Fixation, M = Manipulation)

Manipulationsvorbereitung des SIG in Gegennutation mit Muscle-energy-Technik (MET) (Abb. 7.26)

Indikation: Blockierte Nutationsstellung: Das Ilium steht dorsal (Stellungsdiagnostik).

Ausgangsstellung
Patient: Rechtsseitenlage. Das rechte Bein ist in Hüft- und Kniegelenk maximal gebeugt. Die rechte Hüfte und das **Becken** sind **in maximaler Kyphose.**

Therapeut: Steht vor dem Patienten und fixiert das flektierte Bein.

Verriegelung: Entsteht durch die maximale Flexion der rechten Hüfte. Durch die Flexion werden das **rechte Ilium und das Sakrum nach dorsal gezogen und fixiert** (◄—●).
F

Ausführung:
- Die **rechte Hand** umfaßt den Tischrand. Der Oberarm hält den oben liegenden **Oberschenkel des Patienten in Hyperextension.** Die Spannung des M. ilicus zieht das linke Ilium nach ventral.
- **Die linke Hand** unterstützt den Muskelzug und **drückt den linken Beckenkamm nach ventral (1).**
- Bei MET: Der Patient soll einatmen und den **Atem anhalten.**
- Dann soll er versuchen, die **linke Hüfte gegen Widerstand zu beugen (1).**
- Nach einigen Sekunden soll er entspannen. Dann wird die **linke Hüfte vom Therapeuten weiter in Extension gebracht (2).**

LBH-Region: SIG-Manipulation

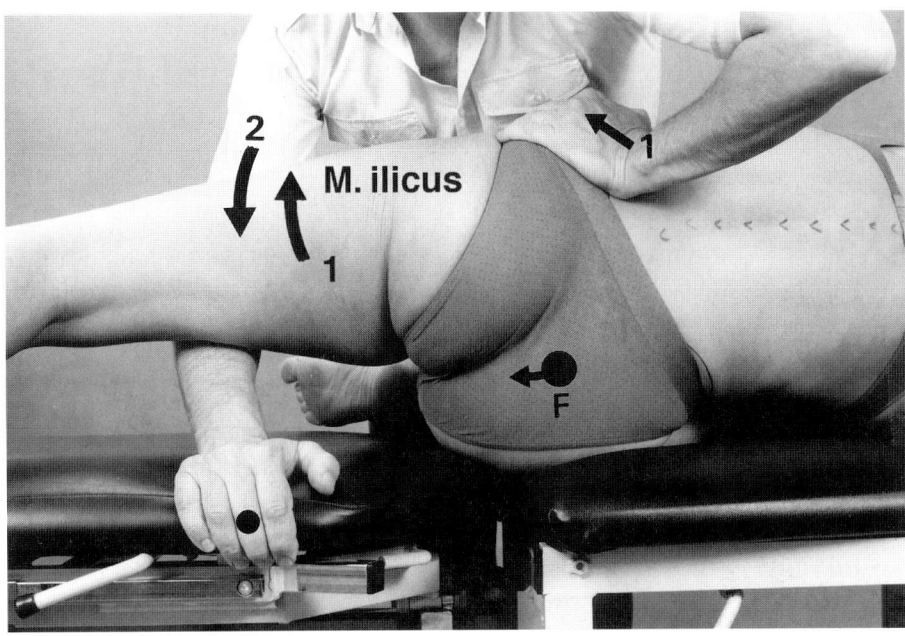

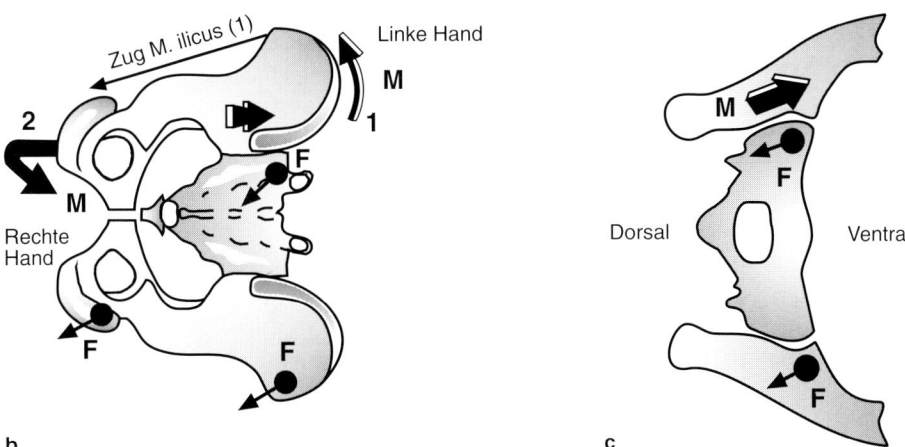

Abb. 7.26 a–c. Manipulationsvorbereitung des SIG in Gegennutation mit MET.
Griffmechanik: das rechte Ilium und das Sakrum werden infolge der maximalen Flexion des rechten Beines zusammen um die Frontalachse durch S 2 nach dorsal „gedreht" (Vorspannung/◄─●F). Dadurch kommt der untere Pol des Sakrums und das auf der Unterlage fixierte rechte Ilium nach ventral, d. h. oberhalb der Umdrehungsachse mit der Sakrumbasis nach dorsal-kranial in Gegennutation (Vorspannung/◄─●F). Der Manipulationsimpuls am linken SIG kann entweder mehr nach ventral (linke Hand) oder mehr nach kranial (rechte Hand) in Längsrichtung des unteren Gelenkpols erfolgen. Meist ist eine Kombination beider Richtungen nacheinander am erfolgreichsten. Die MET-Technik eignet sich besonders zur Vor- und Nachbehandlung von Manipulationen (**F** = Fixation).
b Dorsalansicht. **c** Transversalschnitt, kranial

Manipulation des rechten SIG in Gegennutation nach Vorbereitung mit Muscle-energy-Technik (MET) (Abb. 7.27)

Indikation: Blockierte Nutationsstellung des Sakrums rechts, d. h. das Sakrum steht ventral (Stellungsdiagnostik).

Ausgangsstellung

Patient: Rechtsseitenlage, etwas gedreht zur Bauchlage. Dadurch wird das rechte Bein in Hyperextension fixiert. Das linke Bein ist maximal in Hüft- und Kniegelenk gebeugt. Linke Hüfte und Becken in maximaler Kyphose. Dadurch wird die Sakrumbasis nach dorsal mitgenommen.

Therapeut: Steht vor dem Patienten und fixiert das linke Knie des Patienten in der oben genannten Position.

Verriegelung: Durch die Ausgangsstellung ist das **rechte Bein in Hyperextension fixiert** und damit das Ilium in Ventralstellung fixiert.

Ausführung:
- In der entspannten Ausatmungsphase werden das **linke Ilium nach dorsal und gleichzeitig das Sakrum nach ventral** mobilisiert. Behandelt wird damit das rechte (tischnahe) SIG in Gegennutation.
- Die **linke Hand** drückt den oben liegenden **Beckenkamm nach dorsal (1)**.
- **Die rechte Hand** mobilisiert die Sakrumspitze nach Vorspannung mit einem **kurzen schnellen Schubstoß nach ventral und kranial (2)**.

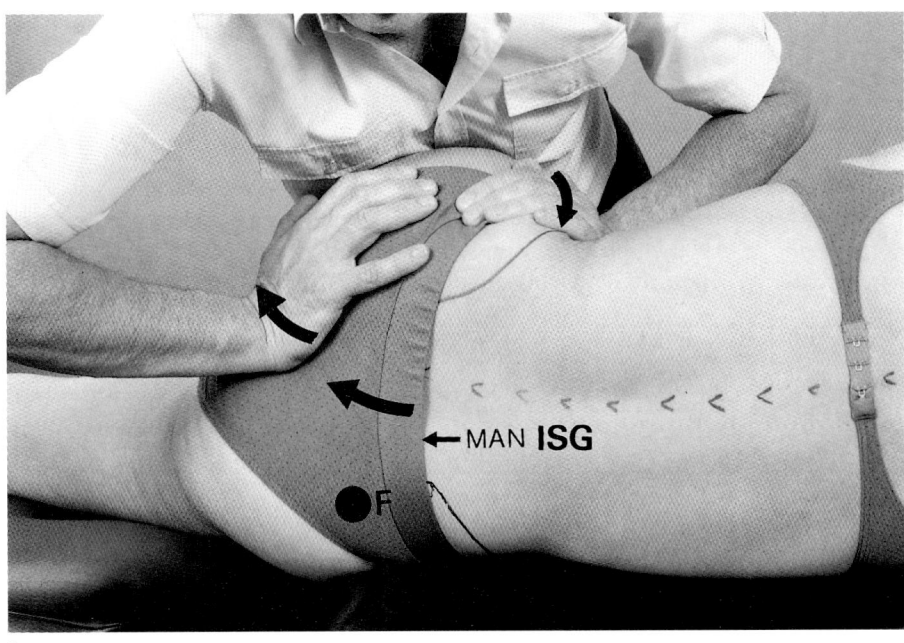

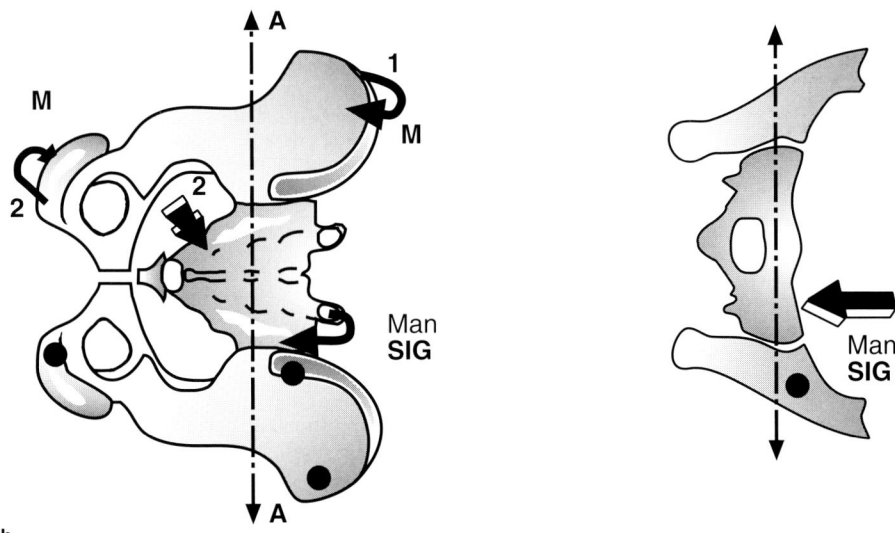

Abb. 7.27 a–c. Manipulation des SIG in Gegennutation mit MET.
Griffmechanik: das linke Ilium und das Sakrum werden zusammen um die Frontalachse durch S2 nach dorsal „gedreht" (**1**). Dadurch kommt der rechte Rand des Sakrums gegenüber dem auf der Unterlage fixierten rechten Ilium nach ventral, d.h. oberhalb der Umdrehungsachse mit der Sakrumbasis nach dorsal-kranial in Gegennutation (Vorspannung). Der Manipulationsimpuls (**2**) kann entweder mehr nach ventral oder mehr nach kranial in Längsrichtung des unteren Gelenkpols erfolgen. Die Manipulation erfolgt im rechten SIG. Meist ist eine Kombination beider Richtungen nacheinander am erfolgreichsten. **b** Dorsalansicht. **c** Transversalschnitt, kranial

Manipulation des SIG durch Lateralimpuls am Tuber ossis ischii (Traktionstechnik nach Schott) (Abb. 7.28)

Indikation: Hypomobile Funktionsstörungen im SIG (Blockierung).

Ausgangsstellung
Patient: In Bauchlage. Die Lendenlordose wird durch ein Polster oder eine entsprechende Einstellung des Behandlungstisches ausgeglichen.
Therapeut: Steht auf der nichtbehandelten Seite.

Verriegelung: Keine. Die Fixierung erfolgt durch die kraniale Hand (**1**), die das Ilium (mit dem Sakrum) auf der Unterlage hält (Abb. 7.28a) oder die untere LWS mit fixiert (Zeichnung Abb. 7.28c).

Ausführung:
- Die **kraniale Hand (1)** fixiert durch eine kleine „Schaukelbewegung" nach lateral zum Therapeuten das gleichseitige Ilium und Sakrum auf der Unterlage.
- Die **kaudale Hand (2)** liegt **mit dem Daumenballen in der Rima ani** und hat **Knochenkontakt mit der Handwurzel am Tuber ossis ischii**.
- In der Ausatmungsphase des Patienten und bei leichter Abhebung des vorderen Darmbeinstachels der zu behandelnden Seite durch die „Schaukelbewegung" des Beckens erfolgt der
- **Manipulationsimpuls am Tuber ossis ischii nach lateral**, wodurch sich das Ilium v. a. im kaudalen Gelenkpol abhebt (**2**).

Anmerkung
Durch die Rotationskomponente der „Schaukelbewegung" erfolgt oft auch eine Traktion im Gelenk L 5/S 1 auf der Behandlungsseite (Abb. 7.28c).

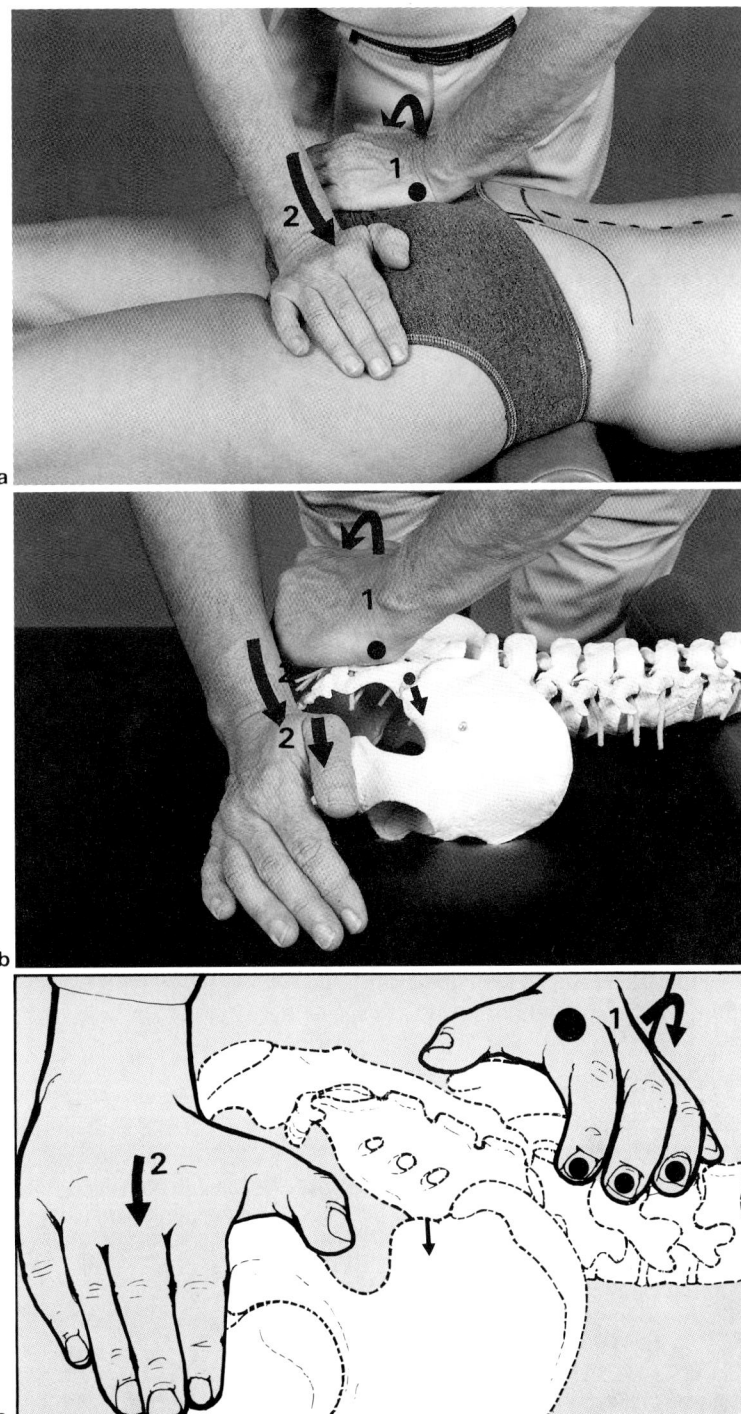

Abb. 7.28 a–c. Manipulation des SIG durch Lateralimpuls am Tuber ossos ischii (Traktionstechnik nach Schott)

8 Lendenwirbelsäule

Biomechanik

Form und Stellung der Gelenkflächen

Form (Abb. 8.1)

Die **Bogengelenke** der LWS haben eine **annähernd zylindrische Form,** der kleinere Anteil der Gelenkfläche (ca. 1/3) liegt in der Frontalebene, der größere Teil ungefähr in der Sagittalebene. Dadurch wird der Bewegungsmechanismus maßgeblich bestimmt: Der frontale Anteil der Gelenkfläche wirkt als Sperriegel gegen ein Ventralgleiten. Die kaudale Facette des oberen Wirbels ist gering konvex, die zugehörige kraniale Gelenkfacette des unteren Partnerwirbels entsprechend konkav. Bei Röntgenuntersuchungen wurden bei 23% (Farfan 1979) bis 32% (Brailsford, zit. in: Farfan 1979) der Patienten mit und ohne Rückenschmerzen **grobe Asymmetrien** (Abb. 8.1 b), und zwar in den 3 untersten Segmenten der LWS festgestellt. Das betraf sowohl die Wirbelkörper und Bandscheiben mit einem exzentrisch liegenden Nucleus pulposus wie auch die verschieden langen Bogenwurzeln der zugehörigen Gelenke. In den **oberen 2 Lendenwirbeln** ist der **Öffnungswinkel nach dorsal deutlich kleiner** als bei L4–L5, was für die Bewegung der Wirbel von Belang ist, da die Rotation dadurch weiter eingeschränkt wird.

Stellung (Abb. 8.2)

Die senkrecht stehenden Gelenkflächen sind in der Transversalebene **ca. 45° von der Frontalebene nach lateral geneigt** (Abb. 8.2). Der

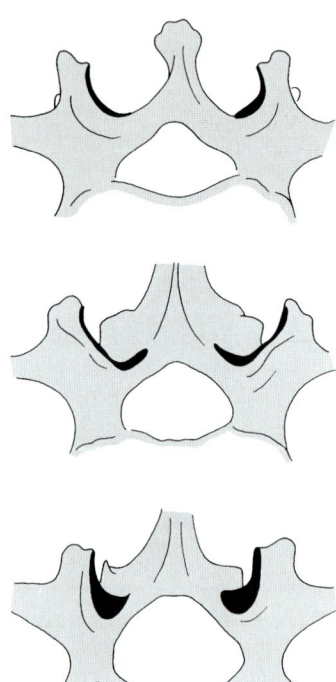

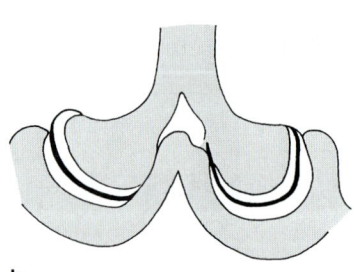

Abb. 8.1 a, b. Form der Gelenkflächen in der LWS. **a** Unterschiedliche Form der oberen Gelenkflächen von Lendenwirbeln, **b** Horizontalschnitt durch Lumbalwirbelgelenke. (Mod. nach Putz 1976)

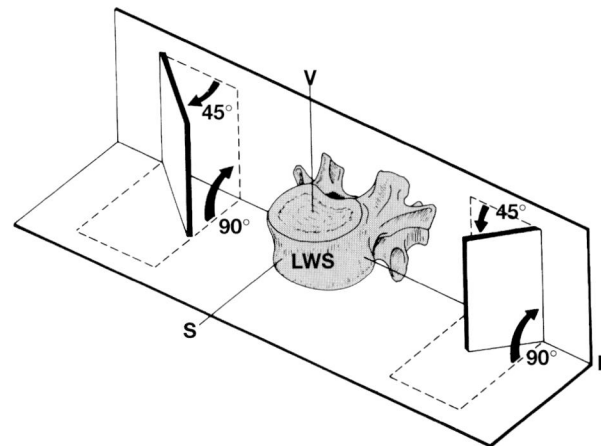

Abb. 8.2. Stellung der Gelenkflächen in der LWS (**V** vertikale, **S** sagittale, **F** frontale Achse). (Nach White u. Panjabi 1978)

nach dorsal gerichtete Öffnungswinkel in der Transversalebene beträgt in der oberen LWS etwa 10°, er nimmt von L2 bis S1 deutlich zu (bis 50°) und erreicht am Sakrum Werte um 90°. Durch diese Winkeländerung wird die knöcherne Steuerung in den unteren Segmenten vermindert und dafür durch die ligamentäre Steuerung der Ligg. iliolumbalia ergänzt.

Ferner besteht eine **nach kaudal gerichtete Konvergenz der Gelenkflächen** zur Sagittalebene. Dadurch wird ein Teil der Schwerkraft durch die Gelenkflächen aufgenommen und die Bandscheibe entlastet.

Funktion der LWS-Segmente

Beweglichkeit

Die Hauptbewegung ist die *Flexions-Extensions-Bewegung* in der Sagittalebene (12°–20°), die im arithmetischen Mittel von ca. 22° bei L5/S1 nach kranial auf ca. 12° abnimmt. Sie ist die größte Beweglichkeit. Die Bewegungsachse (Abb. 8.3a) liegt im dorsalen, für Flexion die im ventralen Anteil des Diskus, nach White und Panjabi für die Flexion am Vorderrand für die Extension am Hinterrand des Diskus (Abb 8.3a).

Bei der sehr geringen Seitneigung am Unterrand des Wirbelkörpers auf der neigungsabgewandten Seite (Abb. 8.3b). Sagittalflexion und Lateralflexion sind im thorakolumbalen Übergang am größten.

Rotationsbewegungen (Abb. 8.3c)

Die sehr geringen Rotationsbewegungen von 1–3° werden durch die sagittal verlaufenden Wirbelbogengelenke begrenzt. Die Bandscheibe ist wahrscheinlich erst bei Kombinationsbewegungen der Rotation mit Flexion oder Lateralflexion unter Dehnungsstreß.

Kompressionsbewegungen

Sie werden im aufrechten Stand, d. h. bei Lordosierungen der LWS, zu ca. 16% von den Wirbelbogengelenken, bei Flexion jedoch nur vom Diskus aufgenommen (Hutton 1992).

Scherkräfte

Scherkräfte werden bei intaktem Gelenkschluß durch die Extensionsmuskulatur von den Wirbelbogengelenken abgefangen.

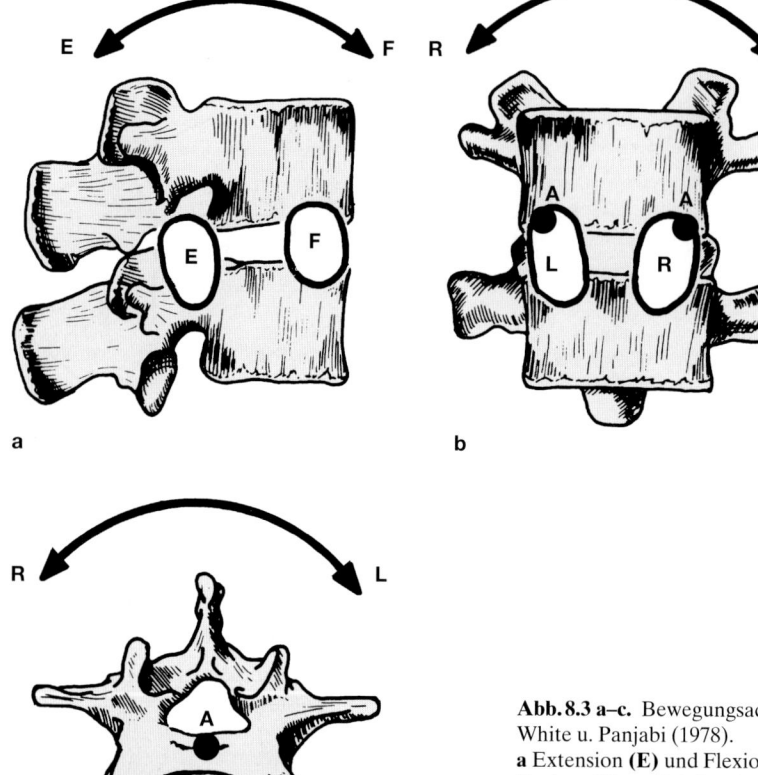

Abb. 8.3 a–c. Bewegungsachsen in der LWS nach White u. Panjabi (1978).
a Extension (**E**) und Flexion (**F**), **b** Achsen bei Rechts- (**R**) und Linksseitneigung (**L**), **c** Achse bei Rotation nach rechts (**R**) bzw. links (**L**)
● **A** Position der Bewegungsachsen nach Ansicht der Autoren. (Abb. 8.3 b, c und 5.7 b, S. 122)

Flexion/Extension LWS (Abb. 8.4)

Nach Putz (1981) tritt sowohl bei Flexions- wie bei Extensionsbewegung ein **keilförmiges Klaffen** der Gelenkspalte auf. Das dürfte aber erst am Ende der parallelen Gleitbewegung in Divergenz bzw. Konvergenz der Fall sein, soweit der Kapsel-Band-Apparat des Gelenks noch intakt ist. Während des Gleitens **in Divergenz** wird das **druckaufnehmende Kontaktareal** der beiden Gelenkflächen **immer kleiner** und damit auch die Fähigkeit, die Ventralschubkomponente (Abb. 8.5) der Segmentbelastung abzufangen. Durch die Verbreiterung des Gelenkspalts bei Anteflexion wird außerdem die Rotationsmöglichkeit vergrößert, wodurch die Verwringungsbelastung (Torsion) der Bandscheibe zunehmen kann.

Am Ende der **Ventralflexion** kommt es dann mehr und mehr zu einer erhöhten Gewichtsbelastung in einer **schmalen Kontaktzone im frontal gelegenen Teil des Gelenks** und schließlich zur Hebelung der in Divergenz stehenden Gelenkfacette über die Spitze des oberen Gelenkfortsatzes des kaudalen Partnerwirbels mit einem keilförmigen Klaffen des Gelenkspalts nach kaudal. Die Wirbel befinden sich in einem labilen Gleichgewicht. Diese **Hebelbewegung** ist aber **keine** reine Parallelgleitbewegung mehr, sondern eine **Rollbewegung,** bei der es evtl. zu einer Einklemmung eines Meniskoids im Recessus mit schmerzhafter Nozireaktion kommen kann

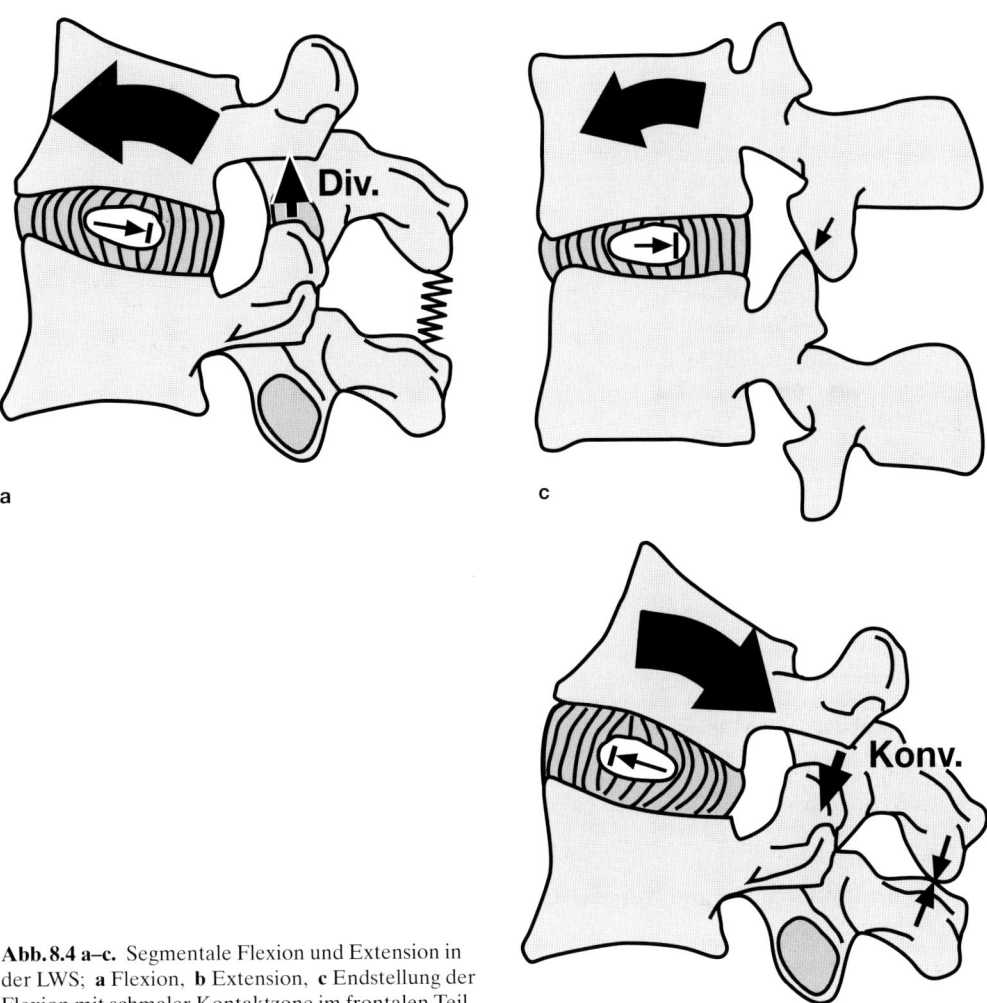

Abb. 8.4 a–c. Segmentale Flexion und Extension in der LWS; **a** Flexion, **b** Extension, **c** Endstellung der Flexion mit schmaler Kontaktzone im frontalen Teil der Gelenkfläche. (Mod. nach Kapandji 1984/85)

(s. S. 85, biomechanisches Blockierungskonzept). Das **Endgefühl** bei Bremsung der Bewegung durch den dorsalen Kapsel-Band-Apparat (ohne Blockierung) ist **fest-elastisch**. Ein Abheben der Gelenkflächen gleich zu Beginn der Bewegung weist auf eine Insuffizienz des Bandapparates hin.

Bei der **Extension (Dorsalflexion)** kommt es bei intakter Bandscheibe ebenfalls erst zu einem parallelen Gleiten der Gelenkflächen (in Konvergenz). Die **Druckaufnahme** erfolgt nicht mehr nur in den frontalen, sondern auch **zunehmend,** je kleiner der Öffnungswinkel ist, in den **lateralen Anteilen der Gelenkflächen.** Die nach kaudal in Konvergenz gleitenden Gelenkfortsätze des bewegten kranialen Wirbels werden in die Gelenkflächengabel des kaudalen Partnerwirbels gepreßt, und es kann zum Knochenkontakt mit dem Wirbelbogen des kaudalen Partnerwirbels kommen, was auch ohne Blockierung ein **hart-elastisches Endgefühl** auslöst [Baastrupp: „kissing spins"]. Auch diese kleine endgradige Rollbewegung auf der unteren Kante der kaudalen Gelenkfortsätze des bewegten Wirbels löst am kranialen Ende des Gelenks ein Klaffen des Gelenkspaltes aus.

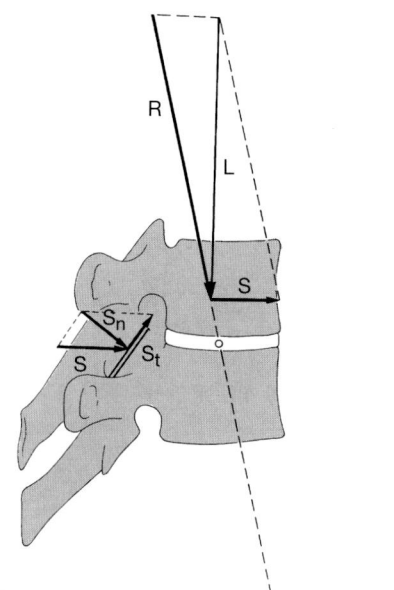 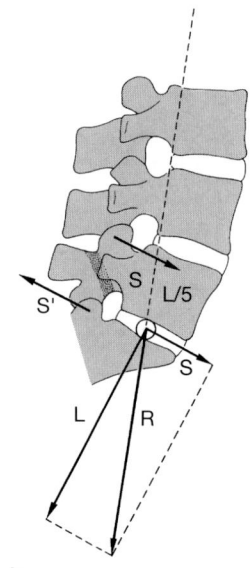

Abb. 8.5 a, b. Ventralschubkomponente im lumbosakralen Übergang. **a** Wenn die Ventralschubkomponente **S** auf die Gelenkflächen schräg auftrifft (wie in der Brustwirbelsäule), dann kann sie hier in eine Normalkraft S_t und eine Tangentialkraft S_t zerlegt werden. **b** Im Bewegungssegment L 5/S 1 entsteht eine besonders große Ventralschubkomponente **S** (**R** Resultierende; **L** Längskomponente). Mit einer entsprechenden Kraft wird der obere Gelenkfortsatz von L 5 nach ventral geschoben, während die Gegenkraft **S'** am unteren Gelenkfortsatz in der Richtung nach dorsal angreift. Dadurch wird der Wirbelbogen erheblich beansprucht. Die punktierte Zone zeigt die Lage des Beanspruchungsmaximums

Die **Bremsstrukturen für die Vorwärtsbeugung** (Abb. 8.6) sind:

- Fascia lumbodorsalis (in Abb. 8.6 nicht dargestellt),
- Lig. supraspinale und interspinale (2),
- hinteres Längsband (3),
- Gelenkkapseln (4),
- Lig. intertransversaria (5).

Diese Strukturen fixieren den Wirbelbogen nach dorsal und kaudal und bremsen damit die Anteflexion ab. Der stärkste Zug findet an den Bogenwurzeln in L 4 und L 5 statt, den Segmenten, die auch in Anteflexion immer noch eine sichtbare Lordosierung behalten.

Die **Bremsstrukturen für die Rückwärtsbewegung** sind:

- vorderes Längsband (6),
- Gelenkkapsel (7),
- Ligg. iliolumbalia (für L 5) (in Abb. 8.6 nicht dargestellt).

Die Fasern der Gelenkkapseln und der interspinale Bandapparat müssen in aufrechter Haltung, was segmental der Mittelstellung der Bogengelenke entspricht, entspannt sein, um eine genügende Dehnung für die endgradige Flexions- bzw. Extensionsbewegung zu ermöglichen. Die Elastizitätsgrenze der Fasern bei der Dehnung beträgt nur 3–4% ihrer Länge (Pearcy 1984/1991).

Der **3. Lendenwirbel** ist der erste mobile Wirbel der LWS, da L 4 und L 5 durch ihre starre Bandfixation an die Ilia deren funktionelle Mitläufer sind. Außerdem ist er für die vom Becken aufsteigenden Bündel des Longissimus lumbalis ebenso Ausgangspunkt (Querfortsätze) wie für die absteigenden Fasern des Spinalis (Dornfortsatz) und somit als „muskuläre Relaisstation" **besonders belastet.**

Die Untersuchung in Flexion, Extension und Seitneigung ist zur Erinnerung in Abb. 8.10, S. 209, dargestellt.

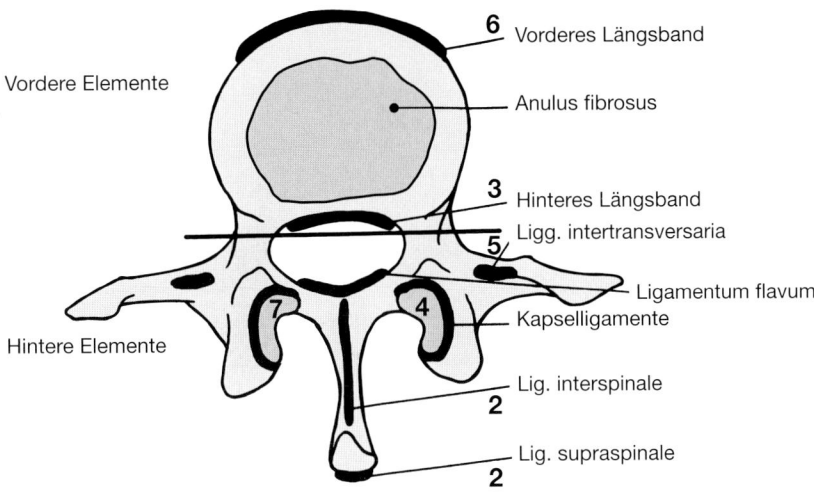

Abb. 8.6. Ligamentäre Bremsstrukturen bei Vorwärts- und Rückwärtsbeugung in der LWS (Erklärung der Ziffern s. Text). (Nach White u. Panjabi 1978)

Lateralflexion und Begleitrotation
(**Kombinationsbewegung**; Abb. 8.7)

Die Lateralflexion ist, wie in allen Wirbeletagen, fest mit einer Begleitrotation gekoppelt. Die eigentliche **Lateralkippung des Wirbels** auf seinem kaudalen Partnerwirbel ist wegen der weitgehend sagittal orientierten Gelenkflächen nur in geringem Maße möglich (**6°–8°**). Sie nimmt bei der Divergenzbewegung in Ventralflexion zu, da sich die seitlichen Gelenkflächen der miteinander in Kontakt stehenden Wirbel durch die kaudale Konvergenz der Gelenkflächen des kranialen Wirbels und den nach dorsal sich verbreiternden Öffnungswinkel des kaudalen Wirbels bei dieser Bewegung soweit voneinander lösen können, daß die Lateralkippung zwischen den Kontaktflächen der beiden Wirbelgelenke in zunehmendem Maße möglich ist.
Der kraniale Wirbel führt die **Seitneigung um die sagittale Achse** (A_1) mit Hilfe einer Konvergenzbewegung der Gelenkfacetten auf der Neigungsseite aus, bis das Konvergenzgleiten durch die Kompression der Gelenkflächen aufeinander beendet und das Gelenk für weiteres Gleiten nach kaudal bewegungsunfähig geworden ist. Gleichzeitig mit der Anlagerung der zusammengleitenden Gelenkflächen aneinander findet **im immobilen konvergenten Gelenk** eine **Rollbewegung** um die Längsachse der Facette statt (A_2). Diese Rollbewegung führt im Gelenk der neigungsabgewandten Seite zu einem Dorsalgleiten des kaudalen Gelenkfortsatzes des seitgeneigten Wirbels (vergl. Abb. 8.8, S. 207).
Durch diese **Begleitrotation nach dorsal** um die Rotationsachse im dorsalen Teil der Bandscheibe und des konvergenten Wirbelbogengelenks entsteht die zur Seitneigung gegensinnige Rotation (z. B. beim Rechtsseitneigen die Linksrotation), die **für die lordosierte LWS physiologisch** ist.
Die **Seitneigebewegung** kann aber auch **in Flexion** ausgeführt werden. Dann besteht die **Begleitrotation** im neigungsabgewandten Gelenk in einem **Divergenzgleiten nach ventral,** wodurch die zur Seitneigung gleichsinnige Rotation der kyphosierten LWS entsteht (z. B. Rechtsseitneigen mit Rechtsrotation). Dabei wandert der Drehpunkt auf der Neigungsseite in den frontalen Teil des Bogengelenks oder evtl. noch etwas weiter nach vorn in die seitliche Begrenzung des Wirbelkörpers.
Zur Erinnerung ist die Untersuchung der Kombinationsbewegungen im Liegen und Sitzen in den Abb. 8.11 und 8.12, S. 210 u. 211 dargestellt.

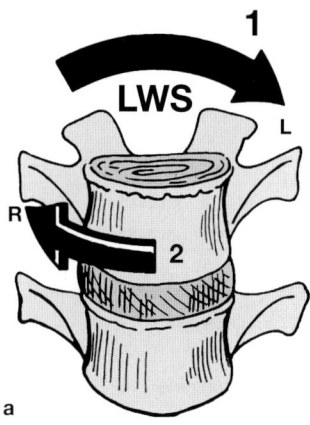
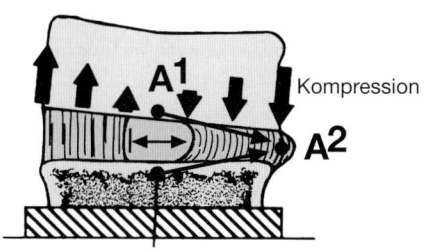
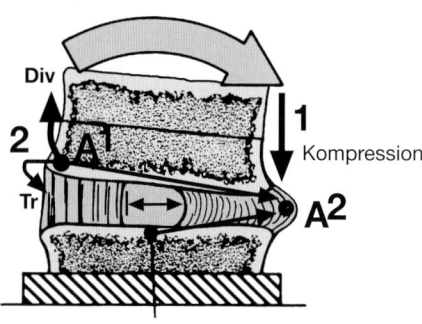
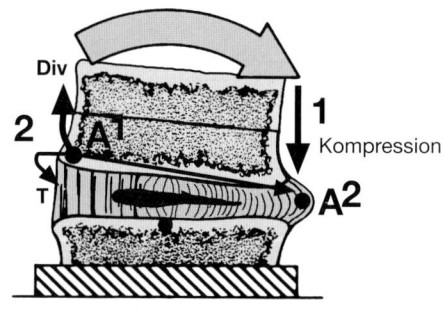
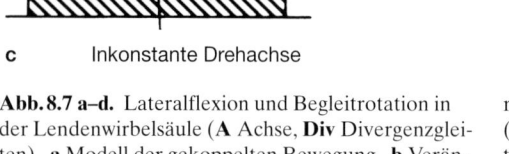

Abb. 8.7 a–d. Lateralflexion und Begleitrotation in der Lendenwirbelsäule (**A** Achse, **Div** Divergenzgleiten). **a** Modell der gekoppelten Bewegung, **b** Veränderung des Drucks auf den Diskus bei Seitneigung des Wirbels und Achswechsel ($A^1 \rightarrow A^2$), **c** Begleitrotation in Divergenz oder Rotation nach dorsal (Gelenktraktion) **(2)**, **d** Seitneigen bei degeneriertem Diskus und Begleitrotation wie in Abb. c. (Mod. nach White u. Panjabi 1978)

Rotation LWS (Abb. 8.8)

Die reine Rotation um die Längsachse der WS ist im Lendenbereich sehr gering (Abb. 8.8b) (1). Sie führt zu einer **Rotationsverwringung der Bandscheibe** (2) und zu einer vermehrten **Druckbelastung des Gelenks auf der Gegenseite der Rotation,** v. a. im frontal gestellten Gelenkanteil (3). Auf dieser Seite kommt es statt einer Gleitbewegung infolge des zunehmenden Kompressionsdrucks zu einer geringen **Rollbewegung um die vertikale Achse des Gelenks** (3) mit einer kleinen Dorsalgleitbewegung im klaffenden Gelenkspalt im Gelenk der Rotationsseite (4), wie das schon bei der Begleitrotation der Seitneigung beschrieben wurde. Die durch den unteren Gelenkfortsatz des kranialen Nachbarwirbels verursachte Biegebeanspruchung der Gelenkfortsätze in transversaler Richtung wird durch die „Spitzbogenmuster" der Spongiosa, die in den ausladenden Enden der LWS-Gelenkfortsätze zu finden ist, bestätigt (Putz 1981).

Farfan (1979) äußert die Ansicht, daß die Rotationsachse keinesfalls **hinter** den Bogengelenken verlaufen könne, da es sonst zu einer erheblichen Transversalverwringung des Diskus mit dem klinischen Bild des Drehgleitens kommen müsse. Er gibt an, daß die **Rotationsachse** bei seinen Untersuchungen trotz der nach dorsal konkaven Gelenkflächen **ausnahmslos vor den Bogengelenken** gefunden wurde. Sie lag bei seinen Untersuchungen nahe der Medianebene **im dorsalen Teil des Diskus,** war aber meist näher zu den Wirbelbogengelenken hin orientiert, v.a. wenn die Rotation aktiv vom Therapeuten durchgeführt wurde. Er folgert daraus, daß die **Wirbelbögen zu einer beträchtlichen Verformung** fähig sind, da die Rotationsfähigkeit im Diskus durch die geringe Dehnfähigkeit der Fasern nach 1–2° (je 1° = 15%) erschöpft ist.

Man wird darüber hinaus davon ausgehen müssen, daß das Rollgleiten in dem Bogengelenk der rotationsabgewandten Seite (z. B. dem linken Gelenk bei einer Rechtsrotation (Abb 8.8b) infolge der Kompression der Gelenkflächen sehr schnell beendet wird und die weitere Rotation nur – wie beschrieben – durch eine kleine Rollbewegung um die vertikale Achse der Gelenkfacette und eine geringe Gleitbewegung nach dorsal im anderen (rechten) Gelenk möglich ist (Abb 8.8b). Da die Kompression der Gelenkflächen bereits nach 1–2° Rotation, je nach Öffnungswinkel des Wirbels, auftritt, einem Bewegungsausmaß, das nach Angaben von **Hutton** (1992) noch nicht zu einer Gefährdung des Diskus durch eine transversale Scherbewegung führt, scheint dieser Bewegungsmechanismus realistisch. Hierdurch würden mehrere morphologische und klinische Fakten verständlich. Zur Erinnerung ist die gegenläufige Rotation als Untersuchungstest in Bauchlage in Abb. 8.9 dargestellt.

Krismer (1996) vertritt die Ansicht, daß die **Rotation des Bewegungssegmentes mehr durch den Anulus fibrosus als durch die Wirbelbogengelenke** begrenzt wird. Die Entstehung degenerativer Skoliosen oder Rotationsolisthesen erklärt er infolgedessen auch durch (Überlastungs-?) Degeneration des Anulus fibrosus. Seine Erkenntnisse gewann er aus einer neuartigen Sektionstechnik, bei der stufenweise nur solche Fasern durchtrennt wurden, die in eine bestimmte Richtung angeordnet waren. Dann wurde der Einfluß auf die Bewegungen im Segment selektiv geprüft. Den Manualtherapeuten mahnt das einmal mehr, Rotationsbewegungen zurückhaltend zu verwenden.

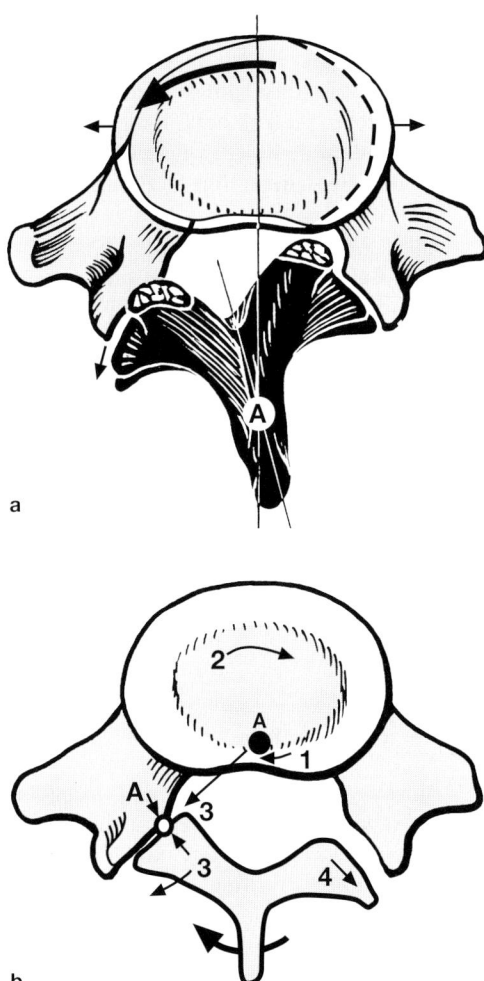

Abb. 8.8 a, b. Wirbelrotation in der LWS: **a** bei Bewegungsachse im Dornfortsatz (Nach Kapandij 1984/85), **b** bei Lage der Bewegungsachse im dorsalen Anteil des Wirbelkörpers. Die Bewegungsphasen sind im Text erläutert

Biomechanische Konsequenzen

- Die nach dorsal konkave Ausformung der Gelenkflächen im LWS-Bereich ermöglicht trotz der **scheinbar paradoxen Lage der Rotationsachse ventral** von den Gelenkflächen im dorsalen Anteil des Diskus eine **begrenzte Rotation** der Lendenwirbel.
- Der **Schutz der Bandscheiben gegen Scherbewegungen** bei weiterlaufenden

Rotationsbewegungen erfolgt durch Abfangen der Bewegung im Wirbelbogengelenk der rotationsabgewandten Seite (z. B. dem rechten Gelenk bei Linksrotation).
- Die **segmentale Bewegungsachse wechselt bei der Begleitrotation der Seitneigung** und lordosierter LWS aus der Bandscheibe in das Wirbelbogengelenk der Neigungsseite. **Bei** einer reinen **Rotation** wechselt die Bewegungsachse (genau wie bei der Begleitrotation) in das gleiche Gelenk.
- Die Möglichkeit einer **Meniskoideinklemmung besteht nur bei einer Rollbewegung** im Bogengelenk (Blockierungssubstrat).
- Der **Deblockierungseffekt wird durch eine Separation der Gelenkflächen** bei Manipulation und Mobilisation erreicht.

Die dargestellte Gelenkmechanik deckt sich weitgehend mit den experimentellen und klinischen Erfahrungen anderer Autoren (Farfan 1979; Bogduk 1992; Hutton 1992).

Therapeutische Konsequenzen

- Die **Dorsalgleitbewegung** auf der neigungsabgewandten Seite kann jetzt willkürlich zur **Lösung der Gelenkflächen** weitergeführt werden, was über die Druckentlastung der Gelenkflächen zum **Sistieren** einer hier eventl. druckbedingt ausgelösten **Nozireaktion** führen kann.

> Diese Bewegung ist die mechanische Grundlage der Manipulation in der LWS.

- Aufgrund der nur **geringen Kippmöglichkeit** des oberen Wirbels auf seinem kaudalen Partner infolge der weitgehend sagittal orientierten Gelenkflächen besteht die Gefahr, daß bei der therapeutischen Lagerung in Seitenlage und Seitneigung der LWS (zur Fixierung) das zu mobilisierende Gelenk bereits durch eine etwas zu starke Seitneigung ebenfalls unbeweglich wird, so daß eine Mobilisation oder Manipulation nicht mehr möglich ist. Man sollte dann **besser in Neutralstellung ohne Seitneigung** behandeln.

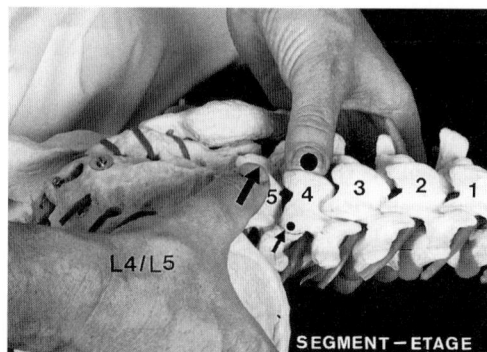

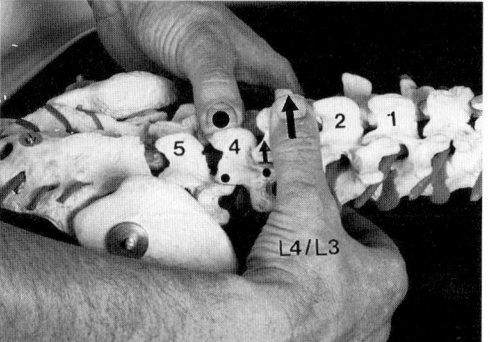

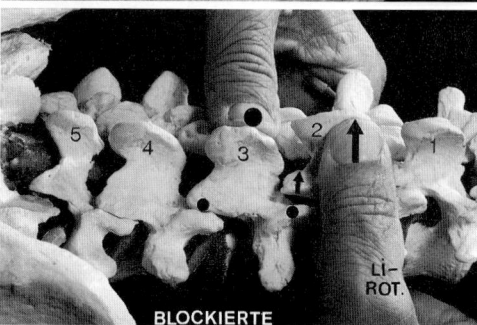

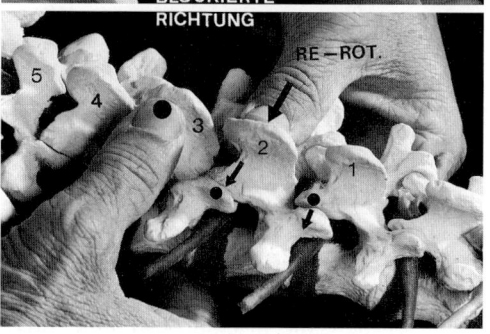

Abb. 8.9 a–d. Gegenläufige Rotationstests der LWS-Segmente: **a,b** zur Feststellung der Segmentetage, **c,d** zur Feststellung der eingeschränkten bzw. schmerzhaften Bewegungsrichtung im Segment. Aus: Frisch 1993)

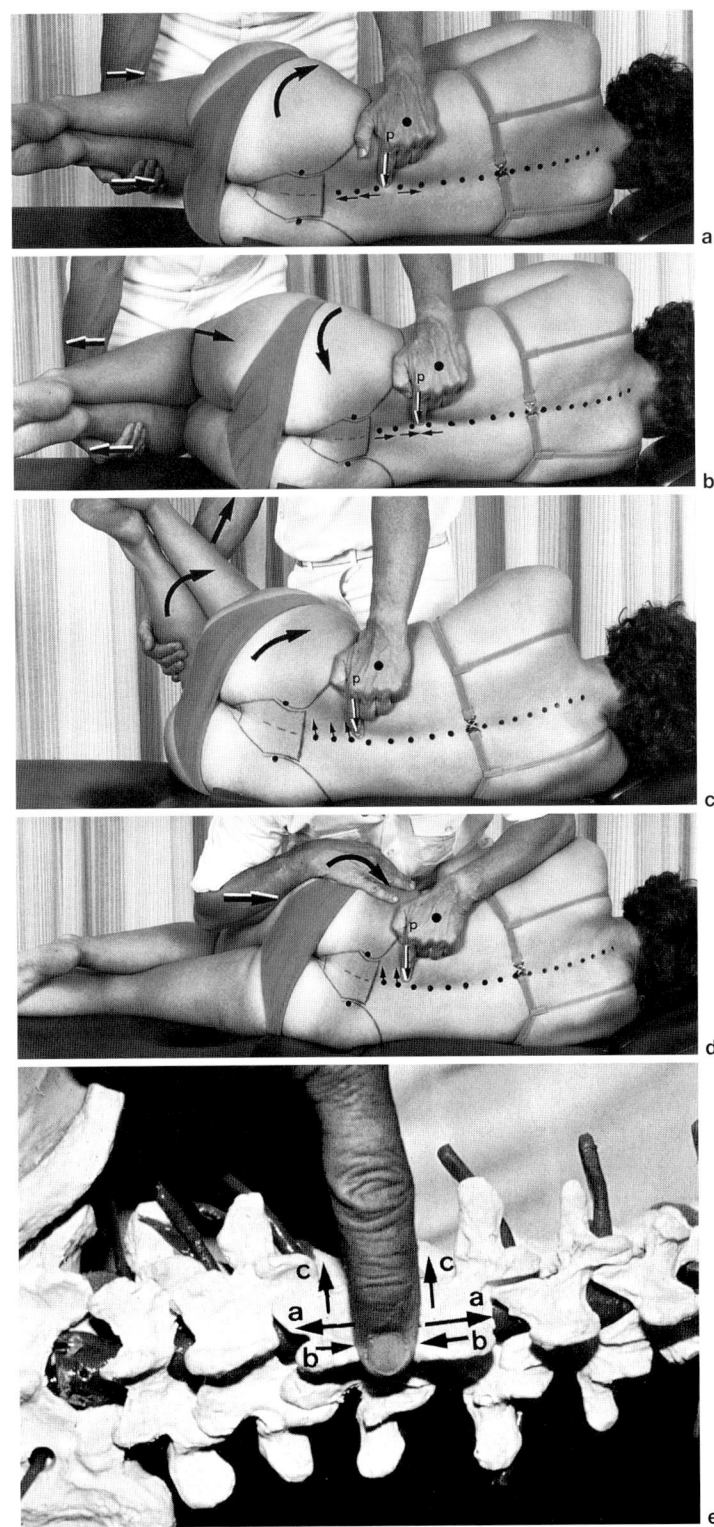

Abb. 8.10 a–e. Die segmentweise Untersuchung in der LWS. **a** Flexion, **b** Extension, **c,d** Lateralflexion, **e** Palpation der Dornfortsätze und palpierbare Bewegungen am Knochenmodell (Aus: Frisch 1993)

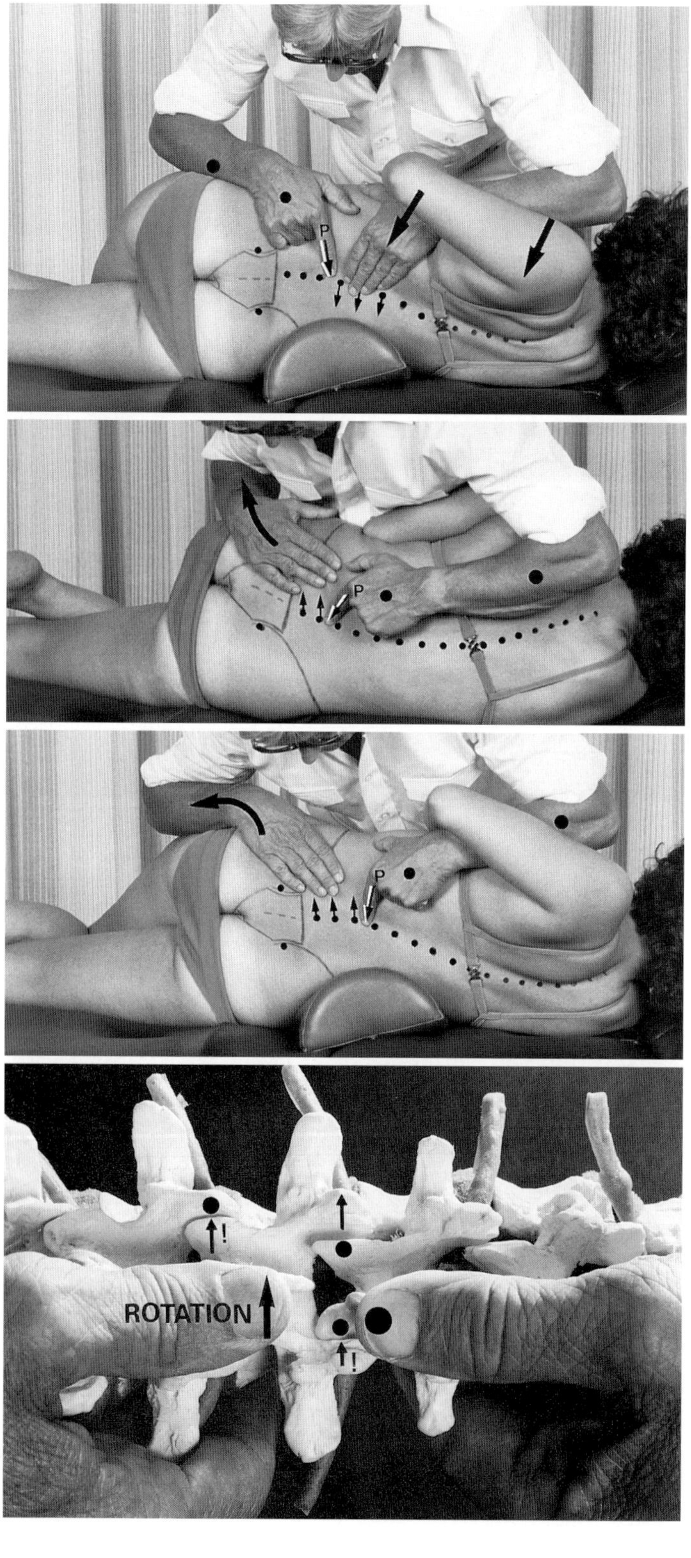

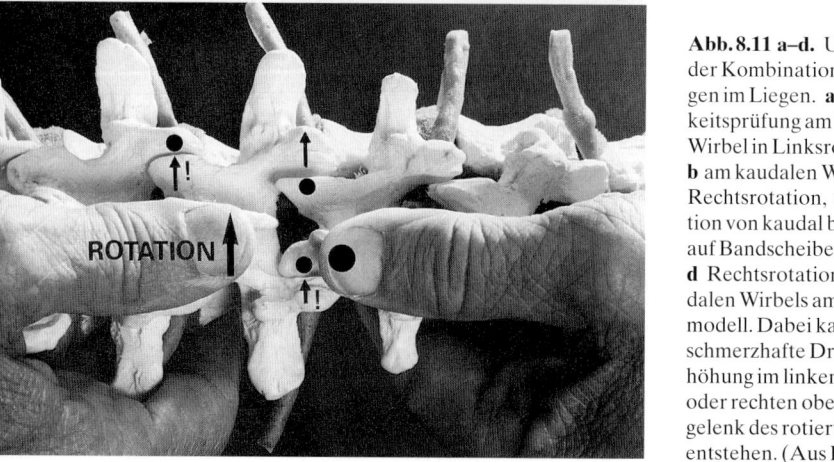

Abb. 8.11 a–d. Untersuchung der Kombinationsbewegungen im Liegen. **a** Beweglichkeitsprüfung am kranialen Wirbel in Linksrotation, **b** am kaudalen Wirbel in Rechtsrotation, **c** mit Traktion von kaudal bei Verdacht auf Bandscheibenbeteiligung. **d** Rechtsrotation des kaudalen Wirbels am Knochenmodell. Dabei kann eine schmerzhafte Druckerhöhung im linken unteren oder rechten oberen Bogengelenk des rotierten Wirbels entstehen. (Aus Frisch 1998)

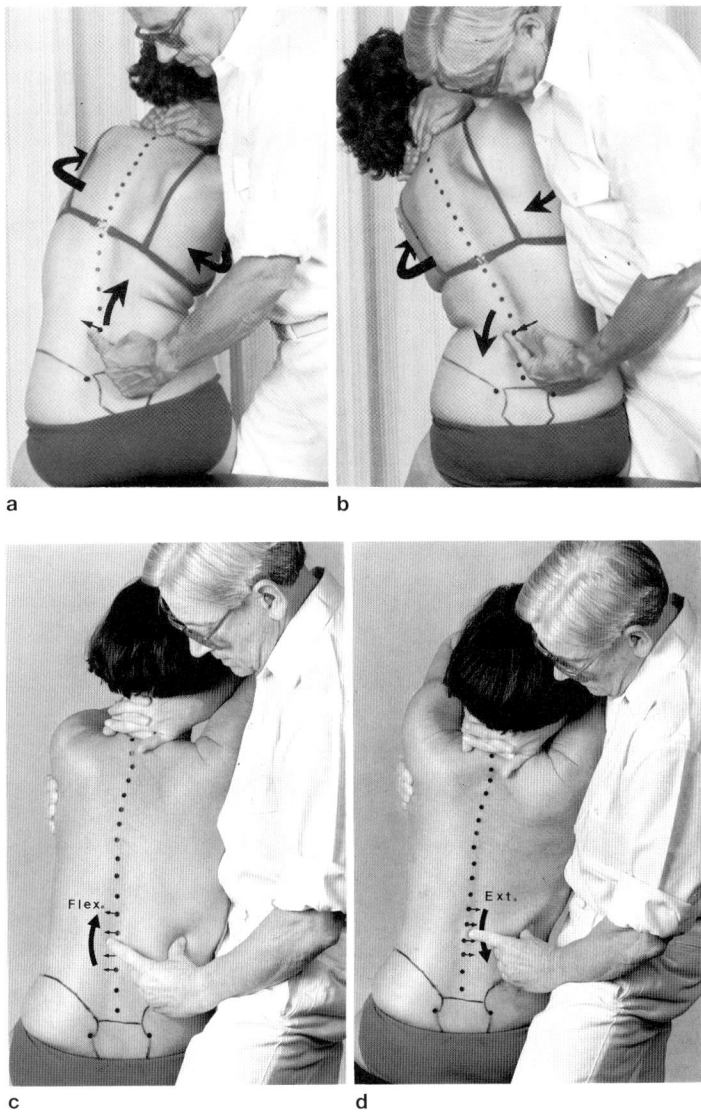

Abb. 8.12 a–d. Untersuchung der Kombinationsbewegungen im Sitzen, **a** in Ventralflexion, **b** in Dorsalflexion, **c, d** Prüfung der gesamten Begleitrotation durch Flexion und Extension bei gleicher Seitneigung. (Aus: Frisch 1993, S. 124)

- Wenn ein **Bewegungsausfall** („Blockierung?") **bei L4–S1** festgestellt wurde, sollte zunächst durch leichte **Veränderung der Mobilisationsebene** eruiert werden, ob die Gleitebene etwa durch eine **Gelenkasymmetrie** anders verläuft. Auch **Variationen der Bandscheibenhöhe** durch **Sakralisation von L5** führen häufig zu Hypomobilität und zu Schmerzen durch Überlastung oder Zerrung des Diskus. Nicht zuletzt muß in Betracht gezogen werden, daß sich ein Ausfall der Beweglichkeit nach Angaben in der Literatur auch bei 15 % der Gesunden (Beschwerdefreien!) feststellen ließ gegenüber 43 % bei Patienten mit Rückenbeschwerden.

- Der verschiedene Gelenkspaltverlauf in den einzelnen LWS-Segmenten und die verhältnismäßig **große Anzahl von Asymmetrien** muß bei der Untersuchung der normalen Beweglichkeit bzw. Feststellung einer „Hypomobilität" in Betracht gezogen werden. Ebenso die Bandverbindung der beiden untersten Wirbel mit den Ilia durch die Ligg. iliolumbalia.
- Hypertrophe Gelenkfacetten können nach Penning (1991) auf der Höhe von L4/L5 zentrale Stenosen und in Höhe von L5/S1 einen engen Rezessus lateralis des Spinalkanals bedingen. Nachemson (1991) gibt aufgrund von statistischen Arbeiten an, daß auch 30% der Gesunden eine Stenose des Zentralkanals (unter 50 mm^2 im CT oder 11 mm Durchmesser im Myelogramm) oder eine Diskushernie haben.

LWS: Hypermobilitätstests (Abb. 8.13)

Indikation: Verdacht auf angeborene oder erworbene segmentale Hypermobilität.
Die routinemäßige Testung auf Hypermobilität hilft, Fehlbehandlungen zu vermeiden.

Ausgangsstellung und Ausführung

Patient: Seitenlage (Abb. 8.13 a):
Der Schub nach dorsal erfolgt über die Oberschenkel des Patienten bei gleichzeitiger leichter Kyphosierung der LWS, bis die Bewegung fühlbar im getesteten Segment ankommt; der kraniale (oder kaudale) Dornfortsatz wird von den Händen des Therapeuten fixiert.
Bauchlage (Abb. 8.13 b):
Druck auf die möglichst entlordosierte LWS (Polster unterlegen) und Palpation der Beweglichkeit bei Fixation eines der beiden Wirbel.
Bauchlage (Abb. 8.13 c):
Durch Anheben des Bauches (Unterarm als Hebel) prüft der Therapeut, ob vermehrte Beweglichkeit und ggf. eine Stufenbildung zwischen 2 Dornfortsätzen entsteht. Dabei wird am besten der kaudale Wirbel fixiert.

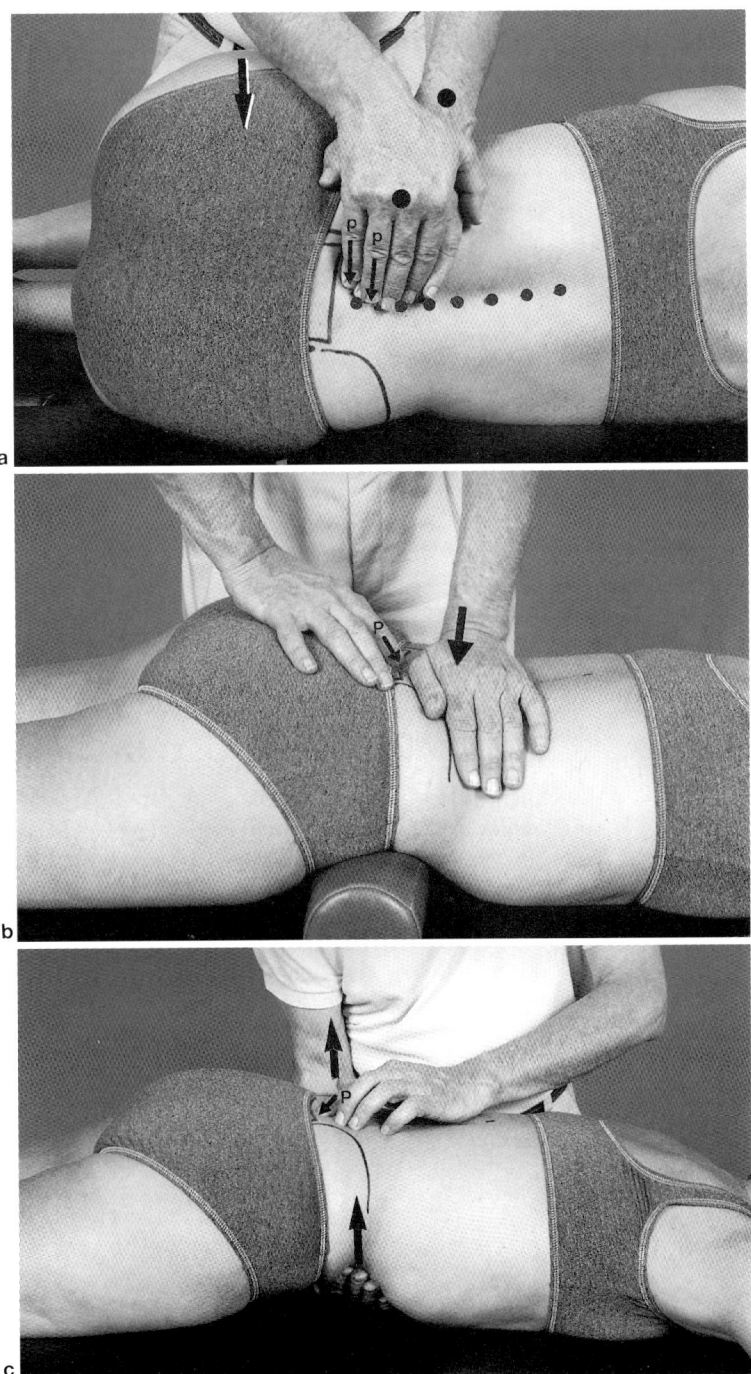

Abb. 8.13 a–c. Hypermobilitätstests der **LWS**, **a** in Seitenlage, **b, c** in Bauchlage

Behandlung der Lendenwirbelsäule

Mobilisationen und Automobilisationen

LWS: Traktionsmobilisation der LWS und BWS im Stehen (Abb. 8.14)

Indikation: Akute Schmerzsyndrome,
- Blockierung lumbaler oder thorakaler Wirbelbogengelenke,
- Bandscheibenprotusion, die oft klinisch nicht von einer reinen Wirbelgelenkblockierung differenziert werden kann.

Ausgangsstellung
Therapeut: In Schrittstellung hinter dem Patienten.
Patient: Die Arme sind vor der Brust gekreuzt („Pharaonenhaltung"), er ist an den Therapeuten angelehnt.

Ausführung
Der Therapeut umfaßt **mit beiden Händen die Ellbogen** (Abb. 8.14 a, b) **oder den unteren Rippenbogen** (Abb. 8.14 c) des Patienten und verlagert sein Gewicht auf das rückwärts stehende Bein, wodurch eine LWS-Kyphosierung und eine distraktionsbedingte Erhöhung der Intervertebralräume (mit **Divergenzgleiten der Wirbelbogengelenke**) erfolgt (Abb. 8.14 a). Bei der **Traktion in Extension** erfolgt ein **Konvergenzgleiten** (Abb. 8.14 b).

Hinweis
Bei der BWS-Mobilisation kann durch ein Polster zusätzlich an dessen Oberrand durch Zug nach dorsal eine Traktion in den Wirbelbogengelenken erzielt werden (Abb. 12.8 c, S. 395). Abb. 8.14 c zeigt eine Traktion, die **nur** in die LWS und den thorakolumbalen Übergang geht.

LBH-Region: LWS-Mobilisation im Stehen

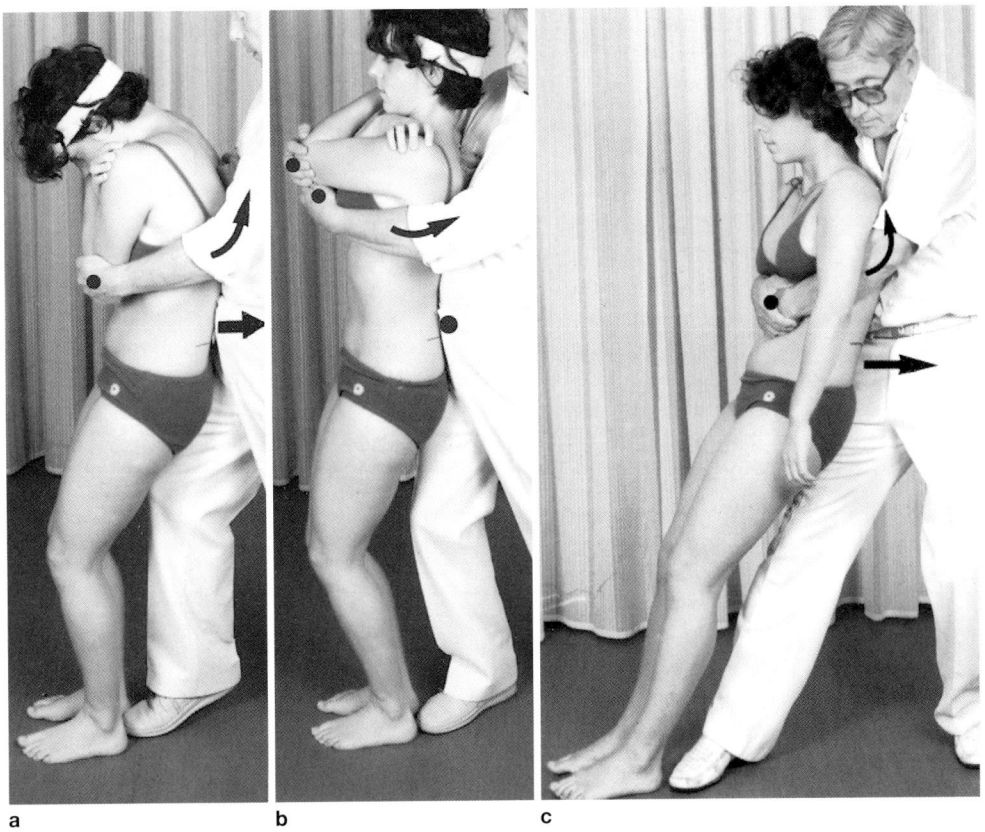

Abb. 8.14 a–c. Traktionsmobilisation LWS und BWS: a Traktion in Flexion, **b** in Extension, **c** nur in der LWS

LWS: Weichteilbehandlung: (Querdehnung des Erector trunci) (Abb. 8.15)

Indikation: Verspannung der paravertebralen Muskulatur.

Ausgangsstellung
Patient: In Bauchlage.
Therapeut: Steht am Fußende oder auf der nichtbehandelten Seite.

Ausführung

Querdehnung (Einhandtechnik) erfolgt durch die Handwurzel (Pisiforme) oder den Daumen (**1**). Die Stärke des Dehnungsimpulses wird durch die darübergelegte andere Hand bestimmt (**2**). Es wird ein anhaltender konstanter Druck ausgeübt, bis eine Entspannung des Muskels spürbar wird. Abb. 8.15a erfaßt mehr die tiefen kurzen Muskeln, Abb. 8.15b, c die mehr oberflächlichen Muskeln.

LBH-Region: LWS-Mobilisation in Bauchlage 217

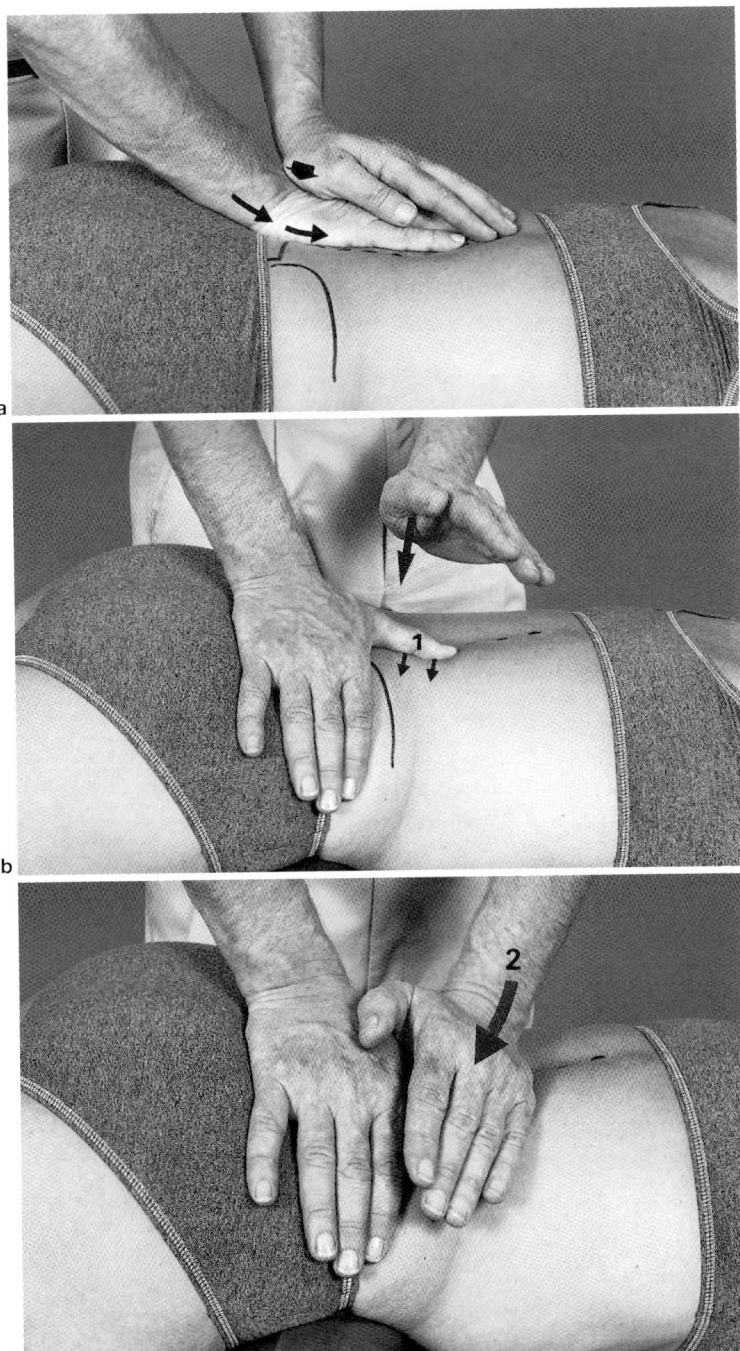

Abb. 8.15 a–c. Mobilisation LWS: Weichteilbehandlung, Querdehnung des Erector trunci, **a** tiefe kurze Muskeln, **b, c** oberflächliche Muskeln

LWS: Kombinierte Weichteil- und Gelenkmobilisation (Querdehnung des Erector trunci) (Abb. 8.16)

Indikation: Eingeschränkte Beweglichkeit in der LWS bei Verspannung des Erector trunci.

Ausgangsstellung
Patient: In Seitenlage; zur Verstärkung der Gelenkmitbewegung (Seitneigung) kann ein Polster untergelegt werden (Abb. 8.16 c). Flexions-/Extensionseinstellung in größtmöglicher Entspannung der paravertebralen Muskulatur.

Ausführung
Die Hände liegen nebeneinander und fassen den Erector trunci. Die Unterarme liegen jeweils auf dem Becken bzw. Thorax (Abb. 8.16 a). Der Therapeut zieht die Hände nach oben zu sich heran und drückt gleichzeitig mit den Unterarmen das Becken nach kaudal und den Thorax nach kranial (Abb. 8.16 b, c).

Hinweis
Die Technik kann mit PIR des Erector trunci verbunden werden.

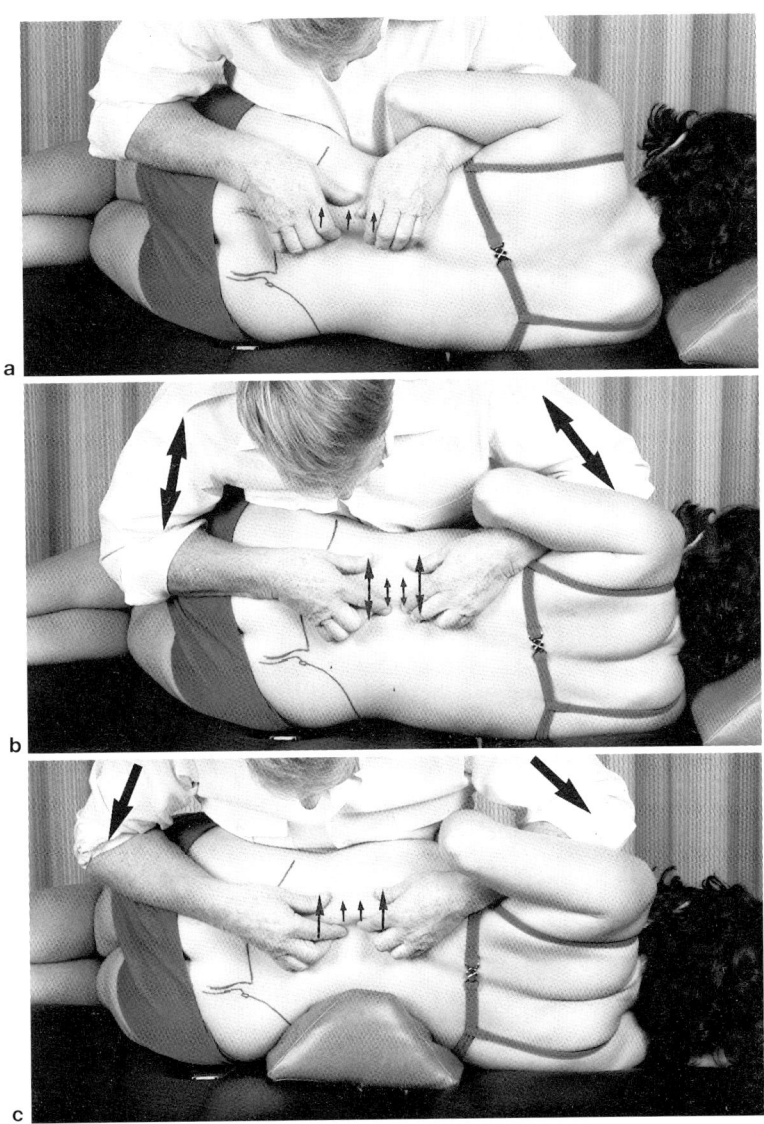

Abb. 8.16 a–c. Mobilisation LWS: Weichteil- und Gelenkmobilisation (Querdehnung des Erector trunci)

LWS: Kombinierte Weichteil- und Gelenkmobilisation) (Abb. 8.17)

Indikation: Eingeschränkte Beweglichkeit in der LWS.

Ausgangsstellung
Patient: Bauchlage.
Therapeut: Steht auf der nichtbehandelten Seite.

Ausführung

Die **rechte Hand** des Therapeuten hebt das Becken nach dorsal **(1)**. Die **linke Hand** liegt mit den Handballen (Abb. 8.17a) oder der ulnaren Handkante (Abb. 8.17b) am Muskelwulst des Erector trunci und führt von den Dornfortsätzen her eine **rhythmische Gegenbewegung in ventraler und lateraler Richtung** aus **(1)** (= Querdehnung des Erector trunci mit unspezifischer Gelenkmobilisation). Dann gehen **beide Hände wieder in die Ausgangsstellung (2)**. Die Bewegungsfolge ist rhythmisch. Die Muskelbehandlung kann auch ohne Gelenkbeteiligung erfolgen (Abb. 8.17c).

Hinweis
Die Technik kann auch in der postisometrischen Relaxation (PIR) erfolgen.
Wenn die ulnare Handkante der kranialen (linken) Hand Kontakt mit der **11. oder 12. Rippe** aufnimmt (Handstellung wie bei Abb. 8.17b), dann kann die Gegenbewegung nach ventral und kaudal **auch zur Mobilisation dieser beiden Rippen** benutzt werden.

LBH-Region: LWS-Mobilisation in Bauchlage

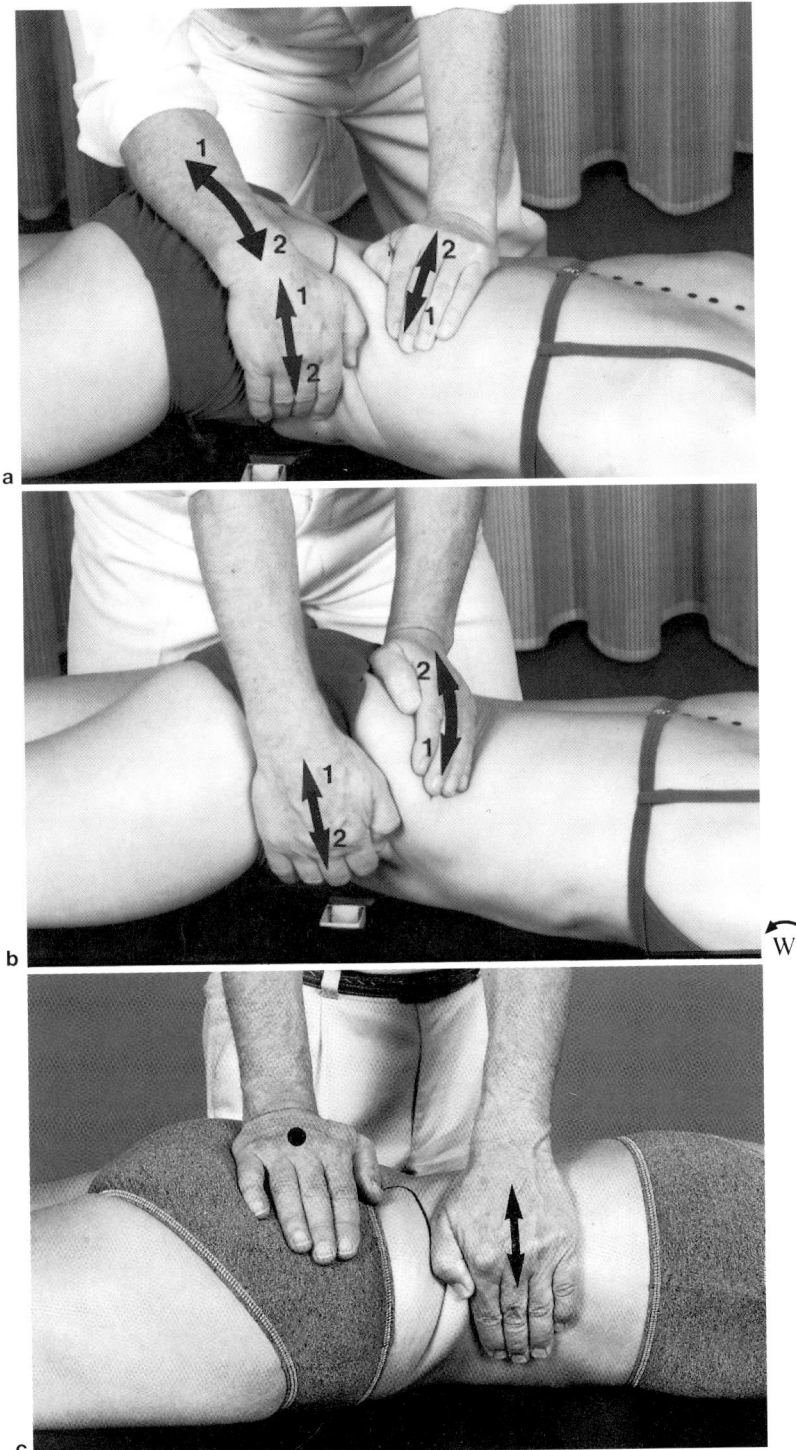

Abb. 8.17 a–c. Mobilisation LWS: Weichteil- und Gelenkmobilisation, a obere LWS, **b** untere LWS, **c** Muskelbehandlung ohne Gelenkbeteiligung

LWS: Mobilisation in Flexion nach postisometrischer Relaxation (PIR) (Abb. 8.18 a–c)

Indikation: Eingeschränkte Flexion in der LWS. Dehnung des Erector trunci.

Ausgangsstellung
Patient: Rückenlage.
Therapeut: Steht seitlich vom Patienten und führt die in Knie- und Hüftgelenk gebeugten Beine so weit nach kranial, bis die Bewegung in den LWS-Segmenten ankommt (Abb. 8.18 b).

Ausführung
Abb. 8.18 a: Aus dieser Position soll der Patient Widerstand gegen die Flexion (1) geben (Streckeranspannung).

Abb. 8.18 b, c: In der Entspannungsphase führt der Therapeut die Flexionsbewegung weiter nach kranial zum Kinn des Patienten (2), wobei er mit einer Hand am Becken die LWS-Flexion unterstützen kann. Dadurch werden die Lendenwirbelkörper in Divergenz mobilisiert und der Erector trunci gedehnt.

LBH-Region: LWS-Mobilisation in Rückenlage

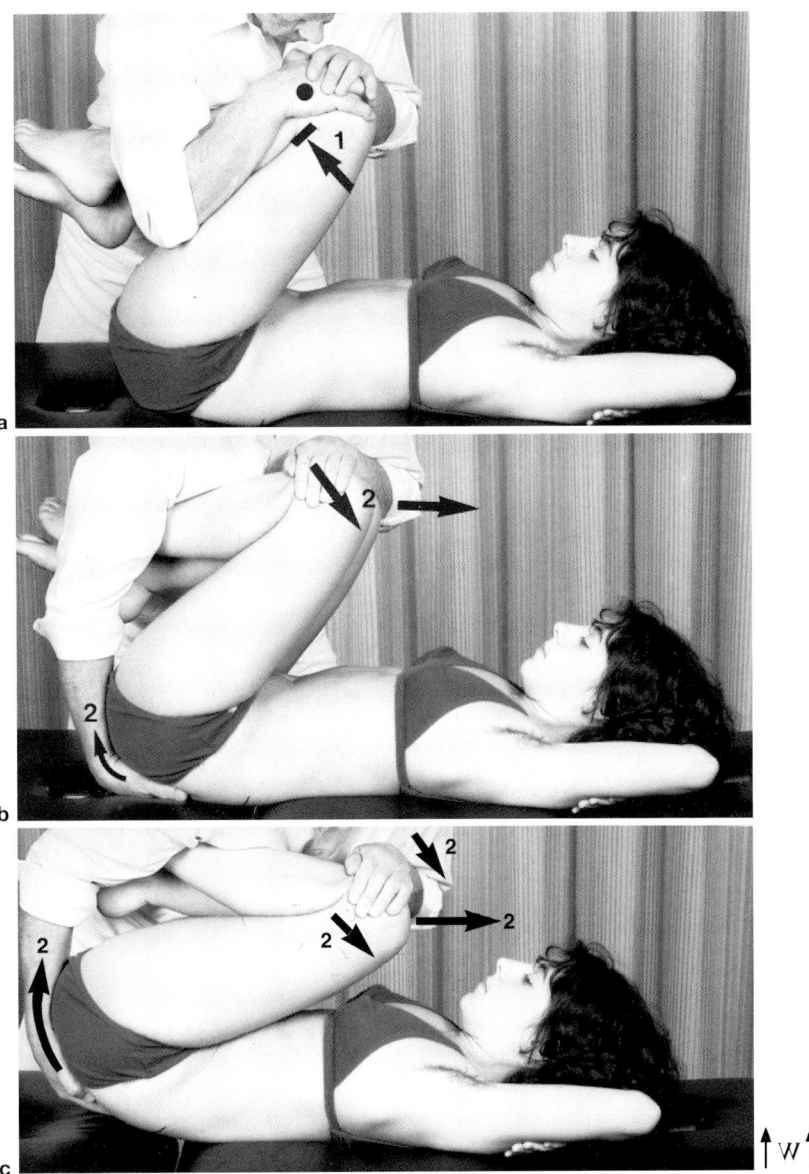

Abb. 8.18 a–c. Mobilisation LWS: in Flexion (unspezifisch), **a** isometrische Kontraktion, **b** Mobilisationsausgangsstellung, **c** Mobilisationsendstellung

LWS: Mobilisation untere LWS in Flexion (Kreuzgriff), kombinierte Gelenk- und Weichteilbehandlung (Abb. 8.19)

Indikation: Eingeschränkte Gleitbewegungen der Wirbelbogengelenke (Divergenz) und / oder Muskeldehnung: Erector trunci.

Ausgangsstellung
Patient: Bauchlage, das Becken ragt über den Tischrand, die Beine hängen herab, die Füße stehen auf dem Boden.
Therapeut: Steht seitlich vom Patienten, die Hände stehen mit gestreckten Unter über Kreuz auf der WS.

Ausführung
Fixation: Die kraniale **(rechte) Hand fixiert** die oberen Wirbel.
Mobilisation: Abb. 8.19a: Gegen den Widerstand der **Mobilisationshand (linke Hand)** kommt es zur isometrischen Anspannung des Erector trunci (**1**). Abb. 8.19b: Nach postisometrischer Entspannung (PIR) werden bei Ausatmung die **kaudalen Wirbel nach kaudal mobilisiert** und die Muskulatur gedehnt (**2**).

LBH-Region: LWS-Mobilisation in Bauchlage 225

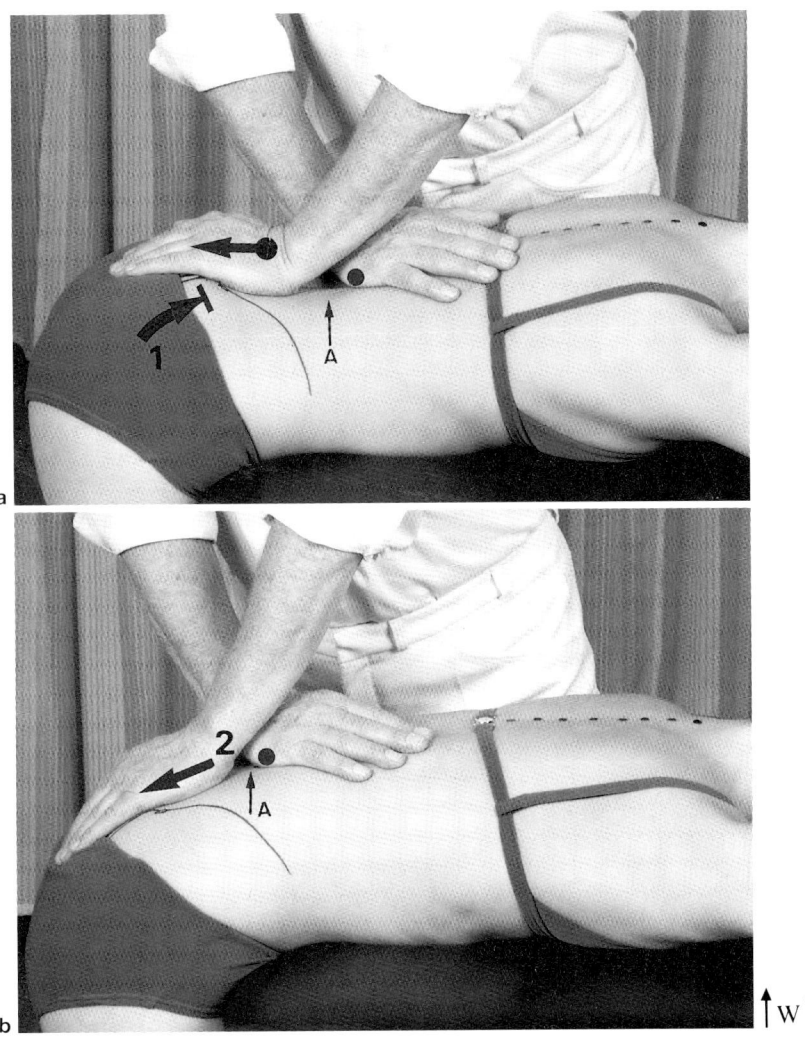

Abb. 8.19 a, b. Mobilisation LWS: untere LWS in Flexion, **a** Ausgangsstellung, **b** Endstellung. Auch zu verwenden als **Muskeldehnung** (PIR) (**A** Bewegungsachse)

LWS: Mobilisation obere LWS in Flexion (Kreuzgriff), kombinierte Gelenk- und Weichteilbehandlung (Abb. 8.20)

Gleiche Ausgangsstellung und Technik wie bei Abb. 8.19. Die LWS wird durch eine Polsterunterlage kyphosiert. Die Achse befindet sich wie bei der vorigen Technik zwischen Fixations- und Mobilisationshand am höchsten Punkt des Polsters.

LBH-Region: LWS-Mobilisation in Bauchlage

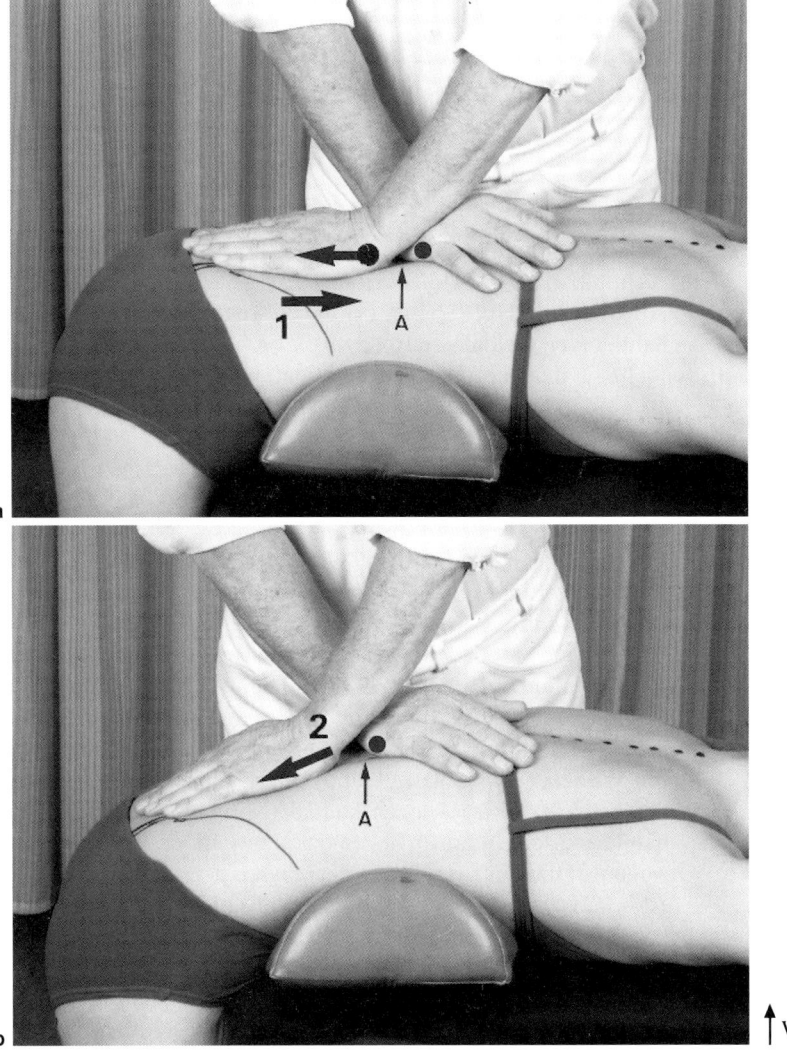

Abb. 8.20 a, b. Mobilisation LWS: obere LWS in Flexion, **a** Ausgangsstellung, **b** Endstellung. Auch zu verwenden als Muskeldehnung (PIR)

LWS: Mobilisation in Extension oder in Flexion (Mitnehmertechnik) (Abb. 8.21 a, b); Traktionsmobilisation im lumbosakralen Übergang (Abb. 8.21 c)

Indikation: Bewegungseinschränkung bei Extension bzw. Flexion der LWS.

Ausgangsstellung
Patient: Seitenlage mit angewinkelten Beinen.
Abb. 8.21 a: ca. 80° Hüftflexion.
Abb. 8.21 b, c: Hüftflexion, bis die Bewegung im Nachbarsegment des zu behandelnden Gelenks spürbar wird bzw. bis zur Barriere (Bewegungssperre).
Therapeut: Steht auf der Ventralseite des Patienten.

Ausführung
Fixation: Fixation des kranialen Wirbels **am Dornfortsatz durch die linke Hand** (und den Arm) des Therapeuten (Gegenhalt). Die Fixation kann oberhalb des fixierten Wirbels durch Einstellung in Linksrotation bei Linksseitneigung (Polster unterlegen) und in der BWS (z.B. bei Mobilisation von L1) noch durch zusätzliche Extension bei gleicher Seitneigung und Rotation verstärkt werden (Verriegelung).

Mobilisation: Abb. 8.21 a Mobilisationshand: **Dorsalschub über den Oberschenkel und Becken- und Dorsalflexion des kaudalen Wirbels am Dornfortsatz nach kranial** (Konvergenzgleiten).

Abb. 8.21 b Mobilisationshand: **Verstärkung der Flexion unterhalb des fixierten Wirbels** (= Divergenzgleiten) durch Flexion des Beckens und Mitnahme des kaudalen Wirbels nach kaudal (Mitnehmertechnik). Die **Mobilisationshand** bzw. der Unterarm liegen dabei **fest auf dem Sakrum** und führen die Bewegung. Daumen und Zeigefinger fassen den Dornfortsatz des Wirbels.

Abb. 8.21 c zeigt die **Traktionsmobilisation im lumbosakralen Übergang** (L5/S1) mit **Gegenhalt** an der **Fixationshand** (LS) und gleichzeitiger **Mitnehmertechnik an der Mobilisationshand** (am Becken). Der Krafteinsatz an beiden Händen ist gleich groß. Die Traktionsmobilisation erweitert bei gleichzeitigem Divergenzgleiten in den Wirbelbogengelenken v.a. den Bandscheibenraum und das Foramen intervertebrale.

Hinweis
Die Technik kann mit Verriegelung auch als **indirekte** (Abb. 8.21 a) **oder als Direktmanipulation** (Abb. 8.21 b, c) verwendet werden (Abb. 8.30, S. 247 und Abb. 8.31, S. 249).

LBH-Region: LWS-Mobilisation in Seitenlage   229

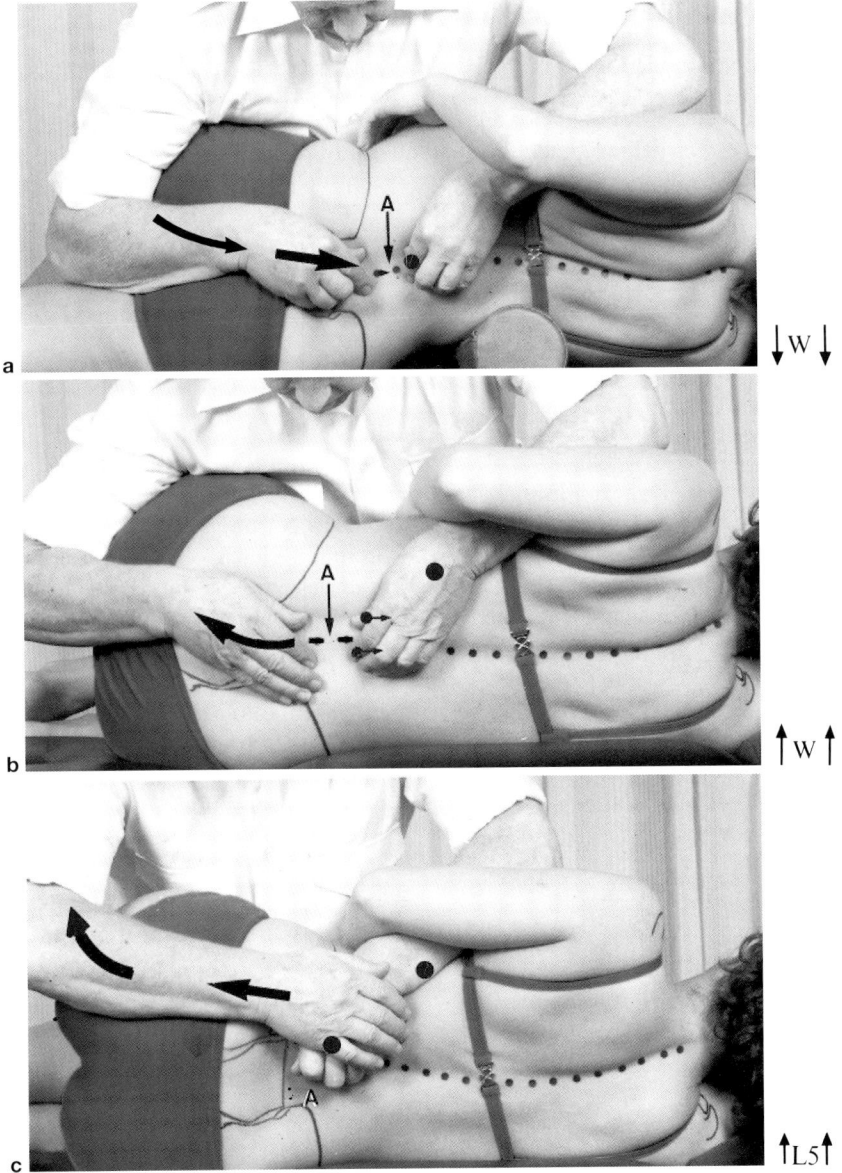

Abb. 8.21 a–c. Mobilisation LWS, Flexion/Extension, **a** in Extension, **b** in Flexion, **c** Traktionsmobilisation im lumbosakralen Übergang (L5)

LWS und lumbosakraler Übergang:
Einseitige Gelenktraktion durch Kreuzgriff (Abb. 8.22)

Indikation: Einseitig (hier auf der rechten Seite) eingeschränkte Beweglichkeit der Wirbelbogengelenke im lumbosakralen Übergang.

Ausgangsstellung
Patient: In Bauchlage, auf ein Polster gelagert (Abb. 8.22 a) oder mit lordosierter LWS (Abb. 8.22 b).
Therapeut: Steht auf der nichtbehandelten Seite in Höhe des zu mobilisierenden Segments.

Ausführung
Fixation: Die fixierende **linke Hand** liegt im Winkel von Dorn- und Querfortsätzen und **fixiert** die kranialen Wirbel **in leichter Rechtsrotation.**
Mobilisation: Die **Mobilisationshand** liegt mit der ulnaren Handkante **auf dem Querfortsatz des** zu mobilisierenden **kaudalen Nachbarwirbels** und bewegt diesen in der Entspannungsphase bei Ausatmung **nach ventral und lateral.** Dadurch entsteht eine (Links-)Rotation dieses Wirbels mit Traktion im rechten Wirbelbogengelenk zum kranialen Nachbarwirbel.

Hinweis
Bei kyphosierter LWS (Abb. 8.22 a) wird außerdem durch die Gelenktraktion das Gleiten in Divergenz begünstigt, bei lordosierter LWS (Abb. 8.22 b) mehr die Konvergenz.

Diese Technik ist auch als **Direktmanipulation** geeignet.

LBH-Region: LWS-Mobilisation in Bauchlage

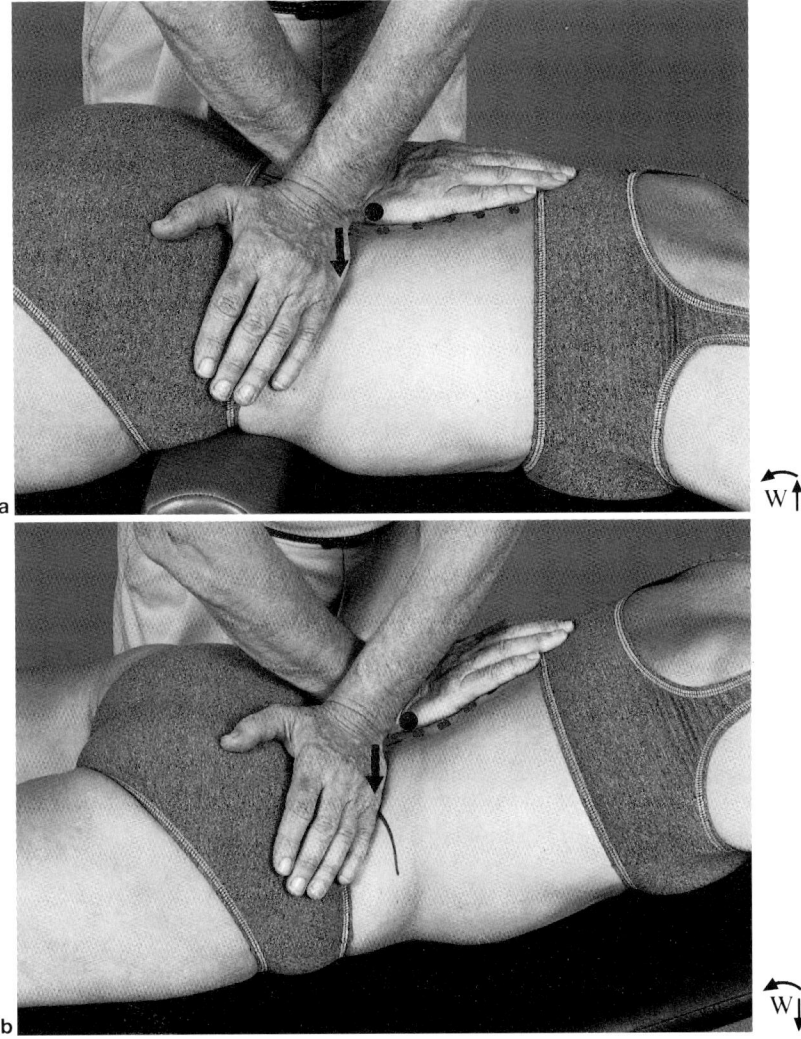

Abb. 8.22 a, b. Mobilisation LWS und lumbosakraler Übergang Traktionsmobilisation (Kreuzgriff). **a** bei kyphosierter, **b** bei lordosierter LWS

LWS: Mobilisation des Segments L 5/S 1 in Rotation oder Flexion (Gegenhaltertechnik) (Abb. 8.23)

Indikation: Bewegungseinschränkung im Segment L 5/S 1.

Ausgangsstellung
Patient: In **Rechtsseitenlage,** das oben liegende Bein ist im Hüftgelenk flektiert und wird vom Therapeuten in dieser Position fixiert. Der Kopfteil der Untersuchungsbank ist hochgestellt. Dadurch entsteht eine Linksseitneigung der ganzen WS.

Ausführung
Fixation: **Kranial Linksseitneigung** durch die Ausgangsstellung (angehobener Oberkörper) und Linksrotation bis einschließlich **L 4 in Extension** durch Thoraxrückdrehen und **Fixation des Dornfortsatzes L 5 mit der linken Hand** (Gegenhalt).

Mobilisation: Der **Mobilisationsimpuls erfolgt über das Sakrum und linke Ilium** nach kaudalventral, d. h. durch Rechtsrotation. Folge: Linksrotation von L 5 auf S 1 und **Traktion im linken Wirbelbogengelenk L 5/S 1,** das zum Klaffen gebracht wird. Wenn **Mobilisationshand und Unterarm auf die Mitte des Sakrums** gelegt werden, dann erfolgt ein **Divergenzgleiten in beiden Wirbelbogengelenken L 5/S 1 mit Erweiterung des Bandscheibenraumes.**

Alternativ ist eine Ausgangsstellung in Rechtsseitneigung (mit Linksrotation) durch Polsterunterlage möglich.

Fixation: Die Fixation erfolgt dann durch Flexion von kranial bis einschließlich L 4, die an den Dornfortsätzen exakt zu palpieren ist.

Mobilisation: Die Mobilisation erfolgt wie oben beschrieben.

Hinweis
Die Technik eignet sich auch als **indirekte Manipulation.**

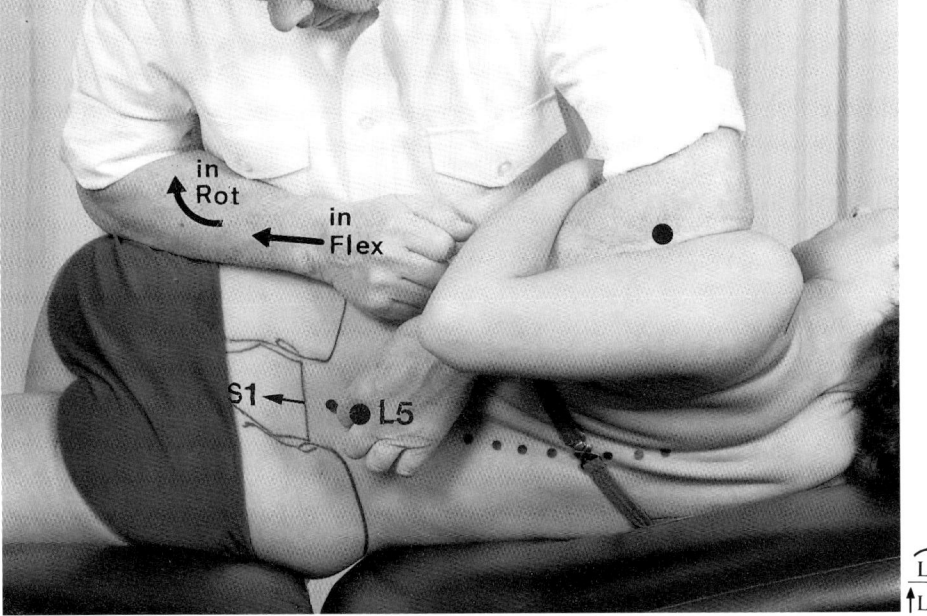

Abb. 8.23. Mobilisation LWS: Segment L 5/S 1 in Rotation oder Flexion.
Fixation: kranial einschließlich L 4 in Linksseitneigung, Linksrotation, Extension und Fixation von L 5.
Mobilisation: Becken in Rechtsrotation oder Flexion.
Hinweis: Bei Flexion werden beide Wirbelbogengelenke mobilisiert

Lumbosakraler Übergang: Mobilisation des Segments L 5/S 1 in Flexion (Divergenz durch Gegenhaltertechnik) (Abb. 8.24)

Indikation: Bewegungseinschränkung im Segment L 5/S 1. Bandscheibenprotusion im Segment.

Ausgangsstellung
Patient: In Bauchlage, LWS in Kyphose (Polster) zur Bänderfixation.
Therapeut: Steht kranial vom lumbosakralen Übergang.

Ausführung
Fixation: Die **linke Hand** und der Unterarm des Therapeuten liegen auf der LWS, Daumen und Zeigefinger **fixieren den Dornfortsatz** zusätzlich nach kranial.
Mobilisation: Die **rechte Hand** liegt auf dem Sakrum, die Handwurzel **an der Sakrumbasis.** Der **Mobilisationsimpuls** in der Entspannungsphase geht **nach ventral-kaudal** und bewirkt damit eine Divergenzbewegung der fast in der Frontalebene stehenden Gelenkfacetten und eine Erweiterung des Bandscheibenraumes.

Hinweis
Die gleiche Mobilisation kann mit einem Kreuzgriff wie in Abb. 8.22 a, S. 231, erfolgen.

LBH-Region: LWS-Mobilisation L5/L1 in Bauchlage 235

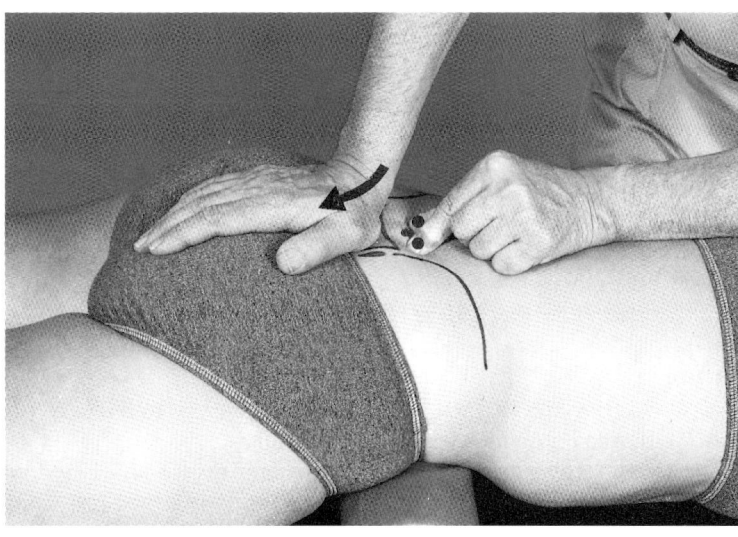

Abb. 8.24. Mobilisation LWS: lumbosakraler Übergang: Segment L 5/S/1 in Flexion (Divergenz).

LWS: Automobilisation in Flexion mit Dehnung des Erector trunci (Abb. 8.25)

Indikation: Eingeschränkte LWS-Flexion und Verkürzung des Erector trunci.

Ausgangsstellung
Patient: Rückenlage. Ausgangsstellung wie bei der Mobilisation (Abb. 8.18, S. 223). Der Nacken liegt auf einem Polster. Der Patient umfaßt mit beiden Händen die Oberschenkel in der Kniekehle. Ein fester Griff wird erreicht, wenn die eine Hand das andere Handgelenk umfaßt.

Ausführung
Abb. 8.25 a: Der Patient spannt Hüftgelenks- und Rückenstrecker isometrisch gegen den Widerstand der Hände an.
Abb. 8.25 b: In der postisometrischen Entspannungsphase zieht er die Kniegelenke weiter nach kranial zum Kinn, wodurch die Flexion in der LWS verstärkt und der Erector trunci gedehnt wird.

Hinweis
Mit dem Griff in die Kniekehle kann ein Abrutschen der Hände vermieden werden.

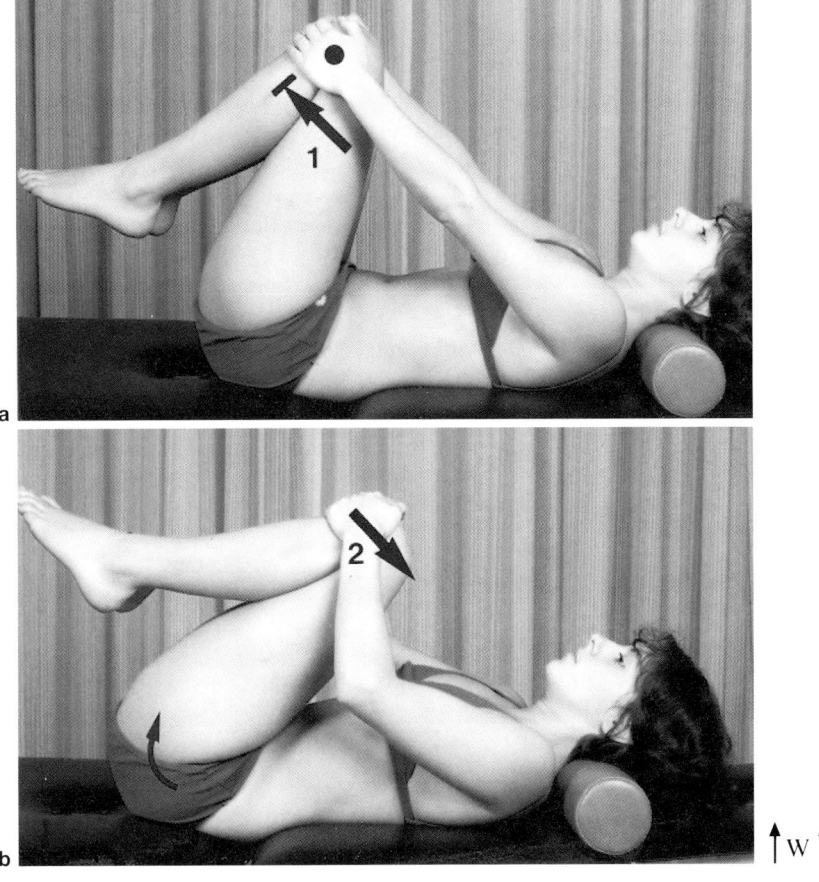

Abb. 8.25 a, b. Mobilisation LWS: Automobilisation in Flexion und Selbstdehnung des Erector trunci a (lumbaler Teil, PIR), Ausgansstellung, b Endstellung

LWS: Automobilisation: Kräftigung der Bauch- und Rückenmuskeln (Abb. 8.26)

Indikation: Bewegungseinschränkung der lumbalen Wirbelsegmente. Abgeschwächte Bauch- und Rückenmuskulatur.

Ausgangsstellung
Patient: Abb. 8.26 a: Das Becken hängt über der Tischkante. Hier liegt dann die Umdrehungsachse (A).

Ausführung
Abb. 8.26 b: **Beckenhebung:** Konvergenzmobilisation, Anspannung von Bauch- und Rückenmuskeln; Abb. 8.26 c: Verlagerung der Umdrehungsachse durch untergelegtes Polster nach kranial.

Hinweis
Die Ausgangsstellung ist zur muskulären Stabilisation des lumbosakralen und thorakolumbalen Übergangs geeignet.

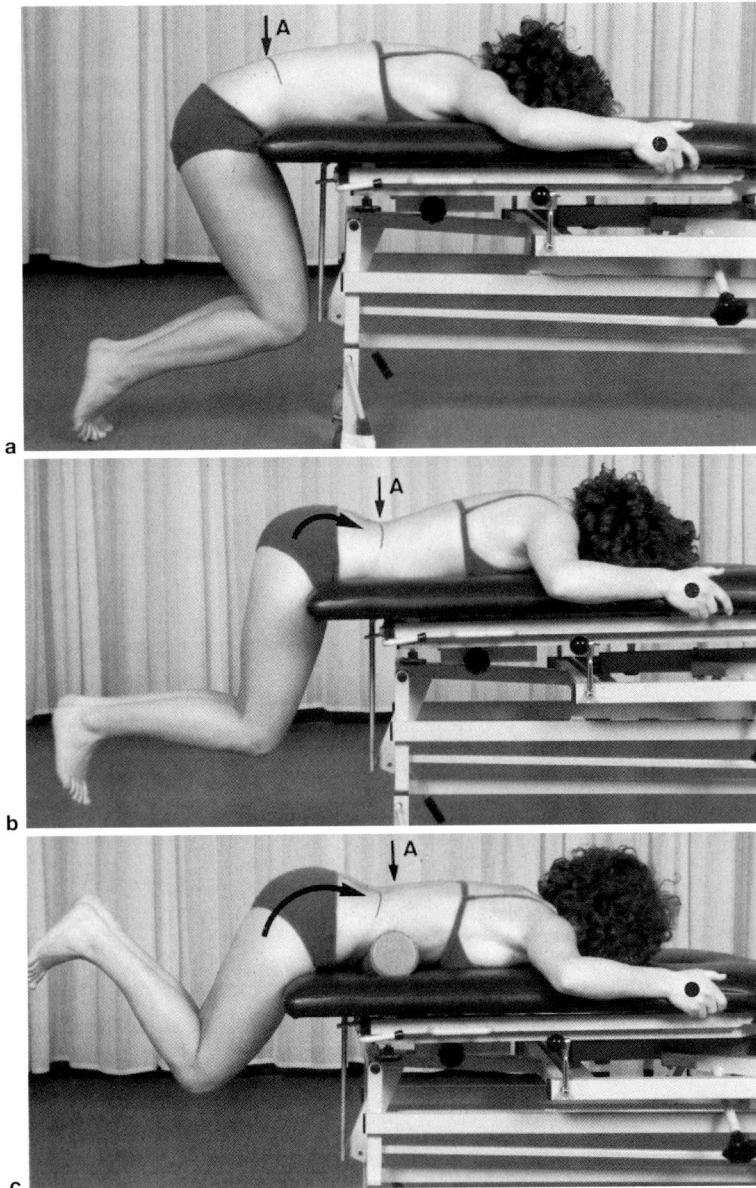

Abb. 8.26 a–c. Mobilisation LWS: Automobilisation und Training der Bauch- und Rückenmuskulatur. a, b untere LWS, **c** thorakolumbaler Übergang

LWS: Automobilisation durch Seitneigung in Extension (Abb. 8.27)

Indikation: Eingeschränkte Beweglichkeit der LWS bei Seitneigung.

Ausgangsstellung
Patient: Bauchlage, die LWS ist lordosiert.
Abb. 8.27 a: Beine parallel zusammen: Achse im lumbosakralen Übergang.
Abb. 8.27 b: Beine gespreizt: Achse je nach Spreizung mehr kranial.
Abb. 8.27 c, d zeigen die gleiche Technik in Rückenlage.

Ausführung
Die Beine werden abwechselnd gegenläufig nach kranial und kaudal bewegt.

Hinweis
Gelenknahe Extensoren und Rotatoren werden dabei gleichzeitig gekräftigt.

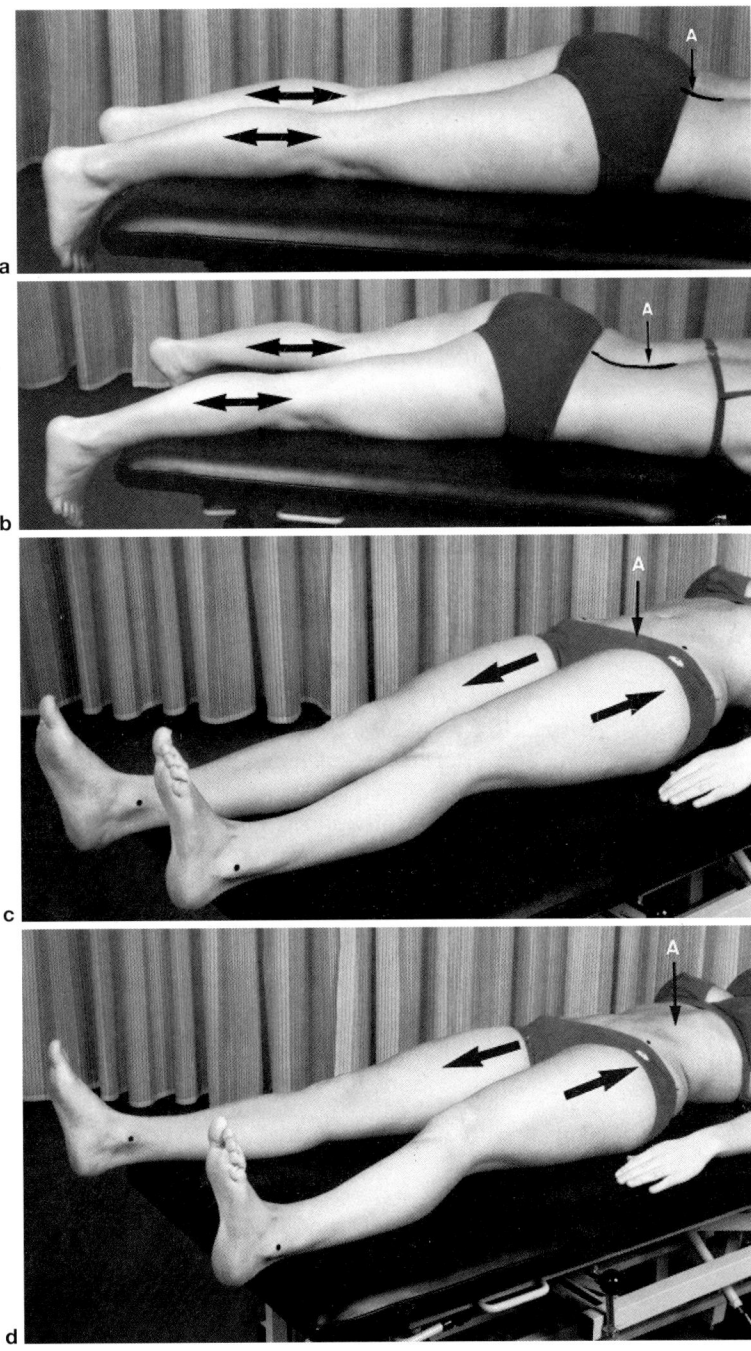

Abb. 8.27 a–d. Mobilisation LWS: Automobilisation: a untere LWS in Bauchlage, **b** obere LWS, **c–d** gleiche Technik in Rückenlage

Manipulationen

Lumbosakraler Übergang: Manipulation des Segments L5-S1, rechtes Gelenk. <u>Verriegelung kranial in Kyphose</u> (Abb. 8.28)

Indikation: Blockierung im lumbosakralen Übergang.

Ausgangsstellung
Patient: LWS in Kyphose. Die Arme sind vor der Brust gekreuzt.
Therapeut: Der Behandler steht hinter dem Patienten auf der Seite des zu behandelnden Gelenks.

Verriegelung
Kaudal: Das Becken wird **durch den Reitsitz fixiert.**
Kranial: **Seitneigung nach links in Kyphose.** Diese löst eine **Linksrotation der Wirbel** aus und verhindert dadurch eine Mitbewegung bei der Manipulation in Rechtsrotation (Gegenhalt).

Ausführung
- **Die rechte Hand** umfaßt den Schultergürtel von vorn, greift die linke Schulter und stellt den Oberkörper des Patienten in Kyphose, Seitneigung links und Rechtsrotation ein, bis die Bewegung im oberen Nachbarsegment (L4/L5) des zu behandelnden Segments ankommt.
- **Die linke Hand** palpiert die korrekte Einstellung von L5. Dann wird sie als **Mobilisationshand** mit dem Pisiforme von rechts **an den Dornfortsatz von L5** gelegt (Abb. 8.28a).
- Nach der isometrischen Anspannung und Blickwendung des Patienten nach links gegen die Manipulationsrichtung, erfolgt Ausatmen und Blickwendung in Manipulationsrichtung (rechts oben).
- Verstärkung der **Rechtsrotation des Oberkörpers bis einschließlich L5** mit einem kurzen Impuls des Pisiforme der linken Hand nach links-kranial **(Mitnehmertechnik)** (Abb. 8.28 b, c).

Hinweis
Diese Technik kann **als Mitnehmergriff auch ohne Verriegelung** ausgeführt werden.

LBH-Region: LWS-Manipulation im Sitzen

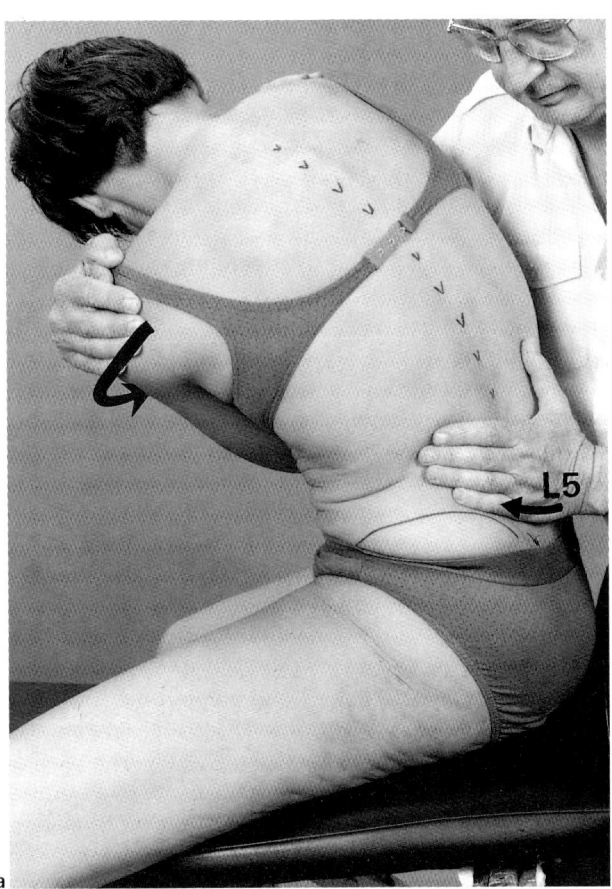

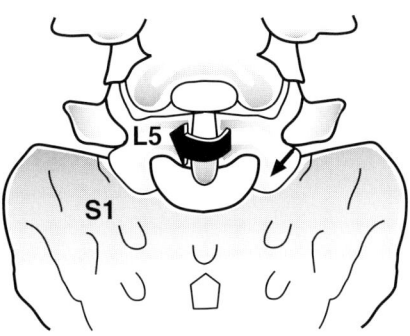

b Dorsalansicht

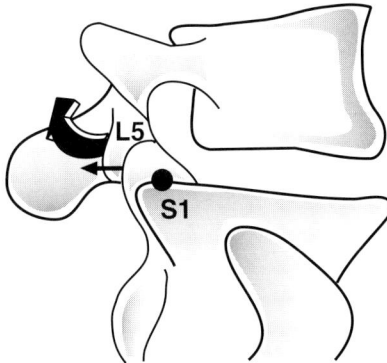

c Rechtes Gelenk, seitlich

Abb. 8.28 a–c. Manipulation LWS: im lumbosakralen Übergang.
Griffmechanik: durch den Zug des langen Hebels der verriegelten Wirbelsäule und den Druck des Pisiforme der manipulierenden linken Hand am Dornfortsatz von L 5 nach links und kranial **(a, b)** werden die rechtsseitigen Gelenkflächen von L 5 und S 1 voneinander gelöst **(c)**

Lumbosakraler Übergang: Manipulation des Segments L5–S1, rechtes Gelenk. <u>Verriegelung kranial in Lordose</u> (Abb. 8.29)

Indikation: L5–S1 Blockierung.

Ausgangsstellung
Patient: Die LWS ist lordosiert. Die Arme sind vor der Brust gekreuzt.
Therapeut: Der Therapeut steht hinter dem Patienten auf der Seite des zu behandelnden Gelenks.

Verriegelung
Kaudal: Das Becken wird durch den **Reitsitz** ausreichend fixiert.
Kranial: Die **Seitneigung nach rechts in Lordose** ist mit einer physiologischen **Linksrotation** verbunden, die eine Mitbewegung in Rechtsrotation bei der Manipulation verhindert (Gegenhalt).

Ausführung

- **Die rechte Hand** umgreift den Schultergürtel von vorn, faßt die linke Schulter und bewegt den Oberkörper des Patienten in Lordose, wenig Rechtsseitneigung und Rechtsrotation, bis die Bewegung im Segment L4/L5 ankommt.
- **Die linke Hand palpiert die Einstellung** und wird dann als Mobilisationshand **mit dem Os Pisiforme von rechts gegen den Dorn von L5 gelegt** (Abb. 8.29a).
- Einstellung von L5 an die Bewegungsgrenze.
- Muskelentspannung durch isometrische Anspannung gegen die Bewegungsrichtung und Blickwendung nach links.
- Ausatmung und Blickwendung in die Richtung der Manipulation nach rechts oben.
- Die **Rotation des Oberkörpers nach rechts** bis **einschließlich** L5 wird mit einem kurzen Impuls verstärkt. Die linke Hand des Therapeuten verstärkt den **Druck gegen den Dorn von L5** nach links und nach kranial **(Mitnehmertechnik)** (Abb. 8.29b, c).

LBH-Region: LWS-Manipulation im Sitzen   245

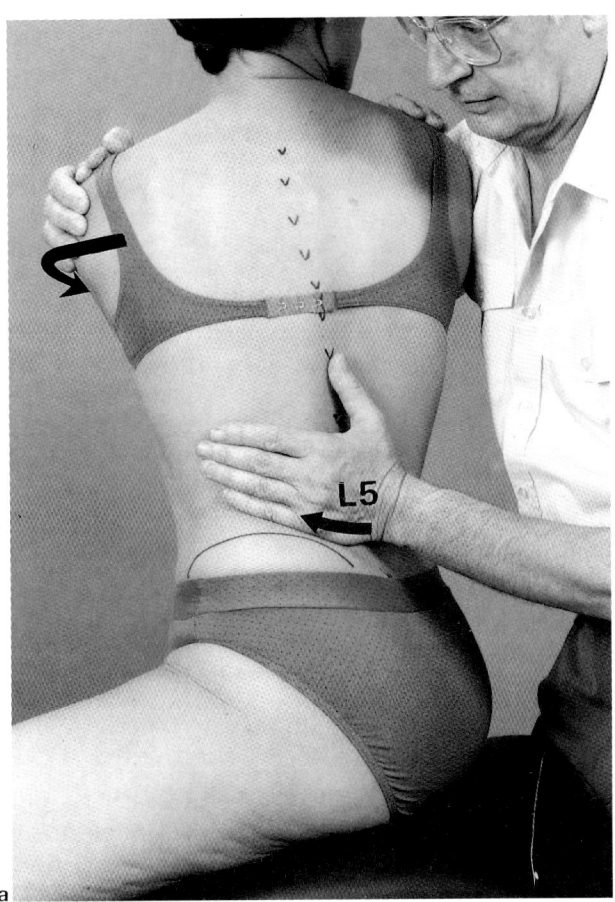

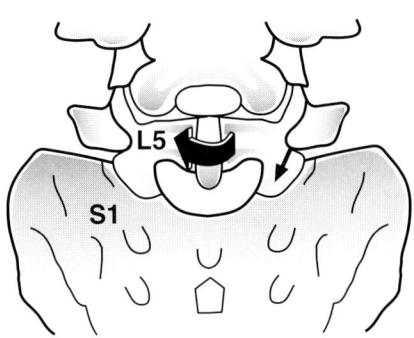

b Dorsalansicht

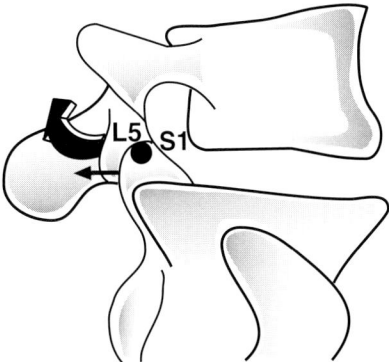

c Rechtes Gelenk, seitlich

Abb. 8.29 a–c. Manipulation LWS: im lumbosakralen Übergang, **Segment L 5/S 1,** rechtes Gelenk.
Griffmechanik: durch den Zug des Hebels der verriegelten Wirbelsäule und den Druck des Pisiforme gegen den Dornfortsatz von L 5 nach links und kranial **(a, b)** wird ein Klaffen des rechten Wirbelbogengelenks L 5/S 1 ausgelöst **(c)**

LWS: Manipulation mit Verriegelung in Kyphose.
Beispiel: Segment L 3–4, linkes Gelenk in Seitenlage.
Beidseitige Verriegelung kranial und kaudal in Kyphose (Abb. 8.30)

Indikation: Blockierung im Bereich **Th 12–S 1**.

Ausgangstellung
Patient: Rechtsseitenlage mit einer Rolle unter dem zu manipulierenden Segment. Dadurch entsteht eine **Rechtsseitneigung** (mit Linksrotation).

Therapeut: Der **Therapeut beugt das oben liegende Bein** des Patienten im Hüftgelenk. Er palpiert mit der linken Hand, ob die Flexion im kaudalen Nachbarsegment ankommt. Der Fuß des Patienten bleibt auf dem anderen Bein liegen. Alternativ kann das Bein nach vorn über den Rand der Behandlungsbank hängen, wodurch **eine Kyphose und ebenso eine Rechtsrotation des Beckens entsteht.**

Verriegelung
Kaudal: Durch die untergelegte Rolle entsteht eine **Seitneigung nach rechts.** Durch die zusätzliche Flexion kommt es zur **Rechtsrotationsstellung** unterhalb des zu manipulierenden Segments.

Kranial: Mit der **linken Hand** wird der Oberkörper des Patienten in **Flexion und Linksrotation** bewegt, bis die rechte Hand tastet, daß die Bewegung im kranialen Nachbarsegment ankommt.

Ausführung
- Die **rechte Hand fixiert** oder verstärkt die Rechtsrotation des kaudalen Wirbels durch Zug **am Dornfortsatz** (Abb. 8.30 a, b).
- Isometrische Anspannung des Patienten in Linksrotation gegen die linke Hand des Therapeuten.
- Einatmen – Ausatmen.
- Blick des Patienten in die Manipulationsrichtung (links oben).
- Die manipulierende **linke Hand** des Therapeuten **verstärkt die Linksrotation des kranialen Wirbels** mit dem Unterarm und durch **Stoß gegen den Dornfortsatz nach unten** (tischwärts), wodurch das oben gelegene (linke) Gelenk zum Klaffen gebracht wird (Abb. 8.30 c).

Anmerkung
Die **Manipulation** kann **auch mit einer nur einseitigen Verriegelung** (meist kaudal) und stärkerem Impuls an den Dornfortsätzen, die dann fest zwischen Daumen und Zeigefinger gefaßt werden, ausgeführt werden.

LBH-Region: LWS-Manipulation in Seitenlage

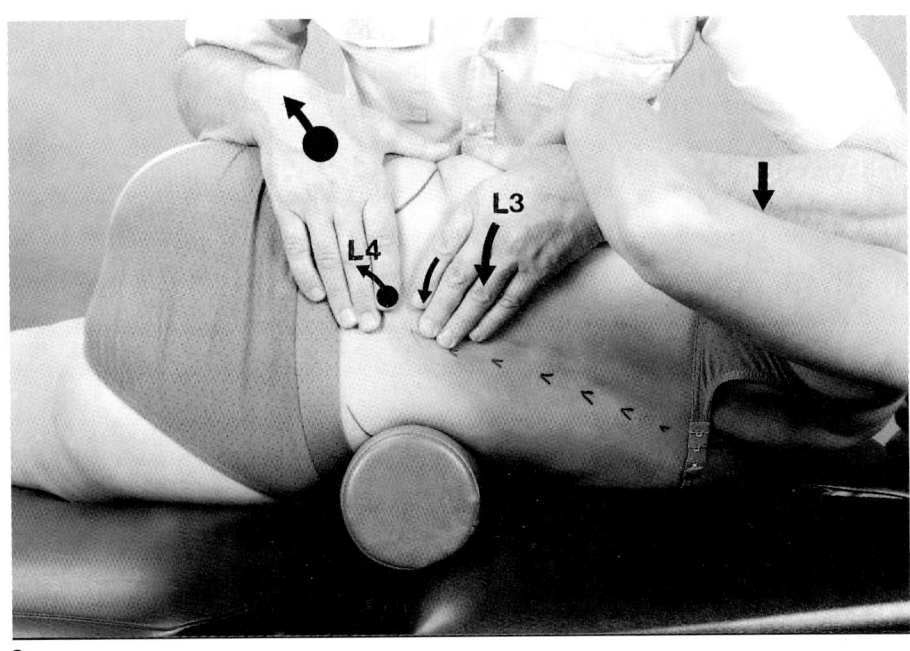

a

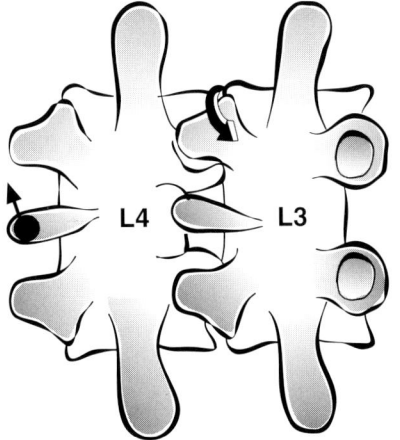

b Dorsalansicht

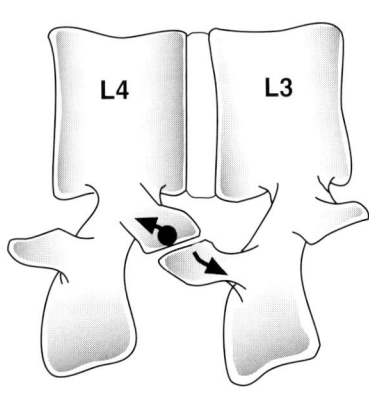

c Linkes Gelenk, seitlich

Abb. 8.30 a–c. Manipulation der LWS mit Verriegelung in Kyphose.
Griffmechanik: die Ebene der Gelenkflächen liegt praktisch sagittal. Durch die **Linksrotation des kranialen Wirbels,** verstärkt durch den direkten Impuls am Dornfortsatz und den **Gegenhalt am kaudalen Wirbel** entsteht ein Klaffen der Gelenkflächen im linken Wirbelbogengelenk **(c)**. Die Rotationsbewegung läuft um eine longitudinale Achse, die sich etwa im rechten Bogengelenk befindet

LWS: Manipulation mit Verriegelung in Lordose und Kyphose. Beispiel: Segment L 3–4, linkes Gelenk in Seitenlage. Beiderseitige Verriegelung kaudal in Kyphose und kranial in Lordose (Abb. 8.31)

Indikation: Blockierung im Bereich **Th 12–S 1.**

Ausgangstellung
Patient: Liegt auf der rechten Seite. Das Kopfteil des Behandlungstisches ist soweit angehoben, daß kranial bis zum oberen Nachbarwirbel des zu manipulierenden Segments eine **leichte Linksseitneigung in der LWS** entsteht.
Therapeut: Steht vor dem Patienten.

Verriegelung
Kaudal:
- Das oben liegende Bein wird vom Therapeuten soweit gebeugt, daß die **Flexion im kaudalen Nachbarsegment** des Manipulationssegments ankommt.
  Das wird mit der linken Hand palpiert. Der Fuß des Patienten bleibt dabei auf dem anderen Bein liegen.
- Danach wird die **oben liegende linke Beckenhälfte mit dem Unterarm nach kaudal gezogen, wodurch unterhalb des zu manipulierenden Segments eine Rechtsseitneigung** entsteht. **Rechtsseitneigung bei Flexion ergibt eine Rechtsrotationstendenz,** die eine Mitbewegung in Linksrotation verhindert (Gegenhalt).
- Alternativ kann die Rechtsrotation durch Abhängenlassen des Beines über den Bankrand hergestellt werden.

Kranial:
- Mit der **linken Hand** rotiert der Therapeut den **Thorax des Patienten** auf dem angehobenen Kopfteil **nach dorsal in Linksrotation,** bis die Bewegung unter der palpierenden rechten Hand im kranialen Nachbarsegment ankommt.

Ausführung
- Der Patient macht mit dem Oberkörper eine isometrische Anspannung in Rechtsrotation gegen den Unterarm des Therapeuten.
- Die **rechte Hand fixiert** das Becken und die kaudalen Wirbel **in Rechtsseitneigung und Rechtsrotation** (Abb. 8.31 a).
- **Linke Hand** und Unterarm **mobilisieren durch Verstärkung der Linksrotation des kranialen Wirbels** bei Ausatmung und Blick des Patienten nach links oben (Abb. 8.31 a), wodurch das linke Wirbelbogengelenk zum Klaffen gebracht wird (Abb. 8.31 c).

Anmerkung
Diese Technik unterscheidet sich von der vorigen nur durch unterschiedliche Verriegelung kranial und kaudal.

LBH-Region: LWS-Manipulation in Seitenlage

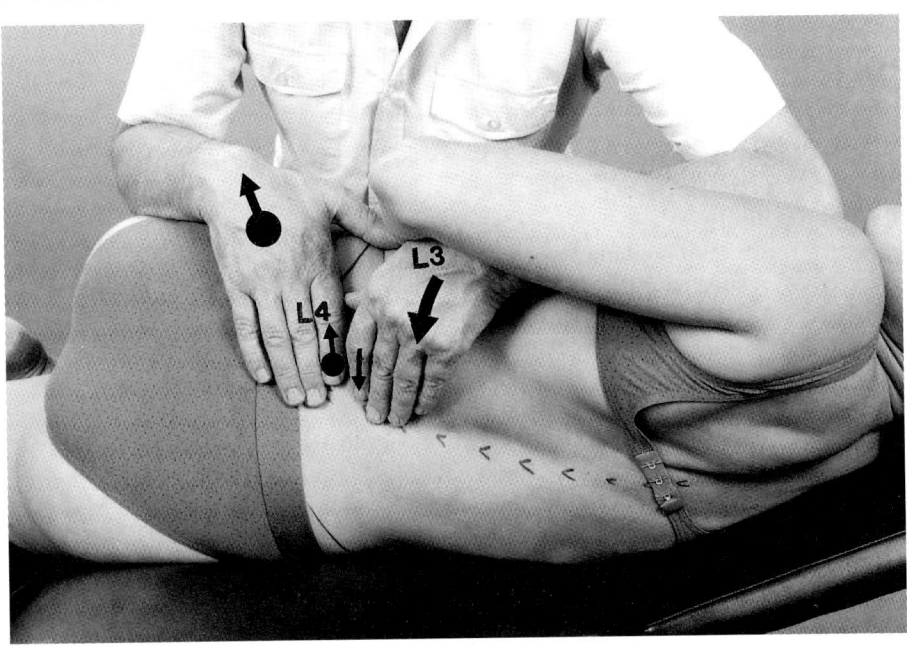

a

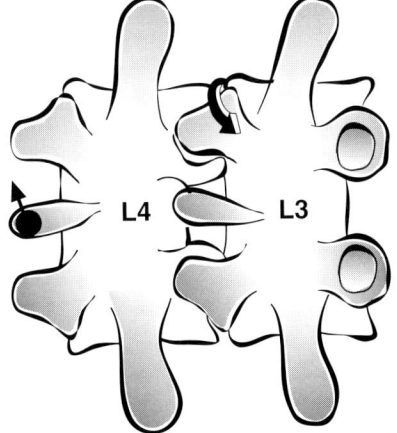

b Dorsalansicht

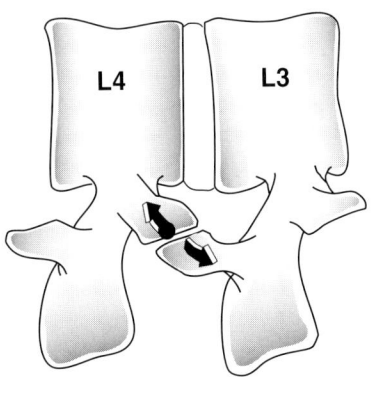

c Linkes Gelenk, seitlich

Abb. 8.31 a–c. Manipulation der LWS mit Verriegelung in Lordose und Kyphose.
Griffmechanik: durch die Linksrotation des kranialen Wirbels auf dem in Rechtsrotation (Gegenhalt) stehenden kaudalen Partnerwirbel werden die Gelenkfacetten des linken Bogengelenks voneinander gelöst. Die lokale Unterstützung der Fixations- und Mobilisationsbewegung an den Dornfortsätzen des zu behandelnden Segments erfordert einen festen Griff zwischen Daumen und Zeigefinger

LWS: Manipulation durch Gegenhalter- und Mitnehmertechnik. Segment L 1–L 2, rechtes Gelenk. Einseitige Verriegelung kaudal in Lordose (Abb. 8.32)

Indikation: Blockierung **Th 12–L 5**, besonders bei Hypermobilen.

Ausgangstellung
Patient: Sitzt mit einem Kissen unter der **rechten** Beckenhälfte, wodurch eine **Seitneigung nach rechts** in der unteren LWS entsteht. **Die LWS bleibt in Lordose.** Die Arme sind vor der Brust gekreuzt (Abb. 8.32 a).
Therapeut: Steht hinter dem Patienten.

Verriegelung
Kaudal: Die **Seitneigung nach rechts in Lordose** verhindert durch die physiologische Begleitrotation nach links eine Mitrotation nach rechts (Gegenhalt).
Kranial: Nur Bänderfixation **in Rechtsrotation und Flexion**.

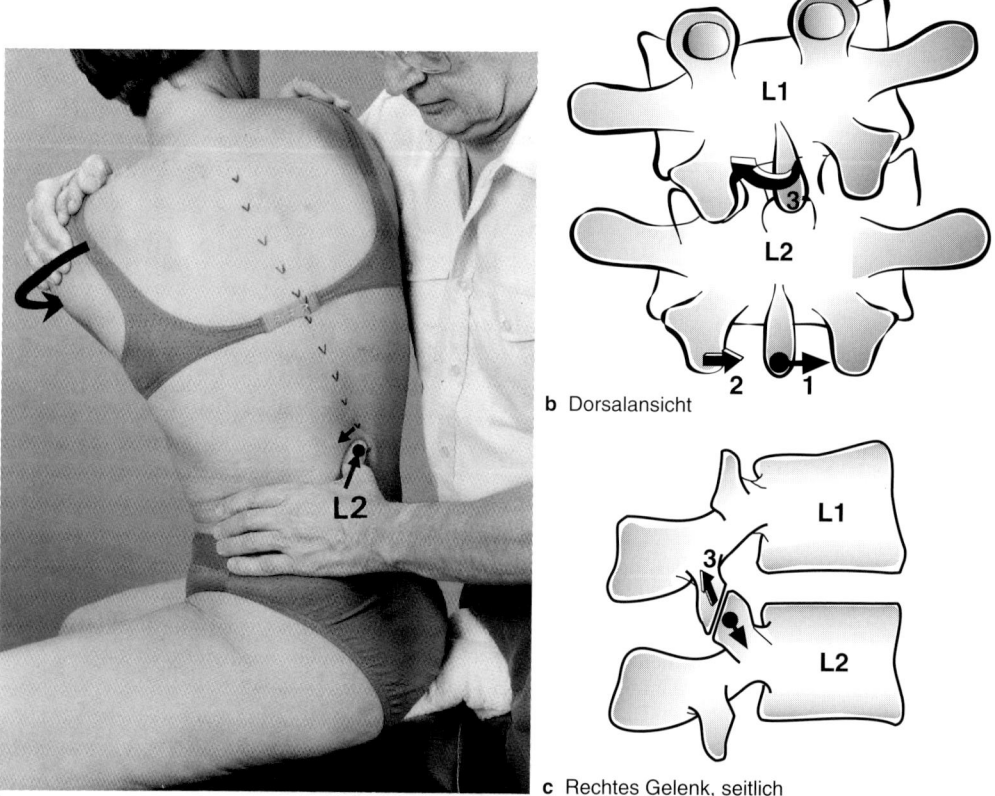

b Dorsalansicht

c Rechtes Gelenk, seitlich

Abb. 8.32 a–c. Manipulation der **LWS** durch **Gegenhaltertechnik (a–c)**, Segment L 1/L 2. **Griffmechanik:** durch die physiologische Begleitrotation (**1**) und den manuellen Gegenhalt (**2**) am kaudalen Wirbel in Linksrotation sowie den gegenläufigen Rechtsrotationsimpuls über die rechtsrotierte BWS am kranialen Wirbel (**3**) wird die rechte obere Gelenkfacette nach kranial und dorsal gezogen. Die kraniale Bandfixation muß besonders fest sein um einen Impulsverlust oder eine Traumatisierung zu vermeiden.

Ausführung
Gegenhaltertechnik (Abb. 8.32 a–c)

- Die rechte Hand umfaßt den Schultergürtel von vorn und ergreift die linke Schulter. Dann stellt man den **Patienten kaudal in Lordose und Rechtsgleitneigung** ein, bis die Begleitrotation nach links am unteren Nachbarsegment des zu behandelnden Segments in L 2/L 3 ankommt (kaudale Verriegelung in Lordose, **1**).
- Die linke Hand verhindert eine Rechtsrotation von L 2 außerdem durch **Gegenhalt mit dem Daumen von links gegen den Dornfortsatz von L 2** und hält die untere LWS in Lordose (**2**) (Gegenhaltertechnik).
- Der Patient macht eine isometrische Muskelanspannung in Linksrotation mit Einatmung und Blickwendung nach links.
- In der Ausatmungsphase zusätzlicher **kurzer Rechts-Rotationsimpuls von L 1 über die rechtsrotierte BWS gegen den fixierten Dornfortsatz von L 2,** mit gleichzeitiger Blickwendung in Richtung der Manipulation nach rechts.

Mitnehmertechnik (Abb. 8.32 d–f)

- Bei der **Mitnehmertechnik** führt der Therapeut wieder mit dem Pisiforme seiner linken Hand wie bereits beschrieben einen **Schubstoß am Dornfortsatz L 1 nach links oben** aus, bei gleicher kaudaler Verriegelung, allerdings ohne Gegenhalt an L 2.

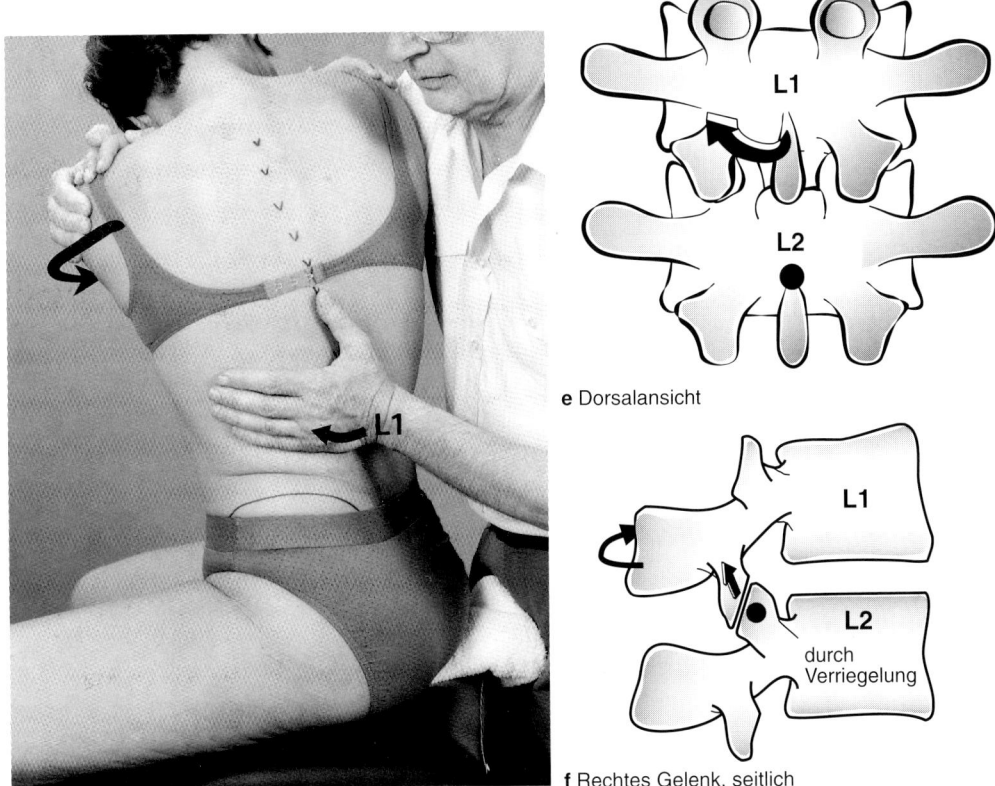

Abb. 8.32 d–f. Bei der Mitnehmertechnik (d–f) muß die **kaudale Verriegelung fester** sein, um dem fehlenden manuellen Gegenhalt an L2 zu kompensieren

LWS: Manipulation durch Gegenhalter- und Mitnehmertechnik. Segment L 1–L 2, rechtes Gelenk.
Einseitige Verriegelung kaudal in Kyphose (Abb. 8.33)

Bei Behandlung der LWS sitzen die Patienten im Reitsitz auf dem Kopfende eines höhenverstellbaren Behandlungstisches. Dadurch können das Becken und die Hüften stabil eingestellt werden.

Indikation: Blockierung im Bereich der Segmente **Th 12–L 5.** Da die meisten Patienten mit Rückenschmerzen eine kyphosierte Schonhaltung haben, wird diese Einstellung zuerst beschrieben.

Ausgangstellung
Patient: Sitzt mit einem Kissen unter der linken Beckenhälfte **in Linksseitneigung.** Die Arme sind vor der Brust gekreuzt (Abb. 8.33a).
Therapeut: Steht hinter dem Patienten.

Verriegelung
Kaudal: Die **Linksseitneigung** durch Anheben der linken Beckenhälfte (Kissen) bewirkt bei **Kyphosierung** eine **Linksrotation,** die Mitbewegungen in **Rechtsrotation verhindert.** Der von links angelegte Daumen am kaudalen Wirbel des zu manipulierenden Segments wirkt zusätzlich als **Gegenhalter.** Die übrige Hand kontrolliert die Verriegelungseinstellung.
Kranial: **Fixierung** mit Hilfe der **Bänderspannung durch Flexion und Rechtsrotation.**

LBH-Region: LWS-Manipulation obere LWS im Sitzen   253

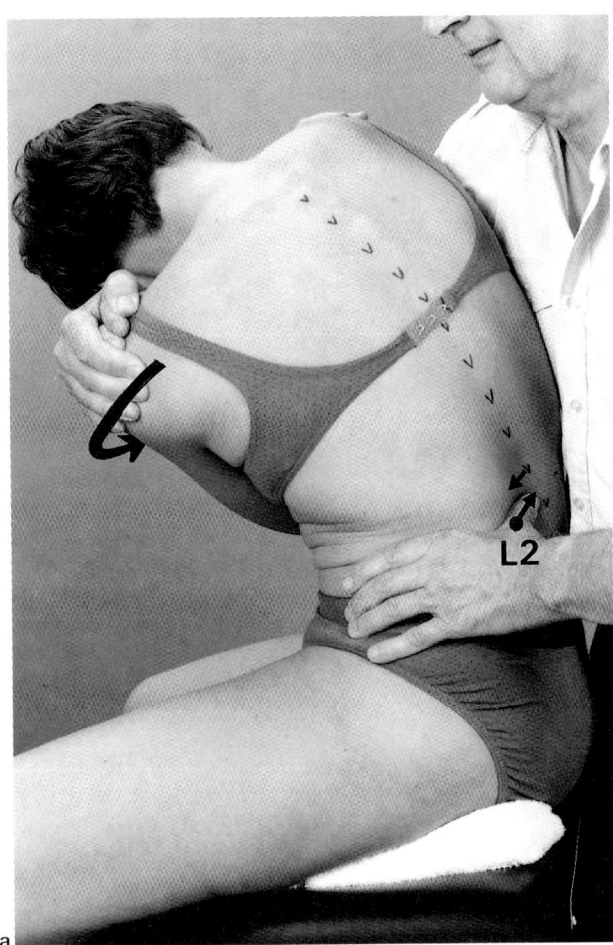

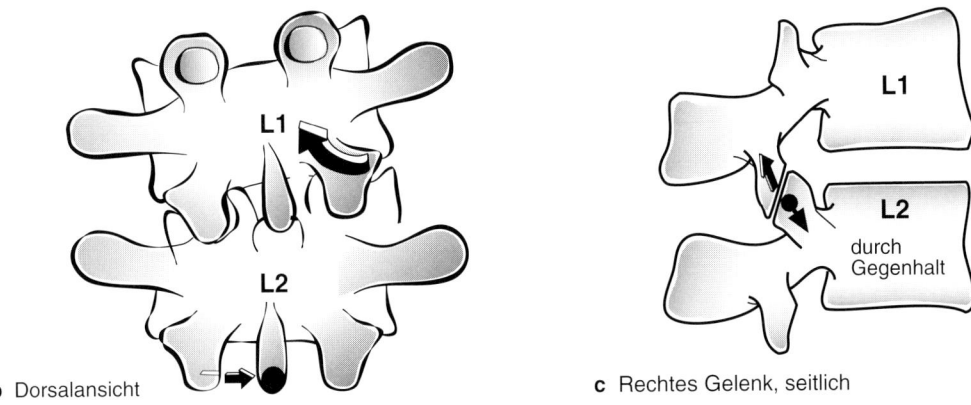

b Dorsalansicht   c Rechtes Gelenk, seitlich

Abb. 8.33 a–c. Manipulation der **LWS durch Gegenhaltertechnik (a–c)**, Segment L 1/L 2. **Griffmechanik:** durch die fixierte Linksdrehstellung des kaudalen Wirbels (L 2) und die manipulationsbedingte Rechtsrotation des kranialen Wirbels (L 1) werden die Gelenkflächen des rechten Wirbelbogengelenks voneinander getrennt. **Hinweise zu den Verriegelungen s. Legende der Abb. 8.32, S. 250.**

Ausführung

Gegenhaltertechnik (Abb. 8.33 a–c)

- Die **rechte Hand** des Therapeuten umgreift von vorn den Thorax des Patienten und faßt dessen linke Schulter. Dann stellt er **BWS und LWS in durchgehende Flexion** und Rechtsrotation ein **bis einschließlich des kranialen Nachbarsegments von L 1/L 2**.
- Die **linke Hand** legt den **Gegenhalt am Dornfortsatz von L 2** an (Abb. 8.33 a).
- Der Patient macht beim Einatmen eine isometrische Linksrotation gegen den Widerstand des Therapeuten.
- Beim Ausatmen wird die **Rechtsrotation des Thorax** vom Therapeuten mit einem kurzen Impuls **verstärkt** (Abb. 8.33 a, b).

Mitnehmertechnik (Abb. 8.33 d–f)

- Die **Mitnehmertechnik** am Dornfortsatz von L1 kommt v. a. dann zum Einsatz, **wenn die kraniale Verriegelung** durch (schmerzhafte) Bewegungsstörungen nicht oder bei stärkerer Hypermobilität **nicht ausreichend** möglich ist. Der **Schubstoß mit dem Pisiforme** der linken Hand des Therapeuten am Dornfortsatz von L 1 geht wieder wie bei den anderen Mitnehmertechniken **nach links oben** (Abb. 8.33 c), **wodurch das rechte Gelenk klafft** (Abb. 8.33 c).
- Kaudale Verriegelungstabilität zuvor überprüfen.

LBH-Region: LWS-Manipulation obere LWS im Sitzen

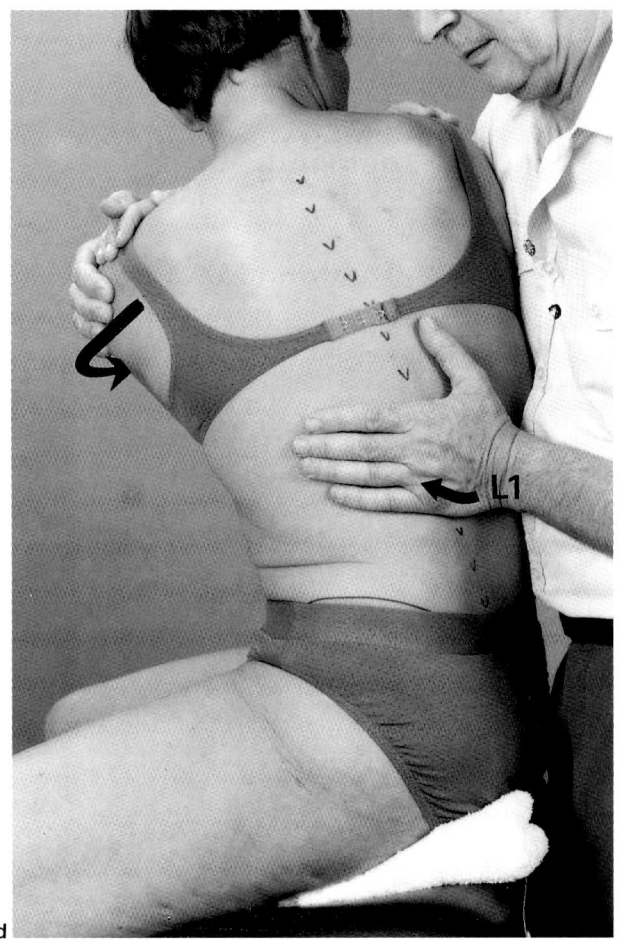

d

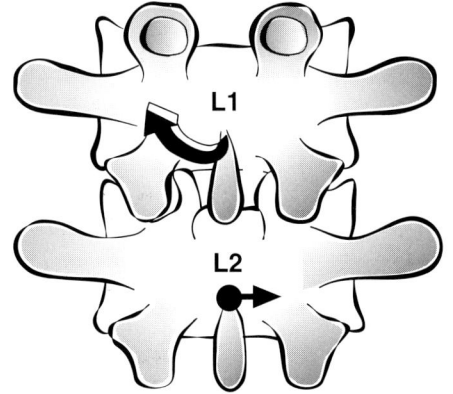

e Dorsalansicht

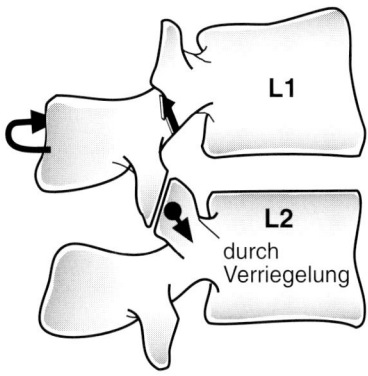

f Rechtes Gelenk, seitlich

Abb. 8.33 d–f. Manipulation der LWS durch Mitnehmertechnik im Segment L1/L2 (Legende s. auch Seite 253)

LWS: Manipulation durch Gegenhalter- und Mitnehmertechnik.
Segment L 1–L 2, rechtes Gelenk.
Beiderseitige Verriegelung kaudal und kranial in Kyphose (Abb. 8.34)

Indikation: Th 12–L 5-Blockierung. Die meisten Patienten mit Rückenschmerzen haben eine kyphosierte Schonhaltung, die bei dieser Einstellung beibehalten werden kann.

Ausgangstellung
Patient: Sitz mit einem Kissen unter der linken Beckenhälfte **in Linksseitneigung.** Die Arme vor der Brust gekreuzt (Abb. 8.34 a).
Therapeut: Steht rechts hinter dem Patienten auf der Seite des zu behandelnden Gelenks.

Verriegelung
Kaudal: Durch Anheben der linken Beckenhälfte entsteht eine **Seitneigung nach links, die in Kyphose eine Linksrotation der Wirbel** auslöst. Damit wird eine **Rechtsrotation verhindert.** Der Gegenhalt am Dornfortsatz von L 2 unterstützt die Verriegelung.
Kranial: Es entsteht durch Linksseitneigung in Flexion **ebenfalls eine Linksrotation** der Wirbel abwärts bis L 1.

LBH-Region: LWS-Manipulation obere LWS im Sitzen

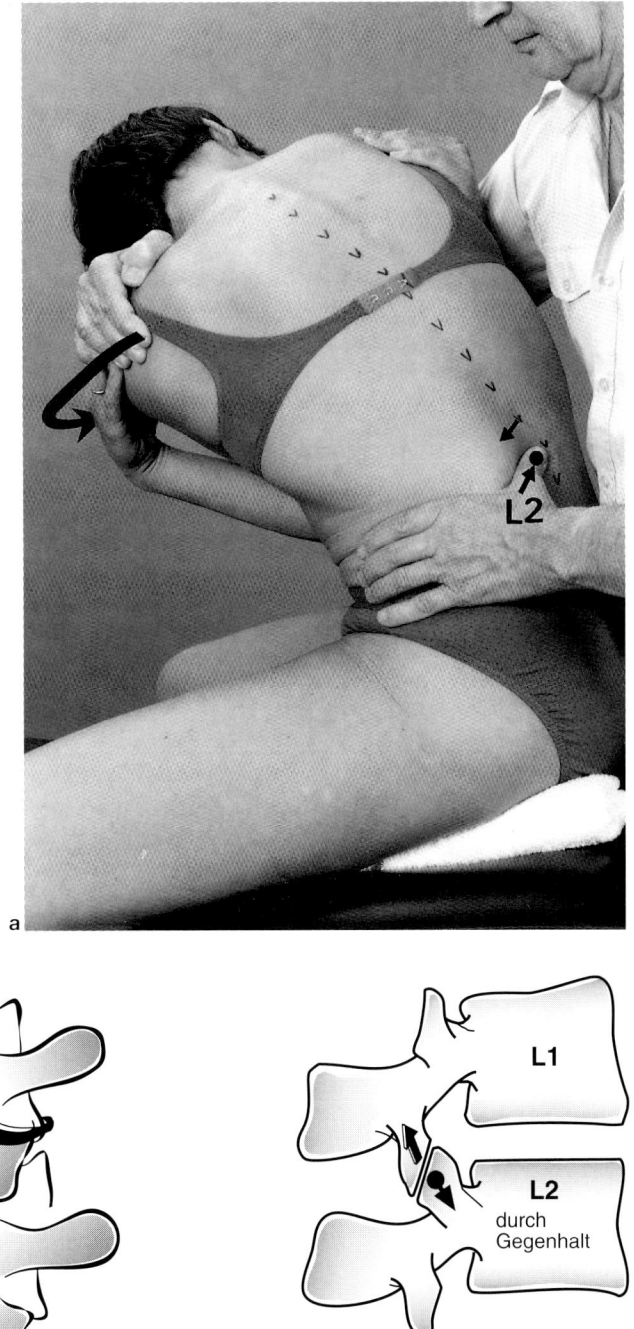

Abb. 8.34 a–f. Manipulation der **LWS durch Gegenhaltertechnik (a–c)**, Segment L 1/L 2.
Griffmechanik: durch die Rechtsrotation des kranialen Wirbels auf dem in Linksrotation durch Linksseitneigung in Flexion verriegelten kaudalen Partnerwirbel werden die Gelenkfacetten des rechten Bogengelenks voneinander abgehoben **(b, c)**

Ausführung
Gegenhaltertechnik (Abb. 8.34 a–c)

- Die **rechte Hand** umfaßt den Schultergürtel, greift die linke Schulter und stellt den Oberkörper des Patienten in Kyphose, Linksseitneigung und Rechtsrotation ein, bis die Bewegung im kranialen Nachbarsegment ankommt (Abb. 8.34 a).
- **Muskelentspannung** (nach isometrischer Muskelanspannung in Linksrotation) mit Blickwendung zur gleichen Seite. In der postisometrischen Relaxationsphase Ausatmung und Blickwendung zur Manipulationsseite (rechts oben).
- Die Seitneigung nach links und **Rotation des Oberkörpers nach rechts** wird mit einem kurzen schnellen Impuls verstärkt (Abb. 8.34 a, b).
- Der **Gegenhalt der linken Hand** wird adäquat gesteigert.

Mitnehmertechnik (Abb. 8.34 d–f)

- Die **linke Hand** des Therapeuten liegt mit dem Pisiforme am Dornfortsatz des zu mobilisierenden kranialen Wirbels und **verstärkt lokal die Rechtsrotation** der verriegelten kranialen Wirbelsäule durch einen kurzen kräftigen **Schub an L 1 nach links oben**.
- Die Verriegelung unterhalb L 2 muß ausreichend stabil sein.

LBH-Region: LWS-Manipulation obere LWS im Sitzen

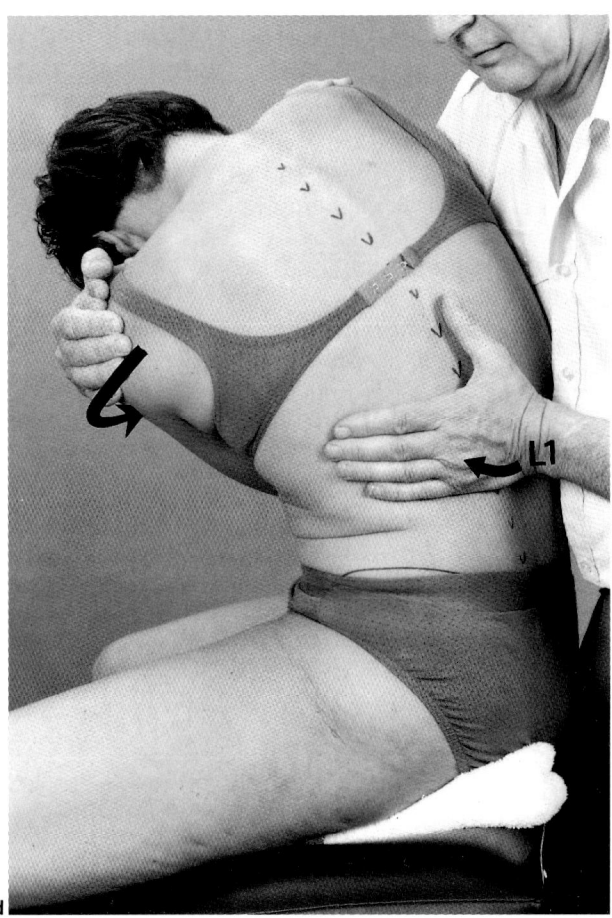

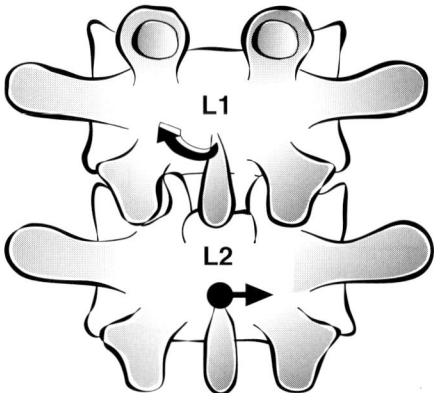

e   Dorsalansicht

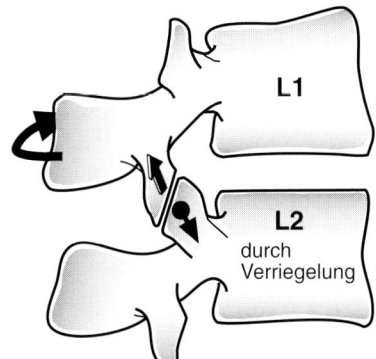

f   Rechtes Gelenk, seitlich

Abb. 8.34 d–f. Bei der **Gegenhaltertechnik (a–c)** muß der **lange kraniale Hebel sehr fest verriegelt** sein, um Impulsverlusde oder Traumatisierung hypermobiler Segmente zu vermeiden. Bei der **Mitnehmertechnik (d–f)** ist wegen des fehlenden Gegenhalts die **kaudale Verriegelung** besonders wichtig

LWS: Manipulation durch Gegenhalter- und Mitnehmertechnik. Segment L 1–L 2, rechtes Gelenk. <u>Beiderseitige Verriegelung</u> kranial in Kyphose, kaudal in Lordose (Abb. 8.35)

Indikation: Blockierung Th 12–L 5. Bei hypermobilen Patienten ist die Verriegelung leichter in Lordose durchzuführen.

Ausgangstellung
Patient: Sitzt auf einem Kissen unter der rechten Beckenhälfte. Dadurch entsteht eine **Rechtsseitneigung in der unteren LWS. Die LWS bleibt in Lordose.** Die Arme sind vor der Brust gekreuzt (Abb. 8.35 a).
Therapeut: Steht hinter dem Patienten auf der Seite des zu behandelnden Gelenks.

Verriegelung
Kaudal: Die **Seitneigung nach rechts** durch die Unterlagerung der rechten Beckenhälfte **in Lordose** führt zur physiologischen **Begleitrotation nach links,** die eine Mitrotation nach rechts verhindert. Zusätzlich wird an L 2 gegengehalten.
Kranial: Durch **Seitneigung nach links in Kyphose** entsteht eine **Linksrotation der Wirbel,** die ein Mitrotieren nach rechts verhindert.

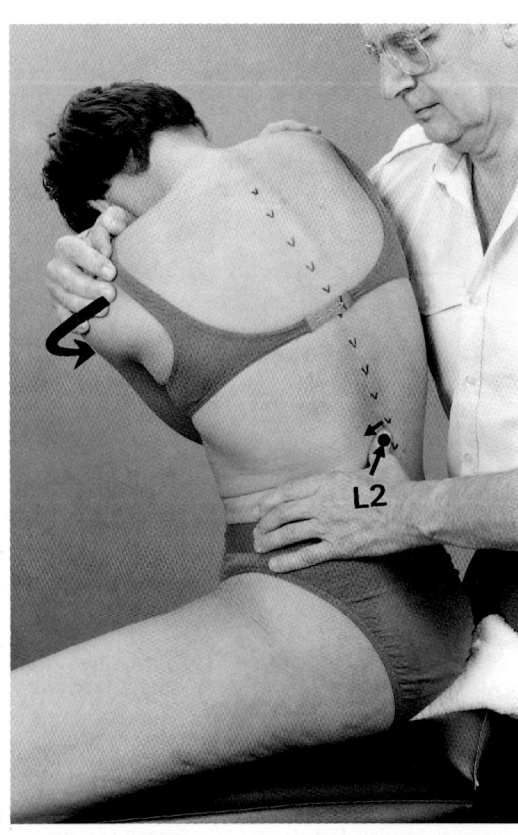

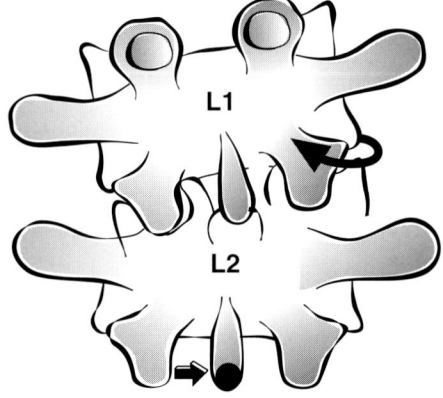

b Dorsalansicht

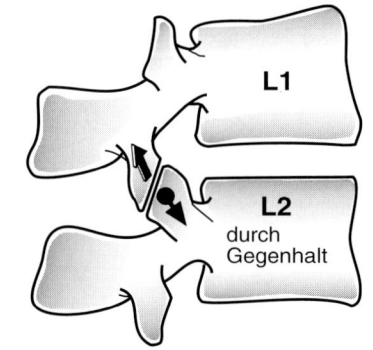

c Rechtes Gelenk, seitlich

Abb. 8.35 a–c. Manipulation der LWS durch Gegenhaltertechnik (a–c) im Segment L 1/L 2.
Griffmechanik: Rechtsrotation des oberen (L 1) und gegenläufige Fixierung des unteren Wirbels (L 2) führen zum Abheben der Facetten im rechten Wirbelbogengelenk **(b, c).** Dazu muß der lange kraniale Hebel sehr fest bandmäßig verriegelt sein, um Impulsverluste oder Traumatisierungen zu vermeiden.

Ausführung
Gegenhaltertechnik (Abb. 8.35 a–c)

- Die **rechte Hand** umfaßt den Schultergürtel von vorn, greift die linke Schulter des Patienten und **stellt in Kyphose, Linksseitneigung und Rechtsrotation ein,** bis die Bewegung im oberen Nachbarsegment des zu behandelnden Segments L 1/L 2 ankommt.
- Die **linke Hand** verhindert die Rechtsrotation von L 2 mit dem Daumen von links **gegen den Dornfortsatz L 2** und hält die untere **LWS in Rechtsseitneigung und Lordose.** Sie kontrolliert außerdem die Einstellung (Abb. 8.35 a, b).
- **Isometrische Anspannung** des Patienten in Linksrotation mit Blickwendung nach links.
- Ausatmung und Blickwendung in Manipulationsrichtung nach rechts oben.
- Kurzer **Manipulationsimpuls** der verriegelten kranialen Wirbelsäule **in Rechtsrotation** bei **Gegenhalt** am kaudalen Partnerwirbel (Abb. 8.35 a, b).

Mitnehmertechnik (Abb. 8.35 d–f)

- Die Rechtsrotation der verriegelten kranialen Wirbelsäule wird oberhalb L 1 durch einen **Schubstoß** mit der linken Hand des Therapeuten **am Dorn von L 1 nach links oben** verstärkt (Abb. 8.35 d–f).
- Die feste **kaudale Verriegelung** muß zuvor noch einmal **überprüft** werden.

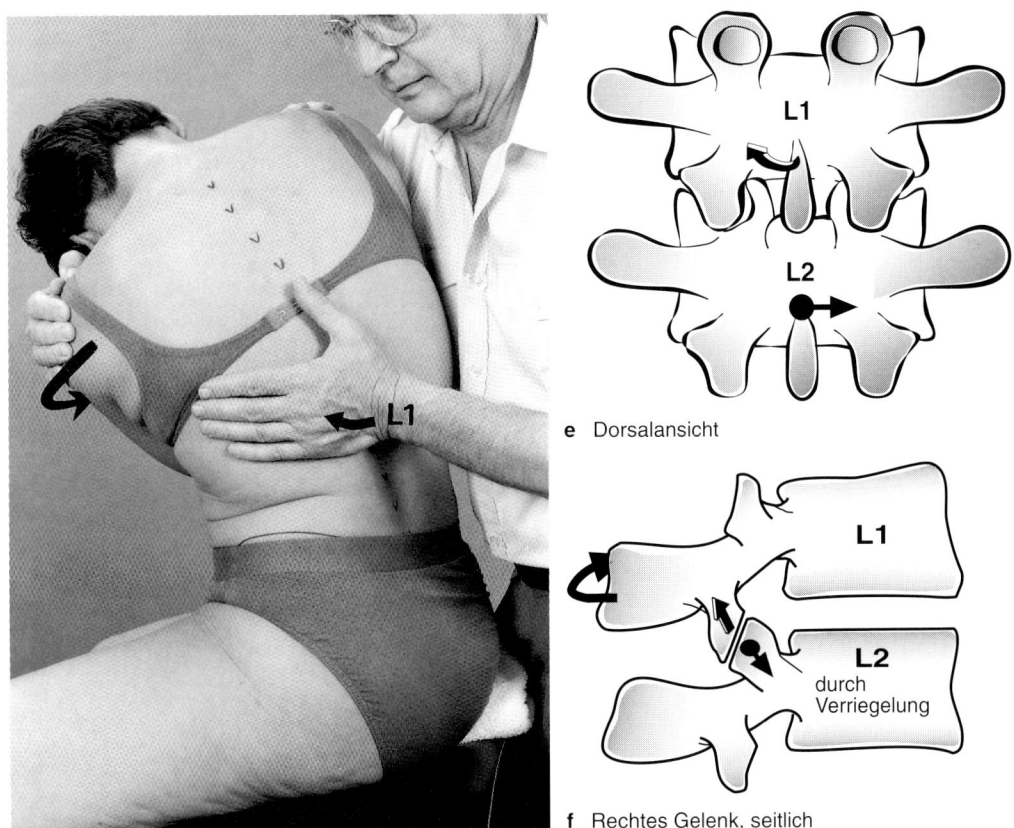

e Dorsalansicht

f Rechtes Gelenk, seitlich

Abb. 8.35 d–f. Bei der **Mitnehmertechnik (d–f)** muß wegen des fehlenden Gegenhalts der **kaudale Teil sehr fest verriegelt** sein

LWS: Manipulation Segment L 1–L 2, rechtes Gelenk, durch Mitnehmertechnik.
<u>Beiderseitige Verriegelung</u> kaudal und kranial in Lordose (Abb. 8.36)

Indikation: Th 12–L 5. Nur für sehr hypermobile Patienten, die nicht in einer anderen Stellung ausreichend verriegelt werden können.

Ausgangstellung
Patient: Sitzt auf einem Kissen unter der rechten Beckenhälfte. Dadurch entsteht eine **Seitneigung nach rechts in der unteren LWS.** Die LWS bleibt **in Lordose.** Die Arme sind vor der Brust gekreuzt.

Therapeut: Steht hinter dem Patienten auf der Seite des zu behandelnden Gelenks.

Verriegelung
Kaudal: **Rechtsseitneigung in Lordose verhindert** durch die physiologische Linksrotation ein **Mitrotieren bei der Manipulation nach rechts.**

Kranial: Leichte **Seitneigung nach rechts in Lordose** führt zur physiologischen **Linksrotation,** die eine unerwünschte Rechtsrotation verhindert. Der 1. Lendenwirbel rotiert noch mit nach links.

Ausführung
- **Die rechte Hand** umfaßt den Schultergürtel, greift die linke Schulter und bewegt den Oberkörper des Patienten in **Lordose, Rechtsseitneigung und Rechtsrotation,** bis die Bewegung im oberen Nachbarsegment des zu behandelnden Segments, hier Th 12/L 1, ankommt. In Lordose braucht man **nur wenig Seitneigung, um eine Verriegelung zu erreichen** (Abb. 8.36 a).
- **Die manipulierende linke Hand** liegt mit dem Os Pisiforme rechts am Dorn von L 1. Sie palpiert zuvor die korrekte Stellung im zu behandelnden Segment.
- Ausführung der Muskelentspannung durch isometrische Anspannung gegen die Manipulationsrichtung, Ausatmung und Blickwendung nach rechts oben.
- **Die linke Hand verstärkt an L 1** mit dem Pisiforme **durch einen kurzen Mitnehmerimpuls die Rechtsrotation** (Abb. 8.36 a, b).
- Durch den Manipulationsimpuls werden die Facetten des rechten Wirbelbogengelenks voneinander abgehoben (Abb. 8.36 c).

LBH-Region: LWS-Manipulation obere LWS im Sitzen

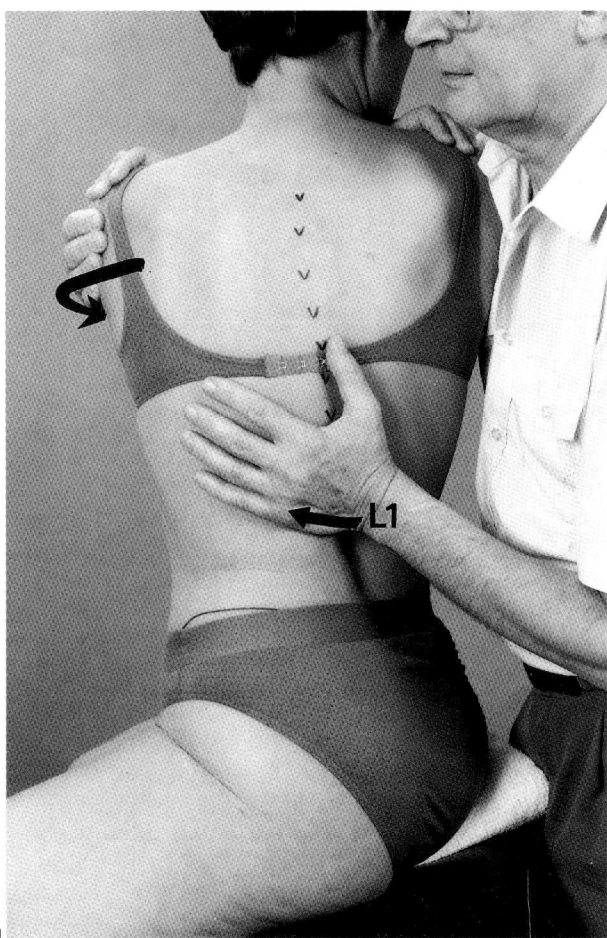

a

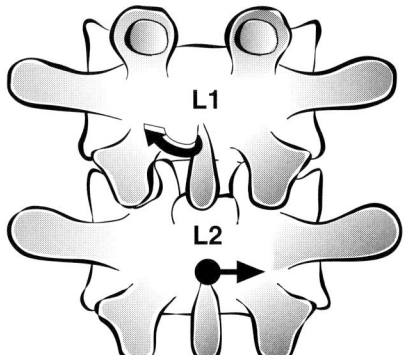

b Dorsalansicht

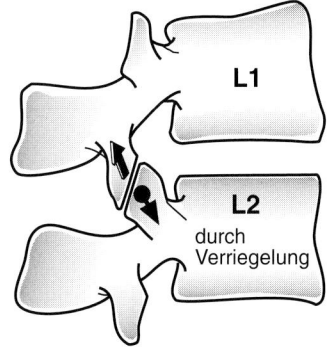

c Rechtes Gelenk, seitlich

Abb. 8.36 a–c. Manipulation der LWS durch Mitnehmertechnik.
Griffmechanik: die gegenläufigen Impulse am 1. und 2. Lendenwirbel heben die Facetten im rechten Wirbelbogengelenk voneinander ab. **c** Die rechte obere Facette wird durch den Mitnehmerimpuls nach kranial dorsal gezogen. Dazu bedarf es einer **festen Verriegelung des langen kranialen Hebelarms**

9 Hüftgelenk

Biomechanik

Form der Gelenkflächen (Abb. 9.1)
Der **Hüftkopf** hat zu $^2/_3$ Kugelform. Durch das Zentrum dieser Kugel gehen die 3 senkrecht aufeinander stehenden Achsen. Der **Schenkelhals** bildet beim Erwachsenen einen stumpfen **Winkel von ca. 125°** (**Collodiaphysenwinkel**) (Abb. 9.1 a) mit dem Oberschenkelschaft und einen spitzen Winkel (**Antetorsionswinkel**) **von 10°–30°** mit der Frontalebene (Abb. 9.1 c).
Die **Hüftpfanne** ist nach lateral, kaudal und ventral gerichtet. Ihre Gelenkfläche ist kleiner als die des Femurkopfes. Die Linie vom Zentrum des Hüftkopfes durch den oberen Pfannenpol bildet mit der Senkrechten einen **Winkel von 30°** (**CE-Winkel** nach Wiberg) (Abb. 9.1 e).
Die knöcherne Gelenkpfanne ist ebenso wie am Schultergelenk mit einem Knorpelrand verstärkt.
Ein **voller Kontakt des Femurkopfes mit der Gelenkpfanne besteht nur bei 90° Flexion** sowie **geringer Abduktion und Außenrotation,** d. h. im Vierfüßlerstand, was von entwicklungsgeschichtlichem Interesse ist. Die Facies lunata, die überknorpelte Gelenkfläche der Gelenkpfanne, ist die eigentliche Kontaktfläche mit dem Femurkopf.
Nach der Theorie von Pauwels (1965) bleibt der Gelenkknorpel nur dort funktionstüchtig erhalten, wo er durch intermittierende Druckkräfte durchgewalkt wird. Schon früher wurde ausgeführt, daß zu starke Druckbeanspruchung zu einer faserigen Degeneration und fehlende Druckbelastung zu Knorpelschwund durch Ossifikation führt. Das bedeutet, daß am Femurkopf nur in denjenigen Bereichen belastbarer Knorpel erhalten bleibt, die im Rahmen der 3achsigen Gelenkbewegungen und ihrer zahlreichen Kombinationen intermittierend den Druckbelastungen der gelenkresultierenden Kraft auf die wechselnden Kontaktflächen ausgesetzt ist. Bei den Gelenkbewegungen ändern sich die Richtungen der (Muskel-)Kräfte und Druckbelastungen sowie die Stellung der Gelenkpartner zueinander laufend. Daraus folgt, daß die **Größe und Lage der überknorpelten Gelenkflächen** als **die Summe aller** während der Gelenkbewegungen **vorkommenden Tragflächen zu deuten** ist (Kummer 1985). Die im Zentrum der kraftaufnehmenden Kontaktfläche auftreffende **Gelenkresultierende gewährleistet eine gleichmäßige Druckverteilung.** Je mehr sich die Gelenkresultierende aber dem Pfannenrand nähert, um so mehr steigen die Druckspannungen in diesem Bereich an.
Formabweichungen wie Coxa valga, Coxa vara und Pfannendysplasien **verändern** über die Änderung der **Gelenkkontaktfläche die gleichmäßige Druckbelastung** des Gelenks. Ein über 30° vergrößerter Antetorsionswinkel verringert die Kontaktfläche. Retroversion des Schenkelhalses wirkt, genau wie eine Innenrotation, stabilisierend.
Schon bei aufrechter Stellung (Nullstellung im Hüftgelenk) ist die vordere obere Partie des Femurkopfes von der Pfanne nicht ganz bedeckt, da die schräg nach unten vorn und außen verlaufende Achse der Gelenkpfanne nicht mit der schräg nach oben vorn und medial gerichteten Halsachse übereinstimmt. Durch eine Flexion (von ca. 90°), leichte Abduktion und leichte Außenrotation des Oberschenkels kann man aber nach einer Versuchsanordnung von Kapandji (1984/85) eine bessere Flächendeckung erzielen. Das

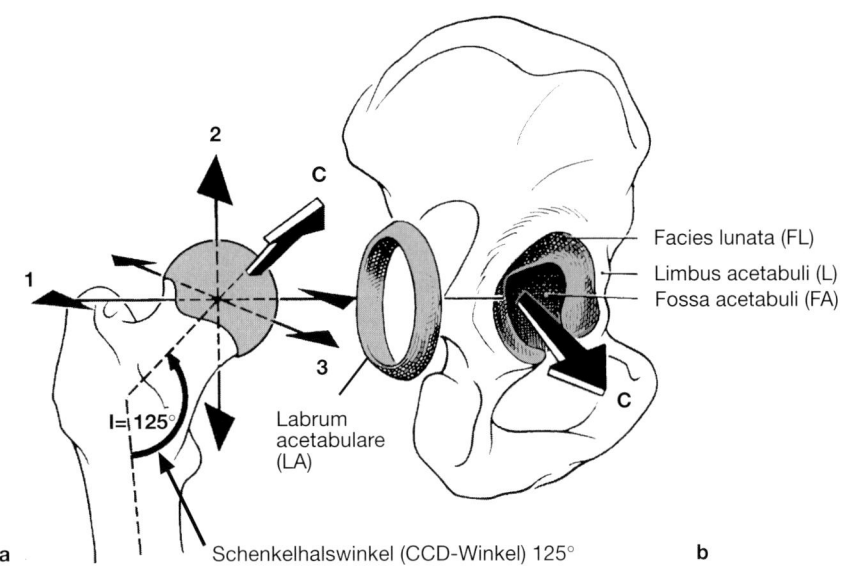
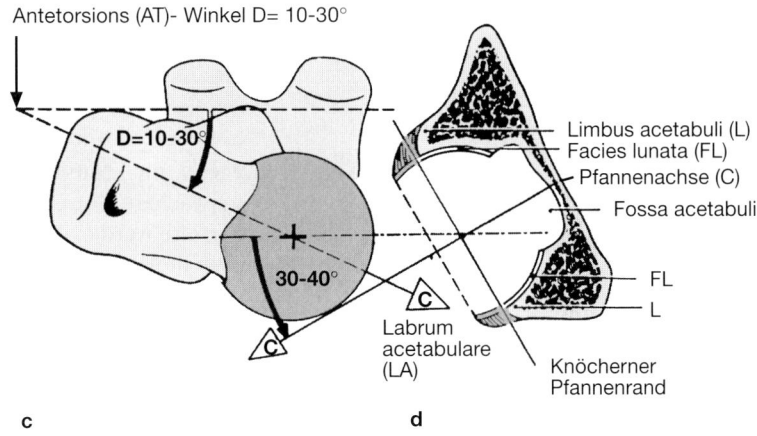
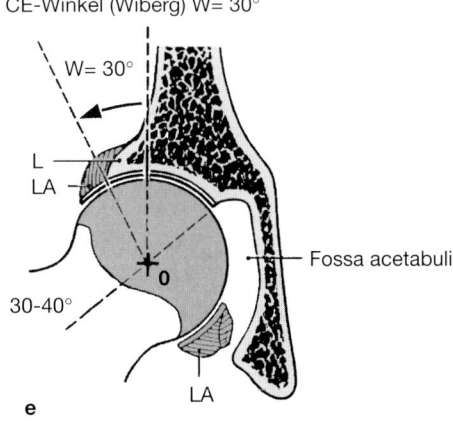

Abb. 9.1 a–e. Hüftgelenke mit Bewegungsachsen (**1, 2, 3**) und Gelenkwinkeln; **a** Hüftkopf von ventral, **b** Gelenkpfanne von lateral, **c** Hüftkopf von kranial, **d** Horizontalschnitt der Pfanne, **e** Frontalschnitt der Gelenkpfanne (**FL** Facies lunata, **L** Limbus acetabuli, **FA** Fossa acetabuli, **C** Pfannenachse, **LA** Labrum acetabulare). (Aus Kapandji 1984/85)

bedeutet eine Vergrößerung der Gelenkkontaktfläche.

Gelenkachsen und Bewegungsmöglichkeiten
(Abb. 9.1 a, 9.2)

Frontale Achse für	Flexion	(120 °),
(Abb. 9.1 a 1)	Extension	(15–20 °),
	Hyperextension,	
sagittale Achse für	Abduktion	(45 °),
(Abb. 9.1 a 3)	Adduktion	(20 °),
longitudinale	Außenrotation	(45 °),
Achse für	Innenrotation	(30 °).
(Abb. 9.1 a 2)		

Kapselansatz und Kapselmuster

Der **Kapselansatz** verläuft am Acetabulum parallel zur Hüftpfanne und lateral im Bereich des Schenkelhalses, ventral entlang der Linea intertrochanterica, dorsal zwischen dem mittleren und lateralem Drittel des Schenkelhalses, so daß die Trochanteren und die Fossa intertrochanterica extrakapsulär liegen.
Kapselmuster. Die kapsuläre Einschränkung hat folgende Reihenfolge:
– **Innenrotation,**
– **Abduktion,**
– **Extension,**
– **Außenrotation.**

Funktion der Ligamente

- **Ventral: Ligamentum iliofemorale,** ein fächerförmiges Band, das vom Unterrand des unteren Darmbeinstachels kommt und an der Linea intertrochanterica ansetzt.
- Das **Ligamentum pubofemorale** kommt vom Schambein und läuft zur Fossa intertrochanterica.
  Diese beiden Bänder bilden ein Z, wobei der obere und mittlere Schenkel des Z zum Lig. iliofemorale und der untere Schenkel zum Lig. pubofemorale gehört.
- **Dorsal: Ligamentum ischiofemorale,** das vom Hinterrand der Hüftpfanne kommt.

Die Fasern setzen am Innenrand des Trochanter major und der Fossa intertrochanterica an, wo auch der Obturatorius externus inseriert.
- **Ligamentum teres** zwischen Hüftkopf und Pfannengrund.

Durch den aufrechten Gang des Menschen wurden alle Bänder im Uhrzeigersinn verwrungen, d. h. **bei Extension des Oberschenkels** werden die **Bänder angespannt, bei Flexion entspannt.** Im aufrechten Stand sind die Bänder in mäßiger Spannung, bei gebeugtem Hüftgelenk sind alle Bänder entspannt. Bei der **Rotation spannen sich jeweils die Bänder** der bewegungsabgewandten Seite an, **ebenso bei Ab- und Adduktion.**

Die Haftung des Hüftkopfs in der Gelenkpfanne wird durch die Schwerkraft des Rumpfs und durch den atmosphärischen Druck bewirkt. Weitere Faktoren der Gelenkhaftung sind die Bänder und Muskeln, die in einem reziproken Gleichgewicht stehen. An der **Rückseite des Gelenks überwiegt die Muskelkraft** und ergänzt das schwächere Lig. ischiofemorale. An der **Vorderseite werden die starken Bänder,** die Ligg. iliofemorale und pubofemorale, durch nur wenige Muskeln verstärkt. Wegen der **Entspannung der Bänder** ist daher bei Hüftflexion das Gelenk in der entspannten **Ruhestellung.**

Funktionsstellungen

Nullstellung:	Oberschenkel in der Frontalebene,
Ruhestellung:	30 ° Flexion, 30 ° Abduktion, ca. 5–10 ° Außenrotation,
verriegelte Stellung:	maximale Extension und Innenrotation.

Die Stellung der Hüftköpfe in den Gelenkpfannen von Stand- und Spielbein bei der Innenrotation des Beckens beim Gehen zeigt die Abb. 9.2.

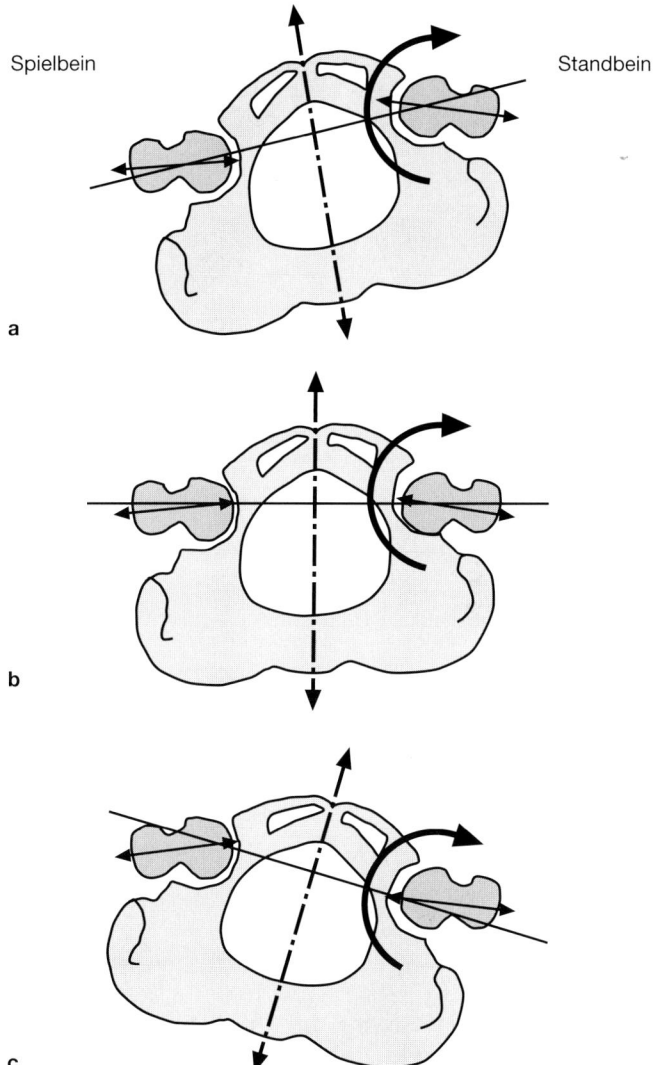

Abb. 9.2 a–c. Innenrotation des Beckens auf dem Hüftkopf des Standbeines beim Gehen in 3 Phasen **a, b, c**

Hüftgelenkmuskulatur (Abb. 9.3)

Das 3achsige Gelenk hat **7 Muskelsynergien.** Es sind die:

- Hüftkopffixatoren,
- Flexoren,
- Extensoren,
- Adduktoren,
- Abduktoren,
- Außenrotatoren,
- Innenrotatoren.

Synergie der Hüftkopffixatoren (Abb. 9.3 a)

Diese Muskeln laufen **parallel zum Schenkelhals.** Sie bewirken eine Fixierung des Hüftkopfes in der Gelenkpfanne. Die Synergie besteht aus der

- **pelvitrochanteren Muskelgruppe:**
  - Piriformis (1, neigt zur Verkürzung),
  - Obturator externus (2),
  - Gemelli,
  - Obturator internus,
  - Quadratus femoris;

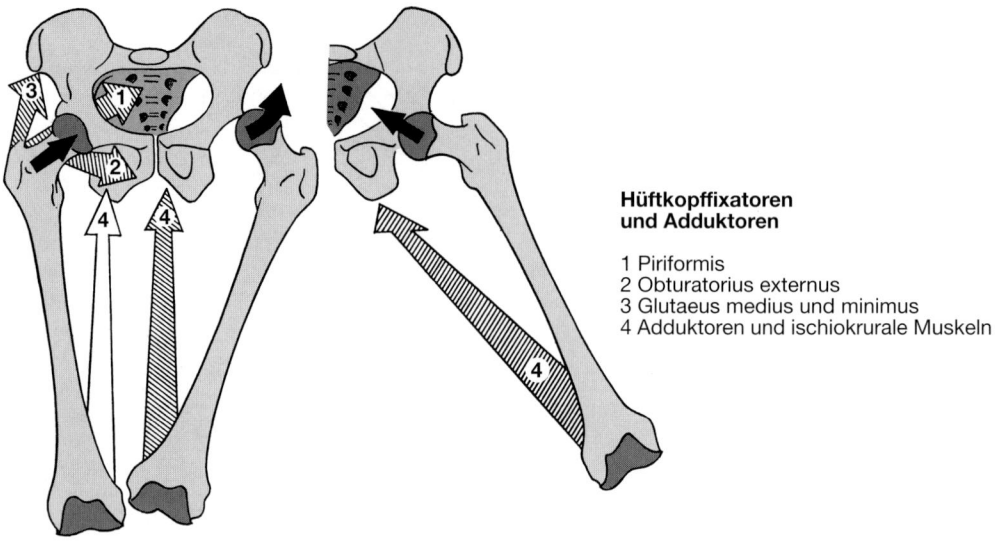

Hüftkopffixatoren und Adduktoren

1 Piriformis
2 Obturatorius externus
3 Glutaeus medius und minimus
4 Adduktoren und ischiokrurale Muskeln

a

Abb. 9.3 a. Hüftgelenkmuskeln: Hüftkopffixatoren und Adduktorenwirkung

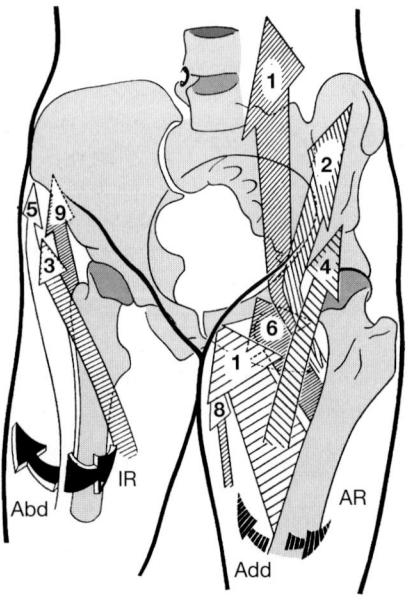

Flexionssynergie

1 Psoas major
2 Iliacus
3 Sartorius
4 Rectus femoris
5 Tensor fasciae latae
6 Pectineus
7 Adductor longus et magnus
8 Gracilis
9 Glutaeus medius et minimus

b

Abb. 9.3 b. Hüftgelenkmuskeln: Flexoren

- **Glutaeusgruppe** (glutaeus maximus, medius, minimus, 3);
- **Tensor fascia latae** (neigt zur Verkürzung).

Diese **Hüftkopffixatoren sind Antagonisten der Adduktoren- und der Ischiokruralgruppe (4), die eine Tendenz haben, den Hüftkopf nach lateral zu ziehen**, v. a. wenn eine kongenitale Formabweichung der Hüftpfanne (Pfannendysplasie) oder des Schenkelhalses (Coxa valga oder ein vergrößerter Antetorsionswinkel) ein Lateralgleiten des Hüftkopfes begünstigen. Diese negative Tendenz vermindert sich mit zunehmender Abduktion im Hüftgelenk.

Flexionssynergie (Abb. 9.3 b)

Sie besteht aus **5 Einzelmuskeln und Teilen der Adduktorengruppe.**
Diese Muskeln **liegen in allen Gelenkstellungen vor der** (in der Frontalebene gelegenen)

Flexions-/Extensions-Achse

- **Iliopsoas** (1, 2): stärkster Flexor, Außenrotator, Sprintmuskel, Flexor der LWS,
- **Rectus femoris** (4): starker Flexor (Kniextensor) in Abhängigkeit von der Beugestellung des Kniegelenks; je stärker die Kniebeugung, um so stärker die Beugewirkung auf das Hüftgelenk. Iliopsoas und Rectus femoris sind sehr häufig verkürzt.

Bei leichter Beugung arbeiten der

- **Tensor fasciae latae** (5): mäßiger Flexor, Abduktor, Beckenstabilisator,
- **Sartorius** (3): mäßiger Flexor, Außenrotator, Abduktor.

Aus Streckstellung

- **Teile der Adduktorengruppe** [Pectineus (6), Adductor longus, Adductor magnus (7), Gracilis (8)]. Diese Muskeln neigen besonders zur Verkürzung.
- **Vordere Fasern des Glutaeus medius und minimus (9).**

Extensionssynergie (Abb. 9.3 c)

Sie besteht aus **4 Muskelgruppen.**
Die Muskeln liegen **hinter der Flexions-/Extensions-Achse.**
Die mehr **horizontal verlaufende Glutaealgruppe** besteht aus kurzen Muskeln, die zum Trochanter major und zur Tuberositas glutaea gehen:

- Der **Glutaeus maximus** (1) ist Stabilisator des Hüftgelenks in der Sagittalebene und an allen Streckbewegungen (wie Treppensteigen, Klettern und Sprinten) des Hüftgelenks beteiligt, aber nicht beim normalen Gehen.
- Die **hinteren Fasern des Glutaeus medius (2) und minimus (3)** sind Hilfsstrecker.

Vertikal verlaufende Muskelgruppen

- **Ischiokruralgruppe** (4–6; v. a. bei gestrecktem Kniegelenk). Die Muskeln dieser Gruppe neigen ebenfalls stark zur Verkürzung **(Pes-anserinus-Muskeln).**
- **Teile der Adduktorengruppe** (besonders Adductor magnus; 7).
- **Teile der pelvitrochanteren Gruppe** (Piriformis, Obturatorius internus Gemelli; 8, nicht dargestellt).

Die **Wirksamkeit der 2gelenkigen Ischiokruralgruppe** hängt v. a. von der Stellung des Kniegelenks ab. Sie ist am größten bei Streckstellung des Kniegelenks, d. h. der Quadriceps fem. ist hier Synergist der Ischiokruralgruppe. Bei **reiner Extension** sind Adduktoren und Abduktoren synergistisch ausbalanciert. Bei **normalem Gang** arbeitet nur die Ischiokruralgruppe, der Glutaeus maximus ist nicht beteiligt.

Muskeltätigkeiten bei verschiedenen Beckenstellungen

- **Becken rückgekippt** (Schwerpunktlinie hinter der Flexions-/Extensionsachse): Die Beckenkippung nach dorsal wird ligamentär begrenzt durch das Lig. iliofemorale. Die **Beckenstellung ist stabil.**

LBH-Region: Hüftgelenk Biomechanik

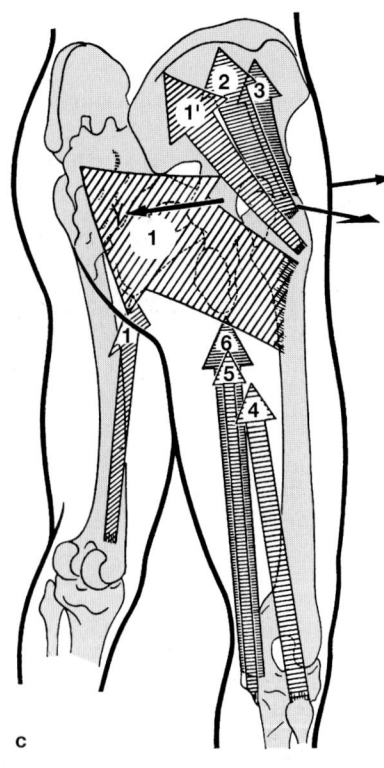

Extensionssynergie
Glutaeusgruppe

1 Glutaeus maximus
2 Glutaeus medius
3 Glutaeus minimus

Abduktions- Adduktions- Achse

Flexionsachse
Ischiokrurale Gruppe

4 Bizeps femoris
5 Semitendinosus
6 Semimembranosus
7 Teile des Adductor magnus
8 Teile der pelvitrochanteren Gruppe
   (Piriformis Obturatorius internus,
   Gemelli; nicht dargestellt

Abb. 9.3 c. Hüftgelenkmuskeln: Extensoren

Abduktionssynergie

Der fächerförmige "Deltoides" des Hüftgelenks verläuft oberhalb der Adduktions-/Abduktions-Achse durch den Hüftkopf.

1 Glutaeus medius
2 Glutaeus minimus
3 Tensor fasciae latae
4 Glutaeus maximus (oberste Fasern)
5 Piriformis

Adduktions-/Abduktions-Achse

Abb. 9.3 d. Hüftgelenkmuskeln: Abduktoren („Trendelenburg-Muskeln")

- **Becken in Neutralstellung** (Schwerpunktlinie über der Flexions-/Extensionsachse): Flexoren und Extensoren halten sich die Waage. **Die Beckenstellung ist labil.**
- **Becken leicht vorgekippt** (Schwerpunktlinie vor der Flexions-/Extensionsachse): Die **Bremsung der Vorkippung** erfolgt **durch die Ischiokruralgruppe.**
- **Becken stark vorgekippt** (Schwerpunktlinie weit vor der Flexions-/Extensionsachse): Kokontraktion des Glutaeus maximus und der Ischiokruralgruppe. Beide arbeiten jetzt gleich stark, letztere um so stärker, je mehr das Knie in Streckstellung steht. Bei dauernder starker Vorkippung des Beckens, z. B. beim Morbus Bechterew, kann der ursprünglich phasische **Glutaeus maximus** daher **zum tonischen Haltemuskel** werden.

Abduktionssynergie (Abb. 9.3 d)

Sie besteht aus einem **Muskelfächer von 5 Einzelmuskeln:**

1) **Glutaeus medius** (1, „Trendelenburg-Muskel"), Muskelverlauf senkrecht zum Hebelarm: Trochanter-Hüftkopfzentrum); Stabilisierung des Beckens in der Frontalebene beim Einbeinstand und beim Gehen,
2) **Glutaeus minimus** (2),
3) **Tensor fasciae latae** (3; der Hebelarm ist länger als der des Glutaeus medius),
4) **Glutaeus maximus** (oberste Fasern; 4),
5) **Piriformis** (Außenrotator; 5),
6) **Sartorius.**

Die **Anordnung der Abduktorengruppe** entspricht der des Deltoides am Schultergelenk:
1) vordere Begrenzung: Tensor fasciae latae,
2) mittlerer Teil: Glutaeus medius, Glutaeus minimus,
3) hintere Begrenzung: oberste Fasern des Glutaeus maximus.

1 und 3 gehen in den Tractus iliotibialis über, der am Condylus lat. tibiae ansetzt. Alle Muskeln zusammen werden auch als **„Deltoides der Hüfte"** bezeichnet.

Adduktionssynergie

Sie besteht aus einem **Muskelfächer von 4 Muskelgruppen und den 3 großen Hüftmuskeln** Quadratus femoris, Iliopsoas und Glutaeus maximus:

- **Adduktorengruppe** (die Adduktoren stabilisieren das Becken beim Stand auf beiden Beinen)
  – Pectineus,
  – Adductor magnus,
  – Adductor longus,
  – Adductor brevis,

- **ischiokrurale Gruppe** (Semitendinosus/Semimembranosus/Biceps femoris),
- **Teile der Pes-anserimus-Gruppe** (Gracilis),
- **pelvitrochantere Gruppe** (Außenrotatoren: Obturatores, Gemelli),
- **Quadratus femoris,**
- **Glutaeus maximus** (kaudale Fasern),
- **Iliopsoas.**

Eine **Umkehrung der Muskelfunktion** bezüglich ihrer Nebenfunktion ist an den **Adduktoren** zu beobachten, die **in 0 °-Stellung alle Flexoren** sind (bis auf die hinteren Fasern des Adductor magnus), bei **stärkerer Flexion** des Hüftgelenks (bei ca. 50–70 °) **aber zu Extensoren werden.**

Außenrotationssynergie

Die Synergie besteht aus **3 Muskelgruppen und 2 Einzelmuskeln.** Sie ist kräftiger als die der Innenrotatoren. Die Muskeln verlaufen **dorsal der Vertikalachse** und **etwas kranial der sagittalen Achse:**

- **Glutaealgruppe** (Glutaeus maximus, dorsale Fasern des Glutaeus medius und minimus),
- **Iliopsoas,**
- **pelvitrochantere Gruppe** (Piriformis, Obturatores, Gemelli),

- **Adduktorengruppe** (Quadratus femoris, Pectineus, dorsale Fasern des Adductor magnus, Adductor longus),
- **Sartorius.**

Der **Piriformis** macht eine **Funktionsumkehr bei ca. 60° Flexionsstellung im Hüftgelenk** durch. Er ist
dorsal von dieser Hüftgelenkstellung: Flexor, Außenrotator und Abduktor,
ventral davon: Extensor, Innenrotator und Abduktor (Kapandji 1984/85).

Innenrotationssynergie

Die Synergie besteht aus **Einzelmuskeln, die ventral von der vertikalen Hüftgelenkachse verlaufen.** Die Leistung dieser Muskeln ist wesentlich geringer als die der Außenrotatoren:

- **Glutaeus minimus** (mit fast allen Fasern und ventraler Anteil des Glutaeus medius),
- **Tensor fasciae latae,**
- **Adductor magnus,**
- **Gracilis,**
- **Teile der ischiokruralen Gruppe** (Semitendinosus und Semimembranosus).

Pathologische Hüftgelenkfunktion

Im Laufe der **Alterung des Gelenks** kommt es häufig zu einer **verminderten Belastbarkeit** und schmerzhaften Bewegungseinschränkung. Hierfür gibt es viele disponierende Faktoren:

- **kongenitale Formabweichungen** (Pfannendysplasien, Coxa valga usw.),
- **Knorpeldegeneration** durch gestörten Stoffwechsel im Gelenk infolge traumatischer oder entzündlicher Prozesse,
- **Bewegungsarmut** als Ursache oder Folge der Knorpeldegeneration,
- **Gewichtszunahme** u. a.

Es kommt dann zu einer **zunächst diskreten Bewegungseinschränkung** im Sinne des **Kapselmusters** bei der

- Innenrotation,
- Abduktion,
- Hyperextension

und **später allmählich** zu der als „**Schonhaltung**" oder „Entlastungsstellung" bezeichneten Fehlhaltung in

- Flexion,
- Außenrotation,
- Adduktion des Beins im Hüftgelenk.

Wie kommt es zu dieser Fehlstellung?
Im Gelenk bestehen nur 3 Möglichkeiten, den schmerzhaften **Belastungsdruck** auf dem Femurkopf zu senken:

- Vergrößerung der Gelenkkontaktfläche,
- Minderung des pathologisch erhöhten Gelenkdrucks durch Entspannung im Weichteilmantel des Gelenks,
- weitgehende Aufrechterhaltung der Gelenkbeweglichkeit durch entsprechende Übungsbehandlung.

Vergrößerung der Gelenkkontaktfläche
Das geschieht durch die **Flexions- und Außenrotationsstellung,** die das Gelenk einzunehmen strebt, wodurch es zu einer vermehrten Überdeckung des Femurkopfes durch die Gelenkpfanne kommt. Die noch fehlende leichte Abduktion zum Erreichen einer maximalen Vergrößerung der druckaufnehmenden Gelenkkontaktfläche könnte sich nur durch **Verlagerung des Körpergewichts** durch Drehung des Beckens auf dem Femurkopf zur erkrankten Seite erreichen lassen. Die erkennbare Adduktionskomponente der Fehlstellung erfolgt durch das Überwiegen der zur Gelenkstabilität erforderlichen Adduktoren.

Minderung des Gelenkdrucks
Die durch Vergrößerung der Gelenkkontaktfläche zu erzielende bessere Verteilung des Gelenkdrucks wird ergänzt durch die

- Entspannung von Kapsel und Bändern bei Einnehmen einer leichten **Flexionsstellung im Gelenk,**

- **Verkleinerung der gelenkresultierenden Kraft** durch **Reduzierung der Vektoren von Last- und Kraftarm** infolge der Gewichtsverlagerung auf die erkrankte Seite, Gehstock usw.

Die erzielte **Entlastungstellung** wird **zunächst muskulär** eingeleitet und **später muskulär und ligamentär durch adaptierende Verkürzungen in den Strukturen fixiert.** Die dadurch **bedingte Einschränkung der Gelenkbeweglichkeit engt aber wiederum den Bereich belastbaren Knorpels** durch die fehlende Durchwalkung größerer Knorpelabschnitte auf dem Femurkopf weiter ein. Das ist an den Bewegungseinschränkungen nach dem Kapselmuster bei einer scheinbar befundlosen Koxalgie sehr früh erkennbar:

- Die **verminderte Innenrotation** des Gelenks durch die kapsuläre und muskuläre (Außenrotatoren) Fixierung in Außenrotation tritt **früher und stärker** auf, wenn gleichzeitig die Gelenkpfanne **durch eine fixierte Nutation im gleichseitigen SIG** weiter dorsal steht als normal. Dann ist in der Regel auch die **Schrittlänge** auf der erkrankten Seite **vermindert** und die
- **Abduktion** im Gelenk **eingeschränkt,** sowohl in Nullstellung des Gelenkes wie auch beim „Patrick-Kubis-Test" und beim sog. Viererzeichen. Daher gelten diese Tests als diagnostische Zeichen für Hüft- und Sakroiliakalgelenk.
- Die **Hyperextensionsprobe** im Dreiphasentest und die translatorischen Beweglichkeitsprüfungen beider Gelenke klären ab, ob beide oder nur ein Gelenk am Beschwerdebild beteiligt sind und behandelt werden müssen.

Therapeutische Konsequenzen:

Aufrechterhaltung der Gelenkbeweglichkeit
Hierzu sind folgende Maßnahmen geeignet:

- **Traktionsmobilisationen** im Hüft- und, wenn erforderlich, Sakroiliakalgelenk,
- **Dehnung der Weichteilstrukturen,** die zur Fixierung der Entlastungsfehlstellung beitragen,
- intermittierende **Behandlung von Dysbalancen** im Bereich des Beckengürtels,
- **Beweglichkeitserhaltung** im Gelenk durch Sportarten ohne Gewichtsbelastung (z. B. Schwimmen, spezielle Gymnastik),
- **Vermeidung von Gewichtszunahme.**

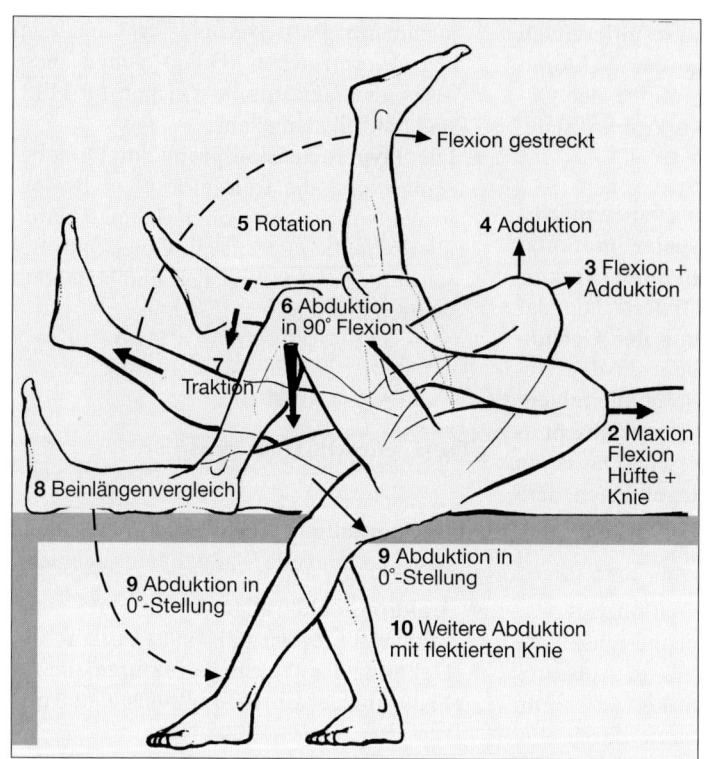

Kurzgefaßtes Untersuchungsschema Hüftgelenk (Legende s. S. 275)

Kurzgefaßtes Untersuchungsschema Hüftgelenk

(Die 10 wichtigsten Bewegungstests des Hüftgelenks)

1) **Gestrecktes Bein heben:** Lasègue-Test auf Verkürzung der Ischiokruralmuskulatur.

2) **Maximale Flexion Hüft- und Kniegelenk:** SIG-Nutation/Test Lig. sacrotuberale/LWS-Segmente: Divergenzbewegung/Aufhebung der Lendenlordose/Test auf Verkürzung des Erector spinae.

3) **Flexion und Adduktion zur anderen Schulter:** Test Lig. sacrospinale.

4) **Adduktion:** Test Ligg. sacroiliacalia Adduktion mit Innenrotation: Piriformistest.

5) **Innen- und Außenrotation Hüftgelenk:** Kapselmuster/Gelenkgleiten, Rotatorendehnung.

6) **Abduktion bei flektiertem Hüftgelenk:** Hyperabduktionstest nach Patrick-Kubis. Differenzierung: Verkürzung Adduktoren, Ischiokruralmuskulatur/Abduktionstest Hüftgelenk.

7) **Traktion Hüftgelenk:** translatorischer Gelenktest.

8) **Streckstellung:** verstärkte Lendenlordose bei verkürzten Hüftbeugern/Knöchelstand = Beinlängendifferenz.

9) **Abduktion in 0°-Stellung:** Gelenktest/ Test auf Verkürzung der Adduktoren und Ischiokruralmuskulatur.

10) **Weitere Abduktion bei flektiertem Kniegelenk:** Differenzierung verkürzter Ischiokruralmuskeln bzw. Adduktoren.

Behandlung des Hüftgelenks

Mobilisationen

Mobilisation des Caput femoris distal (Traktion), Test und Therapie (Abb. 9.4)

Indikation:
- Schmerzlinderung, Kapseldehnung, reflektorische Muskelverspannung.
- Generelle Mobilisation und Probebehandlung zur Entlastung des gewichttragenden Pfannenerkers.

Ausgangsstellung

Patient: In Rückenlage.

Therapeut: Steht **in Schrittstellung** am Fußende der Behandlungsbank und faßt mit beiden Händen um die Knöchel des Patienten. Ein fester Zug, ohne Hautgleiten, ist mit folgender Grifftechnik möglich: Die Hände werden gefaltet und das Fußgelenk so hineingelegt, daß sich die Kleinfinger am Calcaneus abstützen können, die Knöchel druckfrei in den beiden Hohlhänden liegen und die übereinandergelegten Daumen sich auf der Ventralseite am Taluskopf abstützen können (Abb. 9.4 a).

Dann wird der **Punkt der geringsten Muskelverspannung (aktuelle Ruhestellung) eingestellt**: in der Sagittalebene: Flexoren/Extensoren, in der Frontalebene: Adduktoren/Abduktoren, in der Transversalebene: Rotatoren. Ohne diese individuelle Einstellung in den Punkt des geringsten Muskel- und Kapselwiderstandes ist eine Lösung der Gelenkflächen nicht oder nur unvollkommen möglich. Die in der Literatur zuweilen angegebenen Winkelmaße für diese Ruhestellung sind bei der Verschiedenartigkeit der den Fehlstellungen zugrundeliegenden pathologischen Prozesse in der Regel nicht zu verwenden.

Ausführung

Der Therapeut führt in dieser Position intermittierende Züge von etwa 6–10 s pro Traktionsmobilisation in der Längsrichtung des Beines durch. Das geschieht durch Rückverlagerung des Körpers, entweder über die gestreckten Arme oder über den eigenen Körper, wenn der Fuß zuvor am Körper fixiert wurde (Abb. 9.4b). Die Entlastung des lateralen Gelenkanteils (Pfannenerkers) ist aus der Abb. 9.4c ersichtlich.

Alternative Fassung des Fußes: Die eine Hand faßt den Unterschenkel oberhalb des Knöchels von dorsal und stützt den Fuß in maximaler Dorsalflexion am Körper ab (meist am Thorax). Durch diese Stellung wird der Gastrocnemius gespannt, und er stabilisiert zusätzlich zur dorsalen Kapselschale das Kniegelenk beim Traktionszug. **Die andere Hand liegt auf dem Fußrücken** und stabilisiert den Fuß in dieser Stellung am Körper des Therapeuten. Der Zug kann durch einen Traktionsgurt verstärkt werden (Abb. 9.4b).

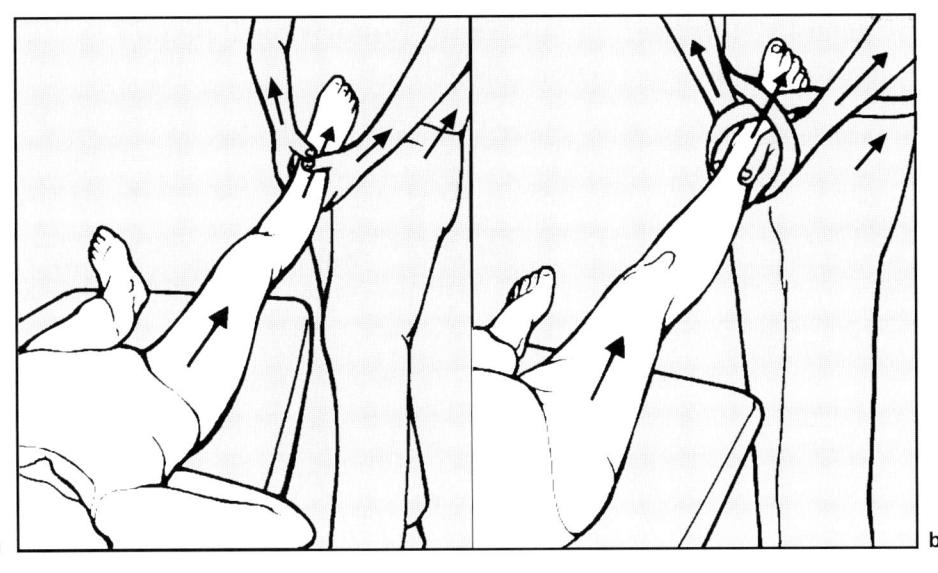
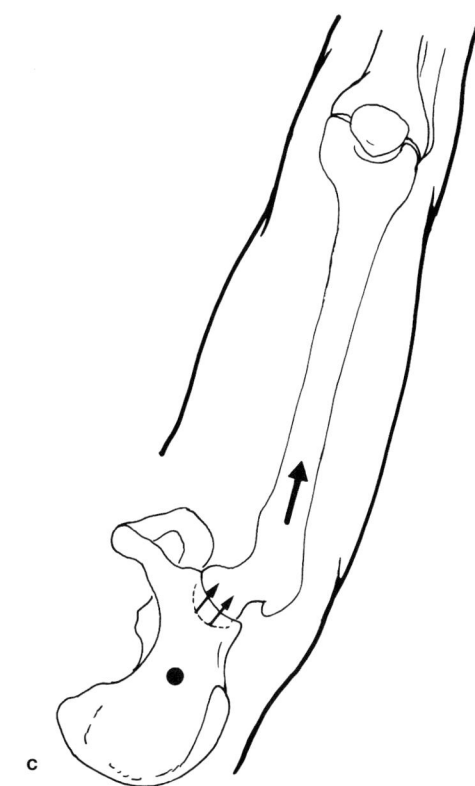

Abb. 9.4 a–c. **Hüftgelenk, Caput femoris: distal** (Traktion); **a** Testtraktion, **b** therapeutische Traktion mit Gurt, **c** schematische Darstellung

Hüftgelenk: Mobilisation des Caput femoris nach distal (Traktion) bei Kniegelenkbeschwerden (Abb. 9.5)

Sollen andere Teile des Gelenks bzw. der Gelenkkapsel behandelt werden, so sind andere Anstellwinkel des Oberschenkels erforderlich, die durch Aufstellung des Beins auf der Behandlungsbank in verschiedenen Beugestellungen oder durch Auflegen des Unterschenkels auf die Schulter des Therapeuten eingestellt werden können.

Auch Abduktion und Adduktion sowie die Rotation können in diesen Positionen exakt eingestellt werden (Abb. 9.5 a, b). Diese Ausgangsstellungen sind z. B. bei gleichzeitigen Kniegelenkbeschwerden vorzuziehen.

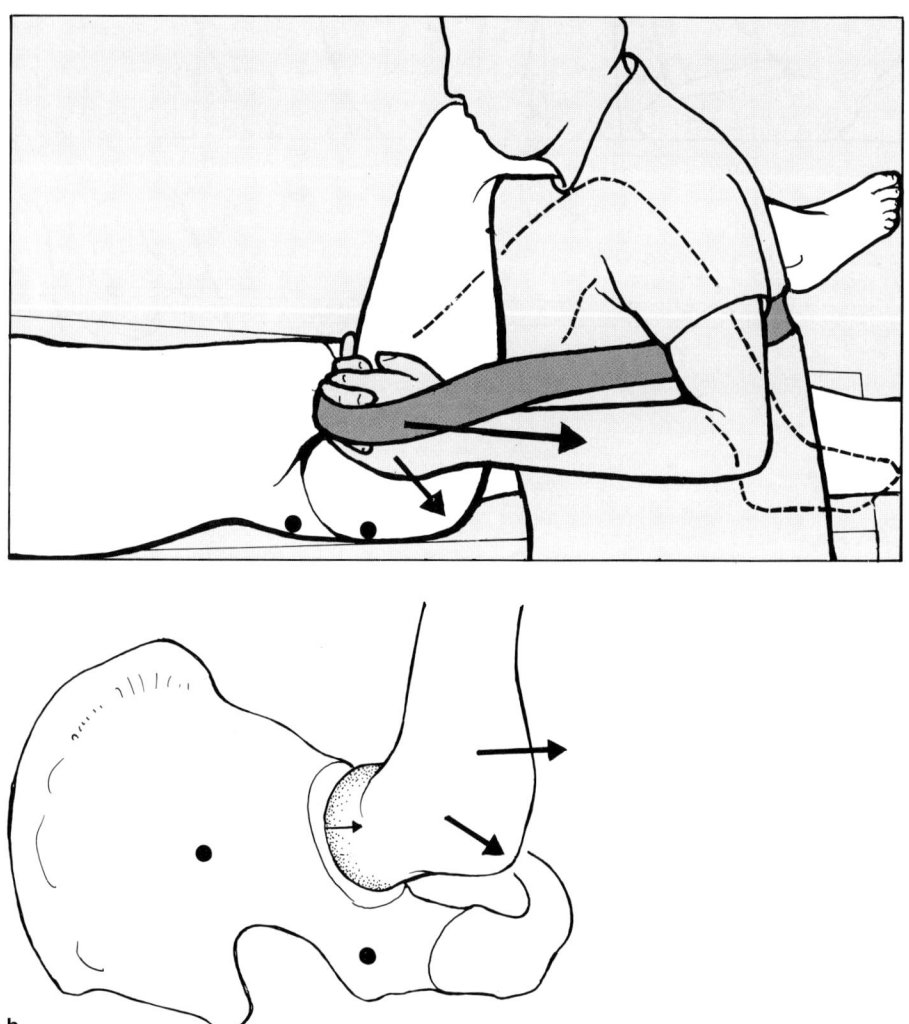

Abb. 9.5 a, b. **Hüftgelenk:** Traktion des Caput femoris distal (a–c), im Schlingentisch (d, e) bei Kniegelenkbeschwerden

Weitere **Varianten** stellen die **Traktionstechniken** nach Abb. 9.5 c–e dar. Diese eignen sich besonders **für Patienten mit Beschwerden im Kniegelenk** (Meniskopathien, Arthrosen), die eine Zugbelastung im Kniegelenk nicht vertragen. Die Kombination von Hüft- und Kniebeschwerden findet sich besonders bei schweren Hüftarthrosen mit Fehlstellungen.

Die **Mobilisation erfolgt beidhändig über die Femurkondylen.** Ohne die Benutzung eines über die Hände gelegten Traktiongurtes ist bei den starken Koxarthrosen in der Regel kein ausreichender therapeutischer Effekt im Hüftgelenk zu erzielen (Abb. 9.5 c).

Aus diesen Gründen ist zur Erleichterung für den Therapeuten häufig die **Behandlung** des Patienten **im Schlingentisch** die Methode der Wahl (Abb. 9.5 d, e).

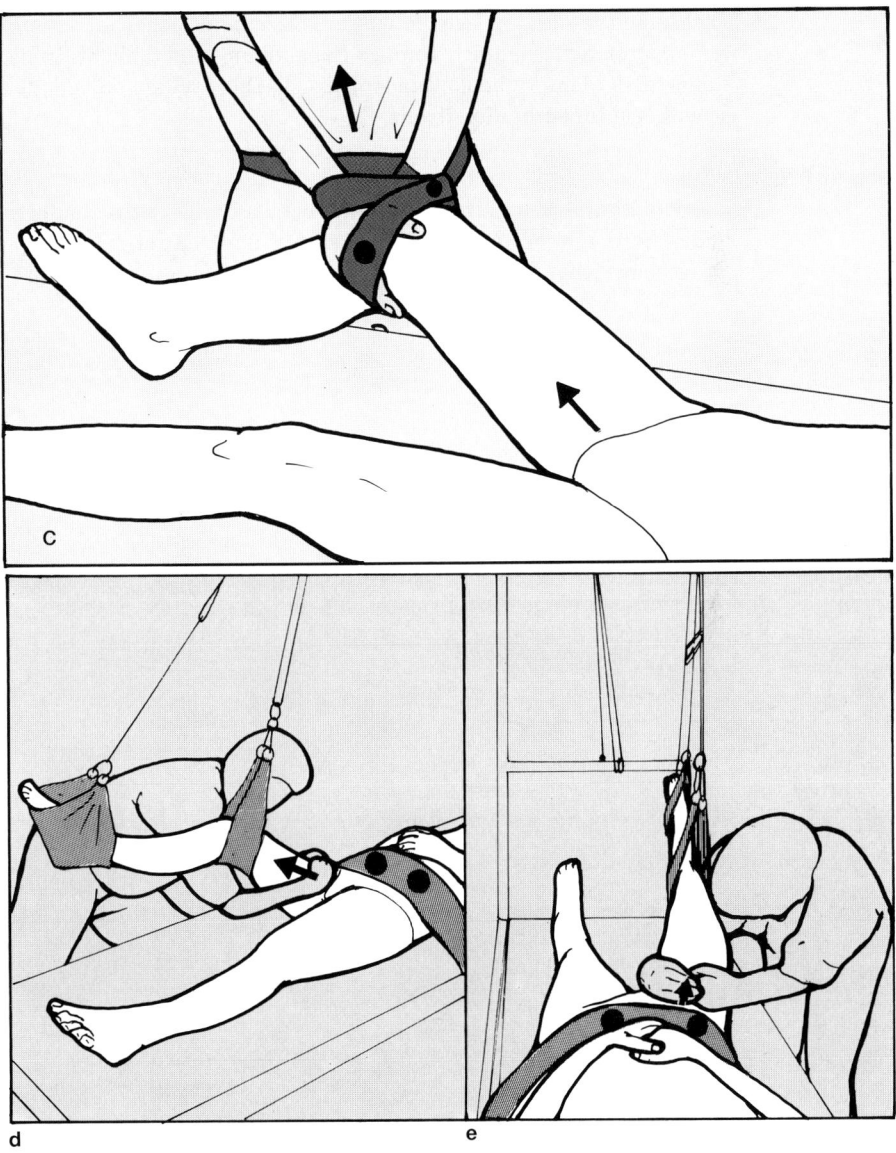

Abb. 9.5 c–e. (Legende s. S. 278)

Hüftgelenk: Mobilisation des Caput femoris in Innenrotation
(Abb. 9.6)

Indikation: Eingeschränkte Innenrotation (Erste Stufe des Kapselmusters bei beginnenden Hüftgelenkprozessen).

Ausgangsstellung
Patient: In **Bauchlage**.
Therapeut: Steht an der Seite des zu behandelnden Hüftgelenks. Der im Kniegelenk ca. 90° gebeugte Unterschenkel wird von der **Fixationshand (linke Hand)** soweit nach außen geführt, bis sich der vordere Darmbeinstachel auf der unbehandelten anderen Seite deutlich von der Behandlungsbank abhebt. In dieser Position wird der Unterschenkel am Körper des Therapeuten und damit der **Oberschenkel in Innenrotation fixiert**.

Ausführung
Die **Mobilisationshand (rechte Hand) liegt auf der Beckenschaufel der behandelten Seite und bewegt diese nach medial und ventral**, bis der abgehobene Darmbeinstachel die Unterlage wieder berührt.

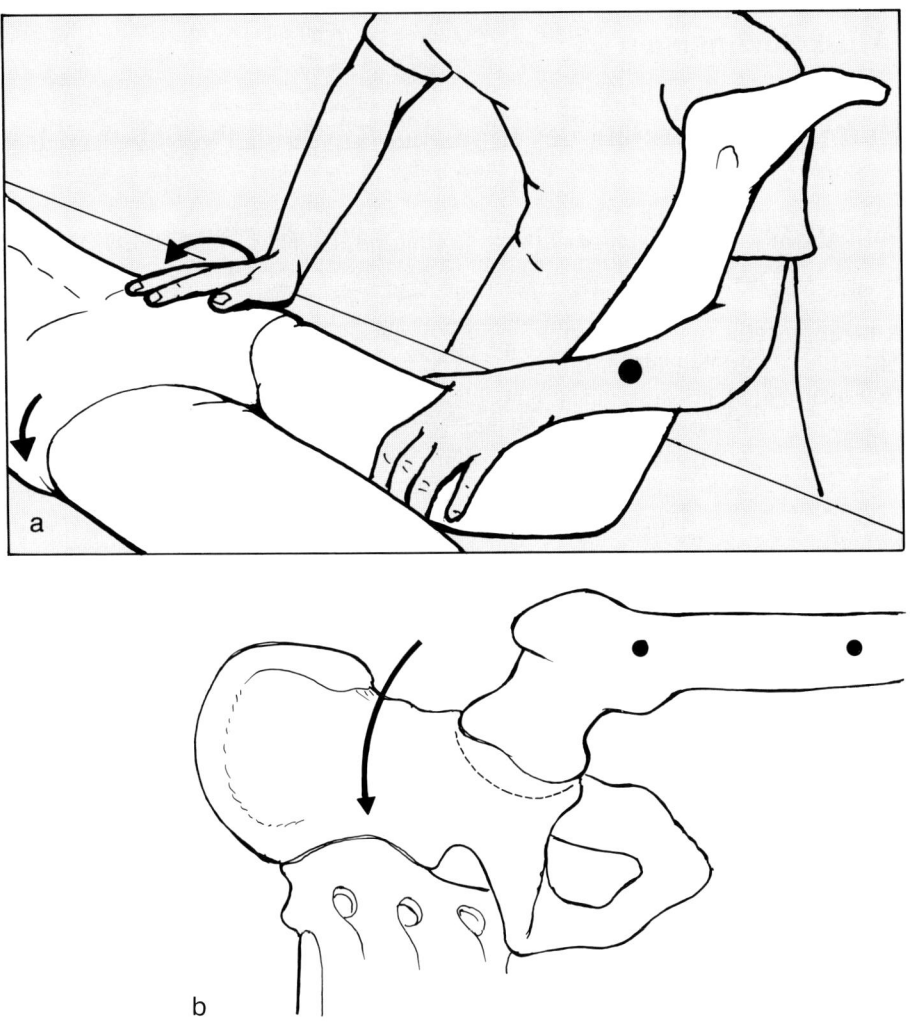

Abb. 9.6 a, b. Hüftgelenk: Verbesserung der Innenrotation

Muskeldehnungen

Hüftgelenk: Dehnung des Iliopsoas, Test und Probebehandlung
(Abb. 9.7)

Indikation: Muskulär eingeschränkte Extension des Hüftgelenks durch Verkürzung des Iliopsoas.

Ausgangsstellung (Abb. 9.7 a):
Patient: In **Bauchlage.**
Therapeut: Steht auf der nicht zu behandelnden Seite. Die **Fixationshand (links)** liegt **auf der Darmbeinschaufel** und fixiert diese über den gestreckten Arm auf der Unterlage. Zur Vermeidung einer Ausweichbewegung der LWS in Hyperlordose steht das nichtbehandelte Bein in maximaler Hüftbeugung mit dem Fuß auf dem Boden. Die **Mobilisationshand (rechts)** faßt von **lateral und ventral unter den Oberschenkel** und hebt diesen **soweit wie möglich in die Extension (1).**

Ausführung

Der Patient macht eine **Flexion** in der Hüfte **gegen Widerstand (2).**
In der postisometrischen Phase hebt der Therapeut **den Oberschenkel weiter in die Extension** bis zur neuen Bewegungsgrenze **(3).**

Ausgangsstellung Therapie (Abb. 9.7 b):
Patient: Wie zuvor bei Abb. 9.7 a.
Therapeut: Eine **Verstärkung der Fixation** kann **durch einen Gurt** über dem Becken erzielt werden.

Ausführung

Der **therapeutische Impuls** wird durch die **stufenweise Verstellung der** Lagerungsfläche der **Behandlungsbank** erzielt.

Alternativ kann die Dehnung aber über die **Fixationshand** erfolgen, wenn es durch die Verstellung der Lagerungsfläche unter dem Oberschenkel zum Abheben des vorderen Darmbeinstachels gekommen ist. In diesem Fall **drückt die eigentliche Fixationshand das Becken** soweit **nach ventral,** bis der abgehobene Darmbeinstachel die Unterlage wieder berührt **(3 a).**

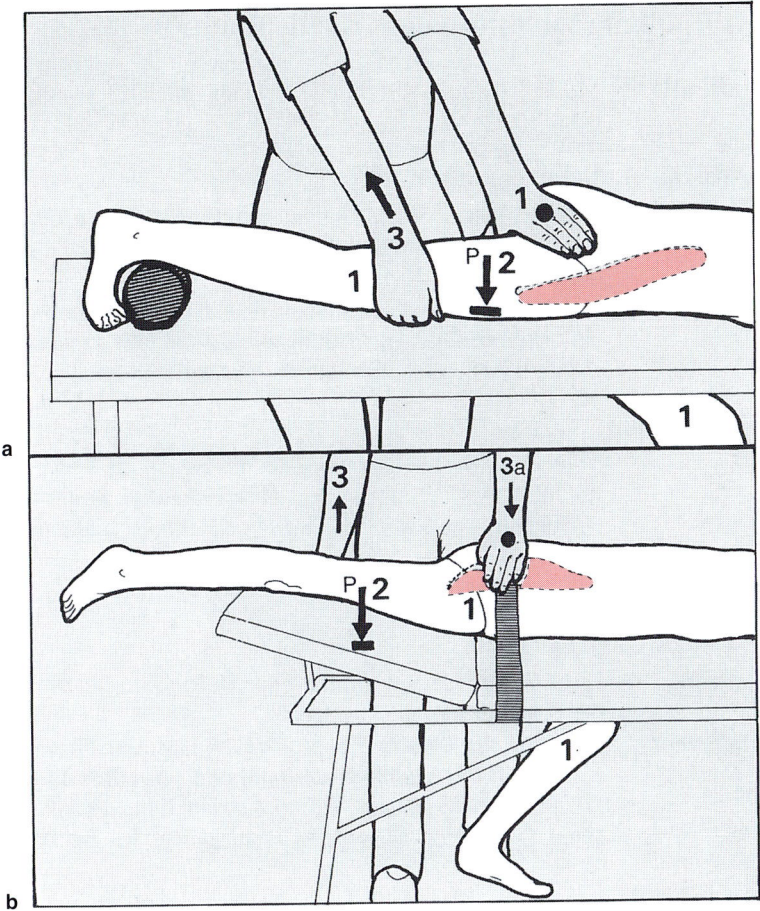

Abb. 9.7 a, b. Dehnung Iliopsoas (**P** Aktivität des Patienten gegen Widerstand)

Hüftgelenk: Dehnung des Rectus femoris (Abb. 9.8)

Indikation: Muskulär eingeschränkte Extension im Hüftgelenk oder Flexion im Kniegelenk.

Ausgangsstellung (Abb. 9.8 a)

Patient: In **Bauchlage**. Das nichtbehandelte Bein steht **zur Fixation der LWS in Kyphose** in **maximaler Flexion des Hüftgelenkes** mit dem Fuß auf dem Boden neben der Behandlungsbank.

Therapeut: Die **Fixationshand (rechts)** drückt den Oberschenkel der Behandlungsseite auf die Unterlage. Die **Mobilisationshand faßt** den soweit wie möglich gebeugten **Unterschenkel oberhalb des Fußgelenkes (1)**.

Ausführung

Nach einer **Streckbewegung des Patienten im Kniegelenk** gegen Widerstand **(2)** führt der Therapeut den **Unterschenkel weiter in die Beugung (3)** und dehnt damit den Rectus femoris, der zugleich Hüftbeuger und Kniestrecker ist.

Ausgangsstellung (Abb. 9.8 b)

Patient: Liegt nur mit dem Rumpf auf der Behandlungsbank. **Das Hüftgelenk liegt an der Bankkante.**

Therapeut: Das Bein des Patienten ragt über die Unterlage hinaus und wird vom Therapeuten **mit der Mobilisationshand und zusätzlich durch einem Gurt gehalten.** Die **Fixationshand** liegt, anstatt auf dem Oberschenkel, auf dem gleichseitigen Ilium. Die übrige Einstellung ist die gleiche wie bei Abb. 9.8 a **(1)**.

Ausführung

Nach einer **Flexion im Hüftgelenk gegen Widerstand** (Gurt) **(2)** führt der Therapeut den Oberschenkel in der postisometrischen Phase **weiter in die (Hyper-)Extension** und dehnt dadurch Psoas **und** Rectus **(3)**.
Die Abb. 9.8 c, d zeigen ebenfalls die Dehnung beider Hüftbeuger mit Hilfe der **Verstellung der Lagerungsfläche**. Ausgangsstellung und Einstellung des Patienten ist bei beiden Techniken gleich.

Die Dehnung erfolgt in Abb. 9.8 c v. a. über den **Rectus femoris,** in Abb. 9.8 d über **Rectus und Psoas zugleich.**

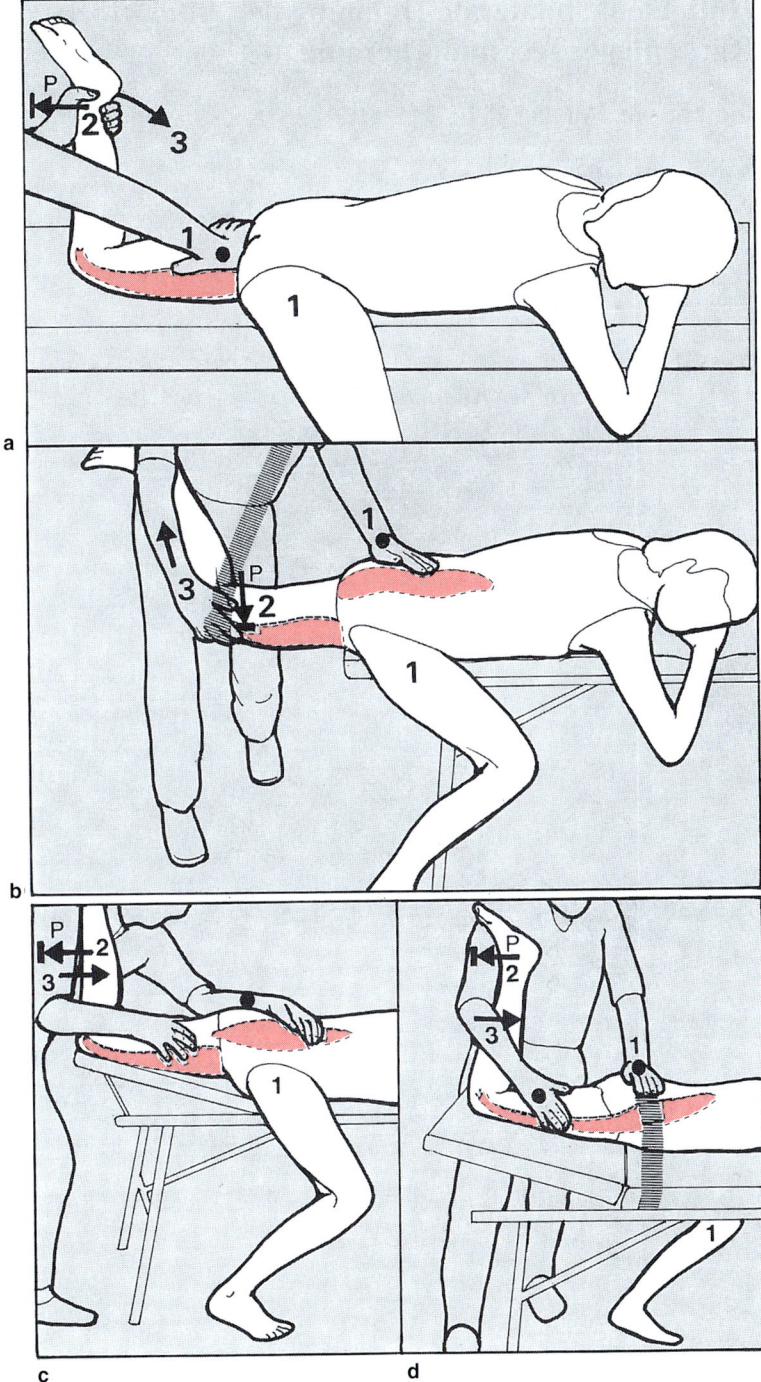

Abb. 9.8 a–d. Hüftgelenk: Muskeldehnung: **Rectus femoris (a), Iliopsoas und Rectus femoris (b)**, Rectus femoris und Iliopsoas durch Heben der Lagerungsfläche (**c, d**)

Hüftgelenk: bilaterale Dehnung der Adduktorengruppe in Rückenlage, Test und Therapie (Abb. 9.9 a)

Indikation: Muskuläre Einschränkung der Abduktion im Hüftgelenk.

Ausgangsstellung (Abb. 9.9 a)

Patient: In **Rückenlage. Beide Hüft- und Kniegelenke sind gebeugt,** die Füße stehen nebeneinander auf der Behandlungsbank.

Therapeut: Steht am Fußende der Behandlungsbank und spreizt die Beine des Patienten soweit noch möglich **(1)**.

Ausführung

Nach der Adduktion der Beine gegen Widerstand **(2) spreizt der Therapeut die Beine beiderseits weiter ab (3)** und kann so die artikuläre und/oder muskuläre Abduktionsfähigkeit in den Hüftgelenken im Seitenvergleich prüfen und eventl. behandeln.

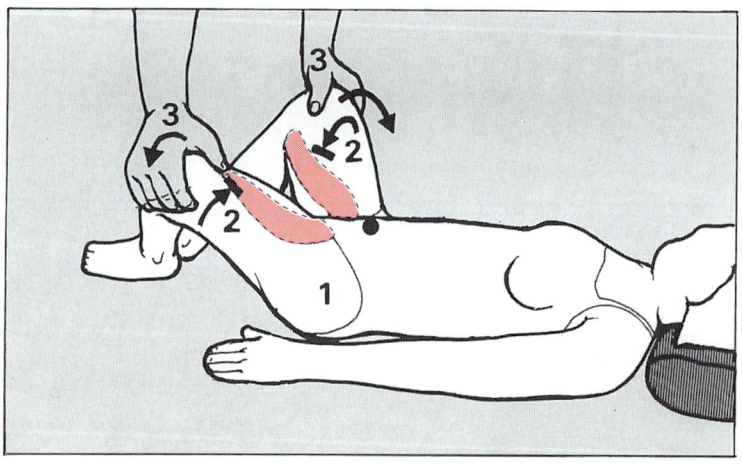

Abb. 9.9 a. Hüftgelenk: bilaterale Dehnung der Adduktoren, Test und Therapie

Hüftgelenk: Dehnung der Adduktorengruppe in verschiedenen Ausgangsstellungen in Bauchlage (Abb. 9.9b)

Ausgangsstellung
Patient: Eine differenzierte Testung und Dehnung der Adduktorengruppe ist auch in Bauchlage mit verschiedenen Abduktionsstellungen von einer leichten bis zur maximalen Flexion möglich. **Gedehnt wird in der Position der stärksten Muskelspannung.**

Therapeut: Steht auf der Seite des nicht zu behandelnden Beines **(1)**.

Ausführung
Nach der Einstellung der Abduktionsstellung und einer Adduktionsbewegung gegen den Widerstand der Unterlage **(2) dehnt man den Muskel durch Druck der Beckenschaufel auf die Unterlage (3).**

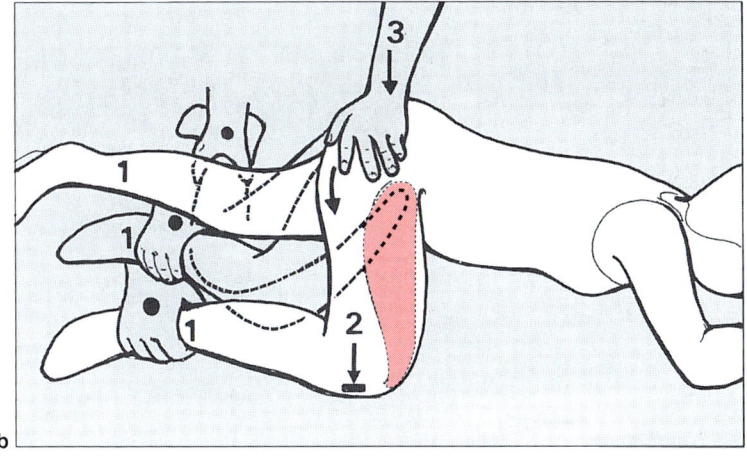

Abb. 9.9b. Hüftgelenk: Dehnung der Adduktorengruppe in verschiedenen Ausgangsstellungen **in Bauchlage**

Hüftgelenk: einseitige Dehnung einzelner Anteile der Adduktorengruppe (Abb. 9.9 c–f)

Ausgangsstellung
Patient: In **Rückenlage.** Das nichtbehandelte Bein ist abgespreizt und hängt mit dem gebeugten Unterschenkel über den seitlichen Bankrand **(1)**.

Therapeut: Steht auf der Seite des zu behandelnden Beins und **fixiert mit einer Hand das Becken** am Darmbeinstachel der nichtbehandelten Seite auf der Unterlage.
Das Hüft- und Kniegelenk sind **zur Testung** in folgenden Ausgangspositionen **(1)**:
- **Gracilis** gestreckt (Abb. 9.9 d),
- **Adductor longus** in ca. 70° Flexion (Abb. 9.9 e),
- **Adductor magnus** in maximaler Flexion (Abb. 9.9 f).

Die Ausgangsstellung erfordert außerdem von 0–70° zusätzlich eine Innen-, von 70° bis zur maximalen Beugung eine Außenrotation im Hüftgelenk.

Ausführung
Aus den genannten Stellungen macht der Patient zunächst eine **Adduktion gegen Widerstand (2).**

Danach führt der Therapeut das Bein am Unterschenkel (Gracilis) (Abb. 9.9 d) oder am Knie (Adductor longus, magnus) (Abb. 9.9 e, f) weiter **stufenweise in die Abduktion (3).**

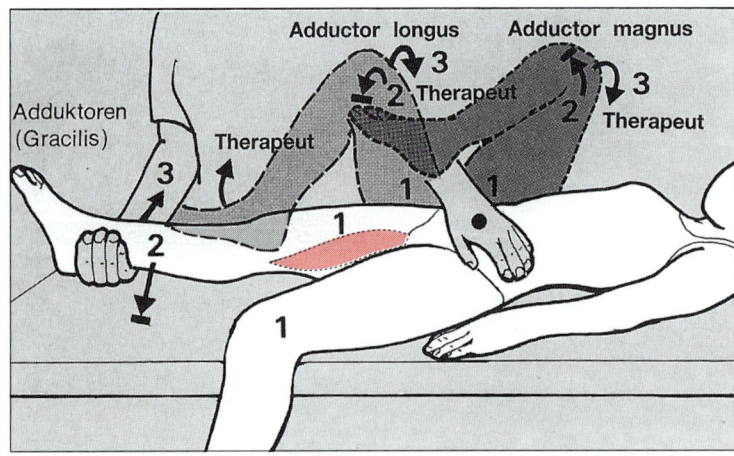

Abb. 9.9 c (Legende s. S. 289)

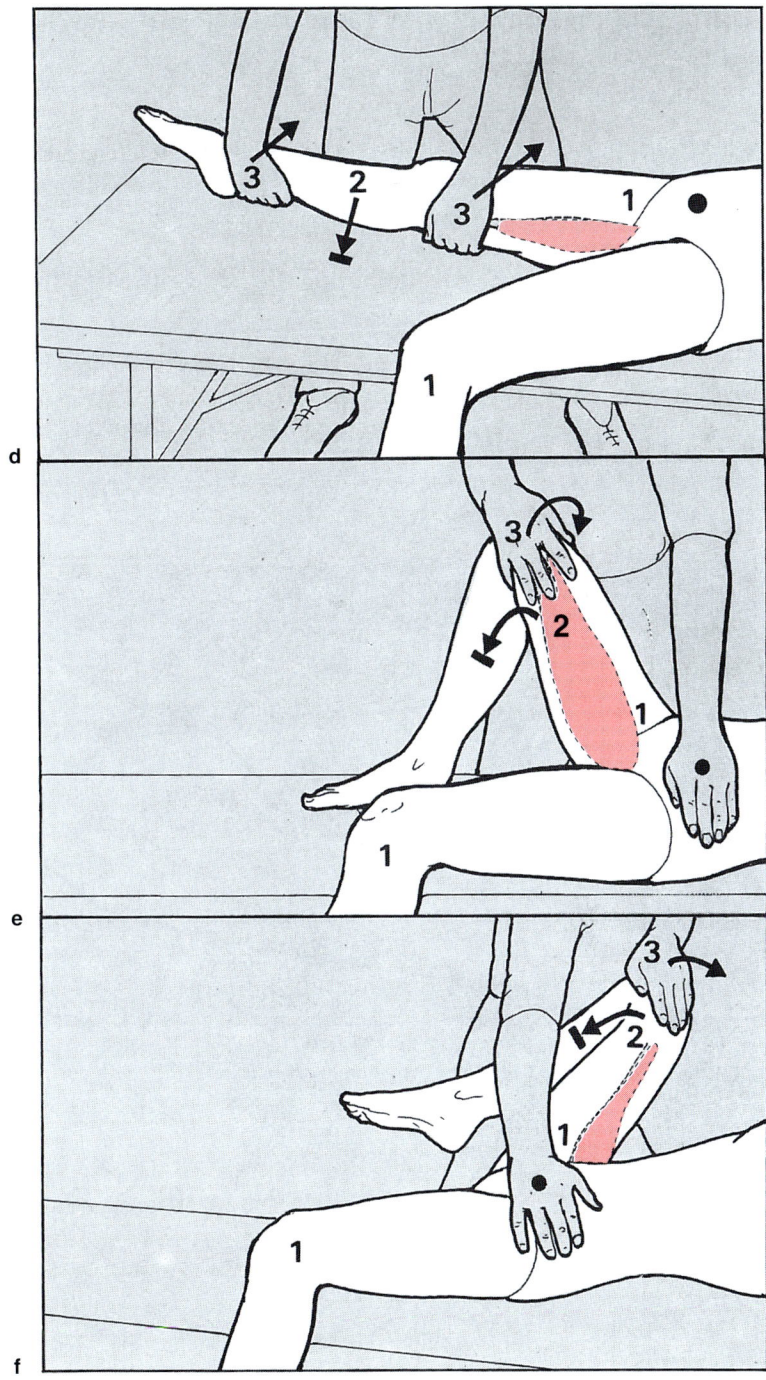

Abb. 9.9 c–f. Hüftgelenk: Muskeldehnung: einzelner Teile der **Adduktorengruppe** in Rückenlage: **c** einseitig (Übersicht), **d** Gracilis, **e** Adductor longus, **f** Adductor magnus

Hüftgelenk: Dehnung der Adduktoren in Extension (Abb. 9.9 g)

Ausgangsstellung
Patient: In **Bauchlage.**

Therapeut: Steht auf der Seite des zu behandelnden Beins. Er **fixiert das Becken** des Patienten **mit der einen Hand** auf der Unterlage, **mit der anderen Hand** fixiert er **das im Hüftgelenk überstreckte** und im Kniegelenk gebeugte **Bein** des Patienten am eigenen Körper **(1)**.
Dann führt er das **Bein in** die noch mögliche **Abduktion.**

Ausführung
Aus dieser Stellung macht der Patient eine Adduktion und Flexion gegen Widerstand **(2)**. Danach führt der Therapeut das Bein durch eine kleine Körperdehnung **weiter in die Abduktion und Extension (3)**.

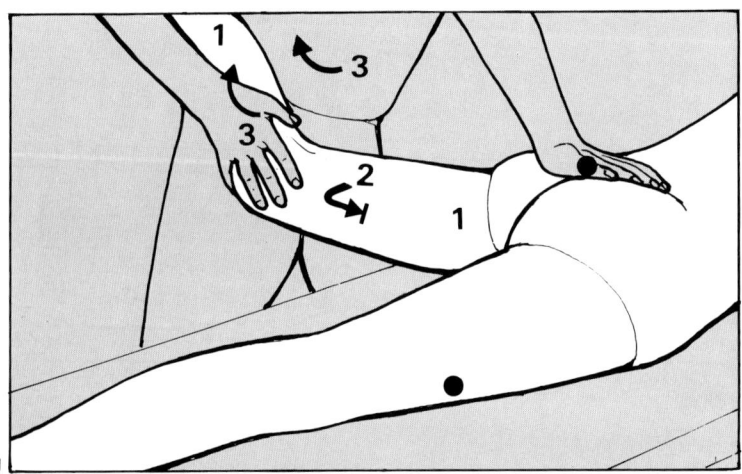

Abb. 9.9 g. **Hüftgelenk:** Dehnung der Adduktoren in Extension

Hüftgelenk: Quermassage der Adduktoren
(funktionelle Weichteilbehandlung) (Abb. 9.10)

Ausgangsstellung
Patient: In **Rückenlage**. Das **Hüftgelenk** ist soweit wie möglich **flektiert abduziert**.
Therapeut: Steht auf der zu behandelnden Seite und fixiert das Knie des abduzierten Beines am eigenen Körper.

Ausführung
Die **Mobilisationshand** führt entweder langsam und rhythmisch eine **reine Querdehnung der Muskeln mit dem Handballen** durch oder verbindet diese mit einer **zusätzlichen Längsdehnung durch weitere Abduktion des Oberschenkels** am Knie, indem er mit dem Körper etwas zurückweicht.

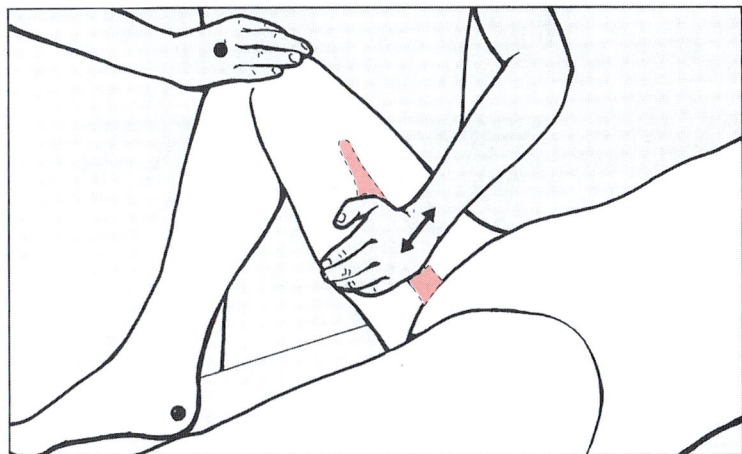

Abb. 9.10. **Hüftgelenk:** Quermassage der Adduktoren

Hüftgelenk: Dehnung des Tensor fasciae latae (Abb. 9.11)

Indikation: Muskulär behinderte Extension und Adduktion im Hüftgelenk.

Ausgangsstellung

Patient: Liegt auf der nicht zu behandelnden Seite mit maximal gebeugtem Hüft- und Kniegelenk, die vom Patienten selber mit beiden Händen in dieser Position fixiert werden.

Therapeut: Steht hinter dem Patienten. Die **Fixationshand liegt auf der oberen Darmbeinschaufel und stabilisiert das Becken.**
Die **Mobilisationshand** hält das gebeugte **Knie des Patienten in der noch möglichen Adduktion und Extension** (Beugekontraktur) **(1)**.

Ausführung

Nach einer **Flexionsbewegung** des Patienten **im Hüftgelenk gegen Widerstand (2)** erfolgt die **Dehnung durch den Therapeuten in weitere Adduktion und Extension (3)**.

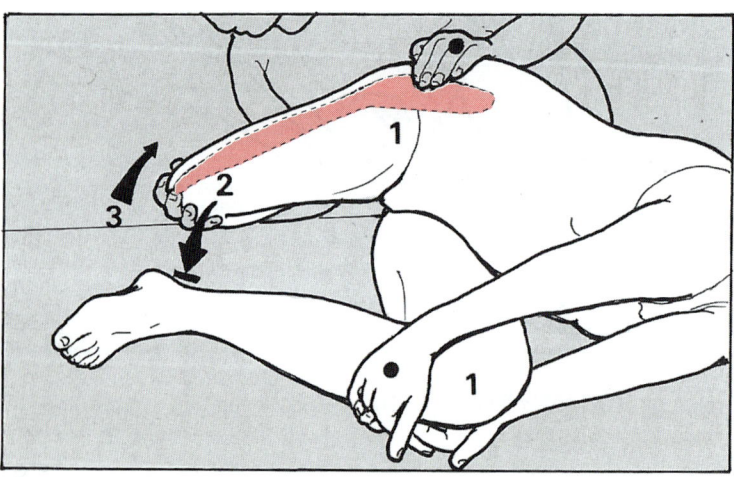

Abb. 9.11. **Hüftgelenk:** Muskeldehnung Tensor fasciae latae

Hüftgelenk: Dehnung der Außenrotatoren (Abb. 9.12)

Indikation: Muskulär bedingte Einschränkung der Innenrotation im Hüftgelenk.

Ausgangsstellung

Patient: In **Rückenlage.** Das zu behandelnde Bein steht in **ca. 60° Flexion des Hüft- und Kniegelenks** auf der Behandlungsbank.

Therapeut: Steht auf der nicht zu behandelnden Seite, **stabilisiert mit der Fixationshand die Darmbeinschaufel der behandelten Seite** auf der Unterlage. Mit der **Mobilisationshand rotiert er das Bein** am Knie soweit wie möglich **auf sich zu** (Innenrotation im Hüftgelenk, die zur Anspannung der Außenrotatoren führt) **(1)**.

Ausführung

Aus dieser Position macht der Patient im Hüftgelenk eine **Abduktion gegen den Widerstand** des Therapeuten **am Knie (2),** dann bewegt dieser in der postisometrischen Phase das Knie weiter auf sich zu und bewirkt **durch diese Innenrotation die Dehnung der verkürzten Außenrotatoren.**

Hinweis

Die **Abb. 9.12b** zeigt die **gleiche Technik,** wenn der **Therapeut auf der zu behandelnden Seite** steht. Einstellung und isometrische Anspannung der Außenrotation sind gleich, aber die Dehnung in Adduktion, Innenrotation und Flexion ist ebenso wie die Fixation des Beckens oft besser zu steuern.

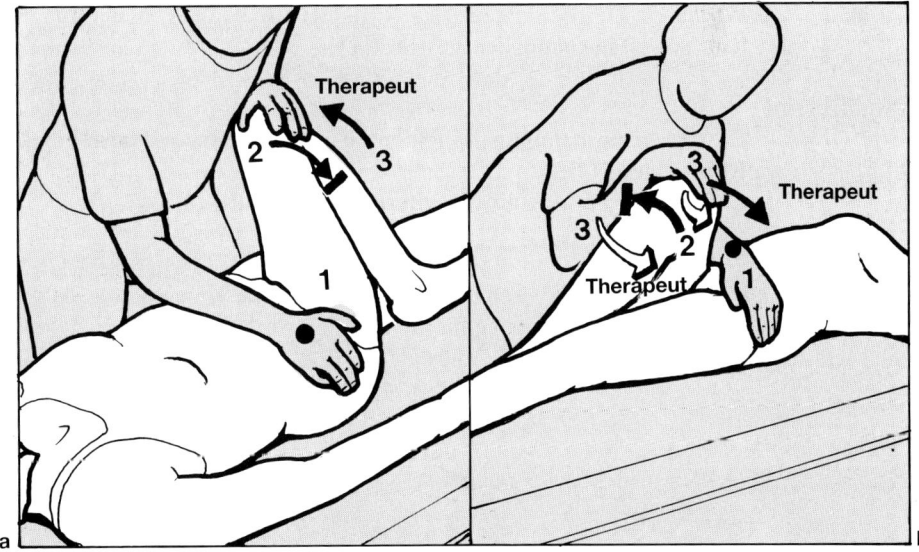

Abb. 9.12 a, b. **Hüftgelenk: Dehnung der Außenrotatoren,** Therapeut steht auf der nichtbehandelten (**a**) bzw. behandelten (**b**) Seite

Hüftgelenk: Dehnung der ischiokruralen Muskeln (Abb. 9.13)

Indikation:
- Muskulär bedingte (auch schmerzhafte) Einschränkung der Hüftbeugung mit gestrecktem Bein („Pseudo-Lasègue").
- Eingeschränkte Rumpfbeugung im Stehen durch verkürzte Ischiokruralmuskeln.

Ausgangsstellung für die Dehnung über das Hüftgelenk (Abb. 9.13 a, b)

Patient: In Rückenlage. Der gebeugte Unterschenkel auf der nicht behandelten Seite hängt zur Stabilisierung gegen Ausweichbewegungen über den seitlichen Rand der Behandlungsbank.

Therapeut: Steht auf der zu behandelnden Seite. Er **hebt das gestreckte Bein soweit wie möglich von der Unterlage ab,** legt die Ferse auf seine Schulter und stabilisiert das Knie mit beiden Händen gegen Ausweichbewegungen in Flexion **(1)**.

Ausführung

Nach einer **Anspannung der ischiokruralen Muskeln gegen Widerstand** durch eine Extensionsbewegung des Beins im Hüftgelenk **(2)** erfolgt die **Dehnung der Muskeln durch eine weitere Flexion des gestreckten Beins** unter Traktion (T), indem der Therapeut einen Schritt auf den Patienten zu macht.

Hinweis

Diese Technik ist v. a. dann angezeigt, wenn die vermehrte Druckbelastung im Kniegelenk bei der Dehnung kontraindiziert ist (z. B. Meniskopathie, stärkere Arthrose).

Ausgangsstellung für die Dehnung über das Kniegelenk (Abb. 9.13 c)

Patient: Wie zuvor. Das Bein ist jetzt **im Hüftgelenk maximal gebeugt und im Kniegelenk, soweit noch möglich, gestreckt (1).**

Ausführung

Die **Muskelanspannung** des Patienten **gegen Widerstand** besteht jetzt in einer **Kniebeugung (2).**
Die **Dehnung** erfolgt **durch weitere Kniestreckung (3).**

Hinweis

Diese Technik erfordert morphologisch und funktionell intakte Kniegelenke, da die dehnende Streckbewegung eine Gleitbewegung im Gelenk unter erheblich vermehrtem Druck auf die Menisken und den Bandapparat erfordert.

LBH-Region: Hüftgelenk: Dehnung ischiokrurale Muskeln

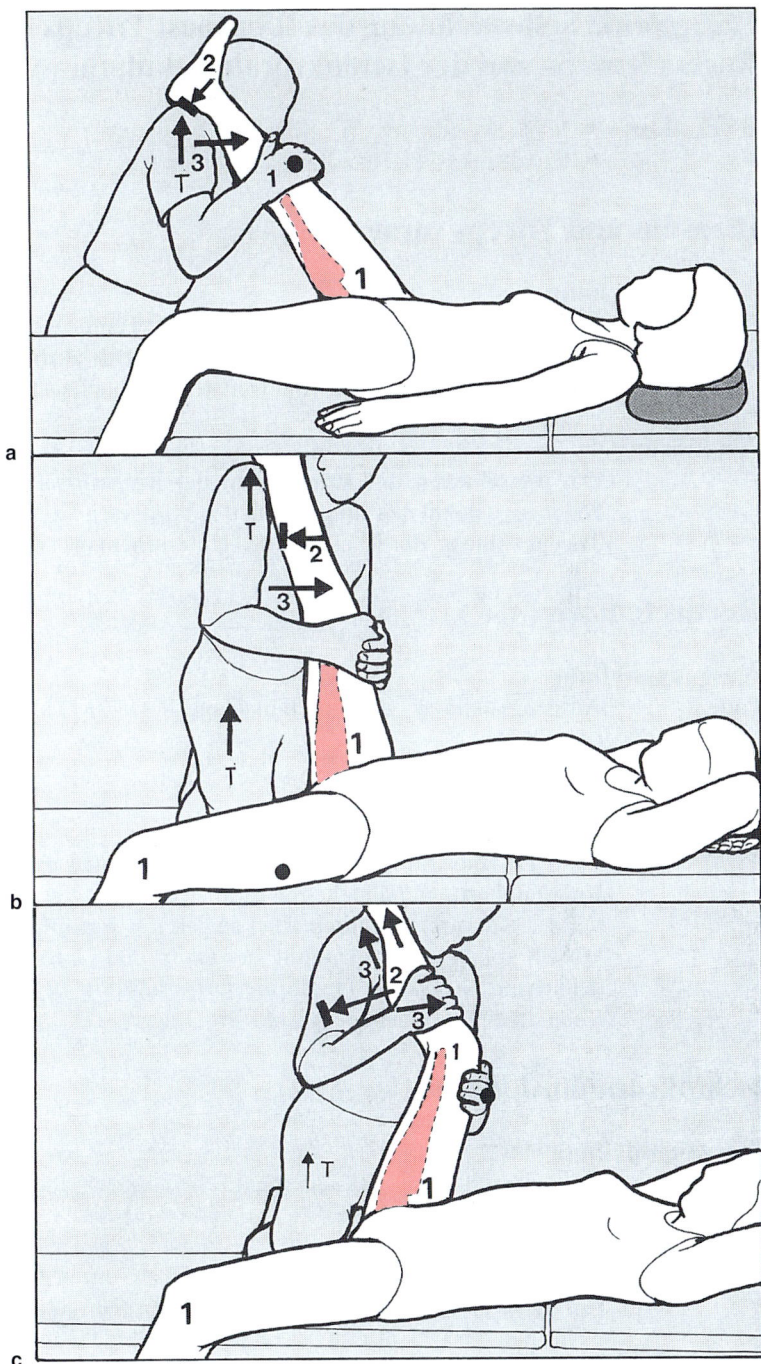

Abb. 9.13 a–c. Hüftgelenk: Muskeldehnung: ischiokrurale Muskeln über das Hüftgelenk. **a** Ausgangsstellung, **b** Endstellung, **c** Dehnung über das Kniegelenk

Hüftgelenk: Selbstdehnung des Iliopsoas, Triceps surae, Rectus femoris und der Ischiokruralmuskulatur (Abb. 9.14)

Indikation:
- Muskelverkürzung.
- Erhaltung von Behandlungsergebnissen.

Iliopsoas und Triceps surae (Abb. 9.14a)

Ausgangsstellung
Patient: Ausgangsstellung ist ein **Ausfallschritt.** Die Hände werden auf dem gebeugten Knie des vorgestellten Beines abgestützt. **Das zurückstehende Bein ist gestreckt.** Der Fuß soll **nicht** vom Boden abgehoben werden.

Ausführung
Das **Vorschieben des Rumpfes** in der Transversalebene durch **vermehrte Kniebeuge dehnt den Iliopsoas** an der Vorderseite des Oberschenkels **und den Triceps surae** an der Rückseite des Unterschenkels am gestreckten Bein.

Rectus femoris (Abb. 9.14b, c)

Ausgangsstellung
Patient: Ausgangsstellung ist die **Bauchlage** (Abb. 9.14b) **oder der Kniestand** (Abb. 9.14c).

Ausführung
In **Bauchlage** erfolgt die Dehnung nach einer Kniestreckung gegen Widerstand **(1)** und durch **maximale passive Beugung des Kniegelenkes (2). Im Kniestand** erfolgt die Dehnung nach Anspannung der Kniestrecker (Aufrichten des Körpers) **(1) durch Rückneigen des Rumpfes (2).** Normal kann der Muskel abhängig vom Umfang der Ober- und Unterschenkelmuskulatur gedehnt werden, bis das Gesäß die Ferse berührt. In beiden Fällen darf kein Knieschaden (Meniskopathie, Arthrose usw.) vorliegen.

Ischiokruralmuskulatur (Abb. 9.14d)

Ausgangsstellung
Patient: Ausgangsstellung ist das auf einem Schemel oder Hocker hochgestellte Bein.

Ausführung
Nach Anspannung der Ischiokruralmuskeln durch **Druck der Ferse auf die Unterlage (1)** wird **durch Rumpfbeugen im Hüftgelenk** die Ischiokruralmuskulatur an der Dorsalseite des Oberschenkels gedehnt.

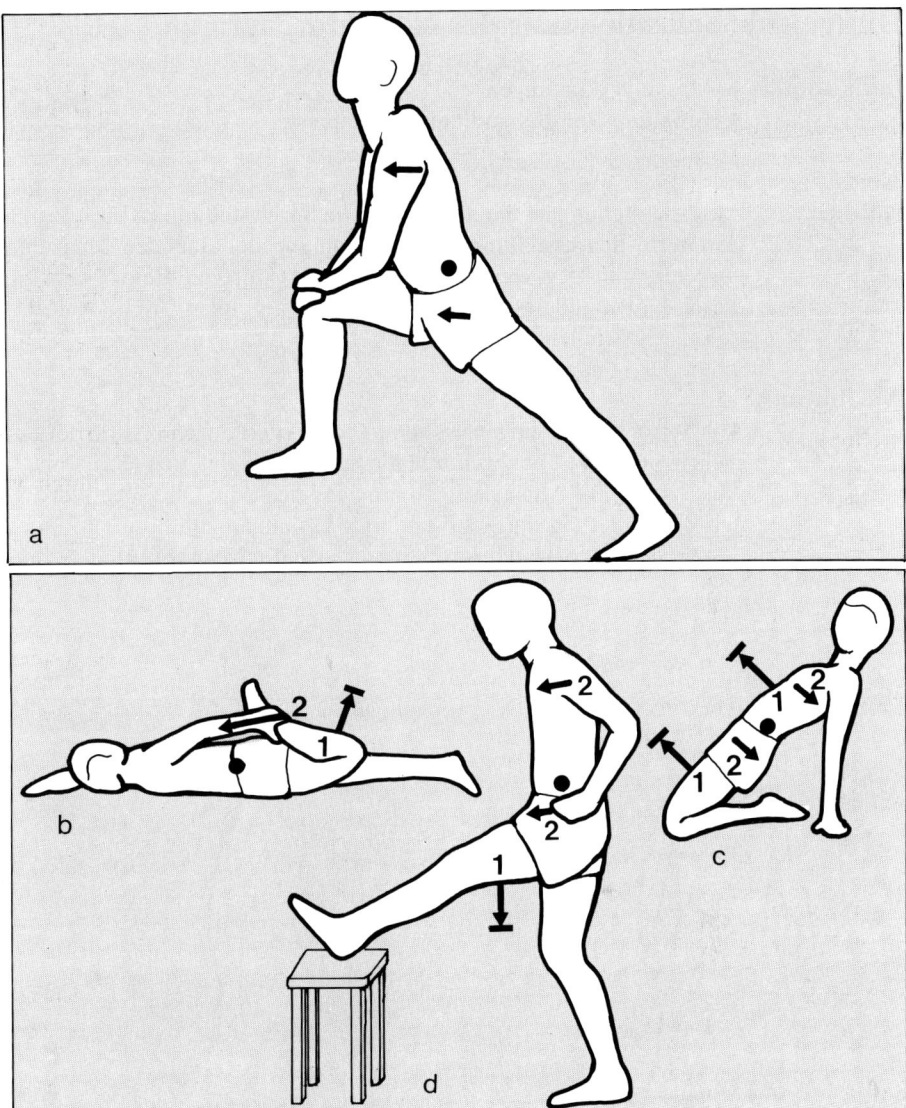

Abb. 9.14 a–d. Hüftgelenk: Selbstdehnung Beinmuskeln: **a** Iliopsoas und Triceps surae, **b, c** Rectus femoris, **d** Ischiokruralmuskulatur

Hüftgelenk: Selbstdehnung der Adduktorengruppe (Abb. 9.15)

Indikation:
- Muskelverkürzungen.
- Erhaltung von Behandlungsergebnissen.

Ausgangsstellung

Patient: Ausgangsstellung ist die **noch mögliche Spreizstellung** (Abb. 9.15 a) oder eine **erweiterte Schrittstellung** für die Dehnung der dorsalen Muskelanteile am vorderen und der ventralen Stränge am hinteren Bein (Abb. 9.15 b). Bei diesen Dehnungen sollte sich der Patient an einem Tisch (Abb. 9.15 a) oder zwischen 2 Stühlen abstützen (Abb. 9.15 b).

Ausführung

Abb. 9.15 a: Nach einer Anspannung der Adduktoren **(1)** soll der Patient versuchen, mit den Füßen **weiter in die Spreizung** zu gleiten **(2)**.

Abb. 9.15 b: Die Muskelanspannung versucht, die Oberschenkel im Sinne einer Verkleinerung der Schrittstellung zusammenzuführen **(1)**. Die Dehnung besteht in einer **Schrittvergrößerung (Spagatbewegung) (2)**.

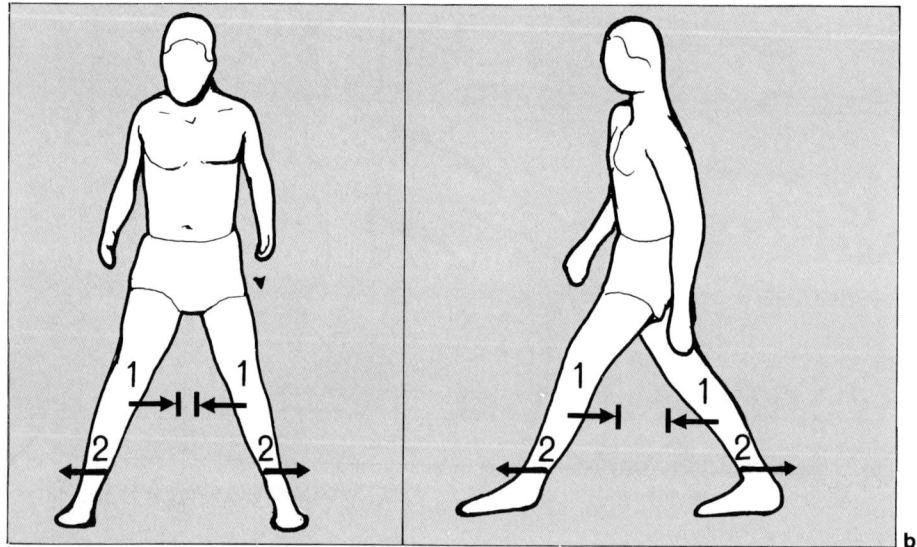

Abb. 9.15 a, b. **Hüftgelenk:** Selbstdehnung der Adduktoren. Der Patient stützt sich mit beiden Händen an einem Tisch **a** oder zwei Stühlen ab (**b**)

10 Kniegelenk

Biomechanik

Das Kniegelenk besteht funktionell aus 3 Einzelgelenken:

1) **Femuropatellargelenk,**
2) **Meniscofemoralgelenk,**
3) **Meniscotibialgelenk.**

Die „Gelenkkombination" Knie ist besonders empfindlich für Belastungen unter axialem Druck durch das Körpergewicht und daher auch für degenerative Prozesse sehr anfällig. Durch leichte Flexionsbewegungen wird die Veränderung der Beinlänge erreicht, die zur Anpassung an den Boden und beim Gang erforderlich ist. Die wenigen Grade an Flexion, die hierzu notwendig sind, werden, nach Ansicht von Kapandji (1984/85), nur durch Rollen der Kondylen (ohne Gleiten) erreicht. In der Tat überwiegt die Rollkomponente bei der Flexion des Kniegelenks deutlich gegenüber der Gleitbewegung.

In der Frontalebene entsteht durch den Schenkelhals des Oberschenkels im Kniegelenk eine physiologische Valgusstellung von 5–10°. **Rotationsbewegungen** sind im Kniegelenk **nur bei gleichzeitiger Beugung möglich.** Die Bewegungen im Kniegelenk erfolgen nicht durch knöcherne Führung, sondern fast ausschließlich ligamentär und muskulär.

Form der Gelenkflächen (Abb. 10.1)

Femur: An den **Femurkondylen** befinden sich **2** annähernd parallel gestellte **konvexe Flächen** mit einer in der Mitte gelegenen Rinne für die Kreuzbandhügel auf dem Tibiaplateau. Diese Rinne setzt sich auf der Ventralseite des Femur in eine Gleitmulde für die Patella fort. Der **laterale Femurkondylus** hat einen **größeren Durchmesser** als der mediale.

Tibia: Hier sind die artikulierenden **Flächen** für die Femurkondylen **flach-konkav:** die mediale Gelenkfläche ist sowohl in sagittaler wie auch in frontaler Richtung konkav, während die laterale Gelenkfläche nur in frontaler Richtung konkav ist, in sagittaler

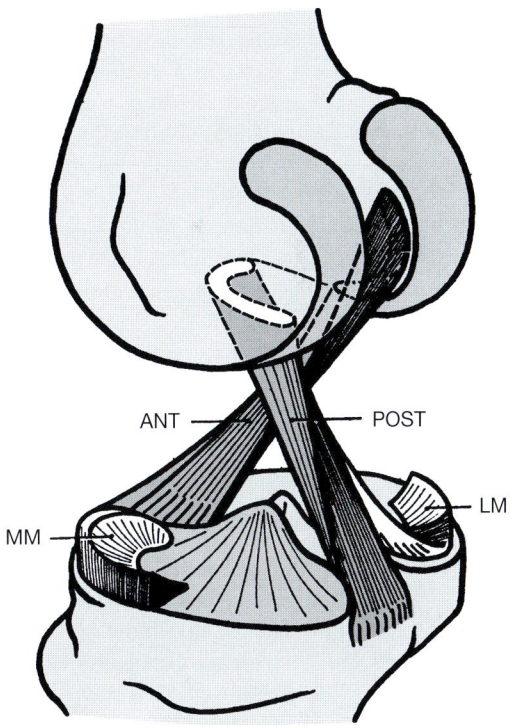

Abb. 10.1. Gelenkflächen mit Kreuzbändern (**ANT** vorderes Kreuzband, **POST** hinteres Kreuzband, **MM** medialer Meniskus, **LM** lateraler Meniskus). (Aus Kapandji 1984/85)

Richtung aber eher eine geringe Konvexität aufweist was lateral die Gleitbewegung bei der Rotation begünstigt. Die Kreuzbandhügel sind nach allen Seiten stark abgeflacht, um die Rotationsbewegung zwischen Femur und Tibia nicht zu behindern. Die **Kniegelenkflächen** sind also **stark inkongruent.**

Gelenkachsen und Bewegungsmöglichkeiten

Die **Längsachse** des Beins macht in der Frontalebene im Kniegelenk einen **Knick nach lateral.** Dieser sog. physiologische **Valguswinkel** beträgt wie bereits erwähnt etwa 5–10°.

- Die **frontale Achse für Flexion und Extension** wandert bei der Flexion nach dorsal, bei Extension nach ventral. Durch die bei Flexion kleiner und bei Extension größer werdenden Durchmesser der Femurkondylen liegen diese wandernden Achsen auf einer Spirallinie.
- Die **vertikale Achse für die Rotationsbewegungen** geht durch den **medialen** Kondylus der Tibia, genauer gesagt, durch den medialen Kreuzbandhügel. Durch diesen exzentrischen Sitz der Rotationsachse und durch den größeren Durchmesser des lateralen Condylus femoris ist die Rollgleitbewegung lateral ausgiebiger als medial, wodurch es u.a. zur sog. (automatischen) Schlußrotation kommt.

Bewegungsausmaße

Flexion: aktiv 140°, passiv 160° bei gebeugtem Hüftgelenk und nur 120° bei gestrecktem Hüftgelenk.
Extension: bis 0°, Hyperextension ist als pathologischer Befund (Bänderschwäche) anzusehen.
Rotation: bei 90° Flexion im Kniegelenk, Außenrotation 40°/Innenrotation 15°.

Menisken

Die Menisken gleichen die Inkongruenz zwischen den kugeligen Femurkondylen und den sehr flach konkaven Tibiagelenkflächen aus. Beide Menisken haben **Keilform,** wobei der mediale Meniskus größer ist und C-Form hat; der laterale Meniskus ist kleiner und ringförmig. Bei **Extension** des Gelenks besteht **voller Kontakt zum Gelenkpartner,** d. h. die größte Stabilität. Bei Flexion besteht nur teilweiser Kontakt und mehr Labilität, da die Spannung der Ligamente durch den kleineren Durchmesser der Femurkondylen in Beugestellung nachläßt. Beide Menisken sind am vorderen (Vorderhorn) und hinteren Ende (Hinterhorn) an der Tibiafläche angeheftet. Das Vorderhorn des lateralen Meniskus ist **vor,** das Hinterhorn **hinter** dem lateralen Kreuzbandbügel fixiert. Fixationsstellen des medialen Meniskus liegen medial davon. **Ventral** sind beide Vorderhörner durch ein Querband verbunden. Außerdem bestehen Faserzüge zur Patella und zum vorderen Kreuzband.
Außen ist der mediale Meniskus mit tiefen Fasern des medialen Kollateralbandes verbunden, während der laterale Meniskus durch die Popliteussehne vom lateralen Kollateralband getrennt ist.
Dorsal schickt der Popliteus einige Fasern an den Hinterrand des medialen Meniskus. Außerdem setzen am lateralen Meniskus einige Fasern des hinteren Kreuzbandes an.

Funktion der Menisken

- Vergrößerung des Gelenkkontaktes zwischen den konvexen Kondylen des Femur und den flach-konkaven Flächen des Tibiaplateaus. Die Menisken sind transportable Gelenkflächen für die Femurkondylen,
- Gewichtsverteilung (sie tragen ca. $1/3$ der Last),
- Stoßdämpfereffekt,
- Erhöhung der Gelenkstabilität (v. a. Rotationsstabilität),
- Einschränkung von Hyperflexion und Hyperextension (Hemmschuhwirkung),

- Verbesserung der Ernährung des Gelenkknorpels.

Verletzungen können durch forcierte Extensionsbewegungen, Drehbewegungen in Verbindung mit Ab- und Adduktion und bei Läsionen oder Insuffizienz des Kapsel-Band-Apparates entstehen.

Meniskusbewegungen (Abb. 10.2 a–d)

Die Verschiebungen der Menisken auf dem Tibiaplateau erfolgen bei den aktiven Bewegungen durch verschiedene Bandverbindungen.

Die **passive Verschiebung** geschieht als Mitnehmerbewegung **durch die Femurkondylen,** und zwar bei Extensionsbewegungen nach ventral und bei Flexion des Gelenks nach dorsal, bei Rotationsbewegungen entsprechend. Als ob die Kondylen die Menisken „festhalten" würden, geht z. B. bei Außenrotation des Unterschenkels der mediale Meniskus auf der Tibia relativ nach dorsal, der laterale Meniskus entsprechend nach ventral (Abb. 10.2 d).

Die **aktiven Verschiebungen** werden **durch Muskelzüge und die Ligamente** bewirkt:

bei **Extension:** Zug nach ventral durch Quadricepsfasern und die **meniskotibialen Bandzüge** und Fasern des **hinteren Kreuzbandes,**

bei **Flexion:** werden der mediale Meniskus **durch die Semimembranosussehne** und der laterale Meniskus durch **Fasern des Popliteus nach dorsal** gezogen.

bei **Rotation:** erfolgt **fast ausschließlich** die oben beschriebene **passive Verschiebung** infolge der Mitnahme durch die Femurkondylen.

Patellaform und -bewegungen (Abb. 10.3)

Im Femuropatellargelenk gleitet die Patella als Hypomochlion des Quadriceps femoris in der Rinne zwischen den beiden Femurkondylen. Dadurch wird die Zugrichtung des Quadriceps femoris, die an sich schräg nach kranial und lateral verläuft, in vertikale Richtung umgelenkt. Bei Beuge- und Streckbewegungen im Kniegelenk wird die Kniescheibe um das Doppelte ihrer eigenen Höhe in Relation zum Kniegelenkspalt nach kranial bzw. kaudal verlagert, d. h. sie beschreibt fast einen Viertelkreisbogen. Diese Bewegungen sind nur durch die **weite Gelenkkapsel mit ihren 3 Recessus** möglich (Recessus suprapatellaris und 2 Recessus parapatellaris). Wenn diese durch entzündliche Prozesse verklebt sind, kommt es daher zu starken Bewegungsbehinderungen. Der Gelenkdruck zwischen Patella und Femur ist am stärksten in Flexion und am geringsten in Extension bzw. Hyperextension. Bei dysplastischen Kondylen kann es durch den schräg nach lateral gerichteten Quadrizepszug zur habituellen Patellarluxation kommen.

Die Rückseite der Patella besteht aus 7 Facetten mit einer trennenden Mittelleiste. Die obersten Randfacetten haben nur bei maximaler Beugung, die untersten Randfacetten nur bei maximaler Streckung Kontakt mit den Femurkondylen. Die laterale Hauptfacette steht bei Valgusknickung im Kniegelenk unter erhöhtem Preßdruck, was die Basis für eine Patellaarthrose sein kann.

Funktionsstellungen

Nullstellung: die Längsachsen von Femur und Tibia bilden in der Frontalebene einen nach lateral offenen Winkel von 170°,

Ruhestellung: etwa 25° Flexion,

verriegelte Stellung: maximale Extension und Außenrotation (Schlußrotation) des Unterschenkels.

Kapselansatz und Kapselmuster

Der **Gelenkkapselansatz** verläuft an der Tibia an der **Knorpelknochengrenze.** Die beiden **Kreuzbandhügel liegen extrakapsulär.**

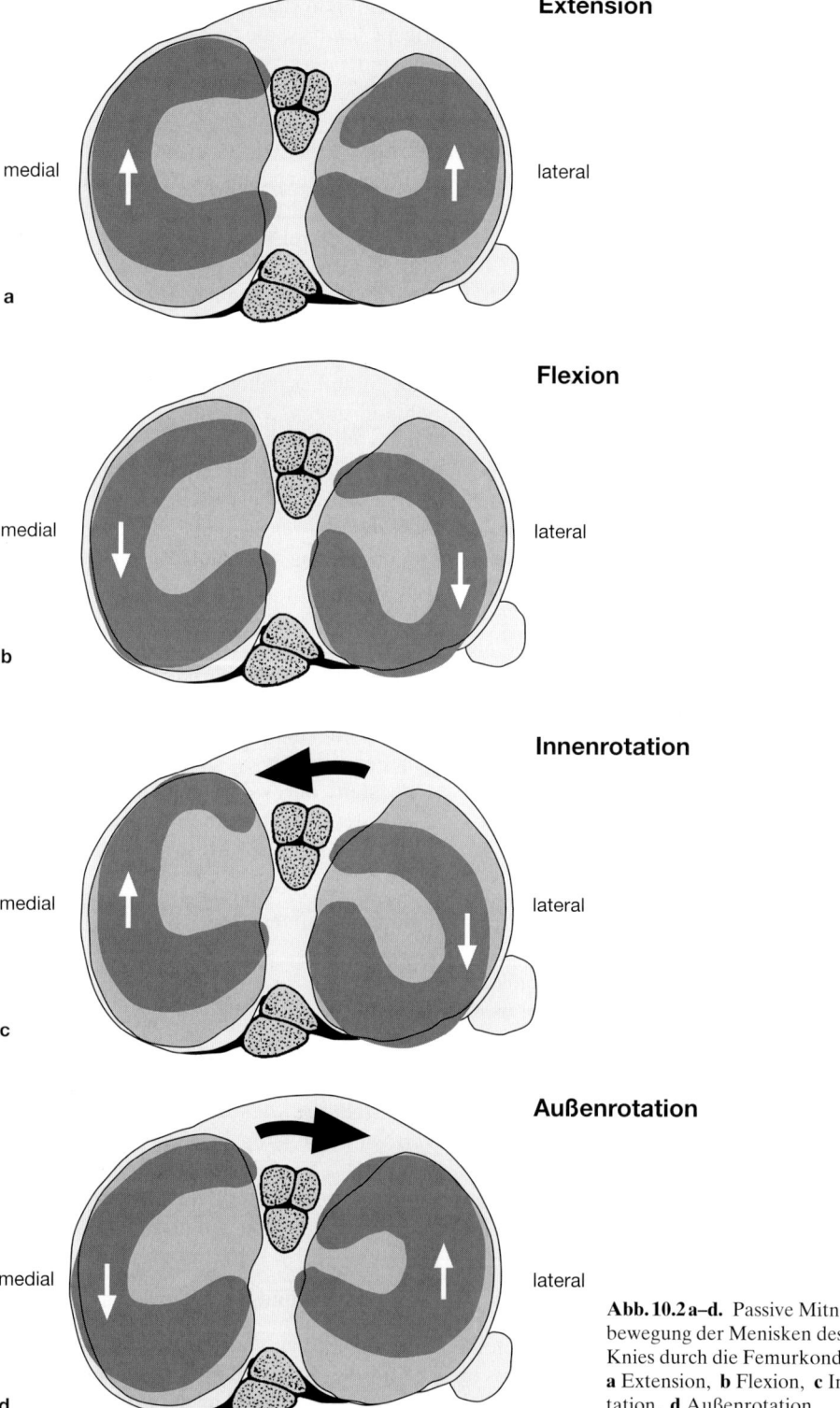

Abb. 10.2 a–d. Passive Mitnehmerbewegung der Menisken des rechten Knies durch die Femurkondylen bei **a** Extension, **b** Flexion, **c** Innenrotation, **d** Außenrotation

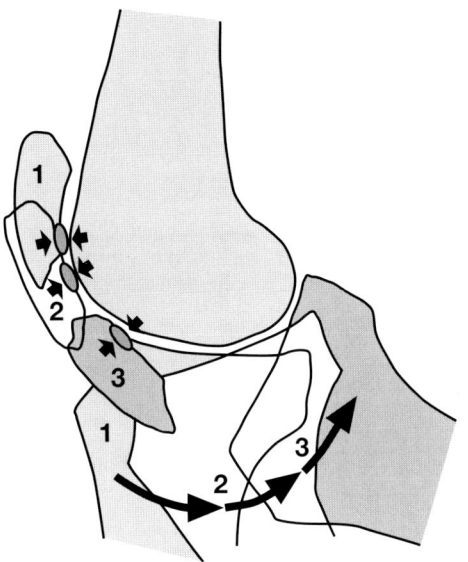

Abb. 10.3. Patellabewegung und Kontakte der Gelenkflächen bei der Knieflexion (**1** in Streckstellung, **2** bei 30° Flexion, **3** in endgradiger Flexion). (Mod. nach Kapandji 1984/85)

Am Femur befindet sich ventral ein großer Freiraum – der Recessus suprapatellaris – seitlich verläuft die Kapsel parallel zu den Patellarändern, dann nach dorsal parallel zu den Kondylenrändern. Der **Ansatz der Popliteussehne** auf der Medialseite befindet sich **intrakapsulär**. Dorsal verläuft der Kapselansatz oberhalb der **Ansätze der Gastroknemii**, die dadurch ebenso wie die Kreuzbandansätze **extrakapsulär** liegen. Am Knie sind die Ansätze der Gelenkkapsel und der Ligamente durch ihre oberflächliche Lage besonders gut für die Friktionsbehandlung zugänglich.
Am unteren Hinterrand und an den Seitenrändern der Patella liegt der **Hoffa-Fettkörper**, der die Gelenkhöhle in der Mittellinie unterteilt, ohne die Zirkulation der Gelenkflüssigkeit zu behindern. Die Synovialflüssigkeit wird bei Extension in den suprapatellaren Raum und die parapatellaren Recessus, bei Flexion des Gelenkes in die dorsalen Gelenkanteile gedrückt.

Kapselmuster

Die Flexion ist meist und erheblicher eingeschränkt als die Extension. Die Rotation ist nur bei starker Einschränkung von Flexion **und** Extension behindert.

Kapsel-Band-Apparat

Ligamente

Alle Ligamente sind Stabilisatoren des Gelenks und Bremsbänder für die aktiven Bewegungen. Die wichtigsten Stabilisatoren der 3-fachen Bandführung sind:

- die Kreuzbänder als mittleres Bewegungsleitwerk,
- die schräg verlaufenden Kollateralbänder mit den tieferen Schichten des seitlichen Bandapparates (Abb. 10.4 und 10.5),
- die hintere Kapselschale.

Kreuzbänder und Kollateralbänder ergänzen sich gegenseitig bei der mechanischen Steuerung der Bewegung, indem **immer ein Bänderpaar** soweit **angespannt** ist, daß es die achsengerechte Bewegungsführung gewährleisten kann.

Vorderes Kreuzband (Abb. 10.6)

Es entspringt breit vom dorsalen Drittel der **Innenfläche des lateralen Femurkondylus (a)** und verläuft nach distal, ventral medial zum **Ansatz am vorderen medialen Kreuzbandhügel (b)**, zwischen den vorderen Ansätzen beider Menisken. In Streckstellung ist das Band durch den höheren Krümmungsradius der vorderen Kondylenanteile gespannt. Bei Beugung läßt die Spannung durch die niedrigeren Krümmungsradien etwas nach, weil der Insertionspunkt des Bandes am Femur tiefer tritt. Da die Flexionsachse sich aber durch die Dorsalbewegung der Femurkondylen ebenfalls nach dorsal verlagert, wird das Band in maximaler Flexion über den Kreuzbandhöcker als Hypomochlion wieder angespannt.

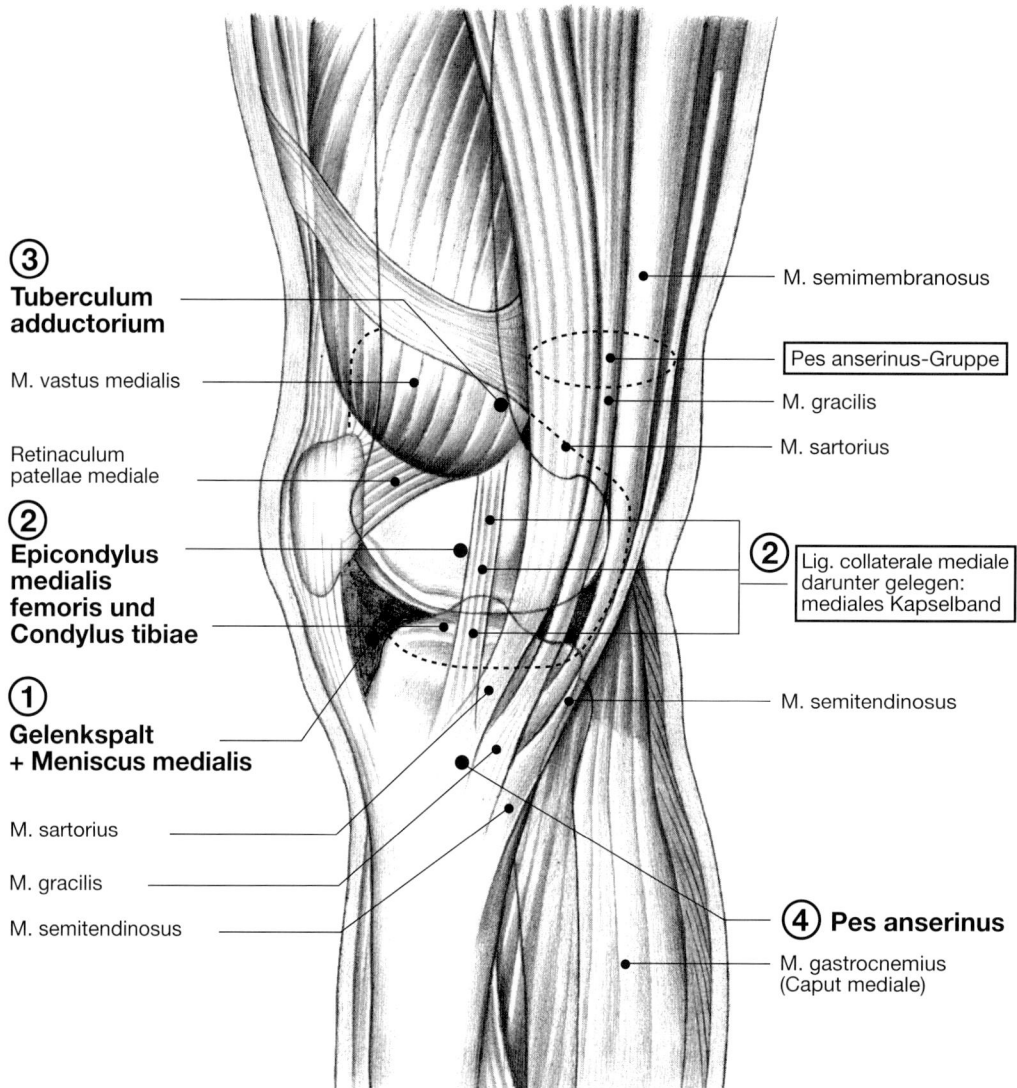

Abb. 10.4. Medialer Bandapparat (Kollateralbänder) ①–④ Reihenfolge bei der Gelenkpalpation auf der Innenseite des Kniegelenks

Eine zusätzliche **Spannung in den Kreuzbändern** kann **durch Innenrotation des Unterschenkels** um seine Longitudinalachse durch die Eminentia intercondylaris erzeugt werden, bei der sich die beiden Kreuzbänder im Bereich ihrer Ansatzstellen umeinanderwickeln (Abb. 10.6a). Der Ansatz des vorderen Kreuzbandes bewegt sich nach medial und der des hinteren Kreuzbandes nach lateral. Die **umgekehrte Bewegung** erzeugt entsprechend eine **Entspannung** (Abb. 10.6c). Bei Verschiebung der Tibia nach ventral, besonders in Innenrotation, erfolgt ebenfalls eine Anspannung des vorderen Kreuzbandes (↓) **(Test der vorderen Schublade)**.

Kniegelenk: Biomechanik 305

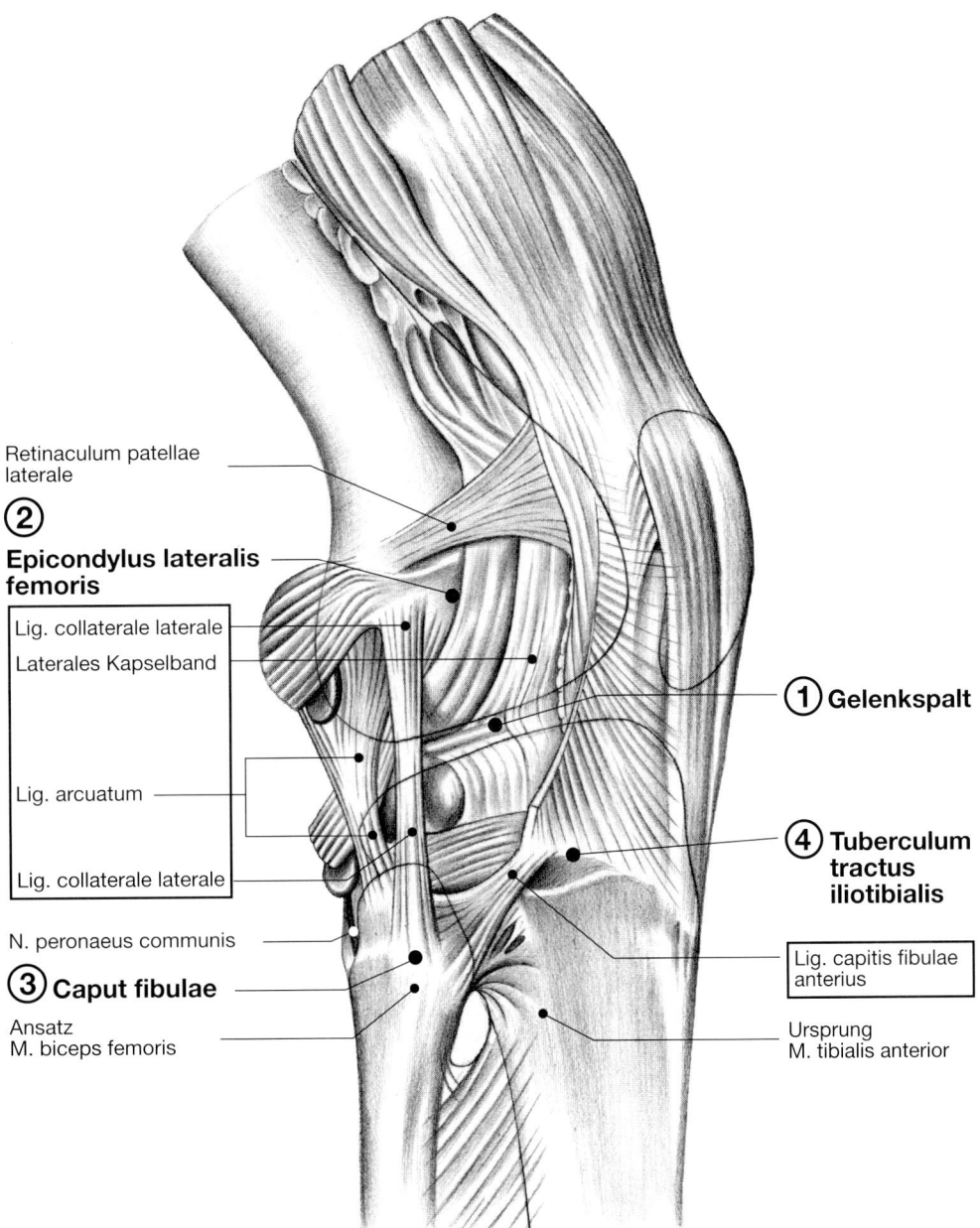

Abb. 10.5. Lateraler Bandapparat (Kollateralbänder) ①–④ Reihenfolge der Palpation auf der Knieaußenseite

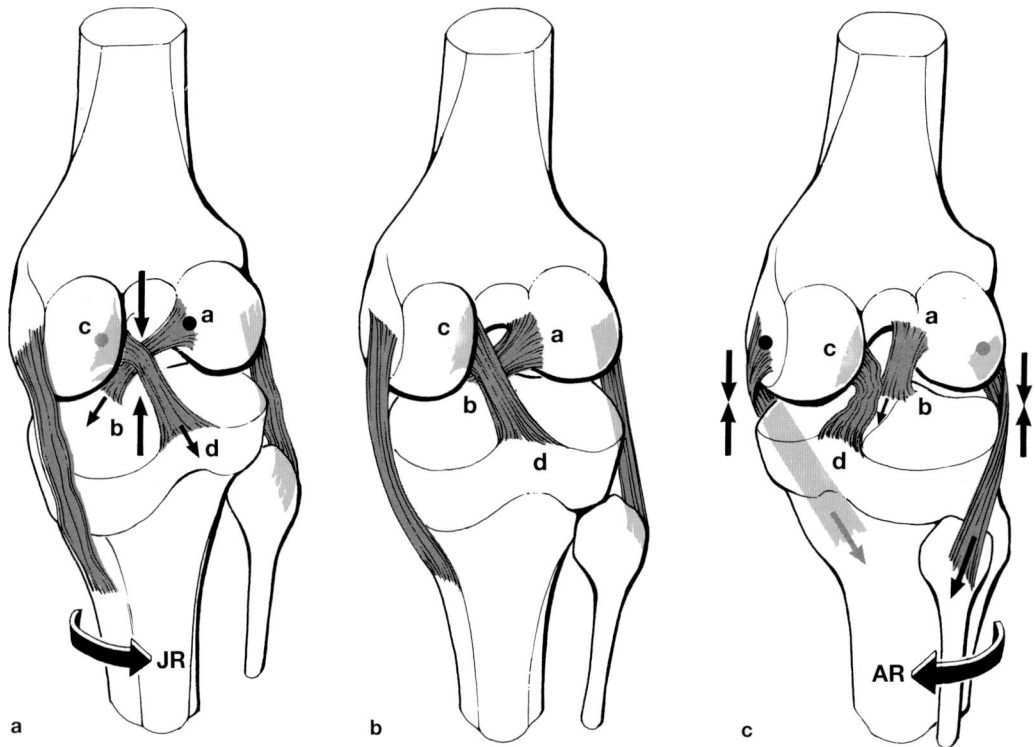

Abb. 10.6 a–c. Kreuzbänder in Mittelstellung (**b**) und Rotation (**a** bei 10–15° Innenrotation, **c** bei 30–40° Außenrotation)

Hinteres Kreuzband (Abb. 10.6)

Es entspringt breit und fächerförmig vorn **an der Innenfläche des Condylus medialis (c)** und verläuft schräg nach distal, dorsal, **lateral zur Tibiafläche** hinter den Ansatz der beiden Menisken **(d)**. Es spannt sich, ebenso wie das vordere Kreuzband, bei Innenrotation (↓) an und entspannt sich bei Außenrotation.

Außerdem wird es bei der Dorsalverschiebung der Tibia (besonders bei Innenrotation) angespannt **(Test der hinteren Schublade)**.

Es ergibt sich, daß jeweils nur Teile der fächerförmigen Kreuzbänder angespannt sind, bei der Extension sind es z. B. im Sinne der Gelenkstabilisierung die peripheren Teilzüge der beiden Bänder.

Die **Kollateralbänder und die Kreuzbänder** haben **jeweils entgegengesetzte Verlaufsrichtung**. So überkreuzen sich nicht nur die Verlaufsrichtungen der Kreuzbänder selbst, sondern auch das mediale Kollateralband mit dem hinteren Kreuzband und das laterale Kollateralband mit dem vorderen Kreuzband. Das erklärt den oben genannten engen funktionellen Zusammenhang zwischen vorderem Kreuzband und medialem Kollateralband bzw. hinterem Kreuzband und lateralem Kollateralband im Sinne einer ligamentären **Sicherung der gesamten angulären Bewegungsbahn**. Der Neigungswinkel der Kreuzbänder ist verschieden. In **Streckstellung** verläuft das vordere Kreuzband mehr vertikal, das hintere mehr horizontal. Nach Kapandji (1984/85) bewirkt das **vordere Kreuzband** durch seine Anspannung das **Vorwärtsgleiten der Femurkondylen bei der Flexion und das hintere Kreuzband das Rückwärtsgleiten bei der Extension**. Außerdem verhindern in Extensionsstellung die Kreuzbänder mehr die Innenrotation, die Kollateralbänder die Außenrotation Add.- und Abduktion.

Stabilitätstests

- **Abduktions- und Adduktionstest in Nullstellung** testen die hintere Kapselschale und den seitlichen Bandapparat der jeweils bewegungsabgewandten Seite.
- **Abduktion und Adduktion in 30° Flexion und Außenrotation** prüfen nach Ausschaltung der hinteren Kapselschale infolge der Flexion die durch die Rotation vorgespannten seitlichen Bänder der jeweils bewegungsabgewandten anderen Seite.
- Die **„Schublade" in 90° Flexion** testet nach **vorn** das vordere Kreuzband und beide Kollateralbänder, nach **hinten** das hintere Kreuzband mit den Kollateralbändern.
- **Rotationsschubladen in 30° Außen- und 15° Innenrotation** können Mehrfachverletzungen von Kreuzband und Kapselschale, die sog. Rotationsstabilitäten, ermitteln.

Eine „Minischublade" von 2–3 mm, die dem translatorischen Gleiten der Tibia entspricht, ist **physiologisch** und durch die Elastizität des Bandapparates bedingt.

Muskuläre Stabilisatoren

Die **Ursprünge** der kranialen zweigelenkigen Muskeln befinden sich **alle am Becken**. Sie sind räumlich so in der Sagittal- bzw. Frontalebene verteilt, daß sie neben ihrer Bewegungsfunktion als Stabilisatoren des Hüft- bzw. Kniegelenks dienen. **Nur die 5 eingelenkigen Muskeln,** 3 Vastii, Popliteus und kurzer Bizepskopf **und die** beiden **Gastroknemii kommen vom Femur.**
Die **Ursprünge/Ansätze** der Kniestabilisatoren sind im einzelnen:

ventral: **Rectus femoris** von der Spina iliaca anterior inferior (Ansatz an der Tuberositas tibiae),

dorsal: **Ischiokruralgruppe** vom Tuber ossis ischii (Ansatz am Pes anserinus und Caput fibulae),

ventral-lateral: **Sartorius** und **Tensor fasciae latae** von der Spina iliaca anterior superior (zum Pes anserinus superficialis bzw. Condylus lateralis tibiae),

dorsal-medial: **Gracilis** von der Symphyse (os pubis) (Ansatz an der Tuberositas tibiae am Pes anserinus).

Bei der **Bewegungsprüfung** werden die Bewegungen **von folgenden Bändern und Muskeln gebremst:**

(Hyper-)extension: 1) hintere Kapselschale (verstärkt durch das Lig. popliteum obliquum und dem Semimembranosus),
2) beide Kreuzbänder,
3) beide Kollateralbänder,
4) Vorderhörner der Menisken;

(Hyper-)flexion: 1) beide Kreuzbänder,
2) Hinterhörner der Menisken,
3) femorale Ansatzleiste der hinteren Kapselschale;

Abduktion: 1) dorsomediale Kapselschale,
2) mediales Seitenband (Gruppe),
3) vorderes Kreuzband;

Adduktion: 1) dorsolaterale Kapselschale,
2) laterales Seitenband,
3) hinteres Kreuzband;

Außenrotation: 1) mediales Seitenband,
2) vordere Anteile des inneren Kapselbands,
3) laterales Seitenband,
4) hinteres Kreuzband,
5) dorsomediale Kapselschale,
6) Hinterhorn Innenmeniskus;

Innenrotation: 1) vorderes Kreuzband,
2) hintere Anteile des inneren Kapselbandes,
3) laterales Seitenband,

4) dorsolaterale Kapselschale;
5) Tractus iliotibialis.

Kniegelenkmuskulatur

Entsprechend den 2 Bewegungsachsen für Flexion/Extension und Außen-/Innenrotation bestehen **4 Synergien:**

- Extensionssynergie,
- Flexionssynergie,
- Außenrotationssynergie,
- Innenrotationssynergie.

Die Extensionssynergie und die beiden Rotationssynergien sind außerdem **Stabilisatoren für das Knie (Extensoren)** bzw. für das **Hüftgelenk (Rotatoren).**

Extensionssynergie (Abb. 10.7)

Sie besteht nur aus dem **Quadriceps femoris.** Der Quadrizeps ist 3mal stärker als die Flexoren. Er kann sich um ca. 8 cm verkürzen. Die **3 Vastii sind eingelenkig,** d. h. **nur** Knieextensoren. Vastus medialis und lateralis unterstützen den seitlichen Bandapparat des Kniegelenks als **Stabilisatoren.** Der **Rectus femoris** ist außerdem noch **Flexor des Hüftgelenks.** Er neigt besonders zur Verkürzung. Die Effektivität des Quadriceps wird durch die eingeschaltete Patella deutlich erhöht. **Bei gebeugtem Hüftgelenk sind die Vastii die effektiveren Kniestrecker,** da der Rectus dann relativ entspannt ist. Bei **gestrecktem Hüftgelenk** ist der **Rectus femoris wirkungsvoller.** Aufgrund dieser Verhältnisse wird der Glutaeus maximus am Knie zum Synergisten, an der Hüfte zum Antagonisten des Quadriceps femoris.

Flexionssynergie

Die Synergie besteht aus lauter zweigelenkigen Muskeln, außer dem kurzen Bizepskopf und dem Popliteus:

- Die **Ischiokruralgruppe:** (Biceps femoris, Semitendinosus, Semimembranosus) neigt zur Verkürzung. Mit zunehmender Hüftbeugung nimmt auch die Kraft der Knieflexion zu, da die Muskeln **auch Hüftextensoren** sind.
- Die Muskeln der **Pes-anserinus-Gruppe** (Sartorius, Gracilis, Semitendinosus) sind auch **Innenrotatoren und Adduktoren in Hüft- und Kniegelenk.**
- Die **Gastroknemii** sind als Triceps surae (zusammen mit dem Soleus) v. a. **Plantarflexoren des Fußes.** Sie neigen zur Verkürzung.
- Der **Popliteus.** Er ist der **einzige eingelenkige Muskel** der Synergie und dadurch ein von der Hüftstellung **unabhängiger Flexor** des Kniegelenks. Er **löst v. a. die Verriegelung des Kniegelenks** durch die Schluß(außen)-rotation, die durch die Femurkondylen (verlängertes Rollgleiten des lateralen Condylus femoris), das vordere Kreuzband und den Tractus iliotibialis hervorgerufen wird.

Die beiden Rotationssynergien bestehen fast ausschließlich aus Flexoren. Die Zugehörigkeit zu einer der Rotationssynergien wird durch den Ansatzpunkt des Muskels am Unterschenkel bestimmt.

Außenrotationssynergie (Abb. 10.8)

Die 2 Außenrotatoren ziehen den Lateralrand der Tibia nach dorsal. Der **Biceps femoris** ist der bedeutendere Außenrotator. Der kurze Kopf (eingelenkig) ist ein von der Stellung des Hüftgelenks unabhängiger Außenrotator.

Der **Tensor fasciae latae** (zweigelenkig) ist nur bei flektiertem Kniegelenk Außenrotator, bei gestrecktem Knie Extensor (Stabilisator) und außerdem Abduktor im Hüftgelenk.

Kniegelenk: Biomechanik

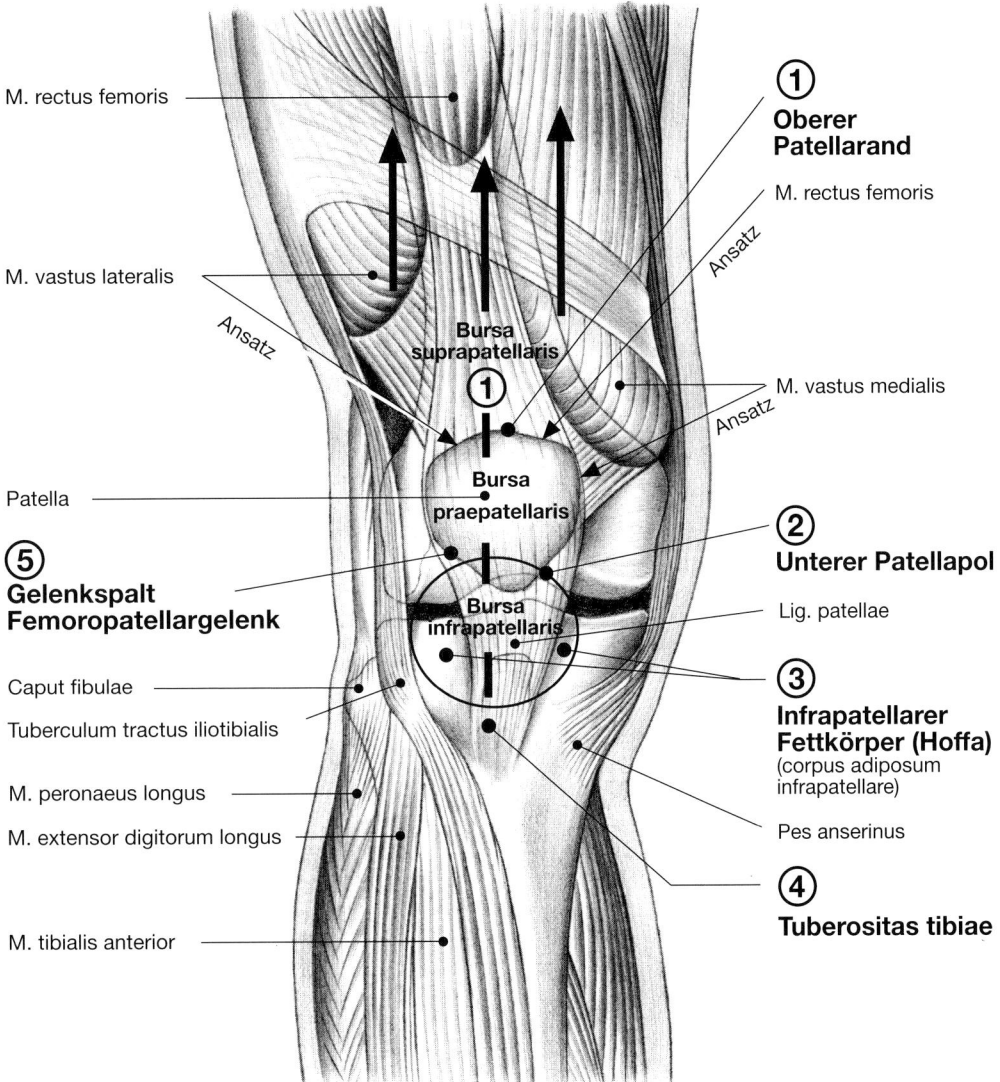

Abb. 10.7. Extensionssynergie: Quadriceps femoris (①–⑤ Reihenfolge der Palpation in der Patellaregion)

Innenrotationssynergie (Abb. 10.8)

Die **3 Innenrotatoren** ziehen den Medialrand der Tibia nach dorsal. Es sind:

- **Pes-anserinus-Gruppe,**
- **Semimembranosus,**
- **Popliteus** (die Funktion dieses eingelenkigen Muskels wurde bereits beschrieben. Er zieht den hinteren Rand der Tibia nach lateral).

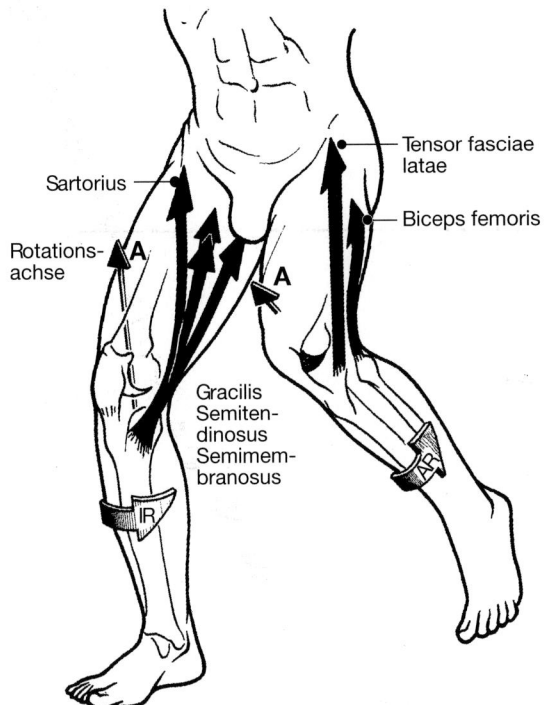

Abb. 10.8. Die Rotationssynergien am Kniegelenk (**A** Rotationsachse, **IR** Innenrotation, **AR** Außenrotation)

Kurzgefaßtes Untersuchungsschema Kniegelenk

Die 10 wichtigsten Bewegungstests des Hüftgelenks:

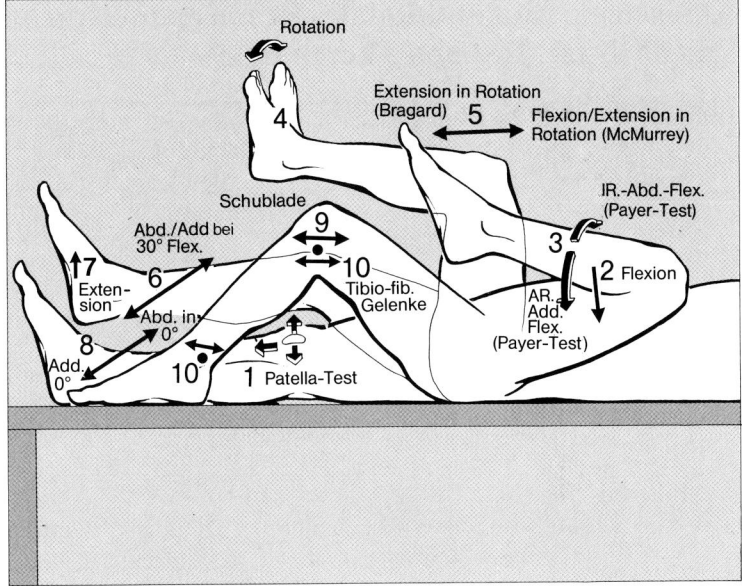

1) **Femuropatellargelenk:** Patellargleiten/Test Bandapparat (Retinacula)/Quadrizepsverkürzung.

2) **Maximale Knieflexion:** anguläres Gelenkgleiten/Test Streckapparat/Kompression Meniskushinterhörner.

3) **Payer-Test:** kombinierter Test: Kapsel-Band-Apparat/Meniskushinterhörner:

4) **Rotation: Unterschenkel:** Tibiagleiten/medialer und lateraler Kapsel-Band-Apparat.

5) **Flexion/Extension Kniegelenk in Rotation:** Meniskustests: Mac Murrey-/Bragard-Test.

6) **Ad- und Abduktion in Flexion:** 30° Flexion und Innen- bzw. Außenrotation = Test für den lateralen bzw. medialen Kapsel-Band-Apparat.

7) **Ad- und Abduktion in Streckstellung:** Stabilität dorsale Kapselschale/Kompression medialer bzw. lateraler Meniskus/Stabilität Kollateralbänder.

8) **Hyperextension:** Stabilität dorsale Kapselschale/ Kompression Meniskusvorderhörner.

9) **Schubladentest:** in Innen- bzw. Außenrotation = Test Kreuzbänder und Seitenbänder/translatorischer Gleittest Tibia.

10) **Tibiofibulargelenke:** Gleittests oberes und unteres Tibiofibulargelenk.

Behandlung des Kniegelenks

Kniegelenk: Mobilisation des Femuropatellargelenks: Patella distal. Test und Therapie (Abb. 10.9)

Indikation:
- Einschränkung der Kniebeugung durch eingeschränkte Gleitbewegungen der Patella im Femuropatellargelenk.
- Einschränkung der passiven Beweglichkeit der Patella nach distal durch Verkürzung des Rectus femoris.

Ausgangsstellung
Patient: In Rückenlage mit einem kleinen Polster in der Kniekehle gegen eine Überstreckung des Gelenks

Therapeut: Steht seitlich von der Behandlungsbank. Der Handteller der Mobilisationshand liegt auf der Patella, die Handwurzel am Margo cranialis. Die andere Hand verstärkt die Kontakthand.

Ausführung
Mit gestreckten Armen führt der Therapeut – ohne Druck auf die Patella – die **Gleitbewegung nach distal** aus, mit der zugleich das Gleiten in der interkondylären Gleitbahn **und** die Dehnfähigkeit des Rectus femoris geprüft wird **(1)**. Zur Entspannung des Rectus sollte vorher eine isometrische Anspannung des Muskels durchgeführt werden (Hochziehen der Kniescheibe gegen Widerstand **(2)**. Danach erfolgt die Dehnung des Muskels durch einen tangentialen Druck und Bewegung der Patella nach distal **(3)**.

Kniegelenk: Mobilisation 313

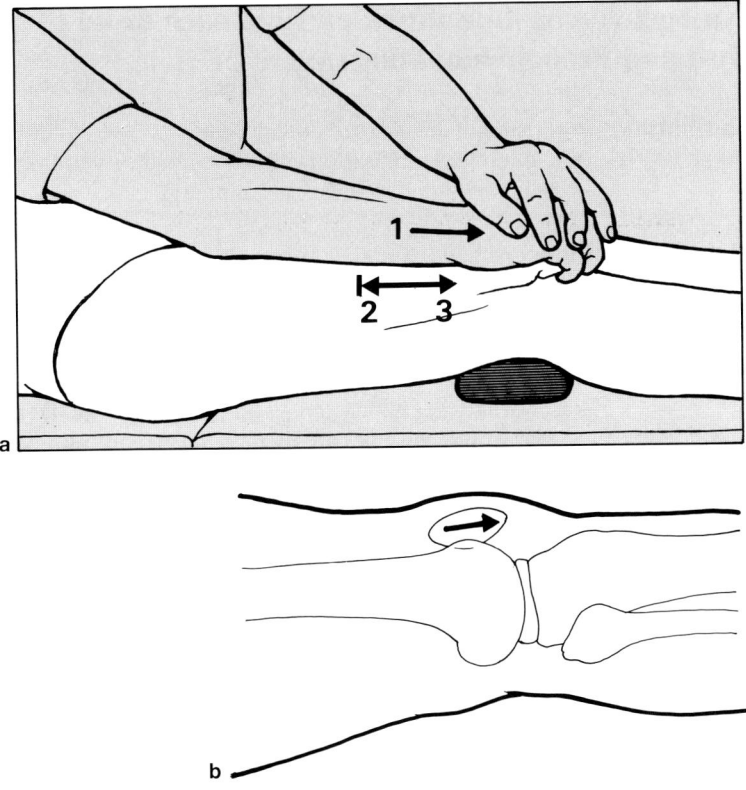

Abb. 10.9 a, b. Kniegelenk: Mobilisation der Patella nach distal (a). Diese Technik ist anwendbar: 1) als Gleitmobilisation, 2) für die postisometrische Quadrizepsentspannung, 3) als Stretch (Dehnreiz) für muskuläre Bahnung (**b** schematische Darstellung)

Kniegelenk: Mobilisation der Tibia nach distal (Traktion). Test und Probebehandlung (Abb. 10.10)

Indikation:
- Dehnung des Kapselbandapparates.
- Generelle Mobilisation von Bewegungseinschränkungen.
- Schmerzlindernde Probebehandlung.

Ausgangsstellung (Abb. 10.10 a)

Patient: In **Bauchlage**, Hüftgelenk in leichter Flexion zur Entspannung des Rectus femoris. Kniegelenk in Ruhestellung (ca. 90° Flexion) oder in Behandlungsstellung (so weit wie möglich flektiert). Keine Spannung im Weichteilmantel.

Therapeut: Steht auf der zu behandelnden Seite. Die **Fixationshand hält den Oberschenkel** oberhalb des Kniegelenkes auf der Unterlage. Der Fuß des Patienten liegt in der Ellenbeuge des Therapeuten, die **Mobilisationshand faßt von dorsal um die Wadenmuskulatur** und lehnt Fuß und Unterschenkel an den eigenen Körper.

Ausführung (Abb. 10.10 a)

Durch eine kleine Körperdrehung zur Traktionsseite wird über den Fußrücken des Patienten und den **Längszug der Mobilisationshand am Unterschenkel** eine Gelenkdistraktion im Kniegelenk erzielt, die vom Zeigefinger der Fixations-Hand am Gelenkspalt palpiert werden kann (Abb. 10.10 a).

Alternative Ausgangsstellungen (Abb. 10.10 b)

Änderungen des Anstellwinkels zwischen Ober- und Unterschenkel im Kniegelenk als Ausgangsstellung für die Distraktionsbehandlung ergeben sich aus der eingeschränkten Bewegungsrichtung, wenn die **Behandlungsstellung als Ausgangsstellung** für die therapeutische Traktion eingestellt wird. Bei eingeschränkter Flexion wird das Gelenk soweit wie möglich gebeugt oder bei eingeschränkter Extension soweit wie möglich in Streckstellung gebracht und die Traktion in dieser Position ausgeführt. Dadurch wird jeweils der geschrumpfte bzw. verspannte Teil des Weichteilmantels (Kapsel, Bandapparat) einer optimalen Dehnwirkung unterzogen und die Lösung der Gelenkflächen erreicht. Dabei kann es nötig sein, einen **Fixations- bzw. Traktionsgurt zur Verstärkung der Bewegungsimpulse** zu verwenden (Abb. 10.10 b).

Patient: In **Bauchlage**.
Therapeut: Steht wieder auf der zu behandelnden Seite oder am Fußende.

Ausführung (Abb. 10.10 b)

Fixation des Oberschenkels durch einen Fixationsgurt. Die Traktion erfolgt durch **Zug des Unterschenkels nach distal**.

Kniegelenk: Mobilisation

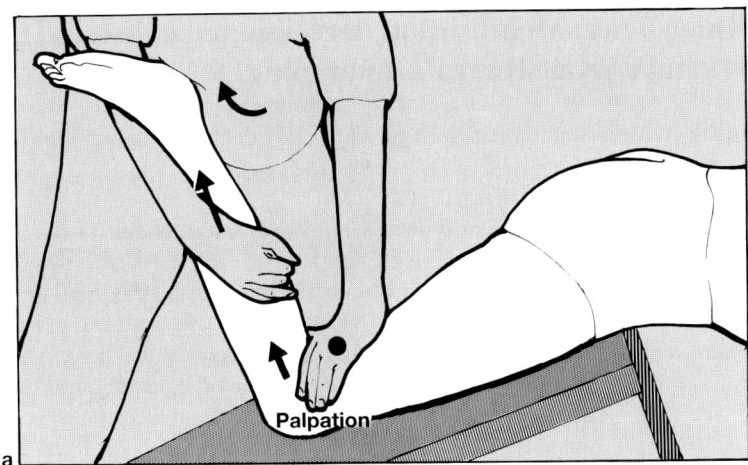

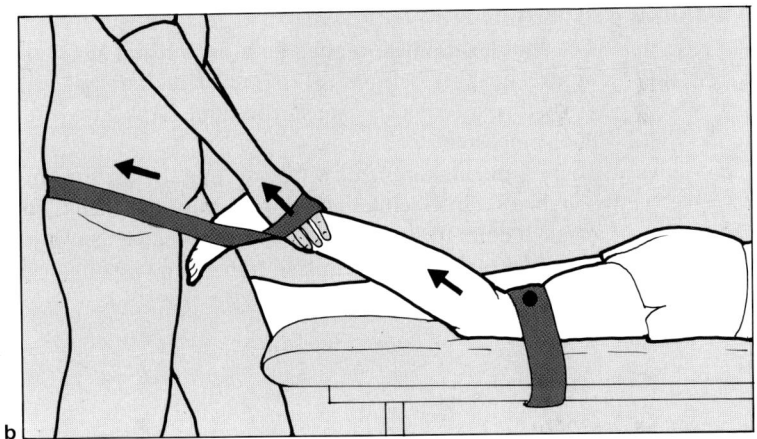

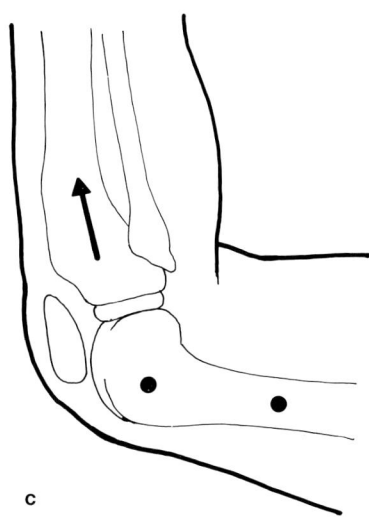

Abb. 10.10 a–c. Kniegelenk: Traktion der Tibia nach distal. a Test und Probebehandlung, **b** Therapie, **c** schematische Darstellung

Kniegelenk: Mobilisation der Tibia nach distal (Traktion)/Tibia ventral/dorsal. Test und Therapie (Abb. 10.11)

Indikation: Schmerzhafte Einschränkung der Kniebeugung und/oder -streckung.

Ausgangsstellung (Abb. 10.11 a)

Patient: sitzt am Ende der Behandlungsbank auf der etwas angehobenen Endplatte. Der Unterschenkel hängt für die Gelenkdistraktion (Tibia distal: Traktion) frei herab oder wird vom Therapeuten in einer Beugung von ca. 45° zwischen den eigenen Beinen fixiert.

Therapeut: **Die Hände umfassen den Unterschenkel** von beiden Seiten so, daß sie die **Mobilisationsbewegung** führen können. Die Daumen liegen beiderseits neben dem Lig. patellae und können die Mobilisationsbewegung kontrollieren oder eine Massage des Kapsel-Band-Apparates durchführen.

Ausführung (Abb. 10.11 a)

Die **Mobilisationsbewegung geht nach distal** zur Gelenkdistraktion **(1), nach ventral** bei eingeschränkter Extension **oder dorsal** bei eingeschränkter Flexion (Konkavgleiten) **(2).** Intermittierende Traktion wird v. a. zur Schmerzlinderung eingesetzt.

Beim **Ventralgleiten** zur Verbesserung der Extension muß der Mobilisationsschub von dorsal **einhändig** durchgeführt werden. Die **andere Hand fixiert** zusätzlich **den Oberschenkel** über der Patella gegen Mitbewegungen. Alternativ kann der Oberschenkel auch durch einen Gurt fixiert werden.

Kniegelenk: Mobilisation 317

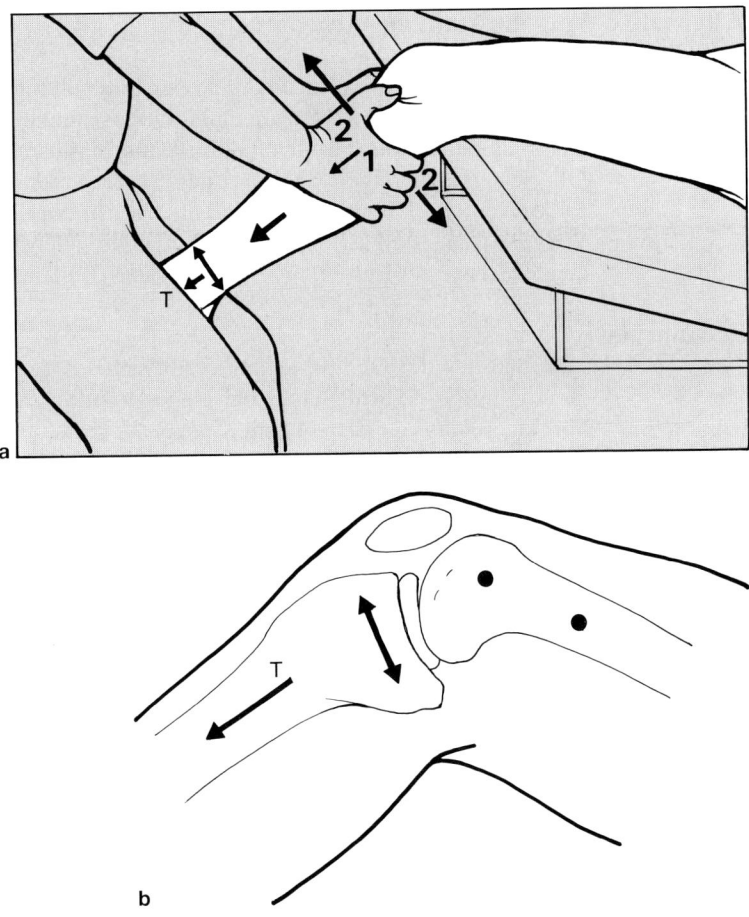

Abb. 10.11 a, b. Kniegelenk: Traktion (T) der Tibia nach distal (1) und ventral/dorsal (2). b schematische Darstellung, **c, d** alternative Ausführungen

Kniegelenk: Mobilisation

Alternative Ausgangsstellung (Abb. 10.11 c)

Patient: In **Bauchlage**.

Therapeut: Steht in Schrittstellung am Fußende der Behandlungsbank und **faßt mit beiden Händen den etwa 90° gebeugten Unterschenkel** unterhalb des Gelenks, das über den Rand der Behandlungsbank herausragt. Alternativ kann der Oberschenkel mit einem Sandsack unterlagert werden.
Fußrücken und Unterschenkel sind an die Schulter des Therapeuten gelehnt.
Stärkere Beugestellungen im Gelenk ergeben sich wieder aus der Einstellung an die Grenze der Bewegungseinschränkung (Behandlungsstellung).

Ausführung (Abb. 10.11 c)

Die Richtung der Gleitbewegung ergibt sich aus der eingeschränkten Bewegungsrichtung: **Ventralgleiten bei eingeschränkter Streckung, Dorsalgleiten bei eingeschränkter Beugung** im Kniegelenk (Konkavgleiten).

Hinweis

In der Praxis ist die Technik nach Abb. 10.11 a technisch besser für die Behandlung von Beugebehinderungen, nach Abb. 10.11 c mehr für die Einschränkung der Streckbewegung geeignet.

Alternative Ausgangsstellung (Abb. 10.11 d)

Für die **Behandlung der endgradigen Streckung** im Kniegelenk ist diese Technik besonders geeignet.

Patient: Wieder in **Bauchlage**. Kniegelenk und Unterschenkel ragen über den Bankrand hinaus. Der Oberschenkel ist auf dem Tisch fixiert.

Therapeut: Steht neben dem Unterschenkel und **faßt von ventral mit der Fixationshand den Unterschenkel über dem Fußgelenk**, die **Mobilisationshand liegt** direkt unterhalb des Kniegelenkspalts **dorsal auf der Wade** des Patienten.

Ausführung (Abb. 10.11 d)

Mobilisation: Die **Mobilisationshand** am Kniegelenk führt die **Gleitbewegung nach ventral** aus.

Fixation: Die **Fixationshand** macht dabei außer der notwendigen Traktion eine kleine Mitbewegung in die Mobilisationsrichtung.

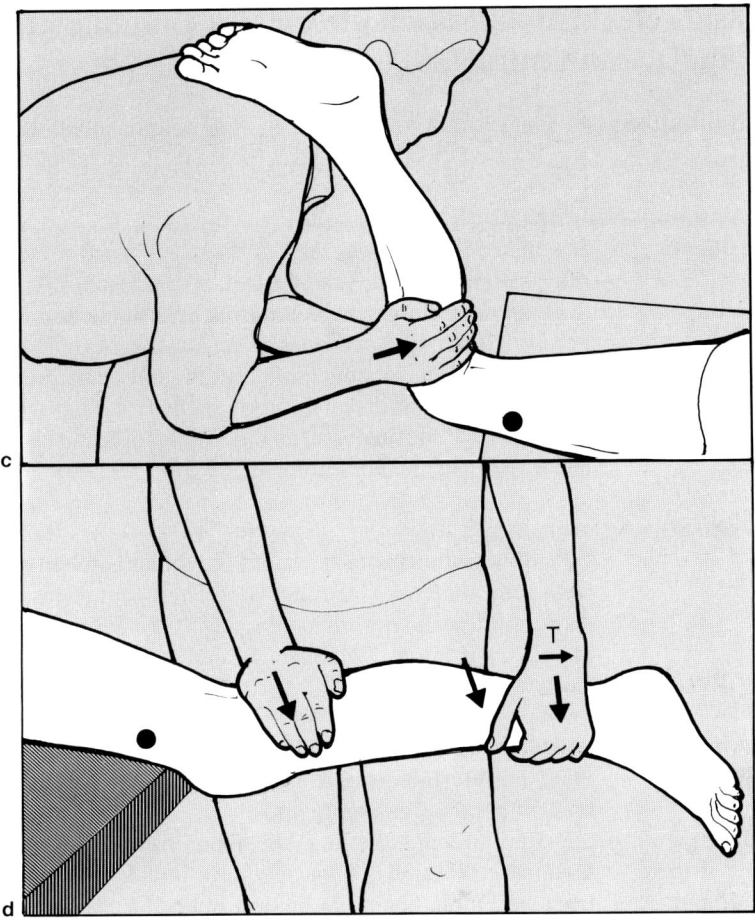

Abb. 10.11 c, d. (Legende s. S. 317)

Kniegelenk: Mobilisation proximales Tibiofibulargelenk: Fibula nach ventral (Abb. 10.12)

Indikation:
- Eingeschränkte Beweglichkeit der Fibula im oberen Tibiofibulargelenk.
- Fixierte Dorsalstellung der Fibula (z. B. nach Fußdistorsionen).

Ausgangsstellung (Abb. 10.12 a, b)
Patient: In stabiler **Seitenlage**. Der Fuß liegt in Pronationsstellung auf einem Lagerungskissen, das Kniegelenk ist ca. 90° gebeugt. Das zu behandelnde Gelenk liegt auf dem Unterschenkel des nicht behandelten Beines. Der Unterschenkel wird durch das Lagerungskissen außenrotiert.
Therapeut: Fixiert den Unterschenkel in dieser Stellung. Die radial abgewinkelte **Mobilisationshand** hat in dieser Position mehr Platz, um den Kleinfingerballen und das **Pisiforme so von dorsal an das Fibulaköpfchen** zu legen, daß der Unterarm in der richtigen Schubrichtung liegt.

Ausführung (Abb. 10.12 a, b)
Die **Mobilisationshand** bewegt das **Fibulaköpfchen** weich von dorsal-medial **nach ventrallateral**. Dabei muß der Therapeut etwas in die Kniebeuge gehen, da der Unterarm, der in Schubrichtung stehen muß, sonst den Mobilisationsimpuls nicht in die Gelenkebene gibt, sondern eine Gelenkkompression erzielt.

Alternative Ausgangsstellung (Abb. 10.12 c)
Patient: Steht im **Vierfüßlerstand** am Ende der Behandlungsbank, die Füße ragen locker über die Bankkante hinaus.
Therapeut: Steht hinter dem Patienten. Die **Fixationshand fixiert** mit dem Handteller den **Unterschenkel an der Tibia** gegen Rotationsmitbewegungen bei der Mobilisation, die Fibula liegt unbehindert unter der Schwimmfalte der Hand. Zeige- und Mittelfinger können die Mobilisationsbewegung des Fibulaköpfchens an dessen Ventralseite registrieren **(P)**.
Die **Mobilisationshand** liegt wieder mit Kleinfingerballen und **Pisiforme an der Dorsalseite des Fibulaköpfchens**.

Ausführung (Abb. 10.12 c)
Der **Mobilisationsschub** ist wie bei der vorigen Technik von dorsal-medial **nach ventral-lateral**.

Hinweis
Die Technik ist nur für Patienten geeignet, bei denen Alter und Allgemeinzustand den Vierfüßlerstand als Ausgangsstellung erlauben.

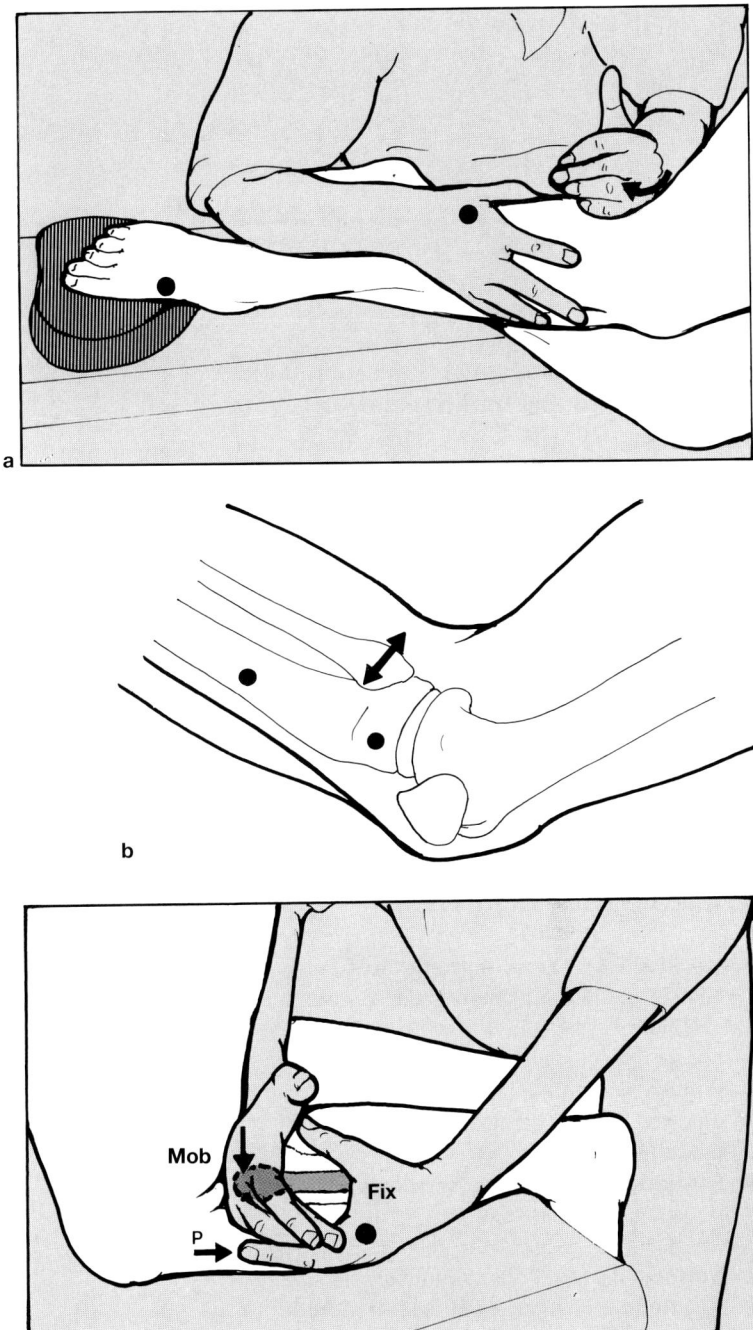

Abb. 10.12. a Kniegelenk: Mobilisation des proximalen Tibiofibulargelenks (Fibula: ventral), **b** schematische Darstellung, **c** alternative Ausführung

11 Fußgelenke

Biomechanik

Gesamtaufbau und funktionelle Übersicht

- Die Fußgelenke gewährleisten die Bewegungsmöglichkeit um die 3 Bewegungsachsen des Fußes, unabhängig von der Stellung des Beins und den Unebenheiten des Bodens.
- Sie haben durch Veränderung der Fußgewölbe Stoßdämpferfunktion zwischen den entgegengesetzten Kräften des Körpergewichts und dem Boden.
- Sie gewährleisten Bodenhaftung und Balance durch die Zehengelenke.

Für diese Aufgaben weist der **Fuß eine funktionelle Dreiteilung** auf (Abb. 11.1):

1) **Rückfuß** (A). Das „Stellwerk" des Fußes besteht aus den sehr beweglichen Sprunggelenken:
- oberes Sprunggelenk (Articulatio talocruralis),
- unteres Sprunggelenk (Articulatio subtalaris),
- vorderes Sprunggelenk (Articulatio tali transversa/Chopart-Gelenk).

2) **Vorfuß** (B). Die aus 5 Fußwurzel- und 5 Mittelfußknochen gebildete **federnde Fußplatte** besteht aus den sehr wenig beweglichen Gelenken:
- Kahnbein-Keilbein-Gelenk (Articulatio cuneonavicularis),
- Keilbeingelenke (Articulationes intercuneiformia),
- Würfelbein-Kahnbein-Gelenk (Articulatio cubonaviculare),
- 5 Mittelfußgelenke (Articulationes tarsometatarsalia).

3) **Zehengelenke** (C). Sie sind „**Bodenfixatoren**" v. a. beim Gehen und im Zehenstand:
- 5 Tarso-Metatarsophalangeal-Gelenke (MTP),
- 4 proximale Interphalangealgelenke (PIP),
- 5 distale Interphalangealgelenke (DIP).

Im **Rückfuß, dem „Stellwerk" des Fußes,** findet der größte Teil der Fußbewegungen statt. Er ist als zweiarmiger Hebel aufzufassen, der die Körperlast über den Talus auf das mediale und laterale Längsgewölbe überträgt und verteilt. Der Rückfuß ermöglicht die **Anpassung an die Unebenheiten des Bodens.**

Die mechanischen **Bewegungsachsen** (Abb. 11.2) sind:

- die **Querachse** durch die **beiden Malleoli** für Flexion und Extension (A 1),
- die **Längsachse durch den 2. Mittelfußstrahl** für Supination und Pronation, d. h. für die Hebung des medialen bzw. lateralen Fußrandes (A 2),
- die **Längsachse durch den Unterschenkel** und Fuß (in Spitzfußstellung) für Abduktion und Adduktion. Diese können durch Rotation des Unterschenkels bei gebeugtem Knie ausgeführt werden (A 3).

Die Bewegungen um die genannten Achsen finden als **Kombinationsbewegungen** statt, und zwar als:

Fußgelenke: Biomechanik 323

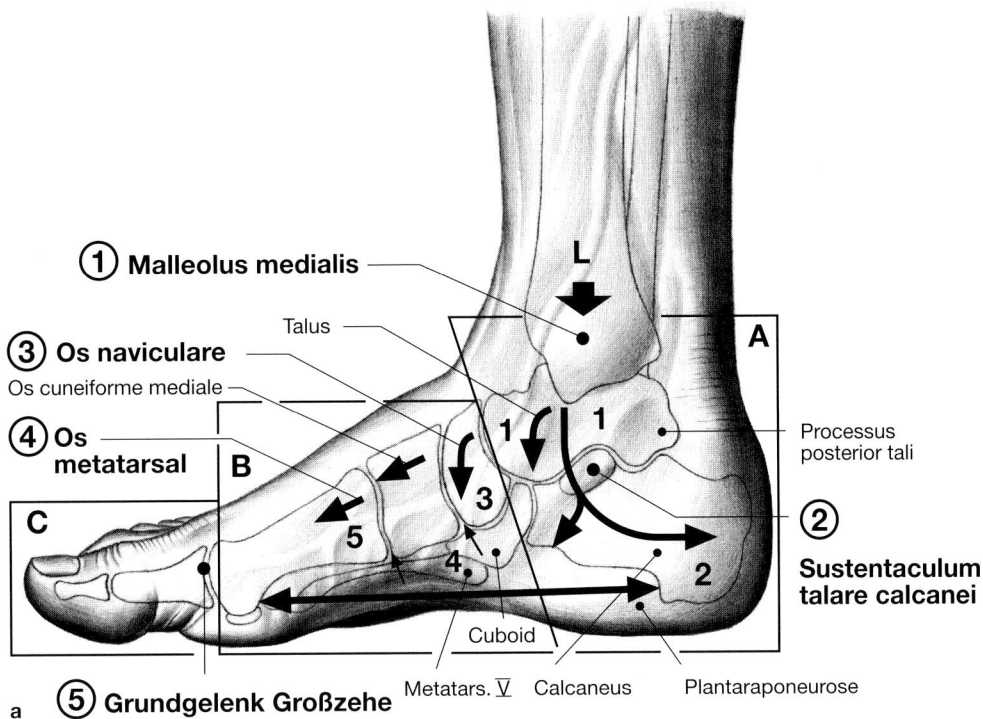

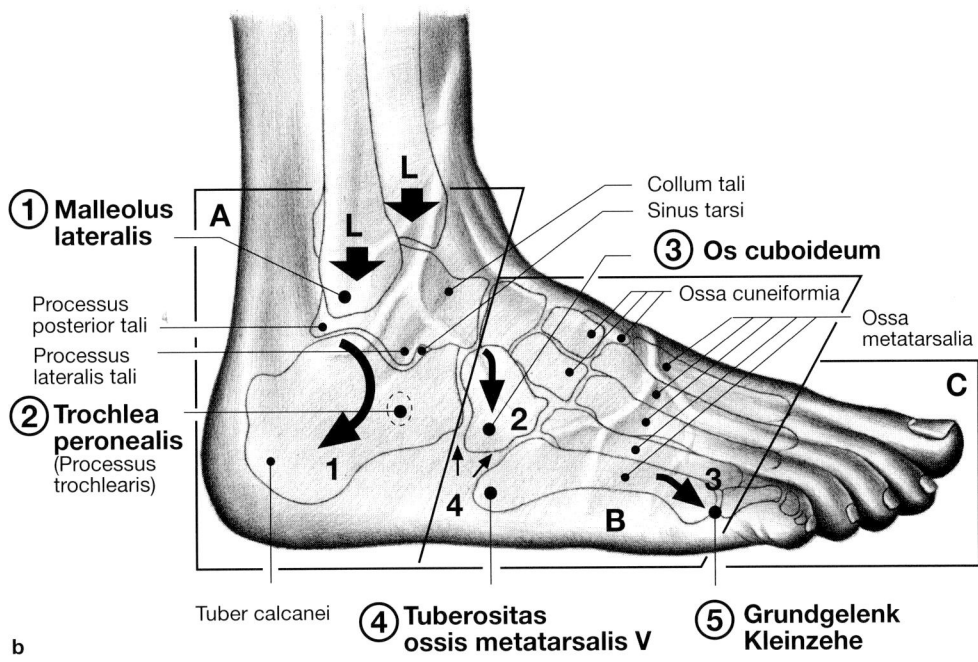

Abb. 11.1 a,b. Funktionelle Dreiteilung des Fußes und Abflachung der Gewölbe unter Belastung, **a** mediales Fußgewölbe, **b** laterales Fußgewölbe (①–⑤ zeigen die Bewegungen der Fußgewölbeknochen unter Belastung. Sie sind auf S. 328 erklärt). **A** Rückfuß, **B** Vorfuß, **C** Zehengelenke

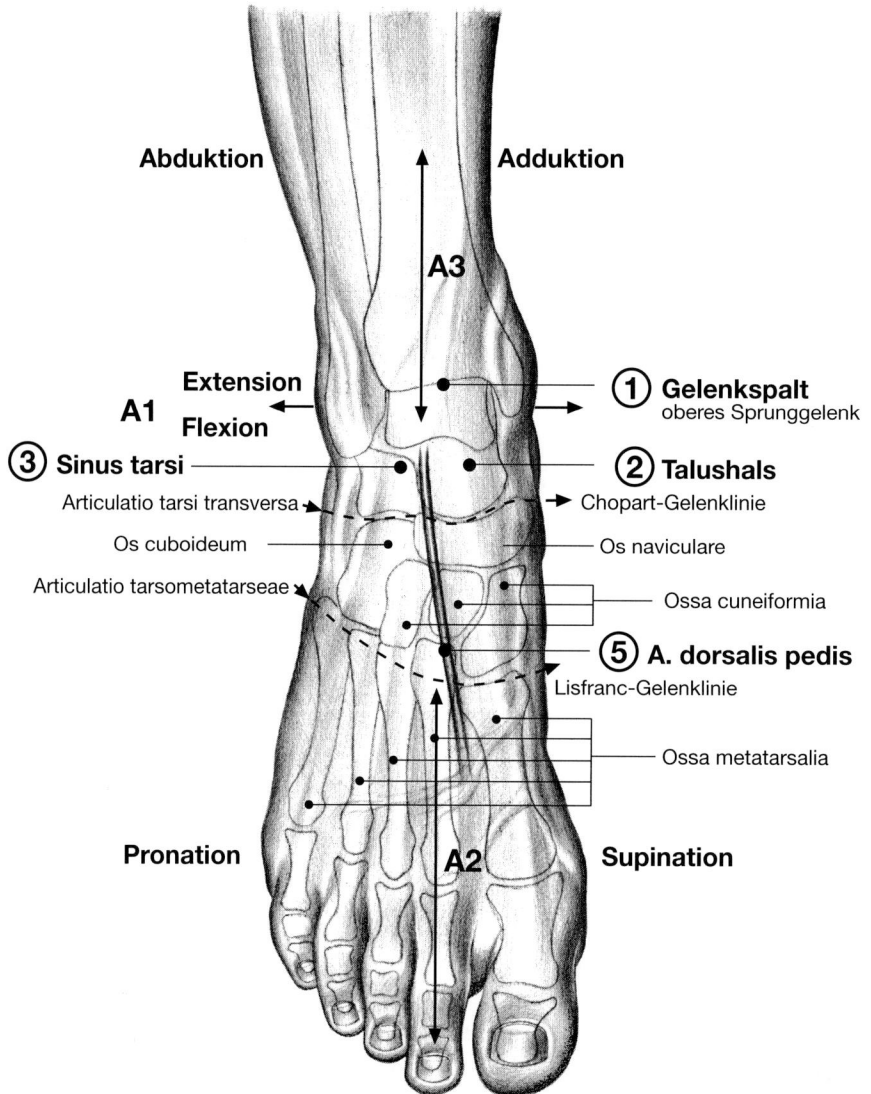

Abb. 11.2. Fußachsen und Gelenklinien (①–③) tastbare Knochen- und Gelenkspalte am Rückfuß; die Strecksehnen ④ sind nicht dargestellt). **A1** Flexionsachse; **A2** Pro- und Supinationsachse; **A3** Ab- und Adduktionsachse. (Aus: Frisch 1993)

- Inversion = Supination, Adduktion und leichte Flexion,
- Eversion = Pronation, Abduktion und leichte Extension.

Supination und **Adduktion** bzw. **Pronation** und **Abduktion können nicht isoliert ausgeführt werden,** weil sie um eine gemeinsame Achse, die sog. **Kompromißachse,** erfolgen, die im unteren Sprunggelenk von lateral, dorsal und kaudal nach medial-ventral und kranial verläuft. Anatomisch gesehen geht sie von der Lateralseite des Calcaneus durch den Längsdurchmesser des Talushalses und verläßt den Taluskopf an der Medialseite des Fußes.

Der **Vorfuß** ist eine **federnde Tragekonstruktion** aus knöchernen ligamentären und muskulären Bauelementen. Sie bilden 3 postnatal entstehende Gewölbe:

- das mediale Längsgewölbe,
- das laterale Längsgewölbe,
- das Quergewölbe.

Im Bereich dieser Gewölbe befindet sich die Fußsohlennische, die Druckschutz für die in ihr liegenden Muskeln, Nerven und Gefäße bietet.

Bei den **Fußgewölben** handelt es sich nicht um echte Gewölbekonstruktionen. Das geht aus folgenden **Konstruktionsmerkmalen** hervor:

- Die Knochen weisen **keine Keilform** auf und haben mit Ausnahme der Cuneiformia keine konvergierenden Gelenkspalte.
- Die Gewölbe werden nicht durch Druck von oben beansprucht, da sie ursprünglich Greiforgane waren, und sie haben **keine** gegen Seitenschub (d.h. Abflachung der Gewölbe) **fixierenden Fußpunkte.**
- Die **Kraftlinien** (Trajektorien) verlaufen **in der Längsrichtung des Fußes.**

Bei den **Fußgewölben** handelt es sich um Teile einer **biegsamen Platte zur Aufnahme hoher Biegungsmomente.** Der elastische Zusammenhalt wird durch die Muskeln und Bänder vermittelt.

Die **ligamentäre Konstruktion** besteht aus 3 Gruppen von Bändern:

- kurze Ligamente zwischen benachbarten Knochen,
- oberflächlichere Ligamente, die mehrere Knochen überspringen, wie das Lig. plantare longum,
- die fußsohlennahe Aponeurosis plantaris, die die 3 Fußgewölbestützpunkte untereinander verbindet.

Mediales Gewölbe (Abb. 11.1 a und 11.3)

Es wird aus 5 Knochen gebildet.
Der **Talus** überträgt die Last über den **Calcaneus** auf den Tuber calcanei, den dorsalen Gewölbestützpunkt. An den medialen ventralen Unterstützungspunkt, das Metatarsalköpfchen I, wird die Lasteinwirkung über das **Naviculare, Cuneiforme I** und **Metatarsale I** weitergegeben. Der mediale Gewölbebogen ist hoch und sehr flexibel.

Die **zugehörigen 5 Gewölbespanner** sind:

- Tibialis posterior zum Naviculare und Cuneiforme I–III,
- Flexor hallucis longus zur Endphalanx 1. Zehe,
- Flexor digitorum longus zu den Endphalangen 2.–5. Zehe,
- Peronaeus longus, der von lateral kommt und zum Cuneiforme I und Metatarsale I geht,
- Abduktor hallucis vom Processus medialis des Tuber calcanei zur Basis der Grundphalanx der Großzehe.

Laterales Gewölbe (Abb. 11.1 b und 11.4)

Es besteht aus 3 Knochen: Die Lastübertragung auf den **Tuber calcanei** wurde bereits erwähnt. Die Lastweiterleitung zum lateralen distalen Unterstützungspunkt, das Metatarsalköpfchen V, geht über das **Cuboid** und das **Metatarsale V.** Der laterale Gewölbebogen ist flacher und durch die Spannung des Lig. plantare longum wesentlich weniger beweglich als der mediale Bogen. Der wichtige sensorische Bodenkontakt wird durch die Weichteile der Fußsohle hergestellt.

Die **zugehörigen 3 Gewölbespanner** sind:

- Der **Peronaeus longus,** der den Calcaneus unter dem Processus trochlearis und durch Unterquerung des Cuboids stützt, geht ebenso wie der Tibialis anterior der Medialseite zum Cuneiforme I und Metatarsale I.
- Der **Peronaeus brevis,** der oberhalb des Processus trochlearis calcanei verläuft und zur Tuberositas des Metatarsale V geht.
- Der **Abductor digiti minimi,** der vom Processus lateralis calcanei und der Tuberositas Metatarsale V zur Grundphalanx der 5. Zehe geht. Er entspricht dem Abductor hallucis auf der Medialseite.

326 Fußgelenke: Biomechanik

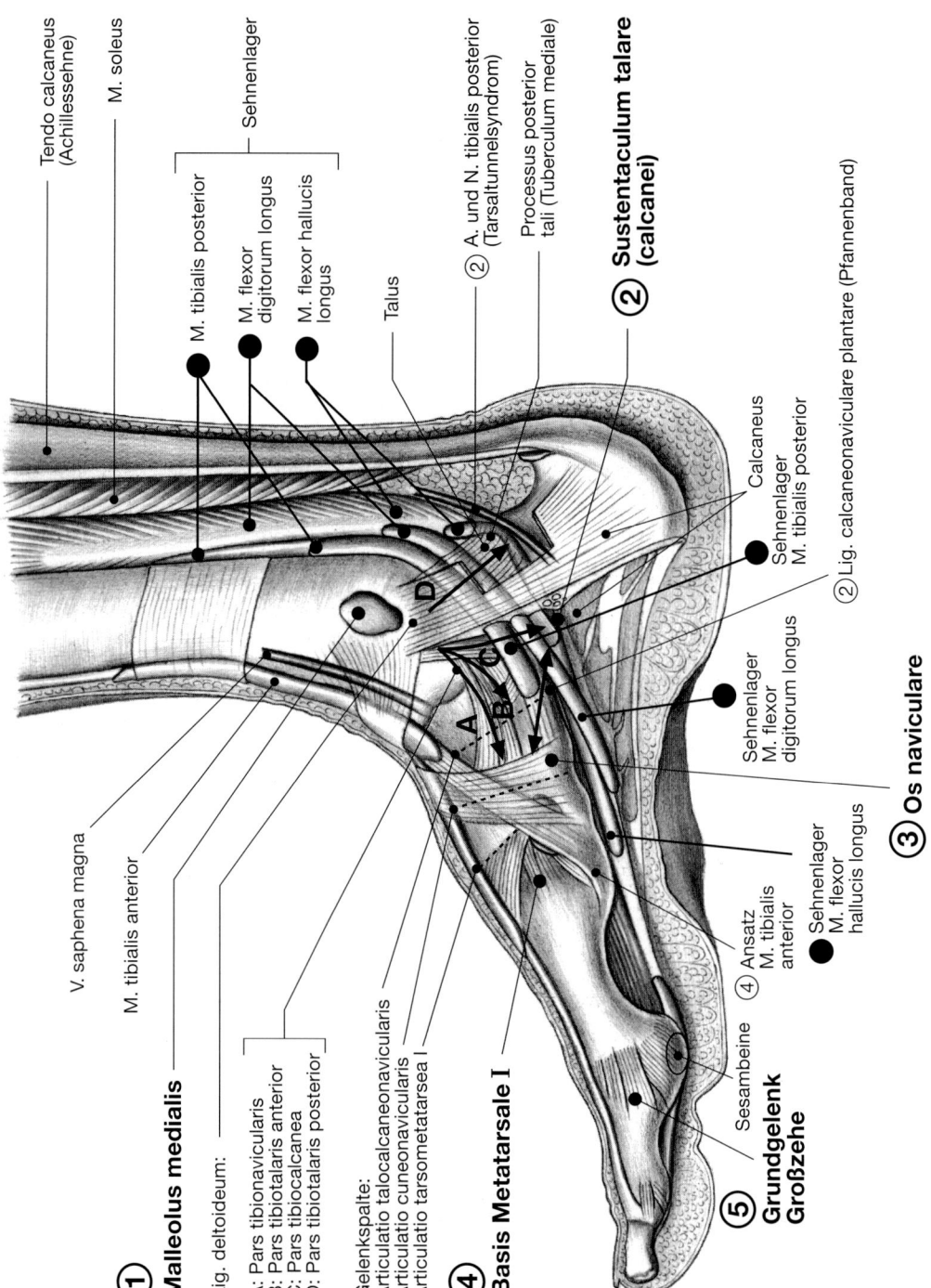

Abb. 11.3. Bandapparat und Gewölbespanner (●) des medialen Fußgewölbes (①–⑤ Reihenfolge der Palpationspunkte bei der Untersuchung)

Fußgelenke: Biomechanik 327

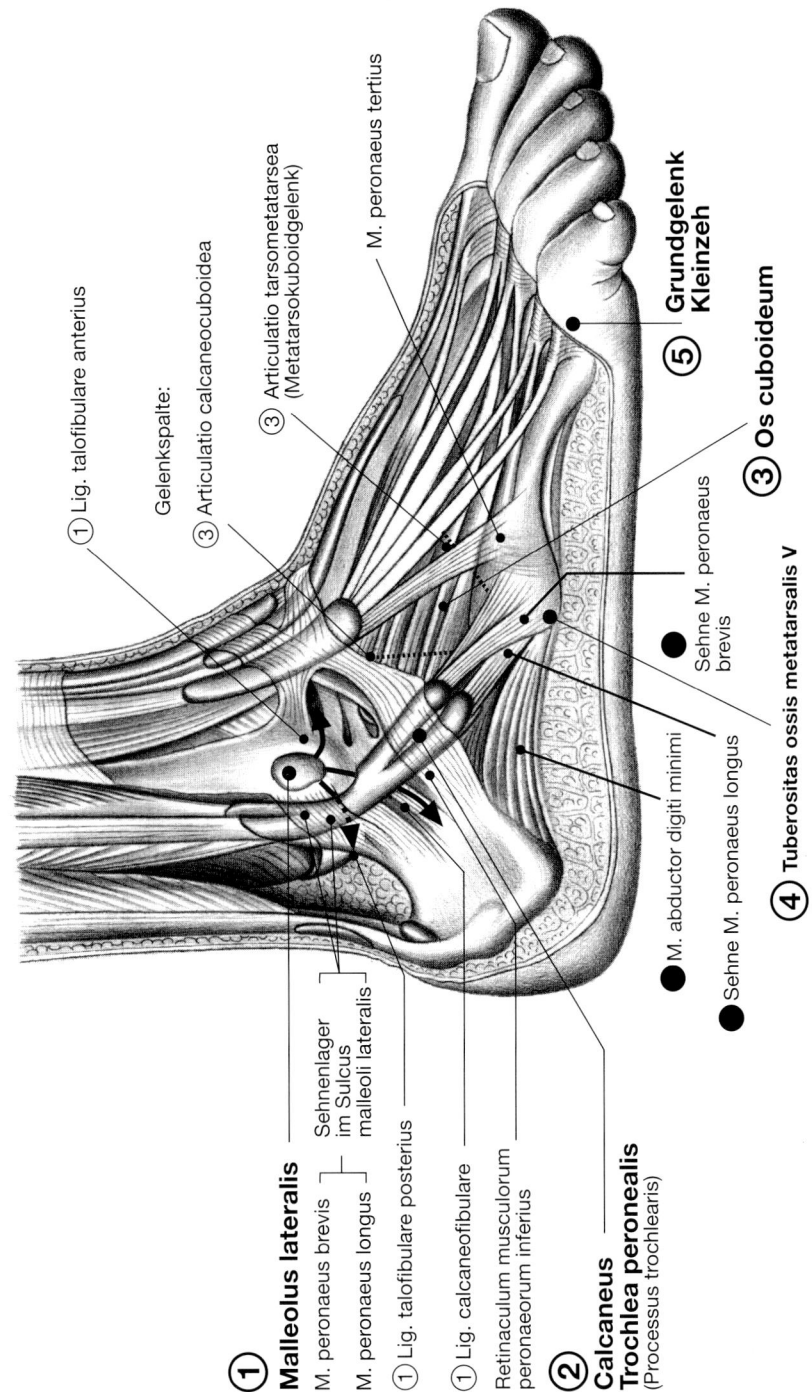

Abb. 11.4. Bandapparat und Gewölbespanner (●) des lateralen Fußgewölbes (①–⑤ Reihenfolge der Palpationspunkte bei der Untersuchung)

Unterstützt werden die medialen und lateralen Gewölbespanner im Bereich des II.–IV. Metatarsale durch den Flexor digitorum longus und Flexor digitorum brevis.

Querwölbungen

Das eigentliche Quergewölbe wird aus den 5 Mittelfußköpfchen gebildet. Die Gewölbestützpunkte sind die Metatarsalköpfchen I und V, die auch die vorderen Unterstützungspunkte des medialen und lateralen Längsgewölbes sind. Der **höchste Punkt ist das Metatarsalköpfchen II**. Das Hauptgewicht liegt auf dem Metatarsalköpfchen I, von dort fällt die Druckbelastung nach lateral ab. Die ligamentäre Verspannung des vorderen Quergewölbes besteht aus den intermetatarsalen Bändern. Das Quergewölbe ist distal niedrig und proximal hoch.

Die **3 Gewölbespanner der 3 Querwölbungen des Fußes** sind (Abb. 11.15, S. 346):

- im Bereich der **5** Metatarsalknochen der **Adductor hallucis** (Caput transversum) – einige Fasern spannen das ganze, andere nur einen Teil des Gewölbes (I);
- unter den **4** distalen Tarsalknochen (Cuneiforme I–II und Cuboid) der **Peronaeus longus** – alleiniger Auflagepunkt ist das Cuboid, höchster Gewölbepunkt ist das Cuneiforme II (II);
- unter den **2** proximalen Tarsalknochen (Naviculare und Cuboid) der **Tibialis posterior,** der am Naviculare und den Cuneiformia inseriert – Auflagepunkt ist auch hier das Cuboid; das Naviculare stützt sich auf dem Cuboid ab, höchster Gewölbepunkt ist der mediale Rand des Naviculare (III).

Veränderung der Gewölbe unter Belastung

- Der **Rückfuß** (Talus und Calcaneus) geht in die Abduktion, Pronation, Extension.
- Der **Vorfuß** (Mittelfuß) geht relativ in Adduktion, Supination, Plantarflexion.
- Die **Lastverteilung** geht im Verhältnis 3:2:1 zuerst zum Tuber calcanei, dann medial weiter über das mediale Längsgewölbe zum Metatarsale I und lateral über das laterale Längsgewölbe zum Metatarsale V.

Alle Bögen flachen sich ab und werden länger.

Bewegungen im medialen Längsgewölbe (Abb. 11.1 a)

1) Der **Talus** geht auf dem Calcaneus **nach ventral, medial** und **plantar** (Valgusstellung).
2) Der **Calcaneus** senkt sich nach **dorsal, medial** und **plantar** (Valgusstellung).
3) Das **Naviculare** dreht sich nach **medial** distal und geht damit gleichzeitig relativ zum Talus nach kranial.
4) Die Gelenkspalte zwischen dem Kahnbein, den Keilbeinen und den zugehörigen Mittelfußknochen **klaffen plantarwärts** etwas.
5) Das **Metatarsale I** geht nach **plantar und ventral.**

Ergebnis: Die Ferse geht nach dorsal, das Metatarsalköpfchen I nach ventral. Das Gewölbe flacht sich ab.

Bewegungen im lateralen Längsgewölbe (Abb. 11.1 b)

1) Der **Calcaneus** geht nach **plantar** und dorsal.
2) Das **Cuboid** geht nach **plantar.**
3) Das **Metatarsalköpfchen V** geht nach **plantar**
4) Calcaneocuboid- und Cubometatarsalgelenk: Gelenkspalte klaffen plantarwärts.

Ergebnis: Die Ferse geht nach dorsal, das Metatarsalköpfchen V nach ventral. Das Gewölbe flacht sich ebenfalls ab.

Bewegung im Quergewölbe

1) Der vordere Gewölbebogen spreizt sich beiderseits des Metatarsale II.

2) Der Vorfuß verbreitert sich um ca. 12,5 mm (Kapandji 1984/85).
3) Die mittlere Fußwölbung (in Höhe der Keilbeine) und die proximale Fußwölbung (in Höhe des Kahnbeins) flachen sich in dem gleichen Maß nach tibial ab, wie sich das mediale Längsgewölbe absenkt.

Im **Stehen** mit auswärts gerichteter Fußspitze wird das mediale Längsgewölbe belastet, bei parallel gestellten Füßen das laterale Längsgewölbe.

Im **Gehen** wird die Last beim Abrollen des Fußes zunächst auf die Ferse, dann über den lateralen Bogen auf den Metatarsus V und von dort auf den Metatarsus I verlagert.

Gewölbeüberlastungen führen daher im Wachstumsalter evtl. zur Apophysitis calcanei, zur aseptischen Nekrose des Naviculare (Köhler I) oder der Metatarsalköpfchen II oder III (Köhler II).

Zehen bei Belastung

- **Anpressen der Zehen** an den Boden durch Krallenstellung **erhöht die Bodenhaftung.** Dabei erfolgt eine Dorsalflexion in dem MTP. Plantarflexion der DIP und PIP durch den Flexor digitorum longus (FDL) und Flexor digitorum brevis (FDB).
- **Abduktion der Randstrahlen I** und V bei unebenem Boden.
- Im **Zehenstand** ist das Quergewölbe plan durch die gleichmäßige Belastung aller Metatarsalköpfchen.
- Beim **Gehen und Stehen** haben die Zehen geringe Gewichtsbelastung, dafür aber sensorische Steuerungsaufgaben zur Aufrechterhaltung des Gleichgewichts. Fehlen die Afferenzen von den Zehen durch mangelnden Bodenkontakt, dann werden Gang und Stand deutlich unsicher.
- „Lastträger" sind die Zehen nur beim Abstoßen des Standbeins vom Boden und im Zehenstand.

Form und Funktion der einzelnen Fußgelenke

Oberes Sprunggelenk

Form der Gelenkflächen (Abb. 11.5, 11.6 a)

Das obere Sprunggelenk ist ein Scharniergelenk (Ginglymus). Der **Talus** hat zylindrische Form. Die kraniale Gelenkfläche, die Talusrolle (Trochlea), ist **in der Sagittalebene konvex** und **in der Frontalebene flach konkav** in Form einer Rinne für einen entsprechenden Führungsnut der Tibia. Die Talusrolle umfaßt in sagittaler Richtung $1/3$ eines Kreisumfangs (120°). Die beiden seitlichen Gelenkflächen weichen ventral nach medial und lateral auseinander, d.h. die **Talusrolle ist ventral breiter (und höher) als dorsal,** was für die Verriegelung des Gelenks in Dorsalflexion von Bedeutung ist.

Die **Gesamtgelenkfläche der Knöchelgabel** (aus Tibia und Fibula) berührt die Talusrolle vor allem mit der Tibiafläche. Diese ist entsprechend **in der Sagittalebene konkav** und **in der Frontalebene flach konvex,** in Form eines Führungsnutes, der in der Talusrolle gleitet. Die Tibiagelenkfläche bedeckt nur $2/3$ der Talusrolle. Die fibulare Knochenspitze steht mehr dorsal und distal als die tibiale, die Querachse durch die Knöchel steht daher zur Frontalebene in einem Winkel von ca. 16° nach dorsal. Tibia und Fibulagelenkfläche sind durch die **tibiofibulare Syndesmose** getrennt.

Am Talus setzt, ebenso wie an der proximalen Handwurzelreihe, kein Muskel an. Bewegungen des Talus erfolgen durch Mitnahme bei Bewegungen des proximalen oder distalen Nachbargelenkkörpers (Crus bzw. Calcaneus).

Kapsel-Band-Apparat

Die **Gelenkkapsel** setzt am Talus und den Malleolen, also unmittelbar an der **Knorpel-Knochen-Grenze** an, nur ventral sind von der Vorderfläche der Tibia und des Collum tali jeweils ca. $1/2$ cm breite Streifen in das Gelenk

330 Fußgelenke: Biomechanik

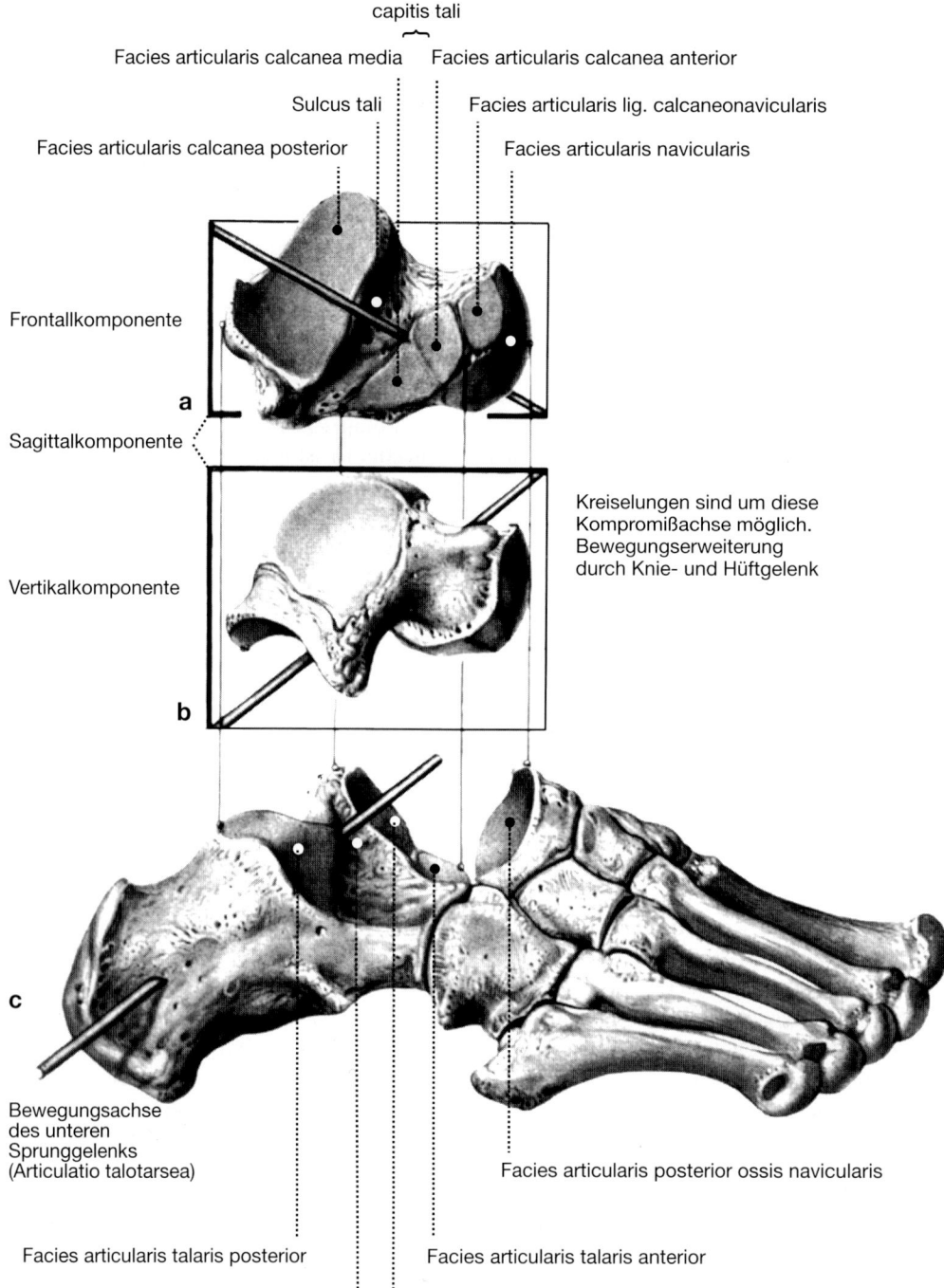

Abb. 11.5 a–c. Form und Gelenkflächen des Talus. Führungsflächen und Führungsachse des unteren Sprunggelenks und des Chopart- und des Lisfranc-Gelenks von kaudal (**a**) und lateral (**b**), subtalarer Gelenkkörper – Chopart- und Lisfranc-Gelenklinie von lateral (**c**)

einbezogen. Die Außenfläche der Malleolen liegt außerhalb der Gelenkkapsel. Ventral und dorsal finden sich dünne Kapselstellen, die sich bei Ergüssen vorwölben können und tastbar werden.

Kapselmuster: Die Plantarflexion ist eher eingeschränkt als die Dorsalflexion.

Funktion der Ligamente

Die Bandführung durch die Kollateralbänder setzt bei zunehmender Plantarflexion ein. **4 Bänder** führen das obere Sprunggelenk und bremsen auch die endgradige Bewegung ab. An der **Medialseite** (Abb. 11.3) entspringt das Kollateralband oberhalb der Gelenkachse.

- **Lig. deltoideum:** Es ist eine dreieckige Platte, die von der Spitze des Malleolus medialis fächerförmig vom Naviculare bis zur Rückseite des Calcaneus ausgespannt ist. Über das Band verläuft die Sehne des Tibialis posterior. Die einzelnen Faserzüge sind:
  - **Pars tibionavicularis:** oberflächliche lange Fasern **zur Tuberositas naviculare,**
  - **Pars tibiotalaris anterior:** tiefe, kurze Faserzüge **zum Collum tali.**
    Funktion: diese Bandzüge bremsen die Plantarflexion des Fußes und die Pronation des Talus.
  - **Pars tibiocalcanearis:** lange und starke oberflächliche Fasern **zum Sustentaculum talare** (des Calcaneus).
    Funktion: verhindert die pronatorische Kippung im oberen Sprunggelenk, bremst die Pronation im unteren Sprunggelenk.
  - **Pars tibiotalaris posterior:** ist der stärkste Strang und geht **zum Tuberculum mediale des Processus posterior tali.**
    Funktion: bremst die Dorsalflexion und Pronation des Fußes bzw. die Lateralneigung des Unterschenkels.

An der **Lateralseite** (Abb. 11.4) entspringen die Kollateralbänder in Höhe der Gelenkachse. Es sind **3 selbständige Bänder,** von denen zwei zum Talus und eins zum Calcaneus geht (von ventral nach dorsal):

- **Lig. fibulo talare anterius.** Ein 1 cm breiter Faserzug von der Ventralseite des Malleolus fibularis **zum Collum tali.** Er begrenzt den Eingang des Sinus tarsi und ist mit der Gelenkkapsel verwoben.
  Funktion: bremst die Plantarflexion des Fußes bzw. Rückbeugung des Unterschenkels.
- **Lig. fibulocalcaneare.** Dicker, glatter Strang von der Spitze des malleolus lateralis **zur Mitte der lateralen Calcaneusfläche.** Er ist nicht mit der Kapsel verwoben und umfaßt die Sehnen der Peronaei.
  Funktion: bremst die Plantarflexion und Supination des Fußes bzw. die Medialneigung des Unterschenkels.
- **Lig. fibulotalare** posterius. Es ist das stärkste laterale Band, ca. 1/2 cm dick, verläuft in der Tiefe und geht in fast transversalem Verlauf **zum Tuberculum laterale des Processus posterior tali.**
  Funktion: bremst die Dorsalflexion des Fußes bzw. Vorbeugen und Medialneigung des Unterschenkels.

Das **laterale Kollateralband** ist wegen seines **Ansatzes in Höhe der Gelenkachse** des Knöchelgelenkes bei Flexion und Extension **immer gespannt,** während beim **medialen Kollateralband** durch dessen **Ansatz oberhalb der Gelenkachse** immer **nur ein Teil der Fasern gespannt ist.** Die ventralen und dorsalen Züge beider Kollateralbänder sind teilweise mit der Gelenkkapsel verwoben, während die mittleren Züge zum Calcaneus frei verlaufen.

Anmerkung: Bei den lateralen Kollateralbändern wurden, wie bei den Teilzügen des medialen Bandes, zur Vereinfachung entgegen der üblichen Nomenklatur zur schnelleren Orientierung zunächst der Ursprung, die Fibula, und dann erst der Ansatz an Talus und Calcaneus genannt, also z.B. anstatt Lig. Talofibulare anterius: Lig. fibulo talare anterius.

Funktionsstellungen

Nullstellung: Fuß rechtwinklig zur Längsachse des Unterschenkels,
Ruhestellung: 10° Plantarflexion,
verriegelte Stellung: maximale Dorsalflexion.

Bewegungsausmaß

Dorsalflexion: 20°–30°,
Plantarflexion: 40°–50°.

Die **Plantarflexion wird endgradig gebremst** durch:

- Fußextensoren (weich-elastisch),
- den vorderen Teil der Gelenkkapsel und den vorderen Teil der Kollateralbänder (fest-elastisch),
- **Knochenstop** des Talus am Hinterrand der Tibia (hart-elastisch).

Die **Dorsalextension wird gebremst** durch:

- Triceps surae (weich-elastisch),
- den hinteren Teil der Gelenkkapsel und den hinteren Teil der Kollateralbänder (fest-elastisch),
- **Knochenstop** der Talusrolle in der Knöchelgabel (hart-elastisch).

Distales Tibiofibulargelenk (Syndesmosis tibiofibularis distalis)

In dieser **Syndesmose** findet sich **keine überknorpelte Gelenkfläche**. Die Distanz zwischen Tibia und Fibula wird durch synoviales Gewebe eines Recessus des oberen Sprunggelenks ausgefüllt. Sie ist die Fortsetzung der Membrana interossea und steht mit dieser und dem proximalen Tibiofibulargelenk in funktionellem Zusammenhang.
Die **fibulare Fläche ist konvex bis konkav,** die **tibiale konkav**. Das Gelenk hat keine Knochenführung, sondern eine reine Bandhaftung durch die 3 tibiofibularen Bänder und die beiden Kollateralbänder, die von der Membrana interossea unterstützt werden (Abb. 11.6a). Es sind:

- Lig. tibiofibulare anterius (1),
- Lig. tibiofibulare posterius (1),
- Lig. tibiofibulare interosseus (1),
- laterales Kollateralband (2),
- mediales Kollateralband (3).

Die Bewegungen in der Syndesmose werden automatisch durch Bewegungen im oberen Sprunggelenk ausgelöst (Abb. 11.6).
Die **Fibula** macht bei Bewegungen im oberen Sprunggelenk folgende Mitbewegungen, die endgradig im oberen Tibiofibulargelenk blockieren können und dann dort behandelt werden müssen:

- **bei Dorsalflexion** im oberen Sprunggelenk wird die Fibula durch die Spreizung der Knöchelgabel **(1)** nach proximal geschoben **(2)** und innenrotiert **(3)** (Abb. 11.6b),
- **bei Plantarflexion** wird die Fibula nach medial **(1)** und distal gezogen **(2)** und außenrotiert **(3)**. Die Spreizung der Knöchelgabel wird aufgehoben **(1)** (Abb. 11.6c),
- **bei Supination** Zug nach distal und dorsal,
- **bei Pronation** Druck nach proximal und ventral.

Unteres Sprunggelenk (Articulatio subtalaris)

Form der Gelenkflächen
(Abb. 11.5 und 11.7)

Die **dorsale kraniale Gelenkfläche des Calcaneus** ist ungefähr oval und Teil eines Zylinders, dessen Achse von dorsal, lateral, kranial nach ventral, medial und kaudal verläuft. Die **Gelenkfläche ist konvex**. Die korrespondierende Gelenkfläche an der **Unterseite des Talus** ist ebenfalls zylindrisch geformt und entsprechend konkav.
Die mittlere kraniale **Gelenkfläche auf dem „Balkon" des Sustentaculum talare** und die vordere kraniale **Gelenkfläche auf dem Calcaneushals** sind beide **konkav**. Die korrespondierenden **Flächen an der Unterseite des Talus** sind **konvex**. Oft gehen diese letzteren

Fußgelenke: Biomechanik

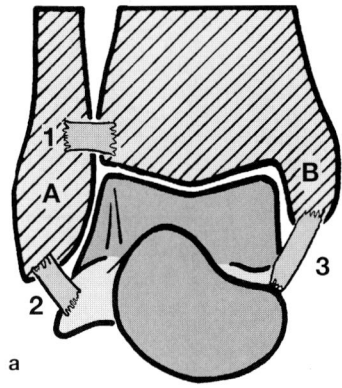

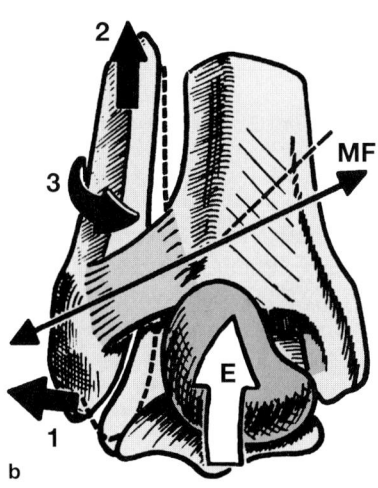

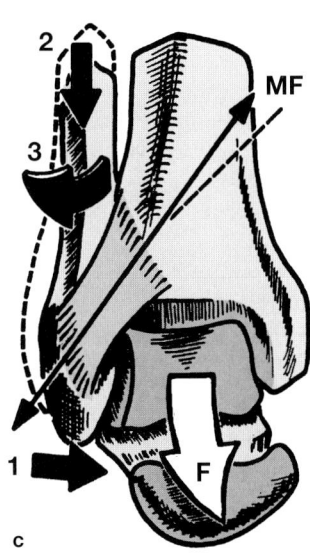

Abb. 11.6. a Bandführung des oberen Sprunggelenks (*A*. Malleolus lat., *B* Malleolus med.) Oberes Sprunggelenk und distales Tibiofibulargelenk, bei Extension (**b**) und Flexion (**c**) des Fußes MF = Veränderte Zugrichtung des tibiofibularen Bandapparats bei Extension und Flexion des Fußes. **1–3** Bewegungen der Fibula bei Beugung und Streckung im oberen Sprunggelenk. (Aus: Kapandji 1984/85)

beiden Gelenkflächen am Calcaneus ineinander über. Am Talus gehen die korrespondierenden Flächen oft in die des Talonaviculargelenks über. Zwischen Calcaneus und Naviculare verläuft das **Pfannenband** für den Taluskopf (Lig. calcaneonaviculare plantare), ein starkes Band, das häufig durch Überlastung schmerzhaft wird.

Kapsel-Band-Apparat

Die **Gelenkkapsel setzt an der Knorpel-Knochen-Grenze** an. Nur dorsolateral, am Calcaneus, ist der Ansatz bis zu 1 cm von der Gelenkfläche entfernt. **Die Kapsel ist dünn und schlaff.**
Die Gelenkkapsel des vorderen Gelenkabschnitts umfaßt einheitlich die ganze vordere Kammer und ist nicht unterteilt. Sie setzt dorsal in Höhe des Lig. talocalcaneum interosseum am Sinus tarsi an. Es findet sich **kein Kapselmuster**.

Fußgelenke: Biomechanik

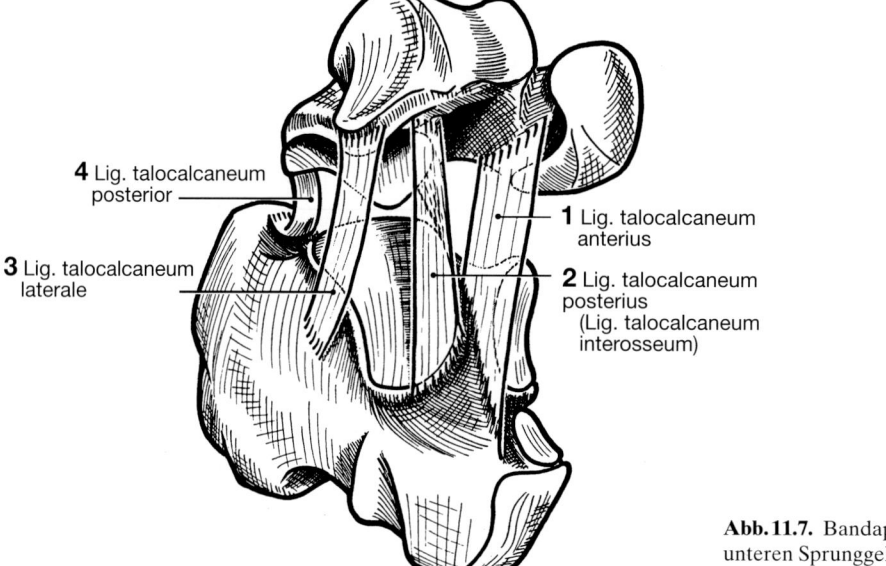

4 Lig. talocalcaneum posterior
3 Lig. talocalcaneum laterale
1 Lig. talocalcaneum anterius
2 Lig. talocalcaneum posterius (Lig. talocalcaneum interosseum)

Abb. 11.7. Bandapparat des unteren Sprunggelenks. (Aus Kapandji 1984/85)

Zwischen Talus und Calcaneus verlaufen **4 kurze starke Bandzüge:**

- Lig. talocalcaneum interosseum, das stärkste Band (2 Teilzüge) **(1 + 2)**,
- Lig. talocalcaneum mediale zum Sustentaculum talare,
- Lig. talocalcaneum laterale, zusammen mit dem lateralen Kollateralband **(3)**,
- Lig. talocalcaneum posterior **(4)**.

Funktion:
- Stabilisierung des Gelenks,
- Bremsung der Supination (1 + 3) zusammen mit dem lateralen Kollateralband und den Peronei,
- Bremsung der Pronation (2) zusammen mit dem δ-Band, dem Tibialis posterior und dem Flexor digitorum longus.

- Außer den vorstehend genannten Bändern zwischen Talus und Calcaneus verstärkt ein **Bänderring** aus 4 Ligamenten die Gelenkverbindungen **zwischen Talus und Naviculare**. Es sind **reine Stabilisierungsbänder:**

- **Kaudal:** Das **Lig. calcaneonaviculare plantare** (Pfannenband) ist das stärkste Band (ca. 7 mm) und verläuft vom Sustentaculum talare zum **plantaren, medialen und dorsalen Umfang des Naviculare** (Abb. 11.3 ②, S. 326). Es wird **funktionell verstärkt durch:**
  - Lig. plantare longum zwischen Calcaneus und den Cuneiformia,
  - Aponeurosis plantaris,
  - Tibialis posterior.
- **Lateral:** Das **Lig. bifurcatum, pars calcaneonaviculare** kommt vom vorderen Teil des Sustentaculum talare des Calcaneus und setzt am **lateralen Rand** des **Naviculare** neben dem Pfannenband an (Lig. calcaneo naviculare laterale).
- **Medial:** Das **Lig. Deltoideum, pars tibio navicularis** kommt vom Malleolus medialis und setzt **medial vom Pfannenband** an (Abb. 11.3 A, S. 326).
- **Dorsal:** Das **Lig. talonaviculare dorsale** verläuft vom Talus beiderseits zur **Dorsalseite des Naviculare** und schließt den „Bänderring" zwischen Talus und Naviculare.

Funktionsstellungen

Nullstellung: Fuß rechtwinklig zur Längsachse des Unterschenkels,
Ruhestellung: Mittelstellung zwischen maximaler Pronation und Supination,
verriegelte Stellung: maximale Supination.

Vorderes Sprunggelenk (Chopart-Gelenklinie, Articulatio talonavicularis und Articulatio calcaneocuboidea)
(Abb. 11.2, S. 324 und 11.3 ② S. 326)

Form der Gelenkflächen

Im **Talonavikulargelenk** ist der **Taluskopf konvex**, die **Naviculargelenkfläche entsprechend konkav**. Dazu kommt das Pfannenband an der Unterseite zur Stützung des Taluskopfs (Abb. 11.3 ②, S. 326).
Das **Calcaneokuboidgelenk** ist ein **flaches Sattelgelenk** mit einer transversal, d. h. **tibiofibular** verlaufenden **konkaven Fläche** im kranialen und einer parallel dazu gelegenen **konvexen Fläche** im kaudalen Teil der Calcaneusvorderfläche. In vertikaler (dorso-plantarer) Richtung ist die Gelenkfläche danach erst konkav und dann konvex. Die entsprechende proximale Gelenkfläche des Kuboids zeigt die umgekehrte Form (Abb. 11.9, 6).
Die **Gelenklinie** des **vorderen Sprunggelenks** (Articulatio tarsi transversa/Chopart-Gelenk) verläuft daher in **transversaler Richtung** (von oben gesehen) **leicht S-förmig**. Pro- und Supination werden in diesen Gelenken verstärkt. Die artikulierenden Flächen des Kuboideonavikulargelenkes sind am Naviculare gering konvex, am Kuboid entsprechend konkav.

Kapsel-Band-Apparat

Der mediale Teil dieses Gelenks, die Articulatio talocalcaneonavicularis, wurde schon besprochen. Der 2. Teil des „Chopart-Gelenks", die **Articulatio calcaneocuboidea**, wird ebenfalls durch **4 Ligamente** verstärkt:

- **Lig. bifurcatum,** pars calcaneocuboideum vom Sustentaculum talare zum kranialen lateralen Rand des Kuboids,
- **Lig. calcaneocuboideum dorsale** am Oberrand des Gelenks zum Kuboid,
- **Lig. calcaneocuboideum plantare** in einer **tiefen Schicht,** das kurze Plantarband, und einer **oberflächlichen Schicht,** das lange Plantarband, das den osteofibrösen Kanal für die unterkreuzende Peronäussehne schließt.

Funktionsbewegungen

Inversion und Eversion finden **um die Kompromißachse** (nach Fick) zwischen den Longitudinalachsen des Unterschenkels und Fußes (2. Strahl) statt. Diese verläuft von ventral-kranial-medial durch den Talushals und Sinus tarsi nach dorsal-kaudal-lateral zum Tuberculum laterale des Calcaneus (Abb. 11.5 b, c, S. 330). Um diese Achse findet die sogenannte „**Maulschellenbewegung**" des Fußes statt, d. h.:

- **Inversion** (Flexion-Supination-Adduktion) und
- **Eversion** (Extension-Pronation-Abduktion).

Bewegungsausmaß
Inversion 60°,
Eversion 30°.

Die Gelenke der hinteren Kammer (Articulatio subtalaris) und der vorderen Kammer (Articulatio talocalcanaeonaviculare) arbeiten bei diesen Bewegungen synchron, isolierte Bewegungen sind nicht möglich.

Inversion [Adduktion (ca. 30°) und Supination (30°)]
Der **Tibialis posticus** zieht das **Naviculare nach medial (tibial) und kaudal.** Über die Ligamentverbindungen werden das Kuboid und der Calcaneus mitgezogen (Adduktion) (Abb. 11.1 a, 3, S. 323). Der **Sinus tarsi wird** weit **geöffnet** und die talcalcanealen Bänder gespannt. Gleichzeitig drehen sich Naviculare und Kuboid um eine Achse durch das Lig. bifurcatum (Supination).

336 Fußgelenke: Biomechanik

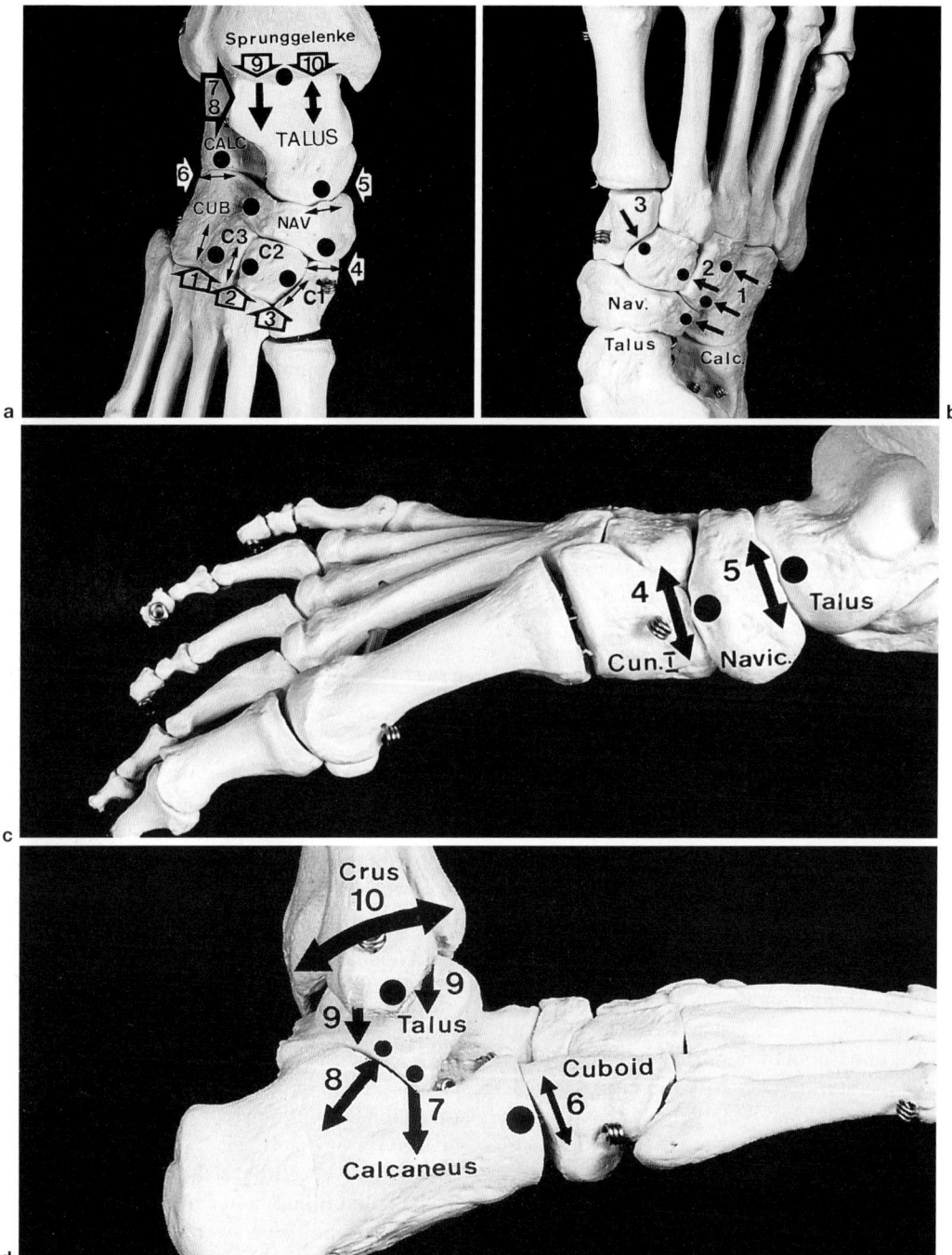

Abb. 11.8.a Translatorische Gelenktests an der Fußwurzel (Zehnertest) (Übersicht). Die Zahlen im Bereich der Fußwurzelgelenke entsprechen der Untersuchungsreihenfolge im „Zehnertest". ● fixierter Gelenkpartner; ↔ bewegter Gelenkpartner.

b Übersicht zu den Tests 1–3 an den distalen Fußwurzelgelenken. **c** Medialer Fußrand (Test 4 und 5), **d** lateraler Fußrand (Test 6–10). Die Tests sind in der Abb. 11.9. und 11.10. einzeln dargestellt

Fußgelenke: Biomechanik   337

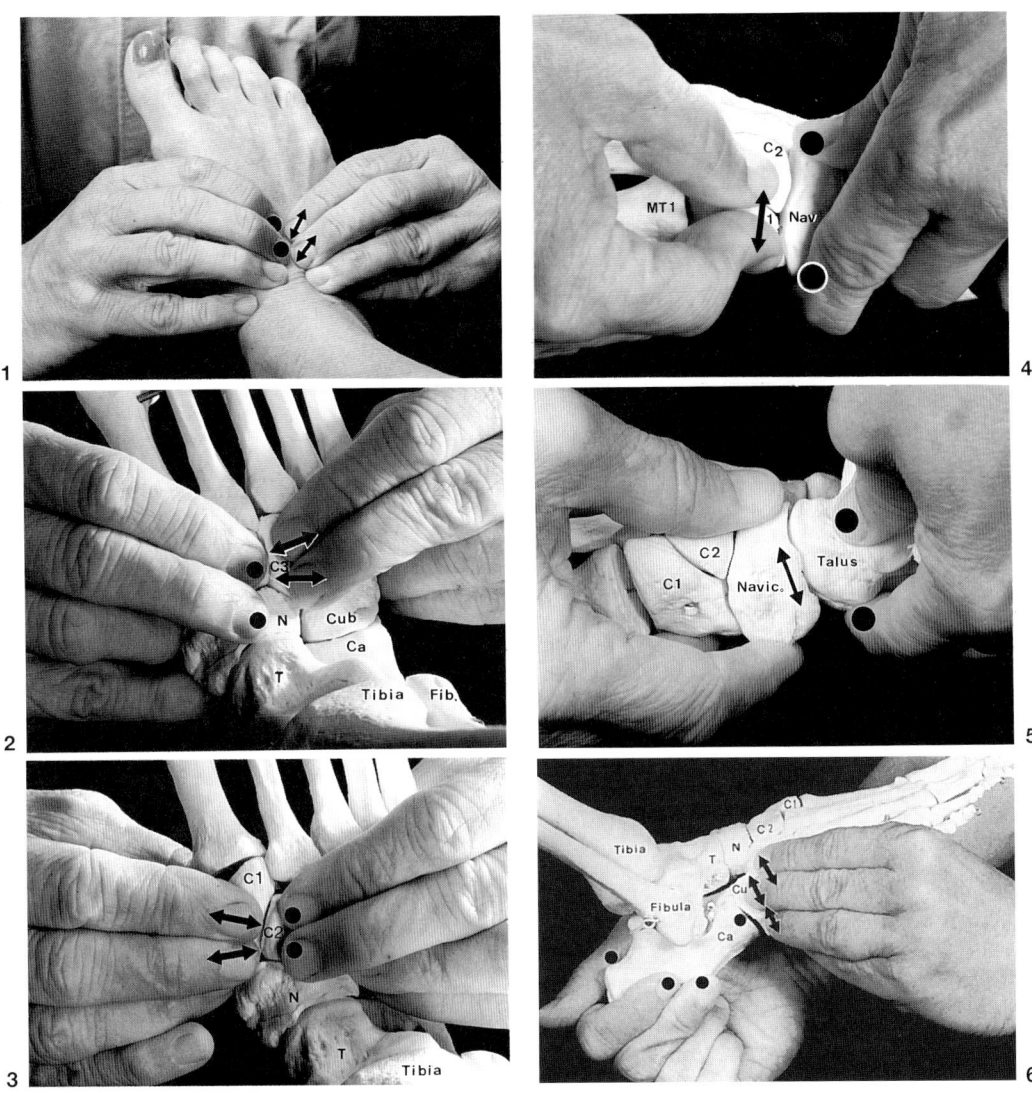

Abb. 11.9 (1–6). Translatorische Tests der Fußwurzelgelenke. Test 1: Cuneiforme III und Naviculare-Kuboid, **Test 2:** Cuneiforme II–Cuneiforme III, **Test 3:** Cuneiforme II–Cuneiforme I, **Test 4:** Cuneiforme I–III Naviculare, **Test 5:** Talus-Naviculare, **Test 6:** Calcaneus-Kuboid. (Der fixierte Gelenkpartner ist immer zuerst genannt.)

Eversion [Abduktion (ca. 30°) und Pronation (15°)]
Der Peronaeus brevis zieht das Kuboid über das 5. Metatarsale nach lateral und dorsal. Das Kuboid zieht das Naviculare ebenfalls nach lateral. Der Calcaneus wird unter dem Talus nach dorsal gezogen und der **Sinus tarsi wird geschlossen** (Abb. 11.4, S. 327).

Die **translatorischen Gelenktests der Fußwurzelgelenke** (sog. „Zehnertest") zeigen die Abb. 11.9 und 11.10.

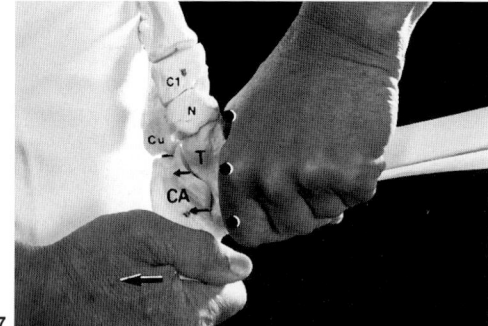
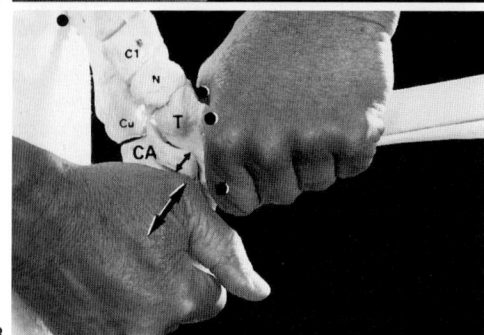
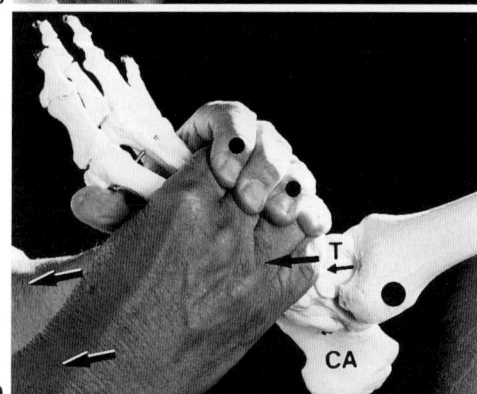
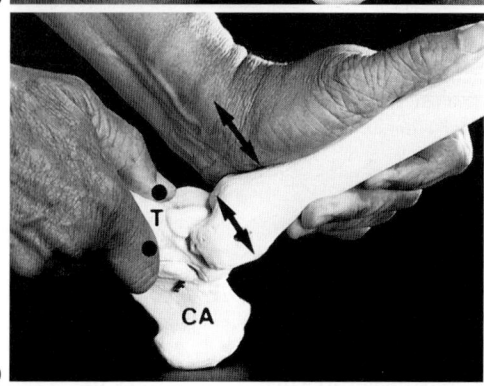

◄ Abb. 11.10 (7–10). **Translatorische Gelenktests der Sprunggelenke. Test 7:** Calcaneus distal (Traktion), **Test 8:** Calcaneus medial-lateral, **Test 9:** Talus distal (Traktion), **Test 10:** Crus dorsal-ventral (Vorfuß fixiert) in verschiedenen Winkelstellungen

Intertarsalgelenke (Articulatio cuneonavicularis, Articulationes intercuneiformia, Articulatio cuboideonavicularis und Articulatio cuneocuboidea)

Es sind Wackelgelenke mit sehr geringer Beweglichkeit **(federnde Fußplatte)**.

Form der Gelenkflächen

Am **Naviculare** ist die **distale Gelenkfläche** für die Cuneiformia in **3 konkave Einzelflächen** unterteilt. Die proximalen Flächen der **Cuneiformia** sind **konvex.** Durch ihre Keilform bilden die Cuneiformia zusammen mit dem Cuboid und dem Metatarsale IV und V einen nach plantar offenen Kreisbogen, den höchsten Abschnitt des Quergewölbes. Die Gelenkflächen zwischen den Cuneiformia sind flach und zeigen fast keine Wölbung. Das Cuneiforme III stützt sich auf dem Kuboid ab und stabilisiert dadurch das Quergewölbe (Abb. 11.15, S. 346).

Das **Kuboid** hat **4 Gelenkflächen,** alle sind **konkav,** außer der leichten Sattelform im Calcaneokuboidgelenk.

Die Gelenke sind **Amphiarthrosen mit nur geringer Gleitbeweglichkeit,** da sie mit straffen Verstärkungsbändern untereinander verbunden sind.

Abb. 11.11 (1–4). **Translatorische Gelenktests der Mit-** ► **telfußgelenke. Test 1:** Tarsometatarsalgelenke: Traktion im Tarsometatarsalgelenk I (1 a), Traktion mit anderer Handfassung im Tarsometatarsalgelenk II (1 b), **Test 2:** Tarsometatarsalgelenke: Dorsoplantargleiten (2 a–c), **Test 3:** Intermetatarsalgelenke: Dorsoplantargleiten im Intermetatarsalgelenk II/III (3 a), gleicher Test mit Griff von distal (3 b), **Test 4:** Bändertest: Lig. metatarseum transversum profundum (4 a, b)

Fußgelenke: Biomechanik 339

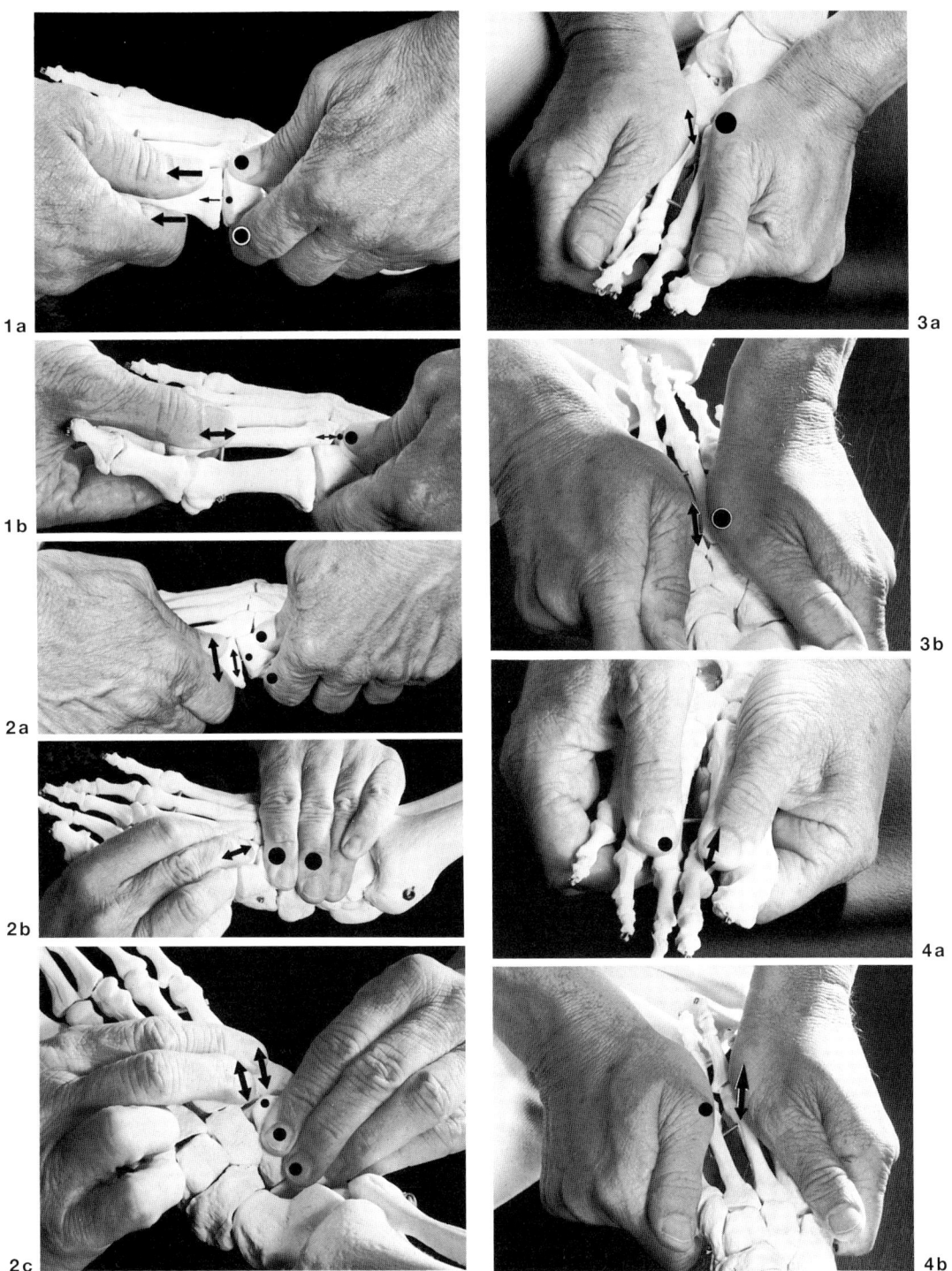

Abb. 11.11 (1–4) Legende s. S. 338

Mittelfußgelenke (Articulationes tarsometatarsalia) (Abb. 11.8 und 11.11)

Form der Gelenkflächen

Es handelt sich um flache Gelenke zwischen den Cuneiformia I–III und dem Cuboid sowie den 5 Metatarsalknochen als Gelenkpartner. Konkavität und Konvexität der Gelenkflächen sind nur noch geringfügig ausgeprägt. Meist sind die **Metatarsalbasen gering konkav,** die **artikulierenden Flächen** der Keilbeine und des Würfelbeins **leicht konvex.** Der 2. Mittelfußknochen ist zapfenförmig zwischen die Keilbeine I und III eingelassen und doch sehr beweglich. Er bildet den Achsstrahl, d. h. die mechanische Achse des Fußlängsgewölbes (Abb. 11.2).

Kapsel-Band-Apparat

Die Gelenke sind **Amphiarthrosen** mit straffer, enger Gelenkkapsel und kräftigen Verstärkungsbändern. Der Ansatz der Gelenkkapsel ist jeweils an der Knorpel-Knochen-Grenze. **Kapselmuster** bestehen infolgedessen nicht.

Gelenkbewegungen der Randstrahlen der Mittelfußknochen (Abb. 11.12)

Die Bewegung in den Tarsometatarsalgelenken I und V erfolgt **nicht in der Sagittalebene,** sondern mit einer gleichzeitigen **Adduktion (bei Flexion)** und einer **Abduktion (bei Extension)** zum Metatarsus II. Das hat seinen Grund darin, daß die **Flexionsachsen** von Metatarsale I bis Metatarsale V **auf der Bogenlinie des Quergewölbes** liegen, so daß jede Gleitbewegung in den Intertarsalgelen-

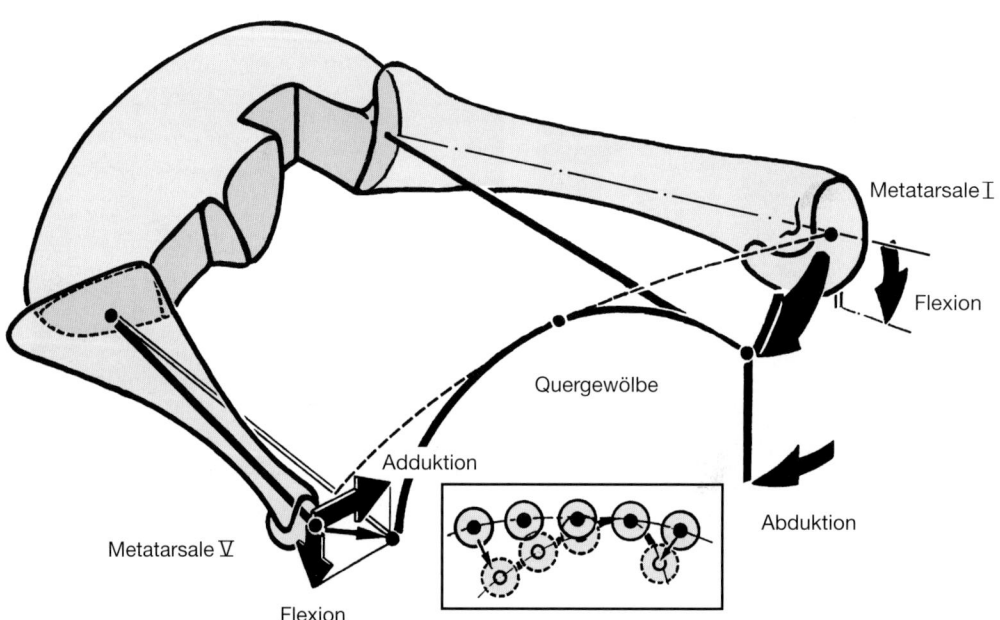

Abb. 11.12. Verlauf der Gelenkflächen in den Tarsometatarsalgelenken I und V (Lisfranc-Gelenklinie). Auf den flach-konvexen Flächen des Cuneiforme I und des Kuboids gleiten die Basen der Metatarsalia I und V bei der Plantarflexion durch den Zug der Interossei plantares nicht nur nach plantar, sondern auch zur Fußmitte. Durch diese Abduktion des Metatarsale I und die Adduktion des Metatarsale V wird das Quergewölbe im Bereich der Zehengrundgelenke aufgerichtet. Die Kenntnis des Gelenkspaltverlaufs der Randstrahlen I und V ist wichtig für die exakte Gleitmobilisation in diesen Gelenken. (nach Kapandji 1984/85)

ken I und V zwangsläufig zu der beschriebenen Adduktion bei Flexion und Abduktion bei Extension in den Tarsometatarsalgelenken führen muß. Das Quergewölbe wird dabei verstärkt bzw. abgeflacht. Dieser Verlauf der Gelenkspalte muß beim Test und bei Gleitmobilisation bekannt sein, da es sonst leicht zu technischen Fehlern kommen kann.

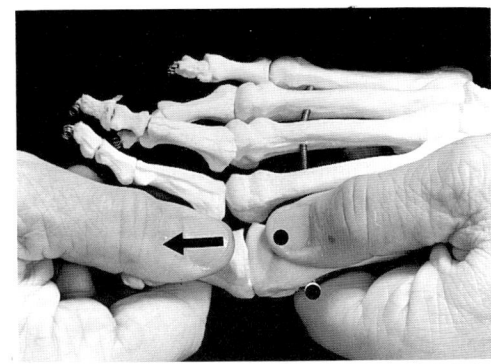

Zehengelenke [Articulationes interphalangeae distales et proximales (DIP, PIP), Articulationes metatarsophalangeae (MTP)]

Form der Gelenkflächen

Alle Phalangen haben jeweils **distal** eine **konvexe** und **proximal** eine **konkave Gelenkfläche.** Die translatorischen Gelenktests zeigt die Abb. 11.13.

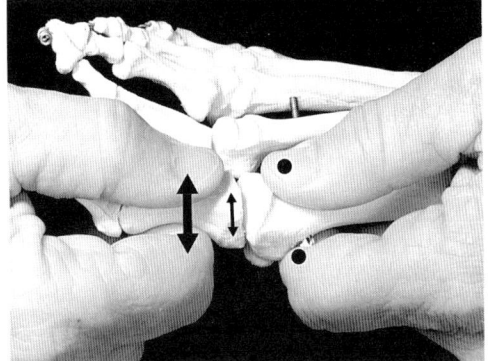

Kapsel-Band-Apparat

In die **Gelenkkapseln** sind plantar **knorpelzellenhaltige Bindegewebsplatten** eingebaut, die ebenso wie an den Fingergelenken als **Druckschutz für das Gelenk** fungieren. In der Knorpelplatte des Grundgelenks der Großzehe sind regelmäßig 2 Sesamknochen eingelagert, die als Laufrinne für die Sehne des Flexor hallucis longus und als Ansatzpunkt für die kurzen Großzehenmuskeln dienen. Die Knorpelplatten der **5 Grundgelenke** sind durch das **Lig. metatarsum transversum profundum** miteinander **verbunden.** Dorsal von diesem Band liegen zwischen den Gelenken Schleimbeutel, die eine gegenseitige Verschiebung der Mittelfußköpfchen ermöglichen.
Kapselmuster: Einschränkung in allen Bewegungsrichtungen; am meisten ist die Flexion betroffen.
Die **Ligg. collateralia** sind exzentrisch zur Gelenkachse angeheftet und entspannen sich bei Dorsalflexion der Gelenke.

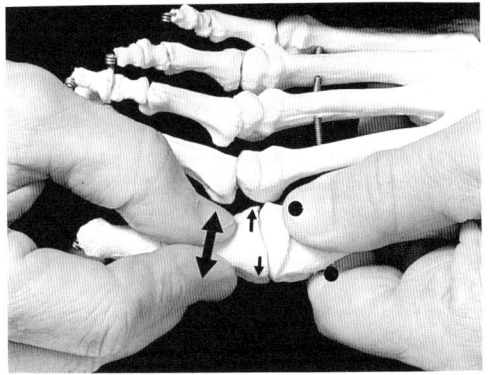

Abb. 11.13 (1–3). **Translatorische Gelenktests der Zehengelenke. Test 1:** Großzehengrundgelenk: Traktion der Grundphalanx (1), **Test 2 und 3:** Grundphalanx: Dorsoplantargleiten (2), **Test 4 und 5:** Medial-lateralgleiten (3)

Funktionsstellungen

Nullstellung: ist die Longitudinalachse: Mittelfußknochen und Zehen liegen auf einer Linie!

Ruhestellung: 10° Dorsalflexion in den Zehengrundgelenken, übrige Zehengelenke in leichter Flexion.
Verriegelte Stellung: maximale Dorsalflexion.

Bewegungsausmaß

Plantarflexion:
- Grundgelenke 40° (Großzehe 45°),
- Mittelgelenke 30°,
- Endgelenke 60° (Großzehe 80°),

Dorsalflexion:
- Grundgelenke 70°,
- Mittelgelenke II–V nur bis 0°,
- Endgelenke 30°.

Funktionsbewegungen

Die Zehengelenke haben die gleiche Bewegungsmöglichkeit wie die Fingergelenke, nämlich Flexion und Extension um die frontale Achse, nur das Bewegungsausmaß ist verschieden. Bei den Fingergelenken ist das Bewegungsausmaß der Flexion (zum Greifen) stärker ausgeprägt, während bei den Zehengelenken die **Extension** (zum Abrollen des Fußes/Zehenstand) **überwiegt**. Die Abduktion und Adduktion um die vertikale Achse durch die Metatarsalköpfchen ist gering und die Oppositionsbewegung der Großzehe praktisch aufgehoben.

Die schwerwiegendsten **Fehlstellungen** und Bewegungsstörungen an den Zehen, die häufig zu behandlungsbedürftigen schmerzhaften Funktionsstörungen führen, sind:

- **Hallux valgus,** eine Fehlstellung der Großzehe im Grundgelenk nach lateral mit Bildung einer (durch Schuhdruck) schmerzhaften „Pseudoexostose".
- **Hallux rigidus,** Versteifung im Großzehengrundgelenk aufgrund einer ausgeprägten Arthrose des Gelenks, häufig in Verbindung mit Heberden-Arthrosen an den Fingern.
- **Hammerzehen** durch Hyperextension der Grundgelenke. Flexionskontraktur der Mittelgelenke und Streck- oder Hyperextensionsstellung der Endgelenke.
- **Krallenzehen** infolge Hyperextensionskontraktur der Grundgelenke mit Flexionskontraktur im Mittel- und Endgelenk.

Fußmuskulatur

Wir haben am Fuß **5 Muskelsynergien:**
- Flexoren,
- Extensoren,
- Adduktor-Supinator-Gruppe,
- Abduktor-Pronator-Gruppe,
- Planta-Pedis-Gruppe.

Flexoren und Extensoren stehen im Kraftverhältnis 4:1. Die Adduktor-Supinator-Gruppe steht zur Abduktor-Pronator-Gruppe nach Anzahl der Muskeln und Arbeitsleistung in einem Verhältnis von 2:1.

Die **Wirkung der Muskeln hängt von ihrem Verlauf zu den Bewegungsachsen** ab (Abb. 11.14).

- **Knöchelachse:** alle Flexoren verlaufen **hinter** dieser Achse, alle Extensoren **vor** der Achse,
- **Achse des unteren Sprunggelenks** (Kompromißachse nach Fick):

Medial von dieser Achse verlaufen die **langen Beuger (Tibialis posterior Flexor digitorum longus und Flexor hallucis longus)** und der Extensor hallucis longus. Sie haben daher adduzierende und supinierende Wirkung. Der **Tibialis anterior** liegt **etwa in Höhe der Achse.** Er kann daher sowohl die Supination wie auch die Pronation unterstützen.
Lateral der Achse liegen die abduzierenden und pronierenden Muskeln: (**Peronaei und Extensor digitorum longus**).

- Die **Fußlängsachse** durch den **Metatarsus II** ist die Achse für Pro- und Supinati-

Fußgelenke: Muskulatur

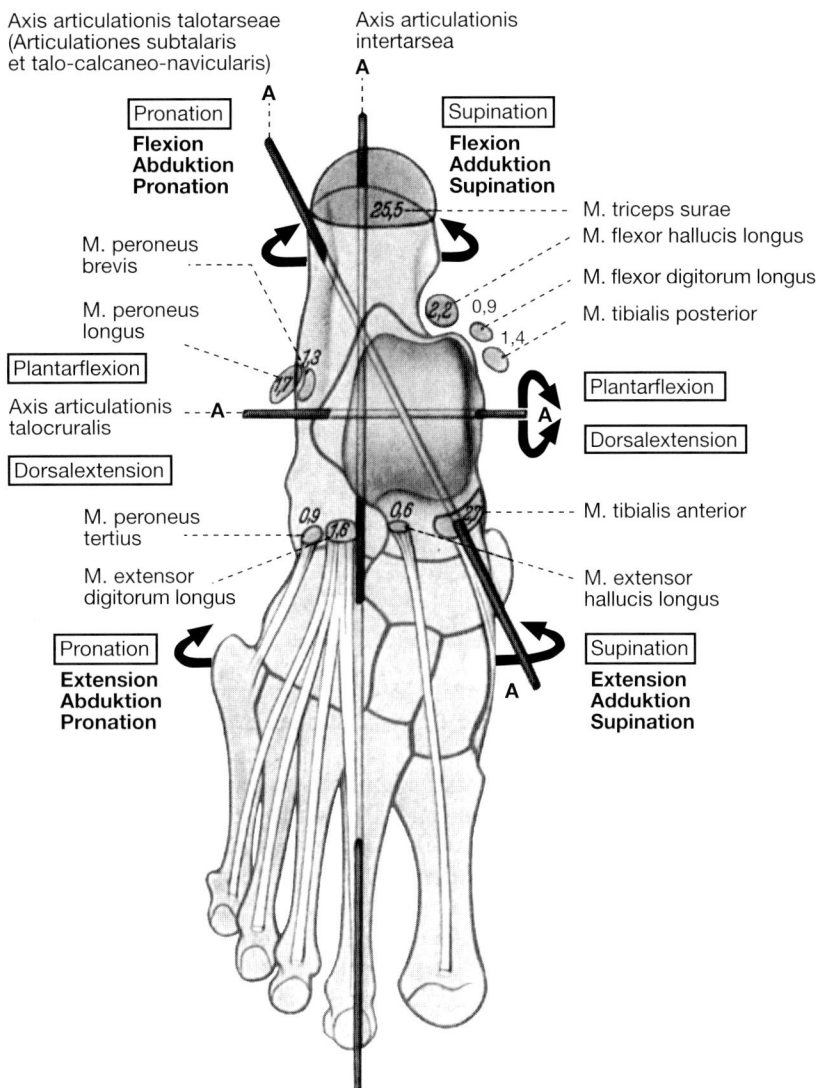

Abb. 11.14. Wirkung der Fußmuskeln in Abhängigkeit ihrer Lage zu den Bewegungsachsen. (Die Zahlen geben die Arbeitsmöglichkeiten der Muskeln in mKg an). (Nach Lanz u. Wachsmuth 1972)

on im vorderen Sprunggelenk (Chopart-Gelenklinie).
- Die **Dorsoplantarachsen** durch die Metatarsalköpfchen für **Adduktions- und Abduktionsbewegungen** der Zehen haben gegenüber der Hand nur sehr geringe Bedeutung.

Flexoren

Die **6 Flexoren** kann man funktionell in 3 Gruppen einteilen:
- 1 dorsaler Beuger,
- 2 laterale Beuger,
- 3 mediale Beuger.

1) Der **dorsale Beuger** ist der

- **Triceps surae.** Der 3köpfige Muskel ist mit den **2 Gastrocnemiusköpfen**, die am Oberschenkel ansetzen, **zweigelenkig**. Der **Soleus** ist **eingelenkig**. Der Muskel hat auch **tonische Aufgaben** und neigt zur Verkürzung. Die Gastrocnemii werden v. a. bei gestrecktem Kniegelenk tätig.
Nebenwirkung: Adduktion und Supination durch Ansatz medial von der Fußlängsachse.

2) Die **2 lateralen Beuger** sind (Abb. 11.4):

- **Peronaeus longus** und **brevis**. Der Muskel stabilisiert den Rückfuß in der Standphase und beim Anheben der Ferse.
Nebenwirkung: Abduktion, Pronation.

3) Die **3 medialen Beuger** sind (Abb. 11.3):

- Tibialis posterior,
- Flexor hallucis longus,
- Flexor digitorum longus.

Alle 3 Muskeln sind durch ihren Verlauf medial von der Kompromißachse (Fick) durch das untere Sprunggelenk Adduktoren und Supinatoren.
Alle Muskeln der Flexorengruppe neigen zur **Verkürzung**.

Extensoren

Die **4 Extensoren** sind beim Gang aktiv durch Dorsalflexion verbunden mit Adduktion und Supination bzw. Abduktion und Pronation. Sie halten dadurch das Standbein in einer stabilen mittleren Stellung. Es sind von medial nach lateral:

- **Tibialis anterior.** Er bewirkt mehr Adduktion und Supination als Extension.
- **Extensor hallucis longus.**
Die **nahe an der Flexions-Extensions-Achse** ansetzenden Tibialis anterior und posterior bewirken überwiegend Adduktion und Supination. Die weiter distal ansetzenden Muskeln bekommen dann zunehmend auch Flexions- bzw. Extensionswirkung.
- **Extensor digitorum longus.** Der Muskel bewirkt mehr Extension als Abduktion oder Pronation. Die Zehenextension wird aber nur bei Fußstabilisierung durch den Triceps surae wirksam.
- **Peroneus tertius.** Der Muskel bewirkt mehr Abduktion und Pronation als Extension.

Als **unmittelbare Fußextensoren** wirken im oberen Sprunggelenk nur der Tibialis anterior und der Peronaeus tertius, weil sie an den Metatarsalia ansetzen. Die beiden Zehenextensoren Extensor hallucis longus und Extensor digitorum longus wirken nur dann als kräftige Fußextensoren, wenn die Interossei plantares, der Flexor digitorum longus und der Flexor hallucis longus als Stabilisatoren tätig sind. Sind die langen Zehenbeuger abgeschwächt, so entsteht nur eine schwache Fußextension mit Krallenzehenbildung.
Adduktion und Supination sowie Abduktion und Pronation werden also als Nebenwirkung von den gleichen Muskeln wie Flexion und Extension ausgeführt. Dabei ist die Entfernung des Muskelansatzes von der Bewegungsachse entscheidend für die Kraft der ausgeführten Bewegung, d. h. welche der Bewegungskomponenten des Muskels stärker ausgeführt wird.
Auch die Muskeln der Extensorengruppe neigen zur **Verkürzung**.

Adduktor-Supinator-Gruppe (Abb. 11.14)

Die Arbeitsleistung ist doppelt so stark wie die der Abduktor-Pronator-Gruppe.
Von den **6 Muskeln** dieser Gruppe sind **4 Beuger** und **2 Strecker**.
Die Bewegung findet im unteren und vorderen Sprunggelenk statt. Die Muskelgruppe verhindert die Lateralabweichung des Unterschenkels beim Einbeinstand. Das Bewegungsausmaß beträgt 52°, davon 34° im unteren und 18° im vorderen Sprunggelenk.
Es sind von dorsal nach ventral:

Fußgelenke: Muskulatur

Beuger

Sie verlaufen hinter der Knöchelachse. Der funktionell bedeutsamste ist der

- **Tibialis posterior.** Er bewirkt mehr Adduktion durch den tibialen Anteil als Supination durch den fibularen Ansatz am Metatarsale IV. Er ist Antagonist des Peronaeus brevis am Metatarsale V. Der Muskel überquert das obere, untere und vordere Sprunggelenk.
- **Triceps surae** (neigt zur Verkürzung).
- **Flexor hallucis longus.**
- **Flexor digitorum longus.**

Strecker

- Der **Tibialis anterior** bewirkt mehr Supination als Adduktion durch seinen mehr ventralen Ansatz am Cuneiforme mediale und Metatarsale I. Er hebt durch seinen Verlauf sämtliche Knochen des medialen Fußrandes bis zum oberen Sprunggelenk. Zusammen mit dem Tibialis posterior macht er allerdings reine Adduktion und Supination.
- **Extensor hallucis longus.** Je nach Lage zur Kompromißachse ist er auch Pro- oder Supinator.

Abduktor-Pronator-Gruppe (Abb. 11.14)

Von den **4 Muskeln** dieser Gruppe sind **2 Beuger** und **2 Strecker**.
Es sind von dorsal nach ventral:

die Beuger (unmittelbar hinter der Flexions-Extensionsachse):

- **Peronaeus longus.** Durch den Ansatz am Metatarsale I wird der mediale Fußrand gesenkt und der laterale Rand gehoben. Er stützt als „Steigbügelmuskel" zusammen mit dem Tibialis anterior, das Fußgewölbe in Höhe der 3 Keilbeine. Die beiden Peronäen sind ausgesprochene „Plattfußmuskeln", da sie den lateralen Fußrand heben.
- **Peronaeus brevis.** Er wirkt durch seinen Ansatz an der Tuberositas des Metatarsale V in erster Linie als Abduktor und Pronator.

80% der Pronationsbewegungen im unteren Sprunggelenk machen die beiden Peronäen.

Die Strecker (vor der Flexions-Extensionsachse):

- **Peronaeus tertius.**
- **Extensor digitorum longus.**

Sie unterstützen die Pronation und Abduktion.

Planta-Pedis-Gruppe (Abb. 11.15)

Die Synergie der Planta-Pedis-Gruppe hat folgende Aufgaben:

- **Gewölbespanner für Längs- und Quergewölbe**
- **Sicherung der Bodenhaftung durch Flexion, Adduktion und Abduktion der Zehen.**

Die langen Muskeln, v.a. der Adduktor-Supinator-Gruppe, sind daran nur in geringem Maße beteiligt.
Es handelt sich überwiegend um **kurze Muskeln der Fußsohle.** Durch die Plantaraponeurose, die vom Fersenhöcker bis zur Plantarfläche der Zehen reicht, werden die Fußsohlenmuskeln einheitlich umschlossen. Septen gehen bis zur Skelettschicht und unterteilen den Plantarraum.
Wir können **3 Muskelkammern** unterscheiden das:

- Großzehenfach,
- Kleinzehenfach,
- Mittelfach.

Großzehenfach

- **Abduktor hallucis.** Medialer Randmuskel vom Calcaneus zum Metatarsale I. Funktion: Abduktion/Flexion.
- **Flexor hallucis brevis.**
  Funktion: reine Flexion.

Fußgelenke: Muskulatur

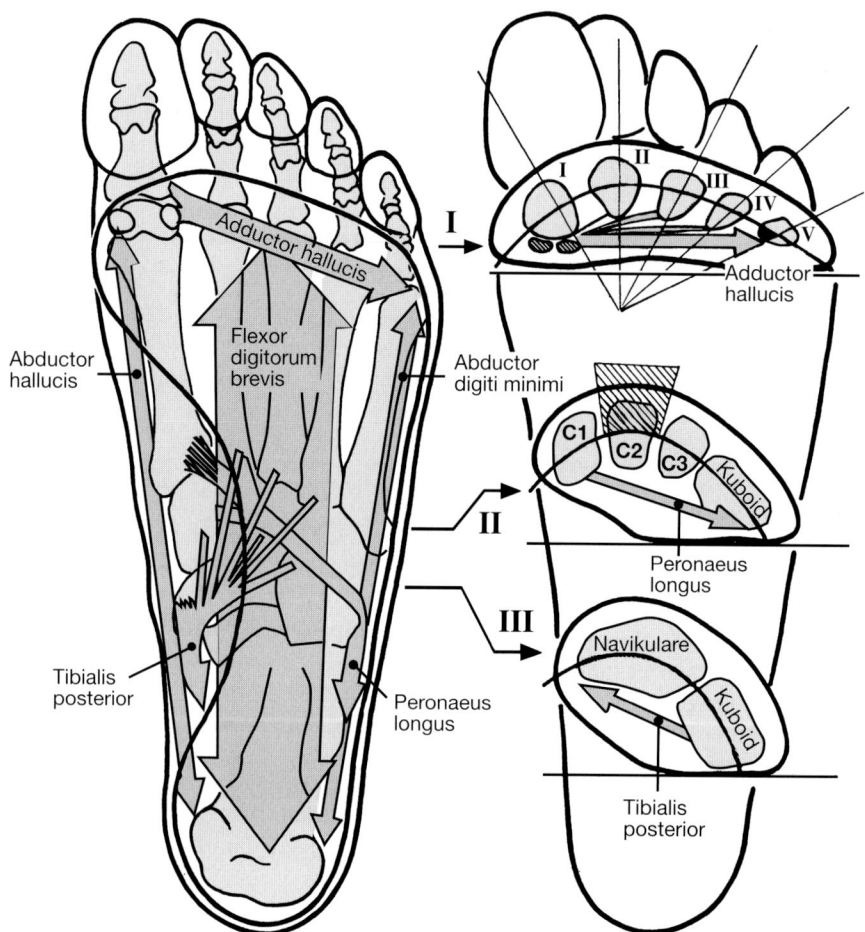

Abb. 11.15. Fußsohlenmuskulatur und Quergewölbeverspannung **(C1–C3** Keilbeine; **I–III** muskuläre Unterstützung in den Quergewölben in verschiedenen Abschnitten des Fußes). (Nach Kapandji 1984/85)

- **Adduktor hallucis.** Die 2 Muskelköpfe kommen vom Kuboid und Cuneiforme II bzw. Metatarsale II und III. Sie verlaufen daher im Mittelfach und gehören nur funktionell zur Großzehe.
  Funktion: Adduktion und Flexion der Großzehe. **Spanner des Quergewölbes** in Höhe der Zehengrundgelenke. Der Muskel ist häufig an der Bildung eines Hallux valgus beteiligt.
  Einen Opponensmuskel gibt es an der Großzehe im Gegensatz zur Hand nicht.

Kleinzehenfach

- **Abductor digiti minimi.** Lateraler Randmuskel zwischen Calcaneus und Grundphalanx der 5. Zehe
  Funktion: Flexor und Quergewölbespanner.
- **Flexor digitorum V.**
  Funktion: nur Flexor.
- **Opponens digitorum V.**
  Funktion: wenn vorhanden, Flexion; der Muskel fehlt aber oft.

Fußgelenke: Muskulatur

Mittelfach

In diesem Fach verlaufen die Muskeln in 3 Schichten:

- **Oberflächliche Schicht**
  - **Flexor digitorum brevis.** Er entspricht dem Flexor digitorum superficialis der Hand.
- **Mittlere Schicht**
  - **Quadratus plantae.** Der Muskel entspringt von den Sehnen des Flexor digitorum longus und ist funktionell ein Beugemuskel (Flexor accessorius).
  - **Lumbricales.** Sie kommen ebenfalls von den Sehnen des Flexor digitorum longus. Außerdem verläuft noch der Flexor hallucis longus in dieser Schicht.
    Funktion: Unterstützung der Flexion in den Grundgelenken der 2.–5. Zehe.
- **Tiefe Schicht**
  - **Interossei dorsales** (4).
    Funktion: Abduktion von der 2. Zehe (Zehenspreizen).
  - **Interossei plantares** (3).
    Funktion: Adduktion der 3.–5. Zehe.

Behandlung der Fußgelenke

Fußgelenke: Mobilisation distales Tibiofibulargelenk; Fibula ventral/dorsal (Abb. 11.16)

Indikation:
- Fehlstellung der Fibula in der tibiofibulären Syndesmose.
- Bewegungseinschränkung in den Sprunggelenken.

Ausgangsstellung

Patient: In **Bauchlage, oder,** wenn es Alter und Allgemeinzustand erlauben, im **Vierfüßlerstand.** Der Fuß ragt über den Rand der Behandlungsbank. Der Fußrücken liegt auf einem Lagerungskissen oder Sandsack. Die **Tibia** ist dadurch **auf der Unterlage fixiert** und wird zusätzlich von der **Fixationshand** des Therapeuten immobilisiert.

Therapeut: Steht am Fußende. Die **Mobilisationshand faßt den Außenknöchel** (Fibula), ebenso wie beim oberen Tibiofibulargelenk, weich zwischen Handballen und Fingerkuppen.

Ausführung

Die **Fibula** wird je nach der eingeschränkten Bewegungsrichtung **nach ventral oder dorsal** bewegt.

Hinweis

Meist wird es sich um posttraumatische Veränderungen in der Gelenkkapsel des oberen Sprunggelenks handeln. Dann ist durch Schrumpfungen im Kapsel-Band-Apparat wohl meist mit einer Behinderung des Dorsalgleitens des ventral breiteren Talus zu rechnen, da hierbei eine Traktion der Fibula von der Tibia nach lateral und ein (Rotations-) Gleiten nach dorsal (bei Plantarflexion nach ventral) erforderlich ist.

Fußgelenke: Mobilisation 349

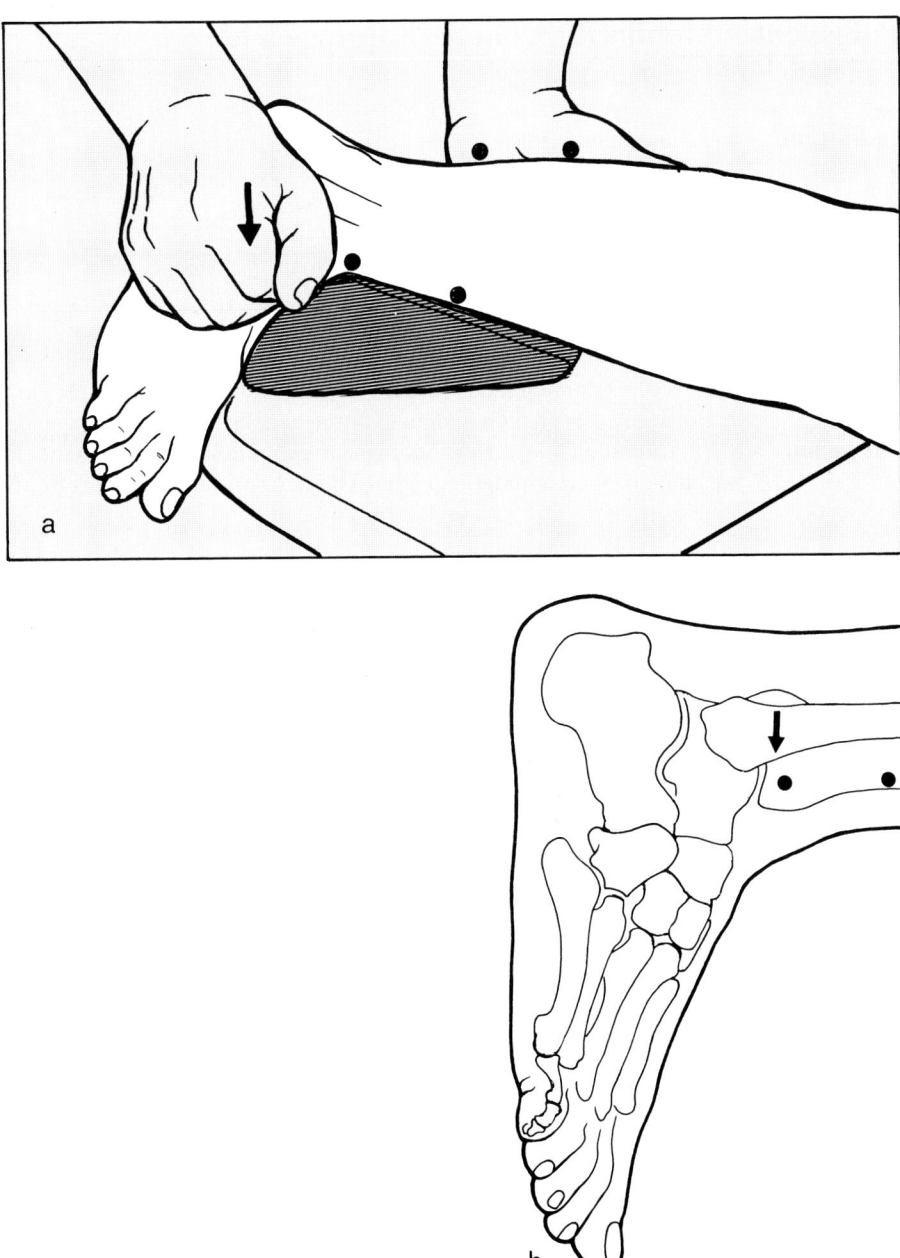

Abb. 11.16 a, b. Fußgelenke: Distales Tibiofibulargelenk. Fibula: ventral

Fußgelenke: Mobilisation oberes Sprunggelenk; Talus distal (Traktion) (Abb. 11.17)

Indikation:
- Schmerzlinderung.
- Generelle Mobilisation.
- Dehnung des Kapsel-Band-Apparates.
- Probebehandlung.

Ausgangsstellung (Abb. 11.17a)

Patient: In **Rückenlage.** Der zu behandelnde Fuß ragt über das untere Ende der Behandlungsbank. Das andere Bein ist in Hüft- und Kniegelenk gebeugt und steht neben dem behandelten Bein auf der Unterlage. Dadurch wird die Lendenlordose ausgeglichen und nicht durch den Traktionsimpuls verstärkt.

Therapeut: Steht am Fußende der Behandlungsbank und **faßt** den zu behandelnden **Fuß mit beiden übereinanderliegenden Händen** auf dem Fußrücken, die beiden Daumen liegen gestreckt an der Fußsohle und halten ihn in leichter Plantarflexion (aktuelle Ruhestellung) oder in Behandlungsstellung.

Ausführung

Die **Traktionsmobilisation** erfolgt nach distal durch Rückverlagerung des Körpergewichts. Diese Technik **eignet sich auch als Manipulation.**

Alternative Ausgangsstellung (Abb. 11.17b)

Der Therapeut steht seitlich neben dem zu behandelnden Gelenk. Das Kniegelenk wird soweit wie noch möglich gebeugt (Behandlungsstellung). Der Therapeut **umfaßt** dann **mit beiden Händen** von dorsal und ventral **Ferse und Fußrücken unterhalb** der Knöchel. Dann plaziert er den **Ellenbogen** des auf der Dorsalseite des Unterschenkels liegenden Arms **in der Kniekehle des Patienten als Hypomochlion** und beugt das Gelenk, bis ein fester Kontakt hergestellt ist. Dabei darf kein schmerzhafter Druck an den Weichteilen der Kniekehle entstehen.

Ausführung

Durch Beugung des Kniegelenks wird das Tibiaplateau von den Femurkondylen abgehoben.

Durch weitere **Kniebeugung** wird über das Hypomochlion des Unterarms des Therapeuten bei Fixation am **Talus** dieser aus der Knöchelgabel **nach distal** bewegt (oberes Sprunggelenk) **(1).** Durch Fixation der dorsal liegenden Hand am **Calcaneus** wird der Traktionsimpuls mehr in das untere Sprunggelenk verlegt **(2)** (Abb. 11.17c).

Hinweis

Diese an sich wirkungsvolle Traktionstechnik ist nur praktikabel, wenn kein grobes Mißverhältnis zwischen der Unterarmlänge des Therapeuten und dem Unterschenkel des Patienten besteht.

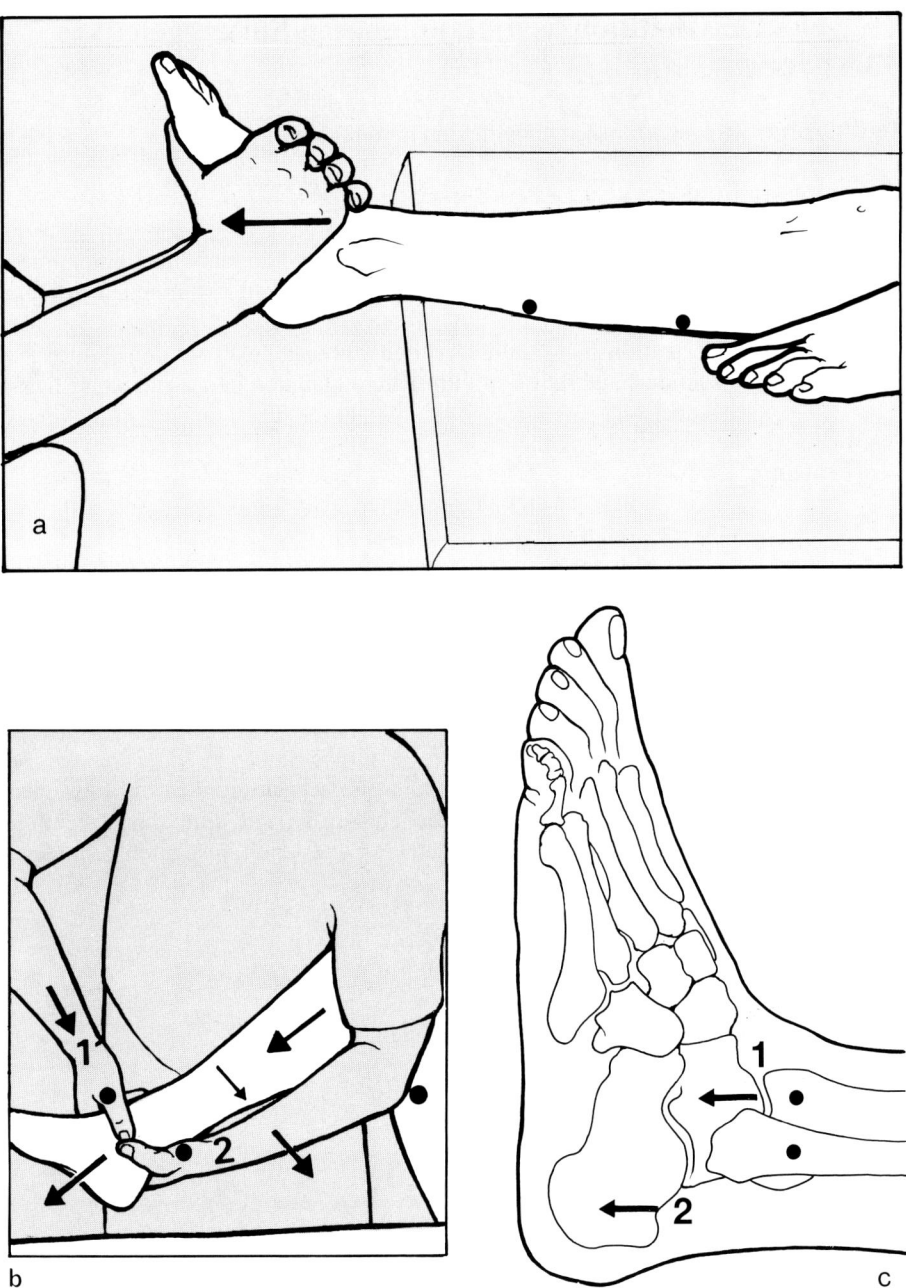

Abb. 11.17 a–c. Fußgelenke: Oberes Sprunggelenk. Talus: distal (Traktion). a Ausgangsstellung am Fußende der Behandlungsbank, **b** alternative Ausgangsstellung, **c** schematische Darstellung. Anmerkung: Bei Fixation des Talus **(1)** erfolgt Traktion im oberen Sprunggelenk, bei Fixation des Calcaneus **(2)** Traktion im unteren Sprunggelenk

Fußgelenke: Gleitmobilisation im oberen Sprunggelenk: Talus dorsal (Abb. 11.18)

Indikation: Eingeschränkte Dorsalflexion im Fußgelenk.

Ausgangsstellung
Patient: In **Rückenlage**.
Therapeut: Steht am Fußende der Behandlungsbank. Der zu behandelnde Fuß ragt über das untere Bankende hinaus und steht soweit wie möglich in Dorsalflexi (Behandlungsstellung).
Die **Fixationshand stabilisiert den Unterschenkel** auf der Unterlage. Die **Mobilisationshand faßt den Fußrücken**. Daumen und Zeigefinger liegen am Taluskopf.

Ausführung
In beiden Fällen (Abb. 11.18 a und b) wird, unter leichter Gelenktraktion nach distal (T), der **Talus nach dorsal** bewegt.
Bei der Abb. 11.18b wird die **Traktion der Sprunggelenke über den Calcaneus** vorgenommen **(1)**. Die **Fixationshand faßt die Ferse** und stützt sie unter gleichzeitiger Traktion am Oberschenkel des Therapeuten ab **(1)**. Die Mobilisationshand **liegt auf dem Fußrücken** und faßt den Taluskopf mit der Daumen- und Zeigefingergabel **(2)**.

Hinweis
Diese Technik ist erforderlich, wenn stärkere Kapselschrumpfungen die Beweglichkeit der Sprunggelenke behindern. Dabei muß vermieden werden, daß eine unbeabsichtigte Dorsalflexion des am Bein des Therapeuten abgestützten Fußes das Talusgleiten behindert.

Fußgelenke: Mobilisation

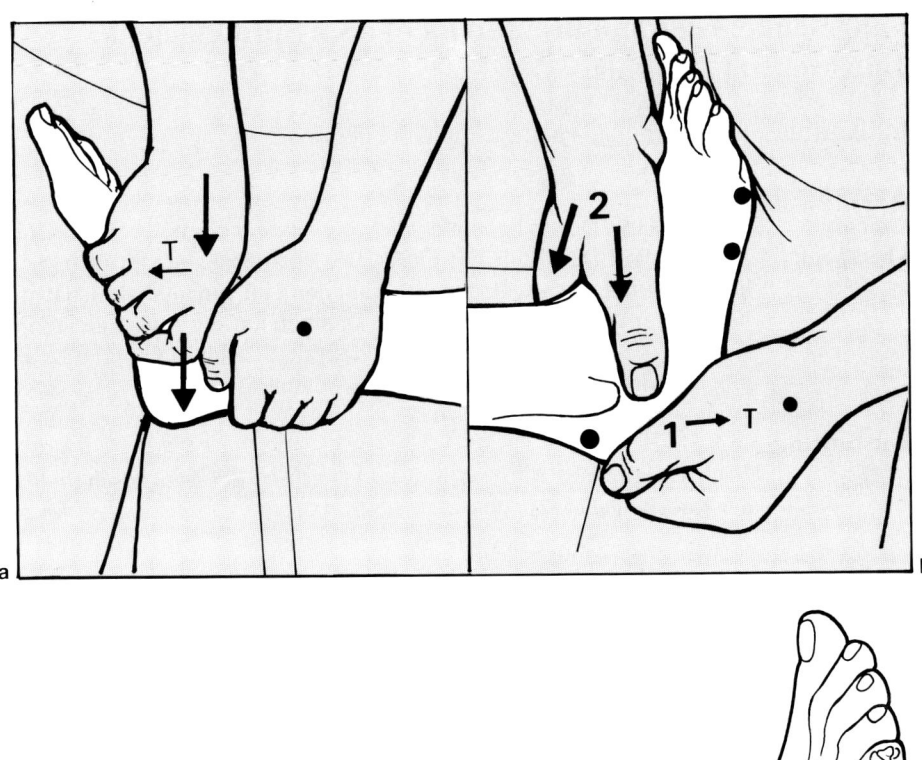

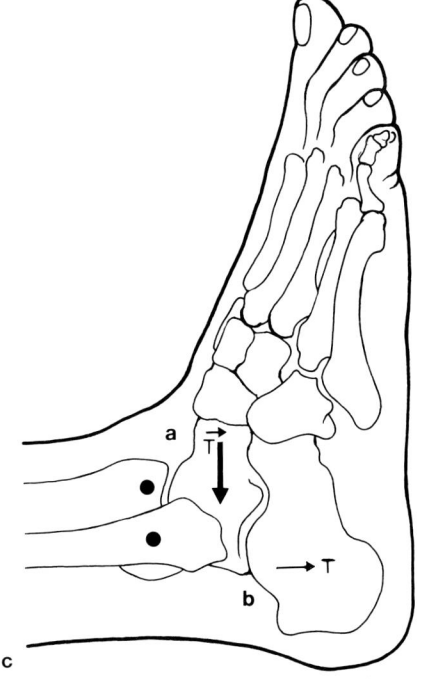

Abb. 11.18 a–c. Fußgelenke: Oberes Sprunggelenk. Talus: dorsal. a gewöhnliche Ausgangsstellung, **b** alternative Ausgangsstellung bei Traktion über den Calcaneus, **c** schematische Darstellung

Fußgelenke: Gleitmobilisation im oberen Sprunggelenk; Talus ventral (Abb. 11.19)

Indikation: Eingeschränkte Plantarflexion im Fußgelenk.

Ausgangsstellung
Patient: In **Bauchlage.** Der zu behandelnde Fuß ragt über das untere Bankende hinaus.
Therapeut: Steht an der Lateralseite des Fußes. Die **Fixationshand,** die auch die erforderliche Traktion im Gelenk ausführt, **faßt den Fuß von medial** so, daß der Zeigefinger über dem Taluskopf und der Daumen auf der Fußsohle liegt. Der **Fuß** steht wieder in leichter Plantarflexion (aktuelle Ruhestellung) oder **soweit wie möglich plantarflektiert** (Behandlungsstellung).

Ausführung
Nach Traktion am Talus nach distal **(1)** erfolgt der **Ventralschub des Talus in der Knöchelgabel (2).**

Fußgelenke: Mobilisation 355

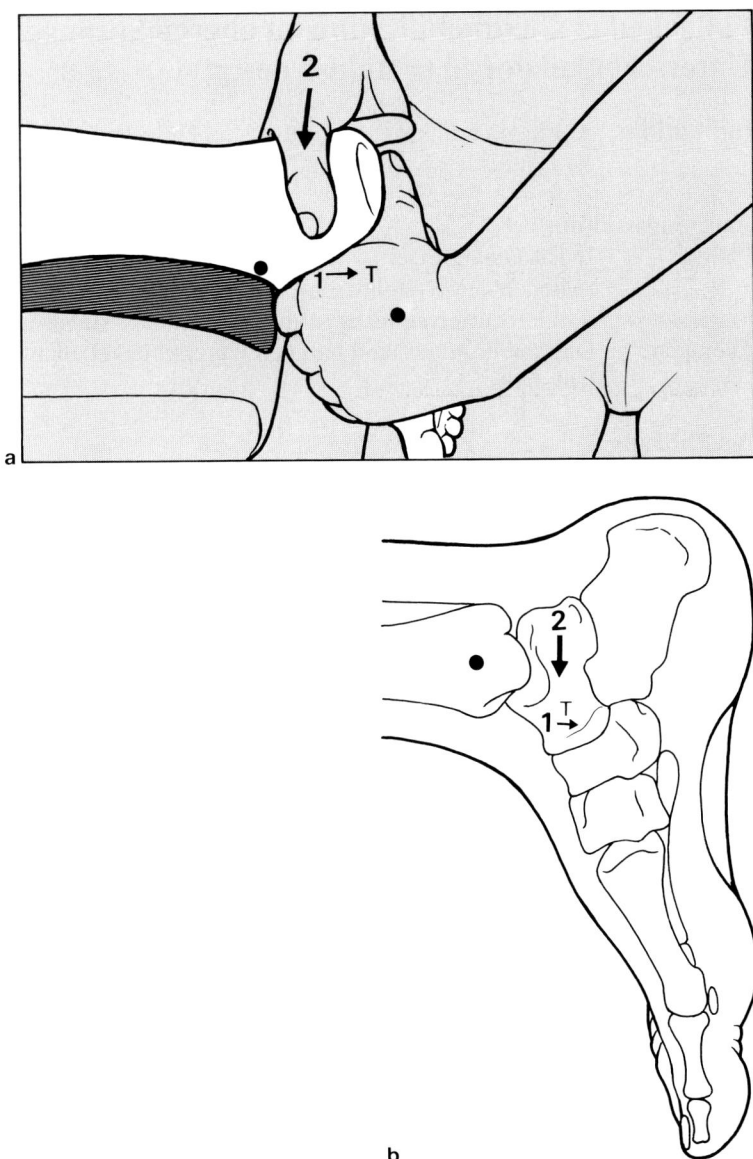

Abb. 11.19 a, b. Fußgelenke: Oberes Sprunggelenk. Talus: ventral

Fußgelenke: Gleitmobilisation im oberen Sprunggelenk; Unterschenkel dorsal (= Talus ventral) (Abb. 11.20)

Indikation:
- Eingeschränkte Plantarflexion im Fußgelenk.
- Testung des Kapsel-Band-Apparats.

Ausgangsstellung

Patient: In **Rückenlage**. Der zu behandelnde Fuß steht mit der Ferse in der Polsterfalte zwischen den verstellbaren Lagerungsplatten der Behandlungsbank, und wird dort mit der **Fixationshand** auf der Unterlage **stabilisiert**.

Therapeut: Die **Mobilisationshand faßt den Unterschenkel** unmittelbar **oberhalb des Gelenkspalts**.

Ausführung

Die **Mobilisation erfolgt durch Dorsalverschiebung des Unterschenkels.**
Wenn die translatorische (gradlinige!) Gleitbewegung nur eines Teils der (konvexen) Talusgelenkfläche erfolgen soll, z.B. am Beginn einer Einschränkung der Funktionsbewegung, dann muß der Vorfuß vom Therapeuten in dieser Winkelstellung (Behandlungsstellung) **fixiert** werden, damit Gleitbewegung und Kapseldehnung nur im Bereich der Bewegungseinschränkung erfolgen. Wenn die Gleitbewegung der gesamten (konkaven) Tibiagelenkfläche erfolgen soll, dann muß die Fixationshand die Mitbewegungen (Flexion/Extension) des Vorfußes zulassen.

Fußgelenke: Mobilisation 357

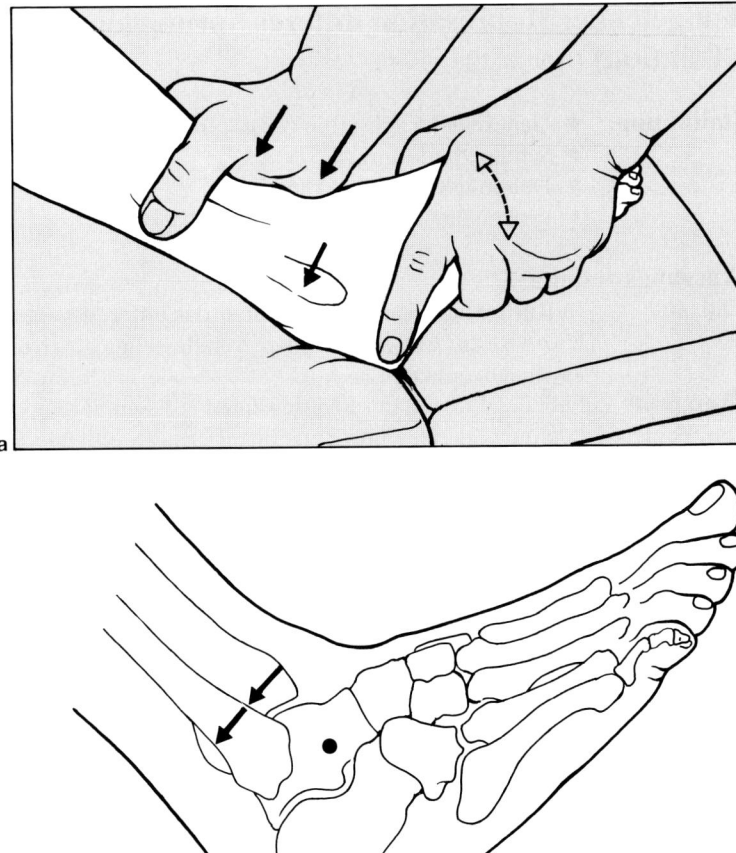

Abb. 11.20 a, b. Fußgelenke: Oberes Sprunggelenk. Unterschenkel: dorsal (Talus: ventral)

Fußgelenke: Mobilisation unteres Sprunggelenk; Calcaneus distal (Traktion) (Abb. 11.21)

Indikation:
- Generelle Mobilisation des unteren Sprunggelenks.
- Schmerzlinderung.
- Dehnung der Gelenkkapsel.
- Probebehandlung.

Ausgangsstellung

Patient: In **Rückenlage**. Der Fuß ragt über das untere Bankende hinaus. Das Kniegelenk wird zur **Entspannung der Achillessehne** durch ein Polster unter dem Gelenk leicht gebeugt.

Therapeut: Faßt den Fuß mit der **Fixationshand** auf dem Fußrücken so, daß v. a. der Taluskopf von Daumen und Zeigefinger erfaßt werden kann, und **fixiert den Fuß in Dorsalflexion am eigenen Körper**. Die Stellung in Dorsalflexion fixiert den ventral breiteren Talus in der Knöchelgabel. Dabei darf es aber noch nicht zum Anspannen der Achillessehne kommen, v. a. wenn der Triceps surae verkürzt ist, weil dadurch die Traktionsbewegung des Calcaneus behindert würde **(1)**.
Die **Mobilisationshand umfaßt die Ferse von dorsal.**

Ausführung

In dieser Stellung wird der **Calcaneus nach distal** gezogen, wodurch es zu einer Dehnung der Gelenkkapsel und ihrer Verstärkungsbänder und einer Lösung der Gelenkflächen im subtalaren Gelenk kommt **(2)**.

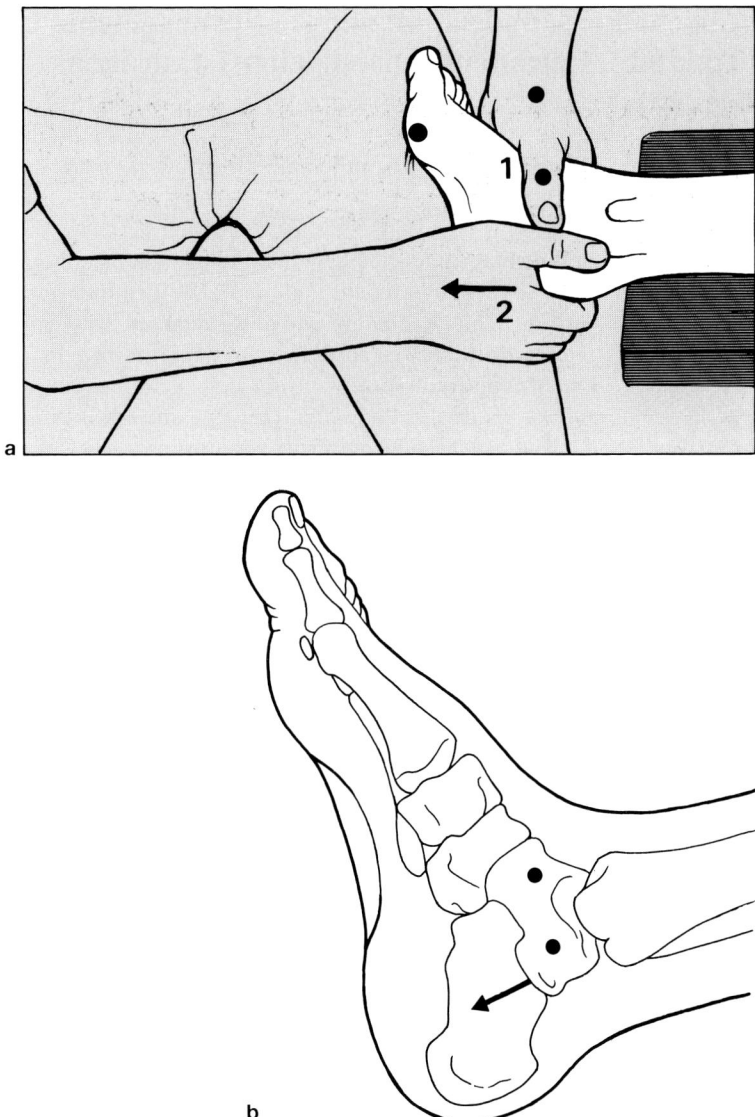

Abb. 11.21 a, b. Fußgelenke: Unteres Sprunggelenk. Calcaneus: distal (Traktion)

Fußgelenke: Mobilisation unteres Sprunggelenk; Calcaneus distal (Traktion), Calcaneus (Distalgleiten), Calcaneus (Medial-lateral-Gleiten) (Abb. 11.22)

Indikation: Eingeschränkte Pro- und Supinationsbewegung im unteren Sprunggelenk.

Ausgangsstellung
Patient: In **Bauchlage.** Der Fuß liegt in Spitzfußstellung auf einem Sandsack.
Therapeut: Steht seitlich neben dem Patienten. Die **Fixationshand faßt** von proximal die **vordere Schienbeinkante und den Taluskopf** zwischen Daumen und Zeigefinger. Der Mittelfuß ist zusätzlich auf der Unterlage fixiert.
Die **Mobilisationshand** liegt mit dem Unterarm parallel zum Unterschenkel auf der Wade des Patienten. Der Calcaneus wird mit der Hohlhand umfaßt, die **Handwurzel liegt am Processus posterior des Calcaneus.**

Ausführung
Abb. 11.22 a: Durch Schub des **Calcaneus nach distal** zur Fußsohle erfolgt die **Distraktion der Gelenkflächen** zwischen Talus und Calcaneus.
Abb. 11.22 b: Durch Änderung der Impulsrichtung nach distal, längs der Fußsohle zu den Zehen, kommt es zum **Distalgleiten des Calcaneus.**

Hinweis
Aus der gleichen **Ausgangsstellung in Seitenlage** läßt sich zur **Verbesserung der Pro- und Supination** mit der gleichen Fixation und einem Mobilisations**impuls von medial oder lateral** auch eine **Mobilisation nach lateral bzw. medial** durchführen.

Fußgelenke: Mobilisation

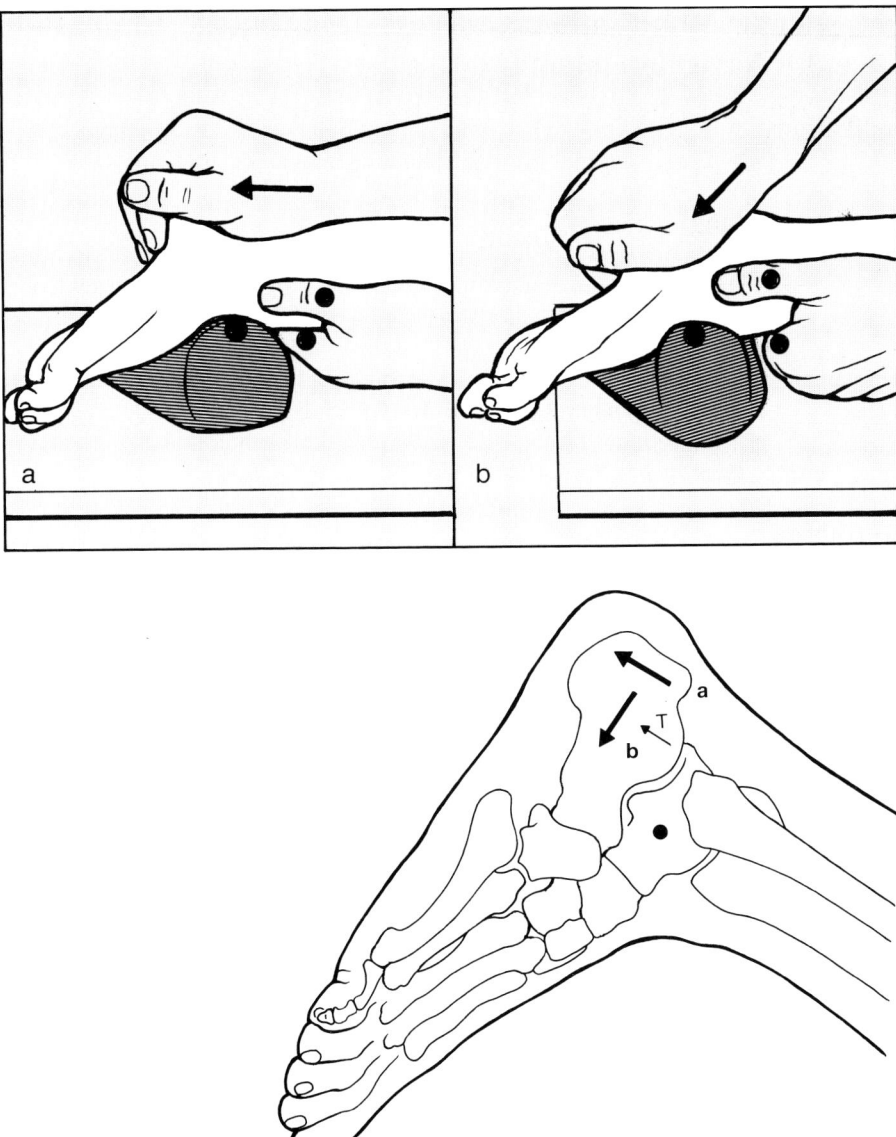

Abb. 11.22 a–c. Fußgelenke: Unteres Sprunggelenk. Calcaneus: a distal (Traktion), **b Distalgleiten.** In Seitenlage kann der Calcaneus auch nach medial und lateral bewegt werden

Fußgelenke: Mobilisation vorderes Sprunggelenk (Chopart-Gelenk); Naviculare plantar (Abb. 11.23)

Indikation:
- Eingeschränkte Pro- und Supination im vorderen Sprunggelenk.
- Eingeschränkte Beweglichkeit im Talonavikulargelenk.

Ausgangsstellung
Patient: Sitzt oder liegt auf der Behandlungsbank. Der **Fuß** steht **in leichter Spitzfußstellung** mit der Ferse auf einem Lagerungskissen (Sandsack) oder an der Bankkante so, daß sich der Gelenkspalt gerade außerhalb der Kissen- oder Bankkante befindet.

Therapeut: Steht an der Außenseite des zu behandelnden Fußes und **stabilisiert mit der Fixationshand im Gabelgriff den Rückfuß** (Talus und Calcaneus) auf dem Lagerungskissen (Abb. 11.23a). An der Bankkante ist diese manuelle Fixation meist nicht erforderlich (Abb. 11.23b).

Ausführung
Die **Mobilisationshand** bewegt das **Naviculare** unter gleichzeitiger Traktion **nach plantar.**

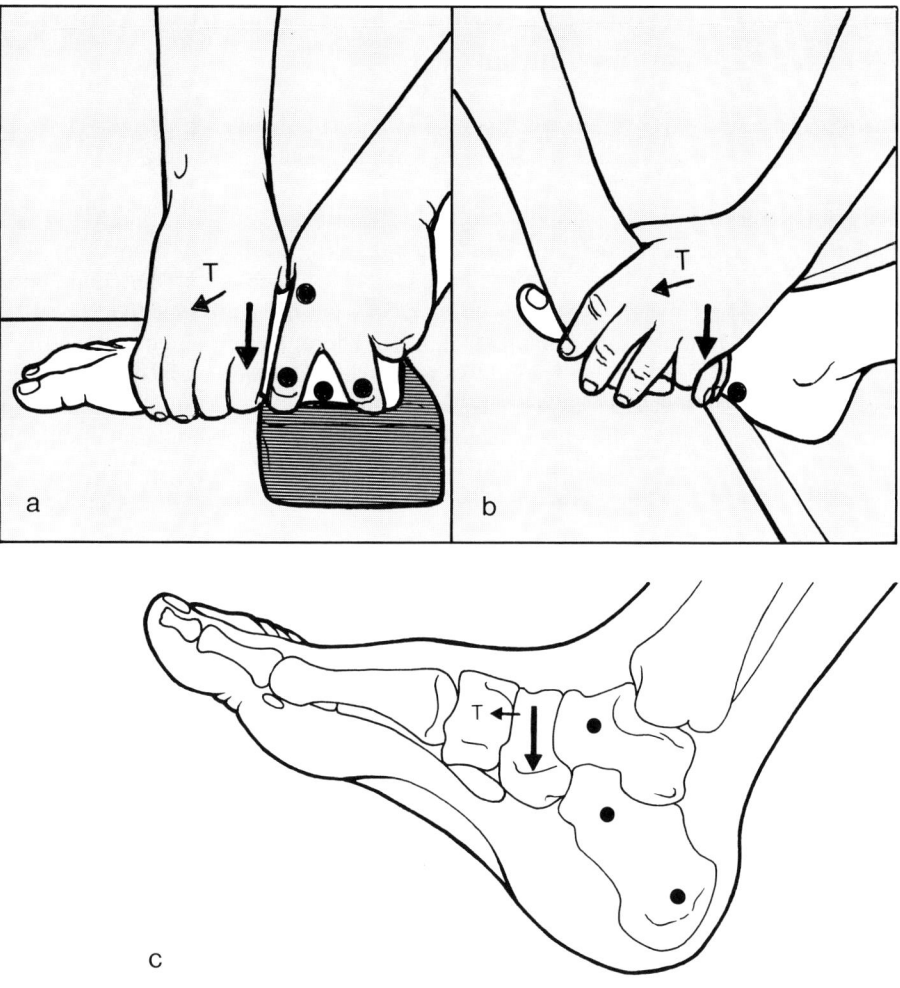

Abb. 11.23 a–c. Fußgelenke: Vorderes Sprunggelenk (Chopart-Gelenk): **Naviculare plantar.** Traktion über Lagerungskissen (**a**) bzw. am Bankende (**b**)

Fußgelenke: Mobilisation vorderes Sprunggelenk (Chopart-Gelenk); Cuboideum plantar (Abb. 11.24)

Indikation: • Eingeschränkte Pro- und Supination im vorderen Sprunggelenk.
• Beweglichkeitsstörung im Kalcaneo-Kuboid-Gelenk.

Ausgangsstellung
Patient: Der zu behandelnde **Fuß** steht wie zuvor (Abb. 11.23 b) an der Kante der Behandlungsbank auf der Ferse, Gelenkspalt außerhalb der Bank, und ist durch das Gewicht des aufgestellten Beines **auf der Unterlage fixiert.**
Therapeut: Mit der **Fixationshand (1)** faßt der Therapeut mit einem Gabelgriff von distal auf den Fußrücken und **fixiert zwischen Daumen und Zeigefinger Naviculare, Kuboid und den angrenzenden Mittelfuß.** Die eigentliche **Mobilisationshand** ist so **über die Fixationshand gelegt,** daß der Kleinfingerballen unmittelbar distal vom Gelenkspalt auf dem Fußrücken liegt.

Ausführung
Nach der Gelenkdistraktion durch eine Adduktionsbewegung der **Fixationshand (1)** erfolgt die Mobilisation des **Kuboids nach plantar durch die Mobilisationshand (2).**

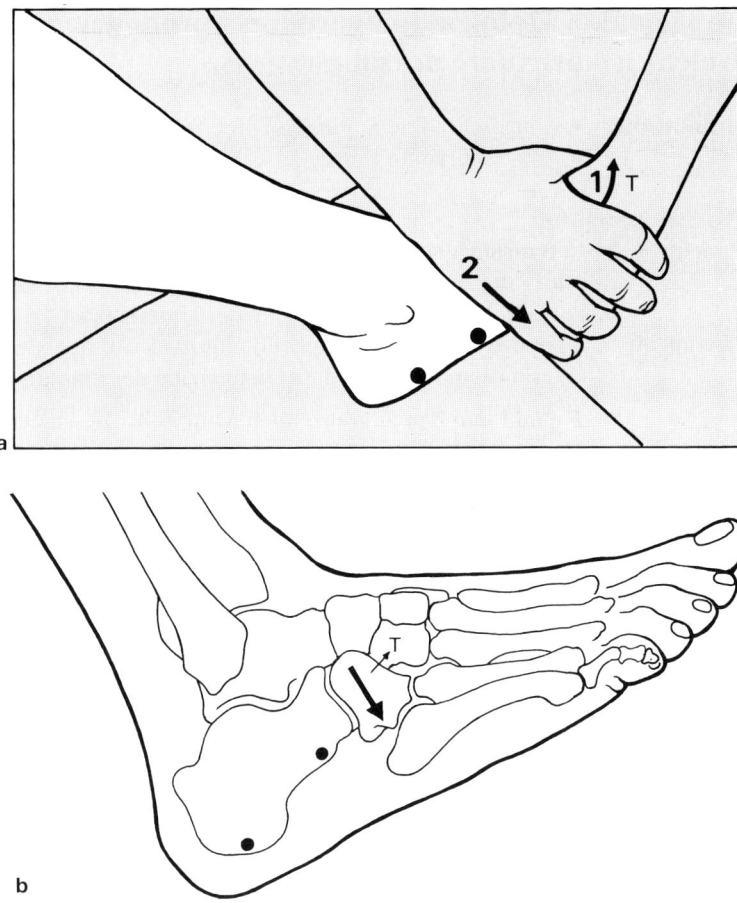

Abb. 11.24 a, b. **Fußgelenke:** Vorderes Sprunggelenk Cuboideum: plantar

Fußgelenke: Mobilisation vorderes Sprunggelenk (Chopart-Gelenk); Naviculare dorsal (Abb. 11.25)

Indikation:
- Eingeschränkte Supination im Chopart-Gelenk.
- Eingeschränkte Beweglichkeit im Talonavikulargelenk.

Ausgangsstellung

Patient: In **Bauchlage**. Der Fuß liegt so mit dem **Fußrücken auf einem Behandlungskissen** (Sandsack), daß Unterschenkel und Talus **auf der Unterlage fixiert** sind, der Gelenkspalt aber außerhalb der Unterlage ist.

Therapeut: Steht am Fußende der Behandlungsbank auf der Medialseite des Fußes. Die **Fixationshand liegt mit dem Daumen auf der Plantarseite, auf dem Navikulare** und fixiert manuell die distal davon liegenden Fußwurzel-, Mittelfuß- und Zehengelenke (Abb. 11.25b).
Die **Mobilisationshand** liegt mit dem Kleinfingerballen **auf der Daumenkuppe der Fixationshand** über dem Naviculare.

Ausführung

Die Mobilisationshand bewegt das **Naviculare** gegenüber dem fixierten Taluskopf **nach dorsal** (Abb. 11.25 b, c).

Fußgelenke: Mobilisation 367

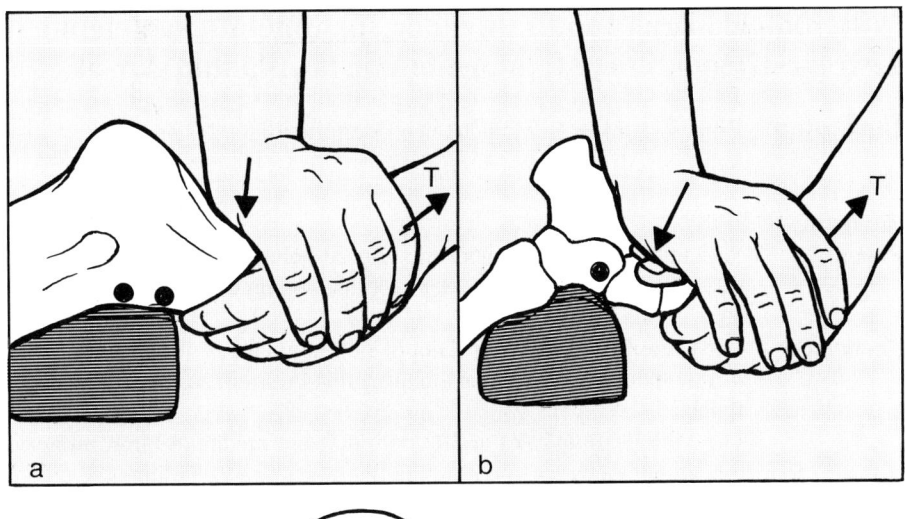

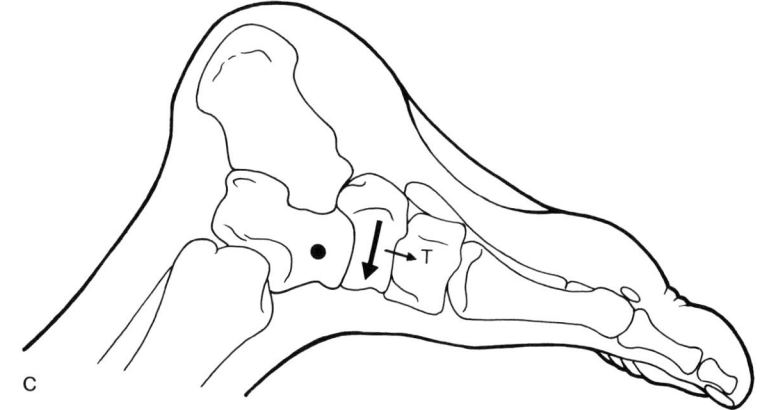

Abb. 11.25 a–c. Fußgelenke: Vorderes Sprunggelenk. Naviculare: dorsal

Mittelfußgelenke: Mobilisation der Tarsometatarsalgelenke der Lisfranc-Gelenklinie; Metatarsale I distal, plantar, dorsal (Abb. 11.26)

Indikation: Eingeschränkte Beweglichkeit in den Tarsometatasalgelenken (Lisfranc-Gelenk) des Mittelfußes.

Ausgangsstellung
Patient: Sitzt auf der Behandlungsbank. Der zu behandelnde Fuß steht am Bankrand oder einem Polster wie bei der Mobilisation im Chopart-Gelenk (Abb. 11.23a, b).

Therapeut: Die **Cuneiformia und das Kuboid** stehen noch auf der Unterlage und werden dort von der **Fixationshand** am medialen Fußrand zusätzlich **auf der Unterlage fixiert.**
Die **Mobilisationshand greift** ebenfalls vom medialen Fußrand her die **Basen der Metatarsalia** einzeln zwischen Daumen und Zeigefinger.

Ausführung
Die Traktion im Gelenk erfolgt gleichzeitig mit dem **Mobilisationsschub nach plantar** zur Verbesserung der **Pronation, nach dorsal** zur Verbesserung der **Supination im 1. und 2. Strahl.** Für den 3.–5. Strahl ist jeweils die umgekehrte Gleitbewegung erforderlich.

Hinweis
Zur Schmerzlinderung und als Bewegungstest wird die **reine Traktion** im Gelenk benötigt. Sie erfolgt aus der gleichen Ausgangsstellung und Fixation.
Die **Mobilisationshand greift dabei aber jeweils am Metatarsalköpfchen an** und führt den **Zug nach distal** zu den Zehen hin aus, wodurch nicht nur eine Lösung der tarsometatarsalen Gelenkflächen, sondern zugleich auch ein Distalgleiten in den intermetatarsalen Gelenken erfolgt (analog Abb. 17.27 a, b, Traktion der Metacarpalia in der Mittelhand).

Fußgelenke: Mobilisation

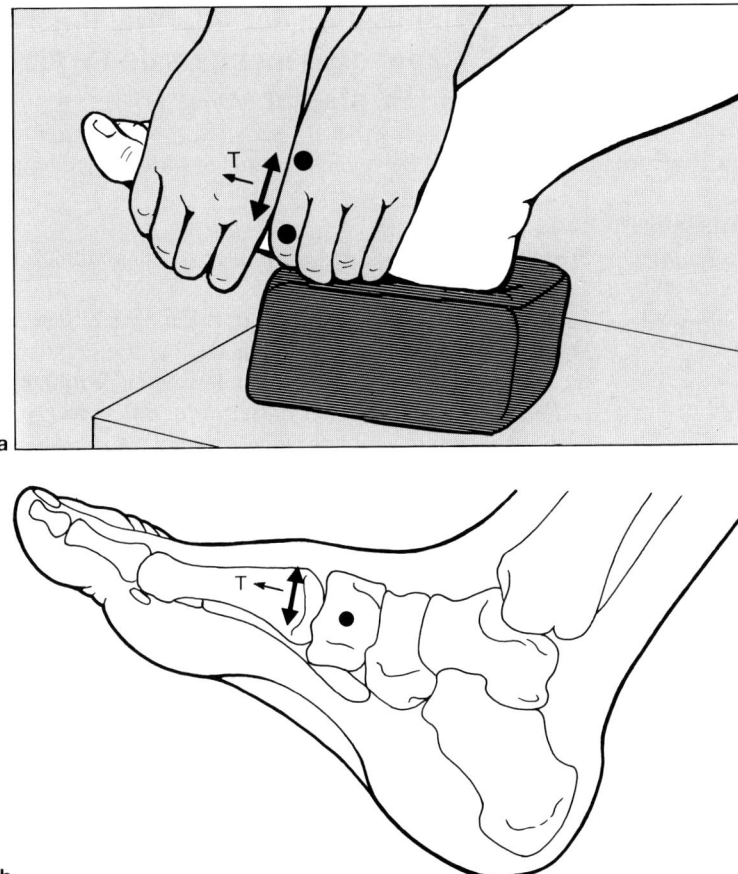

Abb. 11.26 a, b. Mittelfußgelenke (Tarsometatarsalgelenke). **Metatarsale I: distal, dorsal, plantar**

Mittelfußgelenke: Mobilisation der intermetatarsalen Gelenkverbindungen; z. B. Caput ossis metatarsale IV plantar (Abb. 11.27a), Basis ossis metatarsale IV plantar (Abb. 11.27b)

Indikation: Eingeschränkte Beweglichkeit in den Mittelfußgelenken.

Ausgangsstellung
Patient: Sitzt auf der Behandlungsbank. Der zu behandelnde **Fuß steht auf einem Lagerungskissen.**

Therapeut: Steht neben dem Patienten an der Außenseite des zu behandelnden Fußes. Die **Fixationshand faßt** zwischen Daumengrundgelenk und Zeigefinger vom medialen Fußrand her **die nicht bewegten Strahlen am Mittelfußköpfchen** (Abb. 11.27a, c) bzw. an der Basis der Metatarsalia (Abb. 11.27b, d). Die **Mobilisationshand faßt** vom lateralen Fußrand her **den zu mobilisierenden Strahl** in gleicher Weise.

Ausführung
Die **Mobilisationshand** bewegt mit dem Daumengrundgelenk das **Mittelfußköpfchen nach plantar** zur Testung oder Therapie des **Lig. transversum** (Abb. 11.27a, c) und die **Mittelfußbasen zur Mobilisation der Intermetatarsalgelenke** (Abb. 11.27b, d).

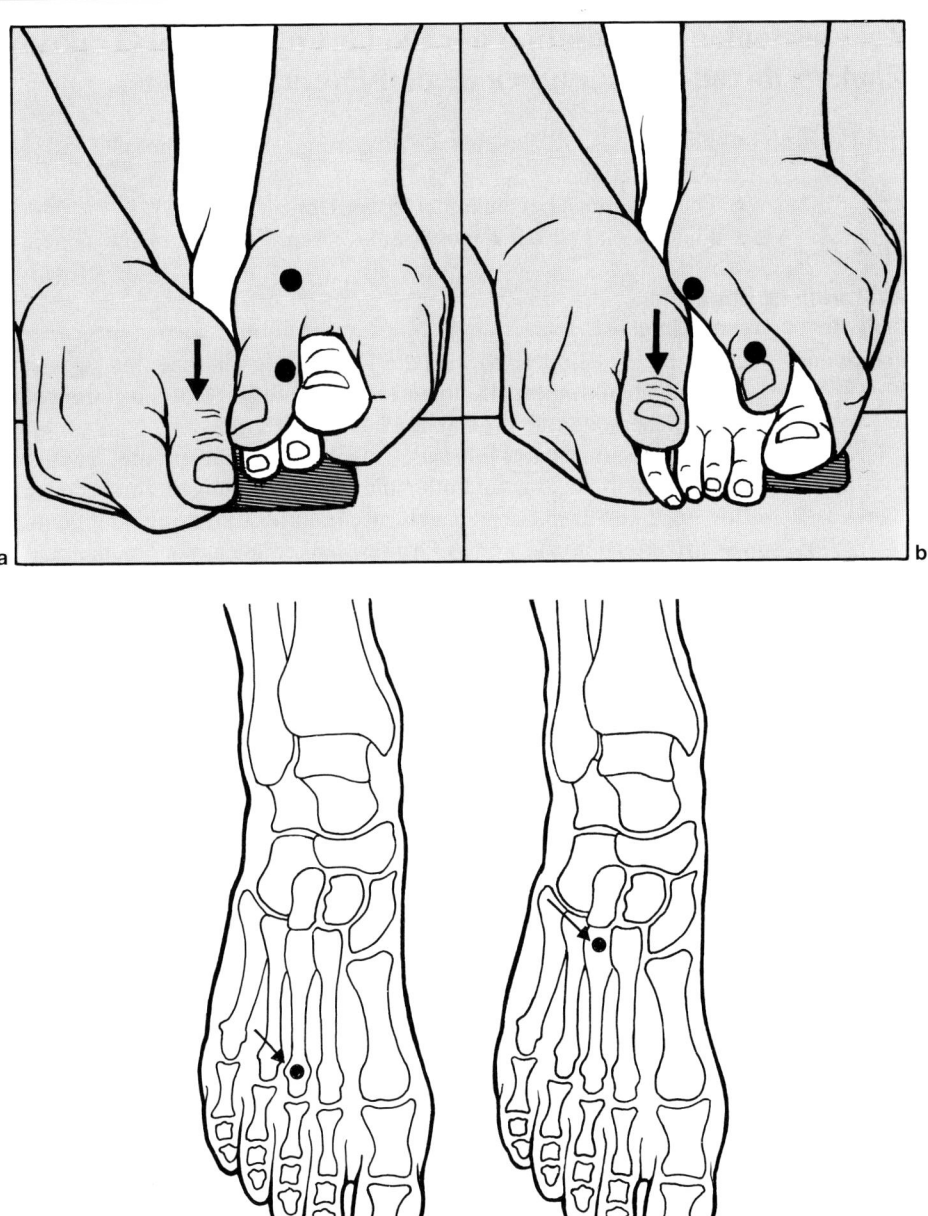

Abb. 11.27 a–d. **Mittelfußgelenke: Intermetatarsale Mobilisation: a,c** Caput ossis metatarsale IV: plantar, **b,d** Basis ossis metatarsale IV: plantar

Zehengelenke: Mobilisation der Phalanx nach distal (Traktion), Phalanx dorsal-plantar (auch medial-lateral) (Abb. 11.28)

Indikation:
- Phalanx distal zur Schmerzlinderung, Kapseldehnung und generellen Mobilisation.
- Phalanx dorsal bei eingeschränkter Dorsalflexion.
- Phalanx plantar bei eingeschränkter Plantarflexion in den Zehengelenken.

Ausgangsstellung
Patient: In **Rückenlage**.
Therapeut: Der zu behandelnde Fuß wird am Körper des Therapeuten oder auf der Behandlungsbank fixiert. **Daumen und Zeigefinger fixieren jeweils das Mittelfußköpfchen** oder die proximale Phalanx.
Die **Mobilisationshand** führt die gelenkdruckreduzierende **Traktion nach distal** aus (Abb. 11.28a) **und/oder die Gleitbewegungen** zur Verbesserung der Beweglichkeit nach dorsal bei eingeschränkter Extension oder plantar bei eingeschränkter Flexion in den Grundgelenken auch nach medial zur Adduktions- und nach lateral zur Abduktionsverbesserung (Abb. 11.28b, c).

Fußgelenke: Mobilisation 373

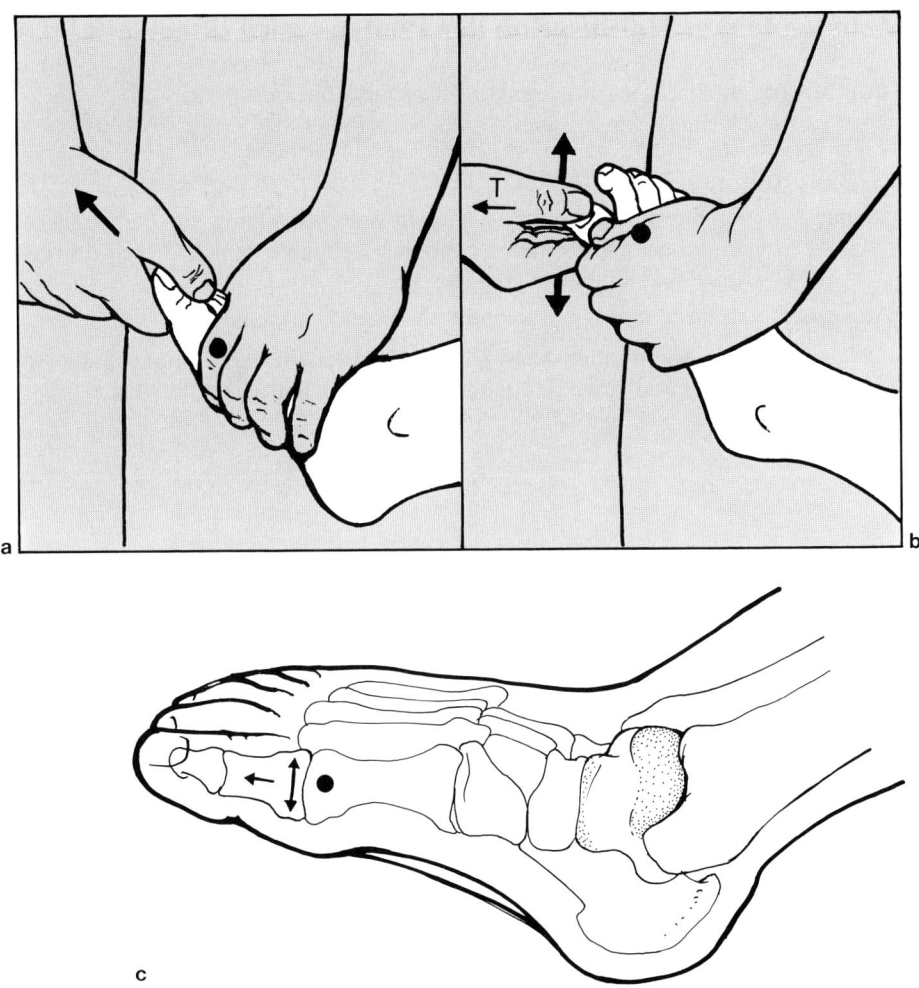

Abb. 11.28 a–c. Zehengelenke. Phalanx: a distal (Traktion), **b dorsal–plantar** (auch medial–lateral), **c** schematische Darstellung

Zehengelenke: Mobilisation der Phalanx nach dorsal (Abb. 11.29)

Indikation:
- Stärkere Einschränkung der Dorsalflexion.
- Behinderung beim Abrollen des Fußes.

Ausgangsstellung

Patient: In **Bauchlage.** Der **Fuß** wird **in Spitzfußstellung** auf dem Lagerungskissen (Sandsack) **fixiert.** Die zu mobilisierende Phalanx soll über das Polster oder die Bankkante hinausragen.

Ausführung

Die **Mobilisationshand** faßt die **Phalanx zwischen Daumenballen und Zeigefinger** und führt die **Gleitbewegung nach dorsal** aus.

Fußgelenke: Mobilisation 375

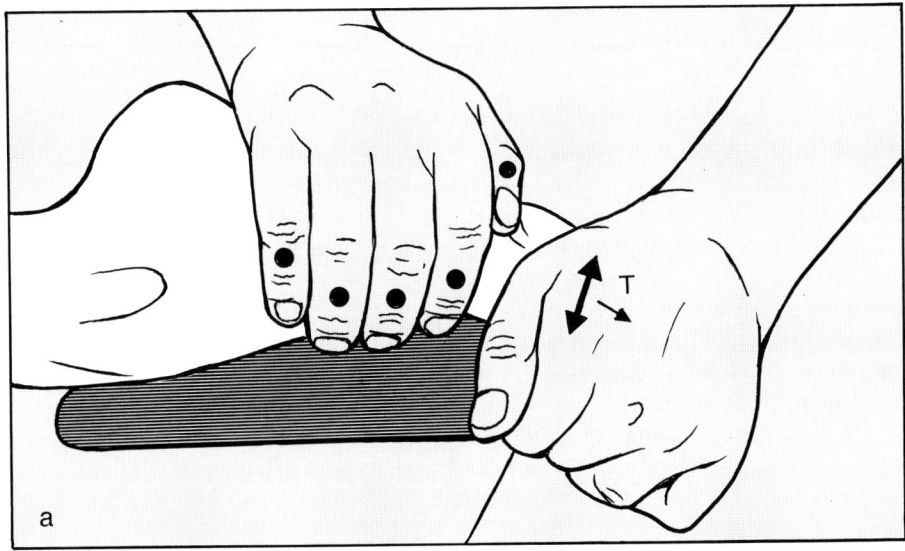

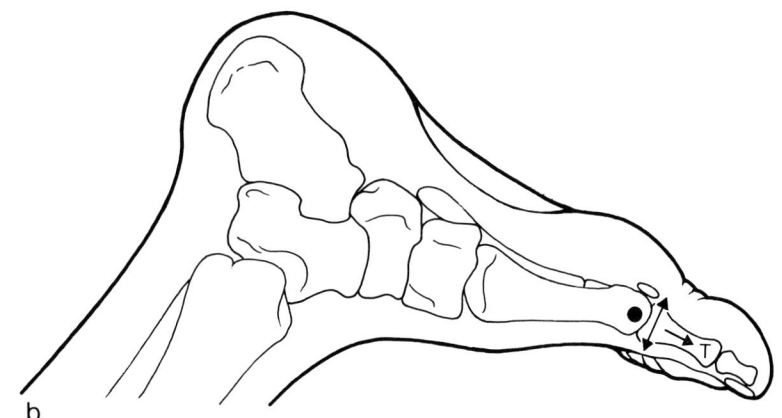

Abb. 11.29 a, b. **Zehengelenke.** Phalanx: dorsal

Muskeldehnungen

Fußgelenke: Dehnung der Fußbeuger (Gastrocnemius, Soleus, Tibialis posterior) (Abb. 11.30)

Indikation:
- Gangstörung durch behinderte Dorsalflexion (Extension) im Fußgelenk.
- Behinderung beim Fußabrollen durch Verkürzung der Flexoren.

Ausgangsstellungen

Für die Dehnung des **Gastrocnemius** (Abb. 11.30 a)
Patient: In **Rückenlage.**
Therapeut: Steht an der Seite des zu behandelnden Fußes. **Hüft- und Kniegelenk sind ca. 45° gebeugt.** Das **Fußgelenk ist maximal dorsalflektiert** (extendiert) und wird in dieser Stellung **von der Fixationshand gehalten.** Der Unterschenkel ist an den Körper des Therapeuten angelehnt, um die Beinmuskulatur zu entspannen **(1).**

Für die Dehnung von **Soleus** und **Tibialis posterior** (Abb. 11.30 b)
Patient: **Hüft- und Kniegelenk sind 90° flektiert.** Der Fuß ist so weit dorsalflektiert, wie es die verkürzten Muskeln erlauben **(1).**

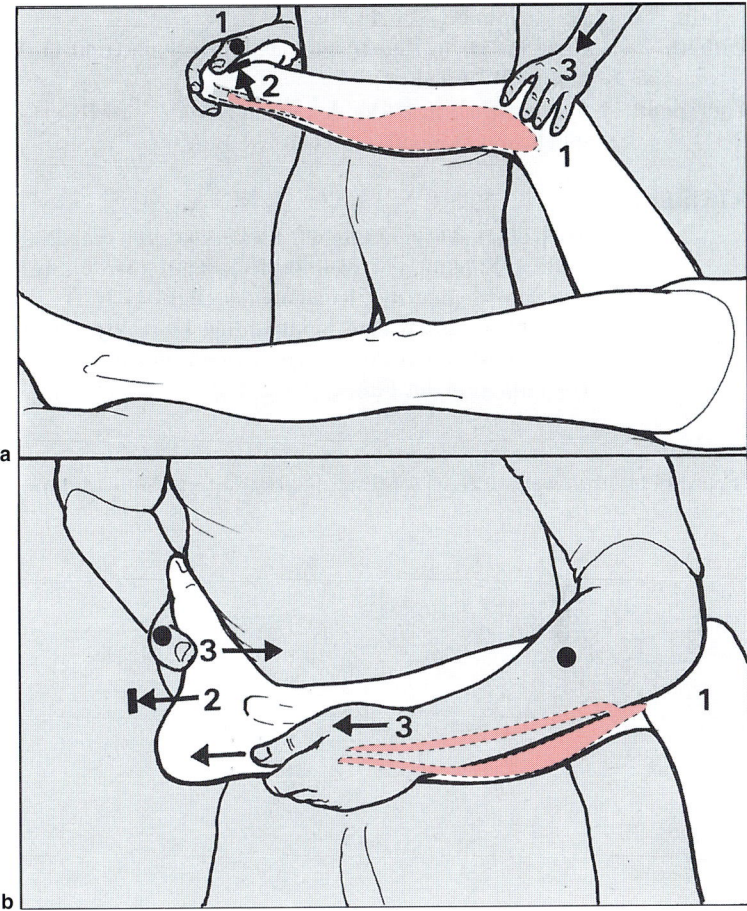

Abb. 11.30 a–d. Fußgelenke: Dehnung der Fußbeuger. a Gastrocnemius, **b** Soleus und Tibialis posterior, **c** Soleus, **d** Selbstdehnung Triceps surae und Iliopsoas

Für die Dehnung des **Soleus** (Abb. 11.30 c)
Patient: Liegt besser in **Bauchlage**, das **Hüftgelenk steht in Nullstellung, das Kniegelenk in 90° Flexion.**
Therapeut: Steht seitlich in Höhe des Kniegelenkes und **fixiert den Fuß in der maximal möglichen Dorsalflexion (1).**

Ausführung

Nach einer Anspannung der Flexoren durch eine Plantarflexion gegen Widerstand **(2)** dehnt die **Mobilisationshand (3)** den **Gastrocnemius durch eine Streckbewegung des Kniegelenks** (Abb. 11.30 a); den **Tibialis posterior und den Soleus durch eine beidhändige Dorsalflexion des Fußes** (Abb. 11.30 b); den **Soleus** durch einen **Schub des Calcaneus nach distal und gleichzeitige Dorsalflexion des Fußes** (Abb. 11.30 c).

Hinweis

Die Abb. 11.30 d zeigt ein Beispiel für eine kombinierte **Selbstdehnung** von Triceps surae und Iliopsoas.

Fußgelenke: Muskeldehnungen 379

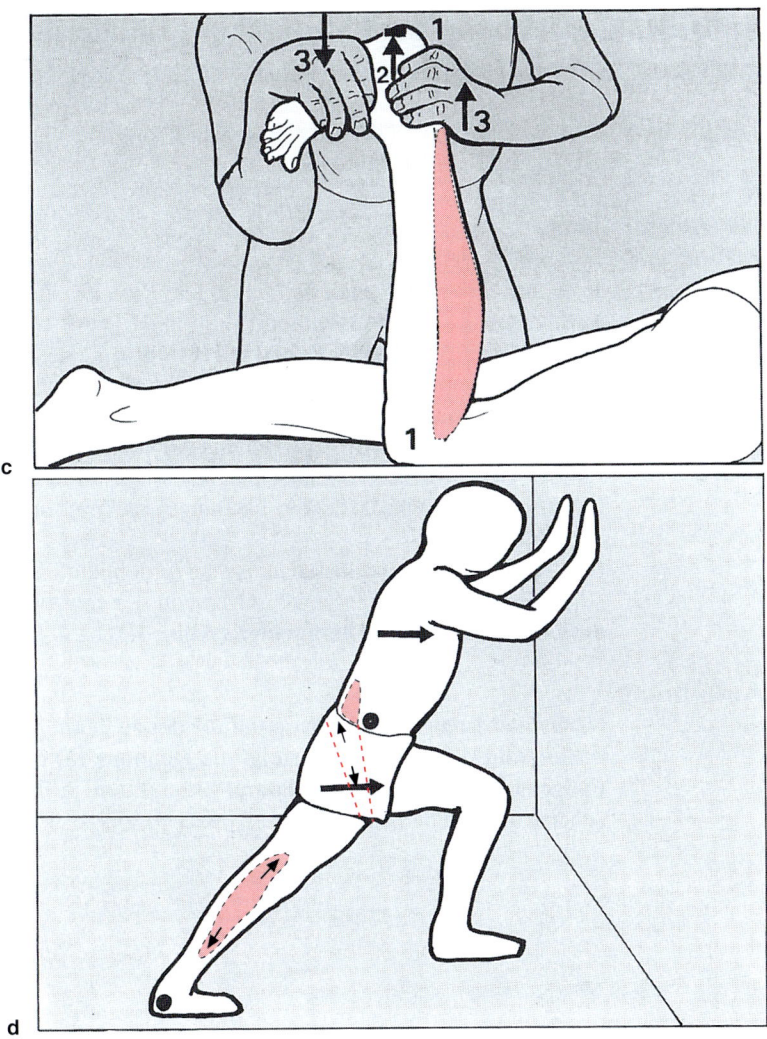

Abb. 11.30 c, d. (Legende s. S. 377)

Fußgelenke: Dehnung der Fußstrecker (Tibialis anterior, Extensor hallucis longus) (Abb. 11.31)

Indikation: Gangstörung und Einschränkung der Plantarflexion des Fußes infolge verkürzter Fuß- und Zehenstrecker.

Ausgangsstellung
Patient: In **Rückenlage**.
Therapeut: Steht auf der zu behandelnden Seite. Das Bein des Patienten ist gestreckt, der Fuß überragt die Bankkante und steht in der **noch möglichen Plantarflexion**, der **Vorfuß in Adduktion, Zehen in Flexion.**
Die **Mobilisationshand hält die Gelenke** in dieser Position.
Die **Fixationshand stabilisiert den Unterschenkel** auf der Unterlage, ohne die zu dehnenden Muskeln zu quetschen (Abb. 11.31 a).
Bei der Dehnung des Extensor hallucis longus muß die Vorspannung zusätzlich durch mehr Plantarflexion im Fußgelenk (im oberen Sprunggelenk) hergestellt werden.
Die **Fixationshand stabilisiert,** um den zu dehnenden Muskel nicht zu behindern, den Unterschenkel durch Griff von der Dorsalseite her und zusätzlich **am Oberschenkel des Therapeuten** (Abb. 11.31 b).

Ausführung
Nach einer isometrischen Anspannung der zu dehnenden Muskeln in Dorsalflexion und Adduktion **(2)** erfolgt die Dehnung **(3)** durch eine **Bewegung im Fußgelenk nach plantar und lateral** (Abduktion, Abb. 11.31 a) bzw. im Großzehengrundgelenk nach plantar (Abb. 11.31 b).

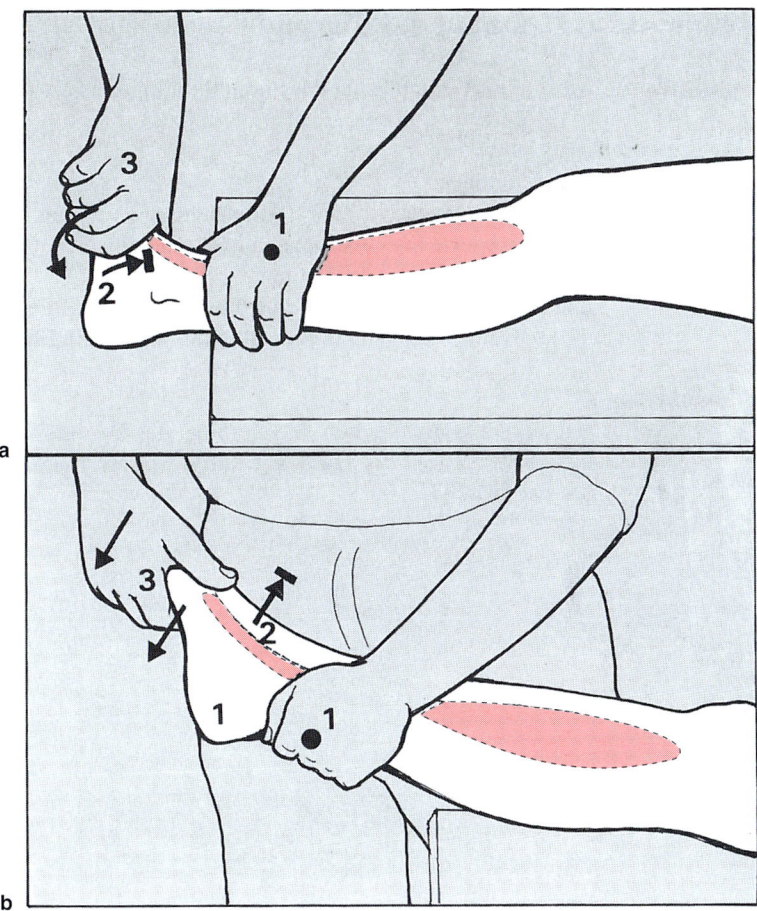

Abb. 11.31 a, b. Fußgelenke: Dehnung der Fußstrecker: a Tibialis anterior, **b** Tibialis anterior **und** Extensor hallucis longus

Fußgelenke: Dehnung der Peronei (Abb. 11.32)

Indikation: Muskuläre Behinderung der Supination im unteren Sprunggelenk.

Ausgangsstellung
Patient: In **Rückenlage**.
Therapeut: Das **Bein ist gestreckt**. Der **Unterschenkel** wird vom Therapeuten **am eigenen Körper fixiert**. Die **Fixationshand** vermeidet eine Quetschung von Muskelbauch oder Sehnen der Peronei.
Die **Mobilisationshand faßt den Vorfuß** vom lateralen Fußrand her und stellt ihn so weit wie möglich **in Dorsalflexion und Adduktion** ein **(1)**.

Ausführung
Nach einer isometrischen Anspannung der Peronei in Pronation und Dorsalflexion **(2)** erfolgt die **Dehnung durch weitere Dorsalflexion und Supination des Vorfußes (3)**.

Fußgelenke: Muskeldehnungen 383

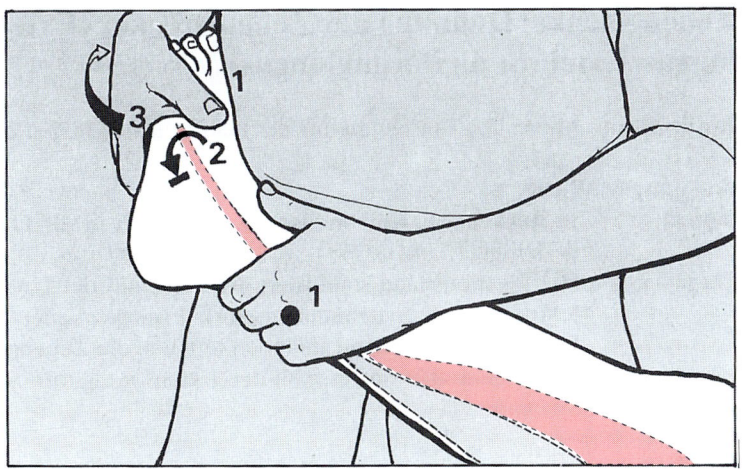

Abb. 11.32. Fußgelenke: Dehnung des Peroneus tertius

Zehengelenke: Dehnung der Zehenstrecker (Extensor hallucis longus, Extensor digitorum longus) (Abb. 11.33)

Indikation: Muskuläre Einschränkung der Plantarflexion in den Zehengelenken.

Ausgangsstellung
Patient: In **Rückenlage. Knie in Streckstellung oder in 90° Flexion.** Fußgelenk in Ruhestellung (Abb. 11.33 b).

Therapeut: Die **Fixationshand stabilisiert die Ferse** auf der Unterlage oder am eigenen Körper, um die zu dehnenden Muskeln nicht zu quetschen **(1)**.
Die **Mobilisationshand** stellt den Fuß und die **Zehengelenke** so weit wie möglich **in Plantarflexion** ein, für den Extensor digitorum zusätzlich in maximaler Supination **(1)**.

Ausführung
Nach einer isometrischen Anspannung der Muskeln gegen den Widerstand der Mobilisationshand **(2)** erfolgt die Dehnung durch **weitere Plantarflexion im Fußgelenk.**

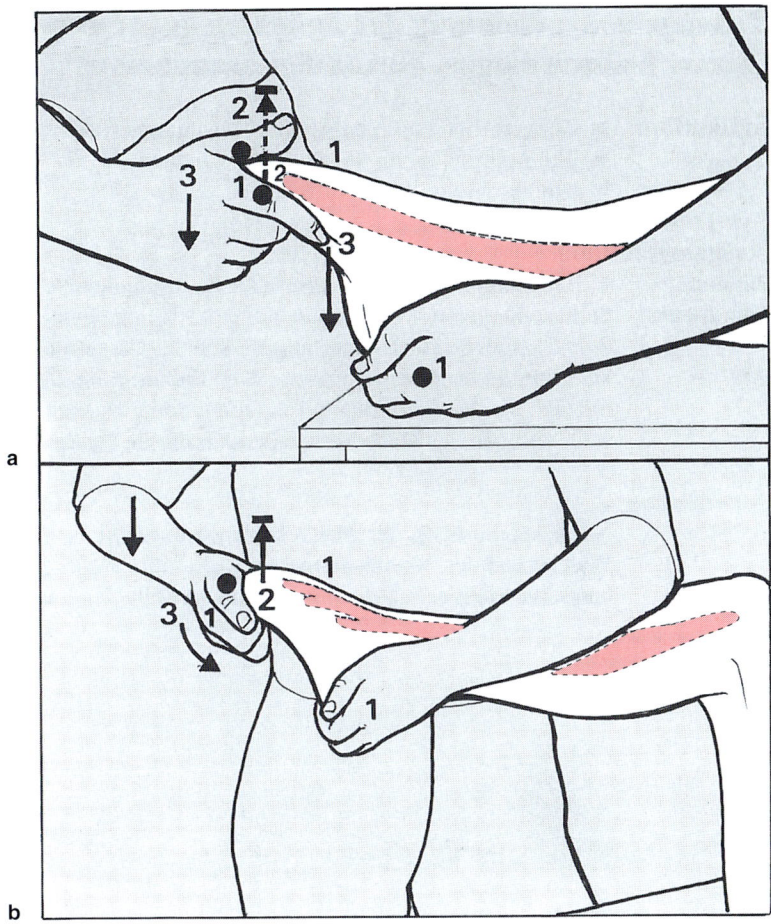

Abb. 11.33 a, b. Zehengelenke: Dehnung Zehenstrecker: a Extensor hallucis longus, **b** Extensor digitorum longus

Zehengelenke: Dehnung der Zehenbeuger (Fußbeuger) (Flexor hallucis longus, Flexor digitorum longus) (Abb. 11.34)

Indikation:
- Gangstörung durch muskuläre Bewegungseinschränkung der Fußhebung.
- Behinderung beim Abrollen des Vorfußes.
- Hallux rigidus und Hallux valgus.

Ausgangsstellung
Patient: In **Bauchlage,** Hüftgelenk gestreckt, **Kniegelenk in 90° Flexion.**
Therapeut: Steht seitlich vom Patienten in Höhe des Kniegelenks und **fixiert die Ferse** von dorsal (Abb. 11.34 b) oder plantar (Abb. 11.34 a), ohne die zu dehnenden Muskeln durch Druck zu behindern. Der **Fuß und die Zehen** werden so weit wie möglich zur Vorspannung der zu dehnenden Muskeln **in Dorsalflexion** eingestellt und von der **Mobilisationshand in dieser Position gehalten (1).**

Ausführung
Nach Anspannung der Muskeln durch eine aktive Plantarflexion gegen den Widerstand der **Mobilisationshand (2)** führt diese die Dehnung durch eine **langsame maximale Dorsalbewegung im Fußgelenk aus.**

Fußgelenke: Muskeldehnungen

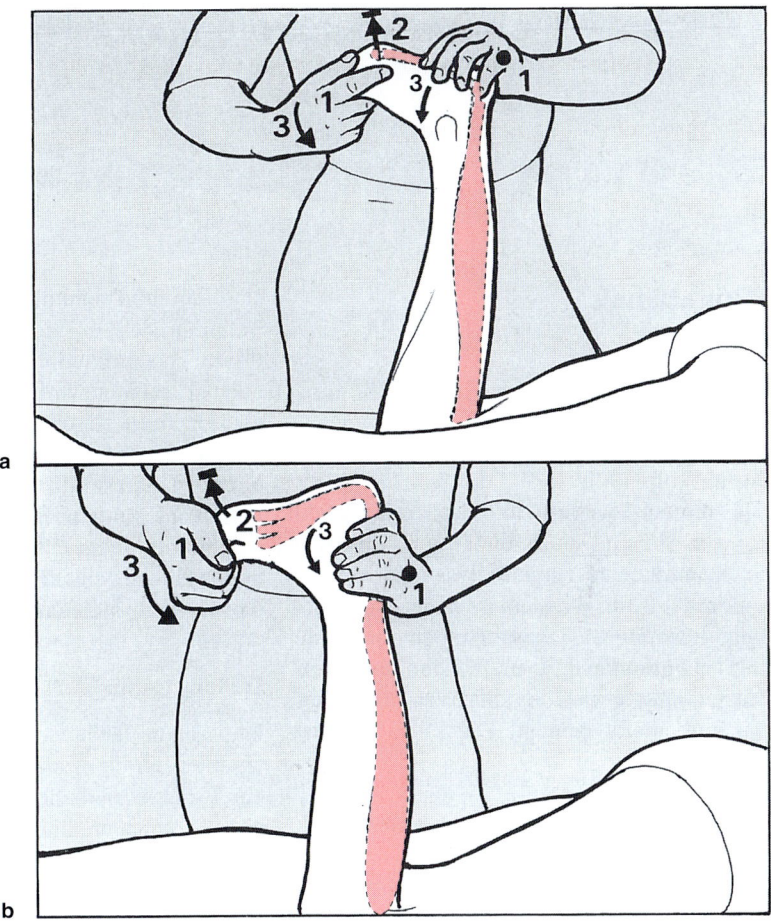

Abb. 11.34 a, b. Zehengelenker: Dehnung Zehenbeuger: a Flexor hallucis longus, **b** Flexor digitorum longus

12 Brustwirbelsäule/thorakolumbaler Übergang

Biomechanik

Form und Stellung der Gelenkflächen

Form (Abb. 12.1)
Die **oberen Facetten** sind flach oder **leicht konvex**. Sie sind **nach dorsal gerichtet**, von der Frontalebene kranial etwas nach ventral und in der Transversalebene nach lateral geneigt. Die **unteren Facetten** haben eine ovale und **leicht konkave** Form. Sie sind **nach ventral gerichtet** sowie ebenfalls **etwas nach ventral und lateral geneigt**. Die Dornfortsätze sind lang und schmal, die Dornfortsatzspitze befindet sich in Höhe des nächsten oder übernächsten kaudalen Nachbarwirbels. Die nach dorsal abgewinkelten Querfortsätze tragen an ihrer Ventralseite eine Gelenkfläche für das **Kostotransversalgelenk**. Die Wirbelkörper haben seitlich am dorsalen Ober- und Unterrand eine konkave halbe Gelenkfläche, die mit der entsprechenden Fläche des Nachbarwirbels jeweils die Gelenkpfanne für das **Kostovertebralgelenk** bildet.

Stellung (Abb. 12.2)
Die Gelenkflächen sind in der Sagittalebene um die frontale Achse ca. 20° nach ventral, in der Transversalebene um die vertikale Achse ca. 60° nach medial geneigt. Entsprechend dem sagittalen Neigungswinkel haben die kranialen Gelenkflächen einen kleineren Krümmungsradius als die kaudalen, wodurch einerseits die Gleitbewegung zwischen den Facetten, andererseits die knöcherne Abbremsung der Konvergenzbewegung unterstützt wird. Die doppelt geneigten Gelenkflächen erlauben Bewegungen um alle 3 Achsen.

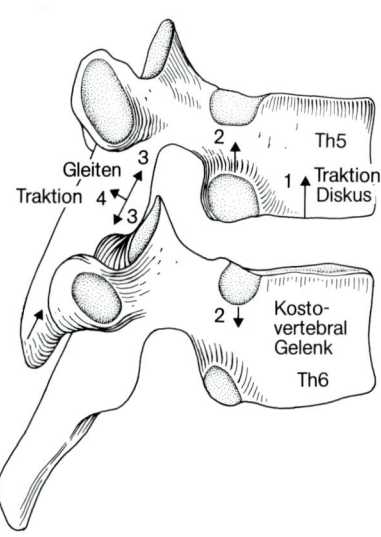

Abb. 12.1. Form, Gelenkflächen und Bewegungsmöglichkeiten der Brustwirbel bei Distraktion des Segments. *1* Wirbelkörperbewegung bei Distraktion des Segments. *2* Gleiten Kostovertebralgelenke, *3* Gleiten Wirbelbogengelenke, *4* Traktion Wirbelbogengelenk. (Aus: Frisch 1993)

Funktion der BWS-Segmente

Die **Beweglichkeit der BWS-Segmente ist generell geringer als in der HWS und LWS.** Die Gründe dafür sind

- niedrigere Bandscheiben,
- die stabilisierende Ringform des Thorax,
- Form der Processus spinosi.

Der arithmetische Mittelwert wird von White u. Panjabi (1978) für die Flexion/Extension

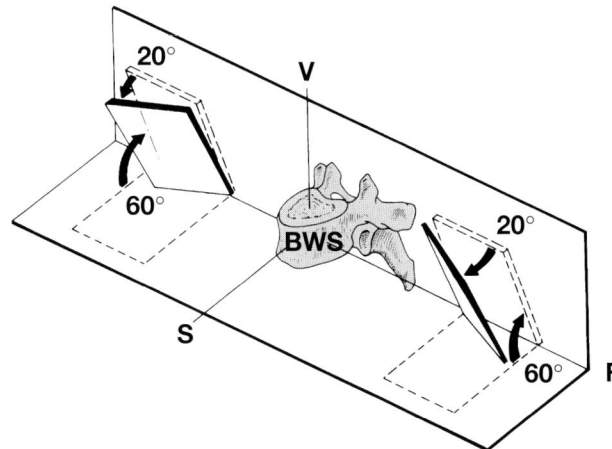

Abb. 12.2. Stellung der Gelenkflächen in der Brustwirbelsäule (*V* vertikale, *S* sagittale, *F* frontale Achse). (Aus: White u. Panjabi 1978)

mit 4°–12°, für die Lateralflexion mit 6°–9° von kranial nach kaudal zunehmend und für die Rotation 9°–2° nach kaudal abnehmend angegeben.

Flexion/Extension (Abb. 12.3)

Sie ist **in den oberen BWS-Segmenten gering** und nimmt erst unterhalb von Th 7 zu: Die **Flexion** hat ein **fest-elastisches Endgefühl** durch Anspannung der Gelenkkapsel, der dorsalen Fasern des Diskus, des hinteren Längsbandes und der Bänder der Wirbelbögen, Lig. flavum und Lig. interspinale. Die **Extension** (Dorsalflexion) hat **ein hart-elastisches Endgefühl**. Beim Divergenzgleiten der Ventralflexion nimmt die Druckbelastung mit der Verkleinerung der druckaufnehmenden Gelenkfläche ab, die Last wird mehr auf die Wirbelkörperreihe verlagert. Der festere Gelenkschluß der Wirbelbogengelenke und der Kontakt der Dornfortsätze in Dorsalflexion wird gelöst, der Kontakt der Gelenkflächen geht aber nicht verloren. Durch den

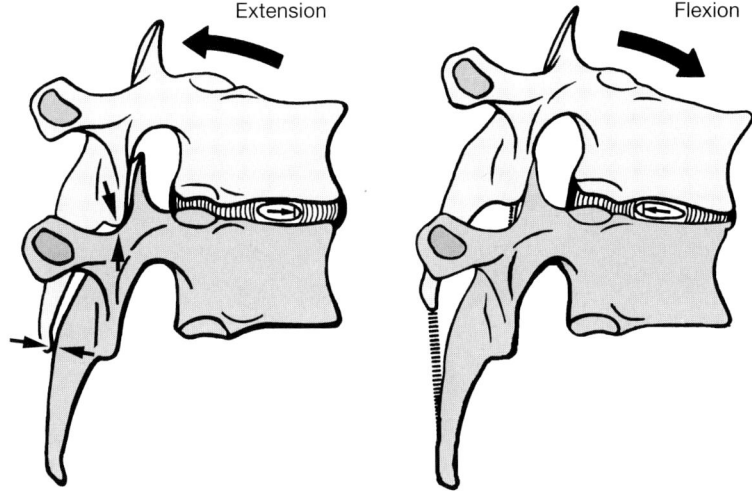

Abb. 12.3. Flexions- und Extensionsbewegung in der BWS. (Aus: Kapandji 1984/85)

Bandapparat der Wirbelbögen (Ligg. interspinalia, flava, Lig. longitudinale posterius) und die Muskulatur an den langen Dornfortsätzen der BWS und durch die Bogengelenke, die als Hebelpunkte wirken, wird die resultierende Druckkraft senkrecht auf den zugehörigen Wirbel gelenkt.

Bei der Extension (Dorsalflexion) wird die Druckaufnahme der Wirbelkörper mehr und mehr von den Wirbelbogengelenken mit übernommen, und es kommt am Ende der Konvergenzbewegung durch den Knochenkontakt der Wirbelbögen, der Bogengelenke und der Processus spinosi zu dem geschilderten hart-elastischen Endgefühl (Abb. 12.3), so daß zur ligamentären Bremsung der Bewegung die Anspannung des vorderen Längsbandes ausreichend ist. Die Bänder der Wirbelbogenreihe sind entspannt.

Die **frontale Bewegungsachse für Flexion und Extension** und **Rotation** nehmen White u. Panjabi (1978) **etwa im Zentrum des Discus intervertebralis** an (Abb. 12.4 a, c), für die **Lateralflexion** im kranialen Drittel des kaudalen Wirbels.

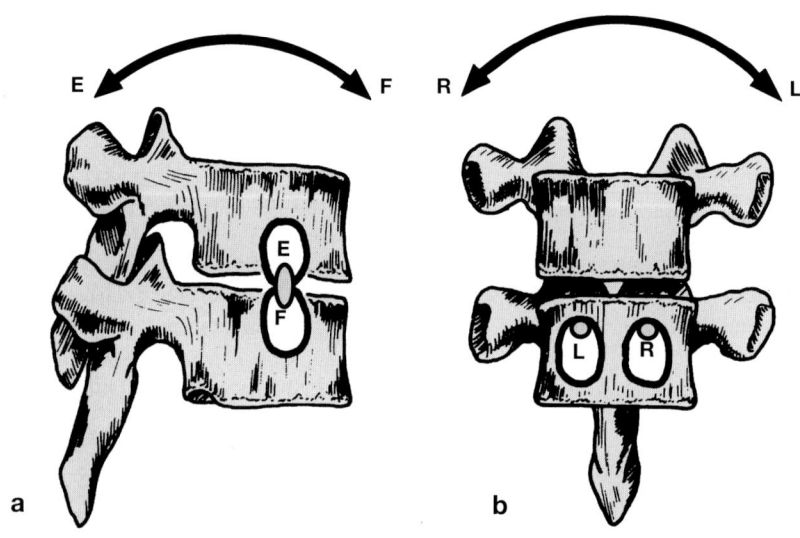

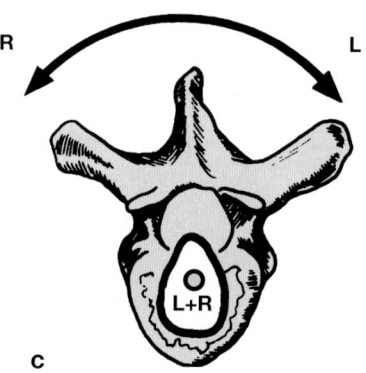

Abb. 12.4 a–c. Bewegungsachsen in der BWS; **a** Extension *(E)* und Flexion *(F)*, **b** Achsen bei Rechts- *(R)* und Linksseitneigung *(L)*, **c** Achsen bei Rotation nach rechts *(R)* bzw. links *(L)*. (Nach White u. Panjabi 1978)

Lateralflexion und Begleitrotation (Kombinationsbewegung) (Abb. 12.5)

Eine geringe Lateralflexion ist nach Putz (1981) von der Gelenkform her in allen Brustwirbelgelenken möglich. Es kommt wie auch in der LWS auf der Neigungsseite zum Konvergenzgleiten, auf der neigungsabgewandten Seite zum Divergenzgleiten. Die **sagittale Umdrehungsachse** kann man, zumindest **beim degenerierten Nukleus, auch am lateralen Rand des Wirbels** auf der neigungsabgewandten Seite vermuten. Auch in der BWS findet beim Lateralgleiten eine **Begleitrotation** (Abb. 12.6) (Zwangsrotation) statt, die **je nach der Stellung der Gelenkflächen zur Frontalebene gleichsinnig oder gegensinnig zur Seitneigung** sein kann. Stehen die Gelenkfacetten von der Frontalebene nach ventral geneigt, dann wird sich die Facette des oberen Wirbels bei der Konvergenz auf der geneigten Gelenkfläche des kaudalen Partnerwirbels etwas nach dorsal bewegen. Auf der anderen Seite wird je nach Zustand des Nucleus pulposus eine mehr oder minder ausgeprägte Divergenz die Facette auf der geneigten Gelenkfläche nach kranial und etwas nach ventral hinaufgleiten lassen. Eine ausgeprägtere Divergenz wird entstehen, wenn der nicht kompressible Nukleus noch in der Lage ist, als Achslager (Hypomochlion) für diese Seitneigebewegung zu dienen. Bei einem deformierten, degenerierten Nukleus wird man die Bewegungsachse aber eher in der Nähe des Bogengelenks der neigungsabgewandten Seite vermuten können.

Die **nach ventral geneigten Gelenkflächen** werden also **eine axiale Rotation des Wirbels zur Seite der Neigung** veranlassen (Typ II Lateralflexion der Osteopathen).
Beispiel: Rechtsneigung, Rechtsrotation. Diese Begleitrotation gilt danach für alle Facettenneigungen vor die Frontalebene in den Flexionsbereich.
Aus der Abhängigkeit der Rotationsrichtung von der Stellung der Gleitebenen folgt, daß eine von der Frontalebene **nach dorsal geneigte Facettenebene eine umgekehrte Rotation** hervorrufen muß. Die Facette der

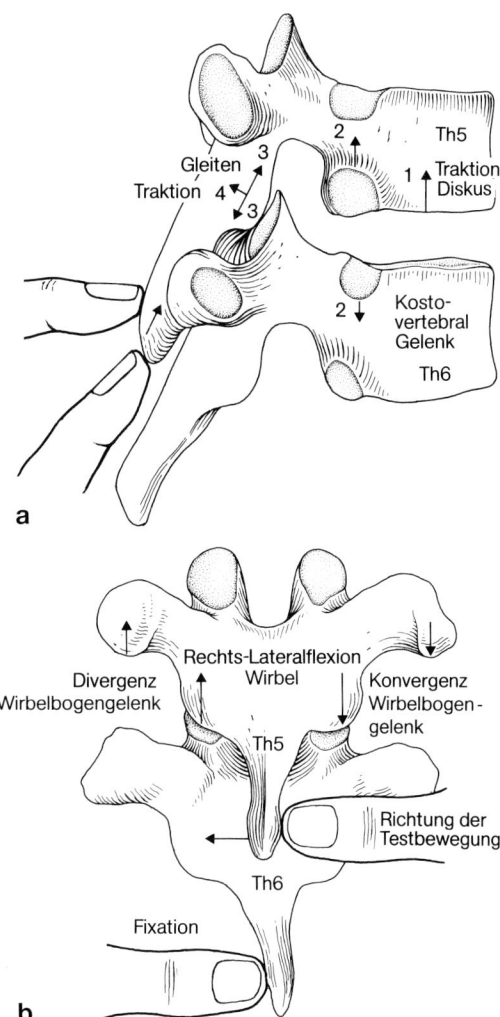

Abb. 12.5. a Palpation der Wirbelbewegungen. *1* Wirbelkörperbewegung, *2* Gleiten Kostovertebralgelenke, *3* Gleiten Wirbelbogengelenk, *4* Traktion Wirbelbogengelenk. **b** Gleitbewegungen bei Lateralflexion und Rotation. (Aus: Frisch 1993)

Konvergenzseite wird eine leichte axiale Rotation nach ventral, die Facette auf der Divergenzseite eine Rotation nach dorsal hervorrufen.
Beispiel: Rechtsseitneigung, Linksrotation (Typ I der Osteopathen). Solch eine Stellung ist bei fehlender Kyphosierung beim Flachrücken der oberen BWS oder Lordosierung

BWS-Biomechanik

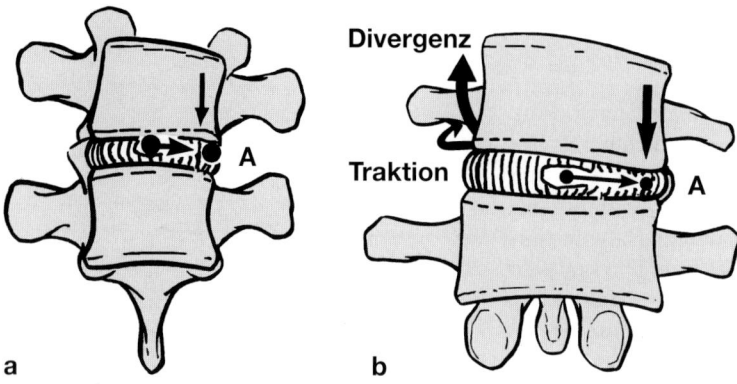

Abb. 12.6 a, b. Begleitrotation bei Seitneigung in der BWS. **a** Wechsel der Bewegungsachse in das Bogengelenk der Neigungsseite, **b** Rotation nach ventral (Divergenzbewegung) oder dorsal (Traktion)

des thorakolumbalen Übergangs zu erwarten.
Ist die Lateralflexion und damit das Konvergenzgleiten auf der Neigungsseite abgeschlossen, dann wird **das konvergente Gelenk** immobil und zum **Drehpunkt für alle weiteren aktiven oder passiven therapeutischen Bewegungen** in der Transversalebene. Diese Bewegungen können als **Rotation nach ventral** durch weiteres **Divergenzgleiten** oder **nach dorsal** als **Distraktion des Bogengelenks** auf der Konvexseite der Seitneigung erfolgen, soweit das die Dehnfähigkeit des Kapsel-Band-Apparats erlaubt. Es handelt sich dann nicht mehr um eine Begleitrotation, sondern um **therapeutische Willkürbewegungen zur Lösung der Gelenkflächen** bei der Mobilisation von Gelenken.

Rotation (Abb. 12.7)

Die reine axiale Rotation erfolgt um eine **vertikale Achse im Zentrum der Wirbel.** Dadurch ist eine **ausgiebige Rotation v. a. im zervikothorakalen Übergang und in der oberen BWS** möglich. Die Bandscheibe ist einer Torsion ausgesetzt, jedoch keiner transversalen Abscherung, da die Wirbelbogengelenke Ausschnitte eines Zylindermantels sind, dessen Achse im Zentrum des Wirbelkörpers liegt. Für die weitergeführten Willkürbewegungen aus der Seitneigestellung muß man die Rotationsachse aber wie in der LWS in der Nähe des in Konvergenz stehenden Bogengelenks annehmen. Nach Angaben von Putz (1981) ist „eine mit Rotation kombinierte Lateralflexion nur im Bereich der oberen BWS möglich, wenn, wie in der HWS, die Gelenkflächen nicht auf einer gemeinsamen konzentrischen Krümmungsfläche liegen". So lassen sich **funktionell in der BWS 2 Bereiche** unterscheiden, die sich bei verschiedenen Bewegungen auch verschieden verhalten: **Th 1 – Th 8** und **Th 8 – Th 11 (Th 12).**
Jede fixierte axiale Rotationsstellung eines Brustwirbels könnte dann während der Wachstumsperiode zu einer Formänderung des zugehörigen Rippenpaars und damit zur Rippenbuckelbildung führen.

Therapeutische Überlegungen

Andere Gründe für eine **abweichende Mechanik** außer Wirbelgelenkblockierungen sind:

- **verschieden geneigte Gelenkflächen** im gleichen Segment oder
- **verschieden hohe Interartikularportionen,** die zu Fehlsteuerung und verminderter Beweglichkeit führen können.

Diese dürfen nicht mit einer funktionellen Blockierung verwechselt werden.

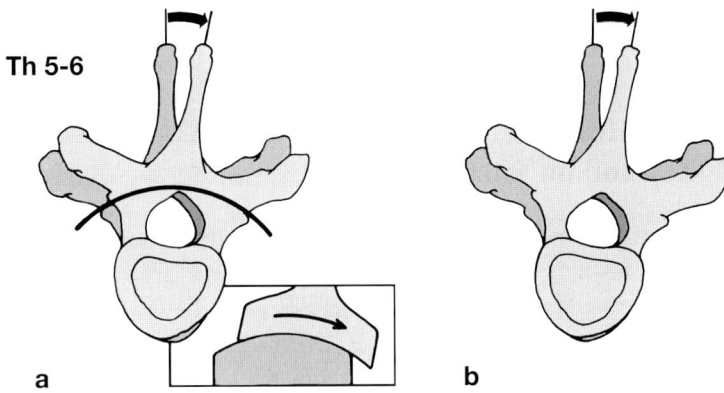
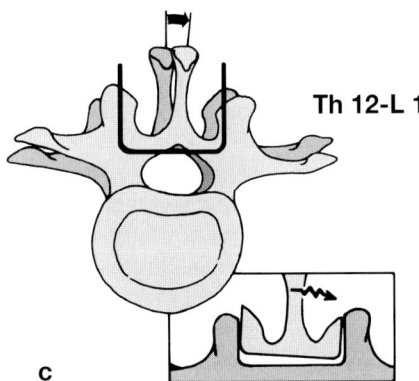

Abb. 12.7 a–c. Rotation in der BWS. **a, b** obere BWS mit mehr frontal stehenden Gelenkflächen, **c** eingeschränkte Beweglichkeit im thorakolumbalen Übergang durch sagittal stehende Gelenkflächen. (Nach White u. Panjabi 1978)

Behandlung der Brustwirbelsäule

BWS: Mobilisation durch Traktion, Kompression und Flexion/ Extension im Sitzen (Abb. 12.8)

Indikation:
- Eingeschränkte Beweglichkeit in den BWS-Segmenten bei Flexion oder Extension.
- Akute Schmerzsyndrome.

Ausgangsstellung
Patient: Steht oder sitzt; die **Arme sind vor der Brust gekreuzt,** die Hände auf den Schultern. (Abb. 12.8 a, c, d).

Therapeut: Steht **hinter dem Patienten in Schrittstellung** und umfaßt dessen Ellbogen. Durch einen Keil oder eine feste Rolle kann zusätzlich die Höhe des zu behandelnden Segments festgelegt werden (Abb. 12.8c und 12.8d). Der Keil bewirkt als Gegenhalt in dem kranialen Nachbarsegment durch den Dorsalzug des Therapeuten eine Traktion in den Wirbelbogengelenken (Stufe 1: lösen) und dadurch eine Verbesserung der Gleitbewegung.

Ausführung
Der Therapeut **verlagert sein Gewicht auf das rückwärtige Bein.** Dadurch entsteht die Traktion in den Intervertebralräumen. Durch die Zugrichtung der Arme mehr nach kranial in Flexion (Divergenzbewegung, Abb. 12.8 a, c) oder nach dorsal in Extension (Traktion und Konvergenzbewegung (Abb. 12.8 d) wird die Gleitbewegung in den Wirbelbogengelenken (Divergenz oder Konvergenz) bestimmt. Abbildung 12.8a zeigt die Traktion durch direktes Umgreifen des Thorax, wenn der Traktionsimpuls nicht über die Schultergelenke gegeben werden kann, z.B. bei schmerzhafter Schultersteife. Außerdem geht beim direkten Umgreifen des Thorax nichts vom Traktionsimpuls in den Schultergelenken verloren.
Die Abb. 12.8 b zeigt den Kompressionstest.

Hinweis
Der **Kompressionstest** ist zum Ausschluß struktureller stabilitätsmindernder Veränderungen in allen WS-Etagen vor einer Behandlung empfehlenswert.

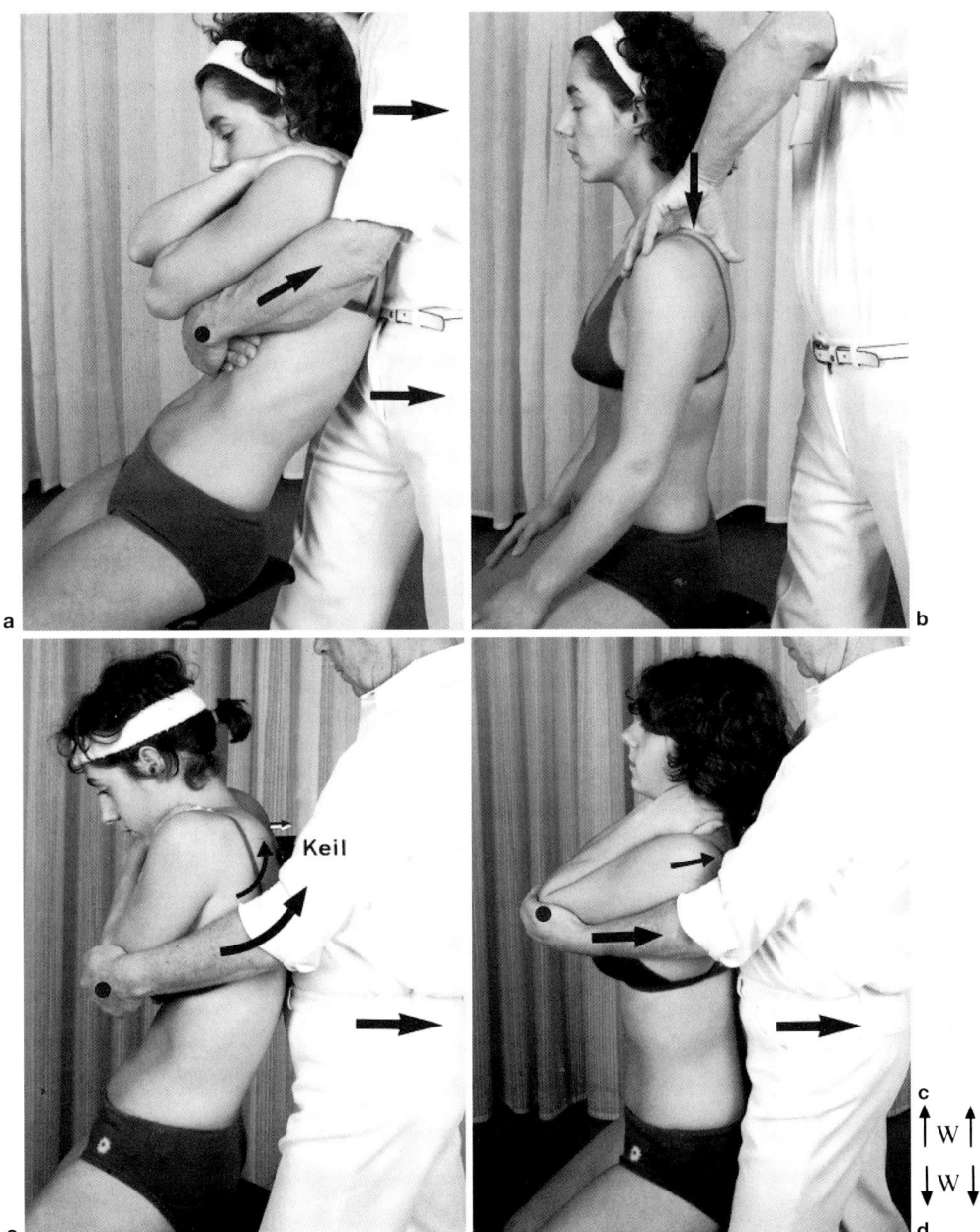

Abb. 12.8 a–d. **BWS:** Mobilisation durch **a Traktion** und **b Kompression** der oberen BWS als Probebehandlung. **c** Mobilisation in **Flexion** mit Keil. **d** Traktion der Wirbelbogengelenke in **Extension** (Hypomochliontechnik)

BWS: Segmentweise Beweglichkeitsprüfung und Mobilisation mit Gegenhaltertechnik (Abb. 12.9)

Indikation: Bewegungseinschränkung der BWS bei Flexion oder Extension.

Ausgangsstellung

Patient: Sitzt, die Füße stehen auf dem Boden, die **Hände sind im Nacken gefaltet oder vor der Brust gekreuzt** (wie Abb. 12.9 c, d).

Therapeut: Steht seitlich vom Patienten (Rechtshänder meist auf der rechten Seite), **umfaßt den Thorax des Patienten** unterhalb der Ellbogen und fixiert diesen am eigenen Körper.

Ausführung (Abb. 12.9 a, c)

Fixation: Die Einstellung der **LWS in Lordose** (durch Vorziehen des Thorax in der Transversalebene nach ventral) **(1)** bewirkt einen fixierenden Facettenschluß. Zusätzlich wirkt die manuelle Fixation des obersten **Dornfortsatzes nach kaudal** (Gegenhaltertechnik, **2**).

Mobilisation: **Durch Flexion** = Divergenz der Wirbelbogengelenke (Therapeut macht dabei selbst eine entsprechende Seitneigung nach rechts, **(3)**.

Ausführung (Abb. 12.9 b, d)

Fixation: Durch Einstellung der **LWS in Kyphose** (Dorsalverschiebung des Thorax in der Transversalebene **(1)** und Hochstellen der Füße auf einem Schemel). Dadurch erfolgt eine Kyphosierung mit fixierender Bandstraffung in den LWS-Segmenten. Zusätzliche manuelle Fixation des obersten **Dornfortsatzes nach kranial** (Gegenhaltertechnik **(2)**.

Mobilisation: **In Extension** (Dorsalflexion) mit kleinem Transversalschub nach dorsal (Pikkolotraktion). Dadurch erfolgt die Konvergenzbewegung der Wirbelbogengelenke. (Der Therapeut macht selber eine Seitneigung nach links, **3**).

Die Abb. 12.9 c und d zeigen die gleiche Mobilisationstechnik wie 12.9 a und b mit Fixation durch das Metakarpale I.

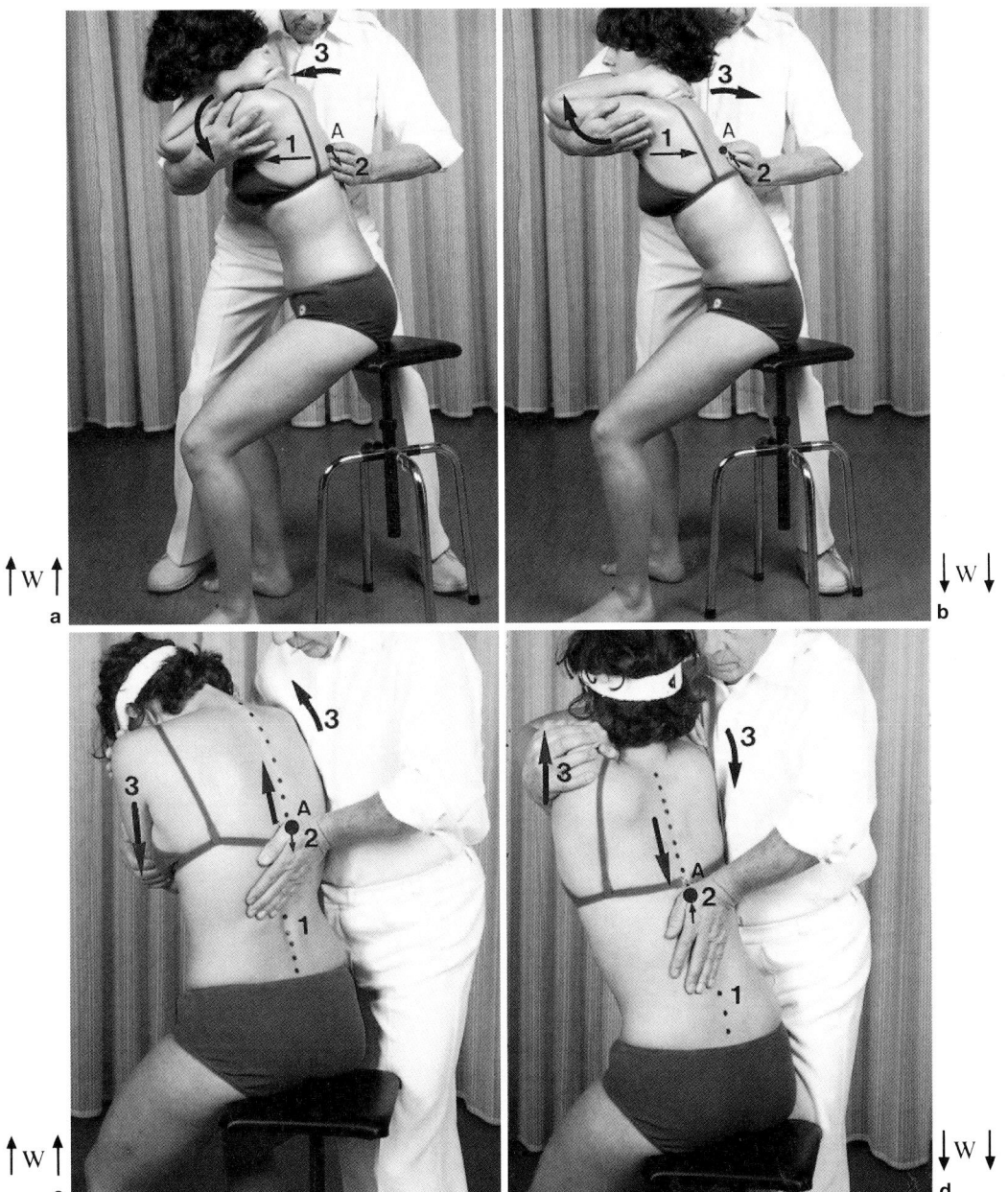

Abb. 12.9 a–d. BWS: Segmentweise Beweglichkeitsprüfung und Mobilisation in Flexion/Extension. **a, c** Flexion (LWS in Lordose eingestellt und gehalten: Facettenschluß), **b, d** Extension (LWS in Kyphose eingestellt und gehalten: Bandstraffung)

BWS: Mobilisation der mittleren BWS in Flexion (Divergenzmobilisation beider Wirbelbogengelenke) durch Hypomochliontechnik (Abb. 12.10)

Indikation: Eingeschränkte Ventralflexion im Bereich Th 4–Th 9.

Ausgangsstellung
Patient: In Rückenlage, Hüft- und Kniegelenke gebeugt; die Füße stehen auf der Untersuchungsbank.
Die **Hände sind im Nacken gefaltet,** Ellbogen zusammen; **unter den zu mobilisierenden Segmenten liegt ein Polster.**
Therapeut: Steht seitlich; die linke Hand palpiert die Einstellung und unterstützt später die Mobilisationsbewegung.

Ausführung
Fixation: Auf einem Kissen oder Sandsack als Umdrehungsachse. **LWS in Kyphose.**
Mobilisation: Nach isometrischer Anspannung des Erector trunci (Abb. 12.10a) bei Einatmung: leichter Transversalschub der einen **(rechten) Hand** über die Ellenbogen auf den zu mobilisierenden Wirbel **nach dorsal** (= kleine Traktion in den Wirbelbogengelenken) und **Zugimpuls der anderen Hand** (Palpationshand) **nach kranial und ventral** (Divergenzgleiten) (Abb. 12.10b).

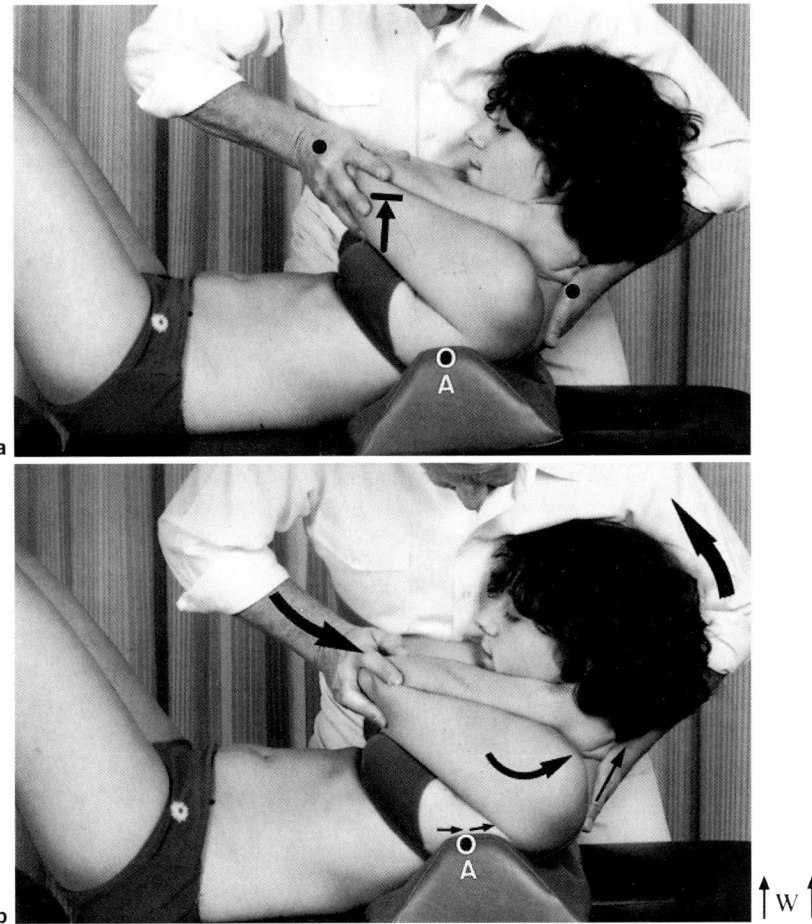

Abb. 12.10 a, b. BWS: Mobilisation der mittleren BWS in Flexion (und Traktion).
a Ausgangsstellung (Muskelanspannung der WS-Extensoren), b Endstellung in Flexion (und Muskelentspannung)

BWS: Mobilisation der mittleren BWS in Extension (Konvergenzmobilisation beider Wirbelbogengelenke) durch Hypomochliontechnik (Abb. 12.11)

Indikation:　Eingeschränkte Dorsalflexion in der mittleren BWS.

Ausgangsstellung
Patient und Therapeut wie bei der Mobilisation in Ventralflexion (Abb. 12.10).

Ausführung
Fixation:　Durch Aufstellen der Beine werden die kaudalen Wirbel der **LWS in Kyphose fixiert.**

Mobilisation:　Nach Einatmung und isometrischer Anspannung der Flexoren (a) wird bei der Ausatmung ein **Transversalschub über die Ellbogen auf den zu mobilisierenden Wirbel** nach dorsal gegeben (b). Diese Dorsalbewegung löst die Gelenkflächen etwas voneinander und erleichtert damit das von der anderen Hand des Therapeuten geführte Konvergenzgleiten der Gelenke.

BWS: Mobilisation 401

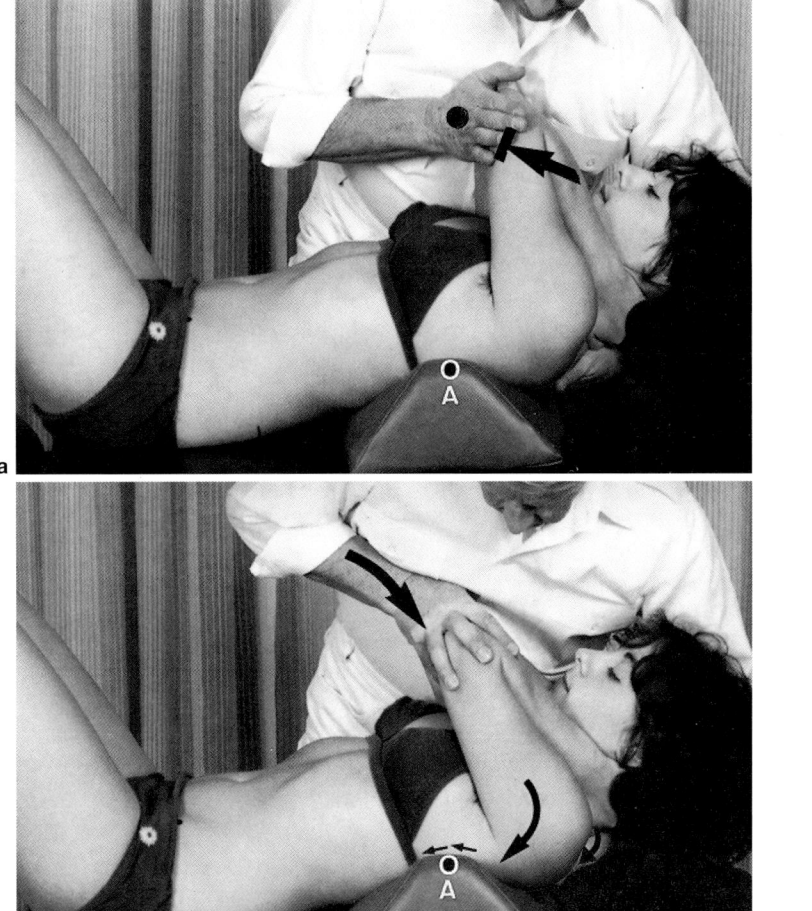

Abb. 12.11 a, b. BWS: Mobilisation der mittleren BWS in Extension. a Ausgangsstellung mit Muskelanspannung der Flexoren, **b** Endstellung in Muskelentspannung

BWS: Automobilisation der mittleren BWS in Flexion oder Extension (Abb. 12.12)

Indikation:
- Eingeschränkte Beweglichkeit der BWS in Flexion oder Extension und/oder
- Einschränkung der Beweglichkeit der oberen Rippen.

Ausgangsstellung (Abb. 12.12b)
Patient: In Rückenlage; ein Sandsack oder eine **Polsterrolle dient als Umdrehungsachse;** kaudal davon ist die WS durch die aufgestellten Beine kyphosiert und auf der Unterlage fixiert. Mit dem **Nackengriff fixiert** der Patient seine **HWS.**

Ausführung (Abb. 12.12a)
Flexion der kranialen WS, bis die Bewegung im zu mobilisierenden Segment ankommt. Bei Ausatmung Abstemmen der Füße auf der Unterlage **und Kranial-dorsal-Schub** der WS gegen die Polsterunterlage.
Effekt: Leichte Traktion in beiden Wirbelbogengelenken und **Divergenzgleiten.**

Ausführung (Abb. 12.12c)
Extensionsbewegung (Dorsalflexion) bis zum zu mobilisierenden Segment. Bei Ausatmung Fersendruck auf den Behandlungstisch nach kranial und **Dorsalflexion des Thorax, mit Dorsalschub** der Wirbel oberhalb der Umdrehungsachse (= Traktionswirkung in den Wirbelbogengelenken).
Effekt: Traktion beider Wirbelbogengelenke und **Konvergenzgleiten** sowie **Mobilisation der oberen Rippen.**

BWS: Mobilisation 403

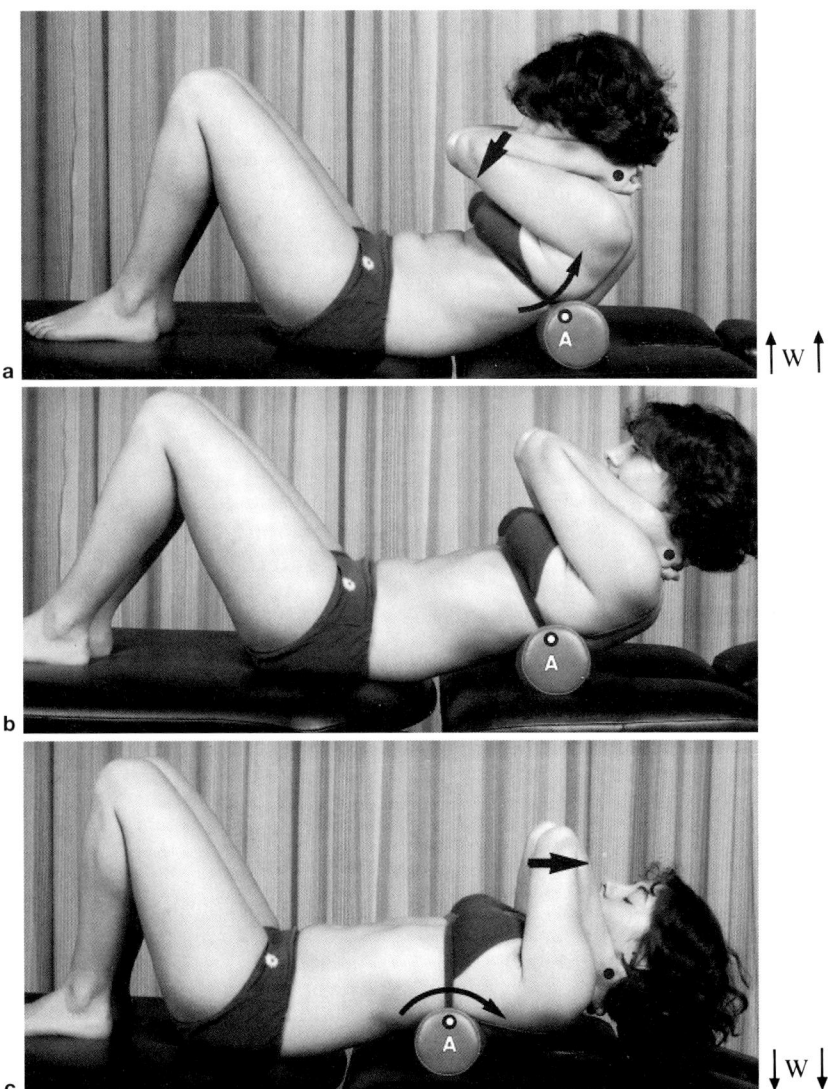

Abb. 12.12 a–c. BWS: Automobilisation der mittleren BWS (mit Gelenktraktionskomponente). **a** Flexion, **b** Ausgangsstellung, **c** Traktion und Extension in den Wirbelbogengelenken

BWS: Unspezifische kombinierte Gelenk- und Weichteilmobilisation (Abb. 12.13)

Indikation:
- Eingeschränkte Beweglichkeit in der BWS bei Extension und Rotation.
- Eingeschränkte Beweglichkeit der Kostotransversalgelenke.

Ausgangsstellung
Patient: Bauchlage.
Therapeut: Steht auf der kontralateralen Seite. Die **rechte Hand** liegt **paravertebral auf dem Erector trunci** (Querdehnung), am **Angulus costae,** wenn eine Rippenmobilisation, **oder am Gelenkfortsatz,** wenn eine Gelenkmobilisation erfolgen soll; die **linke Hand umfaßt** gleichzeitig **die Schulter von ventral.**

Ausführung
Der Therapeut bewegt die **Schulter des Patienten nach dorsal (1).** Effekt: Extension, Rechtsrotation und Linksseitneigung der BWS. **Quermassage oder Querdehnung der paravertebralen Muskeln (1),** danach gehen beide Hände in rhythmischer Wechselbewegung **zurück in die Ausgangslage (2).**

Hinweis
Die Mobilisation kann mit der postisometrischen Relaxation (PIR) kombiniert werden.

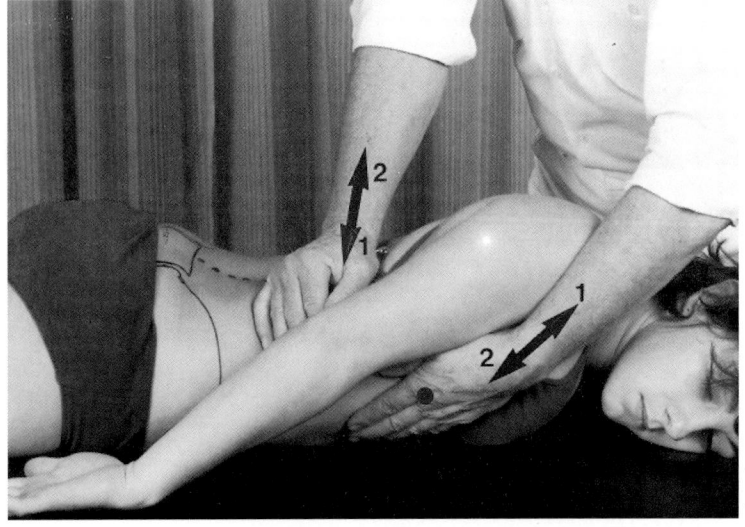

Abb. 12.13. BWS: Unspezifische Gelenk- und Weichteilmobilisation: BWS und Rippen, Querdehnung Erector trunci

Thorakolumbaler Übergang

Mobilisation des Segments Th 12/L1; Traktion durch Gegenhalter und Mitnehmertechnik (Abb. 12.14)

Indikation: Blockierung von Th 12/L1.

Ausgangsstellung
Patient: Rechtsseitenlage, Kissen unter das zu mobilisierende Segment zur Herstellung einer **durchgehenden Rechtsseitneigung**.

Ausführung
Fixation: **Kaudal:** die **rechte Hand** des Therapeuten stellt in **Rechtsseitneigung und Flexion** (durch flektierte Hüftgelenke) ein bis L1. Diese Flexion bewirkt eine Rechtsrotationstendenz und **verhindert damit eine Mitbewegung in Linksrotation** bei der Mobilisationsbewegung. Zusätzlich erfolgt eine **manuelle Fixation von L1** (durch **Gegenhalt**).

Mobilisation: **Kranial:** die linke Hand bringt den **Thorax** des Patienten **in Linksrotation und Extension.** Das ergibt bei Rechtsseitneigung eine Traktion im linken (konvexseitigen) Wirbelbogengelenk. Durch **Mitnehmertechnik der linken Hand an Th 12** in Linksrotation erfolgt dann die Mobilisation.

Hinweis
Diese Technik eignet sich mit der geschilderten Einstellung als **Verriegelung auch als Direktmanipulation**.

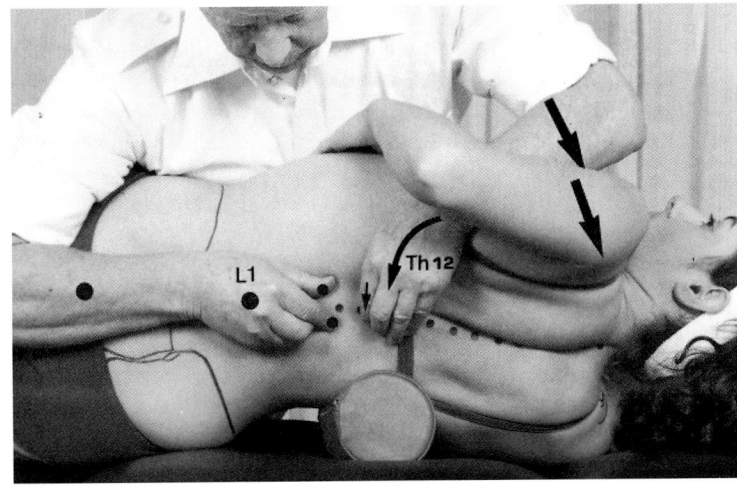

Abb. 12.14. Thorakolumbaler Übergang: Mobilisation im Segment Th 12/L1 in **Linksrotation und Extension bei Rechtsseitneigung**
Fixation: (kaudal) Rechtsseitneigung und Flexion (Beine gebeugt); Mobilisation: (kranial) Linksrotation von Th 12 in Extension bei Rechtsseitneigung (= Traktion konvexseitiges Wirbelbogengelenk)

Thorakolumbaler Übergang: Mobilisation (Mitnehmertechnik) und Automobilisation Th 11/Th 12 (Abb. 12.15)

Indikation: Bewegungseinschränkung im thorakolumbalen Übergang.

Ausgangsstellung
Patient: **Rechtsseitenlage, das obere Bein ist flektiert** und hängt über den Rand der Behandlungsbank nach vorn herab. Es entsteht eine **Linksseitneigung der LWS in Extension.** Ein Kissen oder Sandsack wird unter das zu mobilisierende Segment gelegt zur Herstellung einer **Rechtsseitneigung im Behandlungsgebiet.**

Ausführung
Fixation: Die Fixation wird unterhalb Th12 über Veränderung der Seitneigung erreicht: **kaudal Linksseitneigung durch Hüftflexion** und/oder Kranialschub der oberen (linken) Beckenhälfte **bei Extension der LWS.** Eventuell zusätzlicher Kaudalzug des tischnahen (rechten) Beins. Die Linksseitneigung in Extension **bewirkt eine Rechtsrotation der Wirbel** und verhindert damit hier die Linksrotation der Mobilisationsbewegung.
Alternative Fixationseinstellung: Durchgehende Rechtsseitneigung der gesamten BWS und LWS **und Flexion der LWS einschließlich Th 12.** Die Rechtsseitneigung und Rechtsrotation bei Flexion **verhindern** eine Mitbewegung bei der **Linksrotation** während der Mobilisation. Dies wurde bei Abb. 12.14 beschrieben.
Mobilisation: Abb. 12.15a:
Die Mobilisation erfolgt **durch Linksrotation in Extension** bei Rechtsseitneigung (Polster) (= Traktion linksseitiges Wirbelbogengelenk Th 11/Th 12) wie in Abb. 12.14. Mobilisation wieder in der Entspannungsphase.
Abb. 12.15 b:
Die **Automobilisation** erfolgt durch das hochgestellte Fußteil der Behandlungsbank in **Linksseitneigung der LWS, die infolge der physiologischen Rechtsrotation für Linksrotationsbewegungen** während der Automobilisation **gesperrt ist.** Der **Patient rotiert** in der Entspannungsphase bei Ausatmung **Kopf und HWS nach links** (mit entsprechender Blickwendung) und bewegt gleichzeitig die Schulter so weit nach dorsal, bis die Rotationsbewegung der Wirbel bei Th 11 ankommt, was durch den Therapeuten kontrolliert werden muß.

Hinweis
Die Technik eignet sich bei der geschilderten Einstellung als **Verriegelung auch als Direktmanipulation.**

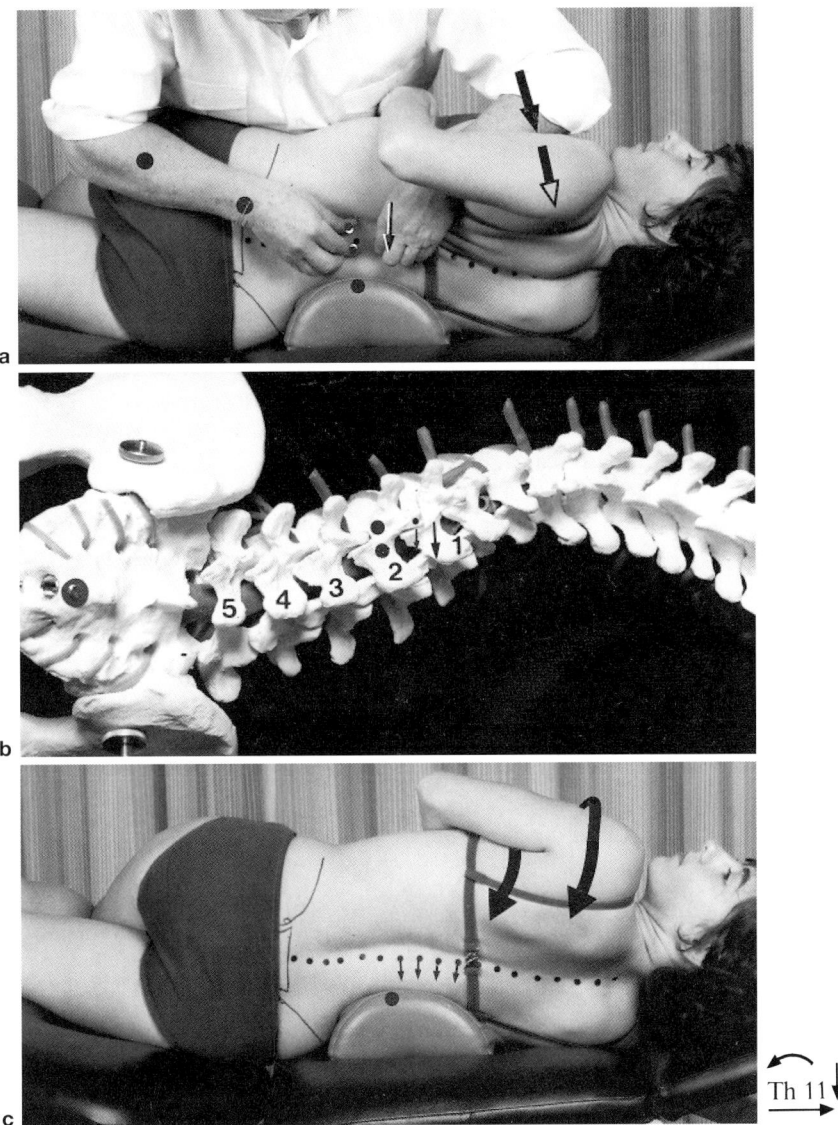

Abb. 12.15. Thorakolumbaler Übergang: Mobilisation im Segment Th 11/Th 12 durch Linksrotation in Extension.
Fixation: kaudal durch Linksseitneigung/Extension; Mobilisation: kranial durch Linksrotation und Extension bei Rechtsseitneigung. **a** Mobilisation, **b** gleiche Mobilisation im Segment L1/L2 im Knochenmodell, **c** Automobilisation

BWS: Automobilisation der mittleren BWS (Th 8/Th 9) (Abb. 12.16)

Indikation:
- Eingeschränkte Beweglichkeit bei Linksrotation, Rechtsseitneigung und Extension.
- Eingeschränkte Beweglichkeit der unteren Rippen.

Ausgangsstellung

Patient: Rechtsseitenlage. Knie- und Hüftgelenk flektiert, **LWS in Kyphose.** Ein Kissen oder ein **Sandsack wird unter das zu mobilisierende Segment** (Umdrehungsachse A) gelegt.

Ausführung

Fixation: **Kaudale Segmente.** Durch **Flexion bei Rechtsseitneigung** wird die Mitbewegung bei der mobilisierenden Linksrotation in diesen Segmenten verhindert. **Alternativ** kann durch Hochziehen der linken Hüftpartie im zu fixierenden kaudalen Abschnitt eine **Linksseitneigung in Extension** (Lordosierung) (s. Abb. 15.16) eingestellt werden, **die ebenfalls die Linksrotation verhindert.**

Mobilisation: Der Patient dreht Kopf, HWS sowie BWS und Schultergürtel nach dorsal und kranial = **Linksrotation,** bis die Bewegungen am zu mobilisierenden Segment ankommen; mehrfache Wiederholung der Bewegung. Die Automobilisation bewirkt eine **Traktion in den linksseitigen Wirbelbogengelenken.**

Hinweis

Es kommt gleichzeitig immer auch zu einer Mobilisation in den unteren Rippenwirbelgelenken.

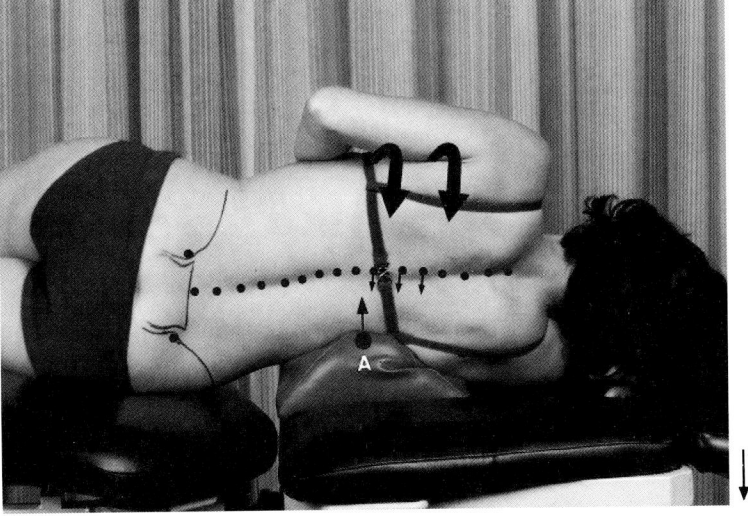

Abb. 12.16. BWS: Automobilisation der mittleren BWS (Th 8/Th 9). Fixation: kaudal durch Linksseitneigung bei Extension, Mobilisation: kranial durch Linksrotation bei Rechtsseitneigung und Extension = Traktion der linken Wirbelbogengelenke

BWS in Belastung: Einseitige Traktionsmobilisation in der mittleren BWS: Segment Th 8/Th 9 durch Gegenhalter- oder Mitnehmertechnik (Abb. 12.17)

Indikation: Bewegungseinschränkung im Bereich der mittleren BWS beim Seitneigen (einseitige Konvergenzblockierungen).

Ausgangsstellung

Patient: In entspannter Haltung. **Tubersitz.**
Kaudal ist die **LWS in Lordose** und durch ein Polster oder einen Sandsack unter der rechten Gesäßhälfte **in Rechtsseitneigung eingestellt.** Die Hände sind vor der Brust gekreuzt (Pharaonenhaltung).

Therapeut: Steht neben dem Patienten auf der zu behandelnden Seite, umfaßt Schultergürtel und Thorax und fixiert diese am eigenen Körper.

Ausführung

Fixation: **Kaudal** durch Einstellung in **Rechtsseitneigung und Extension.** Das ergibt eine Linksrotation, d. h. die **Rechtsrotation ist gesperrt.**
Die linke Hand des Therapeuten fixiert zusätzlich den kaudalen Wirbel am Dornfortsatz **Th 9** in Linksrotation = **Gegenhaltertechnik** (Abb. 12.17 a).

Mobilisation: Mobilisiert wird **Th 8 in Rechtsrotation Linksneigung und Extension.** Das ergibt eine Traktion im rechtsseitigen Wirbelbogengelenk. Dabei kann die linke Hand des Therapeuten alternativ anstatt des Gegenhaltes am fixierten kaudalen Wirbel (Abb. 12.17 a) auch **den kranialen Wirbel in Rechtsrotation mobilisieren (Mitnehmertechnik,** Abb. 12.17 b).

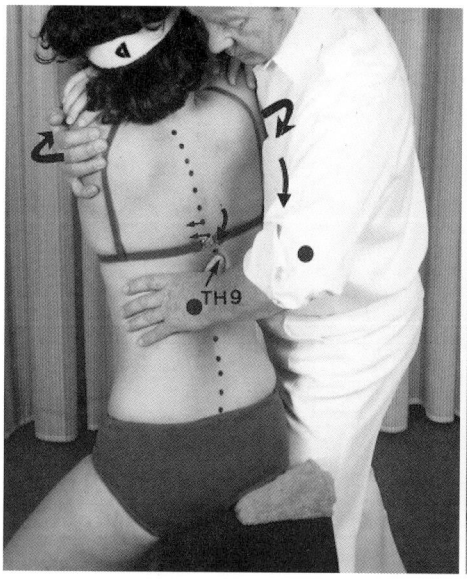
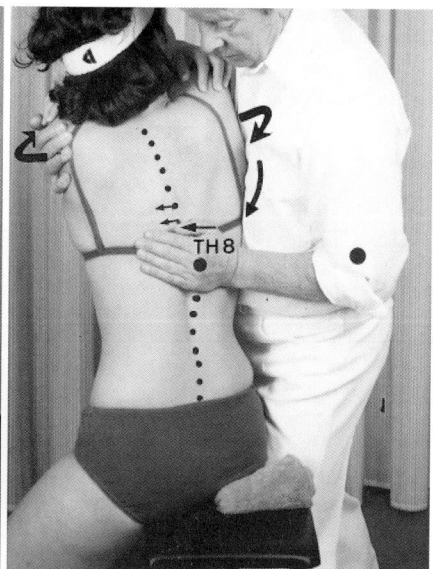

Abb. 12.17 a, b. BWS: Mobilisation Segment Th 8/Th 9 in Belastung.
Fixation: LWS in Rechtsseitneigung/Extension; und Gegenhalt Dornfortsatz von Th 9, (**a**) Mobilisation: Th 8 in Rechtsrotation bei Extension und Linksseitneigung, zusätzlich durch das Daumengrundgelenk Mitnahme von Th 8 in Rechtsrotation (**b**)

BWS in Belastung: Einseitige Divergenzmobilisation in der unteren BWS mit Gegenhaltertechnik (Abb. 12.18)

Indikation: Bewegungseinschränkungen in der BWS beim Seitneigen (hier nach rechts).

Ausgangsstellung
Patient: Entspannte Haltung, **Tubersitz, Pharaonengriff** (Hände vor der Brust gekreuzt).
Kaudal leichte **Kyphose der LWS.**
Linke Gesäßhälfte auf einem Polster oder Sandsack. Dadurch **Linksseitneigung von LWS und** dem zu fixierenden **Teil der BWS.**

Therapeut: Steht seitlich wie in Abb. 12.17.

Ausführung
Fixation: Kaudal durch Einstellung einer **Kyphose und Linksseitneigung.** Das **ergibt eine Linksrotation,** die eine Mitbewegung bei der Rechtsrotation der Mobilisationsbewegung verhindert. Außerdem wird eine **Gegenhaltefixierung** am unteren Wirbel wie in Abb. 12.17 (Fixation am Processus spinosus oder transversus) vorgenommen.

Mobilisation: Einstellung der zu mobilisierenden kranialen Wirbel in Rechtsrotation und Flexion bis an die Bewegungsbarriere (Blockierung).
Die **Mobilisation** im Segment erfolgt dann **durch weitere Rechtsrotation in Flexion.**

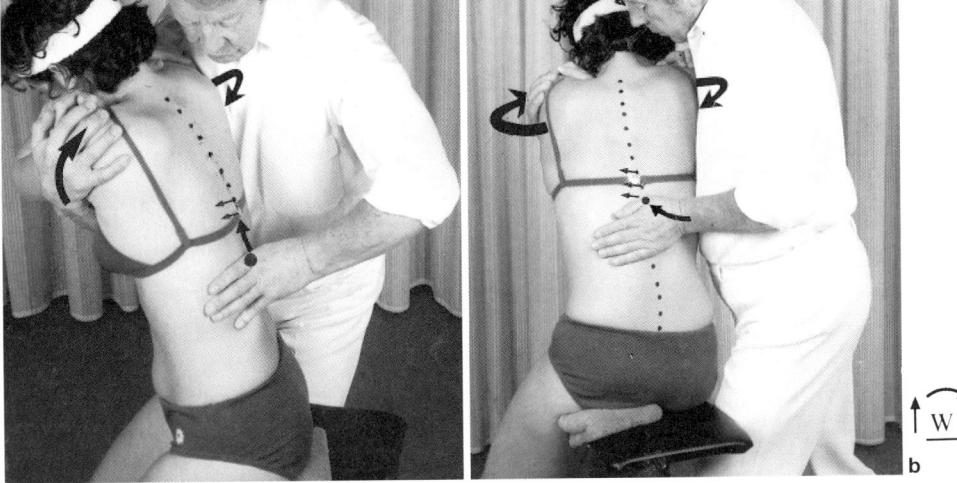

Abb. 12.18 a, b. **BWS:** Divergenzmobilisation durch Rechtsseitneigung, Rechtsrotation und Flexion **(Divergenzgleiten der linksseitigen Wirbelbogengelenke).**
Fixation: LWS in Linksseitneigung und Flexion und Gegenhalt am Dorn- (**a**) oder Querfortsatz (**b**); Mobilisation: durch Rechtsrotation und Flexion bei Rechtsseitneigung

BWS: Automobilisation in Belastung (Abb. 12.19)

Indikation: Eingeschränkte Gleitbewegungen in Konvergenz oder Divergenz.

Ausgangsstellung (Abb. 12.19b)
Patient: Sitzt, **Arme über Kreuz (Pharaonengriff)**. Die **linke Beckenseite ist mit einem Kissen unterlagert,** dadurch entsteht die Linksseitneigung der LWS, die bei Linksrotation in Extension eine Immobilisierung in der LWS bewirkt (Abb. 12.19a), ebenso bei Rechtsrotation und Flexion (Abb. 12.19c).

Ausführung (Abb. 12.19a):
Der Patient dreht Kopf und HWS nach links oben (mit gleicher Blickrichtung!). Die **linke Schulter wird nach dorsal-kranial bewegt,** bis die Linksrotationsbewegung und die Extension, die bei Rechtsseitneigung eine **Traktion der linksseitigen Gelenke** macht, im zu mobilisierenden Segment ankommt. Es handelt sich um eine aktive Mobilisation mit Hilfe der Extensoren und Linksrotatoren.

(Abb. 12.19c):
Tubersitz des Patienten und leichte **Flexion der gesamten WS.** Kissenunterlagerung wie zuvor. Kopf und HWS werden nach rechts unten bewegt (mit gleicher Blickrichtung), **die rechte Schulter wird nach vorn und unten bewegt,** bis die Rechtsrotationsbewegung und Flexion die bei Rechtsseitneigung ein **Divergenzgleiten der linksseitigen Gelenke** auslöst, im zu mobilisierenden Gelenk ankommt.
Mobilisation erfolgt durch die Flexoren und Rechtsrotatoren.
Die Bewegungen müssen durch den Therapeuten kontrolliert und eintrainiert werden.

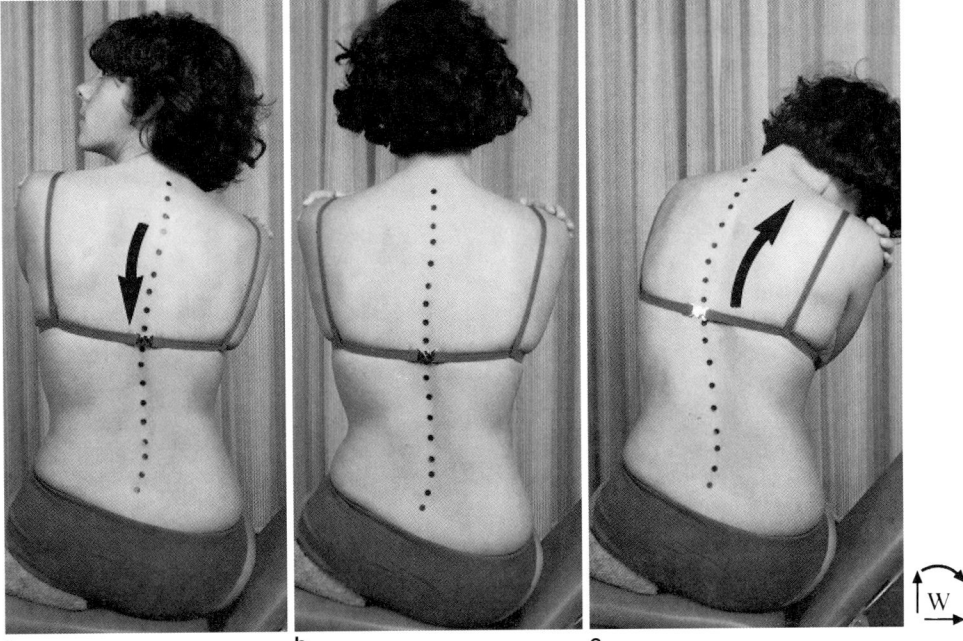

Abb. 12.19 a–c. BWS: Automobilisation.
Fixation: **b** Ausgangsstellung: LWS in Linksseitneigung Extension, BWS in Rechtsseitneigung, **a** Automobilisation in Linksrotation und Extension bei Rechtsseitneigung (= Traktion der linksseitigen BWS-Gelenke), **c** Automobilisation in Rechtsrotation und Flexion bei Rechtsseitneigung (= Divergenzgleiten der linksseitigen BWS-Gelenke)

Manipulationen

BWS: Manipulation durch Kreuzgriff; Segment Th 5–6, rechtes Gelenk (Abb. 12.20)

Indikation: Blockierungen Th 4–Th 12.

Ausgangsstellung
Patient: In Bauchlage.
Therapeut: Der Therapeut steht seitlich neben dem Patienten auf der Seite des nichtbehandelten Gelenks.

Verriegelung
Eine Verriegelung ist nicht erforderlich, da Manipulations- und Fixationsimpuls jeweils unmittelbar auf den entsprechenden Wirbel einwirken.

Ausführung
- **Die rechte Hand** liegt mit dem **Pisiforme auf dem linken Querfortsatz des oberen** Wirbels (Th 5), die Hand zeigt nach kranial.
- **Die linke Hand** liegt ebenso **auf dem rechten Querfortsatz des unteren Wirbels** (Th 6), die Hand zeigt nach lateral.
- Die Wirbel werden gegeneinander rotiert. Der **obere Wirbel wird mit der rechten Hand in Rechtsrotation gehalten und der untere mit der linken Hand in Linksrotation bewegt.** Dadurch entsteht ein Klaffen im rechten Bogengelenk.

BWS: Manipulation 415

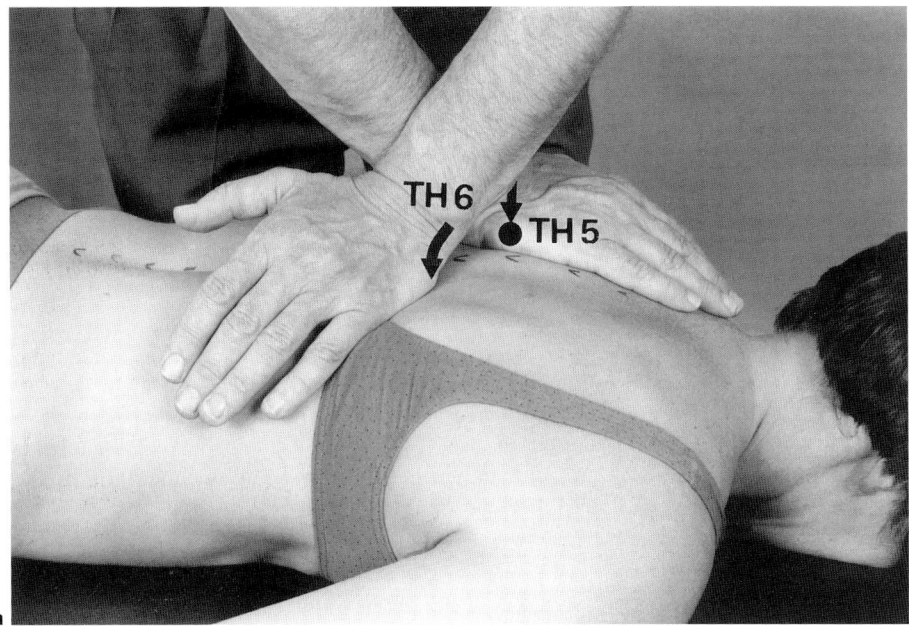

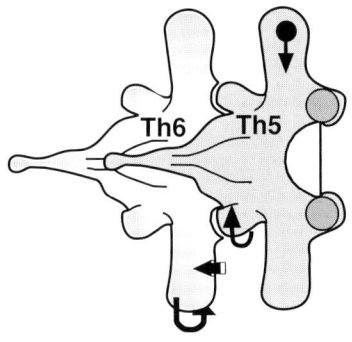

b   Dorsalansicht

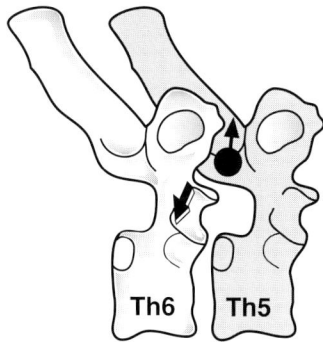

c   Rechtes Gelenk, seitlich

Abb. 12.20 a–c. Manipulation der BWS durch Kreuzgriff. Griffmechanik: die Ebene der Gelenkfläche liegt praktisch frontal. Eine Separation der Gelenkpartner erfolgt durch eine reine Rotation der Wirbel gegeneinander. Der Gelenkfortsatz des oberen Wirbels wird durch die Rechtsrotation auf der rechten Seite nach dorsal gezogen. Der rechte Querfortsatz des unteren Wirbels wird nach ventral in Linksrotation gedrückt. Die Krafteinwirkung ist auf der Manipulationsseite nach ventral etwas größer. Die Funktionen der Fixations- und Mobilisationshand sind austauschbar. In beiden Fällen kommt es zum Klaffen des rechten Wirbelbogengelenks

BWS oder Rippen-Wirbel-Gelenke:
Manipulation durch Hypomochliontechnik; Segment Th 6–7
(Abb. 12.21)

Hinweis
Doppel- oder einseitige Manipulation der Wirbelbogengelenke oder der Rippen-Wirbel-Gelenke s. Abb. 13.17, S. 442.

Indikation: Blockierungen im Bereich Th 4–10 oder der 3.–12. Rippe.

Ausgangsstellung
Patient: Der Patient **faltet die Hände im Nacken.** Die Ellenbogen werden vorn zusammen genommen. Die **Anlage des Hypomochlions erfolgt in Seitenlage** (Abb. 12.21 a).
Therapeut: Steht links oder rechts neben dem Patienten, je nachdem, ob beide oder nur ein Gelenk manipuliert werden soll.

Verriegelung
Kranial: Keine Verriegelung, **Fixierung durch Bänderspannung.**
Kaudal: Keine. Die **Fixation** geschieht **durch das Hypomochlion.** Das kann ein Mobilisationskeil sein, oder es wird aus der Hand des Therapeuten gebildet.

Ausführung
- **Die rechte Hand bildet das Hypomochlion** durch den Daumenballen und die maximal gebeugten Gelenke des 3.–5. Fingers, deren Fingerkuppen fest in die Hohlhand eingesetzt werden. Zum Schutz der Fingergelenke empfiehlt es sich, in die gebeugten Gelenke eine kleine feste Rolle zu legen. Zwischen den Fingern und dem Daumenballen entsteht eine Rinne für den Dornfortsatz der Wirbel.
  Auf diese Weise entsteht ein festes **Widerlagerpolster** für die beiden Querfortsätze des gleichen (kaudalen) Wirbels. Die **Widerlager** sind das **Daumengrundgelenk und das Mittelgelenk des Mittelfingers.**
  Wird die **Hand nach ulnar abgewinkelt** angelegt, dann stehen die **Widerlagerpunkte auf verschiedener Höhe,** d. h. der Daumen steht höher als das gebeugte Mittelfingergelenk, und es entsteht eine **gegenläufige Rotation der benachbarten Wirbel,** bei der die Gelenkfacette unter dem Mittelfinger nach ventral vom kranialen Partnerwirbel abgehoben wird. Das bedeutet bei Unterlegung der rechten Hand eine **Rechtsrotation,** bei der linken Hand eine Linksrotation **des oberen auf dem unteren Wirbel.**
- **Die linke Hand kyphosiert die Wirbelsäule** oberhalb des zu mobilisierenden Segments und bewegt den Patienten an den Ellenbogen zunächst in **Seitenlage zur Plazierung der (rechten) Hypomochlionhand** auf dem zu manipulierenden Segment (Abb. 12.21 a).

BWS: Manipulation

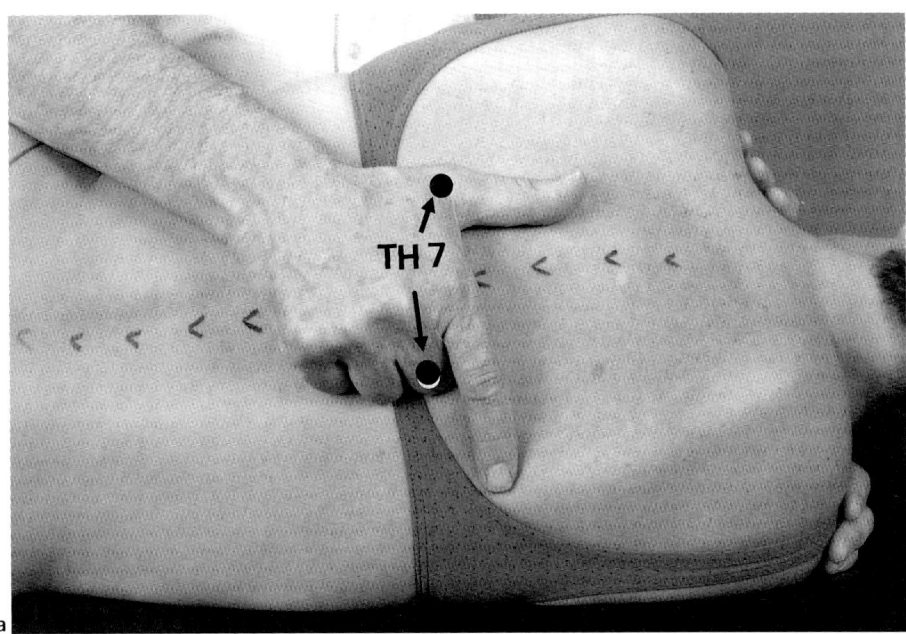

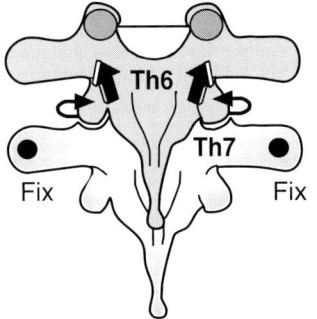

c Dorsalansicht

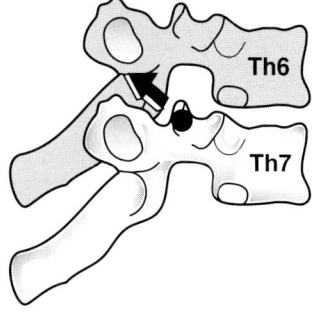

d Seitlich, Sagitalschnitt

Abb. 12.21 a–d. Manipulation der BWS durch Hypomochliontechnik.
Griffmechanik: die Ebene der Gelenkflächen verläuft frontal und etwas nach dorsal. Der kaudale Wirbel wird am Processus transversus durch das Hypomochlion der Therapeutenhand nach ventral fixiert (**b**). Der kraniale Wirbel wird durch den Manipulationsimpuls nach dorsal und leicht nach kranial gedrückt. Der Impuls muß senkrecht auf die Ebene der Gelenkflächen treffen

- Soll eine **einseitige Gelenkmanipulation** erfolgen, so wird für eine **Rechtsrotation des kranialen Wirbels die ulnar flektierte rechte Hand in Rechtsseitenlage angelegt,** für eine Linksrotation die linke Hand in Linksseitenlage, und die **Hand ebenfalls nach ulnar abgewinkelt.** Für die **Manipulation beider Bogengelenke** ist das Anlegen von beiden Seiten möglich. Dabei wird die Hand nicht abgewinkelt.
- Rückdrehung in Rückenlage mit Einatmung und Blick nach kranial (Abb. 12.21 b).
- Nach der **Entspannung** durch Ausatmung und Blickwendung nach kaudal wird der Patient über die Hypomochlionhand nach kranial „abgerollt".
- Wenn sich das zu manipulierende Segment senkrecht über der unterlegten Hand befindet, dann wird über die Ellbogen des Patienten ein **kurzer kräftiger Impuls nach dorsal und kranial** in Richtung des kranialen Wirbels gegeben, dessen Gelenkfacette dadurch nach dorsal von der kaudalen, durch das Hypomochlion des Mittelfingergelenks fixierten Facette des Partnerwirbels abgelöst wird.

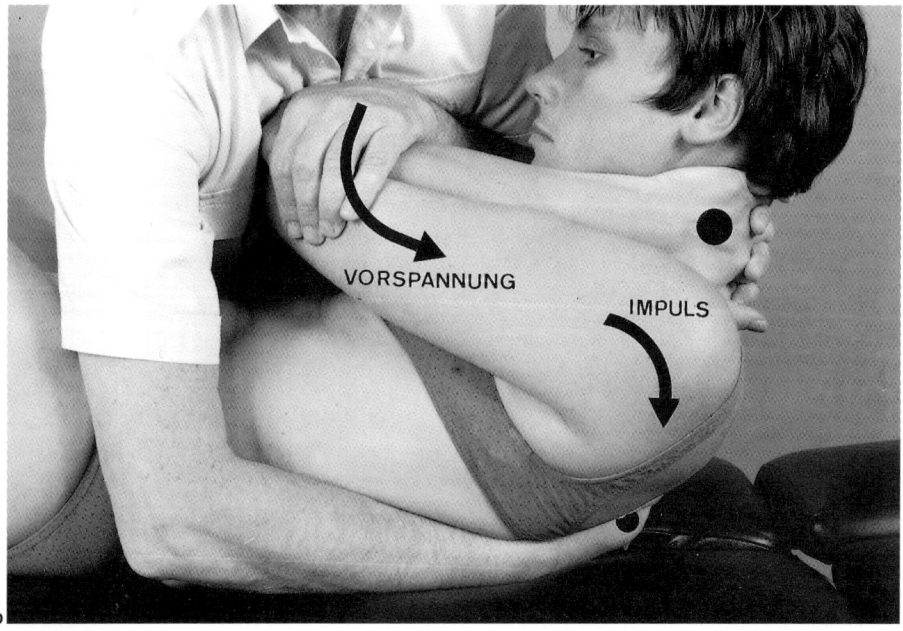

Abb. 12.21 b (Legende s. S. 417)

13 Rippengelenke

Biomechanik der Rippen-Wirbel-Gelenke

Das Bewegungsausmaß des Thorax wird durch die **stabile Ringform der einzelnen Rippenwirbelsegmente,** durch die generell geringere Beweglichkeit der BWS-Segmente (niedrigere Bandscheiben) und den straffen Bandapparat der Gelenke bestimmt.
Die Rippen-Wirbel-Verbindungen bestehen aus den

- Kostovertebralgelenken und den
- Kostotransversalgelenken.

Da sich Form und Funktion der Rippen und der WS stark gegenseitig beeinflussen, muß man die Rippen funktionell zum Bewegungssegment rechnen.

Kostovertebralgelenke

Form

Die Verbindungen der **1., 11. und 12. Rippe mit den zugehörigen Wirbeln sind einkammerig,** während die **2.–10. Rippe** jeweils doppelfacettiert sind und mit dem kranialen **und** kaudalen Wirbel artikulieren (Abb. 13.1 b). Unterteilt werden diese **zweikammerigen Gelenke** durch ein faserknorpeliges Lig. interarticulare, das von der Crista capituli costae zur Mitte der zwischen den beiden Wirbeln gelegenen Bandscheibe zieht. Die Gelenkkapsel wird durch die straffen Bandzüge des Lig. capitis costae radiatum verstärkt. Die Gelenkflächen sind teils hyalin, teils faserknorpelig.

Stellung

Die Stellung der Kostovertebralgelenke ist, wie auch umgekehrt, von der Stellung des Kostotransversalgelenks abhängig. **Beide Gelenke** müssen für eine **synchrone Drehbewegung** der vor den Querfortsätzen gelegenen Rippen auf einer gemeinsamen Achse (Rippenhalsachse) liegen.

Funktion

Im Kostovertebralgelenk finden durch die dominierende Bewegungsfunktion der Kostotransversalgelenke **nur geringfügige Dreh- und Wackelbewegungen** statt im Sinne einer Kompression des oberen Gelenkanteils und Traktion des unteren Gelenkabschnitts bei Inspiration und umgekehrt bei Exspiration.

Kostotransversalgelenke

Form

Die Kostotransversalgelenke sind **einkammerige Gelenke.** Die **Gelenkflächen der oberen 4–5 Rippen sind konvex,** die Flächen an den zugehörigen **Querfortsätzen konkav** geformt. Nach kaudal werden die Wölbungen flacher, die kaudalen Gelenke haben plane Gelenkflächen. Das 1. Kostotransversalgelenk weist nach Werenskiold (zit. in Hohmann 1968) starke Variationen zwischen konvexer und planer Gestaltung der Gelenkflächen auf, so daß hier **für die Mobilisation der ersten Rippe nur die Distraktion der Gelenkflächen nach ventral möglich ist.**

Rippengelenke: Biomechanik

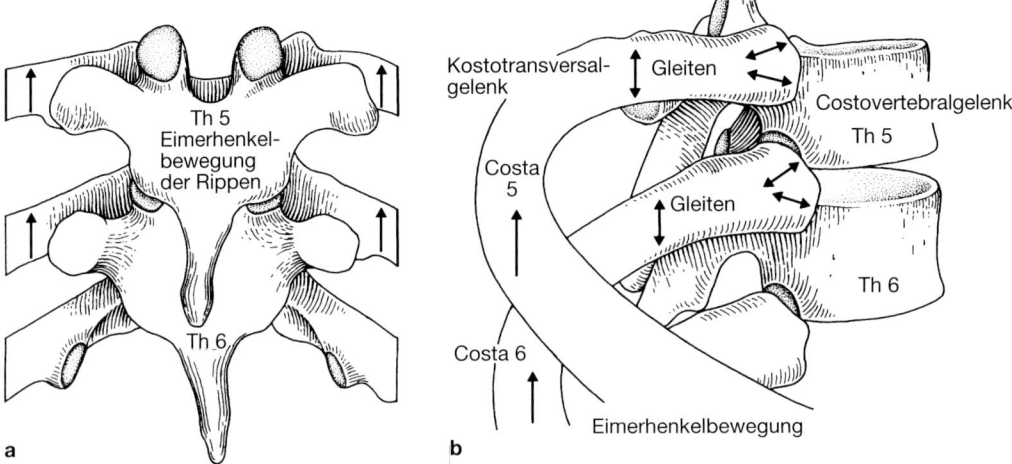

Abb. 13.1 a, b. Form, Stellung und Gleitbewegungen der Rippen in der mittleren BWS. a 5. und 6. Brustwirbel mit Rippenansätzen, b 5. und 6. Kostovertebralgelenk seitlich

Stellung und Funktion

Die Stellung der Gelenke und damit die Beweglichkeit der Rippen in der Sagittalebene hängt von der Neigung der Querfortsatzgelenkflächen in der Transversalebene nach dorsal bzw. von der Neigung der Frontalebene des Wirbelkörpers nach dorsal ab. Diese Winkelstellungen sind aber ihrerseits auch vom Grad der Kyphosierung der BWS abhängig. Eine **verstärkte BWS-Kyphose** vergrößert den Neigungswinkel zur Frontalebene und **schränkt dadurch die Beweglichkeit der Rippengelenke** zunehmend ein.

Eine weitere funktionsbestimmende Komponente ist die Stellung der Rippenhalsachsen zwischen linker und rechter Rippe. Sie wird durch den **frontalen Kreuzungswinkel** (nach Felix, zit. in Hohmann 1968; Abb. 13.2) bestimmt. Dieser Winkel mißt das **Abweichen der Rippenhalsachsen in der Transversalebene nach dorsal.** Der frontale Kreuzungswinkel nimmt von 10° bei Th 1 bis 45° bei Th 5–10 zu. Je kleiner dieser Winkel ist, um so mehr ist eine Erweiterung des Thorax in der Sagittalebene gegeben. Daher ist die sog. „**Pumpenschwengelbewegung**", die durch Hebung der ventralen Rippenenden den sagittalen Durchmesser des Thorax erweitert, der Bewegungstypus der oberen 4–5 Rippen. Mit zunehmendem Kreuzungswinkel geht die Pumpenschwengelbewegung in die „**Eimerhenkelbewegung**" der **mittleren und unteren Rippen** über, die v. a. eine Hebung der Rippen und Erweiterung des Thorax in der Frontalebene bewirkt (Abb. 13.3). Die translatorischen Gleitbewegungen in den Gelen-

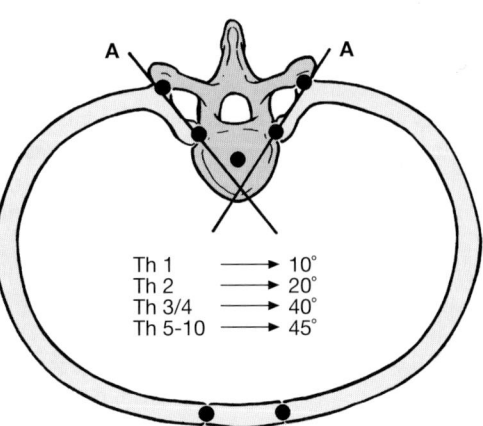

Abb. 13.2. Frontaler Kreuzungswinkel der Rippenhalsachsen nach Felix

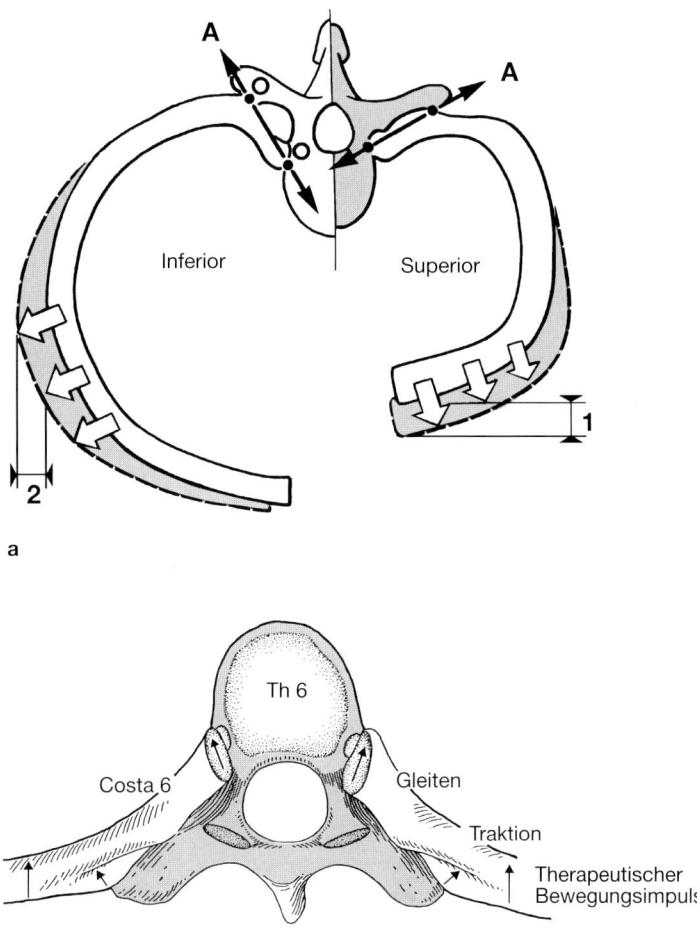

Abb. 13.3. a Sogenannte Pumpenscherengelbewegung *(1)* und Eimerhenkelbewegung *(2)* der Rippen. (Aus: Kapandji 1984/85.) **b** Translatorische Gleitbewegungen in den Rippen-Wirbel-Gelenken

ken sind aus den Abb. 13.1 a, b und 13.3 b ersichtlich.

Eine Drehbewegung der beiden Rippen-Wirbel-Gelenke um eine einzige Achse, die **Rippenhalsachse,** ist v. a. bei den gekrümmten Gelenkflächen und der Lage der Gelenke **vor** dem Querfortsatz in den Segmenten Th 2–Th 5 möglich. Bei dieser Bewegung ist die Drehachse im Lig. intraarticulare des Kostovertebralgelenks gelegen.

Die Erweiterung des Brustraums ist daher von den Rippenhalsachsen abhängig. Verlaufen diese mehr parallel zur Frontalebene (obere Rippen), dann wird der sagittale Durchmesser erweitert, bei einem mehr sagittalen Verlauf (untere Rippen) der Achse wird der frontale Thoraxdurchmesser erweitert.

Mit der zunehmenden Abflachung der Gelenkflächen in den **Rippengelenken 6–10 und der Lage des Gelenks *auf* dem Querfortsatz** ist diese Drehbewegung nicht mehr möglich. Es kommt vielmehr bei der Inspiration nach den Beschreibungen von Keitl, Hayek und Werenskiold (zit. in Hohmann 1968) zu **kranio-dorsalen Gleitbewegungen** und offensichtlich auch zu Verkantungen im Sinne einer Traktion im Kostovertebralgelenk, da sonst die auch von Kapandji (1984/85) beschriebene „Eimerhenkelbewegung" nicht möglich wäre.

Bei der Exspiration kommt es umgekehrt zu einem Gleiten nach ventral-kaudal und zu einer flächigen oder kantigen Belastung der Gelenkfläche des Querfortsatzes. Dieser **ungleichmäßigen Druckbelastung in den unteren Rippengelenken** wird die **größere Arthrosehäufigkeit** in den Rippengelenken der unteren Thoraxhälfte zugeschrieben. In den **Rippengelenken der oberen Thoraxhälfte** werden aufgrund der vorherrschenden Zugkräfte mehr **Insertionsligamentosen** des Bandapparates, v. a. des Lig. tuberculi costae gefunden (Abb. 13.4 und 13.5).

Anpassende Ausgleichsbewegungen zu den Bewegungen in den Rippen-Wirbel-Gelenken finden im Übergang der Rippen zum **Rippenknorpel** und weiter medial in den sternokostalen Gelenken statt. Dabei wird der Rippenknorpel in sich verwrungen. Die dabei entstehende kinetische Energie läßt die Rippen **nach Beendigung der muskulären Rippenhebung, bei der Exspiration wieder in die Ausgangslage** zurückkehren. Bleibt die Rückkehr der Rippe in die Ruhelage bei der Exspiration aus, kann es zu schmerzhaften parasternalen Druckpunkten kommen.

Die **Atemmuskeln** (Abb. 13.6) lassen sich nach Kapandji (1984/85) in **4 Gruppen** unterteilen:

- **Inspirationsmuskeln:** Intercostales externi und Diaphragma.
- **Inspirationshilfsmuskeln:** Sternocleidomastoidei (1), Scaleni (2, 3), bei deren Aktivität Kopf und HWS als Ursprungsorte fixiert werden müssen und die Pectorales (4, 5) bei abduzierten fixierten Armen; bei maximal abduzierten Armen wirken auch der Serratus anterior (6) und Latissimus dorsi (10), Serratus posterior superior (11) und Iliocostalis cervicalis mit. Sie sind an der forcierten und der Tiefatmung beteiligt.
- **Exspirationsmuskeln:** Intercostales interni.
- **Exspirationshilfsmuskeln:**
Bauchmuskeln: Rectus abdominis (7) und Obliquus abdominis externus (8) und internus (9). Sie senken die untere Thoraxapertur. Ferner Iliocostalis lumbalis (13), Longissimus (14), Serratus posterior inferior (15) und der Quadratus lumborum. Die Exspirationshilfsmuskeln helfen bei

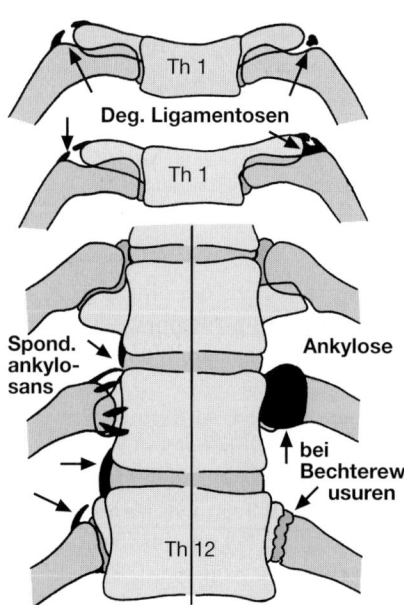

Abb. 13.4. Ligamentosen in den oberen Rippen-Wirbel-Gelenken bei Degeneration und ankylosierender Spondylitis. (Nach Dihlmann)

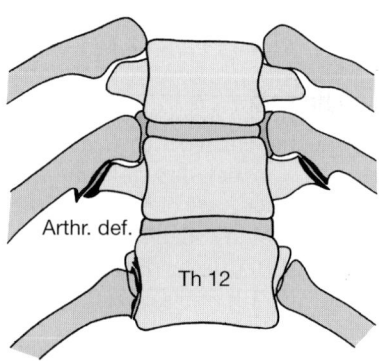

Abb. 13.5. Arthrosen in den Rippen-Wirbel-Gelenken der unteren BWS. (Nach Dihlmann)

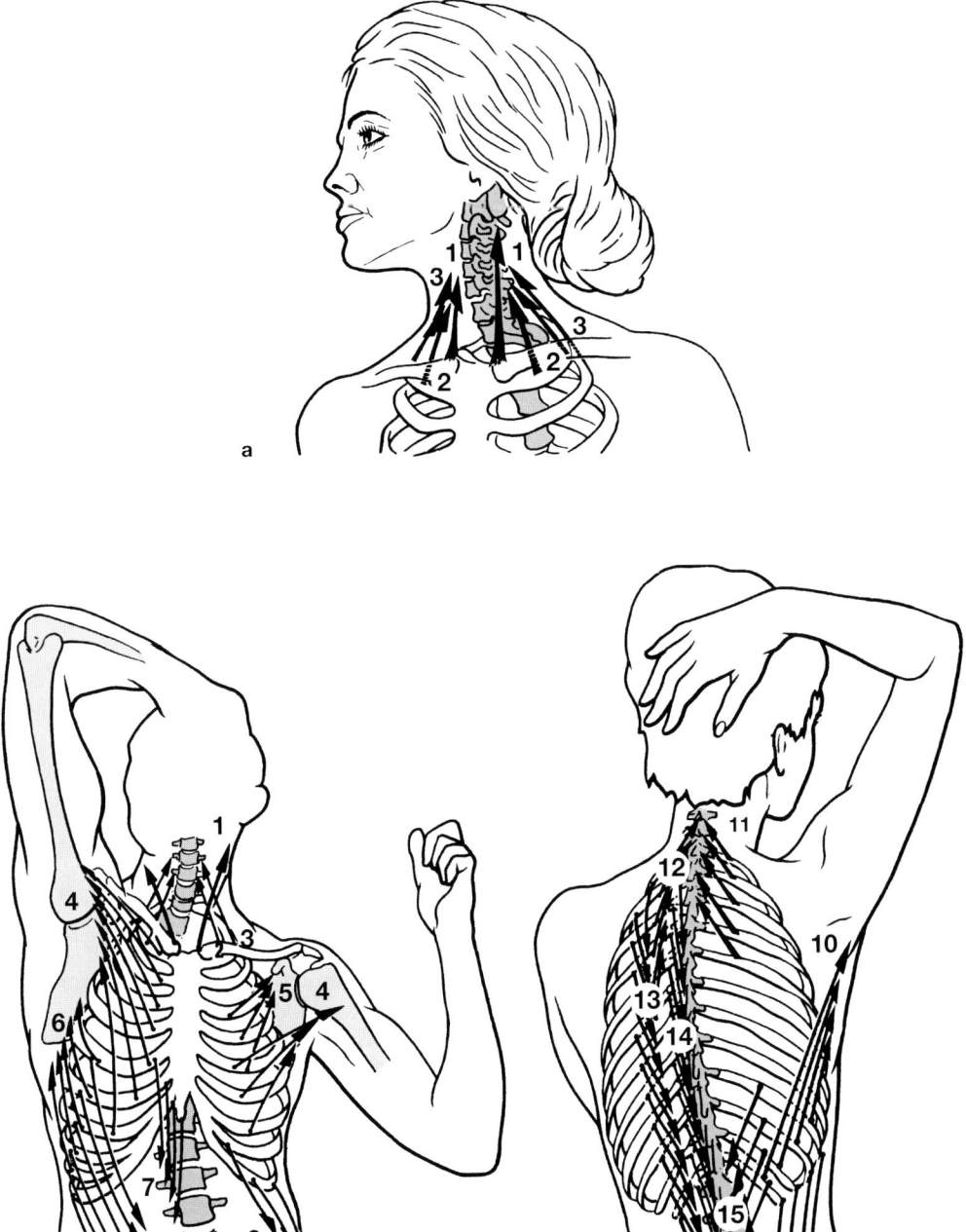

Abb. 13.6 a–c. Atemmuskeln. Erklärung der Ziffern s. Text. (Aus: Kapandji 1984/85)

forcierter Ausatmung und können den intraabdominellen Druck erhöhen.

Ein Einfluß der Rippengelenke auf die aus dem Foramen intervertebrale austretenden Nervenwurzeln ist kaum denkbar, allenfalls eine Reizung des Ramus dorsalis des Spinalnervs bei seinem Durchtritt durch das geteilte Lig. costotransversarium superius, wenn eine größere (wohl nur posttraumatisch vorstellbare) Lageveränderung der Rippen vorliegt.

Therapie der Rippenblockierung

Die Ursachen für Rippenblockierungen können sein:

- Gewalteinwirkung (Traumen),
- Degeneration der Rippen-Wirbel-Gelenke (Arthrosen/Arthritiden).

Klinischer Befund

1) **Stellungsänderung** zur Nachbarrippe.
2) **Bewegungsbehinderung** bei Inspiration oder Exspiration:

   Inspiration behindert = Blockierung in Exspirationsstellung:
   - Der Abstand zur oberen Rippe ist größer als zur unteren.
   - Die obere stumpfe Rippenkante ist besser tastbar.

   Exspiration behindert = Blockierung in Inspirationsstellung:
   - Der Abstand zur oberen Rippe ist kleiner als zur unteren.
   - Die untere scharfe Rippenkante ist (schmerzhaft) tastbar.

Als Schlüsselrippe wird die oberste bewegungsbehinderte Rippe bei Inspiration bzw. die unterste bewegungsbehinderte Rippe bei Exspiration bezeichnet.
Die Schlüsselrippe muß zuerst behandelt (mobilisiert) werden!

3) **Atmungsabhängige Schmerzen.**
4) **Palpationsschmerz:**
   Man kann kausal 2 Arten von Rippenblockierung unterscheiden:
   Primäre Rippenblockierung:
   - Kostotransversalgelenk blockiert,
   - BWS-Gelenke frei beweglich.

   Palpationsschmerz (Reihenfolge) im:
   - Kostotransversalgelenk,
   - Interkostalschmerz,
   - Sternokostalgelenk.

   Sekundäre Rippenblockierung:
   - BWS-Segment blockiert.

   Palpationsschmerz (Reihenfolge) im:
   - BWS-Gelenk,
   - Kostotransversalgelenk,
   - nach längerer Zeit evtl. Interkostalschmerz, Sternokostalgelenke frei.

Therapeutische Maßnahmen

1) **Exakte Diagnose**

   - Behinderung (Inspiration/Exspiration),
   - Schlüsselrippe feststellen,
   - Stellung der Schlüsselrippe.

   Frage: Mobilisation des Rippen-Wirbel-Gelenks oder des BWS-Segments?

2) **Gelenkmobilisation**
   Im Sitzen (oder in Rückenlage) → 1. Rippe.
   In Bauchlage → Kreuzgriff.
   In Rückenlage → Hypomochliontechnik.
   Mobilisation oder Manipulation des Wirbelbogengelenks oder des Kostotransversalgelenks stellen zuerst die Gelenkbeweglichkeit wieder her. Danach sind dann

die funktionsverbessernden Maßnahmen an den Rippengelenken und der Atemmuskulatur erforderlich.

3) **Funktions(Beweglichkeits)-Verbesserung**
Verbesserung (Wiederherstellung) der gestörten Funktion durch Bewegungsimpulse am Angulus costae und Aktivierung der Atem(-hilfs)-muskulatur:
Der Oberarm wird in maximaler Flexion (über Kopf) fixiert für die Behandlung der oberen Rippen (Pumpenschwengel) und in maximaler Abduktion für die mittleren und unteren Rippen (Eimerhenkel).

- **Inspirationskräfte** werden verursacht durch:
  – Intercostales externi,
  – Zwerchfellkontraktion (Serratus posterior inferior durch Verbreiterung der unteren Thoraxapertur),
  – Pectorales (2.–5. Rippe),
  – Serratus anterior und Latissimus dorsi (kaudale Anteile/1.–9. bzw. 7.–12. Rippe),
  – Iliocostalis von Querfortsatz C2–C7,
  – Serratus posterior superior (von C6–Th2, bzw. 2.–5. Rippe

- **Exspirationskräfte** werden verursacht durch
  – Intercostales interni,
  – Bauchpressemuskeln (Rectus/Obliqui),
  – kinetische Energie durch Inspirationsmuskeln (Rückkehr in die Ruhelage),
  – Iliocostalis (lumbaler Teil) für die 6 unteren Rippen,
  – Quadratus lumborum,
  – Longissimus thoracis (2.–12. Rippe).

Behandlung der Rippen-Wirbel-Gelenke

BWS und Rippen: Mobilisation BWS in Extension und Mobilisation der oberen Rippen durch Hypomochliontechnik
(Abb. 13.7)

Kombination der Mobilisation und Automobilisation des zervikothorakalen Übergangs und der zugehörigen oberen Rippen (Abb. 13.8) ist möglich und häufig notwendig.

Indikation:
- Bei Inspirationshemmung, d. h. Bewegungseinschränkung im zervikothorakalen Übergang mit sekundärer Rippenblockierung.
- Bei primärer Rippenblockierung (meist traumatisch).

Ausgangsstellung
Patient: Sitzt auf einem Stuhl mit hoher Lehne (evtl. Beine hochgestellt zur Kyphosierung der LWS) oder auf einer entsprechend umstellbaren Behandlungsbank. Der Oberrand der Lehne soll sich in Höhe des zu fixierenden (kaudalen) Wirbels befinden. Die **Arme sind verschränkt** gegen die eigene Stirn gelegt, das **Kinn ist angezogen** („chin in").

Therapeut: Steht seitlich und **umfaßt die Arme des Patienten von vorn.** Die **andere Hand** kann ventral die Weite des Interkostalraumes oder die **Mobilisationsbewegung palpieren.** Sie kann auch **Gegenhalt an einer Rippe geben.**

Ausführung
Fixation: Der Kopf des Patienten ist am Körper des Therapeuten fixiert.
Manuell können auch die nichtmobilisierten **Rippen durch Gegenhalt fixiert** werden.

Mobilisation: Der Therapeut bewegt die **Arme des Patienten über die Oberkante der Rückenlehne** (Hypomochlion und Umdrehungsachse) **nach dorsal,** wodurch es zur Extension (Konvergenzbewegung) im zervikothorakalen Übergang und zur Hebung der oberen Rippen kommt.
Dann drückt der Patient seine Ellenbogen gegen die Hand des Therapeuten. **(1)** Nach dieser isometrischen Anspannung bewegt der Therapeut **in der Entspannungsphase die verschränkten Arme des Patienten weiter** über das Hypomochlion **in dorsale Richtung. (2)**

Rippengelenke: Mobilisation 427

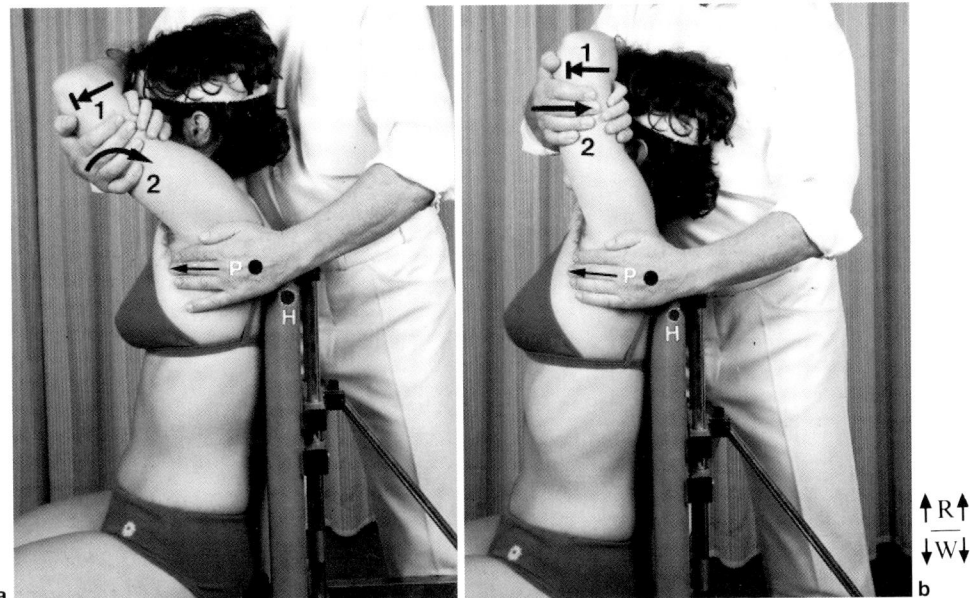

Abb. 13.7 a, b. Mobilisation der oberen Rippen und BWS in Extension: a Ausgangsstellung, **b** Endstellung (*P* Palpation, *H* Hypomochlion)

BWS und obere Rippen: Automobilisation der oberen Rippen und der BWS in Extension durch Hypomochliontechnik (Abb. 13.8)

Indikation:
- Eingeschränkte Dorsalflexion (Extension) in der oberen BWS und/oder
- Einschränkung der Beweglichkeit der oberen Rippen.

Ausgangsstellung (Abb. 13.8a)

Patient: Sitzt auf einem **Stuhl mit hoher Lehne** oder auf einer **Behandlungsbank mit aufstellbarer Lehne;** die Oberkante der Lehne ist die Umdrehungsachse. Bei Fehlen eines Stuhls mit hoher Rückenlehne kann der **Gegenhalt** aber **auch durch die Hand einer Hilfsperson** gegeben werden, die ihren Unterarm mit dem Ellbogen rückwärts an einer Wand abstützt.

Die Füße des Patienten sind so hoch gestellt (Fußbank), daß die **LWS kyphosiert** ist. Kopf und HWS hält der Patient durch seine am Hinterkopf verschränkten Arme.

Ausführung (Abb. 13.8b)

Bei Inspiration erfolgt bereits eine **Dorsalflexion der oberen BWS** bis zum zu mobilisierenden Segment. Dann führt der Patient **bei weiterer Einatmung** eine weitere Dorsalflexionsbewegung **über die Oberkante der Rückenlehne** (bzw. die Hand einer Hilfsperson) als Umdrehungsachse aus, wobei er zur Bahnung der Bewegung mit den Augen nach oben guckt.

In der Entspannungsphase bei Exspiration Weiterführung der **Bewegung in der Transversalebene (Traktion) und Dorsalflexion (Konvergenz).**

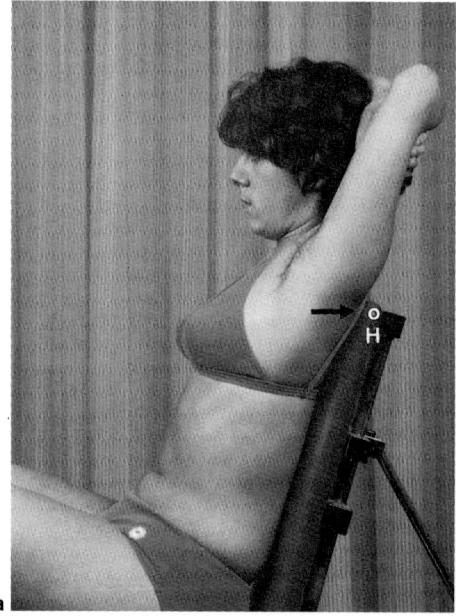 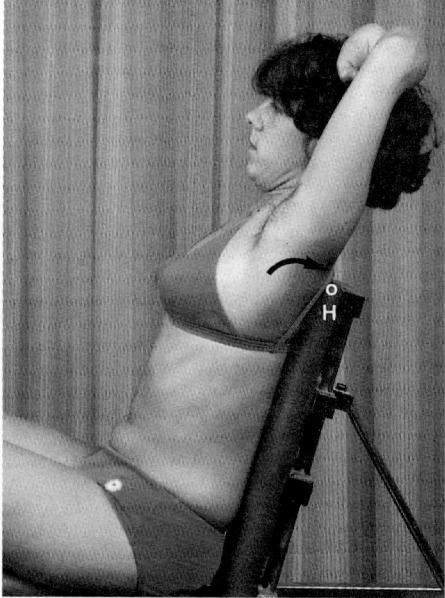

Abb. 13.8 a, b. Obere Rippen: Automobilisation durch Heben des Sternums und der Rippen bei Inspiration. **a** Ausgangsstellung, **b** Endstellung (*H* Hypomochlion = Umdrehungsachse)

Mobilisation der 1. Rippe (Abb. 13.9)

Ausgangsstellung
Patient: Sitzt (Abb. 13.9a) oder ist in Rückenlage (Abb. 13.9b).
Therapeut: Steht hinter dem Patienten.

Ausführung
Kopf und HWS des Patienten werden **zu der zu behandelnden Seite rotiert** (Traktionsimpuls im Rippen-Wirbel-Gelenk) **und geneigt** (Entspannung der Mm. scaleni). Nach Ausatmung wird die **Rippe** (von dorsal) **in Richtung zur gegenüberliegenden Hüfte bewegt.** Dazu muß der M. trapezius nach dorsal abgezogen werden und die Radialseite des Zeigefingergrundgliedes möglichst gelenknah plaziert werden. Bei der Technik in Rückenlage kann der Therapeut den Ellbogen am eigenen Körper abstützen. Der Mobilisationsimpuls erfolgt dann durch Körperdrehung des Therapeuten.

Hinweis
Ein leichter Periostschmerz an der Kontaktstelle ist nicht immer zu vermeiden.

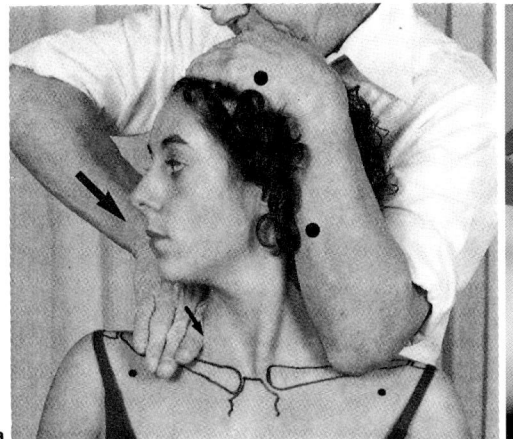
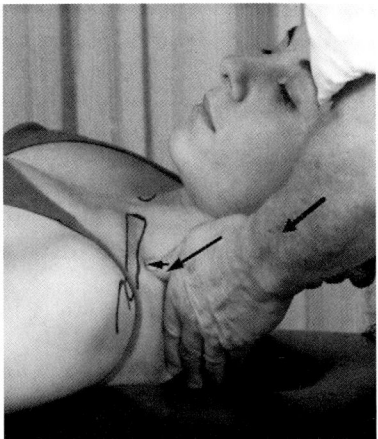

Abb. 13.9 a, b. **Rippen:** Mobilisation der 1. Rippe: **a** im Sitzen, **b** in Rückenlage

Rippen: Traktion in den Kostotransversalgelenken durch Kreuzgriff (Abb. 13.10)

Indikation: Eingeschränkte Rippenbeweglichkeit (4.–12. Rippe) bei In- oder Exspiration.

Ausgangsstellung
Patient: In entspannter **Bauchlage**, evtl. **WS-Kyphosierung** durch Lagerung auf einem Kissen. In der oberen BWS Kopfrotation zur Seite der blockierten Rippe.
Therapeut: Steht in Höhe der zu mobilisierenden Rippe auf der nicht behandelten Seite.

Ausführung
Fixation: Die **Fixationshand liegt auf den Querfortsätzen der nichtmobilisierten Seite** und fixiert diese in leichter Rechtsrotation.
Mobilisation: Die **Mobilisationshand** liegt mit der ulnaren Handkante **auf der zu mobilisierenden Rippe,** das Pisiforme am Angulus costae, unmittelbar lateral vom zugehörigen Wirbelquerfortsatz. Die **Rippe** wird mit der Ausatmung **nach ventral, lateral und kaudal** mobilisiert.

Hinweis
Die Technik eignet sich auch als **Direktmanipulation** des Rippen-Wirbel-Gelenks (s. S. 438/439).

Rippengelenke: Mobilisation

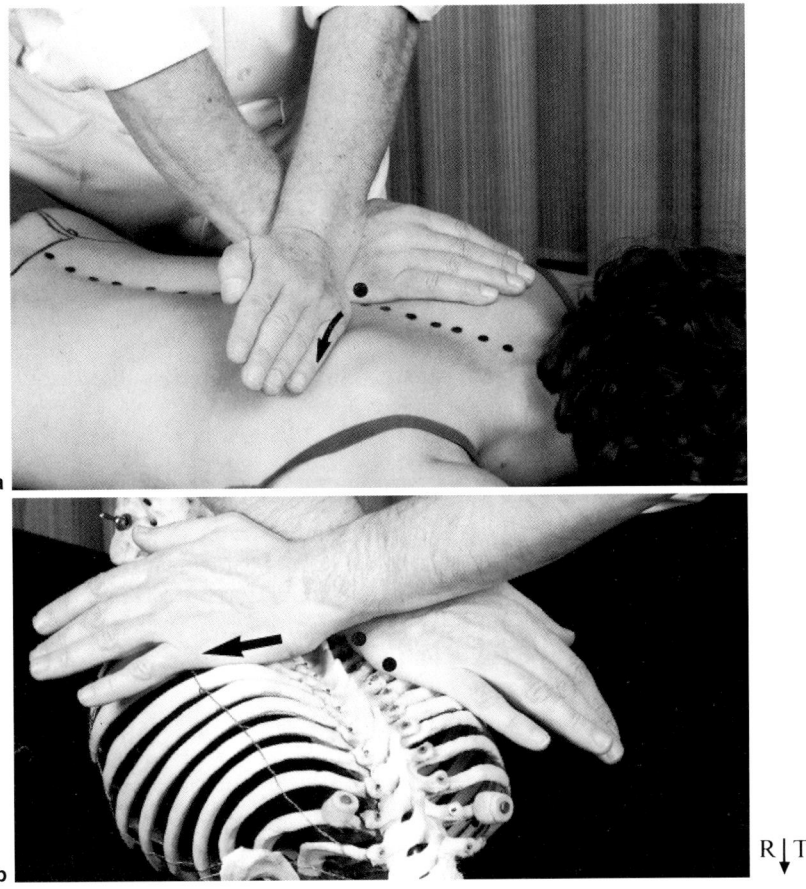

Abb. 13.10 a, b. Mobilisation der Rippen Traktion Kostotransversalgelenke durch **Kreuzgriff** mit Fixation der Querfortsätze auf der Gegenseite

Untere Rippen: Mobilisation durch Gegenhalter- bzw. Mitnehmertechnik (Abb. 13.11)

Indikation: Eingeschränkte In- oder Exspirationsbeweglichkeit der kaudalen Rippen mit Einschränkung der Tiefatmung.

Ausgangsstellung
Patient: In **Seitenlage**.
Unter den zu mobilisierenden Rippen liegt eine Polsterrolle (Umdrehungsachse). Das tischnahe Bein kann gebeugt, das obere Bein gestreckt werden zur Verstärkung der Seitneigung!
Der oben liegende rechte Arm des Patienten ist über Kopf gestreckt.
Therapeut: Steht hinter dem Patienten.

Ausführung

Behandelt werden in dieser Position die oben liegenden Rippen.
Der Therapeut steht hinter dem Patienten und umfaßt **mit der einen (hier der linken) Hand von kranial die oberen Rippen** und das Schulterblatt. Der Oberarm des Patienten liegt auf dem Unterarm des Therapeuten.
Die **andere Hand fixiert** bei **Inspirationshemmung (1) die kaudale Nachbarrippe**. Bei **Exspirationshemmung** unterstützt diese Hand die zu bahnende **Kaudalbewegung der blockierten Rippe (2)**.
Die Mobilisation findet atemsynchron unter Verstärkung der Linksseitneigung und Rechtsrotation der BWS statt. **Durch die Rechtsrotation in der BWS** kommt es zu einer leichten **druckmindernden Lösung** der beiden Gelenkflächen **von Querfortsatz und Rippe,** wodurch die Gleitbewegung nach kranial oder kaudal im Gelenk erleichtert werden soll.
Die Bewegung erfolgt durch Zug an **Arm und Schulterblatt des Patienten nach dorsal kranial** und Mitnahme der bewegungsgehemmten Rippen.

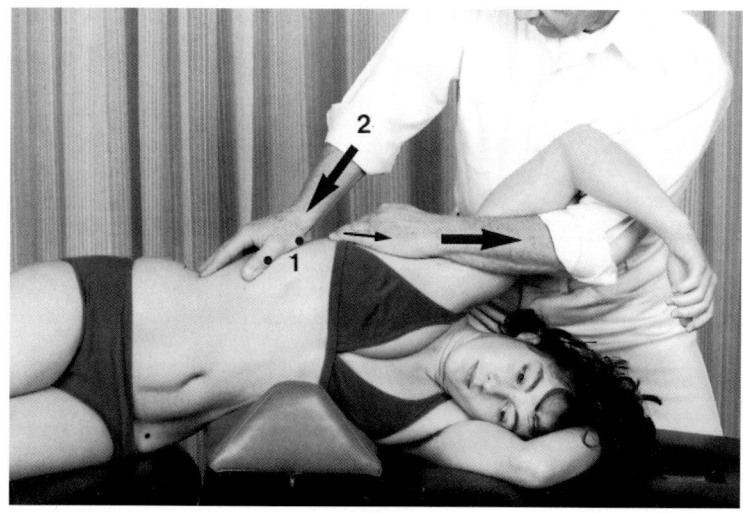

Abb. 13.11. Mobilisation: untere Rippen bei Inspirationshemmung. Fixation der kaudalen Nachbarrippe *(1);* bei Exspirationshemmung Kaudalbewegung der blockierten Rippe *(2)*

Rippen: Automobilisation der unteren Rippen, Training von Bauch- und Rückenmuskulatur (Abb. 13.12)

Indikation: Eingeschränkte Beweglichkeit der unteren **Rippen und BWS** (sekundäre Rippenblockierung).

Ausgangsstellung
Patient: In Seitenlage wie bei der Mobilisation (Abb. 13.11). Das tischnahe Bein ist in Hüft- und Kniegelenk flektiert, das andere Bein ist gestreckt.

Ausführung

In der **Ausatmungsphase** bewegt der Patient den über Kopf gestreckten **Arm weiter in Abduktion und das gestreckte Bein in Adduktion.**
Bei Einatmung wird der **Arm** so weit wie möglich in **verstärkte Abduktion und Kranialstreckung** gebracht und das **Bein** wieder **in die Ausgangsstellung,** wodurch eine vermehrte Aufspreizung der Rippen und eine Verstärkung der Rechtsseitneigung und Linksrotation in den zugehörigen Wirbelsegmenten erfolgt.

Hinweis
Trainiert werden dadurch auch die Bauch- und Rückenmuskulatur, der M. quadratus lumborum und die Hüftgelenkabduktoren.

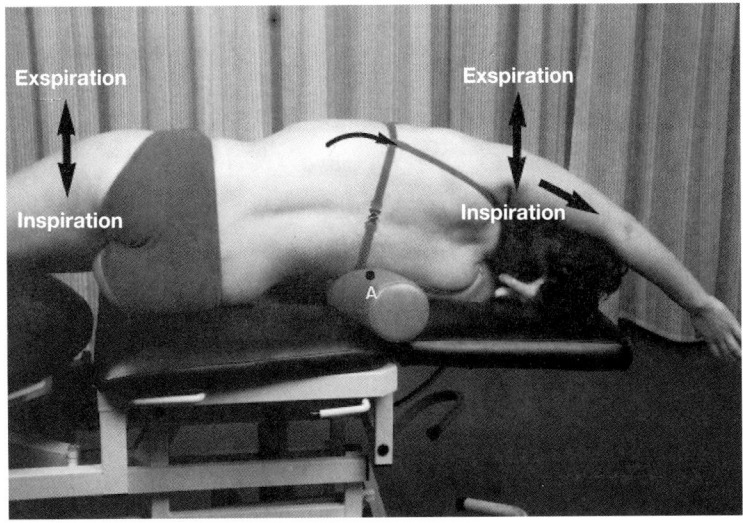

Abb. 13.12. **Rippen:** Automobiliation der unteren Rippen

Obere Rippen: Mobilisation und Dehnung der oberen Thoraxmuskulatur (Hypomochliontechnik) (Abb. 13.13)

Indikation: Bewegungseinschränkung im zervikothorakalen Übergang **bei Extension mit sekundärer oder primärer Rippenblockierung** bei Inspiration (technische Ausführung analog Abb. 13.8, S. 428).

Ausgangsstellung
Patient: In **Rückenlage**. Die Arme sind hinter dem Kopf verschränkt. Ein **Keil oder Polster liegt unter den zu mobilisierenden Rippen.** Hüfte und Kniegelenk sind gebeugt. Die Füße stehen auf der Behandlungsbank.
Therapeut: Steht seitlich, Kopf und Arme des Patienten liegen auf seinem Unterarm.

Ausführung
Fixation: Die Fixation erfolgt durch die Einstellung der **LWS in Kyphose** und, falls erforderlich, zusätzlich an den Rippen durch die Palpationshand des Therapeuten.
Mobilisation: **Rippen und Wirbel** oberhalb des Polsters werden **bei der Inspiration** des Patienten **in Dorsalflexion** gebracht. Dadurch entsteht eine Verstärkung der Rippenhebung beim Einatmen.

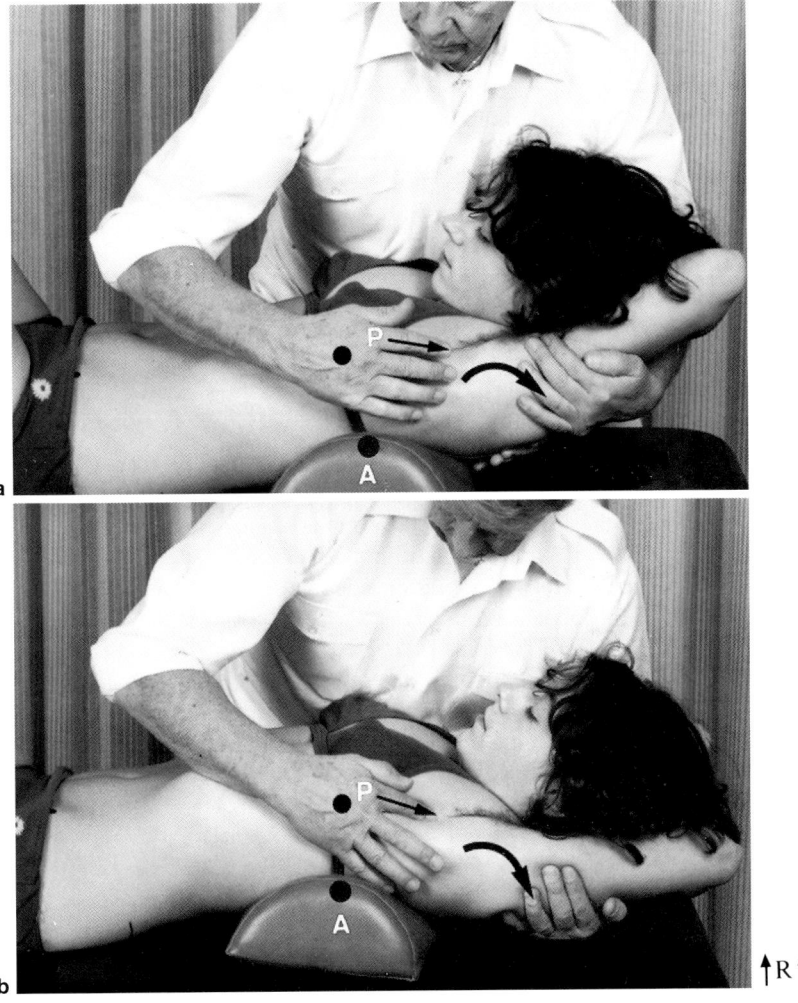

Abb. 13.13 a, b. Rippen: **Mobilisation obere Rippen** durch Dorsalflexion des Thorax mit Rippenhebung bei Inspiration

Rippen: Mobilisation der Kostotransversalgelenke durch Hypomochliontechnik (Abb. 13.14)

Indikation: Eingeschränkte Beweglichkeit im 4.–10. Kostotransversalgelenks.

Ausgangsstellung

Patient: In Seitenlage zur Anlage der Mobilisationshand an die Rippe lateral vom Wirbelquerfortsatz (Abb. 13.14c).
Hüft- und Kniegelenk sind gebeugt.
Die Hände sind im Nacken gefaltet oder über der Brust gekreuzt (Pharaonenhaltung), Ellbogen zusammen.

Therapeut: Steht vor dem Patienten.

Ausführung

Fixation: Die **Mobilisationshand** wird mit gebeugtem (Abb. 13.14 a, c) oder gestreckten Daumenendglied (Abb. 13.14 b) neben dem Wirbelquerfortsatz am Angulus costae **auf die zu mobilisierende Rippe** gelegt (Abb. 13.14 c).

Mobilisation: Dann wird der **Patient in die Rückenlage** gebracht und darüber hinaus langsam auf die zu mobilisierende Seite gedreht, bis das Thoraxgewicht fühlbar auf der Mobilisationshand am Angulus costae ruht (Abb. 13.14 d).
In dieser Position wird **nach dem Ausatmen ein leichter Druck** über die Ellenbogen des Patienten **nach dorsal** gegeben (Abb. 13.14 e). Dadurch kann der Wirbel nach dorsal ausweichen, während die Rippe durch den Daumen des Therapeuten nach ventral vom Querfortsatz gelöst wird, d.h. es kommt zur Traktion im Kostotransversalgelenk.

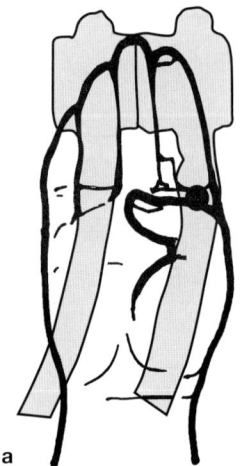
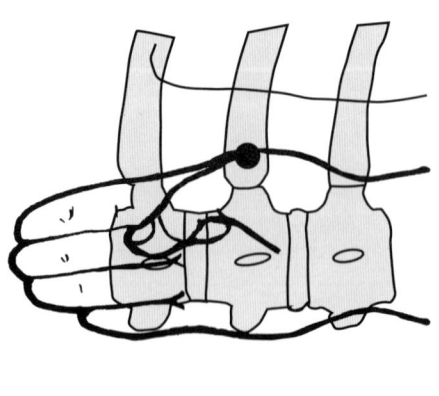

Abb. 13.14 a–e. Rippen: Mobilisation der Kostotransversalgelenke: **a–c** Anlage der Mobilisationshand. **d, e** Ausführung der Mobilisation (**d** Ausgangsstellung, **e** Endstellung)

Hinweis

Bei älteren Patienten (Osteoporose) sowie bei Emphysematikern, Asthmatikern und nach Behandlungen mit Kortison ist besondere Vorsicht beim Impuls in der Rücklagerung erforderlich.

Die Technik eignet sich unter Beachtung der vorgenannten **Einschränkungen** bezüglich der **Festigkeit der Knochenstruktur** auch zur **indirekten Manipulation der Rippen-Wirbel-Gelenke** (s. Abb. 13.17, S. 442/443).

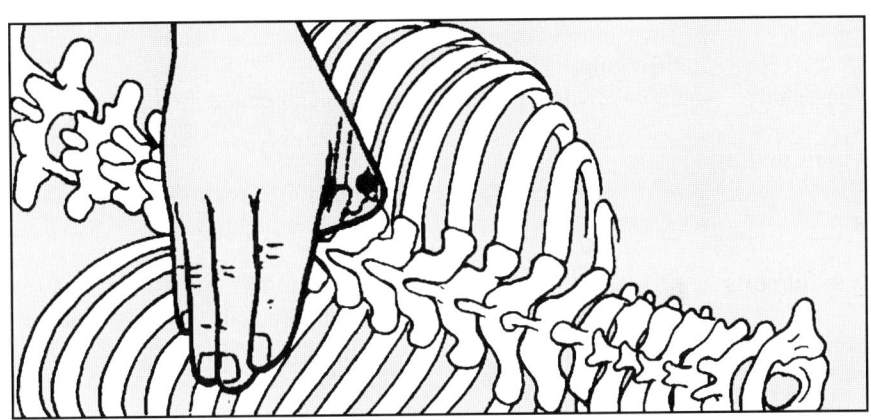

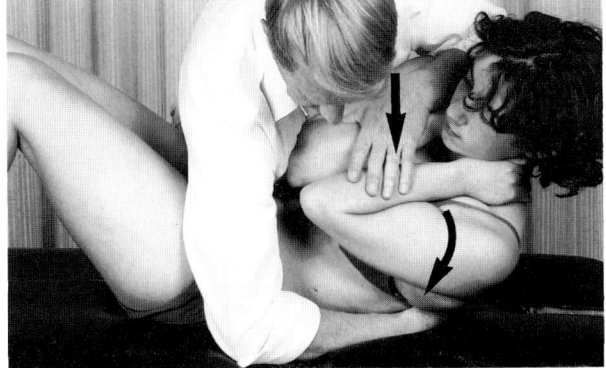

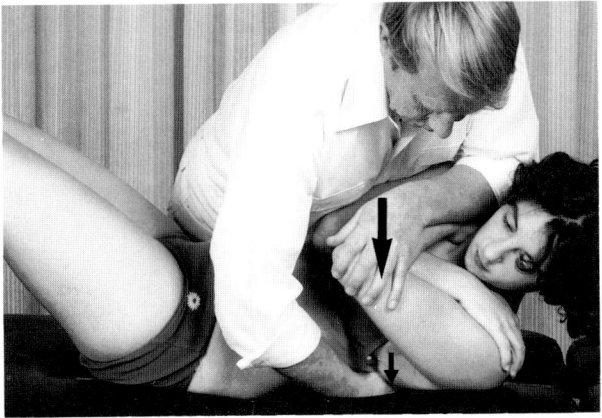

Abb. 13.14 c–e. (Legende s. S. 436)

Manipulationen

Rippen: Manipulation durch Kreuzgriff;
Beispiel: rechtes Rippengelenk mit Gegenhaltertechnik (Abb. 13.15)

Indikation: Feste Blockierungen der Kostotransversalgelenke der 4.–12. Rippe.

Ausgangsstellung
Patient: In entspannter **Bauchlage.** Die Arme hängen beiderseits über den Rand der Behandlungsbank.
Therapeut: Steht neben dem Patienten auf der nichtbehandelten Seite.

Verriegelung
Ist **nicht erforderlich,** da es sich um eine Direktmanipulation mit unmittelbarer Einwirkung auf beide Gelenkpartner handelt.

Ausführung
- **Die rechte Hand** liegt mit dem Pisiforme als **Fixationshand** auf dem linken Querfortsatz von Th 7.
- **Die linke Hand** liegt breitflächig mit der ulnaren Handkante auf der rechten 7. Rippe. Das Pisiforme liegt unmittelbar lateral vom Processus transversus des zugehörigen Wirbels.
- Nach mehrmaligem Ein- und Ausatmen zur generellen Entspannung erfolgt die Manipulation in der Ausatmungsphase durch:
  - **Impuls der linken Hand auf die Rippe** nach ventral und lateral bei gleichzeitigem
  - **Gegenhalt der rechten Hand** auf dem gegenüberliegenden **Querfortsatz** des zugehörigen Wirbels.

Rippengelenke: Manipulation 439

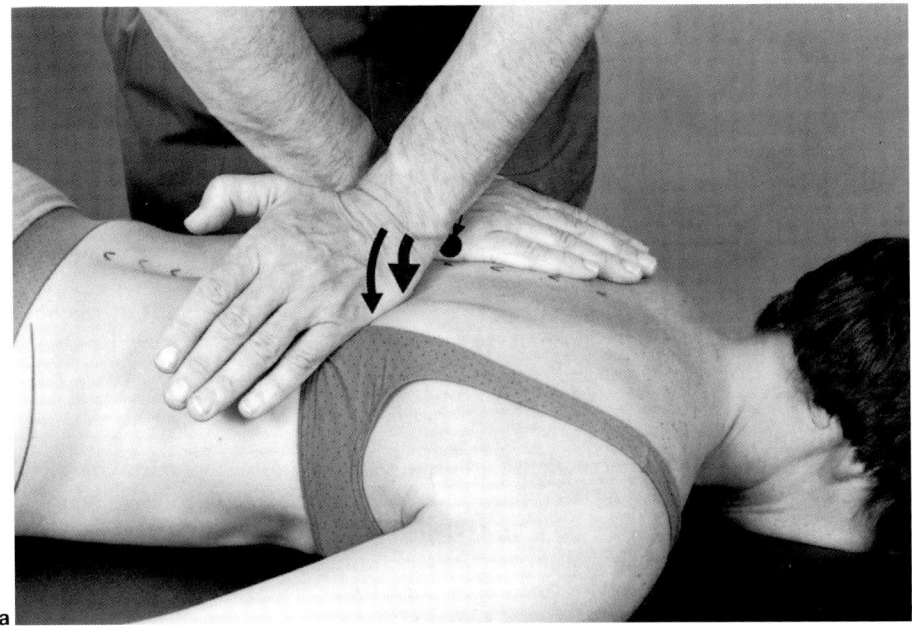

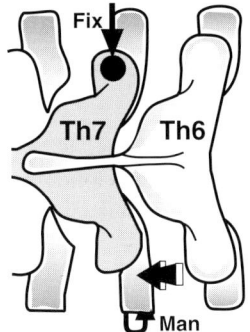

b Dorsalansicht

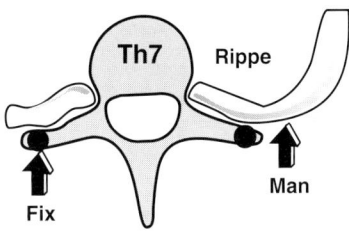

c Transversalschnitt

Abb. 13.15 a–c. Manipulation der Rippen-Wirbel-Gelenke durch Kreuzgriff; rechtes Rippengelenk mit Gegenhaltertechnik.
Griffmechanik: die Ebene der Gelenkflächen liegt praktisch frontal. Eine Separation der Gelenkpartner erfolgt durch einen direkten gelenknahen Impuls auf die Rippe nach ventral und lateral. Der Gegenhalt am gegenüberliegenden Querfortsatz des zugehörigen Wirbels gibt dem Wirbel einen Impuls in Rechtsrotation, der eine Mitbewegung durch den entgegengesetzten Impuls auf die manipulierte Rippe nach ventral-lateral verhindert und so zur Trennung der beiden Gelenkflächen führt

Rippen-Wirbel-Gelenke: Manipulation des Kostotransversalgelenks der 2. Rippe links („chin pivot") (Abb. 13.16)

Indikation: Blockierung der Kostotransversalgelenke der 2.–4. Rippe.

Ausgangsstellung

Patient: Bauchlage. Die **Arme** liegen **innenrotiert parallel zum Körper** oder hängen beiderseits seitlich über den Rand der Behandlungsbank, **um die Schulterblätter zur Seite abzuschieben.**

Dann dreht der Patient so weit wie möglich **Kopf und Hals zur Seite der Behandlung,** hier nach links.

Therapeut: Steht am Kopfende der Behandlungsbank.

Verriegelung

Die Verriegelung der Wirbelsäule erfolgt zum großen Teil **bereits durch die Extension und Rotation der HWS zur Behandlungsseite.** Unter Palpationskontrolle wird zur **Entspannung des Scalenus posterior** noch etwas Seitneigung und Dorsalflexion zur Behandlungsseite zur stabilisierenden Konvergenz der behandlungsseitigen Wirbelbogengelenke ergänzt. Der Kopfteil der Behandlungsbank wird dazu entsprechend nachgestellt.

Alternativ kann bei Hypermobilen und **nichtverkürzten Scaleni** auch eine Seitneigung zur Gegenseite der Rotation **durch leichtes Absenken des Kopfes,** d. h. eine **echte Gelenkverriegelung** der HWS, vorgenommen werden.

Ausführung

- Nach **Einstellung der Verriegelung** legt der Therapeut den
- abgespreizten **Daumen** der Mobilisationshand (rechte Hand) von dorsal **breitflächig auf die Rippe.** Die Daumenspitze liegt unmittelbar am Querfortsatz des Wirbels.
- Die **linke Hand liegt** mit Daumen- und Kleinfingerballen **auf dem angelegten Daumen** der anderen Hand und gibt nach
- mehrmaligem Ein- und Ausatmen zur generellen Entspannung mit dem gelenknahen Pisiforme des Kleinfingerballens den kurzen kräftigen **Manipulationsimpuls nach ventral und lateral.**

Anmerkung: Der **Manipulationsimpuls** muß **gelenknah** erfolgen, um eine Traumatisierung der Rippe zu vermeiden.

Rippengelenke: Manipulation

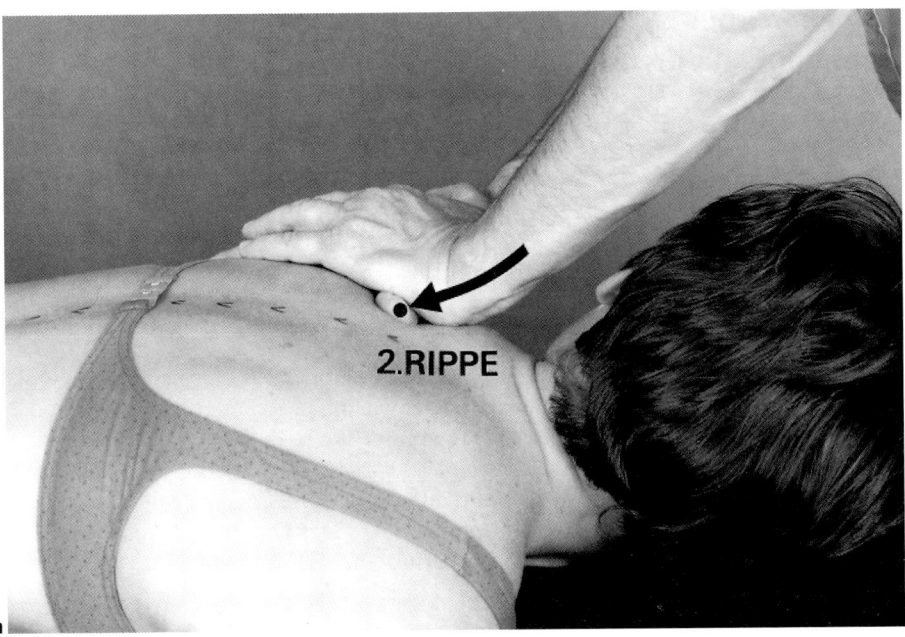

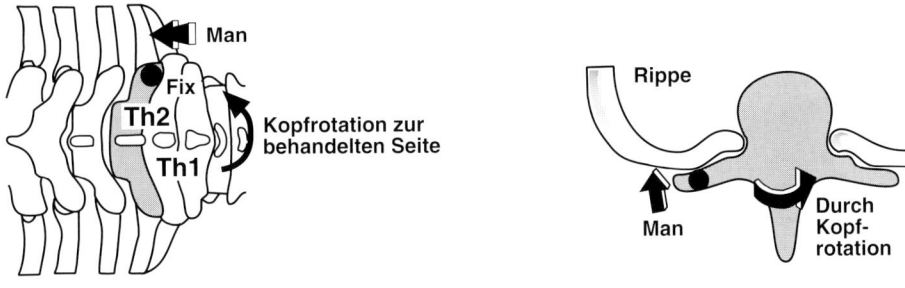

Abb. 13.16 a–c. Manipulation der Rippen-Wirbel-Gelenke; Kostotransversalgelenk der 2. Rippe links.
Griffmechanik: der linke Querfortsatz von Th 2 wird durch die Linksrotation des Kopfs auf der linken Seite tendenziell nach dorsal gezogen. Die Rippe am linken Querfortsatz wird durch den Manipulationsimpuls nach ventral bewegt und löst sich dadurch von der Gelenkfläche am Wirbelquerfortsatz

Rippen-Wirbel-Gelenke:
Manipulation durch Hypomochliontechnik (Abb. 13.17)

Indikation: Blockierungen im Bereich der 4.–12. Rippe.

Ausgangsstellung
Patient: In **Rückenlage**. Die Hände sind im Nacken gefaltet oder in Pharaonenhaltung. Die Ellenbogen liegen zusammen.
Therapeut: Steht auf der nichtblockierten Seite.

Verriegelung
Bänderspannung durch Kyphosierung oberhalb der zu behandelnden Rippe. Der **Gegenhalt** wird, wie bei der Manipulation oder Mobilisation der Wirbelbogengelenke, **durch ein Hypomochlion in Form der Therapeutenhand** gegeben (s. Abb. 13.14, S. 436).
Bei der Manipulation von Rippen-Wirbel-Gelenken mit Hypomochliontechnik wird die **gestreckte Hand** benützt. Der **Daumen liegt auf dem Zeigefinger** und ist ebenfalls gestreckt oder nur im Endglied gebeugt.

Ausführung
- Der Therapeut dreht den **Patienten in Seitenlage** zu sich her und legt die **Hypomochlionhand auf das zu behandelnde Gelenk.** Dabei liegt der Daumen entlang der Rippe auf dem Angulus costae. Die Daumenkuppe bzw. das flektierte Endgelenk liegen dem Wirbelquerfortsatz unmittelbar an (Abb. 13.17a).
- Dann wird der Patient wieder **in Rückenlage** gebracht und die WS oberhalb der zu behandelnden Rippe über die Ellenbogen kyphosiert.
- Nach mehrmaligem Ein- und Ausatmen mit Blickwendung nach kranial beim Ein- und nach kaudal beim Ausatmen wird der Patient **langsam über die angelegte Hypomochlionhand „gerollt"** (Abb. 13.17b).
- Wenn sich das Gelenk senkrecht über der Hand des Therapeuten befindet, gibt dieser einen **kurzen Manipulationsimpuls über die Arme und den Thorax des Patienten tischwärts.** Durch die Stufe zwischen Daumen und Zeigefinger kann sich der Dornfortsatz durch den Manipulationsimpuls noch etwas nach dorsal bewegen, während die Rippe durch den Gegenhalt des Daumens nach ventral gedrückt wird und sich dadurch von der Gelenkfläche des Querfortsatzes ablöst.

Rippengelenke: Manipulation 443

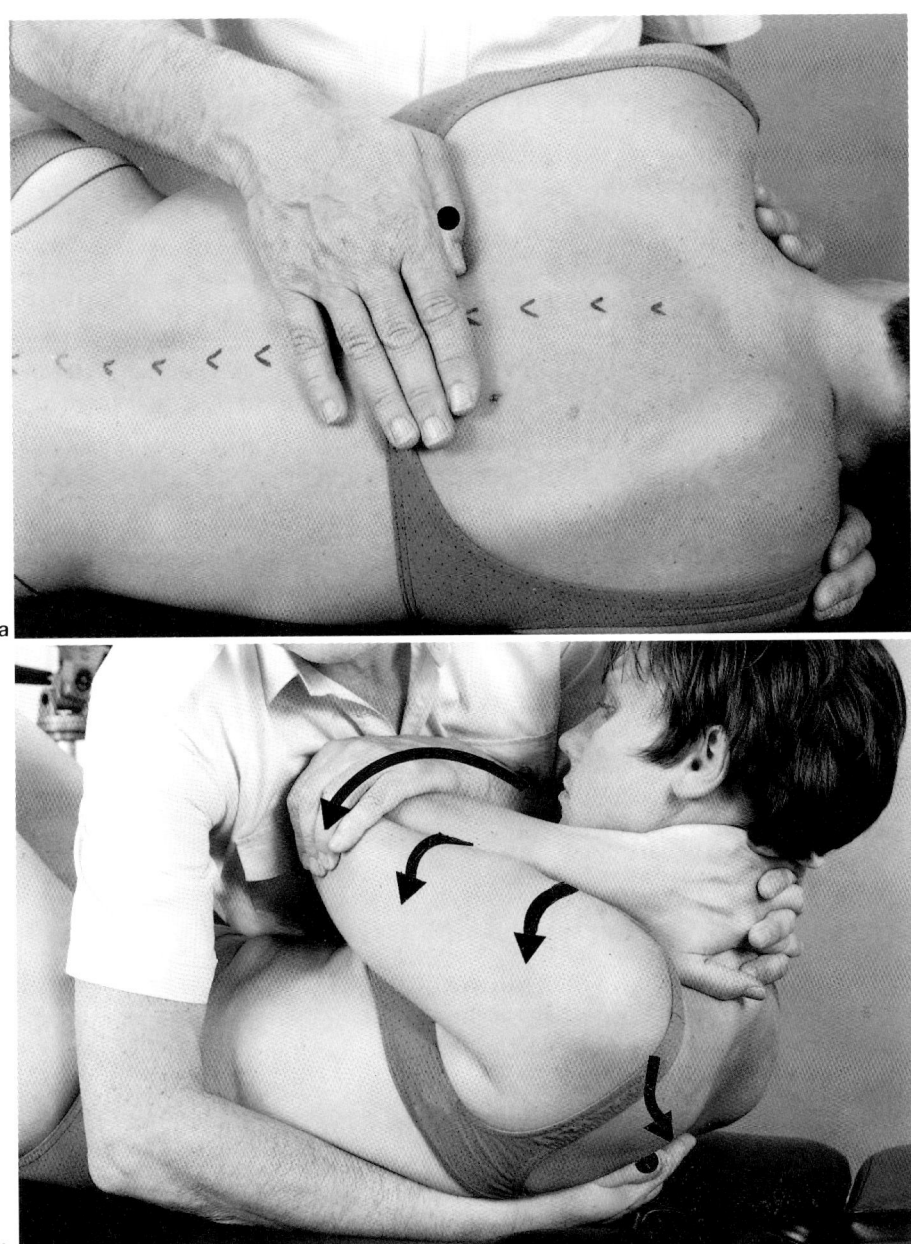

Abb. 13.17 a, b. Manipulation der Rippen-Wirbel-Gelenke durch Hypomochliontechnik in Form der Therapeutenhand (**a** Handstellung, **b** Ausführung)

14 Halswirbelsäule und zervikothorakaler Übergang

Biomechanik der unteren Halswirbelsäule (C2–C7)

Form und Stellung der Gelenkflächen

Form (Abb. 14.1)

Die **oberen Facetten** sind **flach konvex,** die **unteren flach konkav.** An den seitlichen Wirbelrändern befindet sich beiderseits eine weitere Gelenkverbindung, das **Uncovertebralgelenk** (Luschka). Die Processus unciformes am seitlichen Oberrand weisen mit ihrer konkaven, überknorpelten Innenfläche nach kranial-medial, die korrespondierende Fläche am Unterrand des kranialen Partnerwirbels ist halbmondförmig konvex, sie ist ebenfalls überknorpelt.

Stellung (Abb. 14.2)

Alle **Gelenkflächen** haben eine **Neigung von 20°–60°, im Mittel ca. 45°, in der Sagittalebene** nach ventral. Sie liegen nicht wie in der BWS und der LWS auf einem Kreisbogen, sondern in der Frontalebene. Das Segment **C2-C3 hat den größten Neigungswinkel, aber einen verkleinerten Öffnungswinkel.** Dadurch ist die Rotationsbewegung gering,

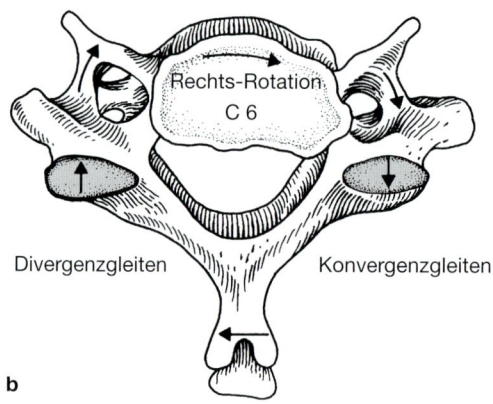

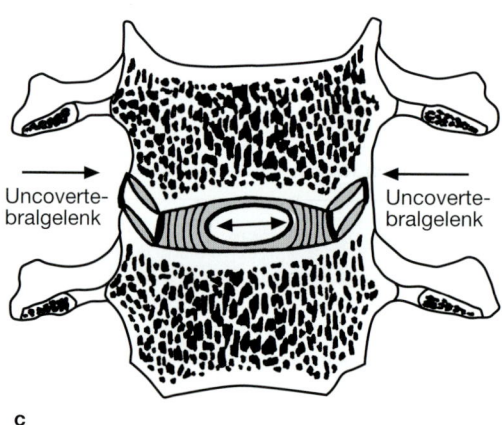

Abb. 14.1 a–c. Form und Bewegungsmöglichkeiten der Halswirbelsegmente; **a** Wirbelsegment C6/C7 seitlich, **b** Wirbelsegment von kranial, **c** Frontalschnitt mit Uncovertebralgelenken

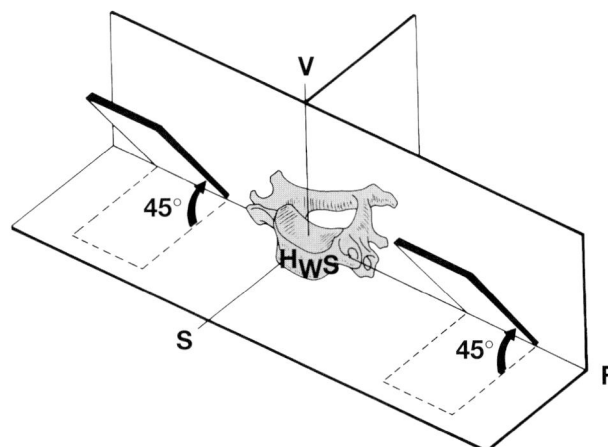

Abb. 14.2. Stellung der Gelenkflächen in der Halswirbelsäule (*V* vertikale, *S* sagittale, *F* frontale Achse). (Nach Whithe u. Panjabi 1978)

und das Segment bekommt eine **stabilisierende Sockelfunktion für die Kopfgelenke.**

Funktion der HWS-Segmente

Aktives, passives und translatorisches paralleles Gleiten der Gelenkfacetten sind fast identisch.

Flexion/Extension (Abb. 14.3)

Das **Bewegungsausmaß beträgt 8°–17°**, die **größte Beweglichkeit ist in der mittleren HWS.** Deutlich **eingeschränkt** (8°) sind die **Segmente C2/C3** und **C7/Th1**. Der Neigungswinkel von C3 ist größer, der Öffnungswinkel nach dorsal kleiner als in der übrigen HWS. Im **Segment C7/Th1** ist auch die **Lateralflexion stark vermindert.** Diese beiden bei Sagittalbewegungen und bei der Rotation gegenüber den anderen Segmenten in der Beweglichkeit stark eingeschränkten Segmente bekommen dadurch eine **stabilisierende Sockelfunktion für die auf ihnen ruhenden Teile der HWS,** und zwar **C3 für die** darüber befindlichen **Kopfgelenke** und der **1. Brustwirbelkörper für die** auf ihm ruhende **untere HWS,** so daß man ihn funktionell eigentlich zur HWS rechnen muß (Putz 1981).

Die Gleitbewegungen sind wie auch in den anderen WS-Abschnitten Divergenz- bzw. Konvergenzgleiten. Bei der Flexion verkleinert sich durch das Auseinandergleiten der Gelenke die Kontaktfläche zwischen den Facetten. Am Ende der Bewegung kippt die Gelenkfläche des oberen Wirbels über den Gelenkfortsatz des unteren Partnerwirbels (Hypomochlion) nach ventral (Abb. 14.3b, c). Unterhalb dieses Hypomochlions klafft der Gelenkspalt je nachdem, wie straff der Kapsel-Band-Apparat ist. Diese **Bewegung wird durch ein paralleles Gleiten in den seitlichen Uncovertebralgelenken** gewissermaßen **geschient.** Das hintere Längsband, die Gelenkkapseln, das Lig. flavum und die interspinalen Bänder samt dem Lig. nuchae bremsen die Ventralflexionsbewegung ab. Das Endgefühl ist fest-elastisch (Bänderstop).

Bei der Extension (Dorsalflexion) läuft das parallele Gleiten in Konvergenz unter schienender Beteiligung der Uncovertebralgelenke in gleicher Weise ab. Das **Endgefühl** ist hier **hart-elastisch** durch den Knochenkontakt des Gelenkfortsatzes des oberen Wirbels mit dem Gelenkfortsatz des kaudalen Nachbarwirbels und dem Kontakt der beiden Dornfortsätze.

Die Bewegungen finden um eine frontale Achse durch die Wirbelkörpermitte des jeweils kaudalen Wirbels des Segments statt.

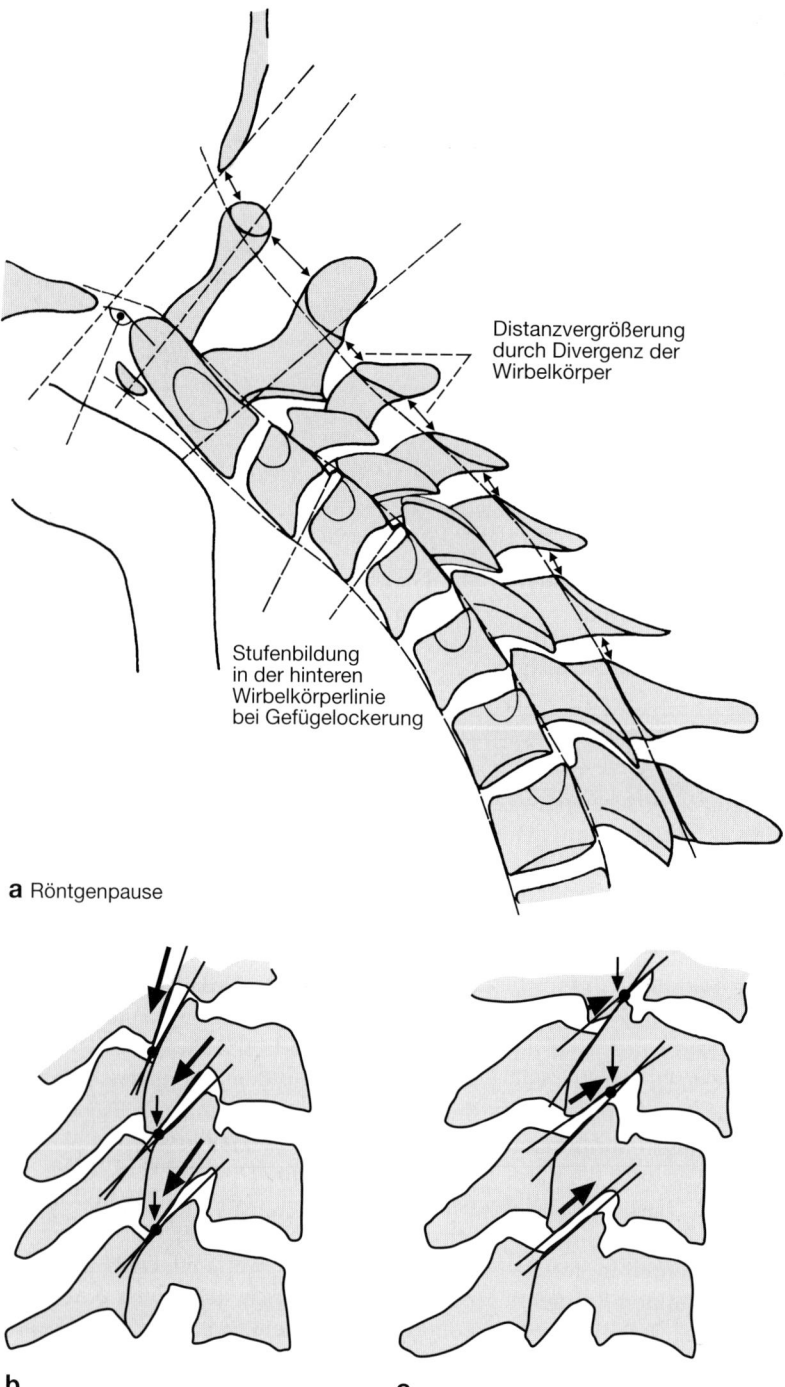

Abb. 14.3. a Anteflexion in der Halswirbelsäule durch Divergenzgleiten in den Wirbelbogengelenken (Röntgenpause). **b** „Klaffen" der Gelenkspalte der Halswirbelgelenke bei Dorsalflexion und **c** bei Ventralflexion [Röntgenpausen von seitlichen Aufnahmen eines 35jährigen Mannes, • Übergang in eine Rollbewegung mit Gefahr einer Meniskoideinklemmung, *(Pfeil)*]

Lateralflexion (Kombinationsbewegung) und Rotation (Abb. 14.4)

Die Lateralflexion ist wie in den anderen WS-Abschnitten mit einer Begleitrotation (Zwangsrotation) verbunden. Das **Uncovertebralgelenk der Neigungsseite** bildet das **Widerlager für die Seitneigung**. Die sagittale Achse für die Lateralflexion liegt nach Putz (1981) in der Endphase annähernd im Krümmungsmittelpunkt des uncovertebralen Spaltes.

Die vertikale Achse für die Rotationsbewegung liegt etwas dorsal vom Mittelpunkt des Wirbelkörpers. Es ist aber weder eine reine Seitneigung noch eine reine Rotation möglich, sondern nur eine Kombinationsbewegung (gekoppelte Bewegung) **um eine Kompromißachse,** die **senkrecht auf der Ebene der** von ventral-kranial nach dorsal-kaudal **abfallenden Gelenkflächen** verläuft. Dadurch ist die **Begleitrotation, unabhängig von der Neigung der HWS** nach ventral oder dorsal, immer gleichsinnig zur Seitneigung.

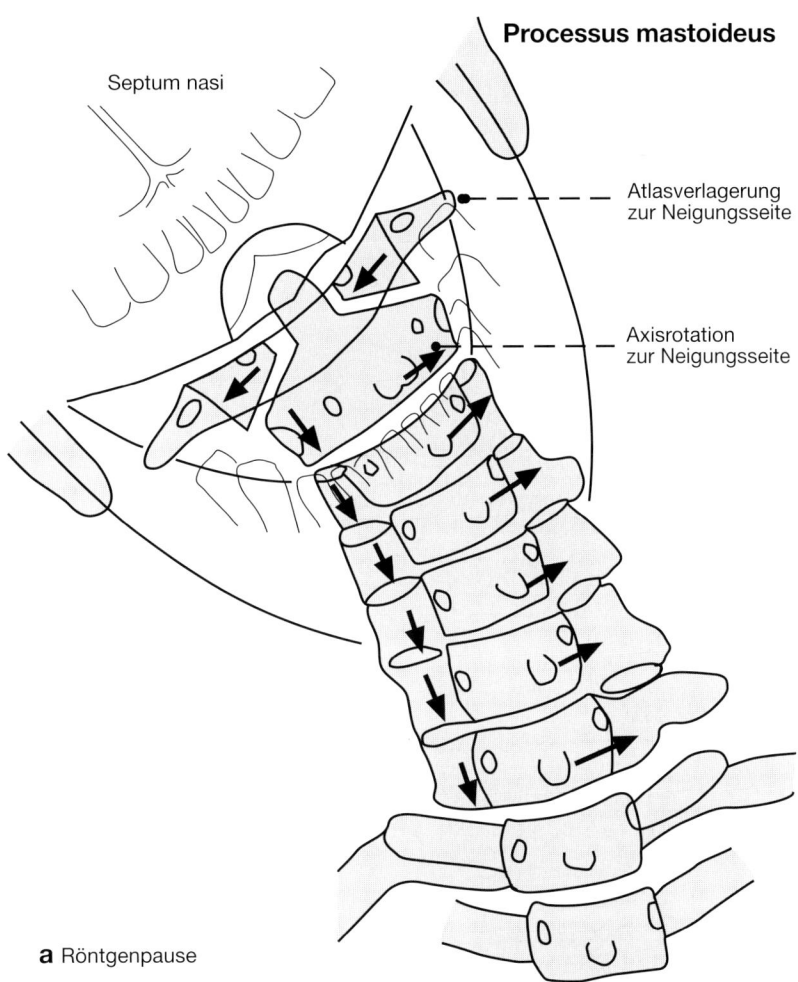

Abb. 14.4 a, b. Lateralflexion und Begleitrotation in der Halswirbelsäule (**a** Röntgenpause)

links   rechts

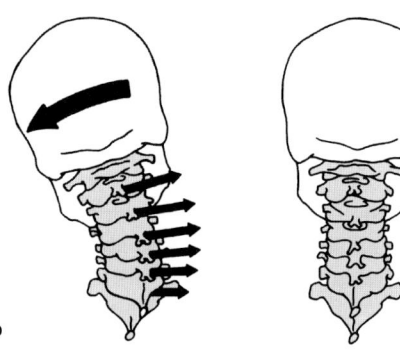
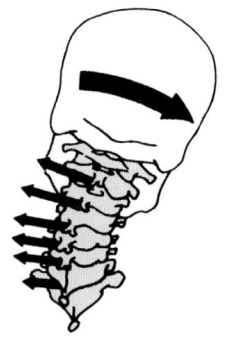

Abb. 14.4 b. (Aus Panjabi, Clinical biomechanics of the spine, 1978; Legende s. S. 447)

Beispiel:
Eine Rechtsseitneigung ist immer mit einer Rechtsrotation des Wirbels verbunden.
Die in Konvergenz gleitende Facette kann sich auf der nach dorsal abfallenden Fläche nur nach dorsal-kaudal und die auseinandergleitende Fläche auf der Divergenzseite nur nach ventral-kranial bewegen. Dazu kommt bei dieser Kombinationsbewegung noch eine von kaudal nach kranial segmentweise zunehmende Extension, die durch eine Flexion im zervikothorakalen Übergang kompensiert wird.

Ist die **Seitneigebewegung beendet,** dann ist, wie in den anderen WS-Etagen, das konvergente **Gelenk der Neigungsseite** durch die Kompression der Gelenkflächen und das Anpressen des Querfortsatzes an den oberen

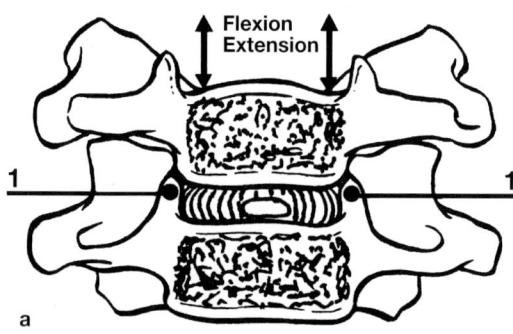

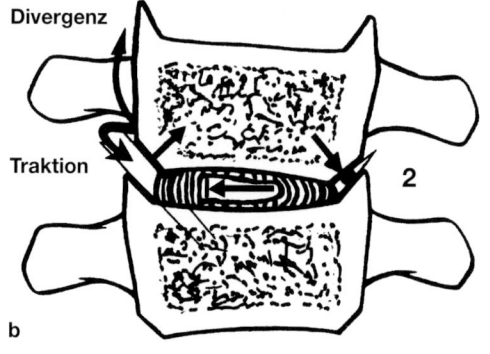

Abb. 14.5 a, b. Das Uncovertebralgelenk als knöcherne Bewegungsführung bei **a** Flexion und Extensionsbewegungen (*1*) und **b** als Widerlager bei der Lateralflexion (*2*). Die *Pfeile* bezeichnen die Begleitrotationen nach ventral durch Divergenzgleiten und nach dorsal durch Traktion der Gelenkflächen. Die Achse der Bewegungen liegt im Uncovertebralgelenk der Neigungsseite statt (*Pfeil*)

Gelenkfortsatz des kaudalen Nachbarwirbels **unbeweglich** geworden. Das Gelenk wird jetzt zum **Drehpunkt** für alle weiteren (Rotations-)Bewegungen im Segment, die dann im gegenüberliegenden Gelenk entweder **nach ventral als Divergenzgleiten** oder **nach dorsal als Traktion der Gelenkflächen** möglich sind. Diese Bewegungen sind dann wieder **willkürliche therapeutische Rotationsbewegungen.** Besonders die Separation (Traktion) der Gelenkflächen bei der Rotation des oberen Wirbels nach dorsal wird wegen der Minderung des Gelenkdrucks therapeutisch genutzt (Abb. 14.5).

Bandscheibenvorfälle und Meniskoideinklemmungen (Abb. 14.6) sind in der HWS prinzipiell möglich, aber nach den klinischen Erfahrungen selten.

Die **häufigsten Funktionsstörungen** beruhen auf:

- **Traumafolgen** (Schleudertrauma, Abb. 14.7) durch Zerrung des Kapsel-Band-Apparates mit Hypermobilitätsbeschwerden, rezidivierenden sekundären Blockierungen, aber auch knöchernen Verletzungen mit unterschiedlich schweren klinischen Folgeerscheinungen.
Cave: keine Retroflexionsaufnahme nach frischem Schleudertrauma.
- **Degenerativen Segmentveränderungen** durch einseitige Belastung oder Überbelastung (Abb. 14.8).
- **Hypermobilität** (kongenital oder erworben).

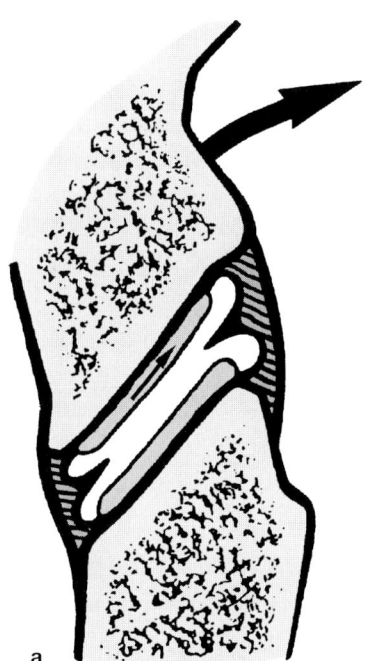 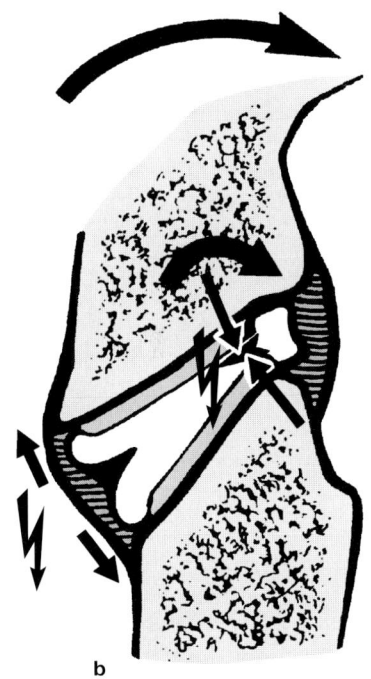

Abb. 14.6 a, b. Normale Divergenzgleitbewegung (**a**) in einem Bogengelenk der HWS und Einklemmung eines Meniskoids durch Rollbewegung im Gelenk bei hypermobilem Kapsel-Band-Apparat (**b**)

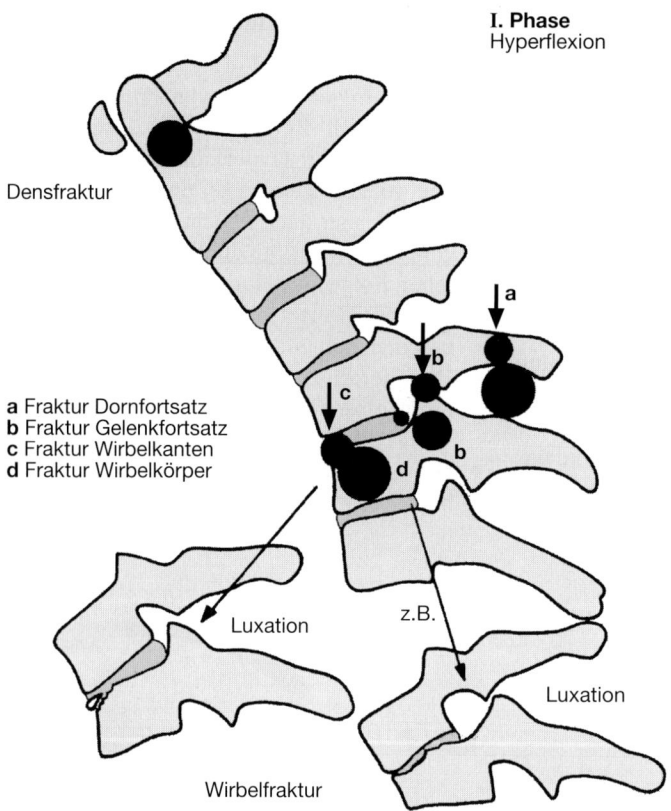
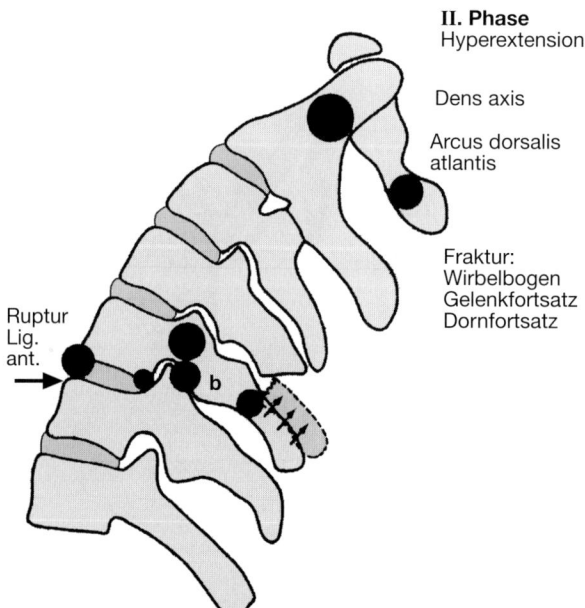

Abb. 14.7. Mögliche Verletzungsfolgen in der HWS beim Schleudertrauma. (Nach Dihlmann 1973)

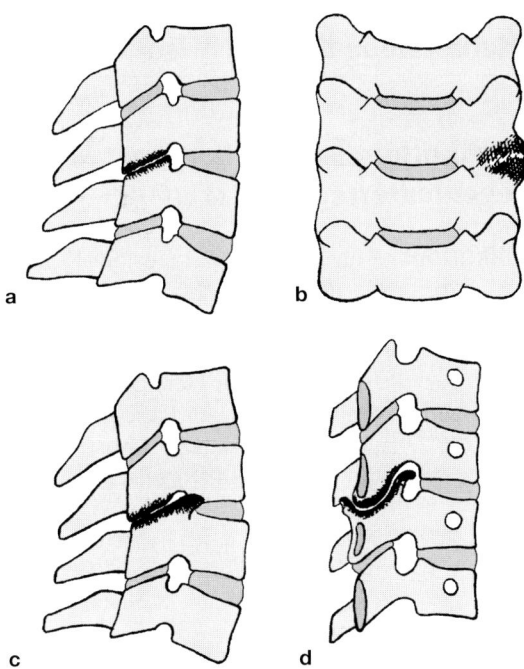

Abb. 14.8 a–d. Degenerative Gelenkveränderungen in der HWS bei Arthrose der Wirbelbogengelenke **a** Gelenkspaltverschmälerung, **b** Randwulstbildung, **c** Gelenkfortsatzhypertrophie, **d** dadurch Einengung des Foramen intervertebrale. (Nach DeSèze/Dijan)

Behandlung der Halswirbelsäule

Zervikothorakaler Übergang: Mobilisation in Extension durch Gegenhaltertechnik (Abb. 14.9)

Indikation: Eingeschränkte Extension (Konvergenzbewegung) zwischen C7 und Th3.

Ausgangsstellung
Patient: Sitzt; seine **Hände umfassen den Nacken;** Ellbogen zusammen; die Beine sind hochgestellt zur Herstellung einer **Kyphose in der LWS.**

Therapeut: Steht seitlich vom Patienten und **umfaßt** dessen **Ellbogen und den Schultergürtel von vorn.** Die Armstellung des Patienten wird durch Extension so eingestellt, daß ein Dorsalschub in Richtung des zu mobilisierenden Wirbels möglich ist.
Alternativ (v. a. bei hypermobiler HWS): die HWS wird mit einem **Wickelgriff** umfaßt, der eine genaue Richtungseinstellung und Bewegungsdosierung erlaubt (vgl. Abb. 14.18, S. 466/467).

Ausführung
Fixation: Die **andere Hand des Therapeuten** fixiert jeweils **den unteren Wirbel** des zu mobilisierenden Segments und palpiert die Bewegung.
Mobilisation: Die **Mobilisation** erfolgt in der Ausatmungsphase **durch Dorsalschub** (Traktion) **(1)** und Dorsalflexion (Konvergenz) **(2)** über die Arme des Patienten.

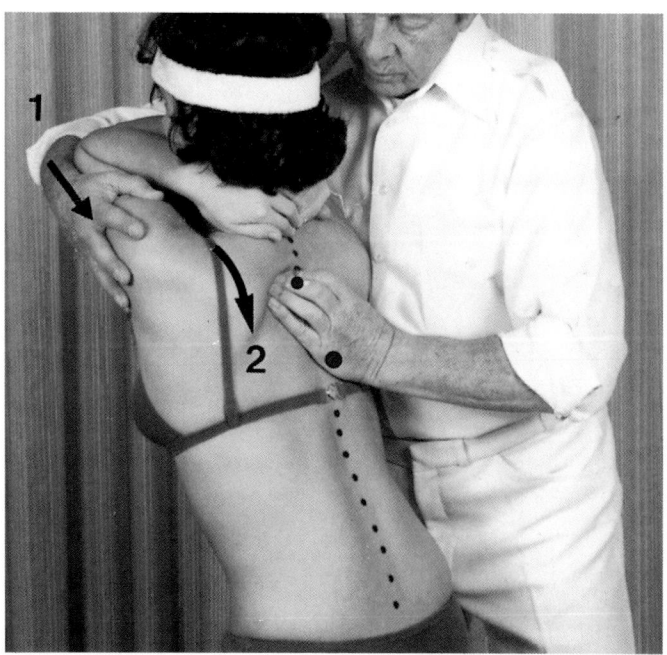

Abb. 14.9. Mobilisation im **zervikothorakalen Übergang in Extension** (Gegenhaltertechnik)

Zervikothorakaler Übergang: Automobilisation in Extension (Hypomochliontechnik) (Abb. 14.10)

Indikation: Eingeschränkte Extensionsbeweglichkeit im zervikothorakalen Übergang.

Ausgangsstellung
Patient: **Sitzt auf einem Stuhl mit hoher Lehne** oder einem entsprechend verstellbaren Behandlungstisch; Die Füße sind hochgestellt zur **Kyphosierung der LWS** (vgl. auch Ausgangsstellung, Abb. 13.8, S. 428, Automobilisation der BWS und oberen Rippen). Die Hände ruhen entspannt auf den Oberschenkeln.

Bei Fehlen eines Stuhls mit hoher Lehne kann der Gegenhalt wieder manuell durch eine Hilfsperson (z. B. in der Familie des Patienten) gegeben werden.

Ausführung

Der **Patient** macht eine **kleine Vornickbewegung** in den Kopfgelenken (Kinn anziehen, „chin in") zur Stabilisierung der mittleren HWS und führt **dann eine Dorsalextension** im zervikothorakalen Übergang **über die Oberkante der Stuhllehne** (oder über die Hand der Hilfsperson) als Umdrehungsachse aus. Diese Extensionsbewegung **bewirkt ein Konvergenzgleiten** in **beiden** Wirbelbogengelenken.

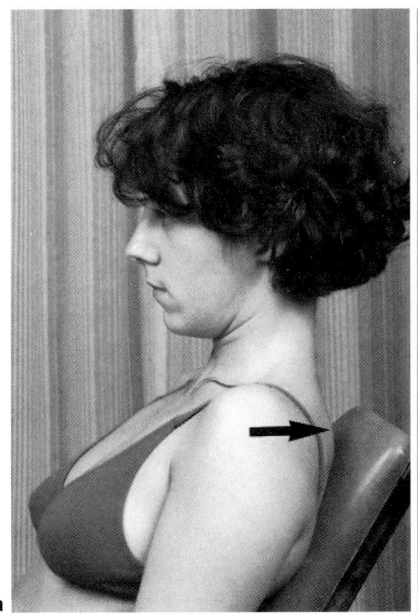
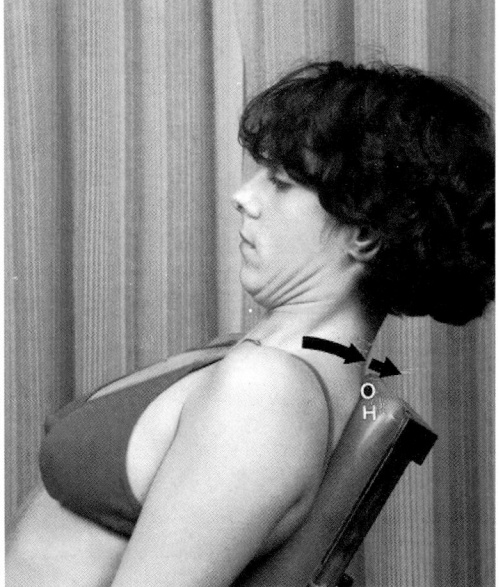

Abb. 14.10 a, b. Mobilisation im zervikothorakalen Übergang: Automobilisation in Extension; **a** Ausgangsstellung, **b** Endstellung (H = Hypomochlion)

Zervikothorakaler Übergang: Automobilisation in Extension und Rotation (einseitige Konvergenzmobilisation) (Hypomochliontechnik) (Abb. 14.11)

Indikation: Einseitige Einschränkung des Konvergenzgleitens.

Ausgangsstellung

Wie bei der vorigen Technik (Abb. 14.10), zusätzlich wird die HWS so weit wie möglich zur Seite der behinderten Konvergenzbewegung rotiert. Dann erfolgt die Dorsalextension über die Oberkante der Rückenlehne (*H*) auf der Seite der Rotation.

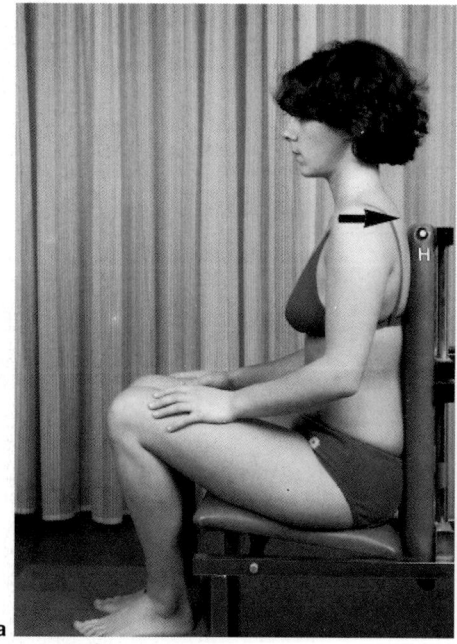
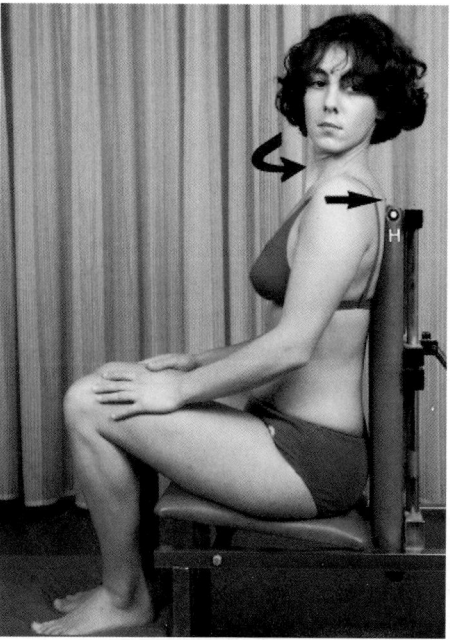

Abb. 14.11 a, b. Mobilisation zervikothorakaler Übergang: Automobilisation in Extension und Linksrotation (einseitige Konvergenzmobilisation der linksseitigen Gelenke; *H* Hypomochlion). **a** Ausgangs-, **b** Endstellung

Zervikothorakaler Übergang: Querdehnung des M. trapezius descendens (Abb. 14.12)

Indikation: Verspannung des Trapezius.

Ausgangsstellung
Patient: In **Bauchlage.**
Der Kopfteil der Behandlungsbank ist abgesenkt.
Therapeut: Steht auf der nichtbehandelten Seite. **Zur Fixation der HWS** und Vordehnung des Trapezmuskels wird die **HWS in Flexion, Linksseitneigung, Rechtsrotation eingestellt.** (Der Patient sieht zur behandelten Seite!)

Ausführung
Der Muskel wird mit Daumen und Zeigefinger gefaßt und die **Querdehnung nach ventral und dorsal** durch Strecken und Beugen der Unterarme des Therapeuten bewirkt.

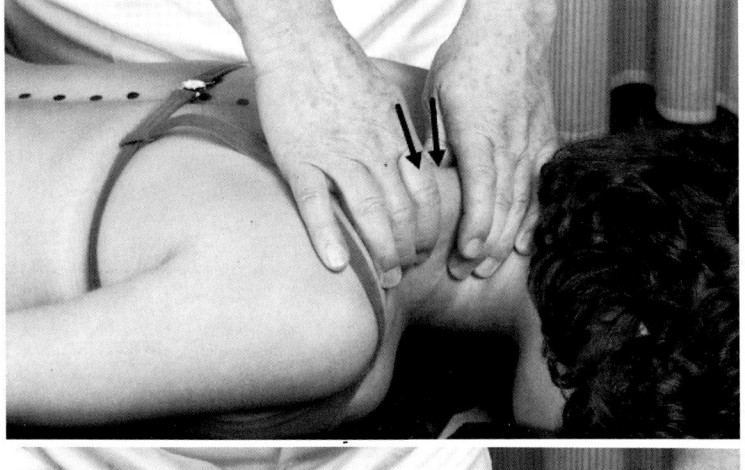

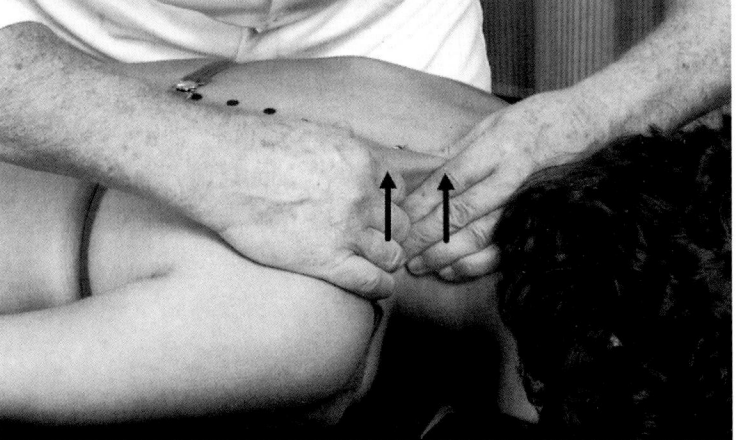

Abb. 14.12 a, b. Mobilisation zervikothorakaler Übergang: Querdehnung des M. trapezius descendens

Zervikothorakaler Übergang: Kombinierte unspezifische Weichteil- und Gelenkmobilisation (Abb. 14.13)

Indikation: Eingeschränkte Beweglichkeit der Wirbelbogengelenke und der oberen Kostotransversalgelenke bei verspannten Schultergürtelhebern.

Ausgangsstellung
Patient: In Bauchlage. Einstellung der HWS wie bei der vorigen Technik (Abb. 14.12).
Therapeut: Steht auf der behandelten Seite.

Ausführung
Die ulnare Handkante der einen (hier: der rechten) **Hand** liegt:
- paravertebral neben dem Processus transversus oder
- am Angulus costae oder
- am Ansatz der Mm. rhomboidei, des M. levator scapulae oder dorsal am M. trapezius.

Die andere Hand (hier die linke) **faßt den Schultergürtel lateral** und führt ihn nach dorsal **(1)**, wodurch in der oberen BWS eine Extension und Linksrotation entsteht.
Durch den Gegenhalt der paravertebral liegenden Hand erfolgt eine Quermassage und Querdehnung (2) der genannten Muskeln (Abb. 14.13a).
Dann gehen die Hände wieder in die Ausgangslage zurück. Es handelt sich um eine **rhythmisch wechselnde Gegenbewegung** (Abb. 14.13b).
Die Abb. 14.13c und d zeigen dieselbe Technik von kranial gesehen.

Hinweis
Die Technik kann mit der PIR kombiniert werden.

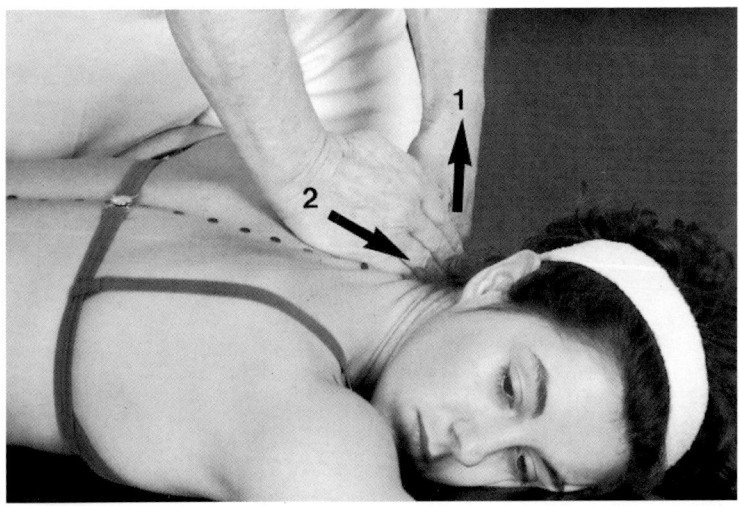

Abb. 14.13a–d. Mobilisation **zervikothorakaler Übergang: Kombinierte unspezifische Weichteil- und Gelenkmobilisation;** a Mobilisationsstellung/Dehnung Trapezius/Levator scapulae/Rhomboidei, b Ruhe-/Entspannungsstellung, c, d die gleiche Technik von kranial gesehen

HWS: Mobilisation 457

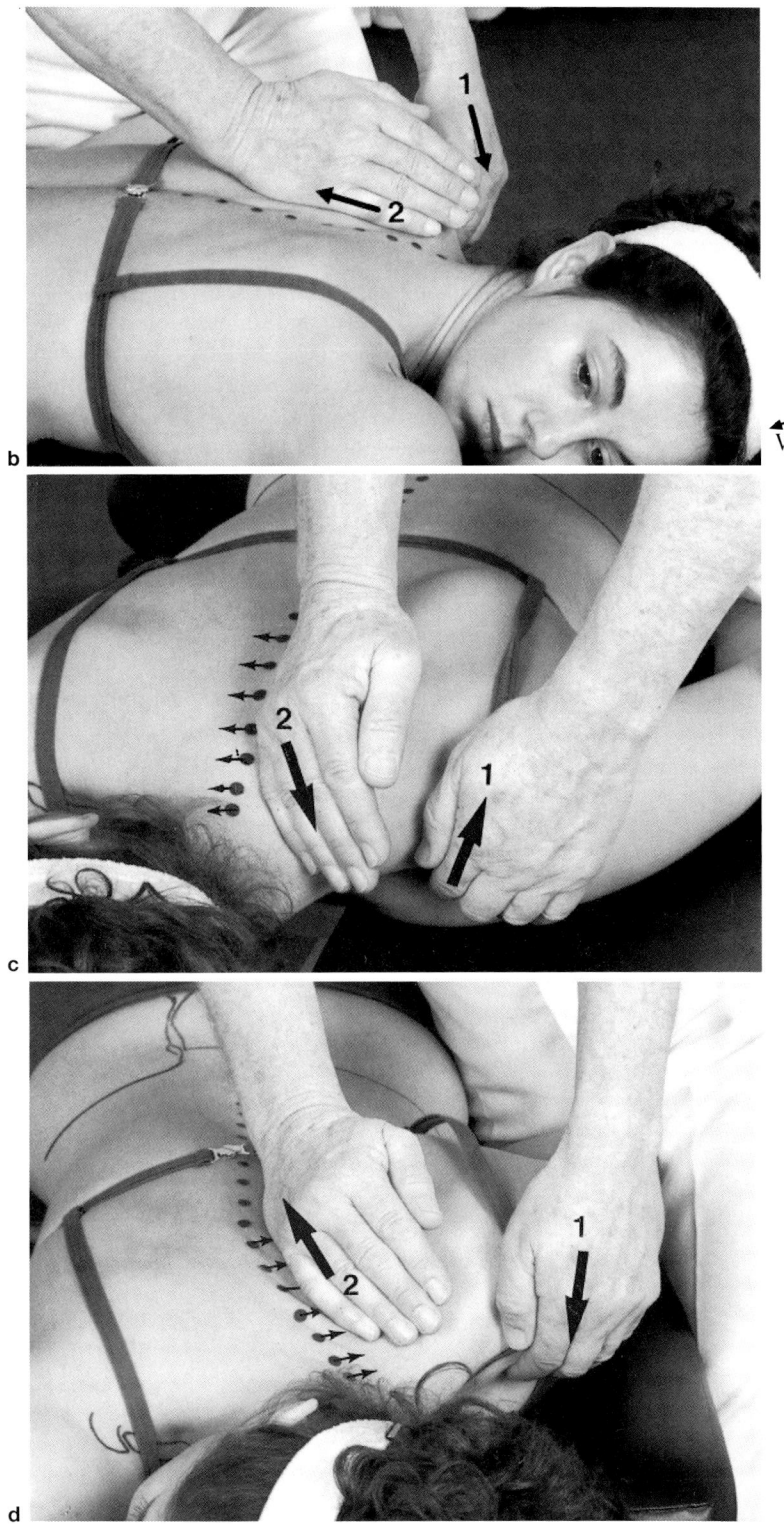

Abb. 14.13 b–d
(Legende s. Seite 456)

458 HWS: Mobilisation

Zervikothorakaler Übergang: Segmentweise Mobilisation in Flexion oder Extension (Lipstick-Technik) (Gegenhaltertechnik)
(Abb. 14.14)

Indikation: Eingeschränkte Beweglichkeit in Segmenten des zervikothorakalen Übergangs.

Ausgangsstellung
Patient: In **Seitenlage,** seine **Hände umfassen den Nacken.** Die Ellbogen liegen zusammen, das Kinn ist angezogen (Stabilisation der HWS durch die prävertebrale Muskulatur).
Therapeut: Steht vor dem Patienten. **Die eine Hand** (hier die linke) **umfaßt die im Nacken gefalteten Hände des Patienten** (Lipstick-Technik). Die HWS des Patienten liegt auf dem Unterarm des Therapeuten. Die Ellenbogen des Patienten liegen bei der Flexion an der Innen- (Abb. 14.14a) und bei der Extension an der Außenseite (Abb. 14.14b) des Oberschenkels des Therapeuten.

Ausführung
Fixation: **Die andere Hand** des Therapeuten (hier die rechte) **fixiert jeweils den kaudalen Wirbel des zu behandelnden Segments,** die HWS ist durch die Hände des Patienten fixiert.
Mobilisation: Anspannen der Muskulatur gegen die Mobilisationsrichtung, Blickwendung zur gleichen Seite **(1)** und Einatmen. Bei Ausatmung und Entspannung **Ventralflexion der HWS (Divergenzgleiten (2)** in beiden Wirbelbogengelenken, Abb. 14.14a) **oder Transversalschub** über die Arme des Patienten nach dorsal (Traktion) **und Dorsalflexion (Konvergenzgleiten (2),** Abb. 14.14b).
Abb. 14.14c: Die in endständiger Rotation stehende Halswirbelsäule wird unter gleichzeitiger Blickwendung gegen Widerstand in die Gegenrotation gespannt **(1)** und danach in die Mobilisationsrichtung bewegt **(2)**. Das bewirkt ein einseitiges Konvergenzgleiten im Wirbelbogengelenk der Rotationsseite (hier das linke Gelenk).

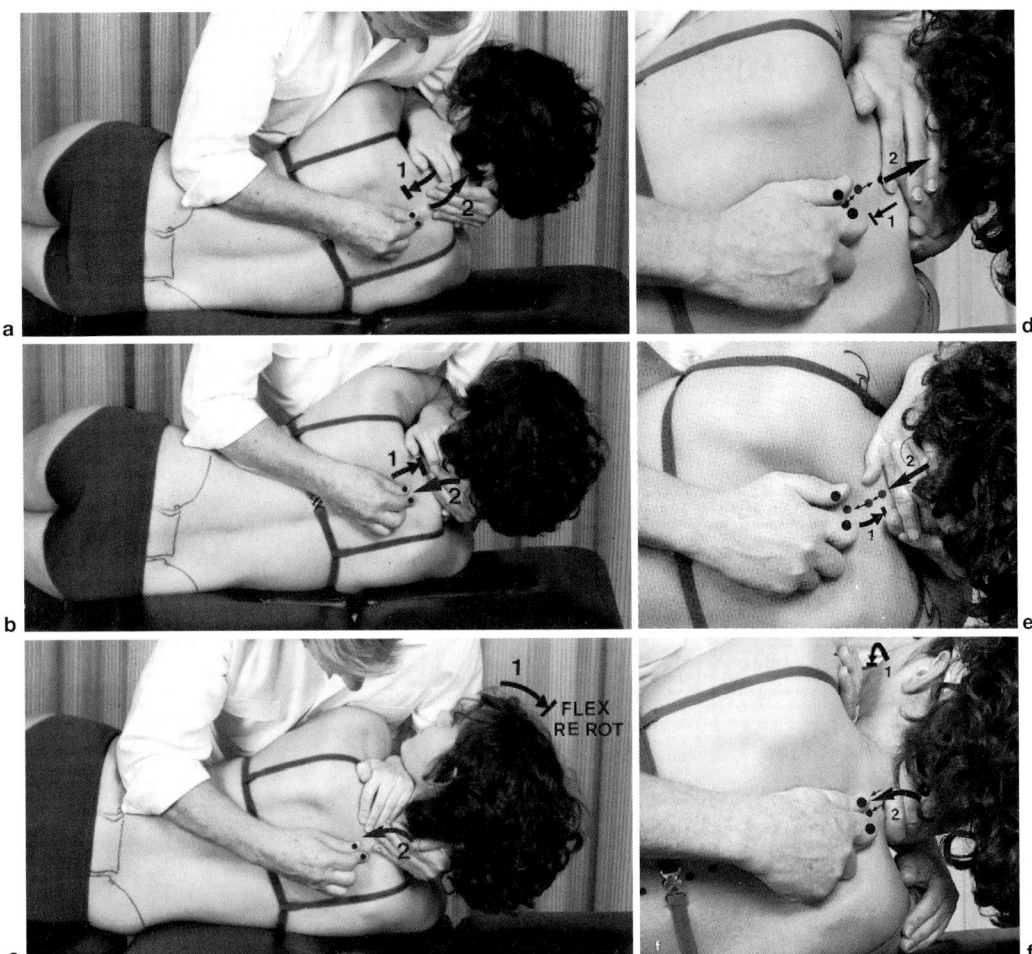

Abb. 14.14 a–f. Mobilisation **zervikothorakaler Übergang:** a Flexion, b Extension, c Extension + Linksrotation; d–f zeigen die gleichen Techniken mit der exakten Handhaltung des Therapeuten und die dadurch ausgelösten Bewegungen

Zervikothorakaler Übergang: Mobilisation in Extension oder Rotation (Hypomochliontechnik) (Abb. 14.15)

Indikation: Eingeschränkte Beweglichkeit im zervikothorakalen Übergang bei Extension und/oder Rotation.

Ausgangsstellung
Patient: In **Rückenlage**. **Die Beine sind aufgestellt zur Fixierung von LWS und unterer BWS in Kyphose.** Der Kopf liegt auf einem halbrunden Kopfpolster, das die Umdrehungsachse für die rechte Hand des Therapeuten ist.
Therapeut: Steht am Kopfende.

Ausführung

Mit der einen Hand umfaßt der Therapeut den Hinterkopf und gibt einen leichten **Traktionsimpuls. (T)**
Die andere Hand liegt unter C 7–Th 2, so daß die Dornfortsätze zwischen den gebeugten Fingern und dem adduzierten Daumen liegen (Abb. 14.15 a und d). **Diese Hand hebelt** den zervikothorakalen Übergang des Patienten **nach oben** und **bewirkt** dadurch eine **Extensionsbewegung im Bereich C 7–Th 2.** Das Kopfpolster wird als Umdrehungspunkt benutzt. Es entsteht eine Extension **(Konvergenzbewegung)** in den zervikothorakalen Segmenten **mit gleichzeitiger geringer Traktion in den Wirbelbogengelenken** (Abb. 14.15 b).
Wird die **Technik in Rotation** ausgeführt, so entsteht auf der Rotationsseite eine Konvergenz-, auf der anderen Seite eine Divergenzbewegung und damit eine **Verbesserung der Rotation** (Abb. 14.15 c).

Abb. 14.15 a–d. Mobilisation zervikothorakaler Übergang in Extension oder Rotation. a Ausgangsstellung, **b** Endstellung, **c** Extension in Rotation, **d** vergrößerte Darstellung der Handhaltung des Therapeuten (*A* Bewegungsachse)

HWS: Mobilisation 461

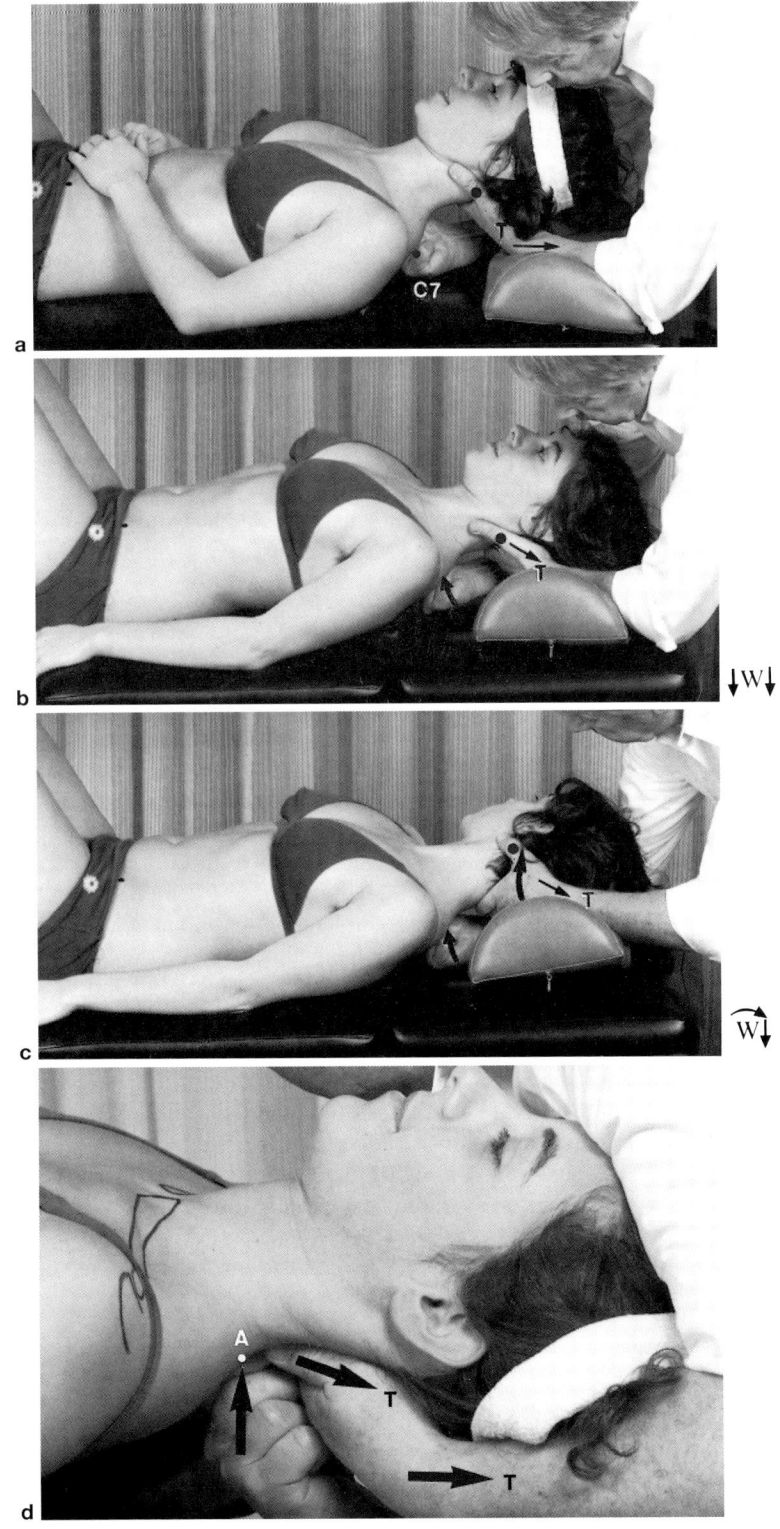

Abb. 14.15 a–d
(Legende s. S. 460)

> **Manipulationen im zervikothorakalen Übergang**

Zervikothorakaler Übergang: Manipulation durch „Doppel-Nelson" als Mitnehmertechnik (Abb. 14.16)

Indikation: Blockierungen C7–Th3.

Ausgangsstellung
Patient: Der **Patient** steht. Er hat die **Hände im Nacken gefaltet,** die Ellenbogen sind nach hinten abgewinkelt und stehen ungefähr in der Frontalebene.
Therapeut: Steht hinter dem Patienten in Schrittstellung.

Verriegelung
Kaudal: Nur **Bänderfixation** und Kaudalzug durch das Körpergewicht des Patienten.
Kranial: Keine Gelenkverriegelung, nur **Bänderfixation in Flexion** der HWS. Zusätzlich stabilisiert der Patient die obere HWS durch seine im Nacken gefalteten Hände.

Ausführung
- Der Therapeut streckt seine **Arme von vorn durch die Armdreiecke des Patienten,** die durch dessen im Nacken gefaltete Hände entstanden sind und faltet seine eigenen Hände unter denen des Patienten ebenfalls. Dadurch ist die HWS fixiert.
- Die **Zeigefinger** liegen fest **übereinander auf dem dorsalen Bogen des kranialen Wirbels** im zu manipulierenden Segment.
- Dann verlagert der Therapeut sein Gewicht auf das rückwärts stehende Bein. Der an ihn gelehnte Patient kommt dadurch in eine **Kyphosierung des zervikothorakalen Übergangs** und in zunehmende Hängelage.
- Sobald sich das zu behandelnde Segment im Scheitelpunkt der Kyphose befindet und der Therapeut spürt, daß die kyphosierungsbedingte Divergenz im Segment unter seinem Zeigefinger ankommt, befindet sich das Segment in Manipulationsstellung.
- Der Patient soll jetzt **zur muskulären Entspannung ausatmen,** der Therapeut gibt über den Kontakt mit den Armen des Patienten einen **kurzen Impuls nach dorsal und kranial.** Gegenhalt erfolgt durch den Thorax des Therapeuten. Dieser Impuls löst die kranialen Facetten nach dorsal von den Facetten des kaudalen Wirbels ab.

Anmerkung: Die Impulswirkung kann durch ein kleines **Polster auf dem kaudalen Wirbel** verstärkt werden.

Hinweis
Der Griff ist oft nicht ausreichend spezifisch im Sinne einer gezielten Manipulation, da das Niveau nicht genau genug eingestellt werden kann. Es werden **beide** Gelenke des Segments behandelt. In dieser schwierigen Region ist es aber oft die einzige Grifftechnik, die man noch mit Aussicht auf Erfolg anwenden kann.

HWS: Manipulation 463

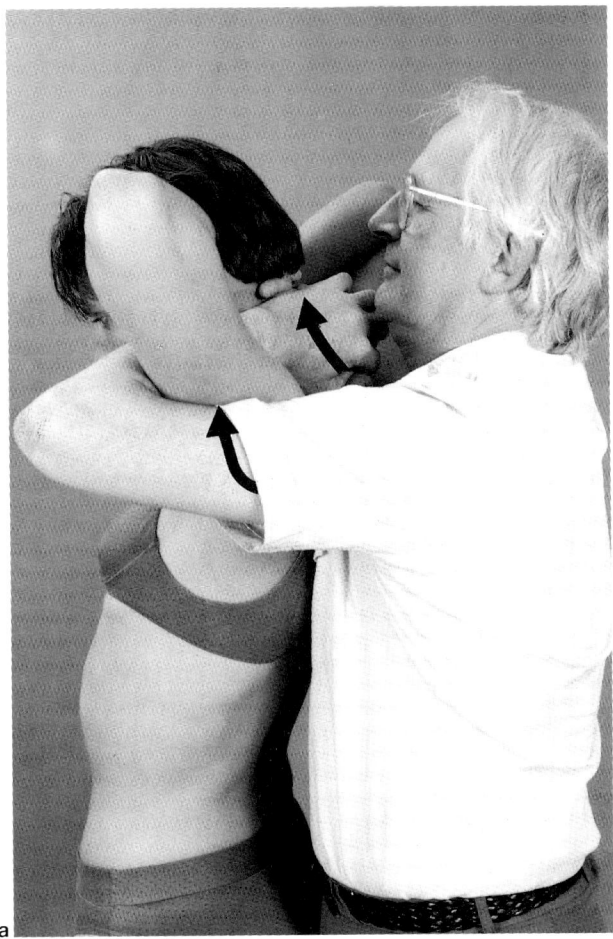

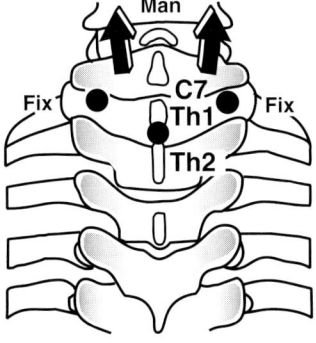

b Dorsalansicht

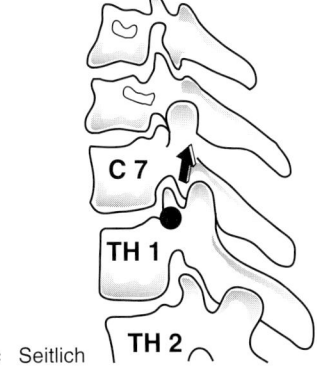

c Seitlich

Abb. 14.16 a–c. Manipulation im zervikothorakalen Übergang durch „Doppel-Nelson" als Mitnehmertechnik. **Griffmechanik:** durch die Einstellung der WS in Kyphose stehen die Bogengelenke des zu manipulierenden Gelenks mehr horizontal. Das Körpergewicht und der Kranialimpuls verlaufen entgegengesetzt und verursachen so ein Klaffen in den beiden Gelenken. Der Gegenhalt kommt durch die Schwerkraft des Patienten und vom Thorax des Therapeuten, gegen den der Patient angelehnt ist. Der Impuls kann durch einen dazwischengelegten Keil oder ein kleines Polster akzentuiert werden.

Zervikothorakaler Übergang: Manipulation durch Mitnehmertechnik: Segment C 7-Th 1, rechtes Gelenk (Abb. 14.17)

Indikation: Leichtere Blockierungen mit geringer Muskelverspannung.

Ausgangsstellung
Patient: Sitzt entspannt auf einem Hocker oder am Fußende der Behandlungsbank.
Therapeut: Steht rechts hinter dem Patienten **auf der Seite des zu behandelnden Gelenks.**

Verriegelung
HWS und zervikothorakaler Übergang werden in **Linksseitneigung** eingestellt. Die Wirbel gehen in die **physiologische Begleitrotation nach links.**

Kranial: Durch eine **Rechtsrotation der linksgeneigten HWS bis einschließlich C 6** werden die Gelenkfacetten auf der linken Seite fest aufeinandergepreßt und damit immobilisiert.

Kaudal: Fixiert der **im Gelenkspalt C 7/Th 1** liegende „Hypomochlionfinger" der rechten Hand zusätzlich **Th 1,** den kaudalen Wirbel des zu behandelnden Segments.

Ausführung
- Die **rechte Hand umgreift** von ventral her **Kopf und Hals** des Patienten. Der **Ringfinger** und der darüberliegende Kleinfinger liegen wie beschrieben **im Gelenkspalt C 7/Th 1** und geben von dort Gegenhalt gegen die Manipulationsbewegung **(1)**. Der Kopf des Patienten ruht auf dem Handteller.
- Die **linke Hand** liegt breitflächig **auf der rechten Seite von Kopf und Halswirbelsäule.**
- Nach Entspannung durch Ein- und Ausatmen mit Blickwendung richtet der Patient den Blick in die Richtung der Manipulationsbewegung nach rechts oben.
- Der **Therapeut verstärkt mit der linken Hand die Seitneigung nach links. Gleichzeitig gibt er mit derselben Hand einen kleinen kurzen Rechtsrotations- und Traktionsimpuls nach kranial(2).** Gleichzeitig zieht er mit gleicher Kraft die **rechte Hand nach kranial und zu sich her(1).** Durch diese Bewegung wird die Seitneigung verstärkt und in Verbindung mit der kleinen Rechtsrotation der linken Hand das Klaffen des rechten Gelenkspalts bewirkt.

HWS: Manipulation

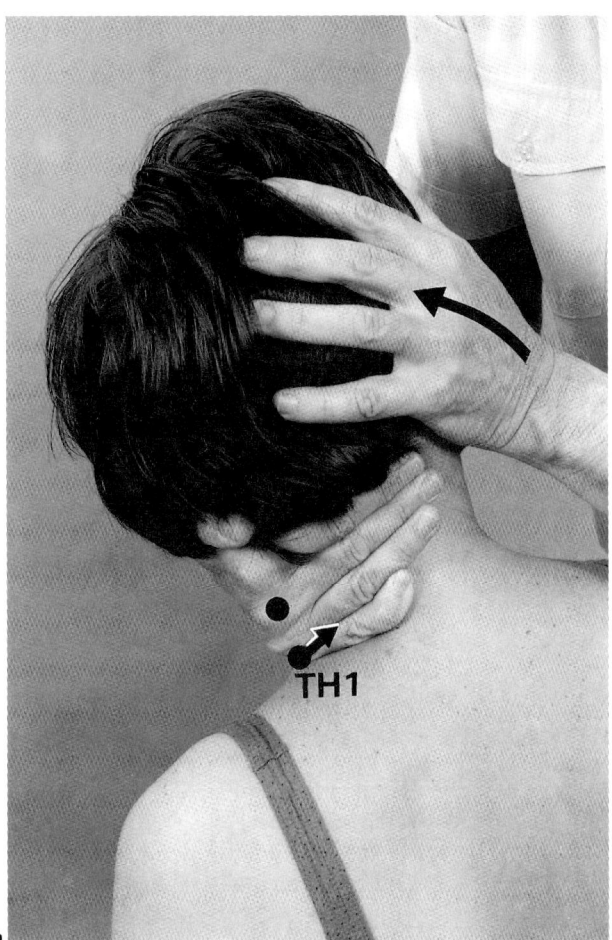

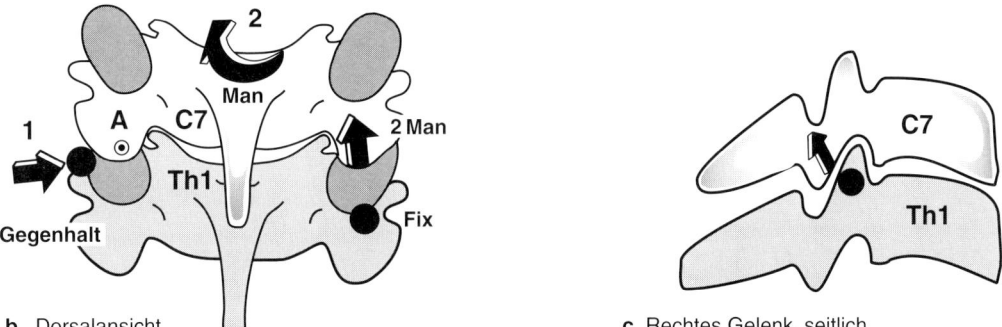

b Dorsalansicht
c Rechtes Gelenk, seitlich

Abb. 14.17 a–c. Manipulation des zervikothorakalen Übergangs (C7–Th3) durch Mitnehmertechnik: Segment C7/Th1, rechtes Gelenk. **Griffmechanik:** durch die Seitneigung nach links und die Traktion nach kranial wird die rechte Gelenkfacette des oberen Wirbels nach kranial gezogen. Durch die Rotation nach rechts wird sie außerdem nach dorsal gedreht. Infolge der Kombination dieser beiden Bewegungen werden die Gelenkflächen im rechten Facettengelenk voneinander abgehoben. Im zervikothorakalen Übergang ist die Ebene der Gelenkfläche etwas mehr frontal. Dadurch muß die Rechtsrotation der kranialen Wirbel etwas stärker ausgeführt werden

Zervikothorakaler Übergang: Manipulation durch Gegenhalter- und Mitnehmertechnik; Segment C7-Th1, rechtes Gelenk (Abb. 14.18)

Indikation: Leichtere Blockierungen im Bereich C7–Th2 mit geringen Muskelverspannungen.

Ausgangsstellung
Patient: Der **Patient sitzt** auf einem Hocker oder am Fußende der Behandlungsbank.
Therapeut: Der Therapeut **steht** hinter der (rechten) Schulter des Patienten **auf der Seite des zu behandelnden Gelenks.**

Verriegelung
Kranial: **Linksseitneigung und Rechtsrotation bis einschließlich C7.** Die rechte Hand fixiert die Verriegelung zusätzlich. Der Kleinfinger liegt auf dem Wirbelbogen von C7.
Kaudal: Durch **Gegenhalt am Dornfortsatz von Th1.**

Ausführung
- Die **Mobilisationshand (rechte Hand)** umgreift den Kopf und die obere HWS einschließlich des oberen Wirbels des zu behandelnden Segments. Der Kopf wird an der Brust des Therapeuten fixiert.
- Die **Fixationshand (linke Hand)** stützt sich auf der linken Schulter des Patienten ab und **gibt Gegenhalt von links gegen den Dornfortsatz des unteren Wirbels** des Segments **(Th1).**
- Die **rechte Hand stellt** Linksseitneigung, Rechtsrotation und Flexion der **HWS zur Verriegelung ein.**
- Nach **Entspannung** der Muskulatur durch isometrische Anspannung in Linksrotation und Atmungsentspannung richtet der Patient den Blick nach rechts oben in Manipulationsrichtung.
- Bei der nächsten Ausatmungsphase **verstärkt** der Therapeut mit einem kurzen schnellen Impuls die **Rechtsrotation von C7.** Gleichzeitig verstärkt er etwas die Linksseitneigung. Dadurch werden die Facetten des rechten Bogengelenks auseinandergezogen.
- Die **Gegenkraft in Linksrotation am Dornfortsatz von Th1** verstärkt die Lösung der Gelenkfacetten voneinander.

HWS: Manipulation 467

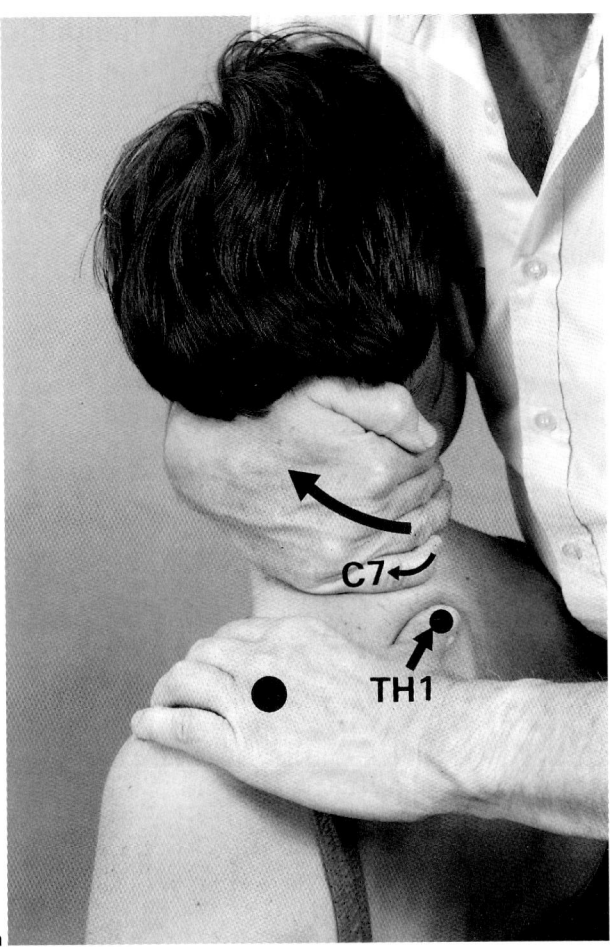

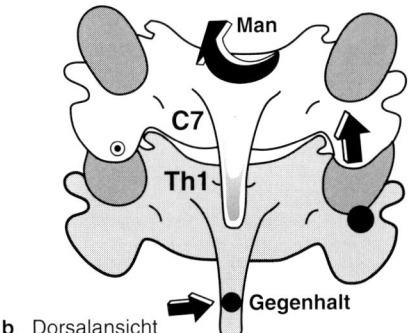

b Dorsalansicht

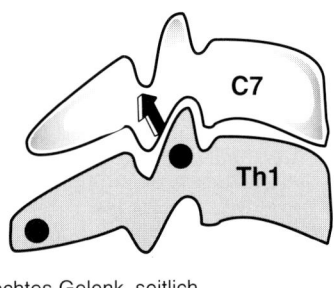

c Rechtes Gelenk, seitlich

Abb. 14.18 a–c. Manipulation des zervikothorakalen Übergangs (C7–Th 3) **durch Gegenhalter- und Mitnehmertechnik;** Segment C7-Th 1, rechtes Gelenk. **Griffmechanik:** durch die Linksseitneigung und Traktion nach kranial wird die rechte Gelenkfacette des oberen Wirbels nach kranial gezogen. Durch die Rechtsrotation des Manipulationsimpulses wird die gleiche Facette außerdem nach dorsal gedreht. Die Begleitrotation der Linksseitneigung wird am Dornfortsatz von Th 1 durch den Gegenhalt verstärkt und erhöht den gegenläufigen Rotationseffekt. Dadurch kommt es zum Abheben der Gelenkflächen des rechten Wirbelbogengelenks

Zervikothorakaler Übergang: Manipulation durch Kreuzgriff; Segment Th 2-3, linkes Gelenk („chin-pivot") (Abb. 14.19)

Indikation: Blockierungen zwischen Th 1 und Th 4. Diese Wirbel sind mit dem normalen Kreuzgriff schlecht zu erreichen.

Ausgangsstellung

Patient: In **Bauchlage**. Die **Arme** liegen **parallel zum Körper in Innenrotation**. Dadurch werden die Schulterblätter zur Seite verschoben. Für die Behandlung der Gelenke werden **Kopf und HWS** über das aufgesetzte Kinn **in Rotation und Seitneigung zur behandelten Seite** gebracht („chin-pivot"). Das Kopfteil des Tisches wird hochgezogen, bis die Bewegung am kranialen Wirbel ankommt (Th 2). Dadurch wird der linke Gelenkfortsatz dieses Wirbels nach dorsal bewegt.

Therapeut: Der Therapeut steht am Kopfende des Tisches.

Verriegelung

Kaudal: Keine.

Kranial: Durch die **Linksrotation und Linksseitneigung** in HWS und zervikothorakalem Übergang und die **Fixation dieser Einstellung** durch die rechte Hand des Therapeuten.

Ausführung

- **Fixation: Die rechte Hand** liegt mit dem Pisiforme von links **am Dorn des kranialen Wirbels** (Th 2). Die Hand zeigt zur anderen Schulter des Patienten.
- **Mobilisation: Die linke Hand** liegt auf der zu behandelnden Seite, **auf dem (linken) Querfortsatz des kaudalen Wirbels (Th 3)**.
- Zur Manipulation des linken Gelenks von Th 2/Th 3 **verstärkt die rechte Hand des Therapeuten die eingestellte Linksrotation** des zervikothorakalen Übergangs durch eine Schubkraft gegen den Dornfortsatz von Th 2 zur rechten Schulter des Patienten. Gleichzeitig gibt die linke Hand als **Manipulationshand** (gelenknah!) von dorsal **einen Impuls auf den linken Querfortsatz von Th 3 nach ventral,** wodurch sich die linke Facette vom kranialen Partner löst. Fixations- und Mobilisationskraft sind annähernd gleich groß.

HWS: Manipulation

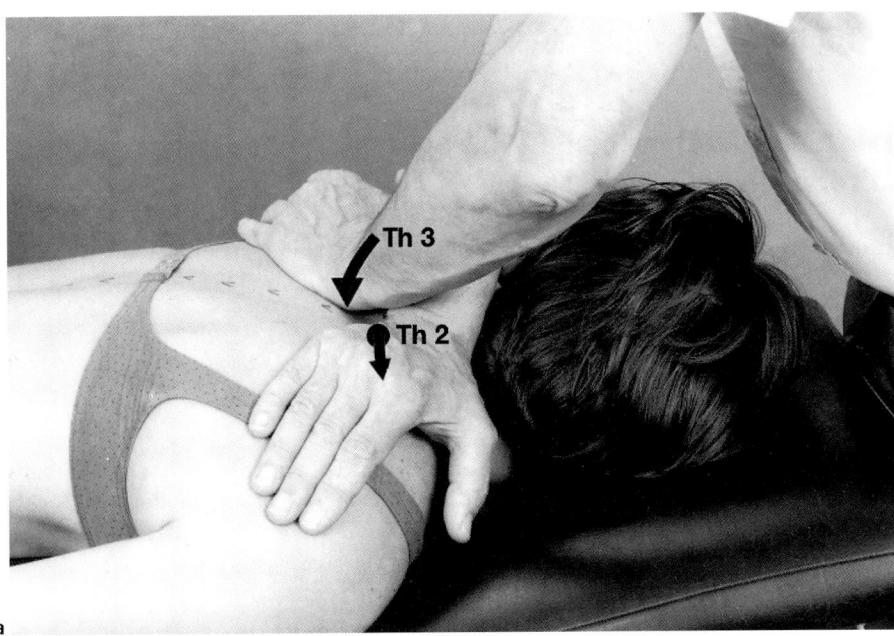

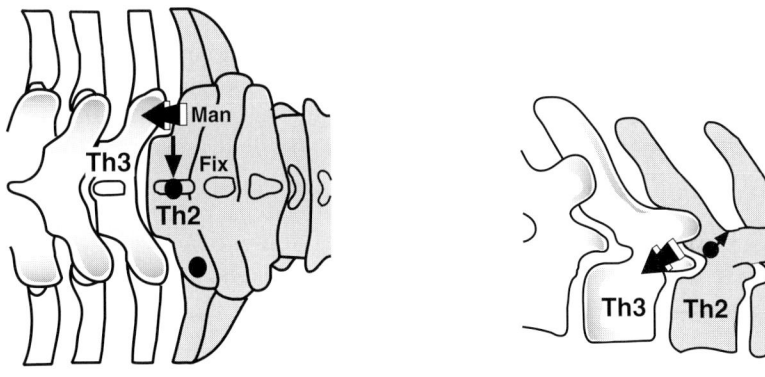

b Dorsalansicht   **c** Seitlich

Abb. 14.19 a–c. Manipulation des zervikothorakalen Übergangs durch Kreuzgriff; Segment Th 2-3, linkes Gelenk („chin-pivot"). **Griffmechanik:** die manipulative Separation der Gelenkflächen erfolgt wie bei allen Kreuzgriffen durch eine gegenläufige Rotationskraft an den zu manipulierenden Wirbeln. Der kraniale Wirbel (Th 2) wird in Linksrotation eingestellt und gehalten. Der Ventralschub des kaudalen Wirbels auf der Manipulationsseite (links) löst die Facetten

Mobilisations- und Weichteiltechniken an der Halswirbelsäule

HWS: Dreidimensionale Traktion in aktueller Behandlungsstellung (Probebehandlung) (Abb. 14.20)

Indikation:
- Akute Schmerzen und antalgische Haltung in der HWS.
- Zur Erweiterung des Bandscheibenraums (Divergenz der Wirbelbogengelenke).
- Zur Muskelentspannung.

Ausgangsstellung
Patient: Sitzt.
Therapeut: Faßt mit beiden Händen den Kopf des Patienten, die **Daumenballen liegen dorsal vom Processus mastoideus, die Kleinfingerballen am Jochbein.** Der Kopf wird leicht am Körper des Therapeuten abgestützt. **Die antalgische Haltung wird nicht verändert.**

Ausführung
Fixation: Die **Fixation** erfolgt durch das **Körpergewicht** des Patienten.
Mobilisation: Durch **sanftes Strecken der HWS in der Längsachse der Haltungsabweichung,** ohne diese zu verändern, entsteht eine Erhöhung der Bandscheibenräume mit gleichzeitigem Divergenzgleiten in den Wirbelbogengelenken.
Der Traktionsimpuls des Therapeuten entsteht durch Streckung der leicht gebeugten Kniegelenke und/oder Verlagerung des Körpergewichts nach hinten.

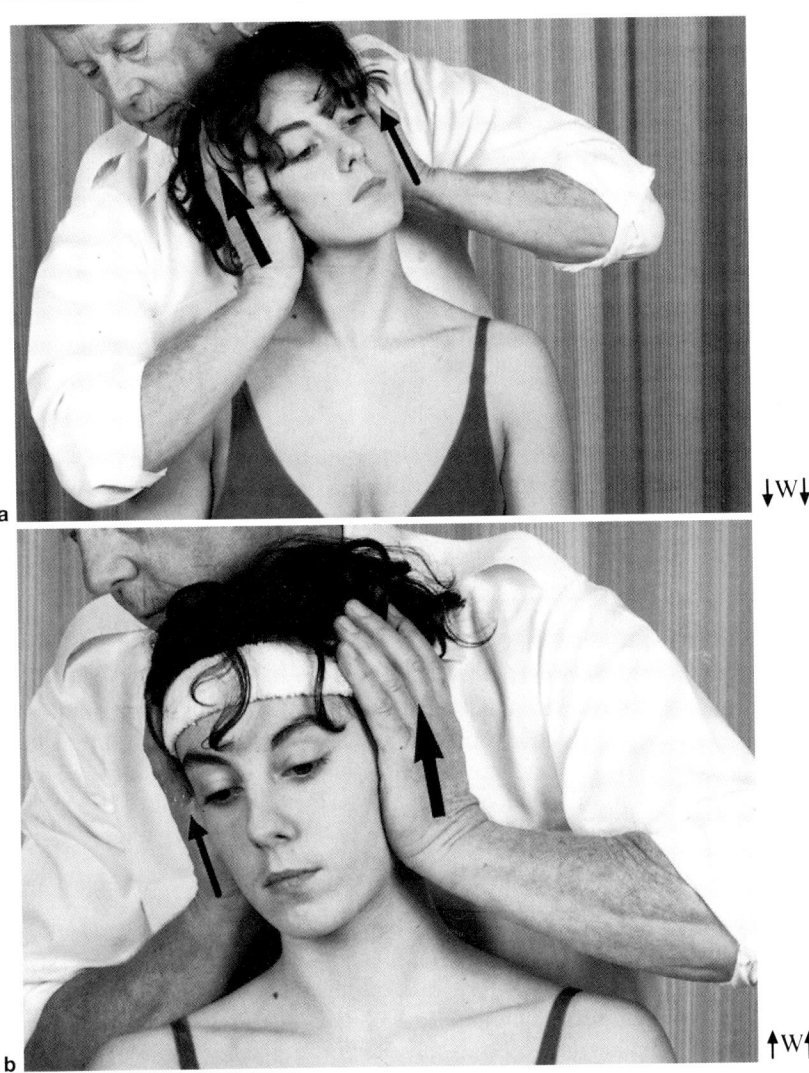

Abb. 14.20 a, b. Mobilisation HWS, durch dreidimensionale Traktion in aktueller Behandlungsstellung; a in Extension, **b** in Flexion (Erweiterung des Bandscheibenraums/ unterschiedliche Divergenz in den Wirbelbogengelenken)

HWS: Divergenzmobilisation unterhalb C2, z. B. C4/C5 links, durch Gegenhalter- und Mitnehmertechnik
(Abb. 14.21 a, b)

Indikation: Bewegungseinschränkung in den HWS-Segmenten unterhalb der Kopfgelenke.

Ausgangsstellung
Patient: Sitzt.
Therapeut: **Steht auf der nichtbehandelten Seite** (z. B. bei Behandlung eines linksseitigen Gelenks auf der rechten Seite).

Ausführung
Fixation: **Die kaudale Hand des Therapeuten fixiert** mit einem Gabelgriff von Daumen und Zeigefinger **den unteren Wirbel (C5) interarkual** gegen die Traktion. Für die Divergenzmobilisation des linksseitigen Wirbelbogengelenks C4/C5 wird C5 durch den Gabelgriff in Linksrotation fixiert. Dabei wird mit dem Zeigefingergrundgelenk **Gegenhalt am Dornfortsatz von C5 und/oder** mit dem Daumen **am rechten Querfortsatz** von C5 gegeben (s. eingezeichnete Fixationspunkte in Abb. 14.21 b).

Mobilisation: **Die andere Hand liegt** direkt über der Fixationshand **auf der oberen HWS** und am Hinterhaupt. **Die ulnare Kleinfingerkante liegt auf der linken Facette von C4.** In der Entspannungsphase gibt sie einen **Traktionsimpuls nach kranial,** mit dem der Bandscheibenraum erweitert wird und ein Divergenzgleiten in einem oder beiden Wirbelbogengelenken erfolgt **(1)** oder einen **Rotationsimpuls nach rechts,** der ebenfalls ein Divergenzgleiten v. a. im linksseitigen Wirbelbogengelenk bewirkt **(2).**

Hinweis
Wenn allein durch die Hände des Therapeuten **kein ausreichend fester Griff** an den zu mobilisierenden Wirbeln zu erreichen ist, z. B. durch eine starke Nackenmuskulatur oder Fettgewebe, **dann kann man Fixation und/oder Mobilisation durch eine Verriegelung der Gelenke unterstützen.** Das kann auf der Fixationsseite durch eine Linksseitneigung bis C5 bewerkstelligt werden. Dadurch entsteht eine Linksrotation der Wirbel, die den Gegenhalt an C5 erleichtert. Oberhalb des zu mobilisierenden Segments entsteht eine leichte Gegenneigung nach rechts, die die Rechtsrotation des Mobilisationsimpulses begünstigt (vgl. Abb. 14.30, S. 491).

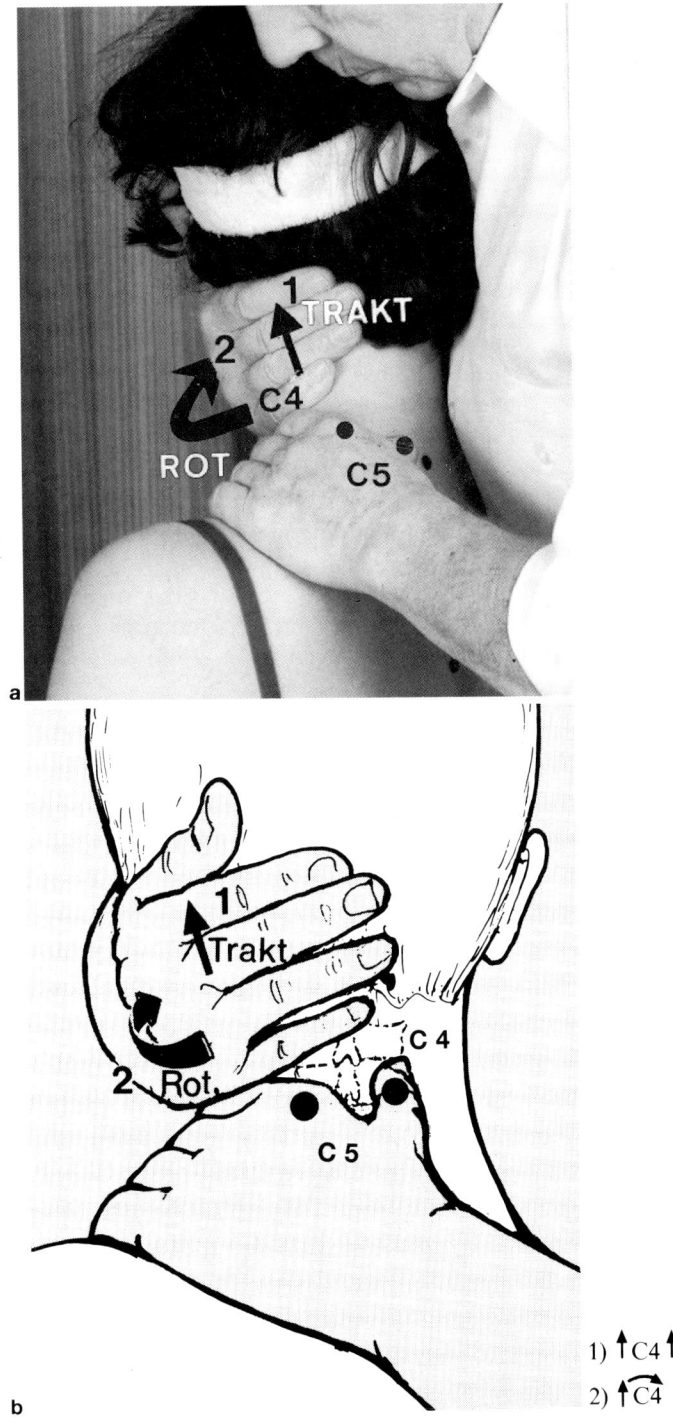

Abb. 14.21 a, b. HWS: Mobilisation des Segments C 4/C 5 links durch Gegenhalter- und Mitnehmertechnik.
Fixation: untere HWS in Linksrotation, *1* Mobilisation durch Traktion bei Fixation von C 5 interarkual, *2* Mobilisation durch Rechtsrotation bei Fixation an Dorn- und Querfortsatz von C 5

HWS: Dreidimensionale Traktion der HWS-Segmente im Liegen
(Abb. 14.22)

Indikation: Antalgische Haltung und schmerzhafte Bewegungseinschränkung in mehreren Bewegungsrichtungen.

Ausgangsstellung
Patient: In **Rückenlage.** Der Kopf liegt in der antalgischen Haltung auf einem Kopfpolster.
Therapeut: Steht am Kopfende und **umfaßt mit der linken Hand den Hinterkopf. Mit der anderen Hand faßt er das Kinn des Patienten;** die antalgische Haltung wird **nicht** verändert; der Kopf wird sanft am Körper des Therapeuten abgestützt, ebenso die Kopfseitneigung auf der Neigungsseite mit dem Unterarm.

Ausführung
Fixation: Durch das Rumpfgewicht des Patienten.
Mobilisation: Erfolgt **intermittierend** in den Ausatmungsphasen **in der Achse der Fehlstellung** (Abb. 14.22 a).
Nach etlichen Traktionen kann der Versuch gemacht werden, vorsichtig unter Traktion in die gesperrte Richtung zu bewegen: Ventralflexion (Abb. 14.22 b) bzw. Dorsalflexion (Abb. 14.22 c).

Hinweis
Eine **antalgische Haltung** spricht immer für eine stärkere **Bandscheibenbeteiligung.**

HWS: Mobilisation 475

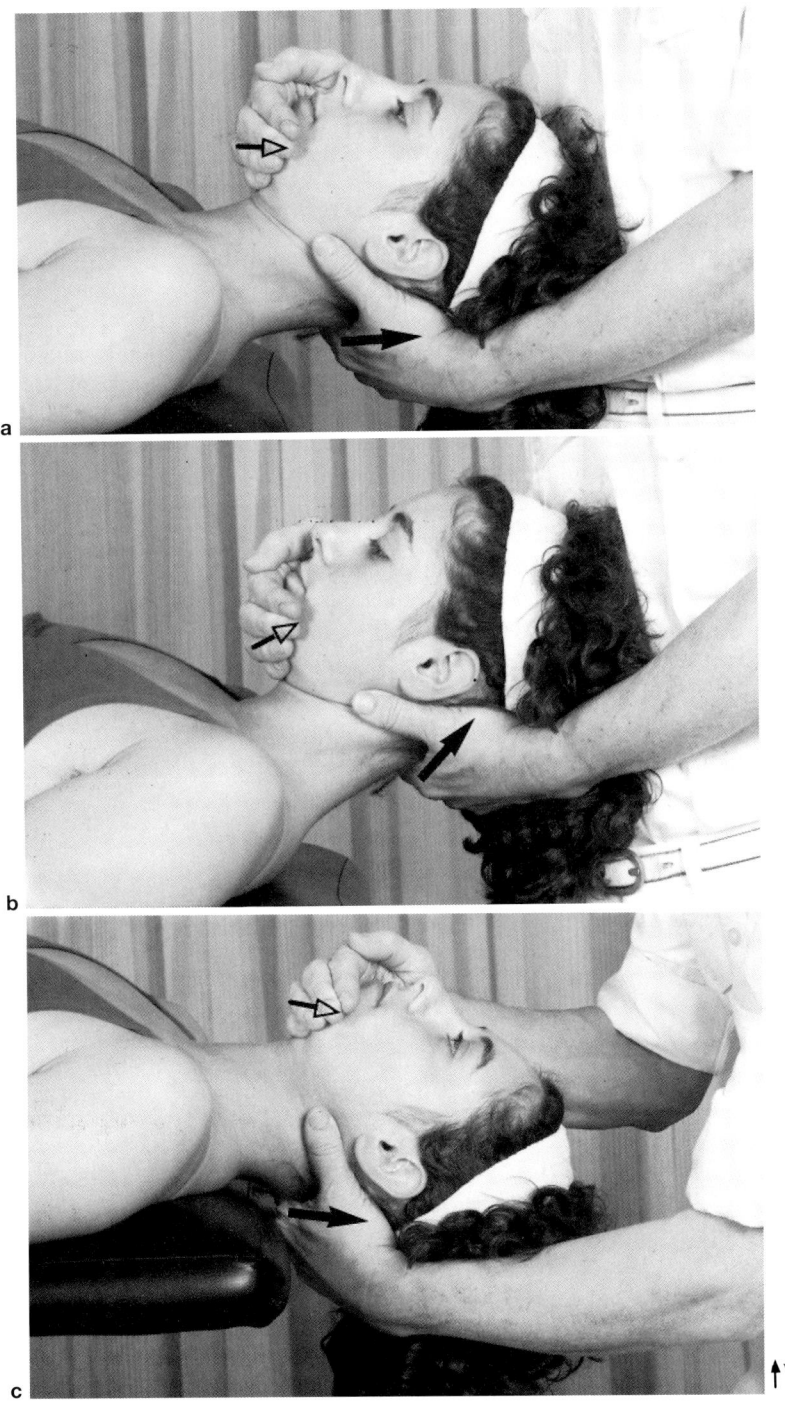

Abb. 14.22 a–c. HWS: Dreidimensionale Traktion im Liegen: **a** Zug in Neutralstellung, **b** in Ventralflexion, **c** in Dorsalflexion

HWS: Mobilisation der Segmente C2–C5 in Extension (Konvergenz) durch Gegenhalter- und Mitnehmertechnik (Abb. 14.23)

Indikation: Eingeschränkte Extension (Dorsalflexion) in der HWS.

Ausgangsstellung
Patient: In **Rückenlage**.
Therapeut: Steht am Kopfende der Behandlungsbank.

Ausführung
Fixation: **Eine Hand des Therapeuten fixiert den kaudalen Wirbel** des zu mobilisierenden Segments durch Gabelgriff (die Hand stützt sich auf der Unterlage ab). **Die andere Hand umfaßt** ebenfalls mit dem Gabelgriff von Daumen und Zeigefinger **den zu mobilisierenden kranialen Wirbel.** Der Kopf des Patienten ist an Schulter, Ober- und Unterarm des Therapeuten abgestützt, um den Griff der Hände abzusichern.
Mobilisation: Die **Mobilisation** erfolgt **nach dorsal** (Konvergenz) in der Entspannung (Ausatmung) und mit Blickwendung nach kranial zum Therapeuten. Der Therapeut führt diese Bewegung nicht nur mit der Hand, sondern mit dem ganzen Körper aus (Abb. 14.23 b, c).

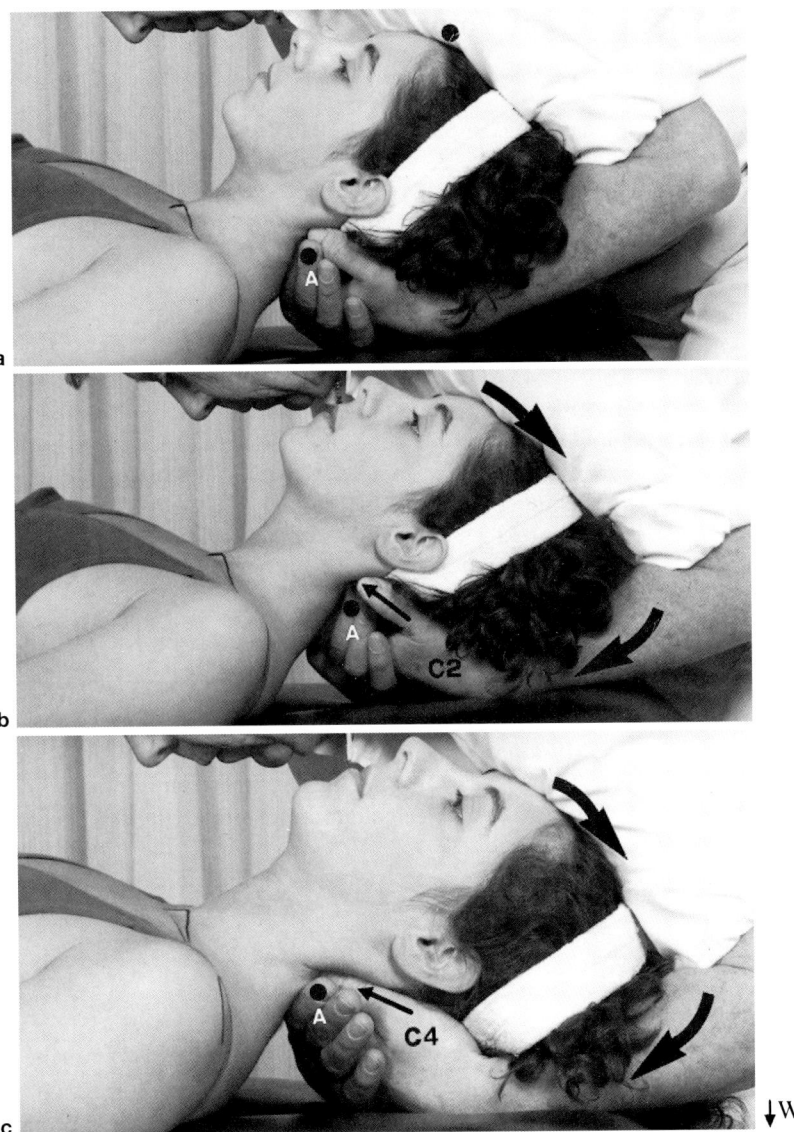

Abb. 14.23 a–c. HWS: Segmente C 2–C 5 in Extension; Fixation: (relativ) der Umdrehungsachse im kaudalen Wirbel durch Gabelgriff (**a**). Mobilisation des kranialen Wirbels in Dorsalflexion (Gabelgriff). **a** Ausgangsstellung, **b** Endstellung bei Mobilisation C 2/C 3, **c** Endstellung bei Mobilisation C 4/C 5

HWS: Unspezifische kombinierte Weichteil- und Gelenkmobilisation (Abb. 14.24)

Indikation: Verspannung der paravertebralen Muskulatur mit eingeschränkter Beweglichkeit der HWS.

Ausgangsstellung
Patient: In **Rückenlage.** Der Kopf liegt auf einem Sandsack oder Nackenpolster, so daß die **HWS leicht flektiert** ist.
Therapeut: Steht auf der nichtbehandelten Seite.

Ausführung (Abb. 14.24a)
Mit der kranialen (linken) Hand gibt der Therapeut einen **Gegenhalt am Kopf und/oder HWS** auf seiner Seite. **Die andere Hand** liegt **auf der gegenüberliegenden Seite an der paravertebralen Muskulatur** und massiert diese durch **Querdehnung parallel zum Verlauf der Gelenkfacetten nach ventral.** Nach Tiefenkontakt wird auch die kaudale Facette mitgenommen.
Dabei erfolgt in den gleichseitigen Wirbelbogengelenken eine Konvergenzbewegung.

Ausführung (Abb. 14.24b)
Bei dieser **Variation** übt die kaudale Therapeutenhand den Gegenhalt an der unteren HWS aus, und die kraniale Hand dehnt und massiert die paravertebrale Muskulatur nach ventral-kranial und nimmt die kraniale Gelenkfacette des jeweiligen Segments mit nach ventral-kranial.
In den Wirbelbogengelenken dieser Seite (links) entsteht **jetzt eine Divergenzbewegung.**

Hinweis
Diese Behandlungstechnik kann auch mit der PIR kombiniert werden.

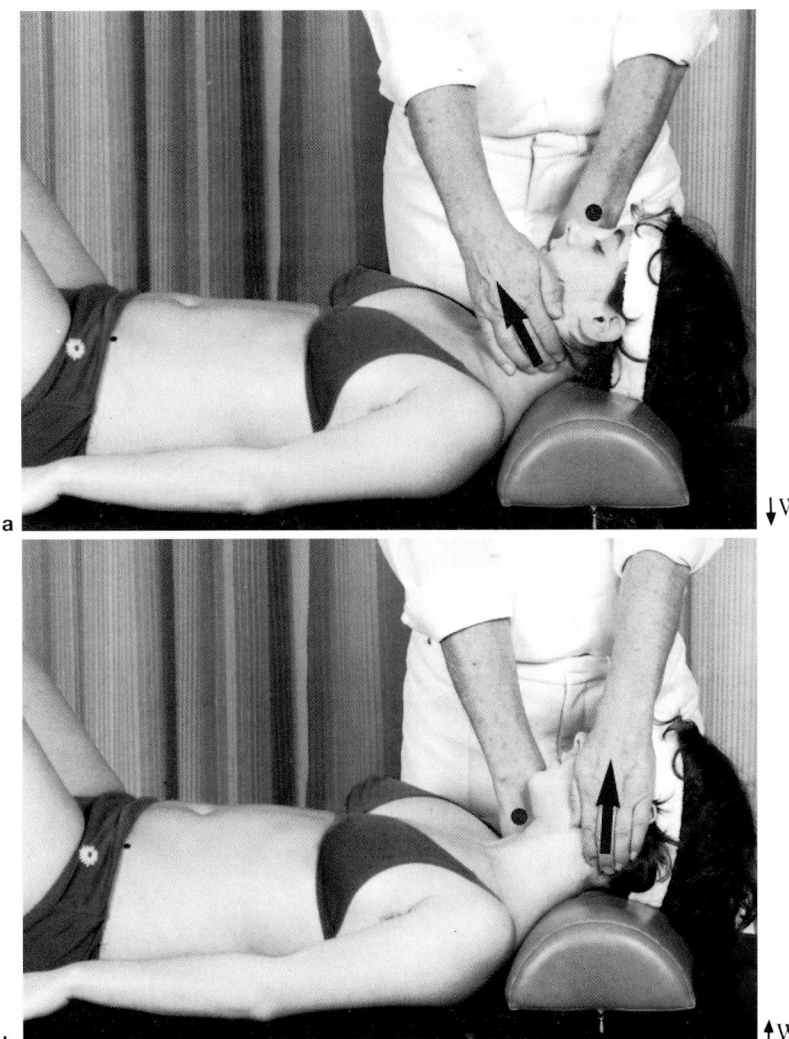

Abb. 14.24a, b. HWS: Weichteil- und unspezifische Gelenkmobilisation. a Fixation: kranialer Wirbel; Mobilisation: kaudal in Linksseitneigung/Extension (Konvergenz der linksseitigen Gelenke) und Querdehnung der linksseitigen Halsmuskeln. **b** Fixation: kaudaler Wirbel; Mobilisation: kranialer Wirbel (Divergenz der linksseitigen Gelenke)

HWS: Querdehnung und Quermassage der oberen tiefen Nackenmuskeln (Abb. 14.25)

Indikation: Verspannung der paravertebralen Muskulatur mit eingeschränkter Beweglichkeit in den HWS-Segmenten (wie bei Abb. 14.24).

Ausgangsstellung
Patient: In **Rückenlage**.
Therapeut: Steht am Kopfende des Patienten (Abb. 14.25 a) oder auf der nichtbehandelten Seite (Abb. 14.25 b).

Ausführung (Abb. 14.25 a)
Bilaterale Querdehnung und Massage der kurzen tiefen Nackenmuskeln nach ventral-lateral mit Konvergenzbewegung in den Wirbelbogengelenken **beider** Seiten.

(Abb. 14.25 b)
Rhythmische gegenläufige Kombinationsbewegung. Die Querdehnung der Muskulatur entspricht der Technik von Abb. 14.24 und ist für die oberflächliche Muskulatur geeignet. Die Rotationsbewegung des Kopfes erzeugt eine stärkere Mitbewegung (Konvergenz) in den Wirbelbogengelenken der behandelten (linken) Seite.

HWS: Mobilisation 481

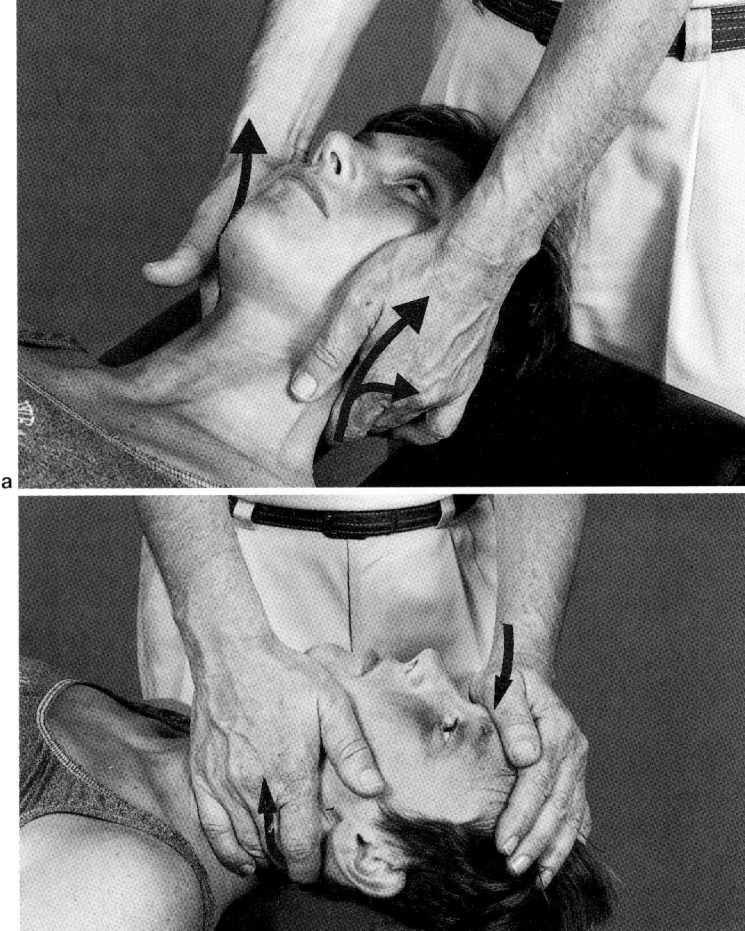

Abb. 14.25 a, b. HWS: Querdehnung und **Quermassage** der oberen tiefen Nackenmuskeln und seitlichen Halsmuskeln mit unspezifischer Gelenkmobilisation

HWS: Dehnung der Mm. scaleni (Abb. 14.26)

Indikation: Muskulär bedingte Einschränkung der Seitneigung.

Ausgangsstellung
Patient: In **Rückenlage**, der **Kopf** wird so weit wie möglich **zur behinderten Seite geneigt**. Ein Höhertreten der Schulter bestätigt eine Muskelverkürzung (Scaleni, Trapezius, Sternocleidomastoideus).
Therapeut: Steht am Kopfende des Patienten.

Ausführung
Die **eine Hand** des Therapeuten **hält die obere HWS und den Kopf in der erreichten Seitneigestellung**. Die **andere Hand liegt auf dem Schultergürtel** bzw. den beiden oberen Rippen.
Fixation: der HWS durch die Hand des Therapeuten in:
Rechtsneigung und Extension zur Dehnung der Scaleni anterior und medialis (Abb. 14.26 a) oder
Rechtsneigung und Flexion bei Dehnung der Scaleni medialis und posterior (Abb. 14.26 b).
Zur Vermeidung von schmerzhaften Mitbewegungen in der HWS (v. a. bei hypermobilen Segmenten) kann eine Rotation zur Gegenseite der Kopfneigung (Verriegelung) vorgenommen werden, wodurch die HWS noch besser fixiert wird.
Mobilisation: Erfolgt **durch Kaudalschub der Rippen** bei Ausatmung **oder weiteres Seitneigen des Kopfes** zur behinderten Seite bei fixierter HWS.

Hinweis
Eine Kombination der Dehnung mit PIR oder MET ist möglich.

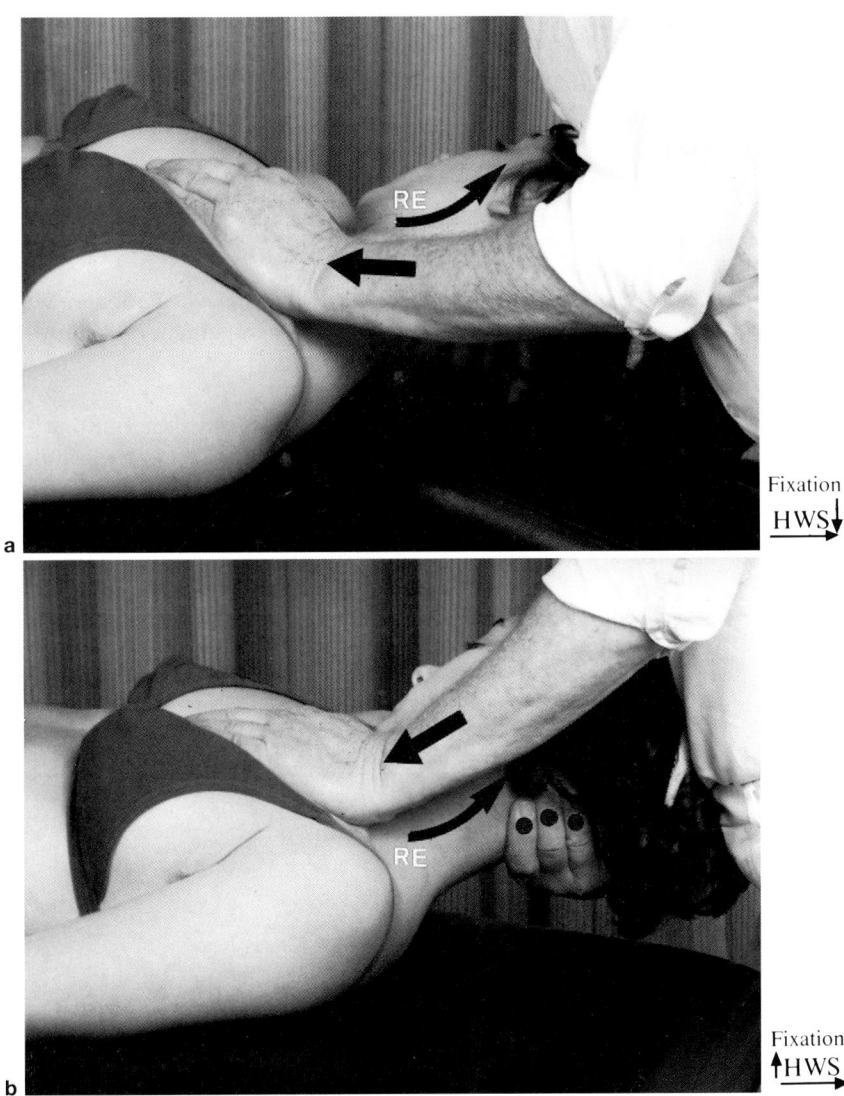

Abb. 14.26 a, b. HWS: Dehnung der Mm. scaleni. a Scaleni anterior und medialis; **b** Scaleni medialis und posterior. Fixation der HWS in Rechtsseitneigung/Linksrotation und Extension bzw. Flexion

HWS: Kombinierte Weichteil- und Gelenkmobilisation: Querdehnung der Nackenmuskeln und unspezifische Gelenkmobilisation (Abb. 14.27)

Indikation: Arthromuskuläre Bewegungseinschränkung in der HWS.

Ausgangsstellung
Patient: In **Rückenlage**.
Therapeut: Steht am Kopfende des Patienten. **Der Kopf des Patienten liegt in der einen, der Nacken in der anderen Hand des Therapeuten.**

Ausführung
Kopf und HWS des Patienten werden unter leichter Traktion zur Vordehnung der Muskulatur **zuerst in Flexion, Seitneigung und gleichsinnige Rotation zur nichtbehandelten Seite** (nach rechts) gebracht (Abb. 14.27a), die Wirbelbogengelenke machen dabei auf der Seite der gedehnten Muskulatur (links) eine Divergenzbewegung.

In dieser Stellung führt der Therapeut eine **Querdehnung der Nackenmuskeln aus, wodurch der Kopf und die HWS wieder in die Ausgangsstellung gehen.**

Hinweis
Diese Technik kann auch im Bereich der Kopfgelenke angewandt werden.

HWS: Mobilisation 485

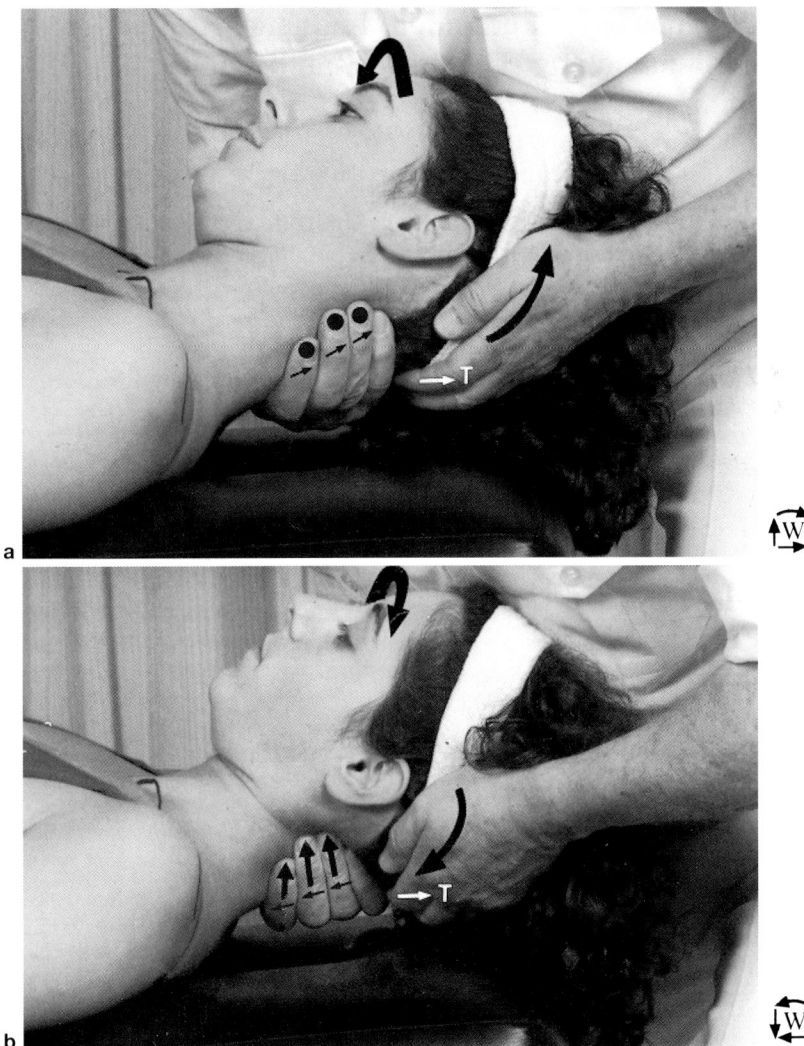

Abb. 14.27 a, b. **HWS: Querdehnung der oberen tiefen Nackenmuskulatur links und unspezifische Gelenkmobilisation:** a Mittlere HWS in Flexion/Rechtsseitneigung/ Rechtsrotation (Divergenzstellung der linksseitigen Gelenke, Dehnstellung der linksseitigen Halsmuskeln), b Querdehnung der linksseitigen Halsmuskeln zur Gegenseite und Konvergenzbewegung der Gelenke

HWS und zervikothorakaler Übergang: Kombinierte Wirbel- und Muskelbehandlung (Dehnung/Stabilisation) (Abb. 14.28)

Indikation: Eingeschränkte Extension und Rotation im zervikothorakalen Übergang.

Ausgangsstellung
Patient: In **Rückenlage**. Die Beine sind aufgestellt zur **Kyphose der LWS**. Die Arme liegen parallel zum Körper, **Handflächen auf der Unterlage**.
Die **HWS liegt auf einem Nackenpolster**.

Ausführung (Abb. 14.28 a)
Der Patient macht eine kombinierte Bewegung aus:

1. **Vornicken** in den Kopfgelenken **durch Kinnanziehen** („chin in"); (Mobilisation der Kopfgelenke und Dehnung der oberen tiefen Nackenmuskeln) **(1 + 2);**
2. **Druck der HWS gegen das Nackenpolster** (Kräftigung der prävertebralen Hals- und langen Nackenmuskeln durch Kokontraktion und dadurch Stabilisation von Segment C4/C5) **(3 + 4);**
3. durch **Abstemmen der Hände und Arme auf der Behandlungsbank** und **Anheben des Brustkorbs** erfolgt eine Extensionsbewegung im zervikothorakalen Übergang **(4 + 5).**

Hinweis
Durch Rotation der HWS (Abb. 14.28 b) kann eine **Konvergenzbewegung auf der Rotationsseite** und damit eine Verbesserung der HWS-Rotation erzielt werden. Außerdem kann die HWS dadurch besser fixiert und die Mobilisation exakter im zervikothorakalen Übergang ausgeführt werden.

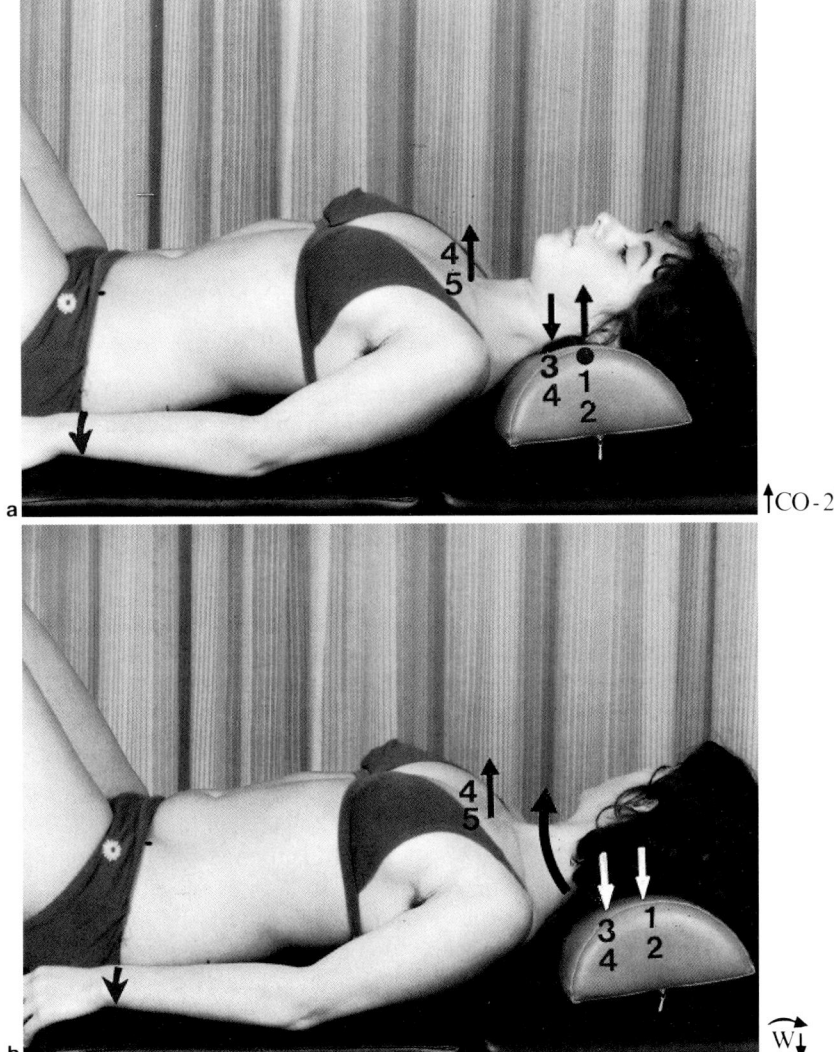

Abb. 14.28 a, b. Mobilisation HWS und zervikothorakaler Übergang Automobilisation, Stabilisation: *1* Kopfgelenke: Flexion; *2* obere tiefe Nackenmuskeln: Dehnung; *3* Stabilisation von C4/C5; *4* Kräftigung der prävertebralen Hals- und langen Nackenmuskeln; *5* zervikothorakaler Übergang; **a** in Extension, **b** in Extension und Rotation

> **Manipulationen an der Halswirbelsäule**

HWS: Manipulation durch Mitnehmertechnik; Segment C2/C3, rechtes Gelenk, Drehpunkttechnik, „Meistergriff" nach Tilscher
(Abb. 14.29)

Indikation: Leichtere Blockierungen im Bereich C2–C7 mit geringer Muskelverspannung.

Ausgangsstellung
Patient: Der **Patient sitzt** auf einem Hocker oder am Fußende der Behandlungsbank.
Therapeut: **Steht** seitlich hinter dem Patienten **auf der Seite des zu behandelnden Gelenks.**

Verriegelung
Kaudal: **Linksseitneigung und Rechtsrotation der mittleren und unteren HWS bis einschließlich C3.** Der „Hypomochlionfinger" der rechten Hand im Gelenkspalt C2/C3 auf der linken Seite des Segments verstärkt die Fixation.
Kranial: Ebenfalls **Linksneigung des Kopfes,** bis die Bewegung von dem im Gelenkspalt liegenden Finger registriert wird. **Die verriegelte obere HWS nimmt die obere Gelenkfacette bei der Manipulation mit.**

Ausführung
- Anlage der **rechten Hand** an der linken Nackenseite. Der Mittelfinger, verstärkt vom darüberliegenden **Zeigefinger, liegt im Gelenkspalt des Segments C2/C3.** Er verstärkt die Fixation von C3 als Gegenhalter und dient als **Drehpunkt** für die Manipulationsbewegung.
- Die **linke Hand** liegt als mobilisierende Hand **breitflächig an der rechten Schläfe des Patienten.**
- Nach **Entspannung** durch Ein- und Ausatmen mit Blickwendung:
- **Blickwendung** des Patienten während der Manipulation in die Manipulationsrichtung nach rechts oben.
- Während der nächsten Ausatmungsphase verstärkt der Therapeut mit der am Schädel liegenden linken Hand die **Seitneigung nach links, verbunden mit einer Rechtsrotation und Traktion nach kranial**, durch einen entsprechenden kurzen und schnellen Impuls. Dadurch kommt es zum Klaffen des rechtsseitigen Gelenks.

Anmerkung: Eine **alternative Technik** bei verschiedenen anderen Autoren benutzt statt der oben beschriebenen Drehpunktbewegung um das nicht behinderte Gelenk eine **Seitneigung zur Barriere hin, d.h. zum behinderten Gelenk,** im obigen Fall nach rechts. Die behinderte Seitneigung (Konvergenz) wird zunächst in Konvergenz bis zur Barriere eingestellt, um dann durch den nachfolgenden Manipulationsimpuls nach kranial wieder aufgehoben zu werden. **Ausführung:** Der **manipulierende Impulsfinger** an der rechten oberen Facette (C2) nimmt diese **in Richtung Divergenz** (d.h. nach kranial) **parallel zur Gleitebene der Facette** mit. Damit wird angeblich auch ein Klaffen des Gelenkspalts erreicht, jedoch nicht im Sinn der hier vorgestellten Techniken bei Manipulationen ein **senkrechtes** Abheben der Gelenkflächen voneinander.

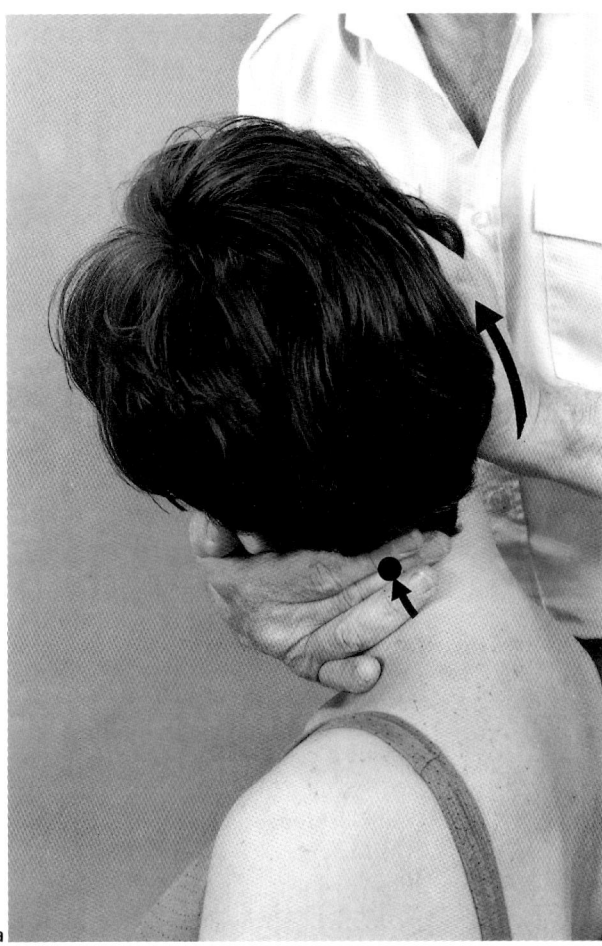

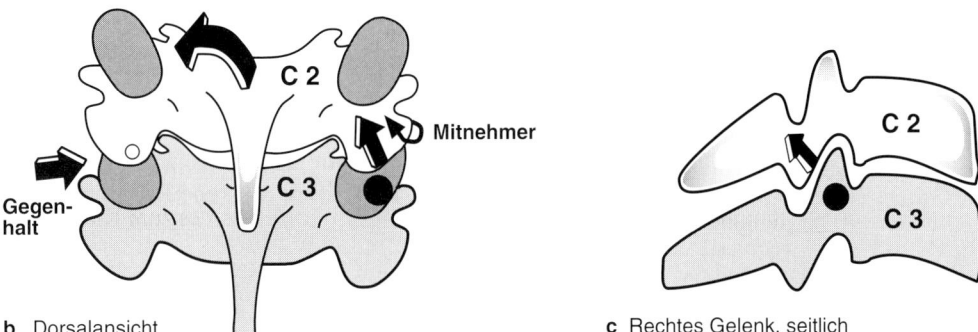

b Dorsalansicht   c Rechtes Gelenk, seitlich

Abb. 14.29 a–c. Manipulation der HWS (C2–C7) **durch Mitnehmertechnik; Segment C2/C3, rechtes Gelenk. Griffmechanik:** durch die Linksseitneigung und Traktion nach kranial wird die rechte Gelenkfacette des oberen Wirbels (C2) nach kranial mitgenommen. Die gleichzeitige Rechtsrotation beim Manipulationsimpuls hebt die gleiche Facette zusätzlich nach dorsal ab

HWS: Manipulation durch Gegenhalter- und Mitnehmertechnik; Segment C 6/C 7, rechtes Gelenk (Abb. 14.30)

Indikation: Leichtere Blockierungen im Bereich C4–C7 mit geringer Muskelverspannung.

Ausgangsstellung
Patient: Der **Patient sitzt** auf einem Hocker oder am Fußende der Behandlungsbank.
Therapeut: Der **Therapeut steht** seitlich hinter dem Patienten **auf der Seite des behandelten Gelenks.** Er stützt die Schulter des Patienten an seinem Körper ab, um Ausweichbewegungen zu verhindern.

Verriegelung
Kaudal: Die zuvor **in Linksrotation eingestellte obere BWS** wird vom Therapeuten mit der linken Hand und dem von links am **Dornfortsatz C7** angelegten **Daumen als Gegenhalter** in dieser Position fixiert.
Kranial: **Linksseitneigung und Rechtsrotation aller Halswirbelkörper einschließlich C 6.**

Ausführung
- Die **linke Hand** liegt auf der linken Schulter und **fixiert C 7** in der beschriebenen Weise **als Gegenhalter.**
- Die **rechte Hand** umgreift den Kopf des Patienten von vorn und legt die Hand so in den Nacken, daß die End- und Mittelphalangen der Finger rechts, die übrige Hand links von den Dornfortsätzen liegen. **Kleinfinger und Kleinfingerballen greifen** in dieser Weise um **den Wirbelbogen von C 6 (Mitnehmer).** Der Kopf des Patienten wird an der Brust des Therapeuten abgestützt.
- **Leichte Flexion** im zu behandelnden Segment, bis der Therapeut eine **Vorspannung** fühlt.
- Entspannung durch leichte isometrische **Muskelanspannung gegen die Manipulationsrichtung mit Atmung und Blickwendung.**
- **Einatmung und Blickwendung** des Patienten **nach rechts oben** bei der Manipulation.
- In der Ausatmungsphase **verstärkt der Therapeut** mit einem kurzen schnellen Impuls der Manipulationshand die **Traktion, Rechtsrotation und Linksseitneigung.** Die fixierende Gegenhalterkraft der linken Hand muß dabei annähernd gleich groß sein.

HWS: Manipulation   491

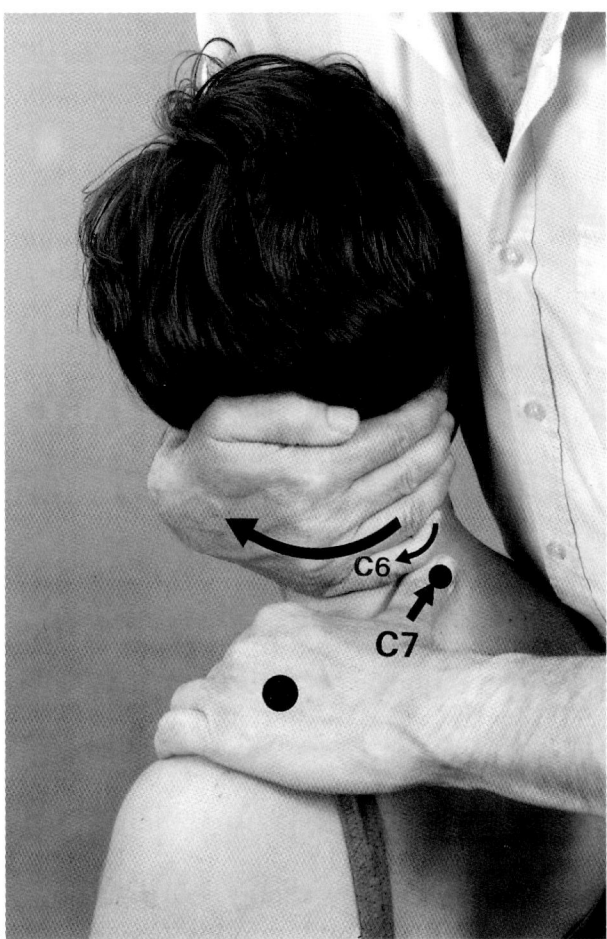

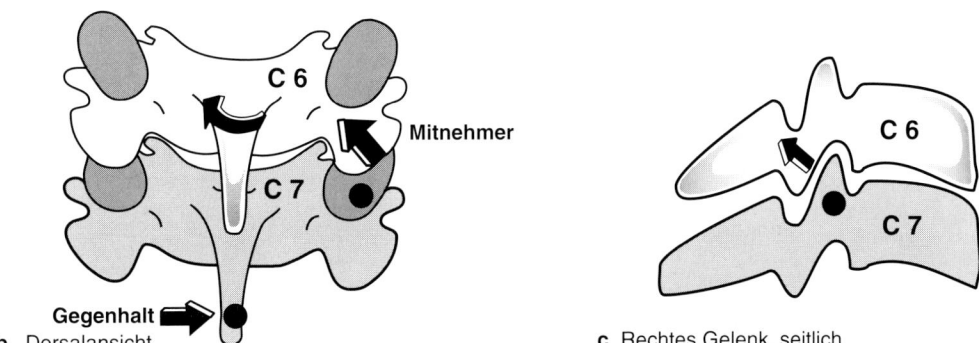

b Dorsalansicht

c Rechtes Gelenk, seitlich

Abb. 14.30 a–c. Manipulation der HWS (C 4–C 7) durch Gegenhalter- und Mitnehmertechnik;
Segment C6/C7, rechtes Gelenk. Griffmechanik: durch die Linksseitneigung der HWS oberhalb des zu behandelnden Segments und die Traktion bei der Rechtsrotation des Manipulationsimpulses wird die rechte Facette des oberen Wirbels (C6) nach kranial dorsal gezogen, wodurch das Klaffen des rechten Gelenkspalts (C6/C7) ausgelöst wird. Dieser Effekt wird durch die in Linksrotation wirkende Gegenhalterkraft an C7 verstärkt

Untersuchung und Behandlung der Kiefergelenke (Abb. 14.31)

Schmerzen, die ins Ohr ausstrahlen und häufig auch mit Stirn- und Augenkopfschmerzen verbunden sind, bedürfen der differentialdiagnostischen Abklärung, um kausal behandeln zu können. Sie finden sich bei Arthrose der Kiefergelenke, aber auch bei funktionellen Gelenkstörungen. Die Gelenke werden bei geöffnetem Mund beidhändig palpiert.

Druckschmerz eines Kiefergelenks bei der Palpation spricht für Reizung des Gelenks. Dann besteht meist auch Schmerz beim Kauen. Es können auch spontan Schmerzattacken vor dem Ohr, in der Schläfengegend oder der ganzen Kopfseite auftreten (Costen-Syndrom). Bei geöffnetem Mund und bei festem Kieferschluß wird außerdem der Masseter durch Druck auf den Muskelansatz am Kieferwinkel palpiert, ebenso der Temporalismuskel am Schläfenbein. Test und Therapie der Gelenkfunktionsstörungen sind identisch.

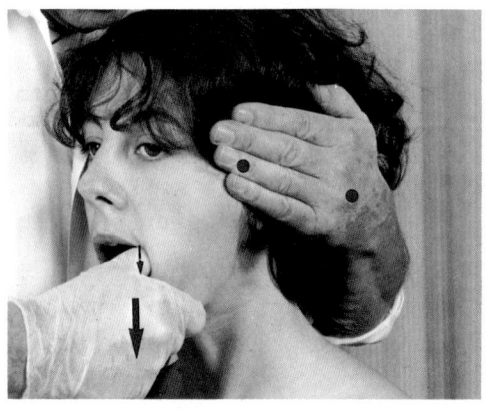

Abb. 14.31 a. Caput mandibulae kaudal (Traktion)

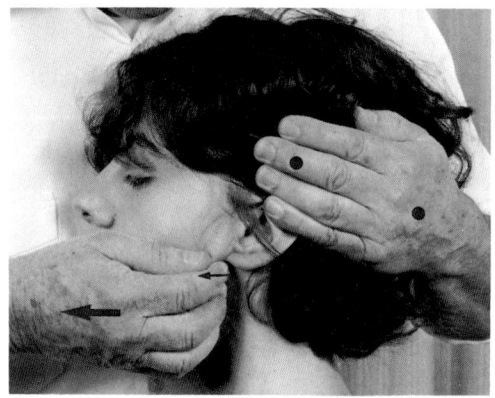

Abb. 14.31 b. Caput mandibulae ventral (Protraktion)

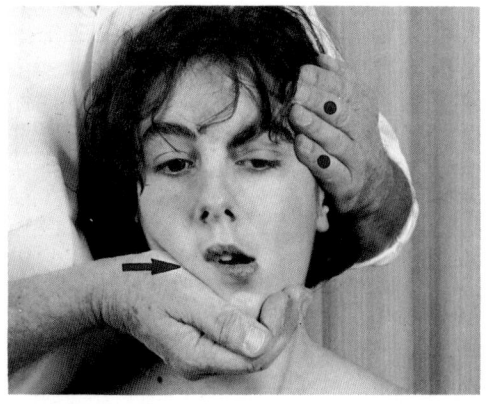

Abb. 14.31 c. Medial-lateral-Gleiten

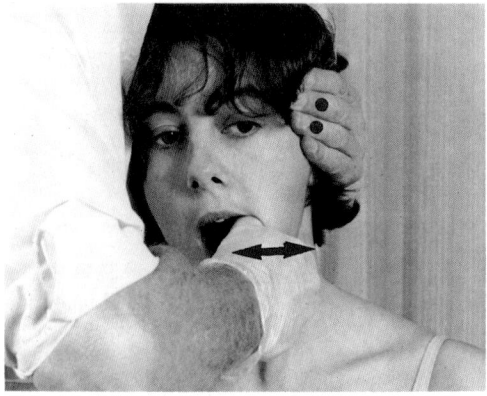

Abb. 14.31 d. Medial-lateral-Gleiten

15 Schultergelenke

Biomechanik der Armgelenke

Schultergelenke

Die Funktionsbewegungen der Schulter entstehen durch das Zusammenwirken aller Schultergürtelgelenke.
Der Schultergürtel (Cingulum membri) ermöglicht durch die Verstellmöglichkeiten in seinen Gelenken den **kegelmantelartigen Bewegungsraum,** den der gestreckte Arm durch eine kreisende Bewegung der Schulter erreichen kann, **in verschiedene Ebenen zu verlegen.**

Ellbogengelenk

Der **Binnenraum dieses Kegelmantels** ist durch die Einknickmöglichkeit des Armes im Ellbogengelenk **für das Greiforgan Hand zu erreichen.**

Handgelenke

Die Handgelenke ermöglichen durch Form- und Stellungsänderungen des Handtellers alle erforderlichen Variationen der **Greifbewegungen.**

Die Armgelenke werden im Gegensatz zu den Beingelenken überwiegend auf Zug belastet. Einige haben durch die Inkongruenz der Gelenkflächen fast keine Knochenführung, sondern werden mechanisch durch die Muskulatur und den Kapsel-Band-Apparat gesteuert. Das bedeutet, daß Störungen der Bewegungsfunktion oft im Bewegungsleitwerk, d.h. im Weichteilmantel zu suchen sind. Die Aktionsbereiche der Arme können durch maximale Augenbewegungen ohne Veränderung der sagittalen Einstellung des Kopfes kontrolliert werden.

Biomechanik der Schultergelenke

Der Arm ist durch das Schulterblatt im Schultergürtel „aufgehängt". Die **einzigen knöchernen Gelenkverbindungen zum Brustkorb** sind die **Schlüsselbeingelenke** (Sterno- und Akromioklavikulargelenk). In der Interskapularregion ist der Schultergürtel offen. Durch diese Konstruktion erhält er seine große Elastizität, verliert aber andererseits dadurch auch an Stabilität, die durch Muskelkräfte ergänzt werden muß. Die funktionelle Ergänzung zur stabilen Ringform bekommt der Schultergürtel durch den Ring aus den beiden ersten Rippen. Man muß daher die Gelenke der ersten Rippe vorn am Brustbein und hinten am 1. Brustwirbel bei der Untersuchung des Schultergürtels mit einbeziehen.
Das **Schlüsselbein** ist die knöcherne „**Führungsstange**" des Schultergürtels. Es steht bei hängendem Arm fast horizontal, mit einer Abwinkelung von der Frontalebene nach dorsal von 30°. Es besteht eine Gelenkverbindung zum Brustbein, das Sternoklavikulargelenk, und zum Schulterblatt, das Akromioklavikulargelenk. Das **Schulterblatt ist das „Stellwerk" für die Schultergelenkpfanne.** Durch die Verstellmöglichkeiten der Gelenkpfanne werden die Bewegungen des Arms über der Horizontalen ermöglicht. Die **7 zum Schultergelenk gehörigen Gelenke** sind (Abb. 15.1):

Schultergelenke: Biomechanik

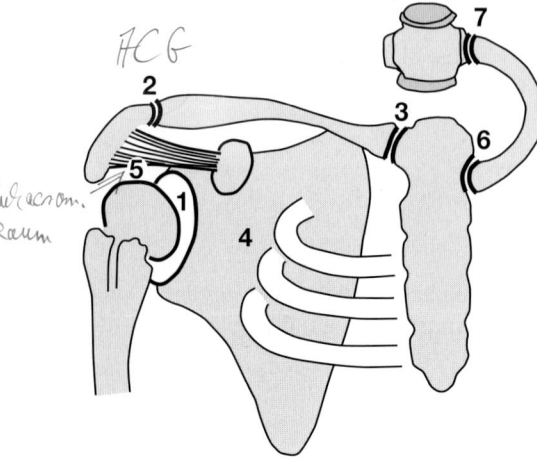

Abb. 15.1. Schultergürtelgelenke (*1* Humerusgelenk, *2* Akromioklavikulargelenk, *3* Sternoklavikulargelenk, *4* Gleitfläche auf dem Thorax (Skapula-Thorax-Gelenk), *5* Fornix humeri (subakromialer Raum), *6* sternokostales Gelenk, *7* kostovertebrales Gelenk) (Aus Cailliet: Shoulder pain)

3 knöcherne Schultergelenke (knöcherne Bewegungsführung):

- Glenohumeralgelenk (Humerusgelenk),
- Akromioklavikulargelenk,
- Sternoklavikulargelenk,

2 „Weichteilgelenke" (muskuläre Bewegungsführung):

- skapulothorakales Gelenk,
- Fornix humeri (subakromialer Raum),

2 Rippengelenke (Stabilisierung):

- sternokostales Gelenk der 1. Rippe,
- kostovertebrales Gelenk der 1. Rippe.

① Humerusgelenk

Form der Gelenkflächen (Abb. 15.2)

Die **Gelenkpfanne** (Cavitas glenoidalis) ist flach konkav. Sie bedeckt nur $1/4$ der Oberfläche des Humeruskopfes. Die **Verstellmöglichkeit** der Gelenkpfanne durch Skapulabewegung bedingt die große Beweglichkeit des Schultergelenks. Durch das Labrum glenoidale, eine ca. 5 mm breite Gelenklippe aus Faserknorpel, wird die Pfanne etwas vergrößert und der Knochenrand geschützt. Die dünnste Knorpelauflagerung ist im Zentrum der Gelenkpfanne, sie wird zu den Rändern hin dicker. Besonders der Vorder- und Hinterrand der Cavitas glenoidalis weisen einen dickeren Knorpelbelag auf. Putz (1986) leitet daraus eine besonders hohe Druckbelastung in den Endphasen der Innen- und Außenrotation ab.

Der **Gelenkkopf** (Caput humeri) ist konvex. Das Caput humeri ist aus der Schaftachse um ca. 50° nach medial gekippt. Der Collum-Diaphysen-Winkel beträgt 135°, der Torsionswinkel zur Frontalen von 30°. Der dickste Knorpelbelag befindet sich an der Kontaktfläche in Nullstellung des Arms (ca. 2 mm).

Gelenkachsen und Bewegungsmöglichkeiten

Das Schultergelenk hat 3 Achsen; es ist ein Kugelgelenk.

- **Sagittale Achse für Ab- und Adduktion in der Frontalebene**
  Bewegungsausmaß:
  Abduktion 180°–0°–30° Adduktion.
- **Frontale Achse für Flexion und Extension in der Sagittalebene**
  Bewegungsausmaß:
  Flexion 180°–0°–50° Hyperextension.
- **Vertikale Achse für Außen- und Innenrotation in Nullstellung**
  Bewegungsausmaß:
  Außenrotation: 80°–0°–100° Innenrotation. Diese vertikale Achse verändert sich außerhalb der Nullstellung des Arms und verläuft dann als **Longitudinalachse durch den Humerus.**

Nur in 0°-Stellung des Arms gehen die Rotationsbewegungen um die vertikale Achse, in 90° Abduktionsstellung z.B. gehen sie um die frontale, und in 90° Flexionsstellung um die sagittale Achse. Die longitudinale Achse durch den Oberarm für die Rotationsbewegungen ist immer die Resultante aus den anderen 2 Bewegungsachsen.

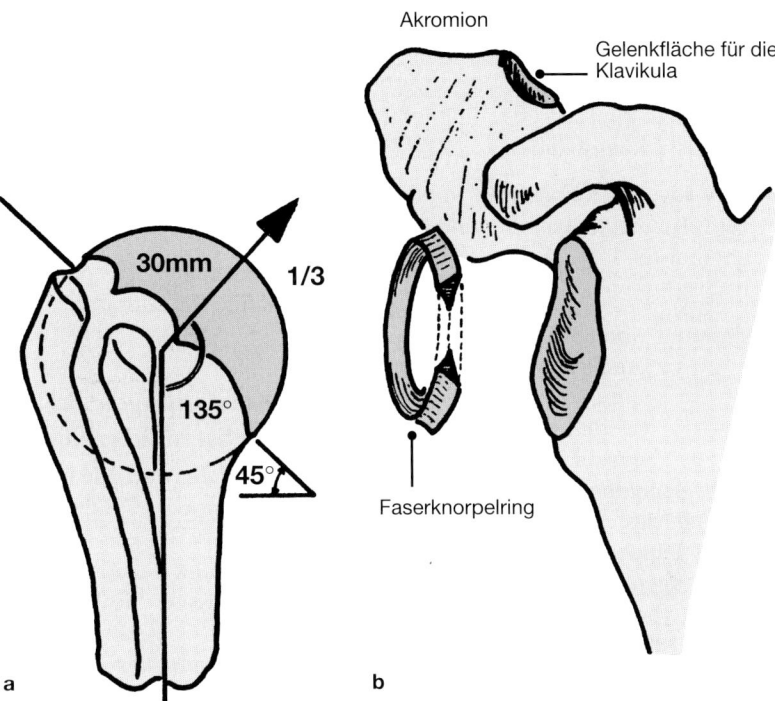

Abb. 15.2 a, b. Humerusgelenk. **a** $1/3$ des Gelenkkopfes ist mit Knorpel bedeckt. Der Winkel im Collum anatomicum zur Schaftachse beträgt $135°$ und der Torsionswinkel zur Frontalebene $30°$. **b** Die sehr flache Gelenkpfanne ist nach lateral und ventral sowie etwas nach kranial gerichtet. Sie ist allseitig konkav und wird durch einen Faserknorpelring verstärkt. (Nach Kapandji 1984/85)

Gelenkkapsel und Kapselmuster
(Abb. 15.6 a, b)

Die Gelenkkapsel des Glenohumeralgelenks ist weit und schlaff. Der untere Recessus stellt den Reserveraum dar, der sich bei Flexion und Abduktion des Arms entfaltet. Der Recessus verklebt schnell bei längerer Ruhigstellung des Oberarms in Nullstellung.

Der **Kapselansatz** an der Gelenkpfanne befindet sich an der Außenseite des Labrum glenoidale, das als freier Wulst in den Gelenkraum vorspringt und dadurch die Konkavität der flachen Pfanne etwas vergrößert.

Am Humerus setzt die Kapsel am Collum anatomicum an. **Tuberculum majus und minus bleiben außerhalb des Gelenkraums,** während der Sulcus für die lange Bizepssehne, die am oberen Gelenkpol in die Kapsel eintritt, etwa 1 cm weit einbezogen ist. Der **schwächste Punkt der Kapsel liegt am Unterrand** zwischen Teres minor dorsal und Subscapularis ventral. Daher finden die häufigsten Luxationen nach kaudal-ventral (L. subcoracoidea) und kaudal-dorsal (L. infraspinata) statt.

Das **Kapselmuster** bei Gelenkläsion zeigt zunächst eine Einschränkung der

- Außenrotation, dann folgen
- Abduktion und
- Innenrotation.

Funktion der Ligamente

- Das **Lig. coracoacromiale** (Fornix humeri) bildet das „Schutzdach" des Schultergelenks.

Funktion: Es bremst die extreme Abduktion sowie Flexion und Extension des Arms.

Die Gelenkkapsel des Glenohumeralgelenks hat **4 Verstärkungsbänder:**

- Das **Lig. coracohumerale** vom Coracoid zum Tuberculum majus und minus liegt am meisten kranial. Es ist fast unzerreißbar.

Funktion: Abduktionshemmung, Kapselverstärkung, Anspannung der vorderen Bandzüge bei Retroversion, der hinteren bei Anteversion.

- **Ligg. glenohumerale superius, medium und inferius.**
  Die **3 Bänder bilden ein Z.** Zwischen den Bandzügen liegen die schwachen Kapselstellen (Luxationspforten), das Foramen Weitbrecht (kranial) und das Foramen Rouvière (kaudal).

Funktion: Kapselverstärkung. Abduktionshemmung durch die Ligg. glenohumerale medius und inferius und das Lig. coracohumerale (die absolute Hemmung erfolgt durch Anstoß des Tuberculum majus am Labrum glenoidale). Außenrotationshemmung durch alle 3 glenohumeralen Bandzüge.

Die weitere Kapselverstärkung geschieht durch den Muskelmantel des Gelenks, die **Rotatorenmanschette,** die aus einer Verflechtung folgender Sehnen zu einer Platte entsteht:

kranial und dorsal: Supraspinatus, Infraspinatus, Teres minor,
ventral: Subscapularis,
weitere Verstärkung erfolgt lateral durch die lange Bizepssehne.

Funktionsstellungen

Fixierte Stellung des Humerusgelenks („closed packed position") durch das Lig. glenohumerale in 90° Abduktion des Arms, bei der sich der mittlere und untere Teil des Bandes anspannt.

Verriegelte Stellung: maximale Abduktion und Außenrotation.

Ruhestellung (Teststellung): ca. 50° Abduktion, 30° horizontale Adduktion (in Verlängerung des Spina scapulae), leichte Innenrotation.

Nullstellung: Oberarm parallel zum Rumpf, keine Rotation.

Klavikulargelenke:
② Sternoklavikulargelenk und
③ Akromioklavikulargelenk
(Abb. 15.3)

Die beiden Gelenke sind meist zusammen in Bewegung. Sie sind funktionell, d. h. unabhängig von der Form, als Kugelgelenke mit großem Bewegungsraum anzusehen.
Bewegungen in nur einem der Klavikulargelenke sind selten. In der Regel bedingt jede Stellungsänderung der Skapula eine Bewegung in **beiden** Schlüsselbeingelenken.

Form der Gelenkflächen

Sternoklavikulargelenk

Gelenkspaltverlauf von kaudal-lateral nach kranial-medial (diagonal zum gegenüberliegenden Ohr). Es ist ein Sattelgelenk mit eingelagertem Diskus. Die Klavikulafläche ist in kraniokaudaler Richtung konvex und in ventrodorsaler Richtung konkav, die Gelenkfläche des Sternums entsprechend umgekehrt.

Akromioklavikulargelenk

Gelenkspaltverlauf fast in der Sagittalebene, ventral etwas nach lateral abweichend. Die flachen Gelenkflächen sind meist nur gering konvex. Auch in diesem Gelenk findet sich häufig ein Diskus.

Schultergelenke: Biomechanik

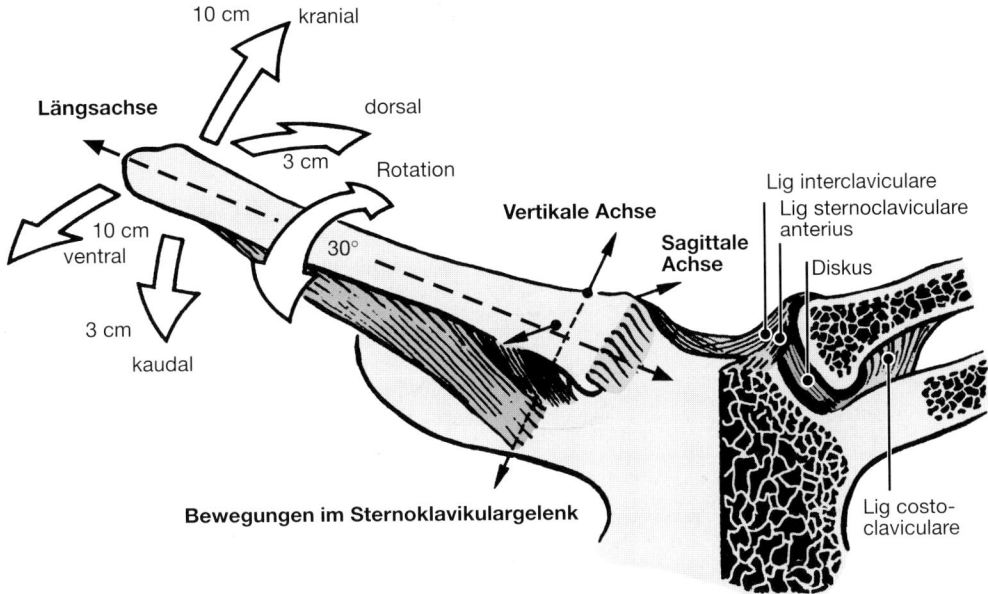

Abb. 15.3 a. Sternoklavikulargelenk: Achsen, Bewegungsausmaß Verstärkungsbänder. (Nach Kapandji 1984/85)

Gelenkkapsel und Kapselmuster

Sternoklavikulargelenk

Die Gelenkkapsel ist dickwandig und fest. Der eingelagerte Diskus wird jeweils von der konkaven Gelenkfläche „fixiert", d. h. das Heben und Senken der Klavikula um die sagittale Achse findet zwischen Klavikula und Diskus statt, da für diese Bewegung die sternale Gelenkfläche konkav ist. Die Vorwärts- und Rückwärtsbewegung dagegen läuft zwischen Sternum und Diskus ab, da in diesem Fall die klavikuläre Gelenkfläche konkav ist.
Kein Kapselmuster.

Akromioklavikulargelenk

Die Kapsel ist schlaff und hat meist ebenfalls einen Diskus.
Kein Kapselmuster.

Funktion der Ligamente

Beide Gelenke haben je 4 Verstärkungsbänder.

Sternoklavikulargelenk

- **Lig. sternoclaviculare anterius.**
Funktion: bremst die Dorsalbewegung der Klavikula.
- **Lig. sternoclaviculare posterius.**
Funktion: bremst die Ventralbewegung.
- **Lig. costoclaviculare,** ein starkes Band zum Knorpelansatz der 1. Rippe.
Funktion: bremst die Ventral-, Dorsal- und Kranialbewegung (zusammen mit dem M. subclavius).
- **Lig. interclaviculare.**
Funktion: bremst die Kaudalbewegung.

Es handelt sich um starke Ligamente, daher sind Verrenkungen selten, eher kommt es zu Frakturen des Schlüsselbeins.

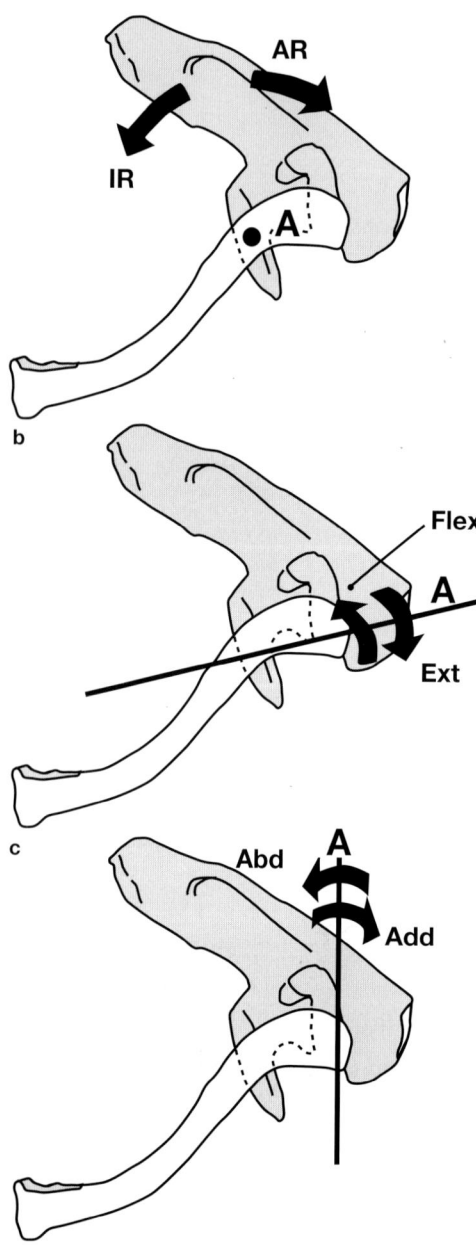

Luxationen sind möglich nach ventral (symptomlos), nach kranial (Kehlkopf und Vagus können verletzt werden) und dorsal (Kreislauf-, Stimm- und Schluckbeschwerden können die Folge sein).

Akromioklavikulargelenk

- Die **Ligg. acromioclaviculare superius und inferius** sind reine Verstärkungsbänder für die Gelenkkapsel.

Die beiden **Bremsbänder** sind die beiden **Teile des Lig. coracoclaviculare:**

- **Lig. conoideum** für die Ventralbewegung,
- **Lig. trapezoideum** für die Dorsalbewegung der Klavikula im Gelenk.
Die Bänder stehen in einem Winkel von fast 90° zueinander. Das Lig. coracoacromiale ist „Gelenkpartner" im subakromialen Gelenk (Fornix humeri). Es begrenzt die Kranialbewegung des Caput humeri.

④ Scapulathorakales Gelenk
(Abb. 15.4 a–d)

Die Skapula steht in einer Ebene, die schräg von medial-dorsal nach lateral-ventral verläuft und mit der Frontalebene einen Winkel von 30° bildet. Die Klavikula steht zur Skapula in einem Winkel von 60°.
Die Normalstellung der Skapula auf dem Thorax ist zwischen der 2. und 7. Rippe, Angulus superior in Höhe des Dornfortsatzes des 1. BWK, der Angulus inferior in Höhe des Dornfortsatzes des 7. oder 8. BWK, Spina scapulae in Höhe des 3. BWK-Dornfortsatzes. Der Abstand des Margo medialis von der Mittellinie beträgt ca. 5–6 cm.

Abb. 15.3 b–d. Akromioklavikulargelenk: Bewegungsachsen bei Außen- und Innenrotation (**b**), Flexion/Extension (**c**), Ab- und Adduktion (**d**)

Funktionsstellungen

Ruhestellung

Für beide Gelenke (Akromioklarikular- und skapulathorakales Gelenk) ist die Nullstellung auch die Ruhestellung (sie wird auch als physiologische Stellung bezeichnet).

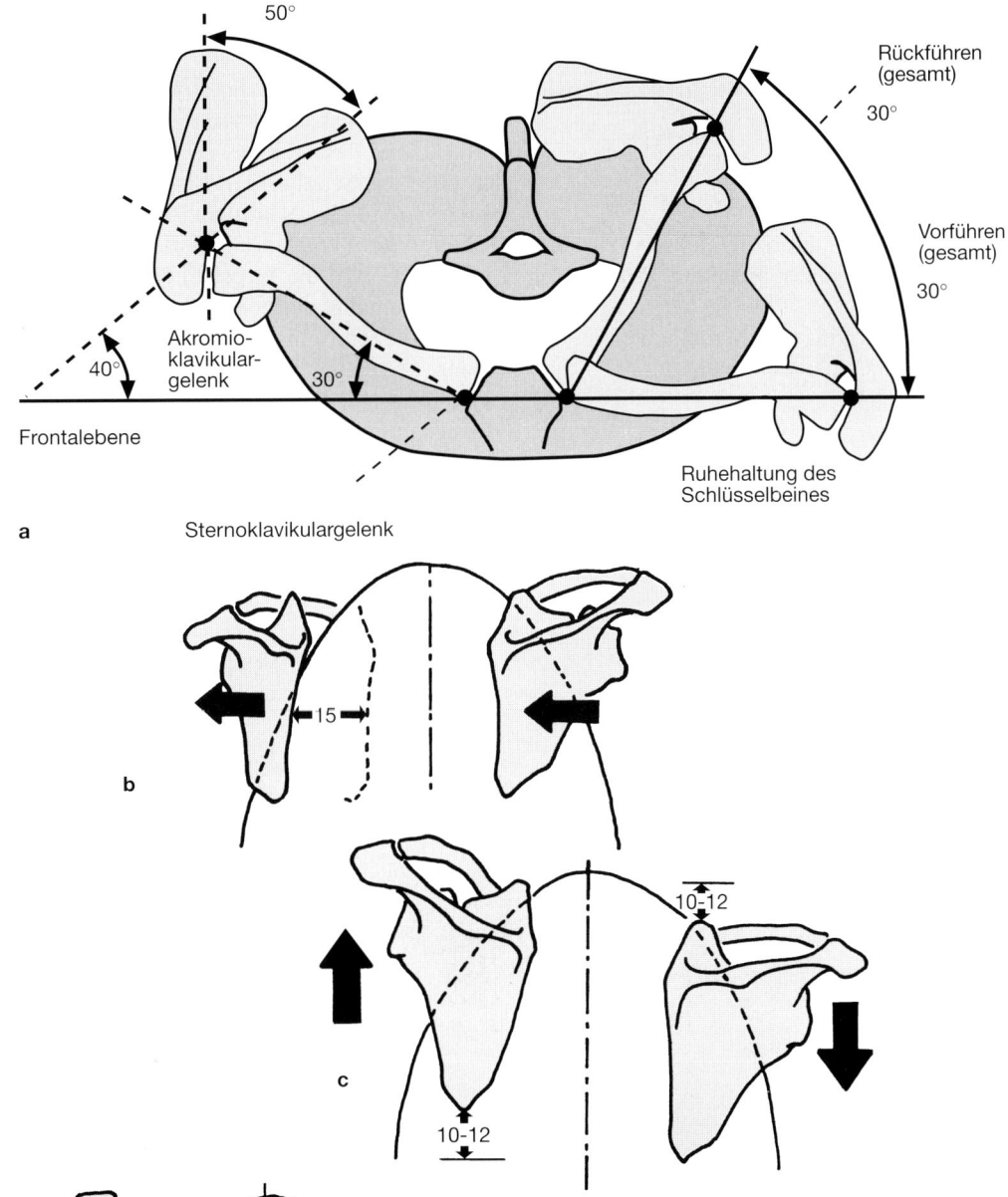

Abb. 15.4 a–d. Funktionsbewegungen im Schultergürtel. **a** Flügelbewegung des Schulterblatts. (Lanz-Wachsmuth), **b** Abduktion/Adduktion **c** Elevation/Depression, **d** Außen- und Innenrotation. (Nach Kapandji 1984/85)

Klavikulastellung

Die Klavikula steht annähernd in der Horizontalebene, zur Medianebene steht sie in einem Winkel von 60°.

Skapulastellung

Ebenfalls in der Horizontalebene, zur Medianebene, ebenfalls in einem Winkel von 50°–60°.
Skapula, Klavikula und Medianebene bilden ein gleichschenkeliges Dreieck.

Verriegelte Stellung

Sternoklavikulargelenk: Arme in voller Elevation.
Akromioklavikulargelenk: Arm in 90° Abduktion.

Mechanische Aspekte der Schultergürtelgelenke (Abb. 15.4 e, f)

Das Armgewicht und die von distal auf die Schulter einwirkenden Kräfte werden nach ventral über das Schlüsselbein und nach dorsal über das Schulterblatt am Thorax abgestützt. Wenn die Krafteinwirkung auf den Schultergürtel von lateral in der Frontalebene erfolgt, wird die Druckeinwirkung ziemlich gleichmäßig auf beide Knochen verteilt. Weicht die Krafteinwirkung aus der Frontalebene ab, dann erfolgt die Kraftaufnahme sehr unterschiedlich mehr nach ventral oder dorsal. Eine Anpassung der Stellung von Schlüsselbein und Schulterblatt zum Zweck einer optimalen Druckaufnahme ist durch die weiträumige Verstellmöglichkeit der Klavikula im Sternoklavikulargelenk und durch die Muskelschlingen im skapulothorakalen Gelenk gegeben.

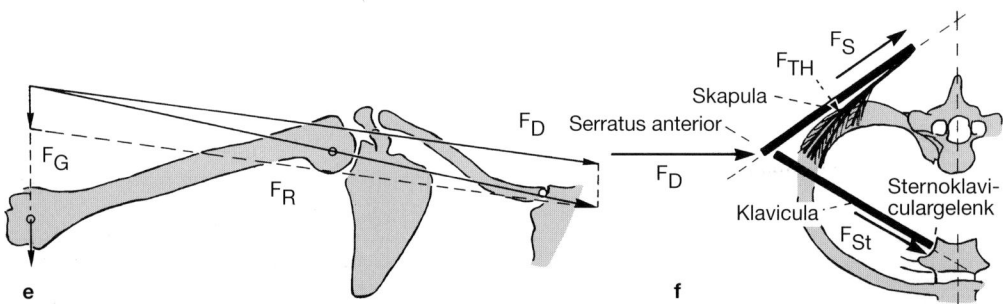

Abb. 15.4 e, f. Kräfteverhältnisse des Schultergürtels. **e** Kräfte im Schultergelenk und Sternoklavikulargelenk in Abduktionsstellung. **f** Kraftübertragung auf den Thorax. F_D Kraftkomponente der Abduktoren; F_G Kraft des Armgewichts; F_R resultierende Druckkraft im Schultergelenk und Sternoklavikulargelenk; F_S Druckkraft auf die Skapula; F_{St} Druckkraft im Sternoklavikulargelenk; F_{Th} Druckwirkung auf die skapulothorakale Gleitfläche

Schultergelenke: Biomechanik

Funktionsbewegungen im Schultergürtel
(Abb. 15.4 a–d, Tabelle 15.1)

Tabelle 15.1. Bewegungen der Schulter aus Nullstellung des Arms (Oberarm und Margo medialis scapulae bewegen sich parallel zur Medianebene)

Bewegung	Skapula-verlagerung	Klavikula-verlagerung	Sternoklavikulargelenk	Bewegung im Akromioklavikulargelenk
Schulter heben Schulter senken	▲ ca. 10– ▼ 12 cm	▲ 10 cm ▼ 3 cm	Konvexgleiten 45° Kaudalgleiten Klav. 7° Kranialgleiten Klav. Rotation jeweils 10° Konkavgleiten	(Geringes) 5° Kranialgleiten 5° Kaudalgleiten Rotation jeweils 25°
Schulter Protraktion Schulter Retraktion	ca. 15 cm	▲ Ventral 10 cm ▼ Dorsal 3–4 cm	30° ▲ Ventral 30° ▼ Dorsal	10° Dorsalgleiten 10° Ventralgleiten

Funktionsbewegungen der Schultergelenke
(Abb. 15.5 a–d)

Der „skapulohumerale Rhythmus" ist das Zusammenspiel aller Schultergürtelgelenke bei der Elevation (Abduktion) des Armes. Er ist **das synchrone Bewegungsmuster von Schulter- und Schultergürtelgelenken**.
Von der **Nullstellung** (Ruhestellung) des Arms bis zur vollen **Elevation (180°)** ist ein Bewegungsrhythmus zwischen Schulter- und Schultergürtelgelenken zu erkennen, der immer $1/3$ der Schulterabduktion bzw. Elevation durch Lageveränderung von Skapula und Klavikula erreicht. Das ist dadurch bedingt, daß ein Heben des Arms über 90° nur durch Umstellung der Gelenkpfanne nach oben und außen möglich ist, da die Abduktionsmuskeln Supraspinatus und Deltoideus bei 90° Abduktion ihre größtmögliche Verkürzung erreicht haben.
Von jeweils 15° Humerusabduktion entfallen 10° auf das Glenohumeralgelenk und ca. 5° auf die Skapularotation zur Umstellung der Gelenkpfanne.

⑤ Problemgelenk: „subakromialer Raum" (Fornix humeri) (Abb. 15.6)

Die **Gleitbahn des Humeruskopfes im Fornix humeri**, der auch als akromiales Nebengelenk bezeichnet wird, kann bei funktionellen oder morphologischen Störungen im Bereich der Rotatorenmanschette unter dem coracoacromialen Band und Akromion schmerzhaft behindert sein. Dieses **Engpaßsyndrom** kann verursacht werden durch einen **Hochstand des Humeruskopfs** infolge:

- **Insuffizienz oder Verletzung der Rotatorenmanschette**
  - Riß oder Läsion (Tendinitis) der Supraspinatussehne,
  - fehlendes Kaudalgleiten des Humeruskopfes durch Insuffizienz des Infraspinatus, Teres minor und Subscapularis (Abb. 15-6 c–e);
- **Bursitis** subacromialis, Bursitis subdeltoidea, Bursitis calcarea;
- **Arthritis des Humerusgelenks** mit Verklebung des unteren Kapselrecessus, die das Kaudalgleiten des Humeruskopfs und die Außenrotation des Tuberculum majus behindert.
- Fehlen der Außenrotation bei endgradiger Abduktion.

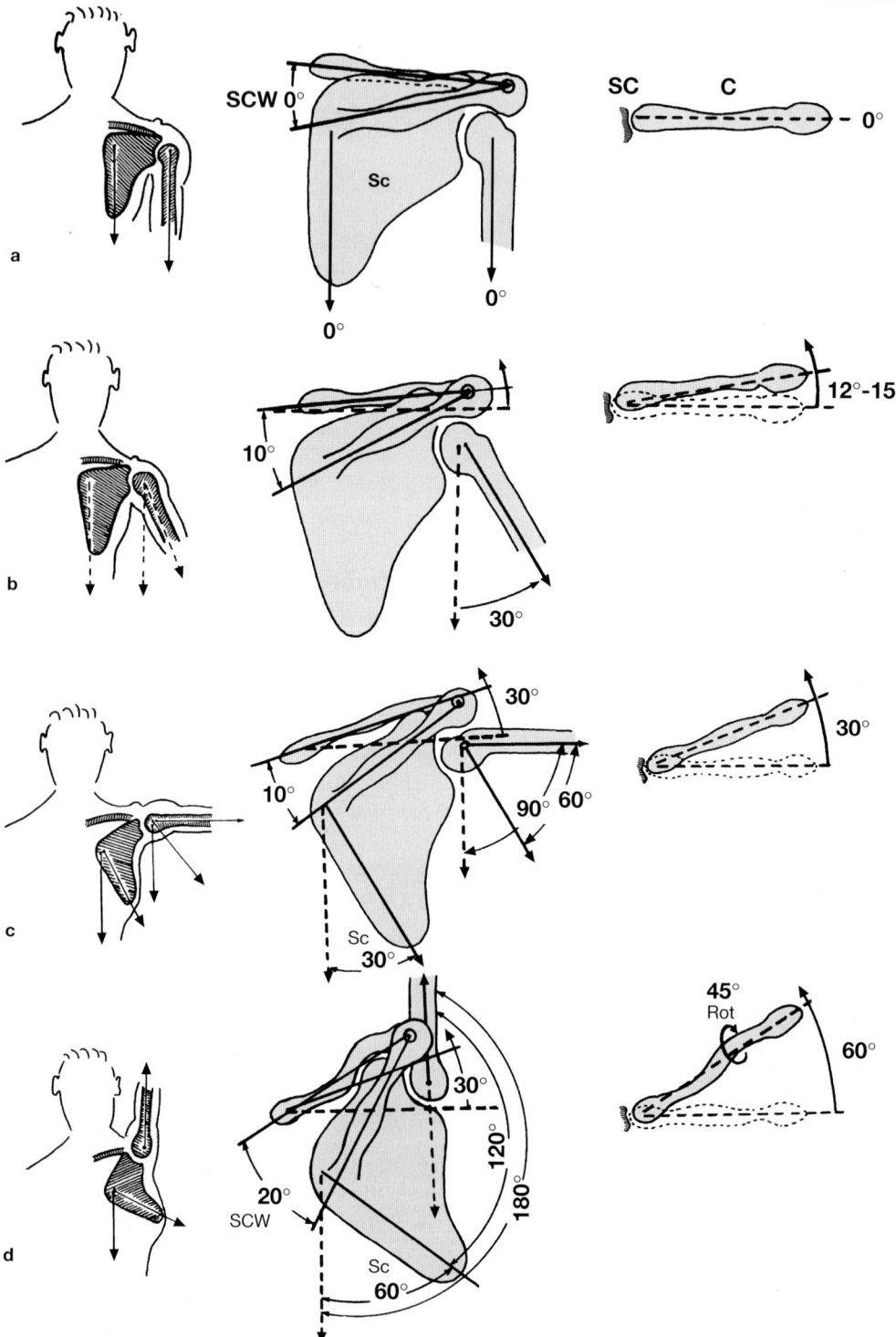

Abb. 15.5 a–d. Der skapulohumerale Rhythmus der Schultergürtelgelenke. **a** Nullstellung, **b** bei 30° Abduktion, **c** bei 90° Abduktion, **d** bei voller Elevation des Arms (*Sc* Skapula, *SCW* Skapulawinkel). (Nach Caillet 1968)

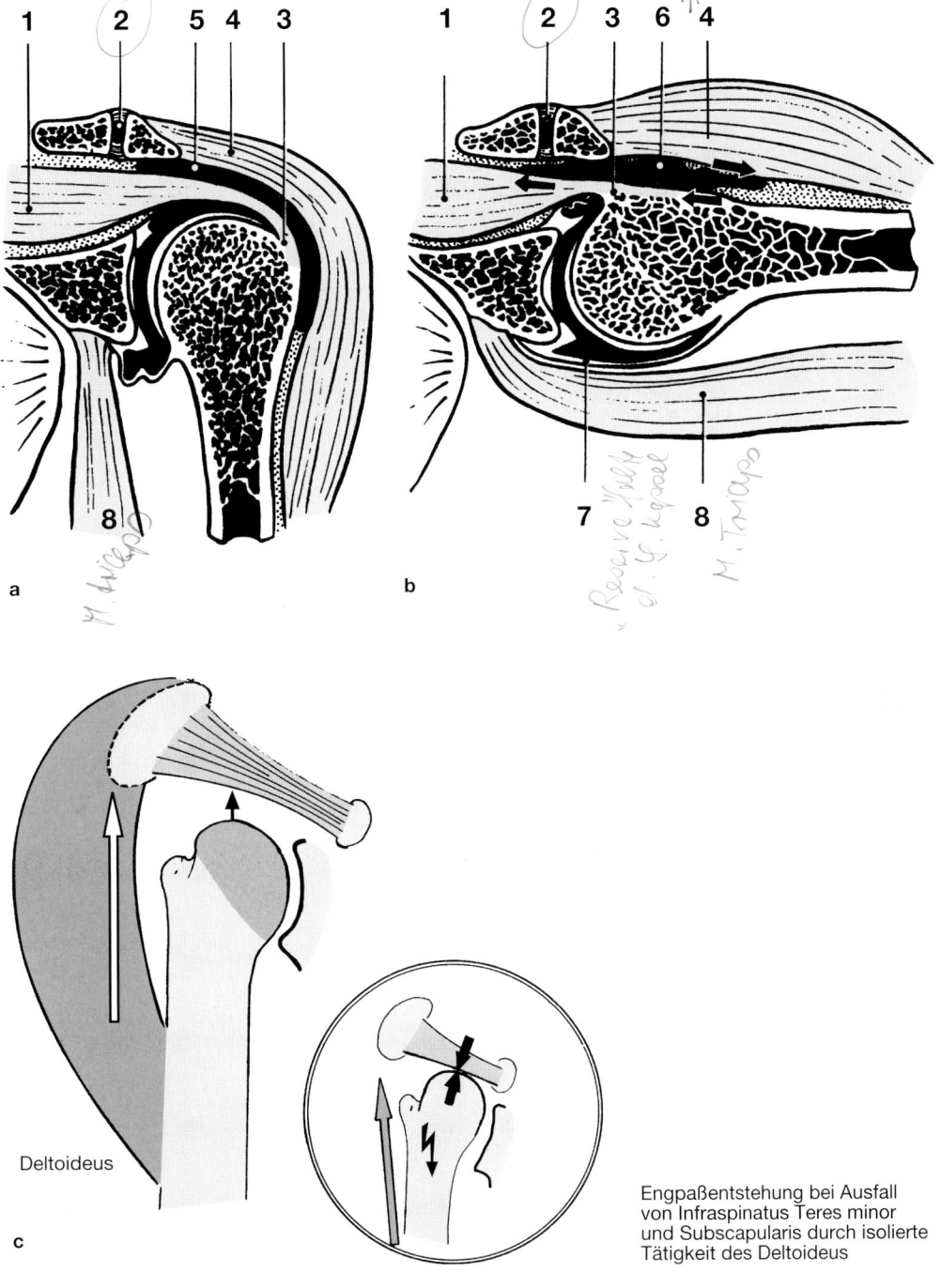

Abb. 15.6 a–e. Problemgelenk „subakromialer Raum" (Fornix humeri) **a** Arm in Nullstellung, **b** in 90° Abduktion (*1* Supraspinatus, *2* Akromioklavikulargelenk, *3* Tuberculum majus, *4* Deltoideus, *5* Bursa subdeltoidea, *6* Bursa gleitet nach medial, *7* Reservefalte der Gelenkkapsel, *8* Triceps). (Aus: Kapandji 1984/85). **c** Engpaßentstehung durch die Wirkung des Deltoides bei Ausfall von Infraspinatus Teres minor und Subscapularis. **d** Behinderte Gleitbewegung bei Ausfall des Kaudalgleitens des Humeruskopfes. **e** Unbehinderte Bewegung bei Abduktion mit physiologischer Außenrotation. (Nach Cailliet 1968).

Engpaßentstehung bei Ausfall von Infraspinatus Teres minor und Subscapularis durch isolierte Tätigkeit des Deltoideus

504 Schultergelenke: Biomechanik

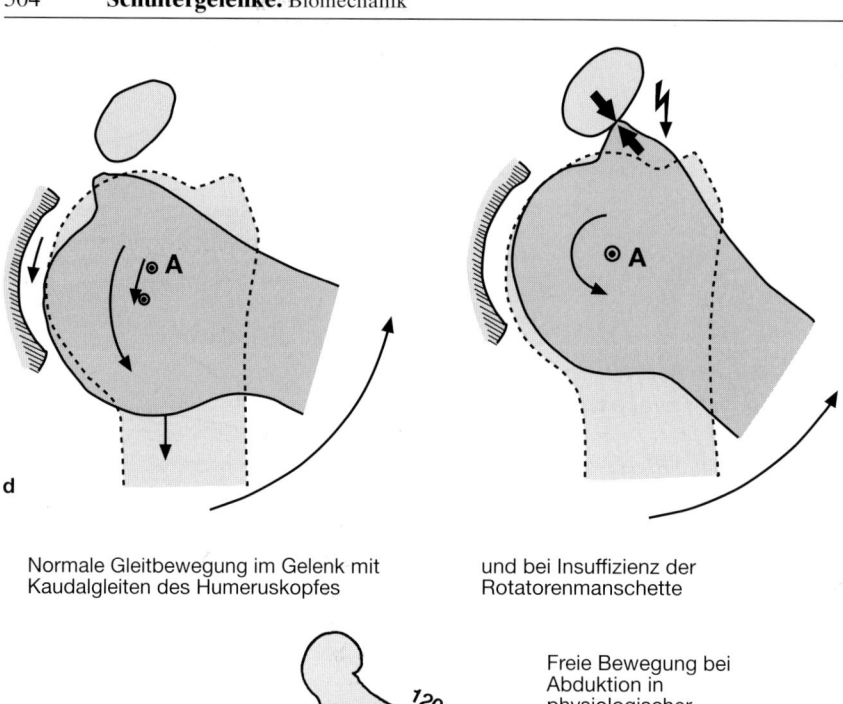

Normale Gleitbewegung im Gelenk mit Kaudalgleiten des Humeruskopfes

und bei Insuffizienz der Rotatorenmanschette

Freie Bewegung bei Abduktion in physiologischer Außenrotation

Eingeschränkte Bewegung bei Abduktion in Innenrotation

Abb. 15.6 d, e (Legende s. S. 503)

⑥ + ⑦ Gelenke der 1. Rippe (Abb. 15.1)

Der Ring aus den obersten beiden Rippen ist der stabilisierende Sockel für den Schultergürtel, der sonst keine stabile knöcherne Verbindung zum Thorax hat, da die meist abgeschwächten Muskeln der Interskapularregion die Stabilität eines geschlossenen knöchernen Ringes (z. B. Becken, Atlaswirbel) nicht ersetzen können. Außerdem verbessert die Hebung der 1. Rippe bei der Inspiration durch Mitnahme des auf ihr ruhenden Sternoklavikulargelenks etwas die Außenrotationsstellung des Schlüsselbeins.

Schultermuskulatur

Funktionelle Synergien

Mit der Kenntnis der Muskelsynergien lassen sich Störungen der muskulären Steuerung wie Paresen, Dysbalancen und Insertionstendopathien besser analysieren.

Tonische Synergien

2 Muskelsynergien zu je 5 Einzelmuskeln haben neben ihren phasischen Funktionen eine tonische Funktion.

Muskelgruppe der Rotatorenmanschette (Abb. 15.7)

5 Fixatoren des Caput humeri in der Cavitas glenoidalis (die **Zahlen** beziehen sich auf Abb. 15.7):

In der **Frontalebene:**	**Phasische Funktion dieser Muskeln:**
• Supraspinatus ①	Abduktion.
Dorsal davon:	
• Infraspinatus ③	Außenrotation,
• Teres minor ④	Außenrotation.
Ventral davon:	
• Subscapularis ② (neigt zur Verkürzung)	Innenrotation,
• langer Bizepskopf ⑤	Flexion Elle und Schulter.

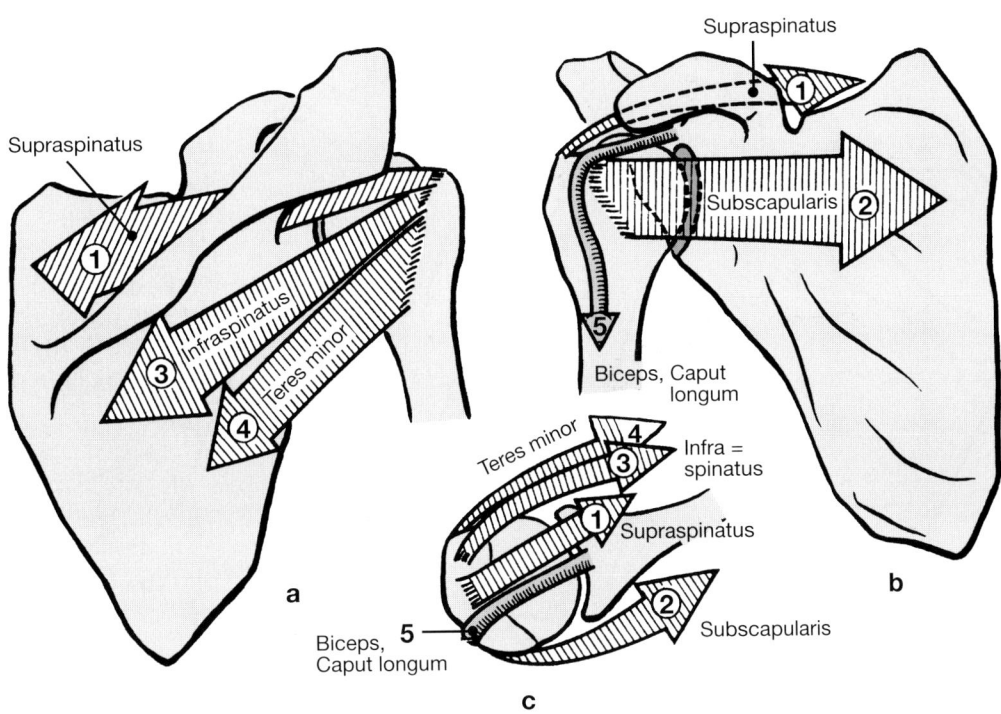

Abb. 15.7 a–c. Die Rotatorenmanschette (Humerusfixatoren) **a** von dorsal, **b** von ventral, **c** von kranial

Die 5 Muskeln fixieren den Humeruskopf nach medial gegen die flache Gelenkpfanne. Bei Nachlassen dieser Fixation, besonders des Supraspinatus, kann es infolge des Armgewichts zu einem Kaudalgleiten des Humeruskopfs mit (schmerzhaftem) Kontakt am unteren Pfannenlimbus kommen.

Muskelgruppe der langen Humerushalter (Abb. 15.8)

5 Fixatoren gegen ein Kaudalgleiten (und Luxation nach kaudal) des Caput humeri bei Gewichtsbelastung (die **Zahlen** beziehen sich auf Abb. 15.8):

Von **ventral** nach **dorsal**:	**Phasische Funktion:**
• **Pectoralis major** (klavikuläre Portion, neigt zur Verkürzung ⑨)	Flexion/ Extension/ Innenrotation/ Adduktion.
• **Coracobrachialis** ⑥	Flexion/ Adduktion/ Innenrotation,
• **Biceps brachis** (neigt zur Verkürzung ⑤)	Flexion/ Adduktion/ Innenrotation,
• **Deltoides** (⑧)	Flexion/ Extension/ Abduktion/ Innen- und Außenrotation,
• **langer Tricepskopf** (⑦)	Extension/ Außenrotation/ Adduktion.

Phasische Synergien des Schultergelenks

Die Synergien für Flexion/Extension und Abduktion/Adduktion sind symmetrisch mit Muskeln besetzt. Der **Deltoideus ist an allen Bewegungen beteiligt.**

2 Dreiergruppen führen Flexion (Anteversion) und Extension (Retroversion) aus:

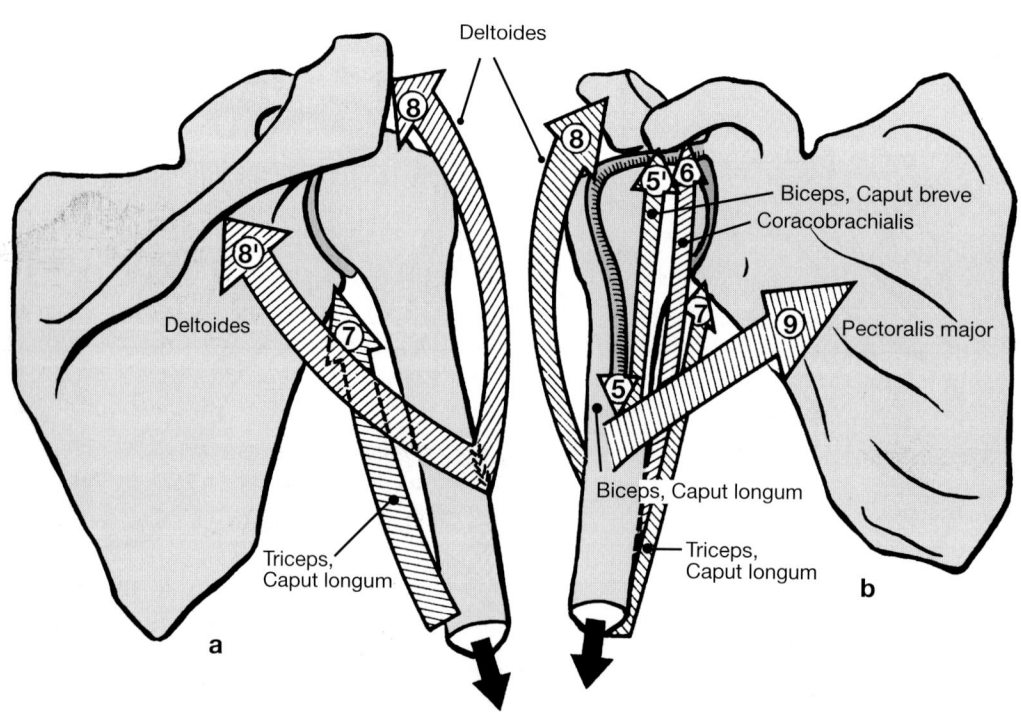

Abb. 15.8 a, b. Muskelgruppe der langen Humerushalter **a** von dorsal, **b** von ventral

Flexion

- **Deltoideus** (klavikulärer Teil),
- **Pectoralis major** (klavikulärer Teil, neigt zur Verkürzung),
- **Coracobrachialis,**

Extension

- **Deltoides** (spinaler Teil),
- **Teres major** (neigt zur Verkürzung),
- **Latissimus dorsi** (neigt zur Verkürzung).

2 Sechsergruppen führen Abduktion und Adduktion aus:

Abduktion

- **Supraspinatus,**
- **Deltoideus.**

Kraniale Fasern (oberhalb der Drehachse) der Rotatorenmanschette:

- **Subscapularis/Infraspinatus/Teres minor** (die kaudalen Fasern dieser Muskeln sorgen für das Kaudalgleiten des Humerus in der Fossa glenoidalis, das für die Abduktion und die zentrische Druckbelastung im Gelenk erforderlich ist),
- **Biceps brachii, caput longum** durch Sicherung des Gelenkschluß und Sicherung gegen die Kranialluxation des Humeruskopfs,

Adduktion

ventral: *die Flexoren*
- **Pectoralis major,**
- **Coracobrachialis,**
- **Biceps brachii, caput breve,**

dorsal: *die Extensoren*
- **Latissimus dorsi,**
- **Teres major** (bei stabilisierter Skapula durch die Rhomboidei),
- **Triceps brachii, caput longum.**

Nur die **Synergien für Außen- und Innenrotation** sind ungleich muskulär ausgestattet.

Außenrotation

- **Infraspinatus,**
- **Teres minor,**
- **Deltoideus** (spinaler Teil),
- **Triceps brachii, caput longum.**

Der Umfang der Außenrotation wird durch die Umstellung der Gelenkpfanne nach oben und außen wesentlich erweitert. Deshalb sollte die Außenrotation in

0°-Stellung → 60°,
90° Abduktion → 90°,
Elevation ← 120°

geprüft werden.

Innenrotation

Die **Innenrotation ist doppelt so stark muskulär gesichert wie die Außenrotation.** Es sind die 4 am Tuberculum minus und der Crista tuberculi minoris ansetzenden und dort tastbaren Muskeln und der an allen Schulterbewegungen beteiligte Deltoideus:

- **Subscapularis** (neigt zur Verkürzung),
- **Latissimus dorsi** (neigt zur Verkürzung),
- **Teres major** (neigt zur Verkürzung),
- **Deltoideus** (klavikulärer Teil),

sowie der

- **Pectoralis major,** der an der Crista tuberculi majoris ansetzt (neigt zur Verkürzung),
- **Biceps brachii.**

Das Überwiegen der Innenrotation dürfte auch der **Grund für die zuerst eingeschränkte Außenrotation beim Kapselmuster** sein, was therapeutisch berücksichtigt werden muß.

Synergie der Skapulabeweger (Abb. 15.9)

Das „Stellwerk Skapula" kann durch 3 Muskelschlingen aus den 6 Skapulabewegern gesteuert werden. Hierdurch sind alle Einstellungen der Gelenkpfanne des Humerus möglich.

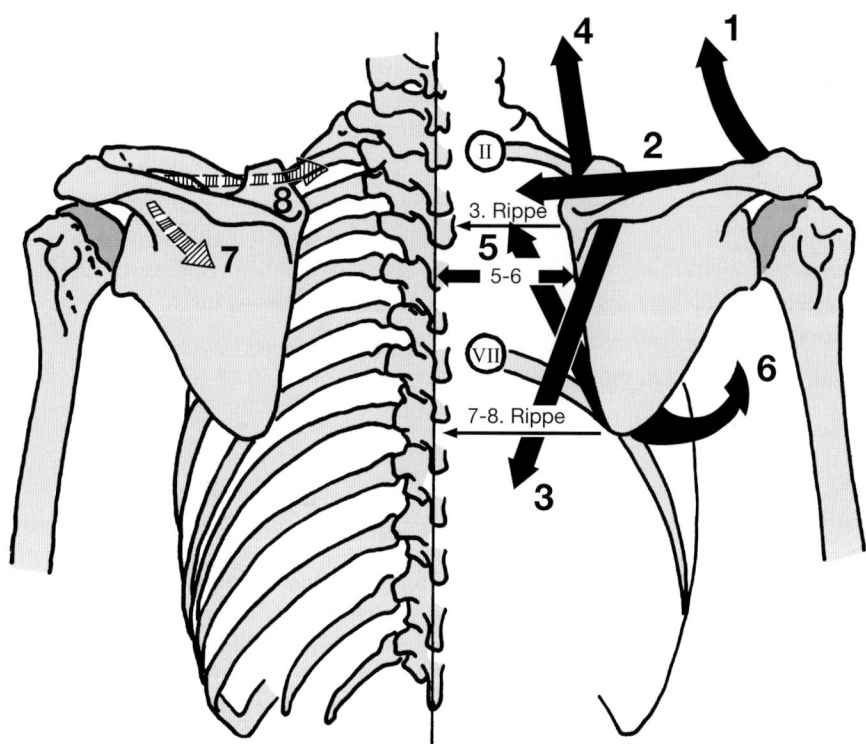

Abb. 15.9. Schulterblattbeweger (Muskeln an der Skapula); dorsal: *1* Trapezius, pars descendens, *2* Trapezius, pars transversa, *3* Trapezius, pars ascendens, *4* Levator scapulae, *5* Rhomboidei, *6* Serratus anterior; ventral: *7* Pectoralis minor, *8* Subclavius (auf der Ventralseite). (Mod. nach Kapandji 1984/85)

Muskelschlinge Elevation-Depression des Schultergürtels um die sagittale Achse in beiden Klavikulargelenken (Abb. 15.10a)

Elevation

- Trapezius (pars descendens) (Verkürzungsneigung) ①,
- Levator scapulae (Verkürzungsneigung) ④,
- Rhomboidei ⑤.

Depression

- Trapezius (pars ascendens) ③,
- Serratus anterior (pars inferior) ⑥,
- Pectoralis minor ⑦,
- Subclavius ⑧.

Anmerkung: Der „Schultergürtelsenker" Subclavius hat wegen seines Verlaufs, parallel zur Klavikula, kaum eine Hebelwirkung im Sinne der Depression oder Protaktion, sondern ist mehr Fixator und Kapselverstärker des Sternoklavikulargelenks.

Muskelschlinge Protaktion-Retraktion (Abduktion-Adduktion Skapula) des Schultergürtels um die vertikale Achse beider Klavikulargelenke (Abb. 15.10b, c)

Protaktion

- Serratus anterior (pars superior) ⑥,
- Pectoralis minor (Verkürzungsneigung) ⑦.

Retraktion (Adduktion)

- Trapezius (gesamt) ①–③,
- Rhomboidei ⑤,
- Levator scapulae ④.

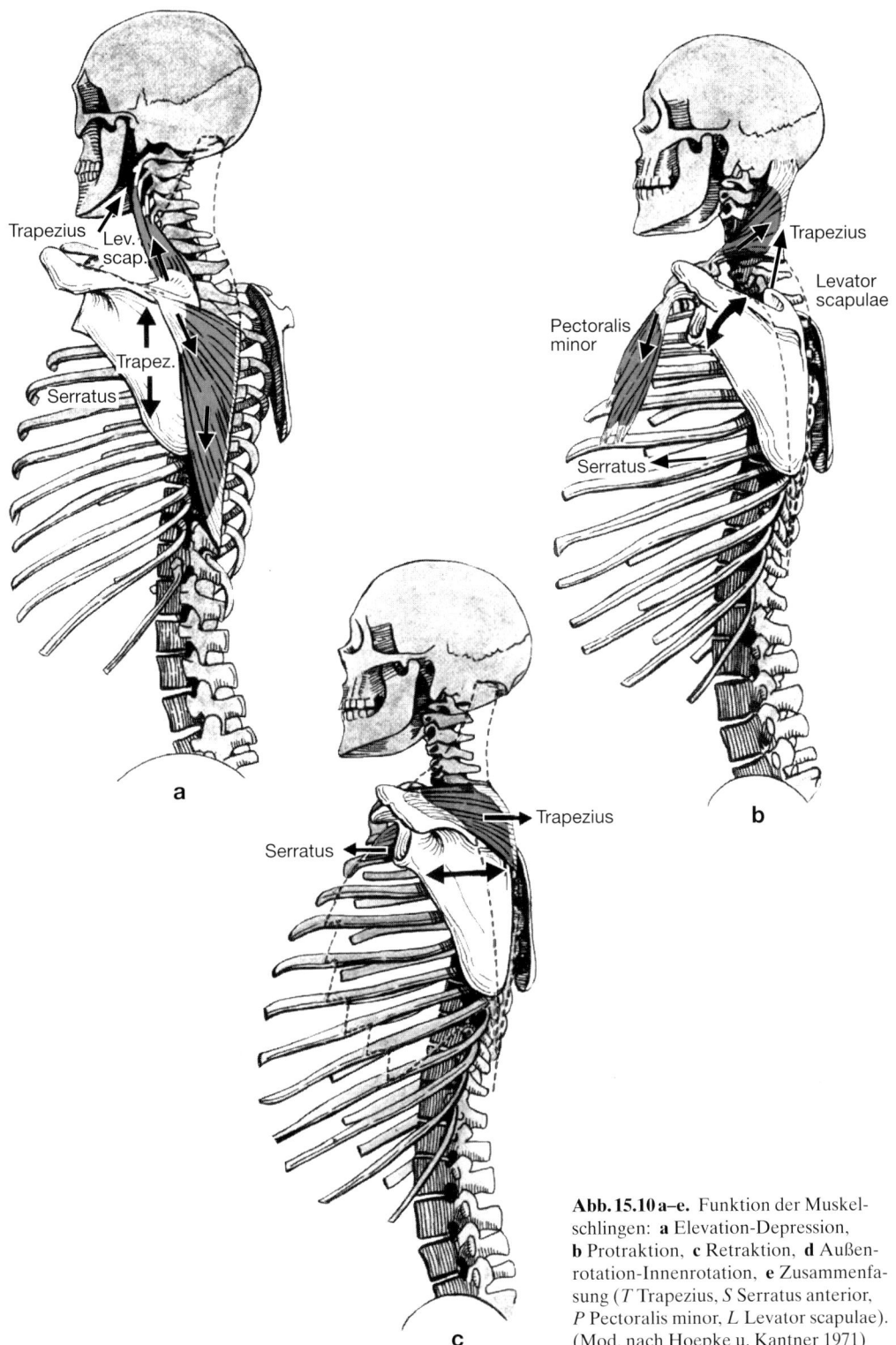

Abb. 15.10 a–e. Funktion der Muskelschlingen: **a** Elevation-Depression, **b** Protraktion, **c** Retraktion, **d** Außenrotation-Innenrotation, **e** Zusammenfasung (*T* Trapezius, *S* Serratus anterior, *P* Pectoralis minor, *L* Levator scapulae). (Mod. nach Hoepke u. Kantner 1971)

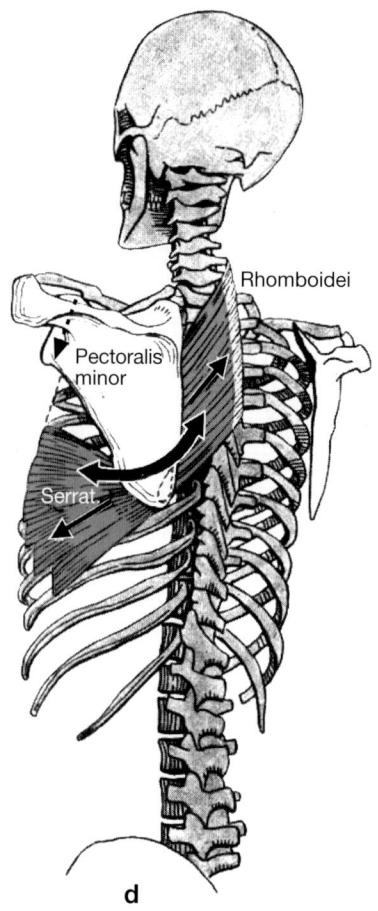
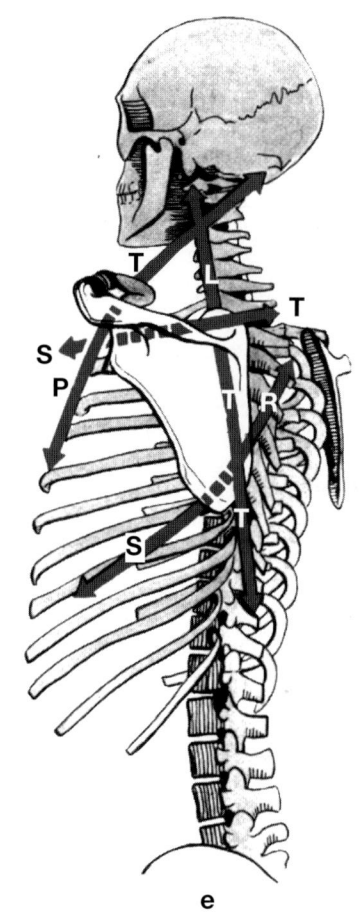

Abb. 15.10 d, e (Legende s. S. 509)

Muskelschlinge Außenrotation-Innenrotation des Schulterblatts um die Longitudinalachse durch die Klavikula (und die sagittale Achse des Akromioklavikulargelenkes) (Abb. 15.10 d)

Außenrotation

- Trapezius (pars descendens) (neigt zur Verkürzung) ①,
- Serratus anterior (pars inferior) ⑥.

Innenrotation

- Levator scapulae (neigt zur Verkürzung) ④,
- Rhomboidei ⑤,
- Pectoralis minor (neigt zur Verkürzung) ⑦.

Dazu kommt die synergistische Tätigkeit der beiden am Humerus ansetzenden großen „Fächermuskeln"

- Pectoralis major (bei Elevation/Depression/Adduktion),
- Latissimus dorsi (bei Depression/Adduktion der Skapula).

Beide Muskeln neigen ebenfalls zur Verkürzung.

Ursprung und Ansatz der Schulterblattmuskeln

Die Kenntnis von Ursprüngen und Ansätzen ermöglicht häufig eine bessere Differenzierung von Palpationsbefunden. Die ätiologische Zuordnung von „unklaren Triggerpunkten" als Insertionstendopathie ist dann z.B. mit Hilfe von Palpation des unklaren Schmerzpunktes bei einem Widerstandstest möglich.

Ursprünge

Die **6 Schultergürtelbeweger** haben ihre Ursprünge **dorsal** am Occiput, HWS, BWS und **ventral** an den Rippen. Für die Palpation ist wichtig:

Die „3 dorsalen" Schultergürtelbeweger kommen von der Wirbelsäule:

- Trapezius von
  - Protuberantia occcipitalis externa,
  - Septum nuchae,
  - Processus spinosi D 1–D 11,
- Levator scapulae von den Processus transversi C 1–C 4,
- Rhomboidei:
  - minor von den Processus spinosi C 6 + C 7,
  - major von Processus spinosi D 1–D 4.

Die „3 ventralen" Schultergürtelbeweger kommen von den Rippen:

- Subclavius von der Knorpel-Knochen-Grenze der 1. Rippe,
- Pectoralis minor der 2.–5. Rippe,
- Serratus anterior der 1.–9. Rippe.

Ansätze

Die Ansätze liegen am Margo medialis der Skapula, der Spina scapulae und dem Processus coracoideus der Skapula sowie an der Klavikula (von kranial nach kaudal).
3 am Margo medialis:

- Levator scapulae,
- Rhomboidei,
- Serratus anterior.

Die **3 Einzelansätze** sind an:

- Spina scapulae und Klavikula = Trapezius (gegenüber vom Deltoides),
- Klavikula (Unterrand) = Subclavius,
- Coracoid = Pectoralis minor.

DeJung hat 1987 über Beobachtungen bei Interskapularschmerzen berichtet. Er fand bei Schmerzen, die sich durch eine Hyperabduktionsbewegung des Arms und das Wegdehnen der Skapula vom Thorax auslösen oder verstärken ließen, druckschmerzhafte Zonen im Serratus anterior. Dieses von De-Jung als **Serratus-anterior-Syndrom** (Abb. 15.11) beschriebene Krankheitsbild wird auch ähnlich von Travell u. Simons (1983)

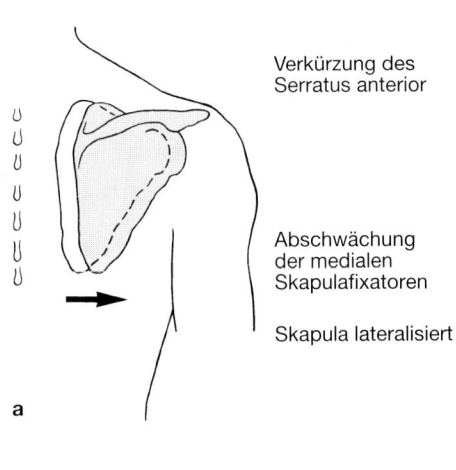

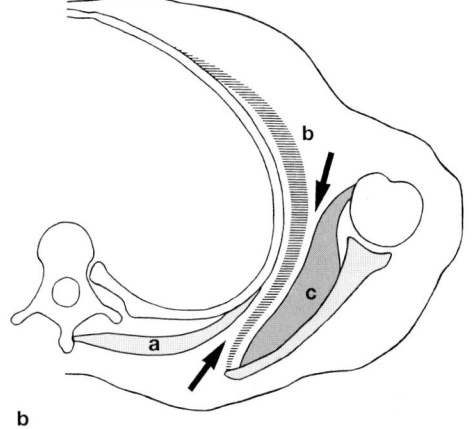

Abb. 15.11. a Muskuläre Dysbalance bei Serratus-anterior-Hartspann. **b** Die Pfeile markieren die Orte der Faszienverklebung beim Serratus-anterior-Hartspann (*a* Serratus posterior superior, *b* Serratus anterior, *c* Subscapularis). (Nach De Jung 1987)

angegeben. Bei der Palpation werden Triggerpunkte im Bereich des Serratus anterior mit verquollener Konsistenz der Umgebung gefunden. Der mediale und laterale Skapularand lassen sich schlecht abheben. DeJung führt dies auf eine Faszienverklebung zwischen dem Serratus und Subscapularis lateral und dem Serratus posterior superior medial zurück.

Die Therapie besteht in manueller Lösung der Verklebungen durch maximale Adduktionsbewegungen über die palpierende Hand (Abb. 15.12 d, e). In der Regel waren nur 1–3 derartige Behandlungen erforderlich.

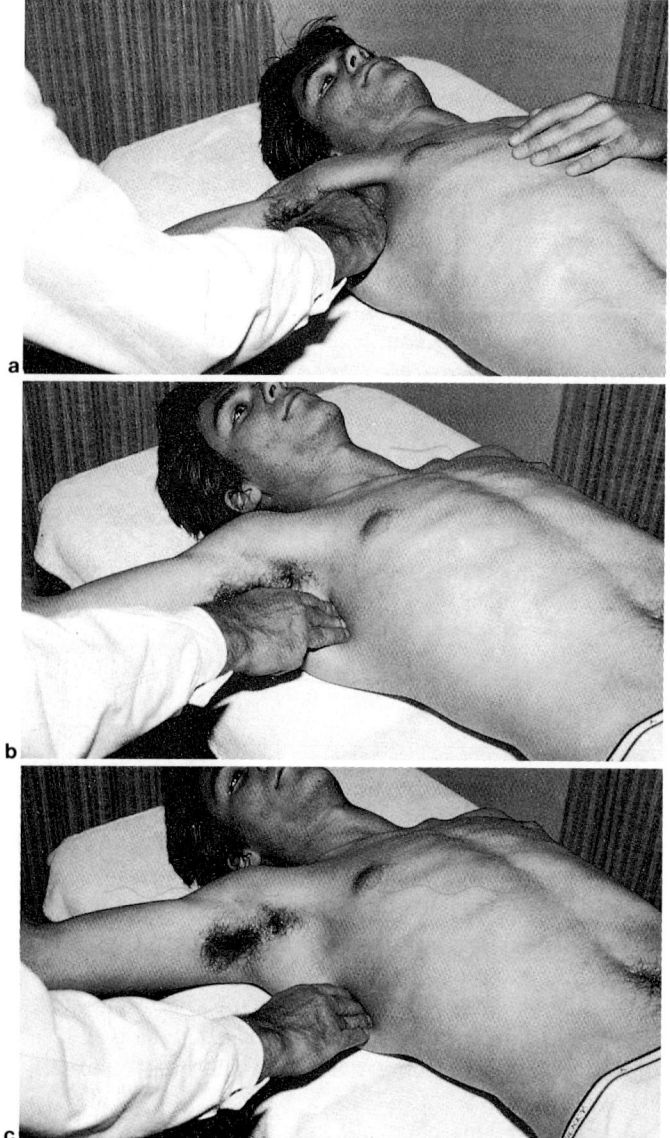

Abb. 15.12 a–c. Der Therapeut schiebt seine Hand auf verschiedenen Höhen in den subskapulären Raum vor. Kaudal sind die Verhältnisse meist eng (**c**). Kranial findet man oft die entscheidenden Verspannungen, hier hat man auch Kontakt mit dem Plexus brachialis (**a**)

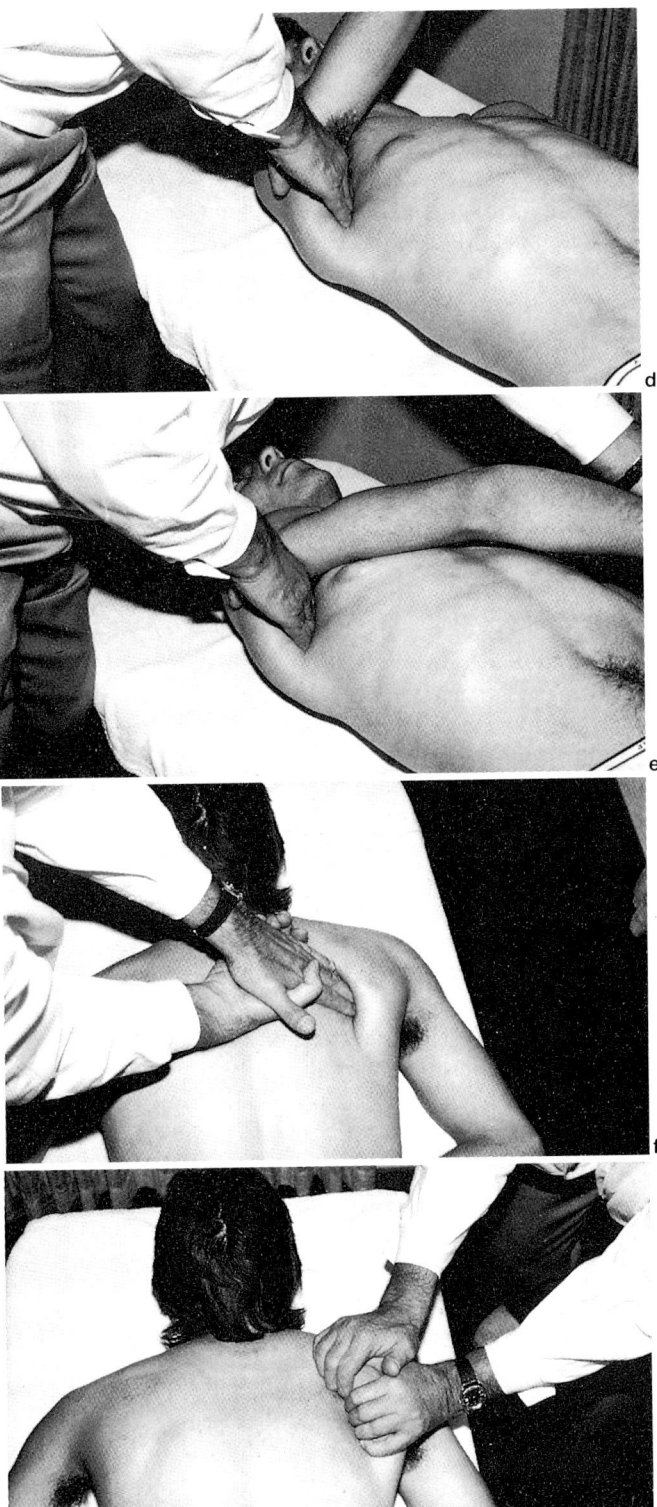

Abb. 15.12 d, e. Mit einer geführten Adduktion auf verschiedenen Höhen wird die Skapula über die Hand hinweggezogen. Damit werden die Faszienverklebungen zwischen M. serratus anterior und M. subscapularis gelöst. Mit der Hochrotation läßt sich v. a. letzterer Muskel dehnen

Abb. 15.12 f, g. Auch am medialen Skapularand lassen sich Verklebungen mittels Handgriffen lösen. Die Schulter wird dabei in Innenrotationsstellung gebracht. Die Innenrotationsstellung soll dabei ganz entspannt sein

Schulterbewegungsmuster

Die Kenntnis der Bewegungsmuster kann bei Störung in einem bestimmten Bereich der angulären Funktionsbewegung nützliche Hinweise auf den kausalen Störungsfaktor (Gelenk oder Muskel) geben. Die Bewegungen erfolgen im skapulohumeralen Rhythmus (s. S. 502, Abb. 15.5 a–d).

Abduktion

0°–70°

Humerusgelenk:
- Abduktion durch Supraspinatus und Deltoideus,
- Kaudalgleiten des Humeruskopfs durch Infraspinatus, Teres minor und Subscapularis,

Skapulothorakalgelenk:
- Beginn der Skapulaaußenrotation durch Trapezius und Serratus anterior bis 20° Abduktion des unteren Schulterblattwinkels,
- Hebung des lateralen Klavikulaendes um 20° durch Kaudalgleiten (Konvexgleiten) der Klavikula im Sternoklavikulargelenk.

70°–150°

Humerusgelenk:
- weiteres Kaudalgleiten des Humeruskopfs entsprechend einer Abduktion von 90°,

Skapulothorakalgelenk:
- weitere Außenrotation der Skapula bis ca. 60° zur Umstellung der Fossa glenoidalis nach oben und außen. Gleichzeitige Außenrotation im Akromioklavikulargelenk. Die Bewegung erfolgt um eine fiktive vertikale Achse um den Thorax nach lateral,
- Hebung der Klavikula durch Kaudalgleiten im Sternoklavikulargelenk von ca. 50° mit Außenrotation um die Längsachse durch die Klavikula von ca. 30°.

150°–180°

Neigung der Wirbelsäule zur Gegenseite, so daß eine Konvexität zur Seite der maximalen Armhebung entsteht. Die maximale Abduktion **beider** Arme ist nur durch Hyperlordosierung in der LWS möglich. Die Außenrotation der Skapula und die Hebung der Klavikula verstärken sich endgradig noch um etwa 10°.

Adduktion

Die Adduktion läuft in umgekehrter Reihenfolge mit Hilfe **exzentrischer Muskelarbeit** ab.

180°–150°

Ausgleich der Seitneigung in der WS bzw. der lumbalen Hyperlordose. Beginnende Skapulainnenrotation und Absenkung der Klavikula.

150°–70°

Im **Skapulothorakalgelenk** Innenrotation der Skapula bis zur Abduktionsstellung des unteren Schulterblattwinkels von nur noch ca. 20° durch die Skapulainnenrotatoren: Levator scapulae, Rhomboidei und Pectoralis minor. Absenkung der Klavikula auf etwa 20° durch Kranialgleiten im Sternoklavikulargelenk.

70°–0°

Humerusgelenk: exzentrische Absenkung und Gelenkgleiten nach kranial bis zur 0°-Stellung,

0°–30°

Humerusgelenk: nach ventral durch Pectoralis major und Coracobrachialis nach dorsal durch Latissimus dorsi/Teres major und minor/Deltoides, pars spinalis,

Skapula-Thorax-Gelenk: durch Adduktion der Skapula mit Hilfe der Rhomboidei/Latissimus dorsi und Trapezius, pars transversa.

Flexion (Anteversion) in der Sagittalebene

0°–60°

Humerusgelenk:

- Deltoides, pars clavicularis,
- Coracobrachialis,
- Pectoralis major, pars clavicularis.

60°–120°

Wie bei der Abduktion:

- Verlagerung der Skapula durch ca. 60° Außenrotation,
- axiale Außenrotation der Klavikula im Akromio- und Sternoklavikulargelenk von je 30°.

120°–180°

Nach Beendigung der Bewegung im Humerus- und Skapula-Thorax-Gelenk erfolgt die weitere Flexion wieder durch Lateralflexion der WS bzw. lumbale Hyperlordose.

Extension (Retroversion)

Die Bewegungsphasen laufen in umgekehrter Reihenfolge ab. Sie erfolgen im **Humerusgelenk** durch den

- Teres major und minor,
- Deltoides, pars spinalis,
- Latissimus dorsi

und im **Skapulothorakalgelenk** durch Innenrotation der Skapula mit Hilfe der

- Rhomboidei,
- Latissimus dorsi,
- Trapezius, pars transversa.

Die geschilderten Vorgänge in den Gelenken und in den Muskelsynergien gehen fließend ineinander über, wie es beim skapulohumeralen Rhythmus geschildert wurde.
Die genannten Winkelgrade sind nur Anhaltspunkte.

Rotation

Die ausführenden Muskeln wurden auf S. 507 genannt. Der Bewegungsraum für die Außenrotation kann durch Adduktion, für die Innenrotation durch Abduktion der Skapula auf dem Thorax erweitert werden.

Kurzgefaßtes Untersuchungsschema Schulter

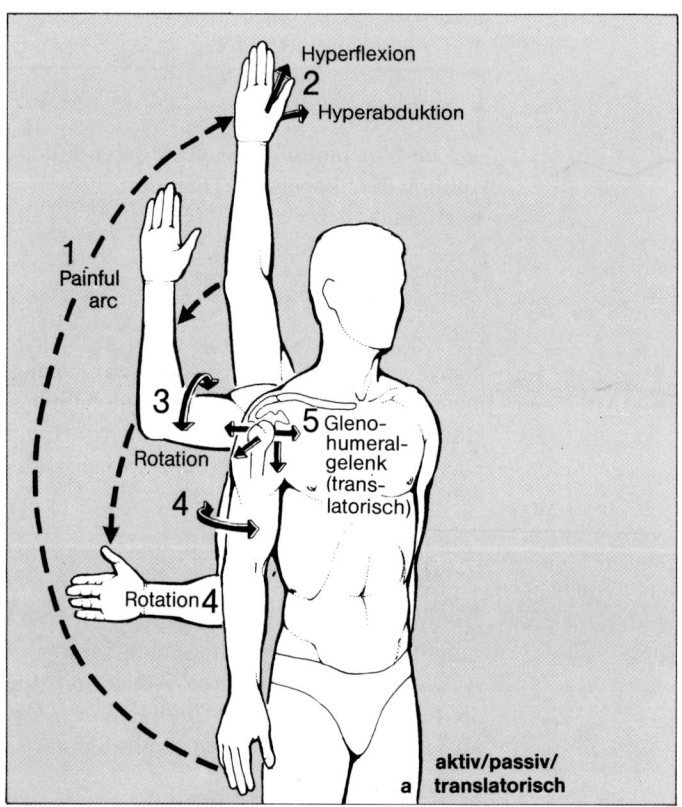

Die 10 wichtigsten Bewegungstests in der Schulter:

1) **Painfull arc:** genereller Bewegungstest, Schulter- und Schultergürtelgelenke.

2) **Hyperabduktion/Hyperflexion:** Gelenkstabilität.

3) **Rotation in 90° Abduktion:** Gleitbewegung Gelenk/Kapselspannung/Endgefühl/Rotatorenmanschette.

4) **Rotation in 0°-Stellung:** Gleitbewegung Gelenk/Kapselspannung/Endgefühl/Rotatorenmanschette in mäßiger Anspannung.

5) **Gelenktests Glenohumeralgelenk:** translatorisch: Caput kaudal, evtl. auch lateral, ventral, dorsal.

Schultergelenk: Untersuchungsschema

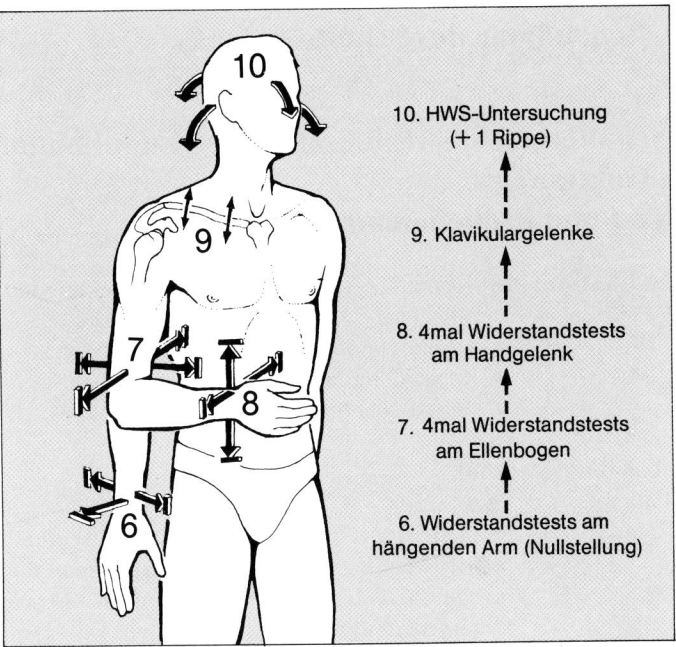

6) **Muskeltests gegen Widerstand am hängenden Arm:** Einzelmuskel in Dehnstellung, Supraspinatus, Bizeps. Caput longum, Latissimus dorsi, Teres major.
7) **4 Widerstandstests am Ellenbogen:** Synergien: Abduktoren, Adduktoren, Schulterflexoren, Extensoren.
8) **4 Widerstandstests am Handgelenk:** Synergien: Schulterrotatoren/Flexoren und Extensoren Ellenbogengelenk.
9) **Klavikulargelenke:** Gleittests.
10) **HWS-Untersuchung:** Segmentbeweglichkeit/ Test Schultergürtelheber.

Behandlung des Schultergelenks

Schultergelenk: Mobilisation des Caput humeri nach lateral (Traktion)
Test und Probebehandlung (Abb. 15.13 a)

Indikation:
- Schmerzhafte Bewegungseinschränkung im Schultergelenk (Gleno-humeralgelenk).
- Schmerzlinderung.
- Kapseldehnung.
- Probebehandlung.

Ausgangsstellung
Patient: Sitzt.
Therapeut: Steht auf der zu behandelnden Seite. Die **eine Hand** stabilisiert den Oberkörper des Patienten und **fixiert am Akromion die Skapula** und die Gelenkpfanne. Der **Arm der Patienten** befindet sich **in (der aktuellen) Ruhestellung**, der Unterarm des Patienten ruht auf dem Unterarm des Therapeuten.

Ausführung
Die **andere Hand** des Therapeuten umfaßt von der Achselhöhle aus gelenknah den **Humeruskopf** und bewegt diesen **nach lateral.** Hierdurch erfolgt eine Lösung der Gelenkflächen voneinander und eine gleichmäßige allseitige Kapseldehnung.

Caput humeri lateral, kaudal, ventral, dorsal (Abb. 15.13 b)

Indikation
- Generelle Bewegungseinschränkung.
- Kapseldehnung/Probebehandlung.

Ausgangsstellung
Patient: In Rückenlage am Rand der Untersuchungsliege. Die Skapula befindet sich noch auf der Untersuchungsliege, der Oberarm liegt parallel zum Körper des Patienten außerhalb der Liege.
Therapeut: Faßt **mit beiden Händen** möglichst **gelenknah den Oberarm** und fixiert außerdem den Unterarm des Patienten mit seinem Arm am eigenen Körper. Das Schultergelenk des Patienten wird in die **aktuelle Ruhestellung bzw. Behandlungsstellung** eingestellt.

Ausführung
Die **Mobilisation** erfolgt **beidhändig nach lateral bzw. kaudal, ventral oder dorsal.**

Hinweis
Diese Technik eignet sich auch zur Untersuchung oder Mobilisation in Narkose.

Schultergelenk: Mobilisation 519

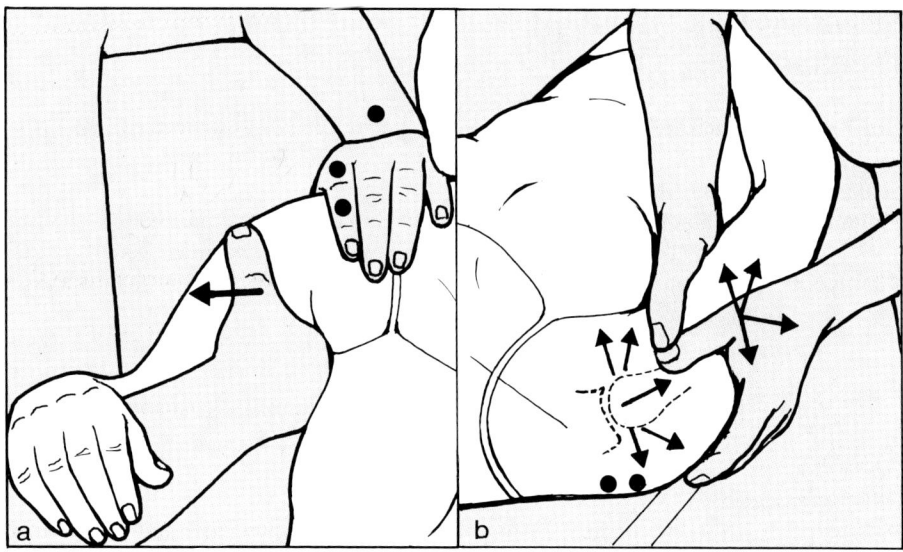

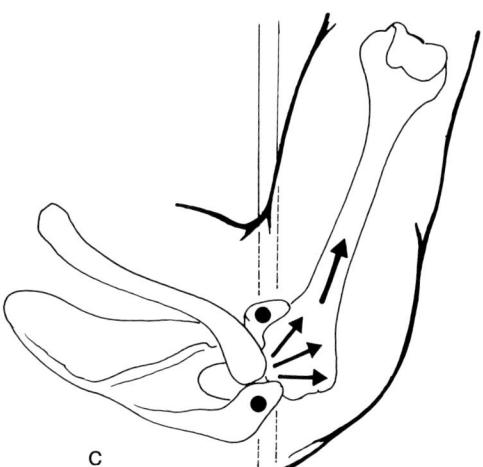

Abb. 15.13 a–c. Schultergelenk: a Caput humeri: lateral (Traktion) Test und Probebehandlung, b Caput humeri: lateral, kaudal, ventral, dorsal. Test und Probebehandlung, **c** schematische Darstellung

Schultergelenk: Mobilisation des Caput humeri nach lateral (Traktion) (Abb. 15.14)

Indikation: Stärkere Bewegungseinschränkung durch Kapselschrumpfung.

Ausgangsstellung (Abb. 15.14a)
Patient: In **Rückenlage** an der seitlichen Bankkante. Die **Skapula (Gelenkpfanne)** ist durch das Rumpfgewicht weitgehend **auf der Unterlage fixiert**.

Therapeut: Steht mit dem Rücken zum Patienten und fixiert diesen so gegen Ausweichbewegungen.
Das **Schultergelenk** des Patienten befindet sich **in aktueller Ruhestellung** außerhalb der Bankkante, der Arm wird vom Therapeuten mit der **Fixationshand am eigenen Körper fixiert. Die Mobilisationshand greift so hoch wie möglich in die Achselhöhle des Patienten.**

Ausgangsstellung (Abb. 15.14b)
Patient: In **Rückenlage**. Arm und Schultergelenk sind wieder außerhalb der Bank und stehen **so weit wie möglich in Elevation** (Flexion/Abduktion; Behandlungsstellung). Ellenbogen in Flexion. Die Rückenlagefixation kann durch einen Gurt um den Thorax verstärkt werden.

Therapeut: Faßt den **Oberarm mit beiden Händen möglichst gelenknah** und fixiert ihn am eigenen Körper.

Ausführung
Abb. 15.14a: Die **Mobilisation erfolgt** durch eine kleine Körperdehnung vom Patienten weg und gleichzeitigem Schub der Hand in der Achselhöhle **nach lateral**.

Abb. 15.14b: Die **Mobilisation** erfolgt hier **durch eine Rückwärtsbewegung des Therapeuten** und über seine am Körper angelegten Arme. Die therapeutische Krafteinwirkung **nach lateral** kann durch einen **Traktionsgurt um Hände und Körper des Therapeuten** verstärkt werden.

Hinweis
Die Fixation des Patienten kann bei beiden Techniken durch einen Gurt um den Thorax verstärkt werden.

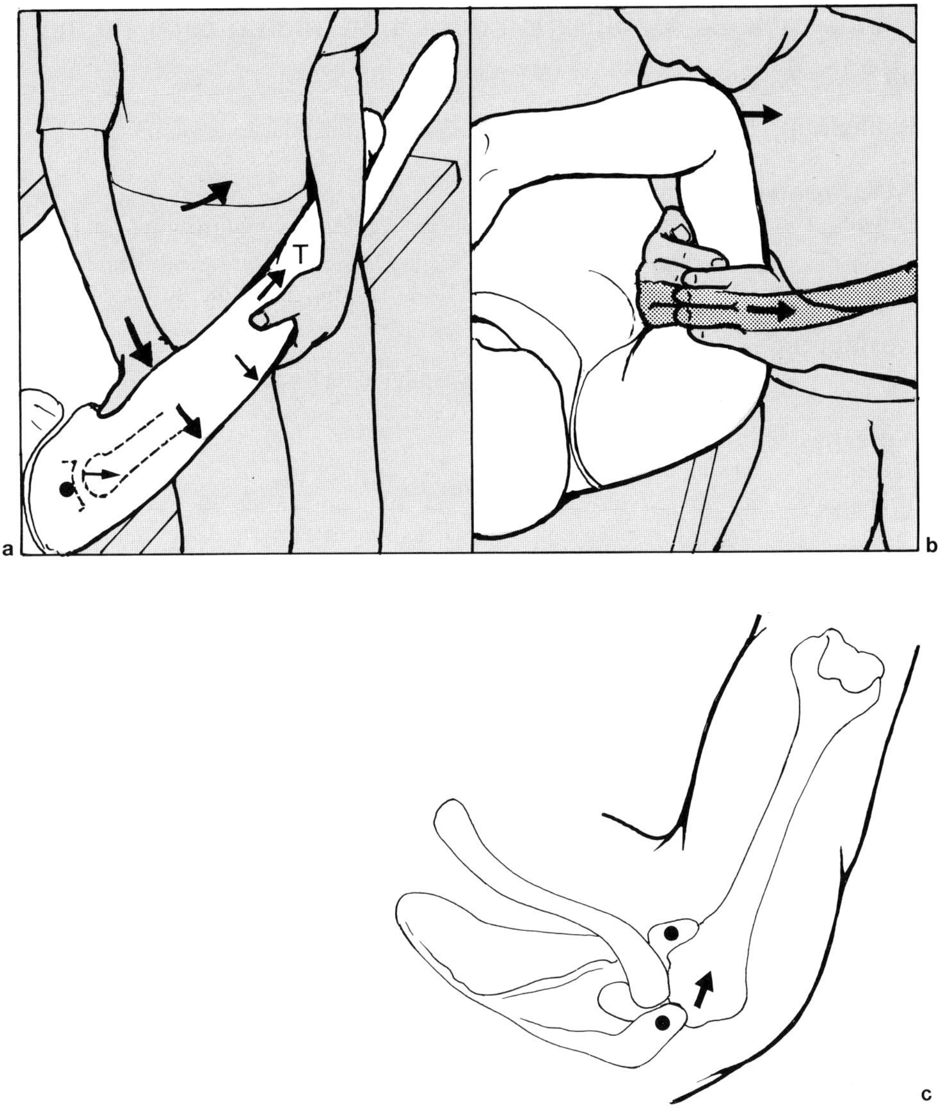

Schultergelenk: Mobilisation 521

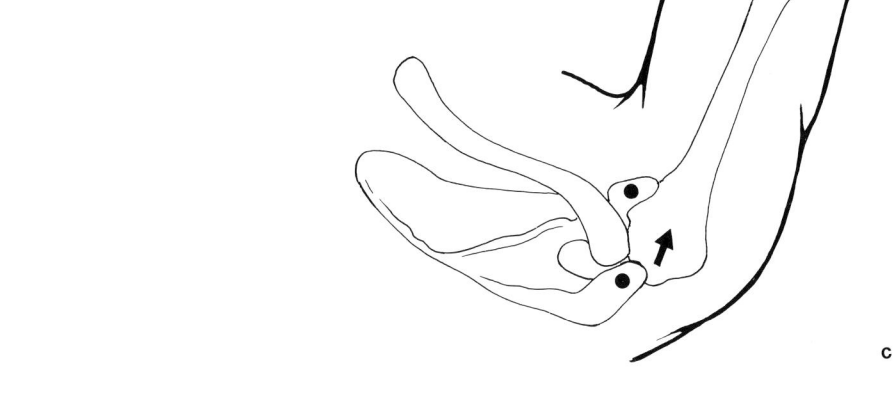

Abb. 15.14 a–c. Schultergelenk: a Caput humeri: lateral (Traktion). **b, c** Caput humeri: lateral in Elevation

Schultergelenk: Mobilisation des Caput humeri nach kaudal
(Abb. 15.15)

Indikation: Eingeschränkte Abduktion, auch Flexion oder Extension.

Ausgangsstellung (Abb. 15.15a)
Patient: In **Rückenlage**. Die Lagerung des Patienten und die Stellung des Therapeuten wie bei der Mobilisation nach lateral. Ebenso die **beidhändige Fassung** (Abb. 15.14b).

Ausführung
Die **Mobilisationsbewegung** erfolgt jedoch **nach kaudal**.

Ausgangsstellung (Abb. 15.15b)
Patient: Ist wieder in **Rückenlage**.
Therapeut: Steht mit dem Rücken zum Patienten und kann diesen so mit seinem Körper an der Bankkante fixieren. Den gestreckten Arm des Patienten hat er an seinem Körper fixiert. Außerdem sichert die ausgestreckte Hand in der Achselhöhle des Patienten einmal die Gelenkpfanne an der Skapula gegen eine Mitbewegung bei der **Mobilisationsbewegung nach kaudal** und führt außerdem im Gelenk die **Pikkolotraktion nach lateral** aus.

Ausführung
Die andere Hand faßt den Oberarm des Patienten oberhalb der Kondylen und bewirkt die **Mobilisationsbewegung nach kaudal** durch eine kleine Körperdrehung vom Patienten weg (Das führt zu einer subakromialen Entlastung).

Ausgangsstellung (Abb. 15.15c)
Patient: In **Rückenlage**. Der Arm wird, **soweit noch aktiv möglich, abduziert** (Behandlungsstellung).
Therapeut: Steht am Kopfende der Behandlungsbank und fixiert den Patientenarm mit der einen Hand am eigenen Körper. Die **Mobilisationshand** umfaßt mit einem **Gabelgriff das Caput humeri von kranial** unmittelbar neben dem Akromion.

Ausführung
Über eine kleine Körperdrehung schiebt der Therapeut mit der am Körper anliegenden **Mobilisationshand**, unter gleichzeitiger Traktion der **Fixationshand** nach lateral, das Caput **nach kaudal**.

Hinweis
Bei Schmerzhaftigkeit des subakranialen Raums muß die Mobilisationshand evtl. etwas tiefer angesetzt werden.

Schultergelenk: Mobilisation 523

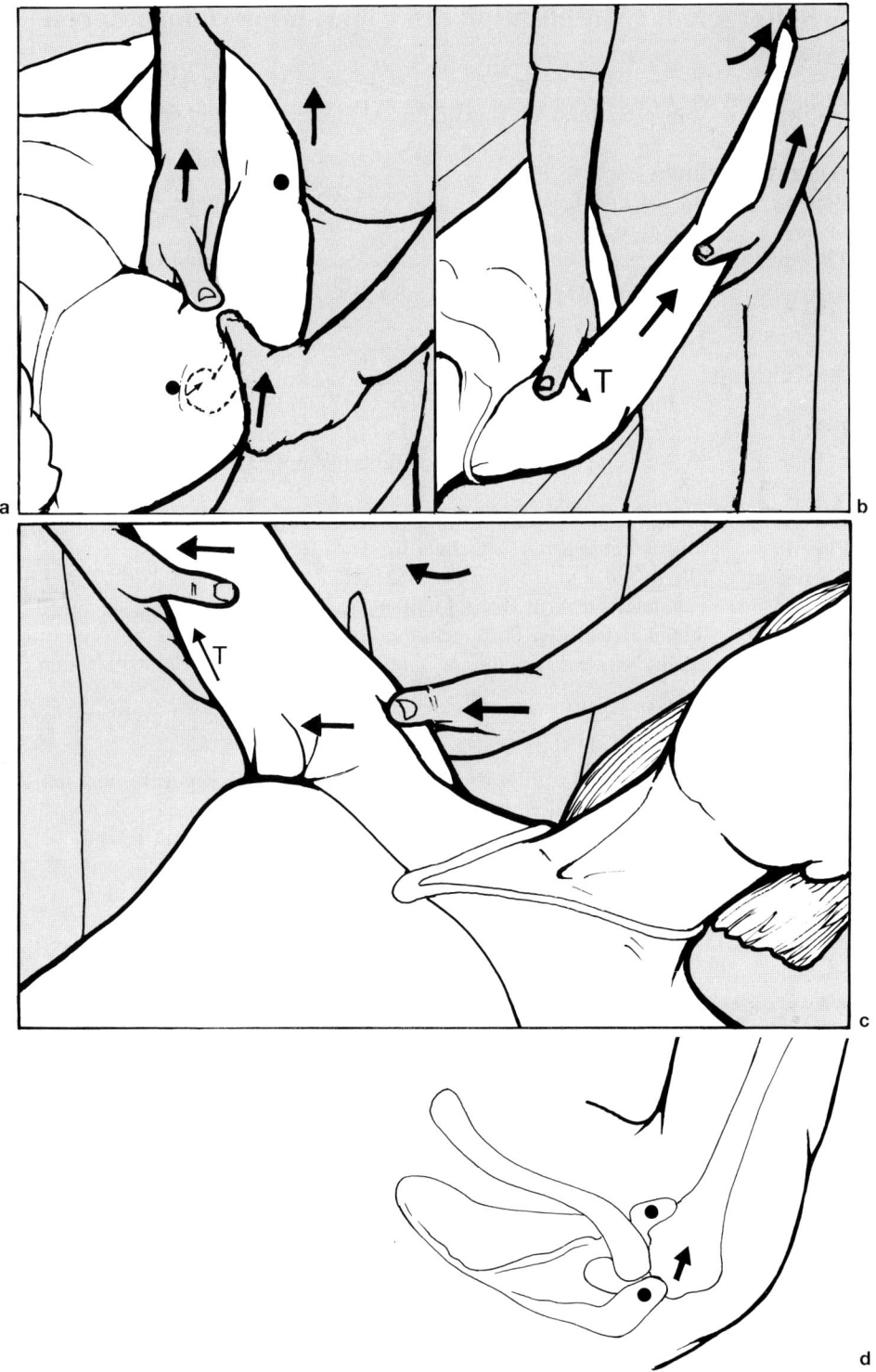

Abb. 15.15 a–d. Schultergelenk: a Caput humeri: kaudal in Adduktion, **b** Caput humeri: kaudal in leichter Abduktion, **c** Caput humeri: kaudal in 90 ° Abduktion, **d** Knochenschema

Schultergelenk: Mobilisation des Caput humeri nach dorsal
(Abb. 15.16)

Indikation: Eingeschränkte Flexion und/oder Innenrotation in Nullstellung des Gelenks.

Ausgangsstellung (Abb. 15.16 a)
Patient: In **Rückenlage**. Arm (Schultergelenk) in Nullstellung oder etwas adduziert. Ellenbogen leicht flektiert.

Therapeut: Steht neben der zu behandelnden Schulter. Der **Humeruskopf wird beidhändig gefaßt,** mit der einen Hand in der Achselhöhle, mit der anderen Hand flächig an der Außenseite.

Ausführung
Während die in der Achselhöhle liegende Hand eine leichte Traktion des Patientenarms nach lateral ausführt, schiebt die **Mobilisationshand** auf der Außenseite der Schulter den **Humeruskopf nach dorsal.**

Ausgangsstellung (Abb. 15.16 b)
Patient: In **Rückenlage** am seitlichen Rand der Behandlungsbank.

Therapeut: Steht mit dem Rücken zum Patienten zwischen dem Thorax und dem leicht abduzierten Arm des Patienten. Beide Hände fassen von außen. Die **eine Hand fixiert den Unterarm** des Patienten am Körper des Therapeuten, die **Mobilisationshand umfaßt** unmittelbar distal des Gelenkspalts **den Humeruskopf.**

Ausführung
Die **Traktion** erfolgt wieder **durch eine kleine Körperdrehung um die Fixationshand** am Ellenbogen des Patienten.

Die **Mobilisationshand** schiebt den **Humeruskopf nach dorsal.** Der Oberarm des Patienten macht die Dorsalbewegung mit!

Schultergelenk: Mobilisation 525

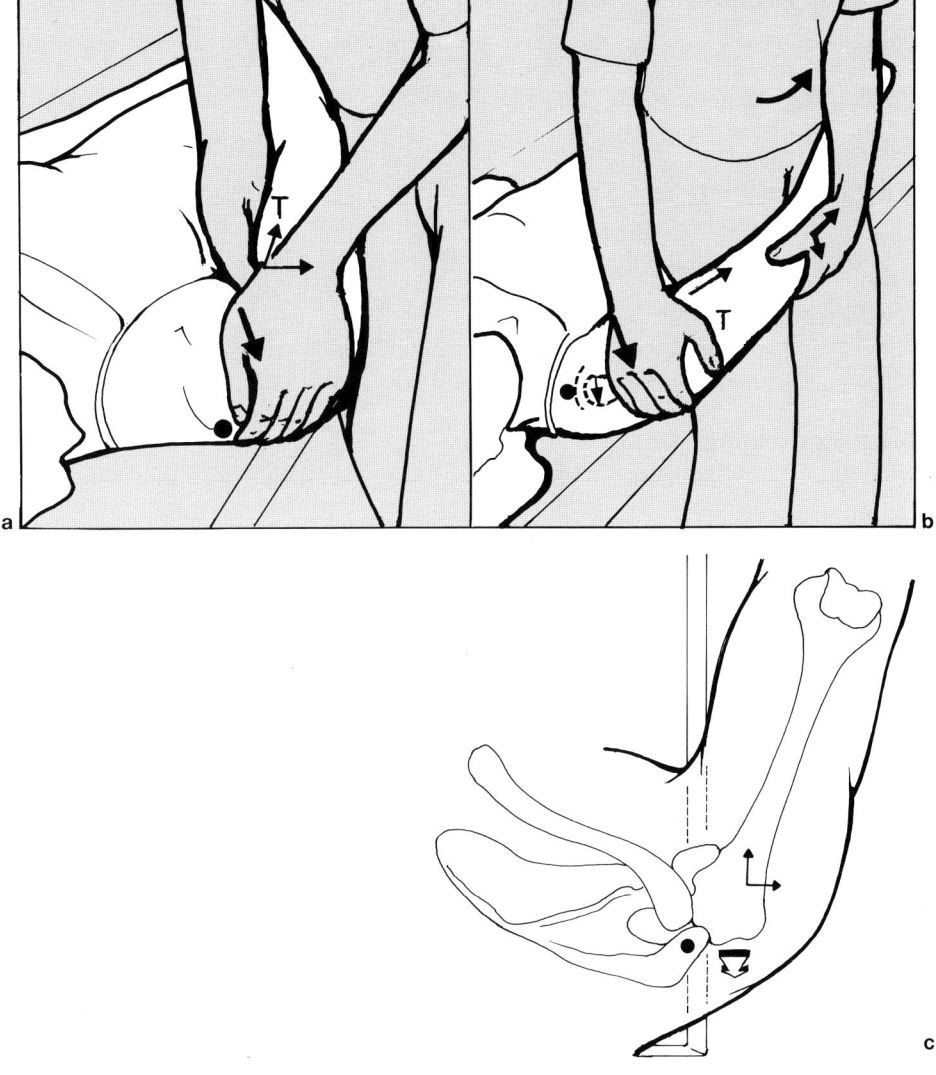

Abb. 15.16 a–c. Schultergelenk: Caput humeri: dorsal. a, b alternative Ausführungen, **c** schematische Darstellung

Schultergelenk: Mobilisation des Caput humeri nach ventral

(Abb. 15.17)

Indikation: Eingeschränkte Extension und/oder Außenrotation in Nullstellung des Gelenks.

Ausgangsstellung (Abb. 15.17a)

Rückenlage des Patienten und **beidhändiges Fassen des Humerus,** wie Abb. 15.15 (Caput humeri kaudal).

Ausführung

Beide Hände führen unter leichter Traktion die **Gleitbewegung des Humerus nach ventral** aus, ohne die Skapula von der Unterlage abzuheben.

Ausgangsstellung (Abb. 15.17b)

Patient: In **Bauchlage.** Der Rumpf liegt am Seitenrand der Behandlungsbank. Der Oberarm des Patienten steht so weit wie noch möglich in Abduktion und Außenrotation (Behandlungsstellung) und wird in dieser Stellung auf dem Oberschenkel des Therapeuten abgestützt. Ellbogen in Flexion.

Therapeut: Die **gelenknahe Hand** des Therapeuten **umfaßt den Humeruskopf, die andere Hand liegt in der Ellenbeuge.**

Ausführung

Die **Mobilisation des Oberarms** erfolgt unter leichter Traktion durch die „Ellbogenhand" (nach lateral) **beidhändig nach ventral.** Dabei macht der Therapeut eine leichte Kniebeuge, damit der auf seinem Oberschenkel ruhende Oberarm nach ventral gleiten kann.

Schultergelenk: Mobilisation 527

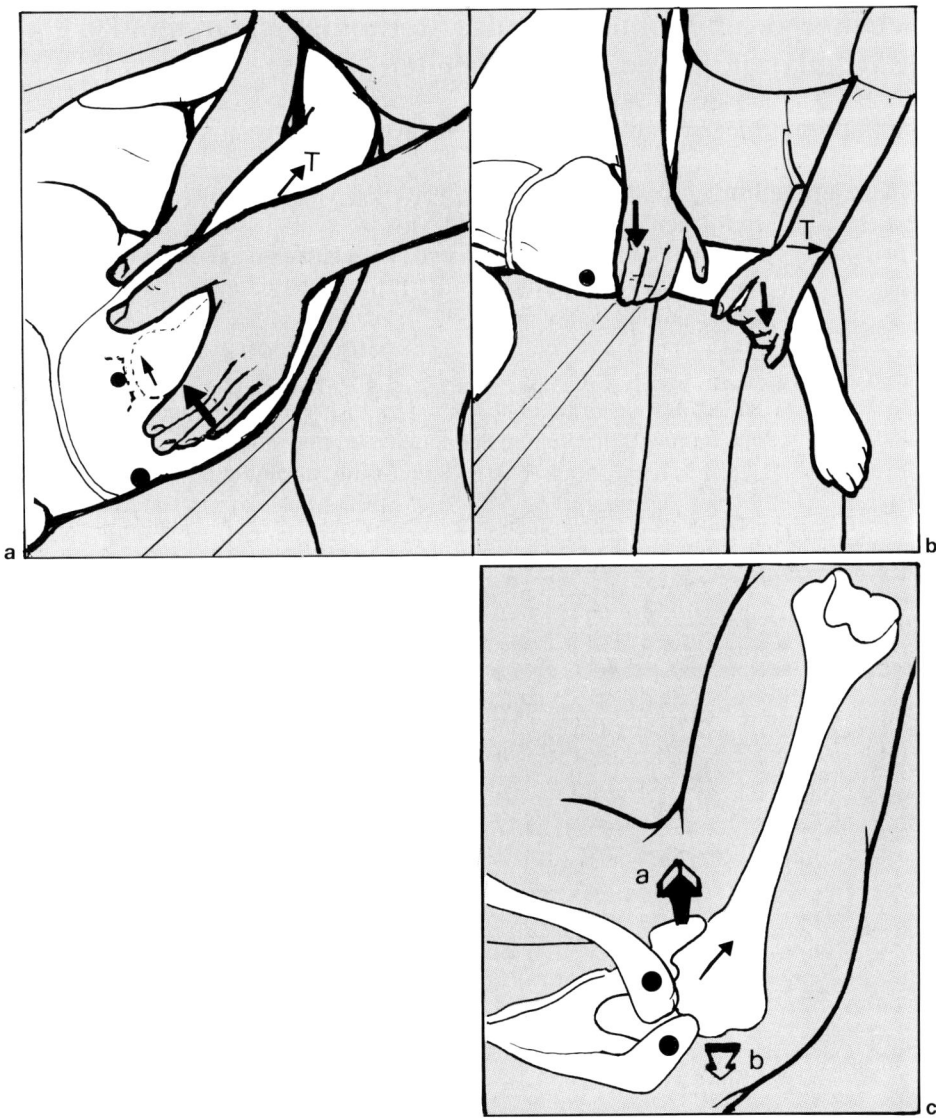

Abb. 15.17 a–c. Schultergelenk: Caput humeri: ventral, a in Rückenlage, **b** in Bauchlage, **c** schematische Darstellung der Behandlung in Rückenlage (*a*), der Pfeil *b* zeigt das Dorsalgleiten der Abb. 15.16. Oft wird in einem Arbeitsgang in beide Richtungen mobilisiert

Schultergürtel: Mobilisation des Sternoklavikulargelenks, Klavikulatraktion und Kranialgleiten (Abb. 15.18)

Indikation: Eingeschränkte Beweglichkeit im Sternoklavikulargelenk.

Ausgangsstellung
Patient: In **Rückenlage.**
Therapeut: Der Therapeut legt **Daumen und Daumenballen** der einen Hand so **an die Unterkante der Klavikula,** daß die Daumenkuppe unmittelbar neben dem Gelenkspalt liegt.

Ausführung
Die **Mobilisationshand** liegt mit dem Pisiforme gelenknah auf dem angelegten Daumen und führt einen **Schub nach kranial** aus, der sowohl eine Traktion als auch ein Kranialgleiten der Klavikula im Sternoklavikulargelenk bewirkt.

Schultergürtelgelenke: Mobilisation 529

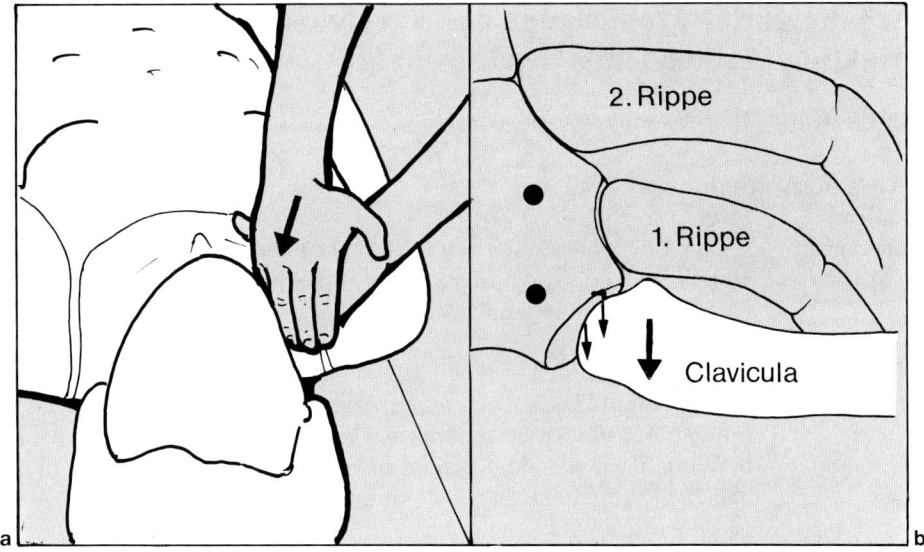

Abb. 15.18 a, b. Mobilisation des Sternoklavikulargelenks, Klavikula kranial (a), b schematische Darstellung

Schultergürtel: Mobilisation des Akromioklavikulargelenks, Traktion/Ventralgleiten der Klavikula (Abb. 15.19)

Indikation: Eingeschränkte Beweglichkeit im Akromioklavikulargelenk (AC-Gelenk).

Ausgangsstellung (Abb. 15.19a)
Patient: Sitzt.
Therapeut: Faßt mit der **einen Hand von lateral Akromion und Schulterkopf**. Die **andere Hand** faßt von medial **gelenknah die Klavikula**, der Unterarm liegt auf dem Sternum und der anderen Schulter.

Ausführung
Da die exakte Fixation **eines** Gelenkpartners schwierig ist, erfolgt die **Mobilisation durch ein Auseinanderziehen beider Hände,** indem der Therapeut beide Arme nach dorsal an den eigenen Körper zurücknimmt, während er mit dem Brustkorb in Höhe des Akromioklavikulargelenks einen Widerstand nach ventral gibt.

Ausgangsstellung (Abb. 15.19c)
Patient: Sitzt.
Therapeut: Steht wieder hinter dem Patienten. Die **Fixationshand** und der Unterarm liegen **ventral auf dem Thorax** und der nichtbehandelten Schulter, die Hand faßt und fixiert Humeruskopf und Akromion. Die **Mobilisationshand kommt von dorsal,** der Unterarm steht in Semipronation, die aufgestellte Hand liegt mit dem Kleinfingerballen bzw. dem Pisiforme neben dem Gelenkspalt auf der Klavikula.

Ausführung
Der **Mobilisationsschub erfolgt** durch das Pisiforme **nach ventral und etwas nach medial.** Der Unterarm zeigt die Bewegungsrichtung an.

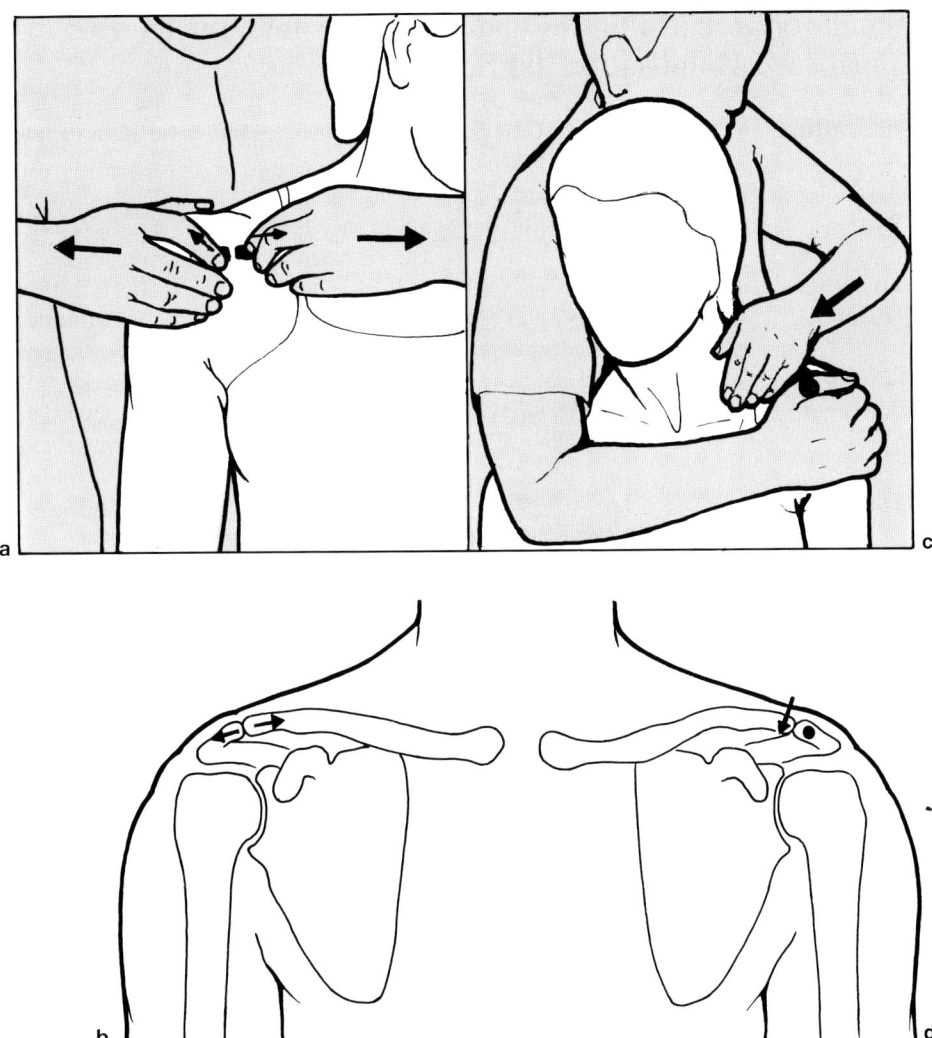

Abb. 15.19 a–d. Mobilisation des Akromioklavikulargelenks: a Traktion, **c** Klavikula ventral, **b, d** schematische Darstellungen

Schultergürtel: Mobilisation der Skapula auf dem Thorax; spezifische Mobilisation der Schultergelenke (Abb. 15.20)

Indikation:
- Eingeschränkte Gelenkbeweglichkeit im Schultergürtel bei Elevation der Schulter (Abb. 15.20b),
- Heben und Senken (Abb. 15.20a) oder
- Pro- und Retraktion des Schultergürtels (Abb. 15.20c).

Ausgangsstellung

Patient: **Stabile Seitenlage.** Das Schultergelenk wird in die aktuelle Ruhestellung eingestellt. Die Umdrehungsachsen für alle Mobilisationsbewegungen befinden sich im Schulterkopf des an der Bankkante aufgestützten Arms.

Therapeut: **Faßt mit beiden Händen die Skapula.** Der Arm des Patienten wird gegen Mitbewegungen zwischen Ellenbogen und Thorax des Therapeuten fixiert.

Ausführung

Die **Mobilisation erfolgt beidhändig** nach

- **kranial-kaudal** (Abb. 15.20a),
- **in Innen- und Außenrotation** (Abb. 15.20b),
- **in Adduktion und Abduktion** (Abb. 15.20c).

Dadurch wird ein (Konkav-)Gleiten im Glenohumeralgelenk und in den Klavikulargelenken sowie ein Gleiten der Skapula auf dem Thorax bewirkt.

Hinweis

Bei ausgiebigen Bewegungsausschlägen erfolgt dadurch auch eine Dehnung der Skapulamuskeln.

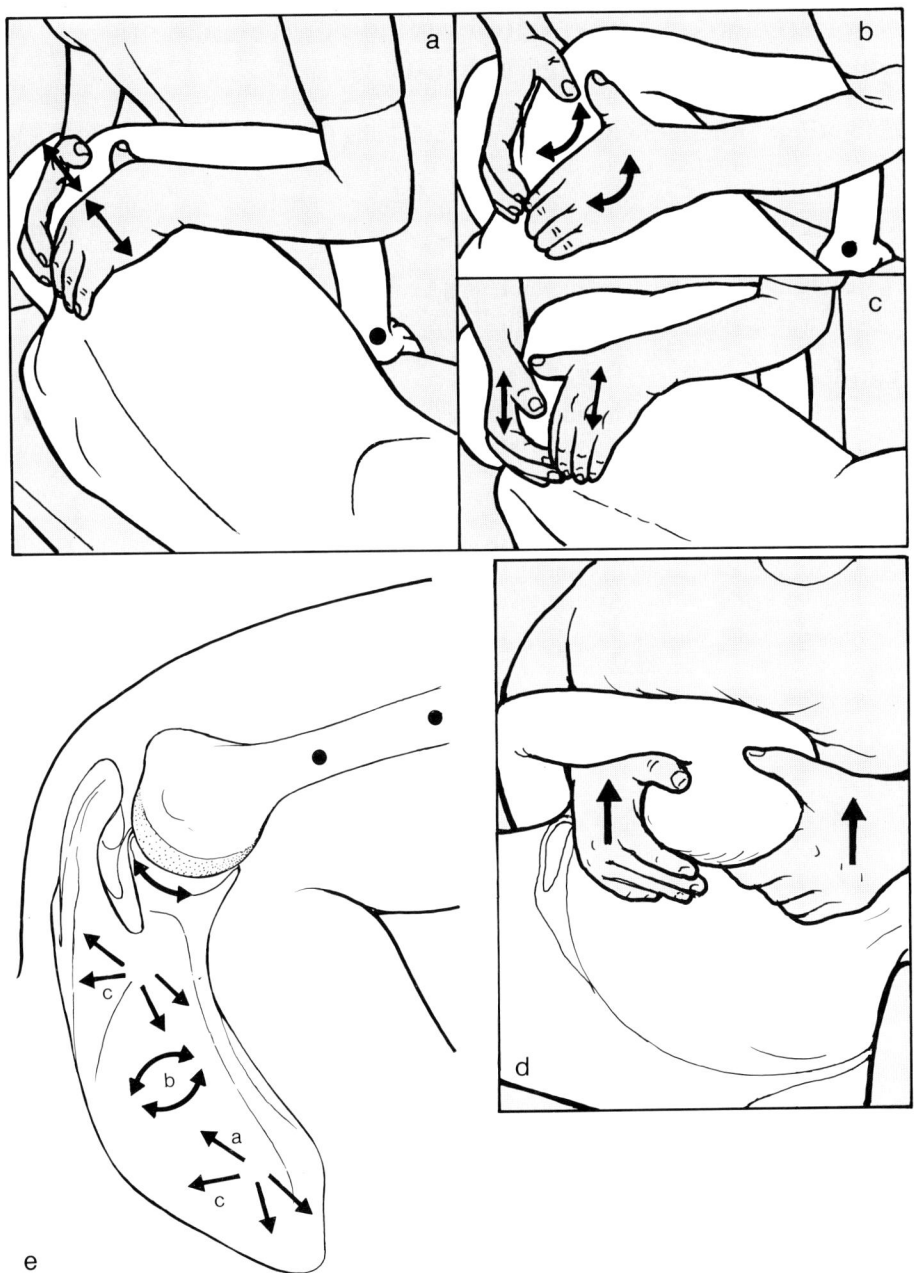

Abb. 15.20 a–e. Schultergelenk: Mobilisation des Akromioklavikular- und Sternoklavikulargelenks und der Skapula: **a** kranial-kaudal, **b** Rotation, **c** medial-lateral, **d Mobilisation: Skapula/Thorax, e** Schema der Bewegungsmöglichkeiten

Schultergelenke: Aktive Mobilisation der Gelenke im schmerzfreien Bewegungsraum (Abb. 15.21)

Indikation: Erhebliche Bewegungseinschränkung (Zustand nach gelenknahen Humerusfrakturen, „frozen shoulder" u.a.).

Ausgangsstellung
Patient: Stabile **Seitenlage**.
Therapeut: Faßt den Arm der zu behandelnden Schulter am Ellbogen und am Handgelenk.

Ausführung
Der **Arm wird innerhalb des schmerzfreien Bewegungsarms in Flexion, Adduktion und Innenrotation geführt** und von da zurück in die Ausgangsstellung.

Effekt
Durch die bei dieser Bewegung entstehenden propriozeptiven Afferenzen im Schultergelenk soll die Muskel- und Kapselspannung vermindert werden und die Gleitfähigkeit im Glenohumeralgelenk erhalten bzw. erweitert werden.

Schultergelenke: Aktive Mobilisation   535

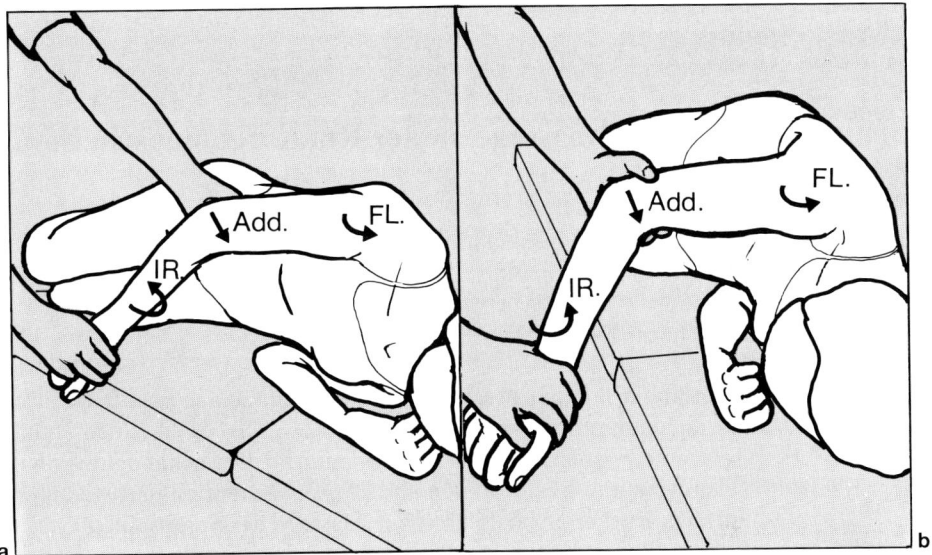

Abb. 15.21 a, b. Schultergelenk: aktiv geführte und aktive Mobilisation des Schultergelenks im schmerzfreien Bewegungsraum (Flexion/Adduktion/Innenrotation); **a** Ausgangsstellung, **b** Ausführung zur Verbesserung der Beweglichkeit und Minderung der Gewebsspannung

Muskeldehnungen

Schultergelenk: Quermassage an der Rotatorenmanschette
(Abb. 15.22)

Indikation:
- Schmerzhafte muskuläre Bewegungseinschränkung der Schulterrotation.
- Insertionstendopathien des Supraspinatus, Infraspinatus und Teres minor.

Ausgangsstellung (Abb. 15.22a, b)
Patient: Sitzt.
Therapeut: **Steht hinter ihm auf der Seite der zu behandelnden Schulter.** Die Hand des Therapeuten umfaßt mit der Daumen-Zeigefinger-Gabel den Humeruskopf, der Daumen stützt sich auf dem Akromion ab. Der **behandelte Arm** (Schultergelenk) steht in Innenrotation und etwas in Extension und Adduktion (Hand **auf dem Rücken,** Abb. 15.20a) zur **Massage des Supraspinatus** am ventralen Eckpunkt des Akromioklavikular(AC)-Gelenks.
Zur Behandlung von **Infraspinatus und Teres minor** liegt die Hand des Therapeuten kranial auf dem AC-Gelenk, der Daumen darunter am dorsalen Eckpunkt des AC-Gelenks auf den Sehnen von Infraspinatus und Teres minor am Humeruskopf. Die andere Hand führt den zu behandelnden **Arm vor dem Thorax** des Patienten in Außenrotation und Adduktion zur unbehandelten Schulter und hebelt dadurch die Sehnenansätze nach dorsal (Abb. 15.22b), wo sie unter dem dorsalen Eckpunkt des AC-Gelenks palpiert und mit Quermassage behandelt werden können.

Ausführung

Die **Quermassage** (Querdehnung) **erfolgt**
bei Abb. 15.22a **mit dem Zeigefinger unterhalb des vorderen Eckpunktes des Akromions,**
bei Abb. 15.22b **mit dem Daumen unterhalb des hinteren Eckpunktes** des Akromions.
Der massierende Finger soll nicht über die jeweilige Sehne **gleiten,** sondern diese auf der Unterlage etwas zur Seite drücken. Auf diese Weise können **Verklebungen der Sehne** (z. B. nach Traumen) gelöst werden. Der **muskuläre Entspannungseffekt** erfolgt wahrscheinlich durch die Querdehnung und die damit verbundene Reizung der Golgi-Sehnenkörperchen. Der Bewegungsimpuls kann durch den Mittelfinger (Abb. 15.22a) oder den Daumen der anderen Hand (Abb. 15.22b) verstärkt werden.

Alternative Ausgangsstellung (Abb. 15.22c) zur Behandlung von Infraspinatus und Teres minor und Supraspinatus
Patient: In **Seitenlage.** Die zu behandelnde Schulter liegt oben, der **Arm** steht **in Außenrotation und Adduktion vor dem Körper.**
Therapeut: Steht hinter dem Patienten, der **massierende Daumen** liegt, wie beschrieben, unter dem hinteren bzw. **vorderen Eckpunkt des Akromions** auf den Sehnen am Humerus.

Ausführung

Die Massage erfolgt wieder quer zum Sehnenverlauf durch die andere Hand des Therapeuten, die auf dem massierenden Daumen liegt.

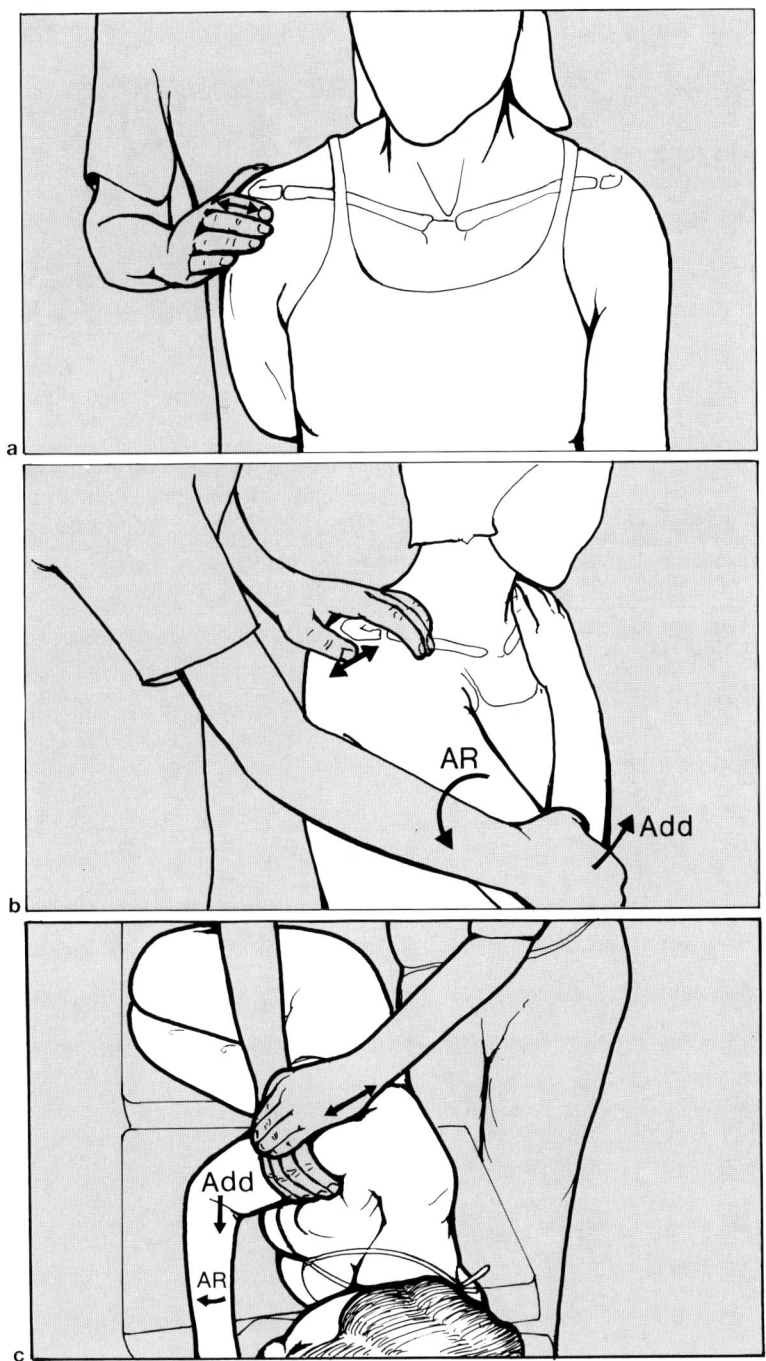

Abb. 15.22 a–c. Schultergelenk: Quermassage an der Rotatorenmanschette. **a** Supraspinatus, **b** Infraspinatus und Teres minor, **c** Infraspinatus und Teres minor in Seitenlage

Schultergelenk: Muskeldehnung Trapezius, pars descendens
(Abb. 15.23)

Indikation:
- Muskulär bedingter Schulterhochstand mit eingeschränkter Kaudalbewegung des Schultergürtels.
- Muskulär bedingte Einschränkung der HWS-Seitneigung zur Gegenseite.

Ausgangsstellung
Patient: In **Rückenlage**.
Therapeut: Steht am Kopfende der Behandlungsbank auf der Seite der zu behandelnden (rechten) Schulter. Die **HWS** des Patienten wird dann **in Linksseitneigung, Rechtsrotation und Anteflexion eingestellt** und am Körper des Therapeuten fixiert, der Kopf liegt dabei auf dem Handteller und Unterarm des Therapeuten, der bei der Behandlung mit dieser Hand eine Traktion zum Schutz der Halswirbelsegmente ausführt **(1)**.

Ausführung
Die *Mobilisationshand* **liegt über dem Akromion.** Sie gibt zunächst Widerstand gegen eine aktive Schulterhebung des Patienten **(2)** und dehnt dann unter Beibehaltung der HWS-Traktion den Trapezius durch eine Schultergürtelbewegung nach kaudal **(3)**.

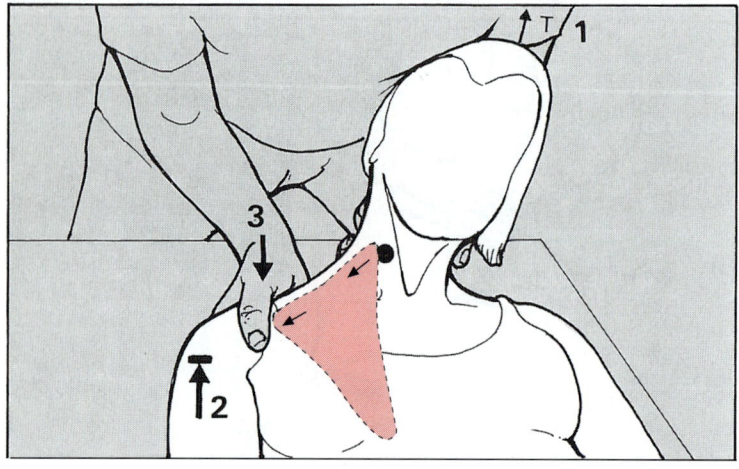

Abb. 15.23. **Schultergelenk:** Muskeldehnung Trapezius, pars descendens

Schultergelenk: Muskeldehnung Levator scapulae (Abb. 15.24)

Indikation:
- Eingeschränkte Elevation im Schultergelenk durch eingeschränkte Außenrotation der Skapula infolge Verkürzung des Levator scapulae.
- Muskulär bedingte Einschränkung der Seitneigung und Rotation der HWS zur nichtbehandelten Schulter.

Ausgangsstellung (Abb. 15.24a, b)

Patient: In **Rückenlage. Die Arme liegen neben dem Körper.**

Therapeut: Steht am Kopfende der Behandlungsbank. Der **Kopf des Patienten** ist zum Schutz der Halswirbelsäule und zur Herstellung einer Vorspannung im Muskel **in Seitneigung und Rotation zur nichtbehandelten Schulter sowie in Anteflexion eingestellt und wird in dieser Stellung fixiert (1).** Dazu muß sich der Therapeut so weit wie möglich zur nichtbehandelten Seite stellen, auch damit die **Mobilisationshand und der Unterarm parallel zum Verlauf des Levatormuskels** stehen **(3).** Will man eine noch stärkere Vorspannung bzw. Dehnstellung des Muskels erreichen, dann muß der Patient den zu behandelnden Arm so weit wie möglich elevieren, damit diese Vordehnung durch die Außenrotation der Skapula erreicht wird (Abb. 15.24c). Die Hand kann der Patient unter den Kopf legen, wodurch eine Fixation der Vordehnung erreicht wird **(1)** (Abb. 15.24c). Die **Mobilisationshand** liegt mit dem Kleinfingerballen und dem Pisiforme **am Angulus superior der Skapula** neben dem Muskelansatz. Der Ellenbogen wird in der Leistenbeuge abgestützt.

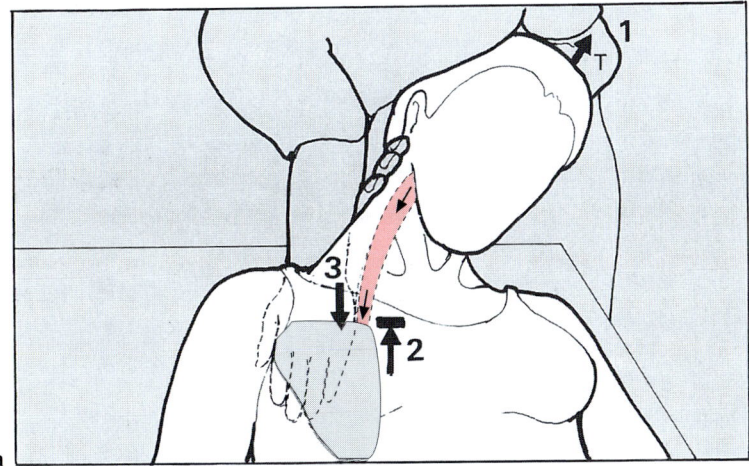

Abb. 15.24 a–d. **Schultergelenk:** Dehnung Levator scapulae; **a, b** bei eingeschränkter Beweglichkeit im Schultergelenk, **c** aus maximaler Dehnstellung des Muskels, **d** Dehnung in Seitenlage

Ausführung

Der **Patient zieht den Schultergürtel gegen Widerstand der Mobilisationshand am Angulus nach kranial (2)**. Dann erfolgt in der Ausatmungsphase die **Dehnung durch Schub der Skapula nach kaudal und lateral,** wobei die Traktion der HWS beibehalten wird **(3)**.

Alternative Technik in Seitenlage:

Ausgangsstellung (Abb. 15.24 d)

Patient: In stabiler Seitenlage. Die zu behandelnde Schulter liegt oben, der **Arm ist soweit wie möglich über dem Kopf ausgestreckt** (Abduktion, Außenrotation und Flexion im Schultergelenk). Kein Kopfpolster. **Dadurch hängt der Kopf in der stabilisierenden Seitneigung zur nichtbehandelten Schulter** (HWS in Linksseitneigung, Linksrotation und Anteflexion).

Therapeut: Steht am Kopfende der Behandlungsbank oder neben der zu behandelnden Schulter auf der Ventralseite des Patienten (Abb. 15.24 d). Der Arm des Patienten wird zwischen Oberarm und Thorax des Therapeuten etwas fixiert. Die bereits durch die Elevation des Arms in Außenrotation stehende **Skapula wird beidhändig gefaßt.** Die von dorsal kommende **Mobilisationshand** liegt, wie auch bei den vorhergehenden Techniken, **mit dem Pisiforme neben dem Ansatz des Levator Scapulae** am Angulus superior der Skapula, die von vorn kommende Hand am unteren Winkel **(1)**.

Ausführung

Nach **Hochziehen der Skapula gegen Widerstand (2)** erfolgt die **Dehnung** in der Entspannungsphase **durch eine Kaudal- und Lateralverschiebung** sowie **Verstärkung der Außenrotation der Skapula.**

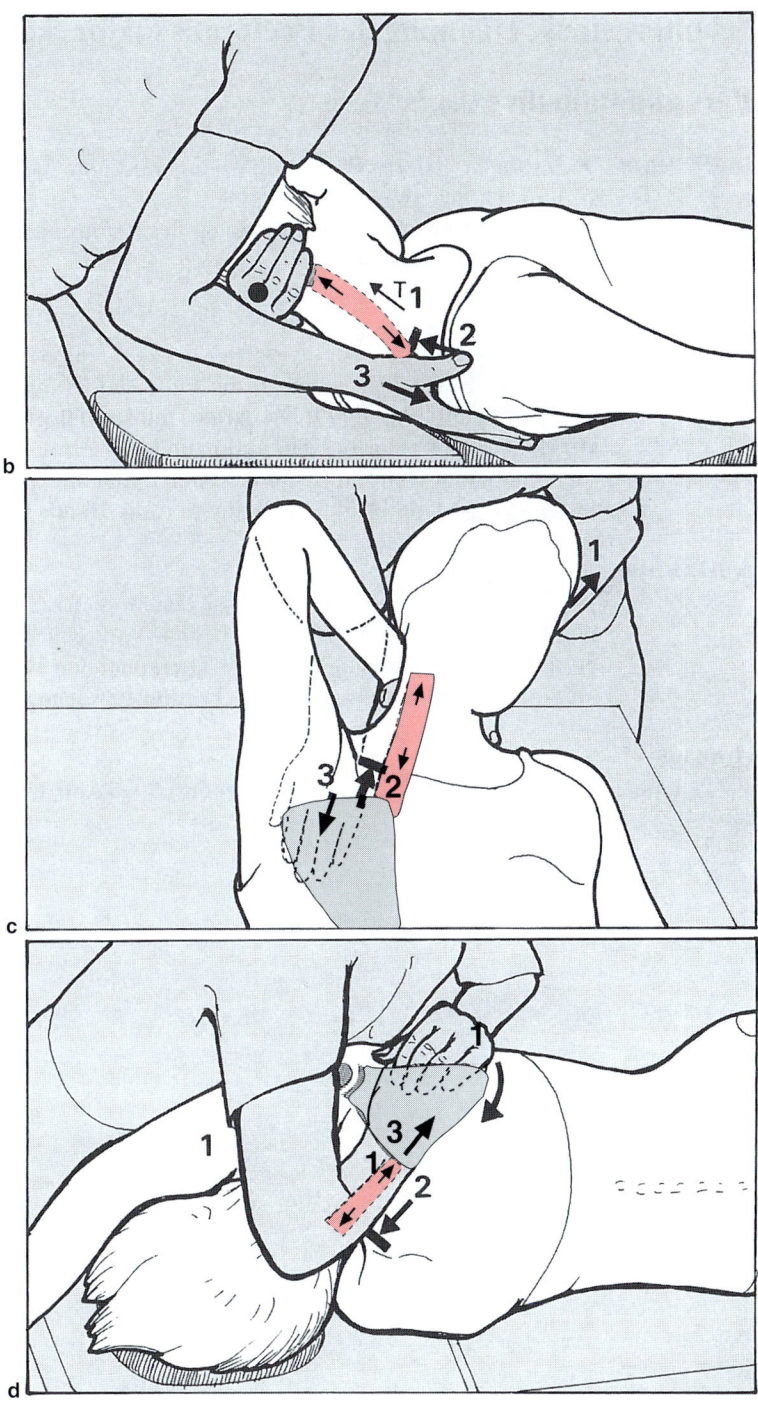

Abb. 15.24 b–d (Legende s. S. 539)

Schultergelenk: Dehnung des Pectoralis major (Abb. 15.25)

Pars abdominalis (Abb. 15.25 a, b)

Indikation:
- Muskulär fixierte Protraktion oder muskulär fixierte Innenrotationsstellung der Schulter.
- Muskulär bedingte Einschränkung der Extension, Abduktion und Außenrotation des Gelenks.

Ausgangsstellung

Patient: In **Rückenlage**. Beine zum Ausgleich der Lendenlodose (Fixation der LWS) in Hüft- und Kniegelenk gebeugt, die Füße stehen auf der Behandlungsbank. Das Kopfteil ist abgesenkt. Die **Arme sind so weit wie möglich über Kopf gestreckt,** d. h. in Extension, Abduktion und Außenrotation (Abb. 15.25 a).

Therapeut: Der Therapeut steht am Kopfende der Behandlungsbank, seine Unterarme liegen auf den Unterarmen des Patienten, **die Hände fassen die Oberarme (1).**

Ausführung

Der Patient macht aus dieser Stellung eine isometrische Extensions-, Adduktions- und Innenrotationsbewegung beider Arme gegen Widerstand **(2).**

Nach dieser Anspannung **dehnt der Therapeut den Muskel** während der Ausatmung **durch eine weiterführende Flexionsbewegung (3)** (Abb. 15.25 b).

Hinweis

Die Dehnung kann doppelseitig (Abb. 15.25 a) oder einseitig (Abb. 15.25 b) durchgeführt werden.

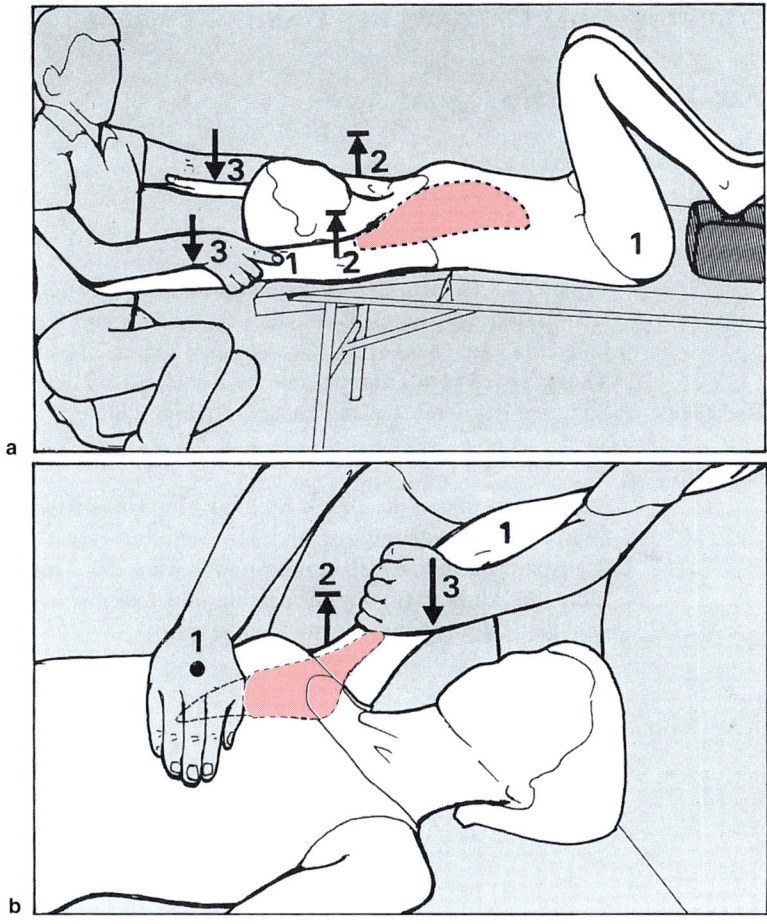

Abb. 15.25 a–d. Schultergelenk: Dehnung Pectoralis major, **a, b** pars abdominalis (**a** beidseitig, **b** einseitig), **c, d** pars sternocostalis (**c** Ausgangsstellung, **d** Endstellung)

Schultergelenk: Dehnung des Pectoralis major

Pars sternocostalis (Abb. 15.25 c, d)

Indikation: Wie zuvor.

Ausgangsstellung

Patient: In **Rückenlage** mit aufgestellten Beinen am seitlichen Rand der Behandlungsbank. Der **Oberarm ist 90 ° abduziert und außenrotiert.** Er ragt über den seitlichen Bankrand hinaus. Der Ellenbogen ist ca. 90 ° flektiert und in dieser Stellung am Oberschenkel des Therapeuten fixiert. Die **andere Schulter (oder der Thorax) wird vom Therapeuten mit der Hand auf der Unterlage fixiert (1).**

Therapeut: Steht am Kopfende auf der zu behandelnden Seite.

Ausführung

Der Patient macht aus dieser Stellung eine **isometrische Adduktions- und Innenrotationsbewegung** zur anderen Schulter **gegen** Widerstand **(2).** In der postisometrischen Entspannungsphase wird der **Muskel durch eine weiterführende Abduktion, Außenrotation und Extension gedehnt (3).** Der Therapeut geht dabei in eine leichte Kniebeuge.

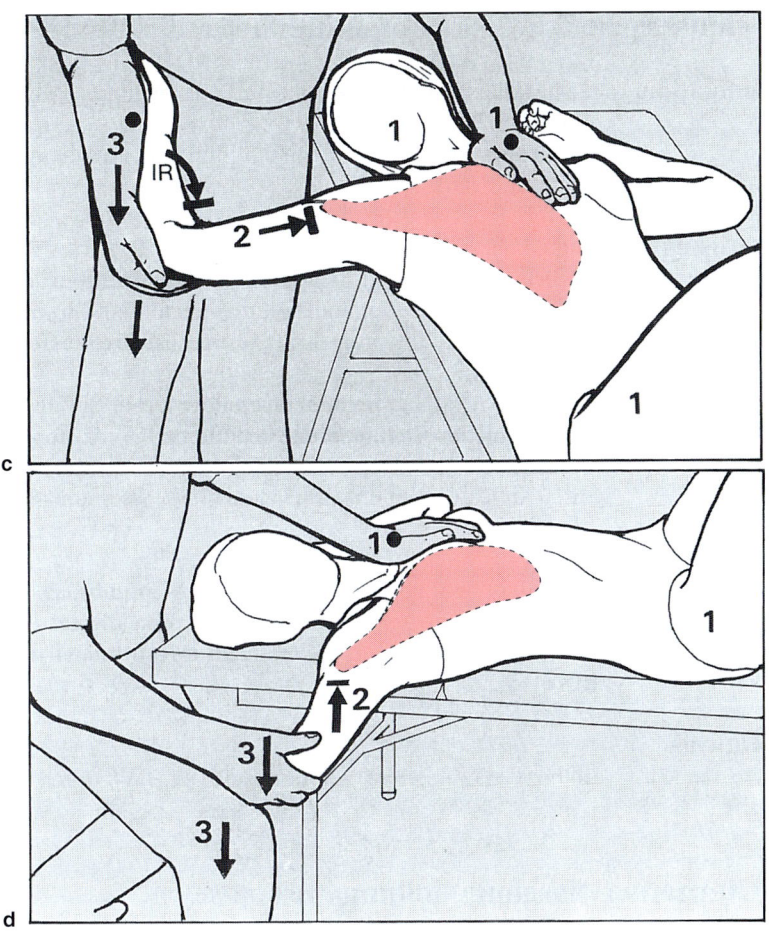

Abb. 15.25 c, d (Legende s. S. 543)

Schultergelenk: Muskeldehnung Pectoralis minor (Abb. 15.26)

Indikation:
- Muskulär fixierte Protraktion der Schulter (wie bei Pectoralis major, Abb. 15.25).
- Reizung des Plexus brachialis durch Pectoralis-minor-Verkürzung (Engpaßsyndrom).

Ausgangsstellung (Abb. 15.26 a, b)

Patient: In **Rückenlage**. Die zu behandelnde **Schulter überragt den seitlichen Bankrand**. Der Arm liegt in Nullstellung neben dem Thorax, die Hand kann unter dem Gesäß des Patienten fixiert werden. **Zwischen den Schulterblättern liegt ein Sandsack.**

Therapeut: Die **Hände des Therapeuten liegen über Kreuz auf den beiden Schultern**, wodurch die **nicht zu behandelnde Schulter auf der Unterlage fixiert** und der Pektoralismuskel auf der zu behandelnden Seite in eine Vordehnung gebracht wird. Die Fixationshand kann auch auf das Sternum gelegt werden **(1)**.

Ausführung

Der **Patient hebt gegen Widerstand die Schulter nach ventral und kaudal (2)**. In der postisometrischen Entspannungsphase drückt der Therapeut **die Schulter über den Bankrand weiter nach dorsal-kranial** und dehnt dadurch den Muskel **(3)**.

Hinweis
Um den Muskel dehnen zu können, ist die Extension der BWS durch den Sandsack erforderlich.

Alternative Ausgangsstellung (Abb. 15.26 c, d)

Patient: Wieder in **Rückenlage**. Der **Oberarm steht in ca. 45° Flexion, etwas adduziert und innenrotiert,** der Ellenbogen ist entspannt flektiert.

Therapeut: Der **Therapeut faßt** die zu behandelnde **Schulter beidhändig.** Die eine Hand des Therapeuten liegt mit der ulnaren Handkante über dem Processus coracoideus, die andere Hand umfaßt von dorsal die Skapula **(1)** und führt sie **so weit wie möglich über den Bankrand nach dorsal-kranial.**

Ausführung

Der **Patient drückt seine Schulter** gegen Widerstand **nach ventral-kaudal (2)**. In der postisometrischen Entspannungsphase führt der Therapeut den **Schultergürtel weiter nach dorsal-kranial.**

Hinweis
Hierbei handelt es sich um eine alternative Technik in Flexion der Schulter ohne Fixation der nichtbehandelten Seite.

Abb. 15.26 a–d. Schultergelenk: Dehnung Pectoralis minor: a durch Kreuzgriff mit untergelegtem Sandsack (**b** schematische Darstellung), **c, d** mit Hilfe des Humerus (**c** Ausgangsstellung, **d** Endstellung)

Schulter: Muskeldehnungen 547

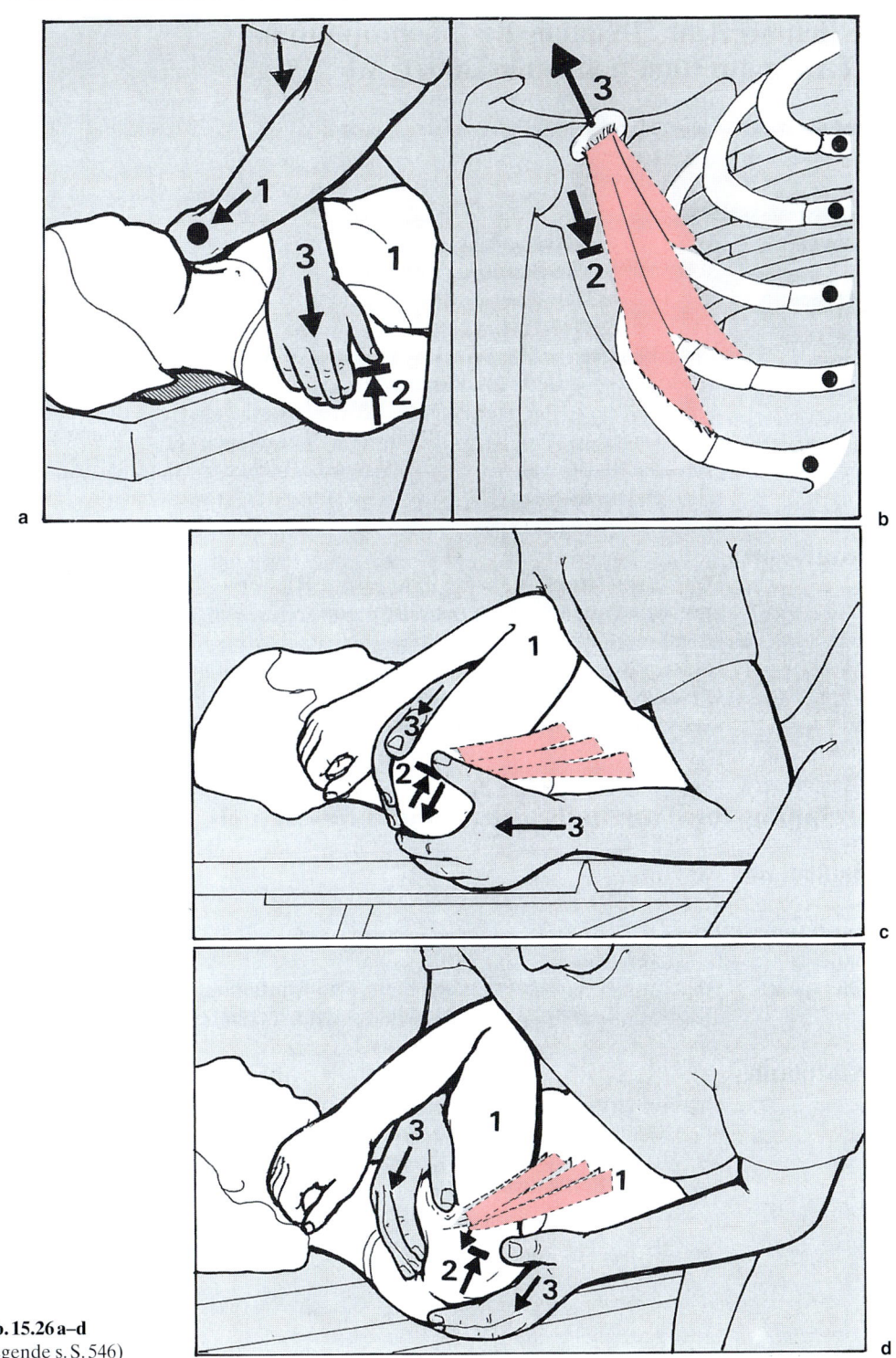

Abb. 15.26 a–d
(Legende s. S. 546)

Schultergelenk: Dehnung der Innenrotatoren
Teres major (und Latissimus dorsi) (Abb. 15.27 a, b)

Indikation: Muskuläre Einschränkung der Außenrotation, Abduktion und Flexion im Schultergelenk.

Ausgangsstellung
Patient: Abb. 15.27 a: in **Rückenlage**,
Abb. 15.27 b: in **Seitenlage**.
Therapeut: Abb. 15.27 a: Der Therapeut steht auf der zu behandelnden Seite und fixiert mit der einen Hand die Skapula gegen Ausweichbewegungen nach lateral. Bei dieser **Fixation** ist der **Arm des Patienten so weit wie möglich über Kopf gestreckt** (d. h. flektiert bzw. abduziert) und außenrotiert. Er wird in dieser Position vom Therapeuten am eigenen Körper **fixiert**. Dabei liegt die Hand des Patienten von dorsal auf dem Oberarm des Therapeuten **(1)**.
Abb. 15.27 b: Bei der Variation in Seitenlage steht der Therapeut auf der Ventralseite des Patienten. Die Ausgangsstellung des Arms ist entsprechend **(1)**.

Ausführung
Der Patient macht in beiden Positionen (Rücken- oder Seitenlage) eine isometrische Anspannung der Innenrotatoren (die gleichzeitig Adduktoren und Extensoren sind) gegen den Widerstand des Therapeuten **(2)**.
In der postisometrischen Phase **verstärkt der Therapeut bei Rückenlage die Elevation (Flexion und Abduktion) des Arms (3), in Seitenlage** bewegt er die **Skapula *nach dorsal* (3)**, d. h. Punctum fixum (Skapula) und Punctum mobile (Humerus) werden vertauscht.

Dehnung des Latissimus dorsi (und Teres major) (Abb. 15.27 c)

Indikation: Wie zuvor.

Ausgangsstellung
Patient: In **Rückenlage**.
Therapeut: Steht auf der zu behandelnden Seite. Die **Einstellung des Patientenarms** und die Fixation der Skapula **entspricht der Abb. 15.27 a (1)**.

Ausführung
Die **isometrische Anspannung** des Patienten **geht nach kaudal in Innenrotation, Adduktion und Extension (2)**.
Der **Dehnungsimpuls des Therapeuten** erfolgt **in weitere Elevation** (Flexion, Abduktion) **und Außenrotation** des Arms **(3)**.

Schulter: Muskeldehnungen 549

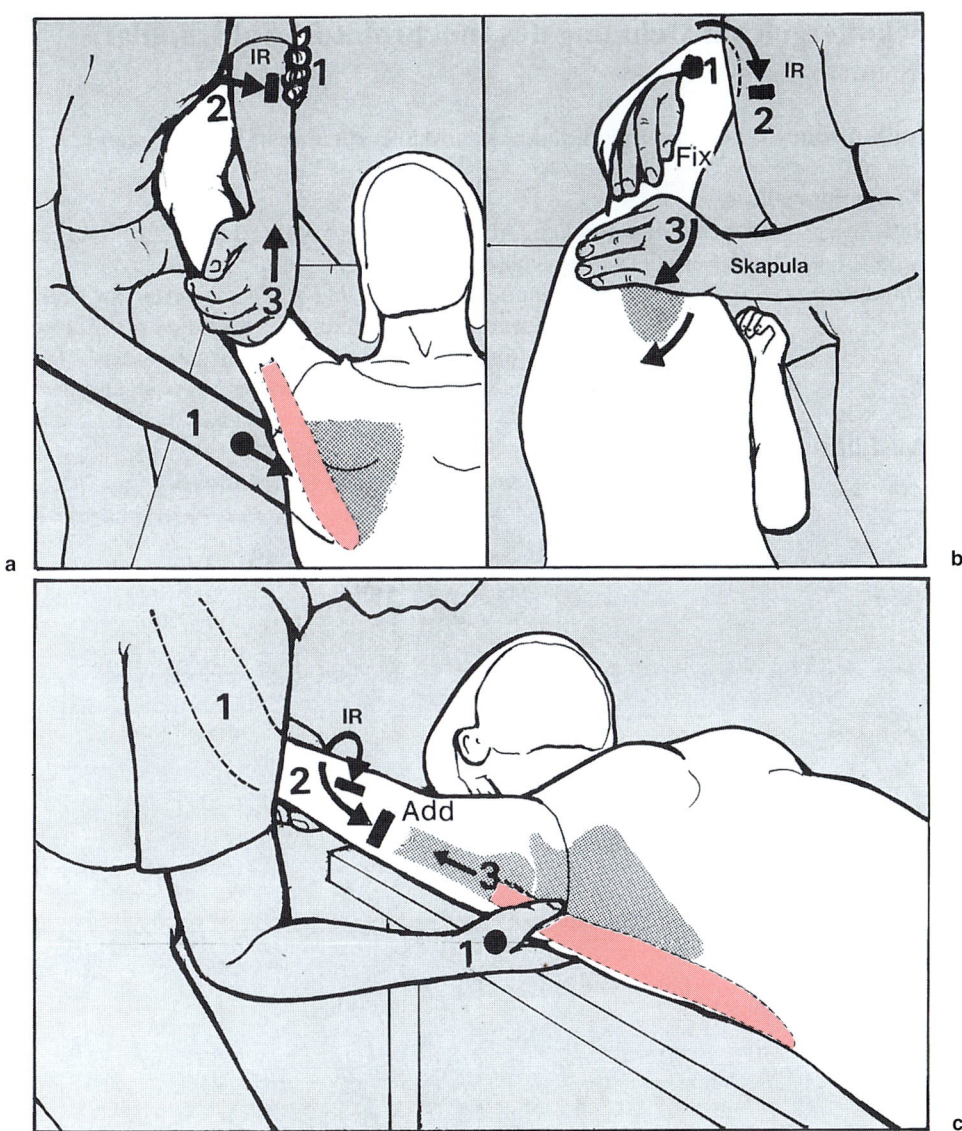

Abb. 15.27 a–c. Schultergelenk: Dehnung Teres major (und Latissimus dorsi) (**a** in Rückenlage, **b** in Seitenlage), **c Dehnung Latissimus dorsi** (und Teres major)

Schultergelenk: Dehnung des Innenrotators Subscapularis
(Abb. 15.28)

Indikation: Muskuläre Einschränkung der Außenrotation im Schultergelenk.

Ausgangsstellung
Patient: Liegt **auf dem Rücken** (Abb. 15.28 a) **oder sitzt** (Abb. 15.28 b). Das Schultergelenk befindet sich in Nullstellung.

Therapeut: Steht auf der zu behandelnden Seite und stellt den **Arm des Patienten** bei leichter Abduktion **so weit wie möglich in Außenrotation** ein. Dann **fixiert** er den Arm in dieser Stellung am eigenen Körper. Mit der anderen Hand stützt er die Skapula von dorsal gegen Ausweichbewegungen nach lateral ab **(1)**.

Ausführung
Nach einer **isometrischen Anspannung in Innenrotation** gegen den Unterarm des Therapeuten **(2)** dehnt dieser den Muskel durch **Weiterbewegen des Arms in Außenrotation (3)**.

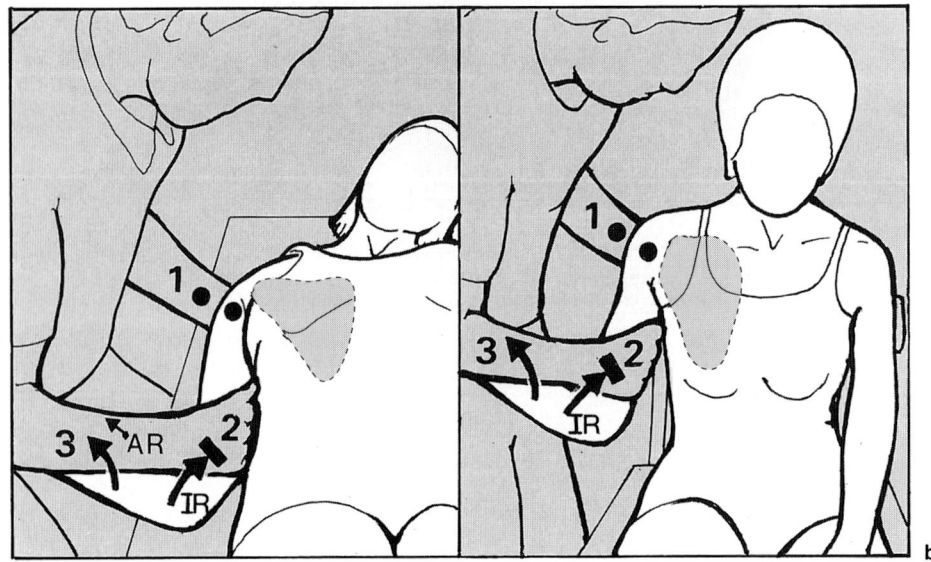

Abb. 15.28 a, b. Schultergelenk: Dehnung des Subscapularis: **a** im Liegen, **b** im Sitzen

Selbstdehnungen und Automobilisationen

Schulter: Selbstdehnungen des Trapezius, pars descendens, und des Pectoralis major (Abb. 15.29 a–c)

Indikation:
- Einschränkung der Schultergelenkbeweglichkeit durch Muskelverkürzung.
- Hochstand oder Protraktion der Schultern.

Ausführung

Behandlungsprinzip: Nach **Einstellung des Arms in der maximalen noch möglichen Dehnstellung des Muskels (1)** erfolgt eine isometrische Muskelanspannung **(2)** und nachfolgend die aktive Dehnung **(3)**.

Dehnung des Trapezius (Abb. 15.29 a)

Der Patient sitzt im Tubersitz auf einem Schemel. Die **Halswirbelsäule** ist so weit wie möglich **zur nichtbehandelten Seite geneigt und zur Gegenseite rotiert, außerdem flektiert.** Die Schulter der zu behandelnden Seite ist nach kaudal fixiert, indem die Hand den Schemelsitz ergreift **(1)**. Gegen diese Fixation **zieht der Patient die Schulter hoch (2)**.
In der **Entspannungsphase** neigt er den **Oberkörper zur anderen Seite** und verlagert das Gewicht auf den Tuber dieser Seite. Dadurch wird der Muskel gedehnt **(3)**. Der Vorgang wird mehrmals wiederholt.

Dehnung des Pectoralis major (Abb. 15.29 b, c)

Der **Arm** der zu behandelnden Seite ist **90° abduziert, der Ellenbogen 90° flektiert.** Diese Mittelstellung kann je nach Verlauf der zu dehnenden Fasern variiert werden. **Hand und Unterarm werden gegen eine Wand gestützt (1)**.
Dann erfolgt eine isometrische Anspannung des Muskels durch **Druck gegen die Wand (2)**. In der Entspannungsphase dehnt der Patient den Muskel beidseitig (Abb. 15.29 b) oder einseitig (Abb. 15.29 c) durch eine **Vorwärtsbewegung seines Thorax (3)**.

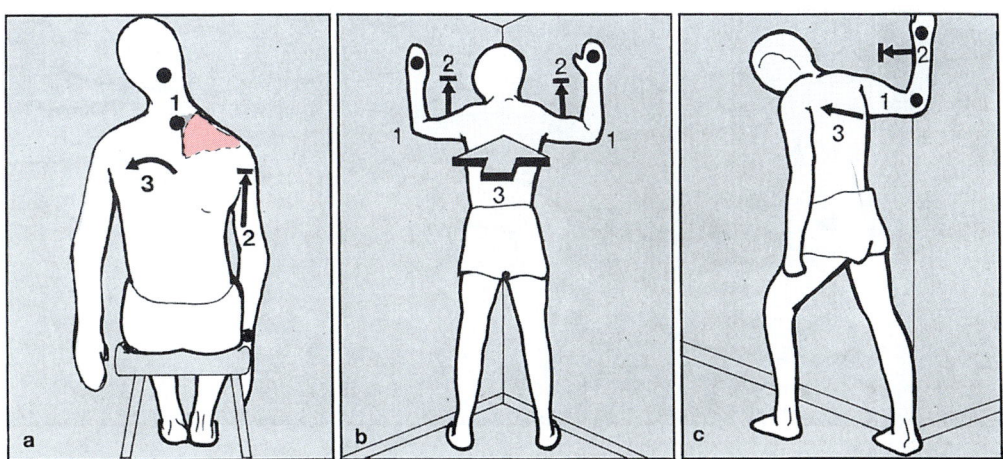

Abb. 15.29 a–c. **Schultergelenk:** Selbstdehnung a Trapezius; b, c Pectoralis major

Automobilisation der Schulter: Flexion beider Schultergelenke
(Abb. 15.29 d), **Flexion/Extension einseitig** (Abb. 15.29 f),
Rotation (Abb. 15.29 g)

Indikation: Flexionsverbesserung beider Schultern.

Ausgangsstellung (Abb. 15.29 d)
  Der Patient fixiert die verschränkten Arme in der noch möglichen Flexionsstellung gegen eine Wand.

Ausführung
  Durch eine Kniebeugebewegung wird die Flexionsbewegung bei den an der Wand fixierten Armen vergrößert.

Indikation: Flexions- und Rotationsverbesserung einer Schulter.

Ausgangsstellung (Abb. 15.29 e, f)
  Der **Patient sitzt an einem Tisch** und fixiert den **Unterarm** der zu behandelnden Seite **auf der Tischplatte.** Das Ellenbogengelenk steht in ca. 90° Flexion.

Ausführung
  Durch **Ventral-Dorsal-Bewegung des Thorax** werden Flexion und Extension **(1)**, durch **Thoraxrotation** die Innen- und Außenrotation **(2)** im Glenohumeralgelenk verstärkt.

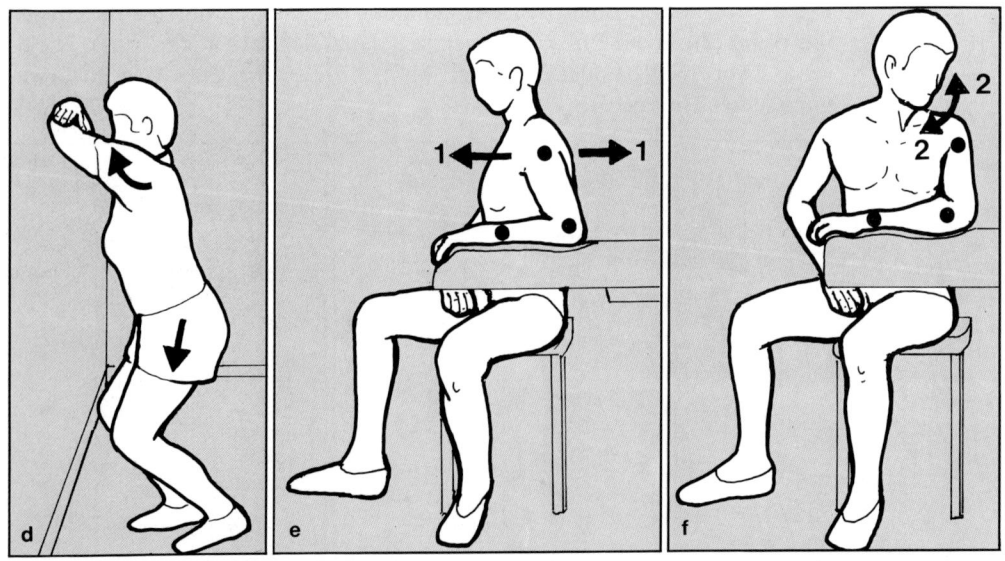

Abb. 15.29. **d** Automobilisation des Schultergelenks (Glenohumeralgelenk). **e, f.** **Automobilisation Glenohumeralgelenk: e** Extension-Flexion, **f** Innenrotation-Außenrotation

16 Ellbogengelenke

Biomechanik

Ellbogengelenk/Unterarmgelenke

Das Ellbogengelenk besteht aus 3 Einzelgelenken in einer gemeinsamen Gelenkkapsel (Abb. 16.1):

- **Humeroradialgelenk,**
- **Humeroulnargelenk,**
- **proximales Radioulnargelenk.**

Funktionell werden noch **am Unterarm** dazugerechnet:

- **distales Radioulnargelenk,**
- **Membrana interossea,**

da sie an der Pro- und Supinationsbewegung des Radius beteiligt sind.

Form der Gelenkflächen

Humeroradialgelenk (Abb. 16.2)

Die distale Fläche des Humerus für den Radius ist halbkugelförmig, die zugehörige Gelenkfläche des Radius flachkonkav. Das Radiusköpfchen hat zylindrische Form. In Streckstellung hat nur noch die vordere Hälfte der Radiusgelenkfläche Kontakt mit der überknorpelten Gelenkfläche des Humerus, da diese nicht auf die Dorsalseite des Humerus reicht. Die Beugebewegung wird nur bei schwach ausgebildeter entspannter Muskula-

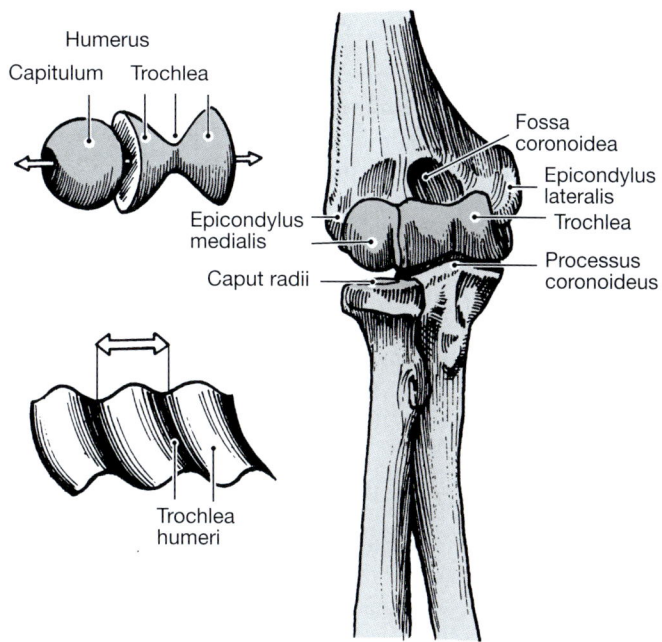

Abb. 16.1. Gelenkflächen der Ellbogengelenke. (Aus: Kapandji 1984/85, S. 77)

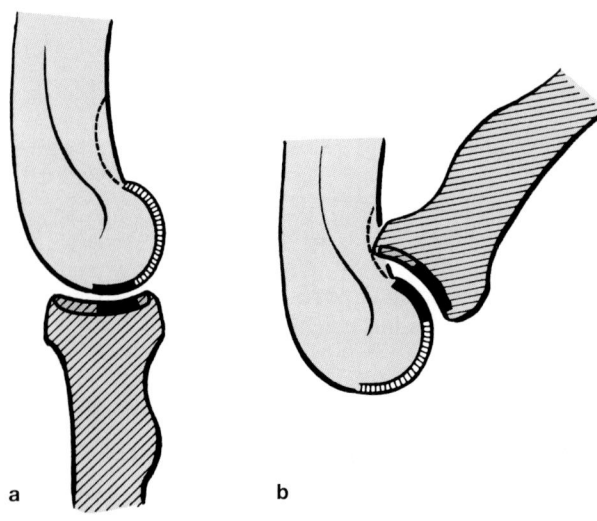

Abb. 16.2 a, b. Humeroradialgelenk mit Gelenkkontaktflächen bei Extension (a) und endgradiger Flexion (b)

tur passiv durch knöchernen Stopp des Radiusköpfchens in der Fossa radii des Humerus beendet (Endgefühl hart-elastisch). Normalerweise erfolgt die Bewegungsbegrenzung durch die Beugemuskulatur von Humerus und Radius (Endgefühl weich-elastisch).

Humeroulnargelenk (Abb. 16.3)

Die humerale Fläche für die Ulna, die **Trochlea humeri,** hat die **Form einer Spule mit einer zentralen Rinne. In dieser Rinne läuft die zentrale Knochenleiste der Ulnagelenkfläche,** die den achsengerechten Ablauf der Flexions-Extensions-Bewegung sichert und damit die Kollateralbänder entlastet. Zu beiden Seiten dieser Knochenleiste der Ulna befindet sich jeweils eine konkave Fläche für die entsprechenden konvexen Flächen der Trochlea humeri.

Die zentrale Knochenleiste der Ulna, die in sagittaler Richtung halbkreisförmig die Humerusfläche umgreift, endet **ventral im Processus coronoideus** für die Fossa coronoidea an der Ventralseite des Humerus und **dorsal im Processus olecrani** für die an der Dorsalseite des Humerus gelegene Fossa olecrani. Durch das Einpassen dieser beiden Processus in die entsprechenden Knochenmulden am Humerus wird trotz halbkreisförmiger Kontaktfläche zwischen Humerus und Ulna ein wesentlich größeres **Bewegungsausmaß für Flexion (bis 145°) und (Hyper-)Extension (20°) der Ulna** bis zum Anstoßen am Humerusschaft erreicht, als das ohne die Vertiefungen möglich wäre. Das untere Humerusende ist zur Längsachse um ca. 45° nach ventral abgewinkelt. Dadurch liegen die **Gelenkflächen der Trochlea** für die Ulna **und des Capitulum humeri** für den Radius **ventral vor der Humerusschaftachse.** Das schafft eine ausreichende Distanz der Unterarmknochen vom Humerusschaft für die Beugemuskulatur und vermeidet einen Knochenkontakt zwischen Ober- und Unterarm, der die Beugebewegung (140°) einschränken würde.

Proximales Radioulnargelenk (Abb. 16.4 a, b)

Die Circumferentia radii des **nur annähernd zylindrischen Radiusköpfchens** gleitet in einer entsprechenden **konkaven Inzisur der Ulna.** Die Fixation erfolgt durch das Lig. anulare. Der Längsdurchmesser des geringfügig ovalen Radiusköpfchens steht bei Supination

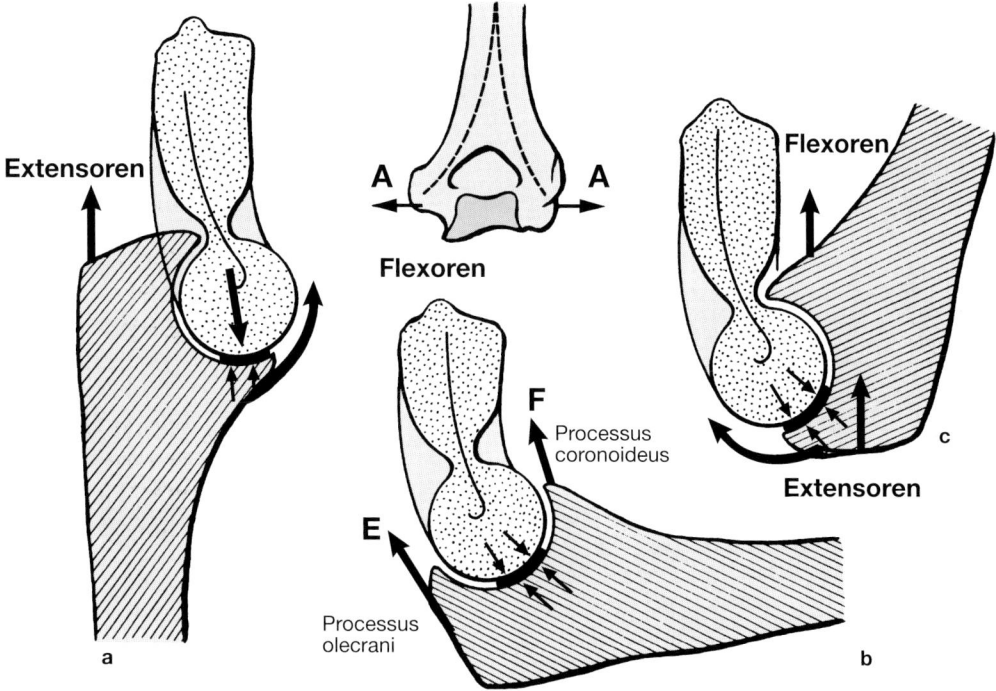

Abb. 16.3 a–c. Humeroulnargelenk mit Gelenkkontaktflächen bei Extension (**a**), 90° Flexion (**b**) und maximaler Flexion (**c**) (*F* Flexoren, *E* Extensoren, *A* Flexions-Extensionsachse)

fast in der Sagittalebene, bei Pronation in der Frontalebene. Diese Einstellung des ovalären Radiusköpfchens in der Frontalebene bei der Pronation drängt Radius und Ulna etwas auseinander und schafft so Platz für den Bizepsansatz am Radius, der bei der Pronation auf die Streckseite des Unterarms gedreht wird.

Distales Radioulnargelenk (Abb. 16.6 c, S. 560)

Das Caput ulnae ist konvex, die artikulierende Gelenkfläche des Radius konkav, also umgekehrt wie im proximalen Radioulnargelenk. Dieses **Gelenk hat keine gemeinsame Gelenkkapsel mit dem Handgelenk.**

Membrana interossea

Sie hat keine aktive Bewegungsfunktion, sondern überträgt passiv federnd Krafteinwirkungen von einem Unterarmknochen auf den anderen. Ihre ventralen Fasern ziehen von proximal-radial nach distal-ulnar, die dorsalen Fasern von proximal-ulnar nach distal-radial. Sie stellt eine Elastizitätsreserve dar für Krafteinwirkungen von distal, wie z. B. beim Fall auf den gestreckten Arm.

Gelenkachsen und Bewegungsmöglichkeiten

Die Trochlea und das Capitulum humeri, die in der gabelförmigen Verbreiterung des distalen Humerusendes liegen, bilden mit der Längsachse des Humerus einen **nach radial offenen stumpfen Winkel von ca. 7°–20°.** Hierdurch entsteht die „physiologische Valgusstellung" zwischen Ober- und Unterarm. Die radioulnare Achse durch die Trochlea für Flexion und Extension von Radius und Ulna hat dementsprechend die gleiche Winkelstellung zur Humeruslängsachse.

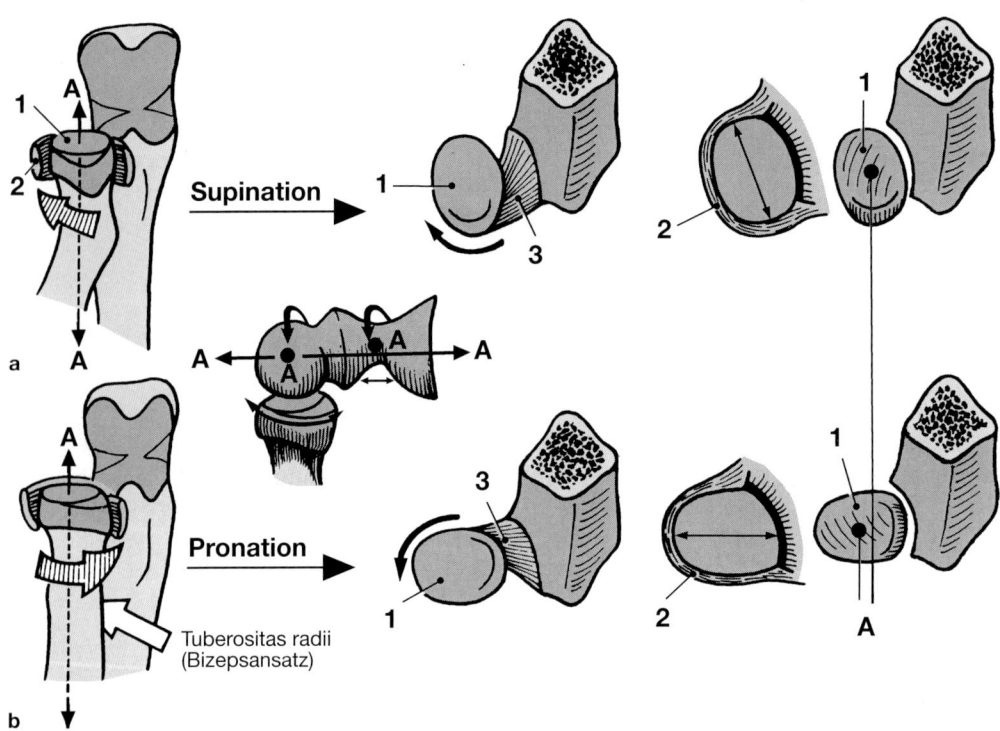

Abb. 16.4 a, b. Proximales Radioulnargelenk in Supinations- (**a**) und Pronationsstellung (**b**) (*1* konkave Gelenkfläche des Radiusköpfchens, *2* Lig. anulare, *3* Lig. quadratum, *A* Gelenkachse für Flexion und Extension, ● *A* dorsovolare Achse für Adduktions- und Abduktionsbewegungen im Capitulum radii und in der Trochlea der Elle. (Mod. nach Kapandji 1984/85)

Das **Humeroradialgelenk** ist ein 3 achsiges Kugelgelenk. Außer der von radial-proximal nach ulnar-distal schräggestellten **radioulnaren Achse** für Flexion und Extension durch die Trochlea und das Capitulum humeri besteht noch eine **dorsovolare Achse** durch das Capitulum humeri für Adduktions- und Abduktionsbewegungen des Radius gegenüber dem Humerus und eine **Längsachse durch den Radius für die Rotation** um diese Achse bei den Pro- und Supinationsbewegungen des Unterarms. Es ist die **gemeinsame Achse für beide Radioulnargelenke** (Abb. 16.4 a, b).

Das **Humeroulnargelenk** ist ein 2 achsiges, sattelförmiges Gelenk mit der gleichen **Radioulnarachse** für Flexion und Extension der Ulna wie beim Radius und einer **dorsovolaren Achse** für leichte Ab- und Adduktionsbewegungen der Ulna zum Radius, die allerdings nur bei gebeugtem Ellbogengelenk möglich sind. Diese Achse geht etwa durch die Mitte der Trochlea, während die Achse für Beuge- und Streckbewegungen ihre Lage ständig verändert.

Das **proximale Radioulnargelenk,** ein **einachsiges Radgelenk für Pro- und Supinationsbewegungen,** wurde schon erwähnt. Es bildet eine **Funktionseinheit mit dem distalen Radioulnargelenk.** Liegen nicht beide Gelenke auf einer gemeinsamen Achse, wie das nach strukturellen Veränderungen (z. B. posttraumatisch) häufig der Fall ist, dann kommt es zu einer oft erheblichen Störung der Pro- und Supinationsbewegung des Unterarms.

Kapselansatz und Kapselmuster

Die dünne und schlaffe Gelenkkapsel setzt **am Humerus** volar, unmittelbar oberhalb der überknorpelten Gelenkfläche der Trochlea humeri und des Capitulum humeri an und umgreift die Fossa coronoidea und Fossa radii. Dorsal verläuft sie mitten über die Fossa olecrani.

An der **Ulna** setzt die Kapsel entlang der Incisura trochlearis an, bezieht aber den Processus olecrani und den Processus coronoideus in die Kapsel ein. Am **Radius** ist der Ansatz unterhalb des Lig. anulare. Die **Kapsel ist hier besonders weit** (Recessus sacciformis superior) für die Rotationsbewegung des Radius.

Als **Kapselspanner** sind Faserzüge des Bizeps und Brachialis mit der Kapsel verwoben.

Das **distale Radioulnargelenk** hat ebenfalls eine schlaffe Kapsel (Recessus sacciformis inferior), der bis auf den Ulnaschaft heraufreicht.

Kapselmuster

Nur bei stärkerer Einschränkung von Flexion und Extension findet sich auch eine Einschränkung der Pro- und Supination.

Funktion der Ligamente

Wir haben im Bereich von Elle und Unterarm 4 Ligamente, teils als Führungsbänder, teils als Haltebänder:

- Lig. collaterale ulnare,
- Lig. collaterale radiale,
- Lig. anulare radii,
- Lig. quadratum.

Die palpablen Ansätze der Ligamente sind auf Abb. 16.5 dargestellt.

- Das **Lig. collaterale ulnare** setzt am Humerus in Höhe der Flexionsachse am Epicondylus medialis humeri an und strahlt, wie viele Kollateralbänder, **fächerförmig** nach distal. Der Ansatz an der Ulna verläuft entlang des Olekranonrandes. Die vorderen Fasern laufen zum Processus coronoideus und verstärken u. a. das Lig. anulare, die hinteren Fasern reichen bis zum Processus olecrani.

- Das **Lig. collaterale radiale** kommt vom Epicondylus lateralis und hat ebenfalls eine **fächerförmige** Aufteilung. Die vorderen und mittleren Fasern umgreifen das Lig. anulare, verstärken dieses und setzen am Processus coronoideus der Ulna an. Die dorsalen Fasern inserieren gleich am Olekranon.

  Funktion: Beide Kollateralbänder sind **sowohl Haltebänder** zur Erhaltung des Gelenkschlusses **wie auch Führungsbänder bei der Flexion-Extensions-Bewegung** des Unterarms. Außerdem verhindern sie zusammen mit dem Knochenfirst in der Incisura trochlearis der Elle bei Beuge- und Streckbewegungen eine Lateralverschiebung der Gelenkpartner gegeneinander.

- Das **Ligamentum anulare** umgreift das Capitulum radii, ohne mit ihm verwachsen zu sein, was die Rotationsbewegung behindern würde und setzt am vorderen und hinteren Rand der Incisura radii der Ulna an. Es ist nach distal trichterförmig verengt, verstärkt die Kapsel und muß als **Kollateralband des Radioulnargelenks** angesehen werden.

  Funktion: Halte- und **Führungsband für die Pro- und Supinationsbewegungen** im proximalen Radioulnargelenk.

- Das **Ligamentum quadratum** verstärkt den kaudalen Teil der Gelenkkapsel des proximalen Radioulnargelenks und **verbindet das Collum radii mit der Incisura radialis** (ulnae).

  Funktion: Verstärkungsband des unteren Anteils der Gelenkkapsel, **Bremsband bei Pro- und Supination.**

558 Ellbogengelenke: Biomechanik

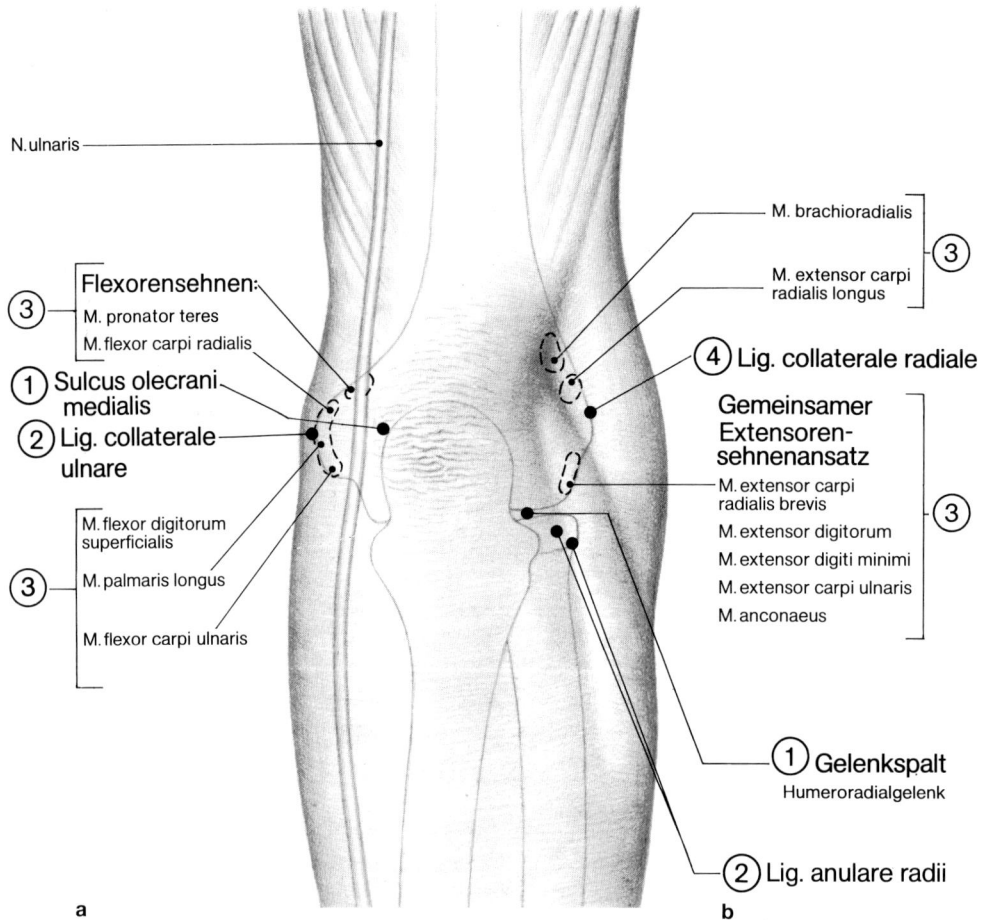

Abb. 16.5 a, b. Palpable Ansätze der Ellbogenligamente und der Hand- und Fingermuskeln an den Epikondylen des Humerus. Reihenfolge der Palpationsuntersuchung: **a** Beugeseite: ① Sulcus olecrani, ② Ulnares Kollateralband, ③ Flexorensehnen; **b** Streckseite: ① Gelenkspalt, ② Lig. anulare radii, ③ Extensorensehnen, ④ Radiales Kollateralband. (Nach Lanz-Wachsmuth)

Der **Gelenkflächenkontakt** wird von den fächerförmigen Kollateralbändern und den Ober- und Unterarmmuskeln gesichert, v. a. in Beugestellungen des Gelenks. In der Streckstellung ist die Elle durch das Olekranon in der Fossa olecrani gegen Längszug abgesichert. Der **Radius wird** aber **nur durch das Lig. anulare gehalten,** das bei noch nicht ausreichend entwickeltem Profil des Radiusköpfchens bei Kindern leicht durch einen Längszug am gestreckten Arm dort subluxiert und zur schmerzhaften Pronationsstörung, dem sog. „**Kindermädchenellbogen**" führt.

Ist das Ringband gerissen, dann kommt es bei Anspannung des Bizeps zu einer Luxation des Radiusköpfchens nach volar.

Weitere **Einschränkungen der Pronation** werden durch Veränderungen der Radiusform verursacht. Die leichte nach volar gerichtete Konkavität des Radius in Höhe des Bizepsansatzes verhindert eine vorzeitige knöcherne Beendigung der Pronation, so daß ca. 85° erreicht werden können (Pronationskrümmung nach Kapandji 1984/85). Das ist aber nur möglich, wenn die **Pronationsbewegung um eine gemeinsame Achse im oberen** und unteren **Radioulnargelenk** stattfinden kann.

Sind diese beiden Gelenke nicht mehr koaxial, dann wird die Pronation erheblich gestört. Die **Ursachen dafür sind meist traumatischer Natur:**

- Die sagittale Konkavität des Radius kann als Ergebnis einer **Unterarmfraktur** aufgehoben oder konvex verändert sein.
- Eine Veränderung der konkaven Verkrümmung nach radial in der Frontalebene, v. a. im Bereich des Collum, **verringert die Muskelkraft des Pronator teres.**
- Durch eine Verschiebung des distalen Fragments nach dorsal bei einer Radiusfraktur kommt es zu einer Störung der Gelenkflächenkongruenz im distalen Radioulnargelenk, was ebenfalls die **koaxiale Bewegung der beiden Unterarmgelenke beeinträchtigt.**
- Die erhebliche Störung infolge **Luxation des Radiuskopfes nach Monteggia-Fraktur** bedarf der operativen Rekonstruktion des Lig. anulare.

Eine **verminderte Pronation kann durch Abduktion im Schultergelenk kompensiert werden.**
Ein **Ausfall der Supination** ist dagegen **kaum zu kompensieren.** Allerdings ist dieser Ausfall selten, da die beiden Supinatoren von verschiedenen Nerven versorgt werden, der Biceps vom N. musculocutaneus und der Supinator vom N. radialis.

Generell sind die genannten **Bänder des Ellbogengelenks Verstärkungs- und Führungsbänder.** Sie haben praktisch keine Bremsfunktion bei den Funktionsbewegungen der Ellbogengelenke (Flexion, Extension, Pro- und Supination). Eine **Bremsfunktion** haben die Kollateralbänder nur **bei der Lateralverschiebung sowie Ad- und Abduktion der Unterarmknochen** gegenüber dem Oberarm um die dorsovolare Achse durch die Rinne der Trochlea humeri.

Die **Beendigung der Funktionsbewegungen** Extension, Pronation und, bei schwach entwickelter Beugemuskulatur, auch der Flexion erfolgt durch knöchernen Anschlag der Elle am Humerus bzw. bei der Pronation des Radius an der Ulna. Das Endgefühl ist dann hartelastisch. Die beteiligten Bremsstrukturen sind

bei der **Extension:**
- Anschlagen der Olekranonspitze in der Fossa olecrani,
- Anspannung der Gelenkkapsel auf der Beugeseite,
- meist auch verkürzte Beugemuskeln,

bei der **Flexion:**
- Kompression der aktiven Beugemuskeln (145°),
- passiv bei schwachen Beugemuskeln (160°) der Anschlag des Processus coronoideus in der Fossa coronoidea,
- Anspannung der hinteren Kapselwand,
- Anspannung des Trizeps.

Außerdem hat das Lig. quadratum eine geringfügige, endgradige Bremswirkung bei der Pro- und Supination im proximalen Radioulnargelenk.

Funktionelle Bedeutung der Bewegungen

Beugung und Streckung ermöglichen das Heranführen der Hand an den Körper. Damit kann der Bewegungsraum der Schulter unterteilt und jeder Punkt am Körper durch die Hand erreicht werden.

Die Pronation bedeutet eine zusätzliche Funktionserweiterung für die Hand, der dadurch neben Beugung und Streckung das Umwenden für Greiftätigkeiten ermöglicht wird. Diese Drehung der Hand ist für eine Fülle von Tätigkeiten im Alltag von existenzieller Bedeutung.

Gelenkmechanik bei Pro- und Supination
(Abb. 16.6)

Die Umwendebewegungen der Hand finden gemeinsam im proximalen und distalen Radioulnargelenk statt. **Beide Gelenke sind einachsige Radgelenke.** Die Achse für Pro- und Supination verläuft im proximalen Ra-

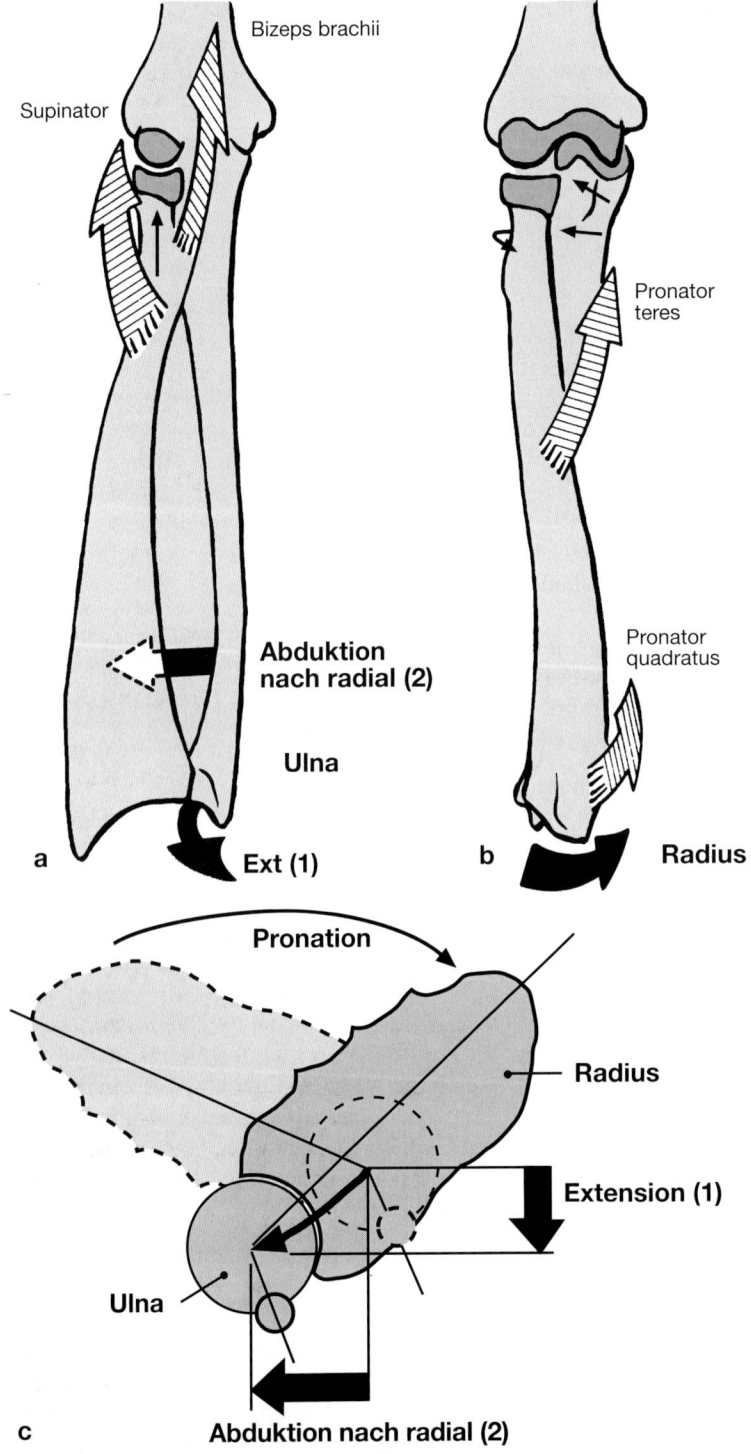

Abb. 16.6 a–c. Distales Radioulnargelenk bei der Pronationsbewegung aus Supinationsstellung. **a** Aus der Supinationsstellung weicht die Elle nach dorsal ① und radial ② aus. **b** Die Pronationsmuskeln können den Radius jetzt volar von der Elle in die Pronationsstellung bewegen. **c** Die gleichen Ausweichbewegungen der Elle, wie bei Abb. 16.6 a, von distal gesehen. (Nach Kapandji 1984/85)

dioulnargelenk durch das Capitulum radii und im distalen Gelenk durch das Caput ulnae. Zwischen dem Caput ulnae und dem Carpus befindet sich außerdem ein Discus articularis, der das distale Radioulnargelenk vom proximalen Handgelenk trennt. **Im distalen Radioulnargelenk wird bei der Pronation der Radius um die Ulna als Drehachse von der lateralen (radialen) Seite der Ulna auf deren mediale (ulnare) Seite verlagert** (Abb. 16.6 c). Das ist aber um eine starr fixierte Elle nicht bis zur vollen Umwendung der Hand möglich. Eine erhebliche Überdehnung der Bänder im proximalen Radioulnargelenk (Lig. anulare und Lig. quadratum) wäre notwendig. Es kommt daher zunächst zu einer leichten Verlagerung des unteren Ulnaendes nach dorsal und radial (Abb. 16.6 a). Durch den Druck des volar überkreuzenden Radius nach dorsal und mit Hilfe einer kleinen Extensionsbewegung im Humeroulnargelenk um die Flexions-Extensions-Achse. Die Radialverlagerung wird durch eine geringfügige Abduktions(Radial)bewegung der Ulna im Humeroulnargelenk um die dorsovolare Achse durch die Trochlearinne ermöglicht. Die konkave Fläche der Incisura trochlearis der Elle macht dabei auf der konvexen Kontaktfläche der Trochlea eine kleine Gleitbewegung nach radial. Die **volle Pronationsbewegung ist** also **abhängig von 5 Faktoren,** die untersucht und ggf. behandelt werden müssen:

- von einer freien Beweglichkeit der **Ulna in Hyperextension und radialer Abduktion,**
- einer **unversehrten Form des Radius** (keine Achsenknickung),
- **freier Rotationsbewegung** des **Radiusköpfchens im Humeroradialgelenk,**
- freier Gleitbewegung des Radiusköpfchens **im proximalen Radioulnargelenk,**
- freier Gleitbewegung des Radius im **distalen Radioulnargelenk.**

Ablauf der Pronation (Abb. 16.6)

- Die **Elle** weicht für Überkreuzung der beiden Knochen bei der Pronation etwas **in Überstreckung und Abduktion** nach radial aus.

- Die konvexe Gelenkfläche des Radiusköpfchens macht im proximalen Radioulnargelenk eine **Rotationsbewegung um die vertikale Achse durch das Capitulum humeri;** dabei wird das Radiusköpfchen infolge der Drehung des Längsdurchmessers der leicht ovalen Gelenkfläche aus der Sagittal- in die Frontalebene auch etwas nach lateral (radial) verlagert. Durch diese Lateralverschiebung des Radiusköpfchens wird zwischen Radius und Ulna Platz geschaffen für die Tuberositas radii (Bizepsansatz), die bei der Pronation von der Beuge- auf die Streckseite des Unterarms gedreht wird.
- Gleichzeitig gleitet der **ulnare Rand des Radiusköpfchens** in der Incisura radialis der Elle, der ulnaren Gelenkpfanne für das Radiusköpfchen, **nach dorsal.**
- Die proximale Gelenkfläche des **Radiusköpfchens zum Humerus kippt am Ende der Pronation** aus der horizontalen Stellung etwas **nach distal und radial.**

Die genannten Bewegungen sind mit folgenden Veränderungen der Längsachsen von Radius und Ulna verbunden: In der Ausgangsstellung (Supination) liegen die Längsachsen von Radius und Ulna parallel, sie stehen zur Humeruslängsachse in dem nach lateral (radial) offenen Winkel von 7°–20° (physiologischer Cubitus valgus). Am Ende der Pronationsbewegung überkreuzen sich die Längsachsen von Radius und Ulna, so daß die Radiuslängsachse jetzt nicht mehr abgewinkelt, sondern in direkter Verlängerung der Oberarmlängsachse steht.

Das **Bewegungsausmaß der Pronation** (ca. 85°) kann durch Drehbewegungen in der Schulter noch erheblich erweitert werden.

Funktionsstellungen

Nullstellung:
- **Humeroulnar- und Humeroradialgelenk:** Ellbogen gestreckt, Unterarm supiniert, Arm in der Frontalebene,

Ruhestellungen:
- proximales und distales Radioulnargelenk: Oberarm parallel zum Thorax, Ellbogen in 90° Flexion, Hand in 0°-Stellung und in der Sagittalebene (Semipronationsstellung).
- **Humeroulnargelenk:** ca. 70° Flexion, ca. 10° Supination,
- **Humeroradialgelenk:** maximale Extension und Supination,
- proximales Radioulnargelenk: ca. 30° Supination, 70° Flexion,
- distales Radioulnargelenk: ca. 10° Supination.

Die Unterarmgelenke sind nie gleichzeitig in Ruhestellung.

Verriegelte Stellung:
- **Humeroulnargelenk:** maximale Extension und Supination,
- **Humeroradialgelenk:** 90° Flexion und 5° Supination,
- proximales Radioulnargelenk: durch Spannung der Membrana interossea,
- distales Radioulnargelenk: bei ca. 5° Supination (0°-Stellung und Supination).

Wenn sich das Humeroradialgelenk in Ruhestellung befindet, ist das Humeroulnargelenk fixiert. Bei der Ruhestellung des Humeroulnargelenks (70° Flexion und 10° Supination) sind die Verhältnisse ähnlich, d. h. **es ist immer ein Gelenk beweglich und das andere fixiert, wodurch die Stabilität der Ellbogengelenke gesichert wird.**

Ellbogenmuskulatur

Funktionelle Muskelsynergien am Ellbogen

Die eigentlichen Ellbogenmuskeln bestehen aus der:

- **Dreiergruppe der Flexoren:**
  - Biceps brachii,
  - Brachialis,
  - Brachioradialis,

- **Dreiköpfigen Extensor:** – Triceps brachii, und dem Kapselspanner: – Anconaeus.

Die 2 Unterarmgelenke werden im wesentlichen durch 2 mal 2 Muskeln bewegt.
- **2 Pronatoren:**
  - **Pronator teres,**
  - **Pronator quadrator,**
  dazu 3 Synergisten,
- **2 Supinatoren:**
  - **Biceps brachii,**
  dazu 3 Synergisten,
  - **Supinator.**

Diese Muskeln bilden die Basis für die **4 Bewegungssynergien: Flexion, Extension, Pro- und Supination.** Die Kraft der Einzelmuskeln jeder Synergie ist abhängig von der jeweiligen Stellung der Nachbargelenke und der geforderten Arbeitsleistung.

Flexionssynergie

Die Kraft der Beuger ist etwa 1,5mal so groß wie die der Strecker. Am hängenden Arm steht der Unterarm daher immer in leichter Beugestellung.

Zur Flexionssynergie gehören 6 Muskeln (bzw. Muskelgruppen):

3 Agonisten
- Biceps brachii,
- Brachialis,
- Brachio radialis,

3 Synergisten
- Pronator teres,
- gesamte Handflexorengruppe,
- Extensor carpi radialis longus.

Alle Beuger sind aktiv bei schnellen Bewegungen (antagonistische Gelenkschutzbewegung) **und bei Widerstand** (Gewicht heben). Die Flexoren neigen generell zur Verkürzung.

- Der **Biceps brachii** ist als Beuger aktiv:
  - bei supiniertem
    Unterarm: in allen Stellungen,
  - bei Mittelstellung
    des Unterarms: nur bei Widerstand,
  - bei proniertem
    Unterarm: nur bei starkem
    Widerstand,
  - als Antagonist: nur bei
    Gewichtsbelastung.

Das Caput longum ist aktiver als der Caput breve bei:
  langsamen
  Bewegungen,
  Supination gegen
  Widerstand,
  Flexion des
  Schultergelenks.

Die Supinationskomponente wird durch den Pronator teres neutralisiert. Die **günstigste Arbeitsstellung liegt bei 80°–90° Flexion.**

- Der **Brachialis** ist eingelenkig und hat **nur Beugerfunktion.** Er ist aktiv in allen Positionen des Unterarms, bei schnellen und langsamen Bewegungen, mit und ohne Widerstand. Er ist das **„Arbeitspferd" der Beugergruppe.**

- Der **Brachioradialis** ist aktiv:
  - in allen Unterarmstellungen bei schnellen Bewegungen,
  - in Mittelstellung und Pronation, besonders bei Gewichtsbelastung,
  - bei langsamen Bewegungen nur unter Gewichtsbelastung (Lastenheber durch langen Hebelarm).

Die **günstigste Arbeitsstellung liegt bei 100°–110° Flexion.**

- Der **Pronator teres** ist als Flexor in Mittel- und Pronationsstellung des Unterarms aktiv, aber nur bei Gewichtsbelastung oder Ausfall von Bizeps oder Brachialis.

- Die **Handbeugergruppe** (Palmaris longus, Flexor carpi radialis und ulnaris) und der Extensor carpi radius longus sind v. a. als **Hilfsmuskeln bei Schwächung der Hauptflexoren tätig.**

Extensionssynergie

Sie ist nur halb so stark besetzt wie die Flexorengruppe. Sie besteht aus der Dreiergruppe

- **Triceps brachii:** Caput mediale,
- **Triceps brachii:** Caput longum und laterale,
- **Anconaeus.**

Die Unterteilung des Trizeps hat funktionelle Gründe:

- Das **Caput mediale** ist **immer aktiv.** Es ist als Hauptextensor das **„Arbeitspferd" der Extensorengruppe.**
- **Caput longum und Caput laterale** sind als **„Reservestrecker"** anzusehen. Das Caput longum ist bei normaler Extension nicht aktiv. Die optimale Arbeitsstellung für das Caput longum ist: Schultergelenk in Flexion, Abduktion und Außenrotation.

Die **Pro- und Supination** werden **durch 2 Synergien zu je 5 Muskeln ausgeführt.**

Supinationssynergie

Sie besteht aus:
3 Agonisten
- **Biceps brachii,**
- **Supinator,**
- **Brachioradialis,**

2 Synergisten
- **„Tabatière-Gruppe"** (Abduktor, Extensor pollicis longus und brevis),
- **Extensor indicis proprius.**

Die Flexionskomponente des Biceps brachii und des Brachioradialis wird durch die Ellbogenstrecker neutralisiert. Bei gebeugtem Ellbogen überwiegt die Kraft der Supinatoren die der Pronatoren.

Der **Bizeps ist der stärkste Supinator der Gruppe,** seine Supinationsleistung steigt mit Verstärkung der Flexionsstellung an (optimale Stellung 90° Flexion).
Kraftvolle Supinationsbewegungen (Bohren, Schrauben usw.) erfolgen deshalb **immer mit gebeugtem Ellbogen.** Bei Supination gegen Widerstand ist v. a. der lange Kopf aktiv. In Streckstellung ist der Bizeps nicht als Supinator tätig, außer bei Supination gegen Widerstand.
Der **Supinator ist in allen Beugestellungen des Ellbogens aktiv.** Er wird in maximaler Beugung oder Streckung getestet, da in diesen Positionen die Supinationswirkung des Bizeps weitgehend ausgeschaltet ist.
Der **Brachioradialis supiniert und proniert** jeweils bis zur Mittelstellung. Beim Brachioradialis überwiegt bei zunehmender Beugestellung die Pronationsleistung, während die Supination abnimmt. Er steht also in Antagonismus zum Bizeps, dessen Supinationsleistung bei Vermehrung der Flexion zunimmt.
Die Tabatière-Gruppe hat nur geringe unterstützende Wirkung.
Bizeps und Supinator sind inaktiv bei Pronation.

Pronationssynergie

Sie besteht aus:

3 Agonisten
- **Pronator teres** (neigt zur Verkürzung),
- **Pronator quadratus,**
- **Brachioradialis,**

3 Synergisten
- **2 Handflexoren** (Flexor carpi radialis, Palmaris longus),
- **1 Handextensor** (Extensor carpi radialis longus.

Der **Pronator quadratus ist der primäre Pronator.** Der **Pronatur teres** ist v. a. **bei schnellen Pronationsbewegungen** und bei Widerstand, unabhängig vom Flexionsgrad des Gelenks, aktiv. Die Flexionskomponente des Pronator teres, Brachioradialis und der 2 Handflexoren wird durch die Ellbogenstrecker neutralisiert.
Die übrigen Muskeln der Synergie haben nach Ansicht einiger Autoren (z. B. McConaill 1969) keine pronierende Wirkung. Pronator teres und Pronator quadratus sind inaktiv bei Supination.
Generell sind die **Pronationsmuskeln schwächer als die Supinatoren.**

Kurzgefaßtes Untersuchungsschema Ellbogengelenke

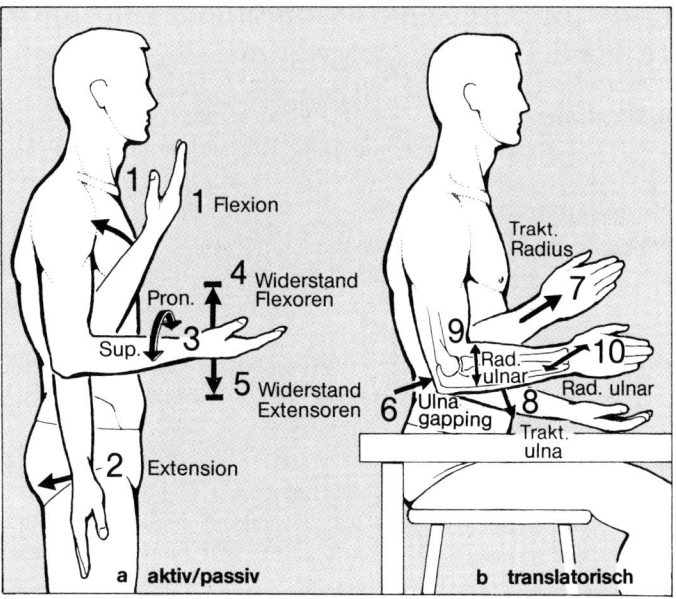

Die 10 wichtigsten Bewegungstests:

1) **Flexion:** anguläre Gleitbewegung/Endgefühl/ Gelenkstabilität.
2) **Extension** (Interpretation wie Flexion).
3) **Pro- und Supination:** Bewegungsausmaß/Endgefühl.
4) **Widerstandstests** Hand- und Finger**strecker.**
5) **Widerstandstests** Hand- und Finger**beuger.**
6) **Translatorische Gelenktests:** Ulna-Gapping: Ulnagleiten auf der Trochlea/ Kollateralbändertest.
7) **Traktion Radius** (Gelenktraktion).
8) **Traktion Ulna** (Gelenktraktion).
9) **Oberes Radioulnargelenk:** translatorisches Gleiten.
10) **Unteres Radioulnargelenk:** translatorisches Gleiten.

Behandlung der Ellbogengelenke

Humeroulnargelenk: Mobilisation: Ulna nach distal (Traktion);
Test und Therapie (Abb. 16.7 a–d)

Indikation:
- Eingeschränkte Flexion und Extension.
- Schmerzlinderung, Kapseldehnung, Probebehandlung.

Ausgangsstellung (Abb. 16.7 a)
Patient: In **Rückenlage**, das zu untersuchende **Ellbogengelenk ist fast 90° gebeugt**. Das Olekranon ragt etwas über die Bankkante hinaus. Der gebeugte Unterarm des Patienten ist am Körper des Therapeuten angelehnt, der **Unterarm steht möglichst in Supination**.
Therapeut: Steht auf der zu behandelnden Seite. **Die Hände liegen übereinander, gelenknah auf der Beugeseite des Unterarms.**

Ausführung
Mit beiden Händen wird ein **Zug am Unterarm nach dorsal und distal** ausgeführt, wobei der Therapeut gleichzeitig eine kleine Rückwärtsbewegung macht. Dadurch kommt es zu einer Lösung der Gelenkflächen bzw. einer Gelenkdruckminderung, die zu Schmerzlinderung und besserer Beweglichkeit führt (Abb. 16.7 d).
Diese Ausführung eignet sich v. a. für den Test und die kurzzeitige Therapie schmerzhafter, aber wenig versteifter Gelenke.

Alternative Ausgangsstellung in Seitenlage (Abb. 16.7 b)
In der **Seitenlage** geschieht die Fixation des Oberarms und der Schulter durch das Rumpfgewicht des Patienten, so daß der Therapeut beide Hände für die Mobilisation frei hat und die **Zugrichtung je nach der Traktionsrichtung etwas variieren** kann.

Therapeutische Ausgangsstellung bei stark versteiftem Gelenk (Abb. 16.7 c)
Patient: Rückenlage oder Seitenlage zur besseren Fixation.
Therapeut: Der **Ellbogen ist so weit wie möglich gebeugt** und wird vom Therapeuten **mit der einen Hand in dieser Winkelstellung gehalten**. Die **andere Hand fixiert** zusätzlich den **Oberarm auf der Unterlage**.

Ausführung
Die **Mobilisation** geschieht hier **durch eine kleine Rückwärtsbewegung des Therapeuten über einen Gurt**, der gelenknah um den Unterarm des Patienten und um den Körper des Therapeuten gelegt ist. Bei der Traktion mit Gurt muß darauf geachtet werden, daß der Gurt keinen schmerzhaften Druck auf die Muskulatur ausübt.

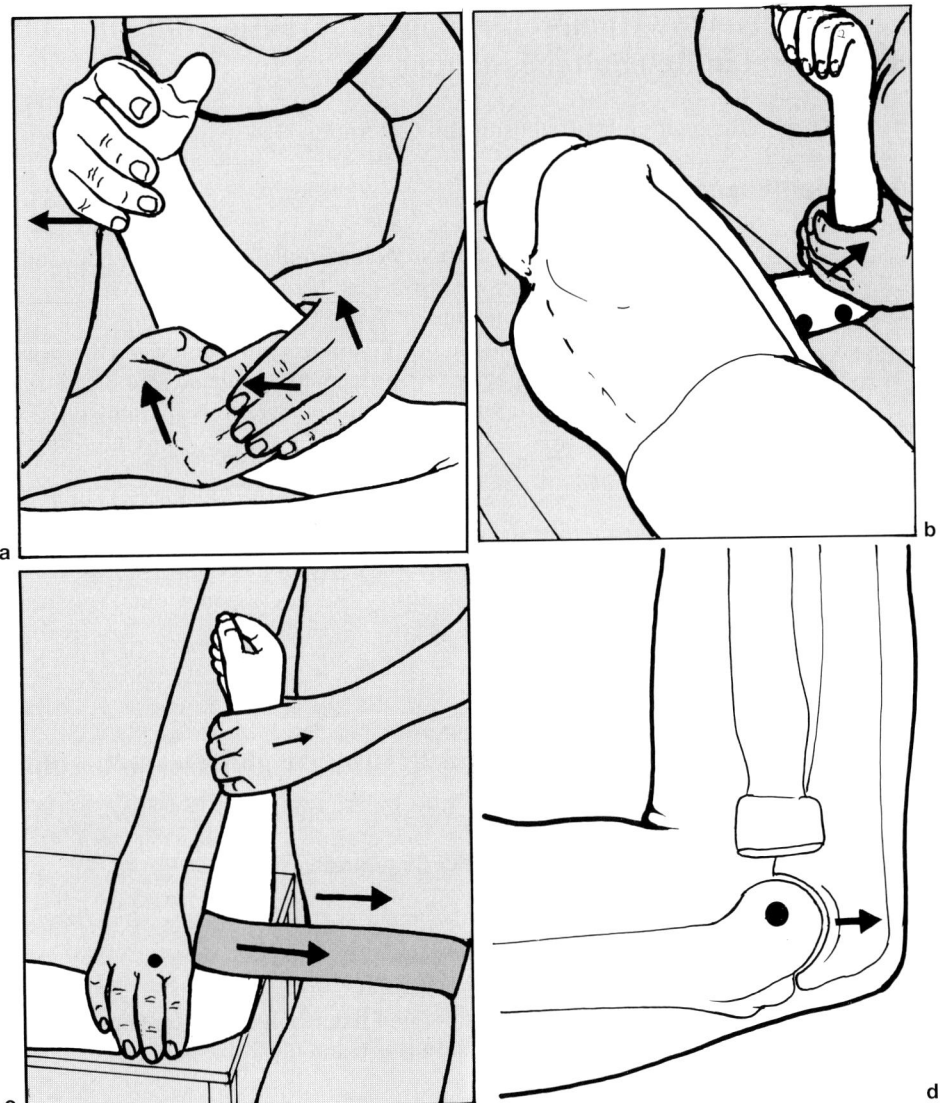

Abb. 16.7 a–d. Ellbogengelenke: Humeroulnargelenk: Ulna distal; a Test und Therapie in Rückenlage, **b** in Seitenlage, **c** bei stark versteiftem Gelenk mit Traktionsgurt (**d** schematische Darstellung)

Ellbogengelenke: Humeroulnargelenk: Traktion mit Ulnargleiten nach dorsal in Behandlungsstellung (Abb. 16.7 f)

Indikation: Eingeschränkte Extension des Unterarms.

Ausgangsstellung
Patient: In Rückenlage. Der zu behandelnde **Arm ist im Schultergelenk entspannt abduziert,** der **Ellbogen ist aktiv so weit wie möglich gestreckt** (Behandlungsstellung).

Therapeut: Steht auf der zu behandelnden Seite. Hände und Unterarme stehen über Kreuz. Die von distal kommende **Fixationshand fixiert den Oberarm des Patienten auf der Unterlage,** die von proximal kommende **Mobilisationshand faßt den Unterarm** unmittelbar unterhalb des Gelenkspalts und stützt diesen am eigenen Körper ab.

Ausführung
Mit diesem Kreuzgriff kann die **Mobilisationshand** aus einer günstigen Arbeitsstellung durch einen **Schub nach dorsal** das Dorsalgleiten der Ulna ausführen. Dabei entsteht im dorsalen Teil des Gelenks eine Traktion der Gelenkflächen mit Kapseldehnung.

Humeroulnargelenk: Traktion mit Humerusgleiten nach ventral in Behandlungsstellung (Abb. 16.7 g)

Indikation: Eingeschränkte Extension des Unterarms.

Ausgangsstellung
Patient: Sitzt neben der Behandlungsbank. Der Ellbogen befindet sich in der noch möglichen Streckstellung.

Therapeut: Steht dem Patienten gegenüber und **fixiert** mit der einen Hand den **Unterarm auf der Unterlage.** Die **Mobilisationshand** liegt oberhalb des Gelenks **auf der Dorsalseite des Oberarms.**

Ausführung
Die **Mobilisationshand zieht den Oberarm des Patienten nach volar.** Das Konvexgleiten des Humerus nach volar entspricht einem Konkavgleiten der Ulna nach dorsal, das zur Verbesserung der Extension im Ellbogen erforderlich ist. Die notwendige **Traktion** im Gelenk kann **durch einen zusätzlichen Impuls der Mobilisationshand nach kranial** erreicht werden. Im dorsalen Anteil des Gelenks entsteht wieder eine Traktion der Gelenkflächen mit Kapseldehnung.

Ellbogengelenke: Mobilisation

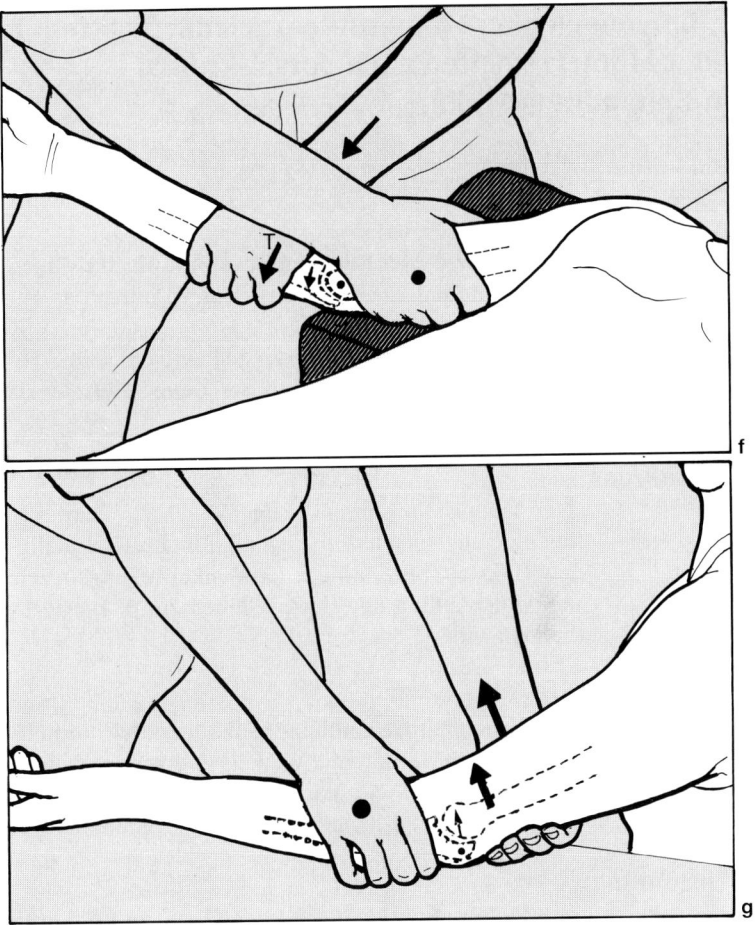

Abb. 16.7 f, g. **Ellbogengelenke:** Humeroulnargelenk: Traktion und/oder Dorsalgleiten der Ulna (f), Traktion durch Ventralgleiten des Humerus (g)

Ellbogengelenke: Humeroulnargelenk: Traktion mit Ulnargleiten oder Humerusgleiten nach dorsal-kranial in Behandlungsstellung (Abb. 16.7 h, i)

Indikation: Endgradig eingeschränkte Flexion.

Ausgangsstellung (Abb. 16.7 h)
Patient: In Seitenlage. Der **Ellbogen ist so weit wie aktiv noch möglich flektiert** und in Semipronation. Das Schultergelenk ist durch das Thoraxgewicht auf der Unterlage fixiert.

Therapeut: Steht in Schrittstellung auf der zu behandelnden Seite. Er **faßt beidhändig den Unterarm** des Patienten **von der Beugeseite,** die Arme sind beiderseits am Körper fixiert.

Ausführung
Der **Mobilisationsimpuls** erfolgt durch ein Zurücknehmen des Oberkörpers über die angelegten Arme. Der Effekt besteht im dorsalen Gelenkanteil in einer Traktion (in verschiedenen Winkelstellungen, vgl. S. 567–569), die im volaren Gelenkanteil mit einem **Gleiten zur Verbesserung der Volarflexion** verbunden wird.

Ausgangsstellung (Abb. 16.7 i)
Patient: **Sitzt neben der Behandlungsbank,** um durch Vorneigen oder Rückneigen des Rumpfs die erforderliche Winkelstellung einstellen zu können.

Therapeut: Steht hinter ihm und **fixiert** mit einer Hand **den Unterarm** des Patienten auf der Unterlage, die **Mobilisationshand** liegt **auf der Beugeseite des Oberarms.**

Ausführung
Die **Mobilisationshand zieht den Oberarm nach kranial** (Traktion) **und nach dorsal** (Gleiten). Das Konvexgleiten des Humerus nach dorsal entspricht einem Konkavgleiten der Ulna nach volar, das zur Verbesserung der Flexion im Ellbogen erforderlich ist.

Ellbogengelenke: Mobilisation

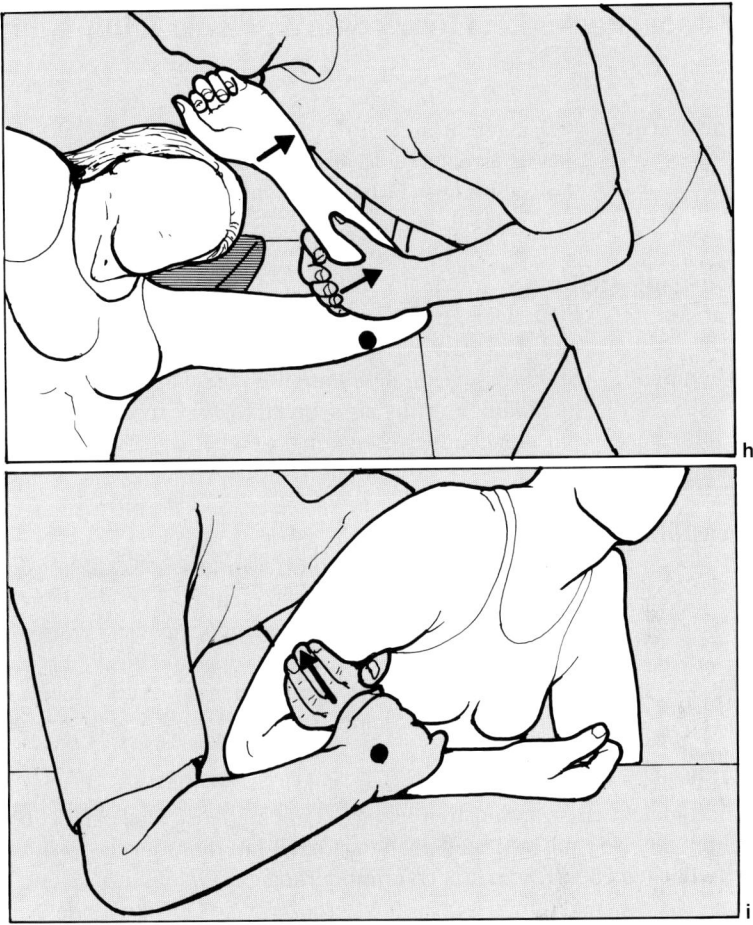

Abb. 16.7h, i. Ellbogengelenke: Humeroulnargelenk: h Traktion und Gleiten der Ulna, i Traktion und Dorsalgleiten des Humerus

Ellbogengelenke; Humeroulnargelenk: Ulna-Gapping (Traktion)
(Abb. 16.8)

Indikation:
- Eingeschränkte Pro- und Supination durch behindertes Medial-lateral-Gleiten im Humeroulnargelenk.
- Endgradige Extensionsbehinderung durch Schrumpfung des medialen Kapsel-Band-Apparates.

Ausgangsstellung
Patient: **Sitzt.** Der zu behandelnde **Ellbogen ist leicht gebeugt** (Processus olecrani außerhalb der Fossa olecrani).

Therapeut: **Steht** seitlich **vor dem Patienten** und hat **Handgelenk und Unterarm des zu behandelnden Arms an seinem Körper fixiert.** Die **Mobilisationshand umfaßt** mit der Daumen-Zeigefinger-Gabel das **Ellbogengelenk von lateral** (Radialseite).

Ausführung
Die **Mobilisationshand** führt **von lateral Schubbewegungen nach medial** aus, die zu einer Distraktion der Gelenkflächen im ulnaren Teil des Humeroulnargelenks führt („gapping"). Dadurch wird der Gelenkdruck vermindert und die Radialabweichung der Ulna bewirkt, die für die Pronationsbewegung im unteren Radioulnargelenk erforderlich ist. Außerdem wird der mediale Kapsel-Band-Apparat gedehnt.

Hinweis
Eine **gleiche Distraktionsbewegung** („gapping") ist auch zwischen Humerus und Radius durch einen **Schub von medial (ulnar) nach lateral** möglich. Hier führt die Lösung der Gelenkflächen ebenfalls zu einer Verminderung des Gelenkdrucks und damit zu einer Reduzierung druckbedingter nozizeptiver Afferenzen. Die entspannende Wirkung auf die Hand- und Fingerextensoren bei der **Epicondylitis radialis** dürfte neben der mechanischen Kapseldehnung auf die Traktionswirkung im Gelenk mit der Verminderung nozizeptiver Afferenzen zurückzuführen sein. Das ist besonders dann zu beobachten, wenn diese **Technik als Manipulation** ausgeführt wird.

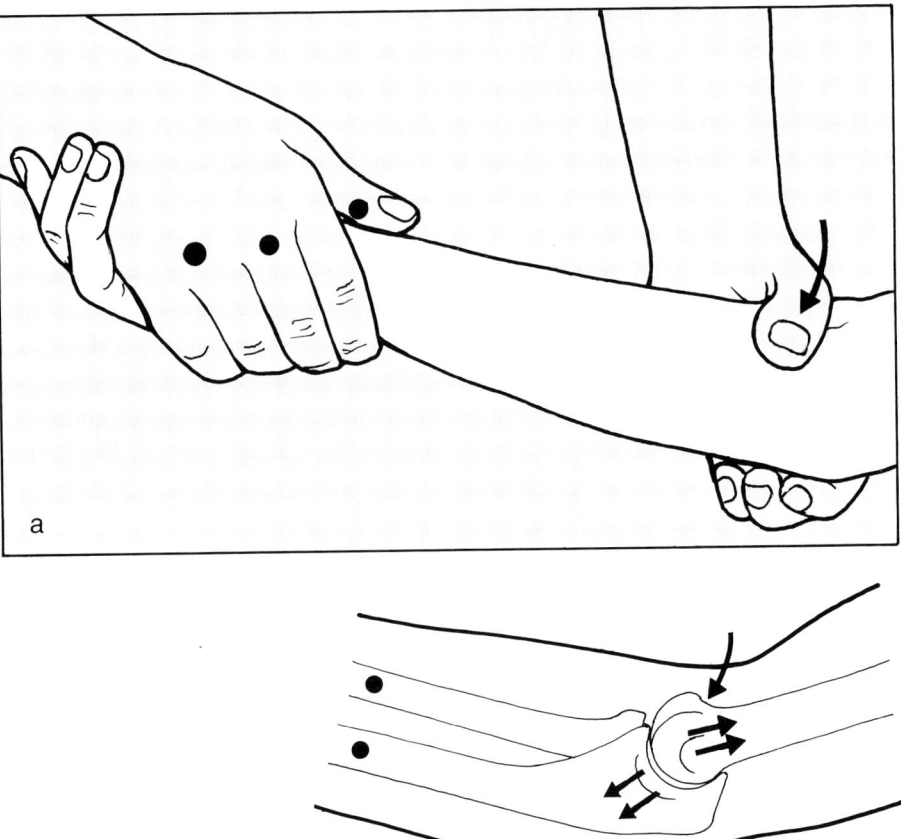

Abb. 16.8 a, b. Ellbogengelenke: a Mobilisation Humeroulnargelenk: Ulna-Gapping (Traktion), b schematische Darstellung

Ellbogengelenke; Humeroulnargelenk: Medial-lateral-Gleiten der Ulna (und des Radius) (Abb. 16.9)

Indikation: Wie bei Ulna-Gapping (Abb. 16.8):
- Eingeschränkte Pro- und Supination durch behindertes Medial-lateral-Gleiten im Humeroulnargelenk.
- Endgradige Extensionsbehinderung durch Schrumpfung des medialen Kapsel-Band-Apparats.

Ausgangsstellung

Patient: Sitzt (Abb. 16.9 a) **oder in Rückenlage** (Abb. 16.9 b). Im Sitzen und Liegen wird der Arm abduziert und im **Ellbogen so weit flektiert,** daß der **Processus olecrani außerhalb der Fossa olecrani** steht.

Therapeut: Steht neben der Behandlungsbank. Mit der einen Hand und dem Unterarm fixiert er den Arm des Patienten am eigenen Körper. Die andere, die **Mobilisationshand, liegt** mit der Radialseite des gekrümmten Zeigefingers **am Epicondylus ulnaris.** Der Daumen in der Ellenbeuge verhindert das Abgleiten vom Epicondylus.

Ausführung

Die **Mobilisationshand schiebt** den ulnaren Epicondylus so weit wie möglich **zur Radialseite** (Abb. 16.9 c).

Hinweis

Ein Gleiten wird dabei nur bei einer flach konturierten Trochlea möglich sein. Eher ist eine geringe Verschiebung der Kontaktflächen der Gelenkpartner (Humerus und Ulna) und dadurch eine Druckveränderung im Gelenk, im Sinne einer leichten Traktionswirkung im Bereich des ulnaren Gelenkanteils und einer entsprechenden Kompression im radialen Abschnitt der Trochlea des Humerus, denkbar. Diese kann Ursache einer Veränderung der propriozeptiven und evtl. auch der noziozeptiven Afferenzen (mit einer therapeutischen Rückwirkung auf den Weichteilmantel) sein.

Abb. 16.9 a–c. Ellbogengelenke: Ulnagleiten radial/ulnar: **a** im Sitzen (mit schematischer Darstellung), ▶ **b** in Rückenlage (**c** schematische Darstellung)

Ellbogengelenke: Mobilisation 575

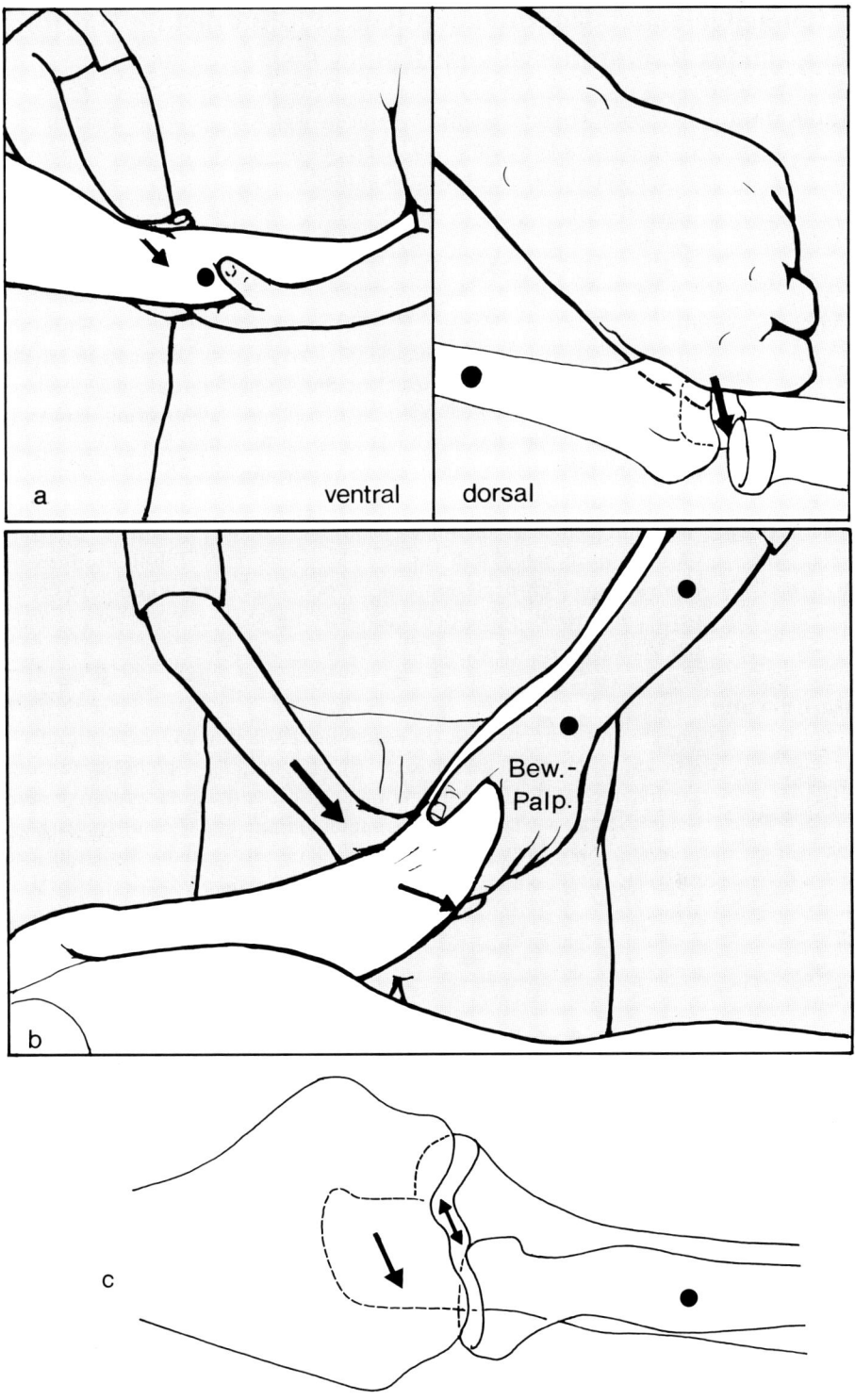

Abb. 16.9 a–c (Legende s. S. 574)

# Ellbogengelenke: Mobilisation

Ellbogengelenke; Radioulnargelenk: Radius distal (Traktion); und proximales Radioulnargelenk: Radius distal (Abb. 16.10)

Indikation:
- Eingeschränkte Gleitbewegungen des Radius im Radioulnargelenk und Humeroradialgelenk.
- Schmerzlinderung, Kapseldehnung.
- Probebehandlung, Schmerzhaftigkeit des lateralen Kapsel-Band-Apparates.
- Epicondylitis radialis.

Ausgangsstellung

Patient: In **Rückenlage.** Der zu behandelnde Arm ist im **Ellbogen flektiert,** entsprechend der **Ruhestellung oder aktuellen Ruhestellung** zur weitgehenden Entspannung des Weichteilmantels (Schmerzlinderung) oder in **Behandlungsstellung** an der Grenze der aktiven Bewegungseinschränkung (zur Bewegungsverbesserung). Der Unterarm steht in **Semipronation,** der Oberarm liegt parallel zum Rumpf des Patienten.

Therapeut: Steht mit dem Rücken zur Behandlungsbank. Er **fixiert** mit der einen Hand den **Oberarm gelenknah** auf der Unterlage. Die **Mobilisationshand umgreift den radialen Teil des Unterarms,** wobei sich der Kleinfingerballen am Daumenballen der Patientenhand abstützt, und fixiert den Arm am eigenen Körper (Oberschenkel).

Ausführung

Durch eine kleine Körperdrehung vom Patienten weg erreicht der Therapeut den **Längszug am Unterarm,** der zur Lösung der Gelenkflächen des Radiusköpfchens und des Capitulum humeri führt und der außerdem das Kaudalgleiten des Radiusköpfchens im proximalen Radioulnargelenk bewirkt. Die Traktionsbewegung zwischen Radius und Humerus und die Straffung der Gelenkkapsel wird mit dem Zeigefinger der Fixationshand palpiert.

Diese Technik darf nicht bei Kleinkindern, wegen der Subluxationsgefahr des Radiusköpfchens im Lig. anulare („Kindermädchenellbogen"), angewendet werden.

Ellbogengelenke: Mobilisation 577

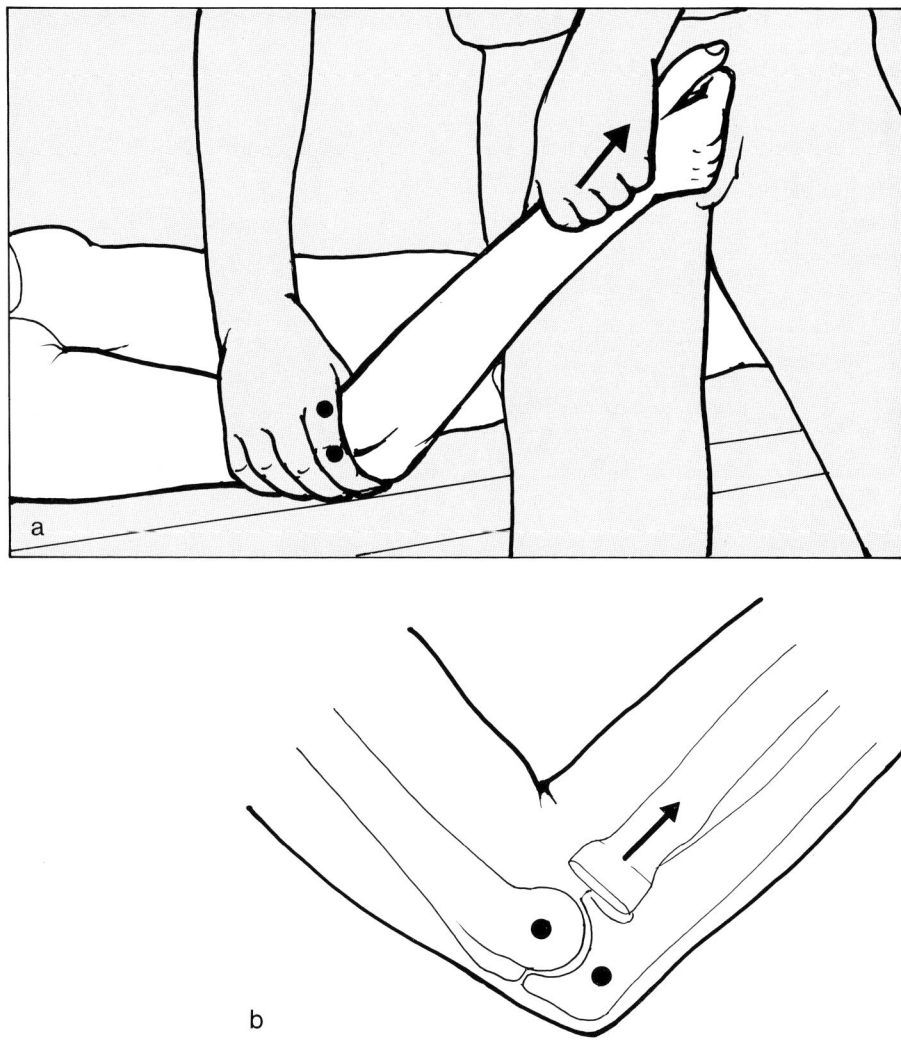

Abb. 16.10 a, b. Ellbogengelenke: a Humeroradialgelenk: Radius distal (Traktion); proximales Radioulnargelenk: Kaudalgleiten (b schematische Darstellung)

Ellbogengelenke; proximales Radioulnargelenk: Radius dorsal/ventral (Abb. 16.11)

Indikation: Eingeschränkte Pro- und Supination.

Ausgangsstellung (Abb. 16.11 a)
Patient: **Sitzt** neben der Behandlungsbank. Das **Ellbogengelenk ist entspannt flektiert,** der Unterarm steht in **Semipronation** oder in Behandlungsstellung (so weit wie aktiv möglich *proniert*).

Therapeut: Steht auf der Beugeseite des Arms. Die **Fixationshand faßt den Unterarm** über dem Handgelenk und fixiert ihn auf der Unterlage. Die **Mobilisationshand** steht auf der ulnaren Handkante, mit dem Kleinfingergrundgelenk **auf der Volarseite des Radiusköpfchens.**

Alternative Ausgangsstellung (Abb. 16.11 b)
Patient: In **Rückenlage.** Der Oberarm liegt auf der Behandlungsbank, der Unterarm ist proniert. Die Fixation erfolgt am Körper des Therapeuten. Die **Mobilisationshand** liegt wieder **mit dem Kleinfingergrundgelenk am Radiusköpfchen.**

Ausgangsstellung (Abb. 16.11 c)
Patient: **Sitzt** neben der Behandlungsbank. Das gebeugte Ellbogengelenk liegt wieder mit dem **Unterarm** auf der Behandlungsbank und ist **so weit wie aktiv möglich** *supiniert.*

Therapeut: Steht auf der Streckseite des Arms. Er **faßt beidhändig** proximal und distal des Gelenkspaltes den Ober- und Unterarm und fixiert sie auf der Unterlage. Die übereinandergelegten **Daumen liegen auf der Dorsalseite des Radiusköpfchens.**

Ausführung
Die **Mobilisation** besteht in einem **Dorsalschub des Radiusköpfchens** mit dem Kleinfingergrundgelenk (Abb. 16.11 a) gleichzeitige Traktion mit der fixierenden Hand ist möglich (Abb. 16.11 b) zur **Verbesserung der Pronation oder** einem **Ventralschub** (Abb. 16.11 c) **zur Verbesserung der Supination.** Die Abb. 16.11 d und e zeigen die Mobilisationsbewegungen am Modell.

Ellbogengelenke: Mobilisation

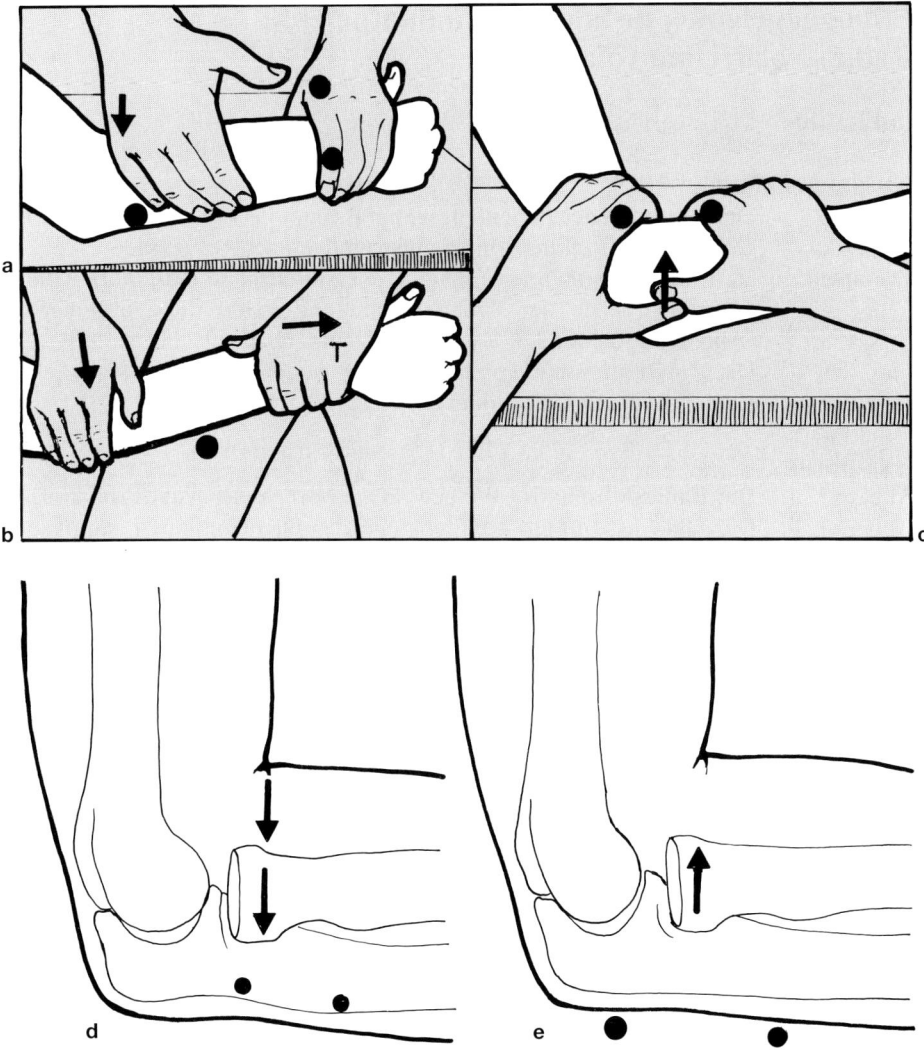

Abb. 16.11 a–e. **Ellbogengelenke: Proximales Radioulnargelenk:** Radius nach **a, b dorsal** (**d** schematische Darstellung), **c ventral** (**e** schematische Darstellung)

Ellbogengelenke: distales Radioulnargelenk:
Radius volar/Ulna volar (Abb. 16.12)

Indikation: Eingeschränkte Pronation/Supination.

Ausgangsstellung
Patient: Der **Unterarm des Patienten steht in Pronation** (Behandlungsstellung). Handgelenk in Nullstellung. Finger entspannt, in leichter Flexion.
Therapeut: Steht dem Patienten gegenüber. Die **Fixationshand umfaßt die Ulna** und den Kleinfingerballen der Patientenhand und fixiert diese auf der Unterlage (Abb. 16.12 a) **oder den Radius und Daumenballen** (Abb. 16.12 b).
Die **Mobilisationshand** umfaßt dann entweder den Radius (radiale $^2/_3$ des Unterarms, Abb. 16.12 a, c) **oder die Ulna** (Abb. 16.12 b, d).

Ausführung
Abb. 16.12 a: Der **Radius** wird **nach volar** bewegt zur Verbesserung der Pronation.
Abb. 16.12 b: Die **Ulna** wird unter Zuhilfenahme des Daumens der Fixationshand **nach volar** bewegt zur Verbesserung der Supination.

Hinweis
Die gleichen Behandlungen sind analog auch aus Supinationsstellung möglich.

Ellbogengelenke: Mobilisation 581

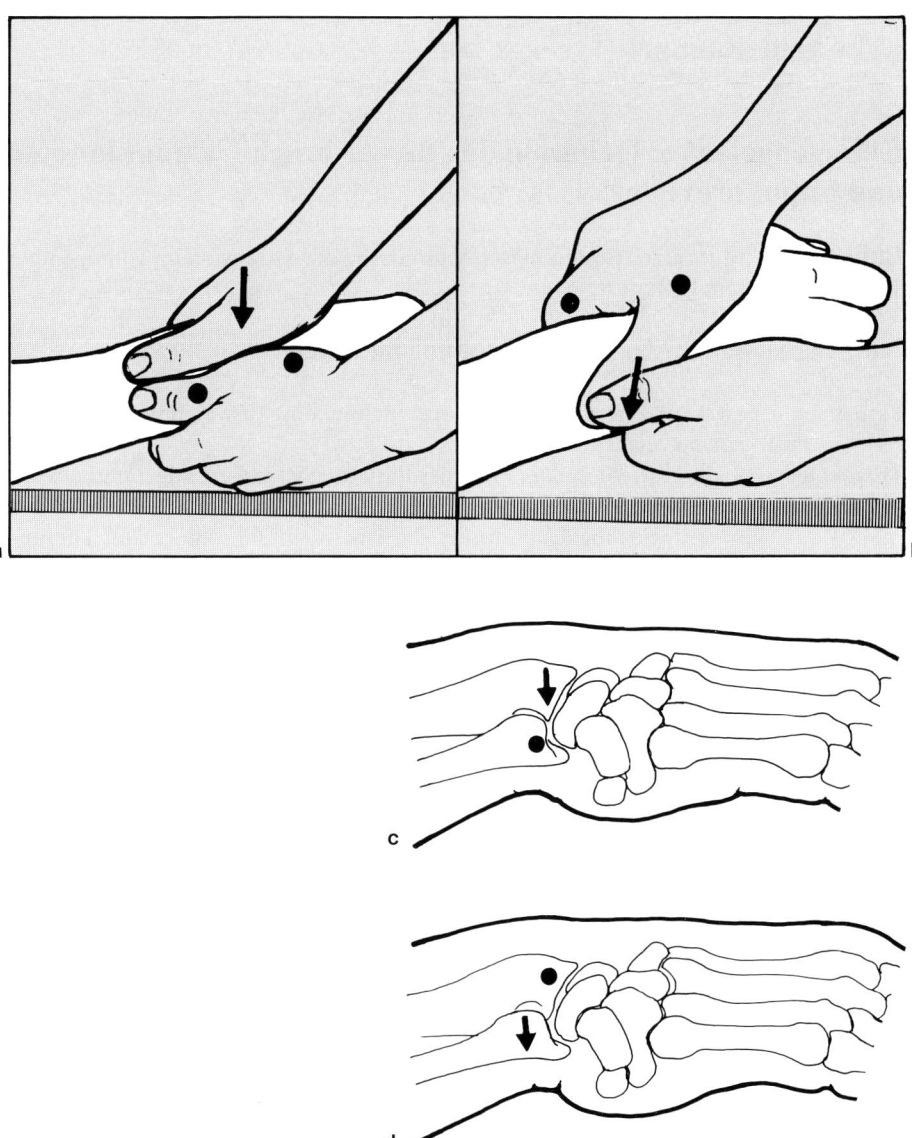

Abb. 16.12 a–d. Ellbogengelenke: Distales Radioulnargelenk. a Radius: volar (c schematische Darstellung), **b Ulna: volar (d** schematische Darstellung)

> **Muskeldehnungen**

Ellbogengelenke: Dehnung des Biceps brachii, Caput longum und Caput breve (Abb. 16.13 a–c)

Indikation: Muskuläre Bewegungseinschränkung der Extension im Ellbogen bei proniertem Unterarm.

Ausgangsstellung (Abb. 16.13 a): Dehnung im Sitzen

Patient: **Sitzt auf einem Stuhl mit Rückenlehne,** um Ausweichbewegungen beim Dehnen zu vermeiden.

Therapeut: Steht hinter ihm. Der Arm des Patienten ist außenrotiert und etwas adduziert zur Entspannung des Caput breve. Er hängt entspannt herab. Der Ellbogen ist so weit wie möglich gestreckt, der Unterarm ist proniert. Der **Therapeut fixiert mit der einen Hand den außenrotierten Oberarm von dorsal, die andere Hand faßt den pronierten und extendierten Unterarm** am Handgelenk **(1)**.

Ausführung

Der **Arm** wird im Schultergelenk **so weit wie möglich nach dorsal** geführt **(1)**. Dann macht der Patient **gegen Widerstand eine Flexionsbewegung im Ellbogengelenk (2)**. Danach führt der Therapeut in der postisometrischen Phase **zur Dehnung den Unterarm** im Ellbogengelenk **weiter in die Extension (3)**.

Ausgangsstellung (Abb. 16.13 b): Dehnung in Seitenlage

Patient: **Liegt** auf der nichtbehandelten Seite.

Therapeut: Steht hinter ihm und stellt den Arm ein:
- im **Schultergelenk so weit wie möglich in Extension und Außenrotation,**
- im **Ellbogengelenk** den **pronierten Unterarm in die noch mögliche Extension.**

In dieser Stellung wird der Oberarm des Patienten von ventral durch den Unterarm und die Hand des Therapeuten fixiert. Mit dieser Fixierung kann das Schultergelenk besser geschützt werden, v. a. bei hypermobilen Gelenken und/oder Luxationstendenz des Humeruskopfs nach ventral-kaudal **(1)**.

Ausführung

Wie bei der **Dehnung im Sitzen** (s. oben).

Ausgangsstellung (Abb. 16.13 c): Dehnung Caput breve

Patient: In **Rückenlage** auf der Behandlungsbank. Sein **Arm ragt in maximaler Abduktion** über die Bankkante heraus. **Extension** im Ellbogengelenk und **Pronation** des Unterarms so weit wie möglich.

Therapeut: Steht auf der zu behandelnden Seite und **fixiert den Arm des Patienten an seinem Oberschenkel (1)**.

Ellbogengelenke: Muskeldehnung

Ausführung

Der Patient macht wieder eine **Flexionsbewegung** im Ellbogengelenk **gegen Widerstand (2)**.

In der postisometrischen Phase führt der Therapeut den **pronierten Unterarm weiter in die Extension (3)**.

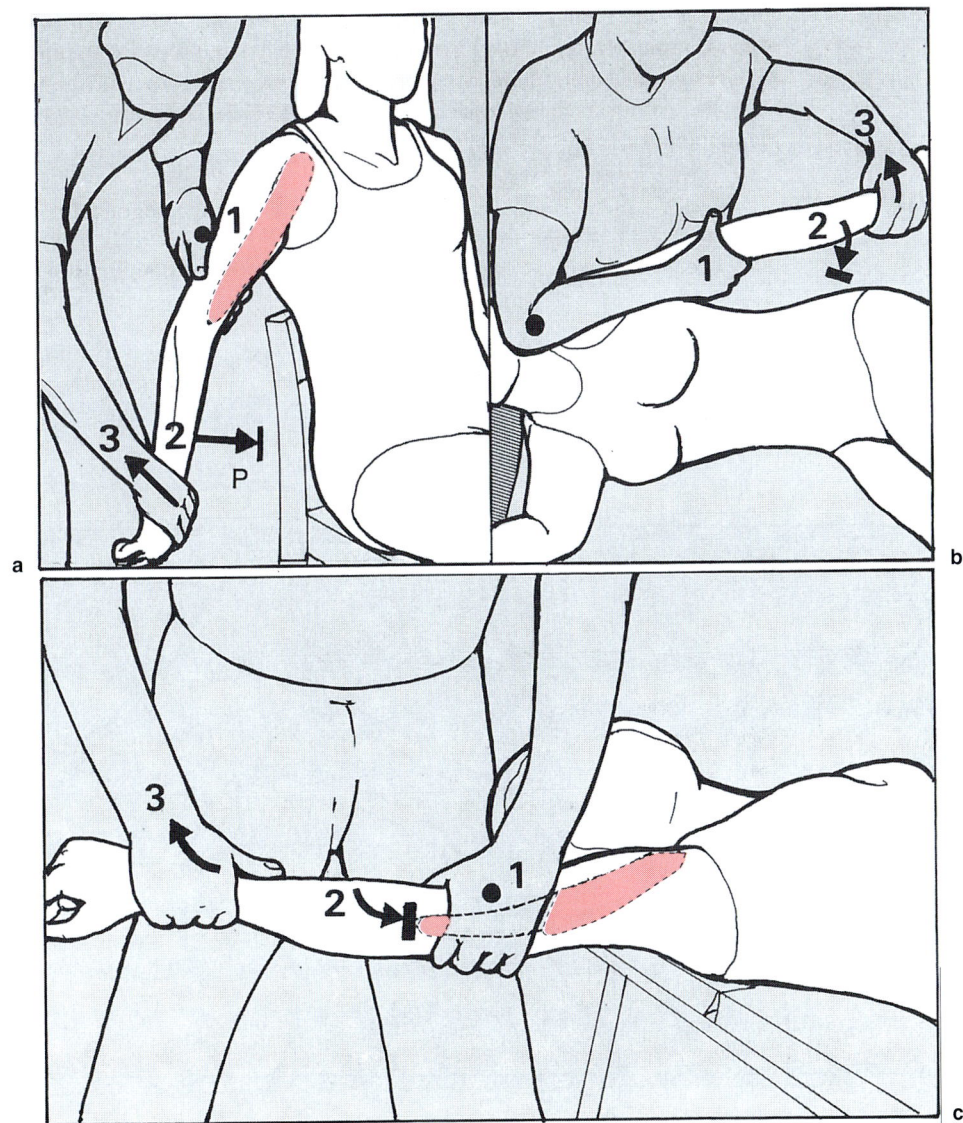

Abb. 16.13 a–c. Ellbogengelenke: Dehnung des Biceps brachii, caput longum: **a** im Sitzen, **b** in Seitenlage aktive Gelenkbeugung des Patienten gegen Widerstand, **c** Dehnung des Caput breve in Rückenlage

Ellbogengelenke: Dehnung des Pronator teres (Abb. 16.14)

Indikation:
- Muskulär eingeschränkte Supination.
- Test und Therapie beim Pronatorkanalsyndrom.

Ausgangsstellung

Patient: Sitzt. Der Therapeut steht an der zu behandelnden Seite. Der **Arm des Patienten** ist **abduziert,** im Ellbogen so weit wie möglich **supiniert und extendiert.**

Therapeut: **Fixiert mit der einen Hand** den **Oberarm** an seinem eigenen Körper **(1)** oder auf einer Unterlage. Die **andere Hand umfaßt den Unterarm** oberhalb des Handgelenks.

Ausführung

Flexion und Pronation des Unterarms gegen Widerstand (2). Danach führt der Therapeut den Unterarm **weiter in die Extension und Supination (3).**

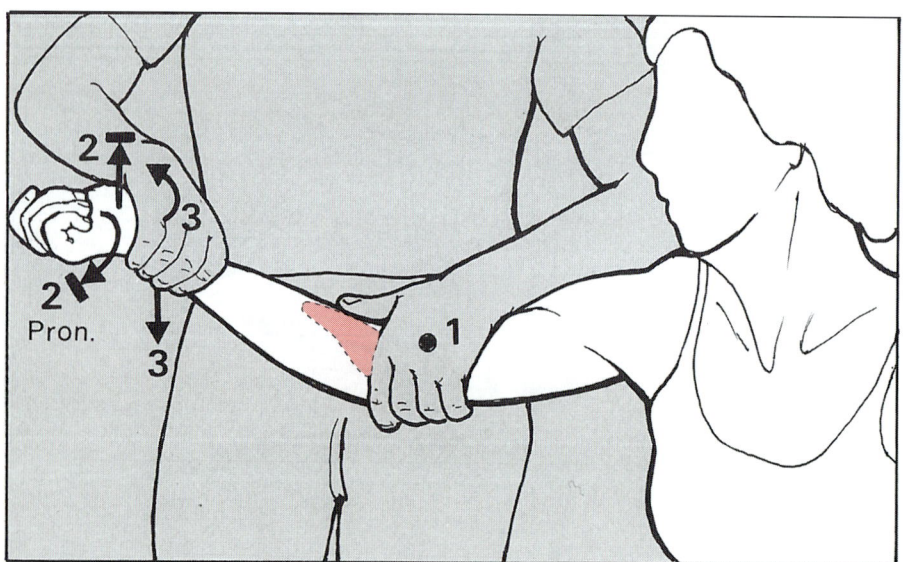

Abb. 16.14. Ellbogengelenke: Dehnung des Pronator teres

17 Handgelenke

Biomechanik

Das **Handgelenk** besteht anatomisch und funktionell aus 2 Einzelgelenken:

1) **Radiokarpalgelenk** (proximales Handgelenk) zwischen dem Radius, dem ulnaren Gelenkdiskus (Gelenkpfanne) und der proximalen Handwurzelreihe des Carpus (Gelenkkopf), bestehend aus dem Scaphoideum, Lunatum und Triquetrum;
2) **Interkarpalgelenk** (Mediokarpalgelenk/ distales Handgelenk) zwischen der vorgenannten proximalen und der distalen Handwurzelreihe aus den Trapezi, Capitatum und dem Hamatum.

Form der Gelenkflächen (Abb. 17.2 a–c)

Die Gelenkfläche des Radius ist dorsal und radial höher als ulnar und palmar, d.h. sie fällt nach palmar und ulnar ab, wodurch die Hand in Ruhestellung eine leichte Deviation von der Längsachse des Unterarms nach palmar und ulnar aufweist. Auch ist hierdurch z. T. die **Stabilität der Hand in maximaler Dorsalflexion** (verriegelte Stellung) durch knöchernen Kontakt der proximalen Handwurzelknochen mit dem Radius zu erklären. Die Radiusgelenkfläche ist konkav, die Karpusgelenkfläche konvex, und zwar sowohl in dorsovolarer wie auch in radioulnarer Richtung. Die konvexen Gelenkflächen des Carpus sind stärker gekrümmt als die entsprechenden konkaven Flächen des Radius. Die dorsovolare Krümmung ist an beiden Gelenkpartnern wesentlich stärker ausgeprägt als die radioulnare.

Radiokarpalgelenk/Interkarpalgelenk
(Abb. 17.1)

Die **Gelenkfläche am Radius** besteht aus 2 Einzelfacetten: einer dreieckigen, radialwärts gelegenen für das Scaphoid, und einer fast viereckigen, ulnarwärts liegenden Facette für das Lunatum. Die 3. proximale Gelenkfläche besteht aus der konkaven Fläche des **Diskus der Elle,** der durch Ligamente mit dem Processus styloides ulnae und dem Triquetrum verbunden ist.

Die ellipsoide, konvexe Gelenkfläche des Carpus besteht aus den **3 proximalen Handwurzelknochen,** die den Gelenkkopf des Karpalgelenks bilden:

- Scaphoideum,
- Lunatum,
- Triquetrum.

Alle 3 Knochen haben nach proximal eine konvexe Fläche und nach distal, mit Ausnahme des Scaphoids, eine konkave Krümmung. Sie bilden zusammen mit der ulnaren konkaven Facette des Scaphoids die **ulnare, (größere) Gelenkpfanne des Interkarpalgelenks.** Der dazugehörige Gelenkkopf wird aus dem

- Capitatum und dem
- Hamatum

der distalen Handwurzelreihe gebildet.

Die **radiale (kleinere) Gelenkpfanne** des **Interkarpalgelenks** besteht aus den nur sehr flach-konkaven Flächen von Trapezium und Trapezoideum, mit denen die wenig konvexe distale Fläche des Scaphoideums artikuliert. So entsteht durch die entgegengesetzte Stellung der beiden Gelenkpfannen ein **S-förmiger Gelenkspalt des Interkarpalgelenks,** der auf den ersten Blick ein Gleiten, wie im Kar-

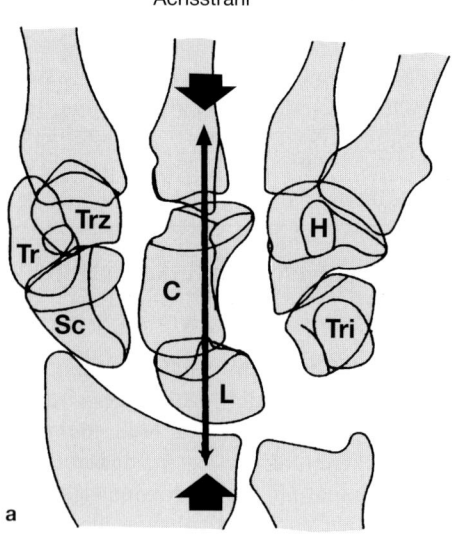

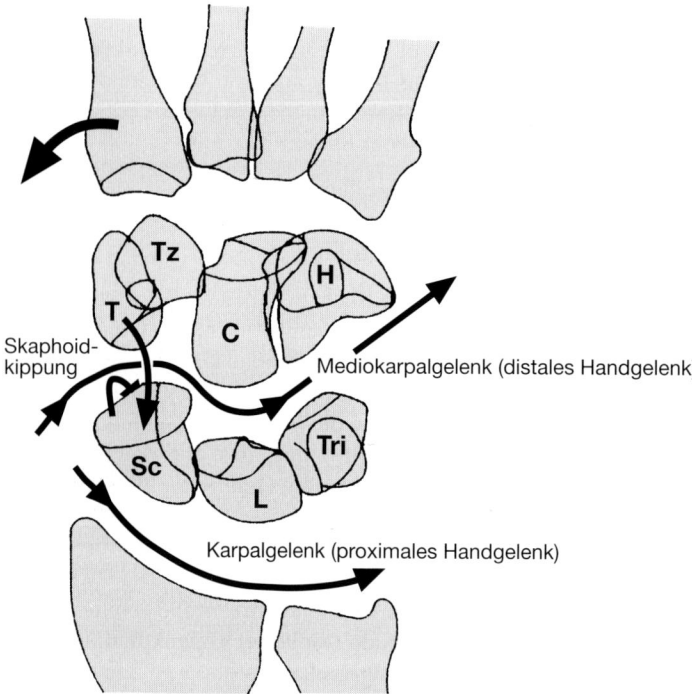

Abb. 17.1 a, b. Vertikale und horizontale Gliederung der Handwurzelknochen von dorsal gesehen (mod. nach Sennwald 1987); **a** vertikale Gliederung unter dem Aspekt der Kraftübertragung über den mittleren Knochenstrahl, **b** horizontale Gliederung unter dem Aspekt der anpassenden Beweglichkeit z. B. bei der Radialabduktion Scaphoidkippung (*T* Trapezium, *Tz* Trapezoideum, *Sc* Scaphoideum, *C* Capitatum, *H* Hamatum, *L* Lunatum; vgl. Abb. 17.3)

palgelenk, nach radial für die Ulnarabduktion bzw. nach ulnar für die Radialabduktion gar nicht zuläßt. Das wird erst möglich durch die sog. **Scaphoidkippung,** auf die später eingegangen wird.

Gelenkachsen und Bewegungsmöglichkeiten (Abb. 17.2)

Wir haben 3 Achsen im Handgelenk: 2 Achsen für Flexion und Extension (Dorsalflexion) und 1 Achse für Ulnar- und Radialabduktion:

- die **radioulnare Achse durch das Lunatum** für das proximale Handgelenk,
- die **radioulnare Achse durch das Capitatum** für das distale Handgelenk,
- die **dorsovolare Achse** durch das Capitatum.

Radioulnare Achsen

Die Ventralflexion wird zu 2/3 im proximalen und zu 1/3 im distalen Handgelenk ausgeführt, die **Dorsalflexion** erfolgt umgekehrt zu 2/3 im distalen und 1/3 im proximalen Handgelenk (Abb. 17.4, S. 590).

> **Merke:** Die größere Beweglichkeit bei **D**orsalflexion ist im **d**istalen Handgelenk.

Bei Ventral- und Dorsalflexionsbewegungen der Hand gleiten die konvexen (distalen) Gelenkpartner in **beiden** Gelenken jeweils in die entgegengesetzte Richtung der aktiven Bewegung. Außerdem ist bei Dorsalflexion (und Radialabduktion) die **Scaphoidkippung** zur Annäherung der Trapezii an den Processus styloides radii erforderlich.

Dorsovolare Achse durch das Capitatum

Um diese Achse finden Ulnar- und Radialabduktion statt:

- im proximalen Handgelenk jeweils 2/3 und
- im distalen Handgelenk 1/3 der Ulnar- und Radialabduktion.

Auch hier gleiten die konvexen distalen Gelenkpartner jeweils in die entgegengesetzte Richtung der Handbewegung im Raum.
Es gleiten also bei Ulnarabduktion die proximale Handwurzelreihe im Radiokarpalgelenk und die distale Handwurzelreihe im Interkarpalgelenk jeweils nach radial, und zwar im Verhältnis 2:1. Bei der Radialabduktion findet das Gleiten in beiden Gelenken im gleichen Verhältnis in ulnarer Richtung statt. Außerdem ist bei der Radialabduktion, ebenso wie bei der Dorsalflexion, die Scaphoidkippung erforderlich.

„Scaphoidkippung" (Abb. 17.1 b, S. 586 und 17.3 a, S. 589)

Durch eine Kippung um die eigene radioulnare Achse des Scaphoids wird dessen Längsdurchmesser verkleinert. Das wird erreicht, indem der proximale Teil des Scaphoids im Vergleich zum Radius nach volar gleitet. Gleichzeitig gleiten die beiden Trapezii ihrerseits nach dorsal auf das Scaphoid, was ebenfalls eine (relative) Volarbewegung des Scaphoids gegenüber den Trapezii darstellt (Abb. 17.1 b). Diese Kippbewegung des Scaphoids wird durch die am Metacarpale II ansetzenden Muskeln Flexor und Extensor carpi radialis bewirkt. Das Metacarpale II und das Trapezoideum sind gegeneinander nur wenig beweglich. Sie bilden dadurch eine Funktionseinheit. Die Scaphoidkippung ist am stärksten ausgeprägt bei einer Kombination von Dorsalflexion und Radialabduktion der Hand. Bei Volarflexion und Ulnarabduktion finden die umgekehrten Bewegungen statt. Die Ulnarabduktion erfolgt durch Flexor und Extensor carpi ulnaris.
Diese Kippung oder besser Rotation des Scaphoids um die eigene radioulnare Achse ist erforderlich, um bei der Radialabduktion das Trapezium dem Processus styloideus des Radius soweit als möglich anzunähern. Dadurch wird der Bewegungsbereich der „Greifzange" Daumen-Zeigefinger nach radial erweitert, wozu das Ulnargleiten im Karpalgelenk allein nicht ausreichend ist. Durch die Ver-

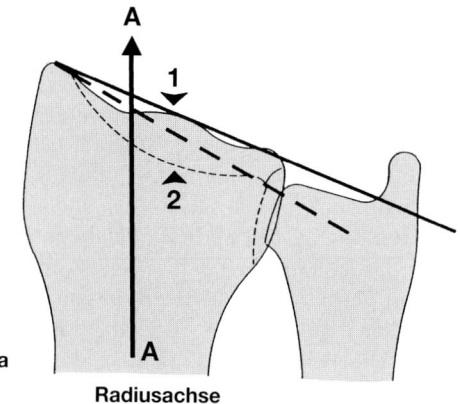

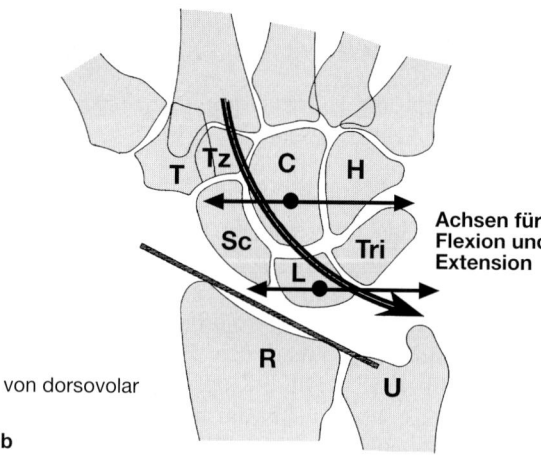

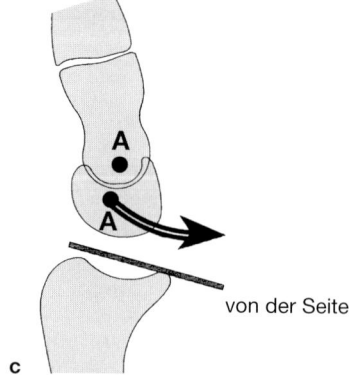

Abb. 17.2 a–c. Neigungswinkel der Gelenkflächen und Bewegungsachsen in der Frontal- und Sagittalebene. Aufgrund der abfallenden Gelenkfläche (**a**) besteht die Tendenz der Handwurzel, ulnarwärts und nach volar abzugleiten. Dieser Tendenz muß durch Bänder entgegengewirkt werden; Sicht von dorsovolar (**b**) und von der Seite (**c**) (*1* Kontur auf der Streckseite, *2* Kontur auf der Beugeseite, Erklärung der Abkürzungen s. Abb. 17.1). (Aus: Sennwald 1987)

kürzung des Längsdurchmessers des Scaphoids infolge der Kippbewegung und das Übereinanderschieben von Trapezium und Scaphoid verkürzt sich die Gelenksäule des Daumenstrahls, so daß der Daumen weiter nach proximal bewegt werden kann.
Rotationsbewegungen zum **Umwenden der Handfläche** finden nicht im Handgelenk statt. Sie erfolgen ausschließlich im proximalen und distalen Radioulnargelenk durch **Pro- und Supination**.
Die Abduktionsfähigkeit nach radial und ulnar ist bei starker Flexion oder Extension durch Anspannung des Bandapparates eingeschränkt. Die Ulnarabduktion ist in Supination größer als in Pronation.
Die **absoluten Bewegungsausmaße** sind für

Ventralflexion	80°,
Dorsalflexion	70°,
Ulnarabduktion	40°,
Radialabduktion	20°.

Merke: 80 – 70 – 40 – 20 (Faustregel).

Handgelenk: Biomechanik

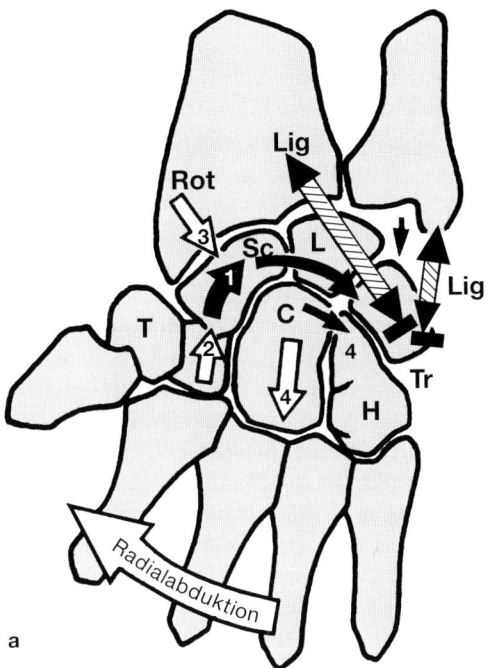

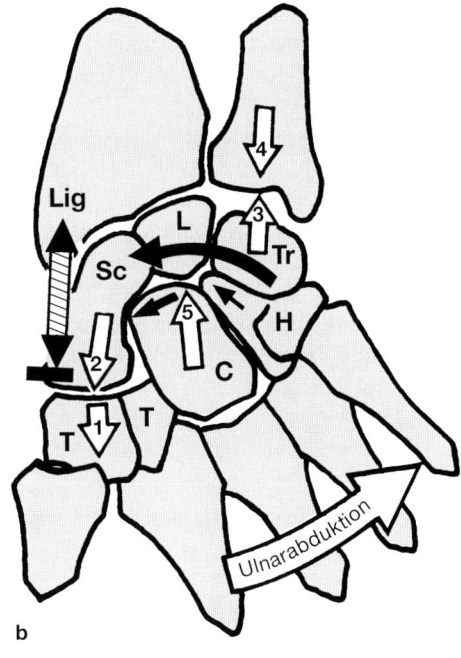

Abb. 17.3 a, b. Biomechanik der Gleitbewegungen in den Handwurzelgelenken bei **a** Radial-, **b** Ulnarabduktion (Erklärung der Ziffern s. Text; *schwarze Pfeile* Funktionsbewegung, *schraffierte Doppelpfeile* Bremsband, *weiße Pfeile* translatorische Gleitbewegung, *T* Trapezii, *Sc* Scaphoideum, *L* Lunatum, *Tr* Triquetrum, *C* Capitatum, *H* Hamatum) (Mod. nach Kapandji 1984/85)

Biomechanik der Handgelenkbewegungen im Bereich der Handwurzelgelenke (nach Kapandji 1984/85) (Abb. 17.3)

Radialabduktion

- **Im Karpalgelenk: Gleiten des gesamten Carpus** nach ulnar, bis das Lunatum dem Gelenkspalt des unteren Radioulnargelenks gegenübersteht (schwarze Pfeile).
- **Auf der Ulnarseite** wird das **Triquetrum** durch das ulnare Kollateralband und den „Triquetrumszügel" (Kapandji 1984/85) **gestoppt** und damit auch das Lunatum (schraffierte Doppelpfeile).
- **Auf der Radialseite verkleinert jetzt das Scaphoid seinen Höhendurchmesser** durch eine Volarflexion (Rotation) um die eigene radioulnare Achse (Scaphoidkippung!) ① und ③.

- Die **Trapezii** rücken nach und **gleiten nach proximal** auf das Scaphoid, d. h. die Bewegung setzt sich im Interkarpalgelenk fort ②.
- **Im Interkarpalgelenk gleitet der distale „Gelenkkopf"** aus Capitatum und Hamatum **in seiner Pfanne** aus den 3 proximalen Handwurzelknochen **weiter nach ulnar und distal** bis zur verriegelten Stellung („close packed position") ④.

Ulnarabduktion

- **Im Karpalgelenk: Gleiten des gesamten Carpus** nach radial (schwarzer Pfeil).
- **Auf der Radialseite richtet sich das Scaphoid auf** ②, da es vom Trapezium weiter nach distal gezogen wird ①. Es erreicht wieder seinen normalen Höhendurchmesser, während das **Trapezium vom Scaphoid herunter in Flexionsstellung** gleitet.

- Das **radiale Kollateralband stoppt die Gleitbewegung der proximalen Handwurzelreihe** im Karpalgelenk (schraffierter Doppelpfeil).
- **Im Interkarpalgelenk: weiteres Gleiten nach radial** (schwarze Pfeile). Der Gelenkkopf aus Capitatum und Hamatum bohrt sich nach proximal in die durch die rückläufige Scaphoidkippung erweiterte Pfanne aus den 3 proximalen Handwurzelknochen und gleitet nach radial, bis das Hamatum Kontakt mit dem Lunatum bekommt ⑤.
- Dadurch wird das **Triquetrum angehoben** ③ und gegen die Ulna (Diskus) gedrängt ④.
- Das Gleiten endet in der „close packed position" ④.

Flexions-Extensions-Bewegung (Abb. 17.4)

Nach Kapandji (1984/85) sind die konvexen Gleitbewegungen im Karpalgelenk im Bereich 20°–40° gleich groß wie im Interkarpalgelenk, der Bandapparat gerät noch nicht unter stärkere Spannung. Später erfolgen, wie bereits erwähnt, die Ventralflexion zu 2/3 im proximalen und zu 1/3 im distalen Handgelenk, die Dorsalflexion im umgekehrten Verhältnis. Erhöhter Gelenkdruck und Spannung bauen sich erst bei weitergehenden Bewegungen bis zur „closed packed position" bei ca 80° auf.

Bewegungsmöglichkeiten über 80° müssen den Verdacht auf eine **Verletzung des Bandapparates,** von der einfachen Überdehnung über den Teileinriß bis zur kompletten Ruptur, erregen. Diese **Bandläsionen entstehen durch unterschiedliche Beweglichkeit der Gelenkkette des Daumen- und Zeigefingerstrahls** im Verhältnis zum 3. Strahl mit Lunatum und Capitatum. Bei der Dorsalextension der Hand kommt es in der Scaphoidgelenksäule nach der Scaphoidkippung zum Bewegungsstop, während die Bewegung zwischen Capitatum und Lunatum im Interkarpalgelenk noch weiterlaufen kann. Kapandji gibt an, daß die gesamte Bewegungsamplitu-

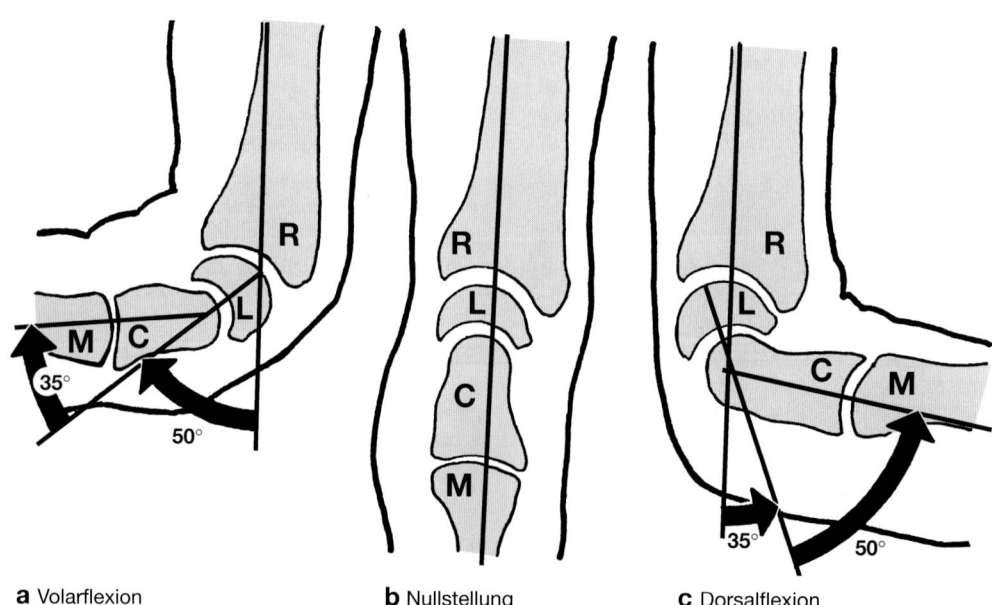

a Volarflexion **b** Nullstellung **c** Dorsalflexion

Abb. 17.4a–c. Verteilung der Beweglichkeit im proximalen und distalen Karpalgelenk bei Volar- (**a**) und Dorsalflexion (**c**); **b** Nullstellung (*R* Radius, *L* Lunatum, *C* Capitatum, *M* Metakarpale III). (Nach Kapandji 1984/85)

de des Lunatum um ca. 30° größer sei als die des Scaphoids.
Diese biomechanischen Gegebenheiten sind bei einer gewaltsamen Überstreckung der Hand mit radialer Abduktion von Bedeutung, z.B. beim Fall auf die ausgestreckte Hand, dem klassischen Entstehungsmechanismus der **Überstreckungsradiusfraktur nach Colles** (Abb. 17.5 a):

- Kommt es zur klassischen Radiusfraktur, dann kippt das **distale Bruchstück nach radial und dorsal** ab (Abb. 17.5 a).
- Bei geringerer Radialabduktion kann aber auch das **Scaphoid,** wenn es nicht geschützt in der Radiuspfanne liegt, vom Processus styloides radii **frakturiert** werden (Abb. 17.5 b).
- Zu schweren **Zerreißungen der ventralen Bänder** zwischen Lunatum und Capitatum evtl. mit retroulnärer Luxation des Capitatum kommt es sehr selten. Ebenso selten zu einer Verlagerung des Lunatum in Richtung des Karpaltunnels nach Riß des dorsalen Bandapparates, da das Nachgeben der Knochenfragmente die Bänderbelastungen mindert.
- Weniger beachtet wird dadurch wohl eine **einfache Bänderläsion** (Abb. 17.5 c), die bei Überstreckung im Handgelenk **(auch ohne Fraktur)** zwischen Scaphoid und Lunatum entstehen kann. Da das Volargleiten des Lunatum infolge einer Extensionsbewegung im Radiokarpalgelenk ausgiebiger ist als die gleiche Bewegung des Scaphoids bei derselben Extension, kann es zu einer Zerrung der Bandzüge zwischen Scaphoid und Lunatum kommen, die bis zum Riß der Bandverbindung führen kann. **Schmerzhaftigkeit** bei der Prüfung der translatorischen Beweglichkeit im Bereich der Handwurzel nach Traumen sollte **bei normaler Beweglichkeit** der Handwurzelknochen immer an solche Bandläsionen denken lassen, zumal Mobilisationen dabei völlig kontraindiziert wären.

Kapselansatz und Kapselmuster

Die Gelenkkapseln setzen im proximalen und distalen Handgelenk jeweils unmittelbar an der Knorpel-Knochen-Grenze an und sind in beiden Gelenken jeweils dorsal schwächer und dünner als volar.
Das **Kapselmuster** zeigt gleichmäßige Bewegungseinschränkung in allen Richtungen (exzentrische Bewegungseinschränkung).

Funktion der Ligamente

Es gibt **6 Bremsbänder und 5 Fixationsbänder.**

Bremsbänder (Abb. 17.6 a)

2 Kollateralbänder (Ligg. collateralia):

- **Lig. collaterale radiale** vom Processus styloides radii zum Scaphoideum.
  Funktion: Bremsung der Ulnarabduktion.
- **Lig. collaterale ulnare** vom Processus styloides ulnae und Diskus zum Triquetrum und Pisiforme. Es ist länger und schwächer als das vorige Band.
  Funktion: Bremsung der Radialabduktion.

4 bogenförmige Bandzüge (Ligg. arcuata) (Abb. 17.6 b):
Auf der Volarseite
- **Lig. radiocarpeum volare.** Starkes Band mit schrägen Zügen vom Radius zum Lunatum Capitatum und Triquetrum (weniger schräge Faserzüge gehen direkt zum Capitatum).
  Funktion:
  – Bremsung der Dorsalflexion und Supination,
  – erhält den Karpalbogen (Lig. Henle).
Als Bremshilfe dient die Palmaraponeurose. Endgefühl der Bewegung: hart-elastisch (Knochenstop am Radius).

Auf der Dorsalseite
- **Lig. radiocarpeum dorsale.** Schwaches Band vom Radius zum Triquetrum (manchmal auch schwache Züge zum Lunatum) (Abb. 17.3 a, S. 589).

592 Handgelenk: Biomechanik

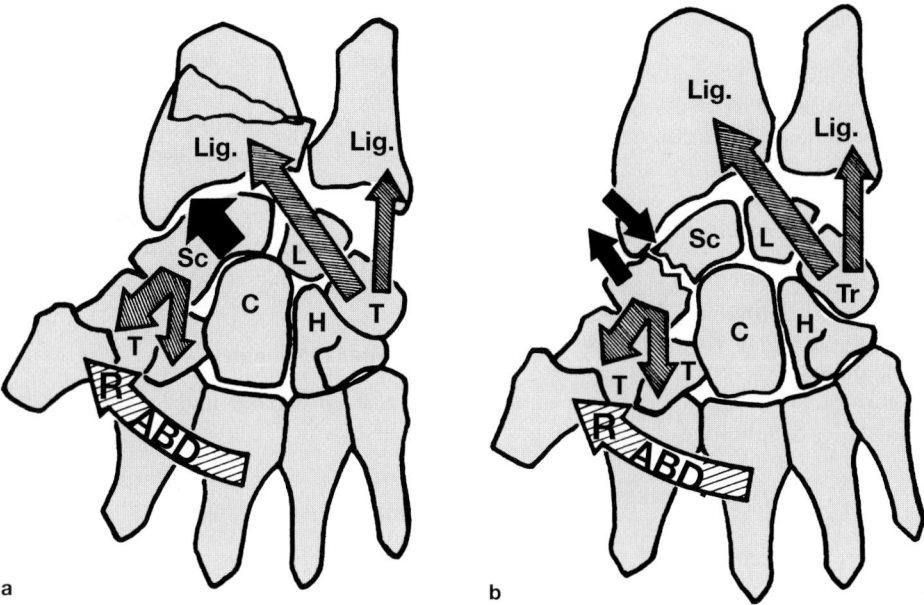

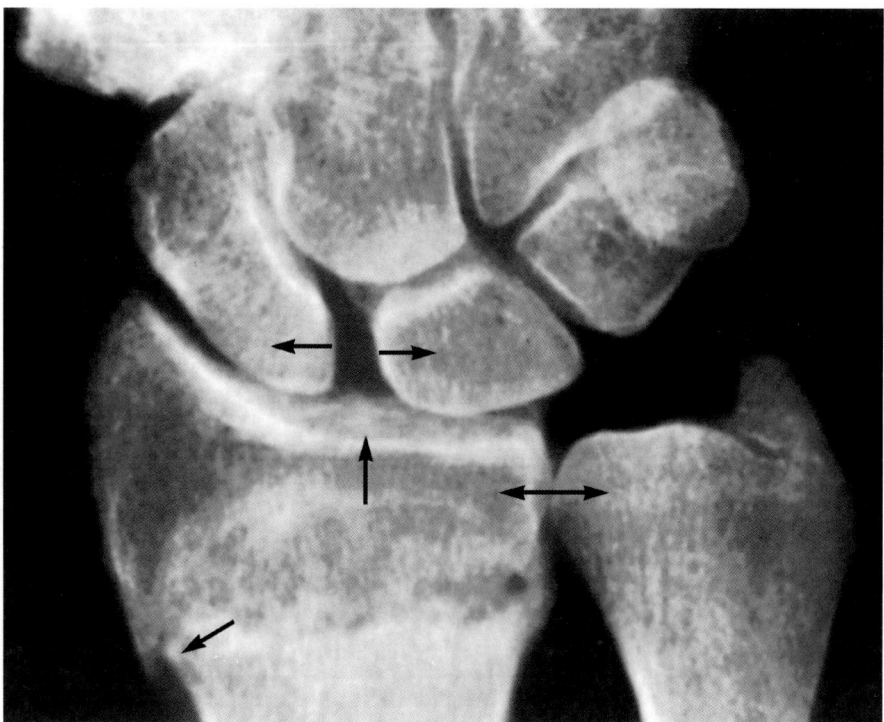

Abb. 17.5. a, b Knöcherne und mögliche Bänderverletzung nach Überstreckungsfraktur des Radius nach Colles (aus: Kapandji 1984/85), **c** Röntgenaufnahme, *T* Trapezii, *Sc* Scaphoideum, *Tr* Triquetrum, *C* Capitatum, *H* Hamatum). (Aus: Kapandji 1984/85; Sennwald 1987)

Handgelenk: Biomechanik 593

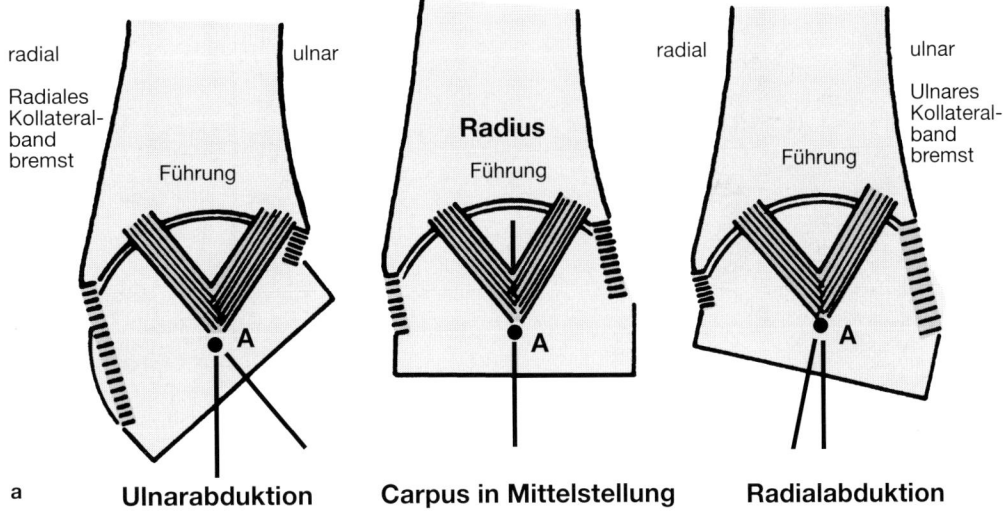

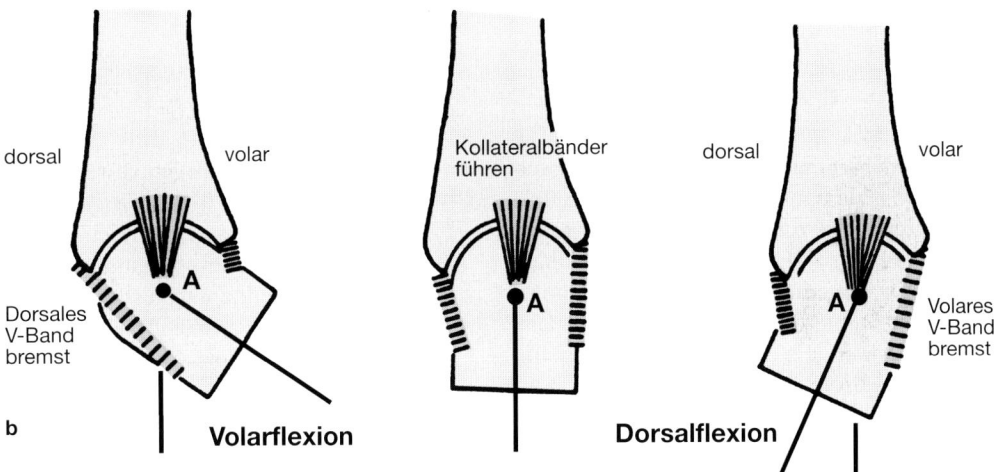

Abb. 17.6 a–d. Kollateral- und V-förmige Bänder als Führungs- und Bremsbänder. **a** Kollateralbänder als Bremsbänder bei Ulnar- und Radialabduktion, **b** V-förmige Bänder als Bremsbänder bei Volar- und Dorsalflexion (nach Kapandji), **c** distale interossäre Ligamente, **d** proximale Handwurzelligamente (*T* Trapezium, *Tz* Trapezoideum, *Sc* Scaphoideum, *C* Capitatum, *H* Hamatum, *L* Lunatum). (Nach Sennwald 1987)

Funktion:
– Bremsung der Ulnarverschiebung der proximalen Handwurzelreihe bei Radialabduktion („Triquetrumzügel"),
– leichte Hemmung der Pronation,
– Bremsung der Volarflexion (Bremshilfe: Extensor digitorum communis).

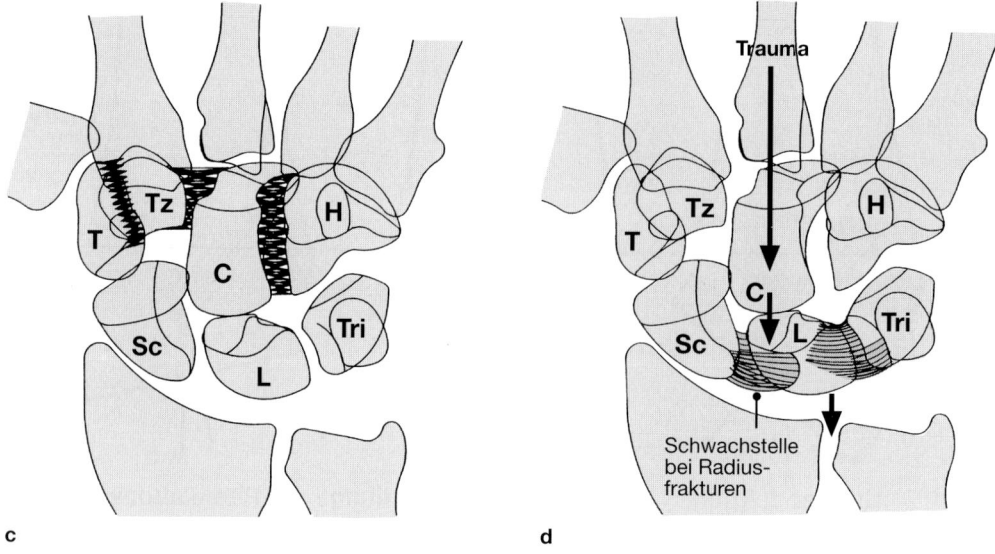

Abb. 17.6 c, d (Legende s. S. 593)

- **Lig. ulnocarpeum volare** vom Processus styloides ulnae und dem Diskus zum Triquetrum und zum Lunatum. Es ergänzt sich mit dem Lig. radiocarpeum volare zum **Lig. arcuatum volare,** das als Schlinge um das Capitatum (und teilweise auch Lunatum) läuft. Es dient als Widerlager für das Capitatum und Lunatum bei der Dorsalflexion.
  Funktion: Bremsung der Dorsalflexion.
- **Lig. arcuatum dorsale** (Bogenband nach Fick) kommt als einziges Band nicht von den Unterarmknochen, sondern spannt sich als *Kapselverstärkung* schlingenförmig *vom Triquetrum zu den Trapezii.* Es dient dem Capitatum und Hamatum als Widerlager bei der Volarflexion.
  Funktion: Bremsung der Volarflexion und Abduktion.

Fixationsbänder (Abb. 17.6 c, d)

- **Ligg. intercarpea volaria, dorsalia und interossea.** Sie sind in der proximalen Gelenkreihe schlaffe und in der distalen Gelenkreihe (kurze) straffe Faserzüge.
  Funktion: Fixierung der Knochen der Handwurzelreihen untereinander. Zwischen der proximalen und distalen Reihe sind nur spärliche Faserzüge, was die Beweglichkeit des Interkarpalgelenks erklärt.
- **Lig. carpi radiatum.** Besteht aus Flächenbändern um das Capitatum v. a. zum Lunatum, Hamatum und Trapezoideum.
  Funktion: Sicherung der Gewölbeform des Carpus.
- **Lig. carpi volare.** Es liegt über der Beugeseite des distalen Unterarmendes.
  Funktion: Führung der Beugesehnen (Abb. 17.7 und 17.8).
- **Lig. carpi transversum,** die Verlängerung des Lig. carpi volare nach distal. Es ist zwischen dem Scaphoideum (Tuberculum scaphoidei) und dem Trapezium (Tuberculum trapezii) auf der radialen Seite sowie dem Pisiforme und dem Hamatum (Hamulus) auf der ulnaren Seite ver-

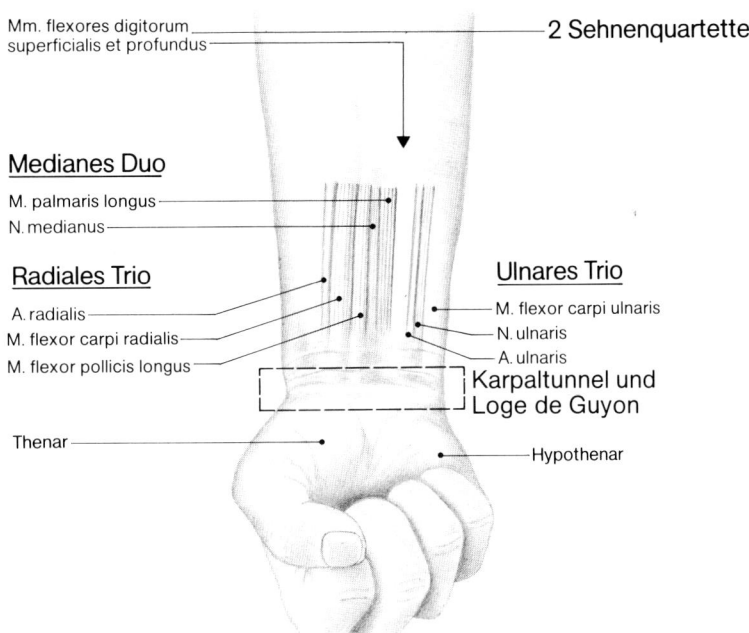

Abb. 17.7. Beugesehnen der Hand

spannt. Es bildet mit den Handwurzelknochen den **Karpaltunnel.**
Funktion: Verspannung des Arcus carpi der Handwurzelknochen und Führung des radialen Handbeugers und der langen Fingerbeuger im **Karpaltunnel.**
Inhalt des Karpaltunnels (Abb. 17.8 b) von radial nach ulnar:

1) Flexor pollicis longus,
2) N. medianus (unter dem topographischen Leitmuskel: Palmaris longus),
3) Flexor digitorum superficialis und profundus.

- **Lig. carpi dorsale.** Es ist mit der Gelenkkapsel verbunden (Abb. 17.9).
  Funktion: Fixierung und Führung der Strecksehnen.

Funktionsstellungen

Nullstellung: die Längsachse des Radius und des Metacarpus III liegen auf einer Linie,

Ruhestellung: wie Nullstellung mit geringfügiger Deviation nach volar und ulnar.
Verriegelte Stellung: Hand in maximaler Dorsalflexion.
Optimale Funktionsstellung für Greiffunktion der Hand: leichte Extension (ca. 40°) und Ulnardeviation (ca. 15°).

Handgelenkmuskulatur (Abb. 17.10)

Die **langen Handmuskeln sind Kraftmuskeln mit tonischer Komponente.** Sie neigen daher alle zur Verkürzung und zu Insertionstendopathien. Die **kurzen Handmuskeln führen die feineren Geschicklichkeitsbewegungen** aus und sind ausschließlich phasischer Natur. Bei **Testung der Muskelkraft** von Hand und Unterarm **muß die ganze Extremität auf Muskelstabilität getestet werden,** da sonst evtl. insuffiziente Stabilisierungsmuskeln im Bereich der proximalen Gelenke (z. B. Schultergürtel) eine Insuffizienz der distalen Muskel-

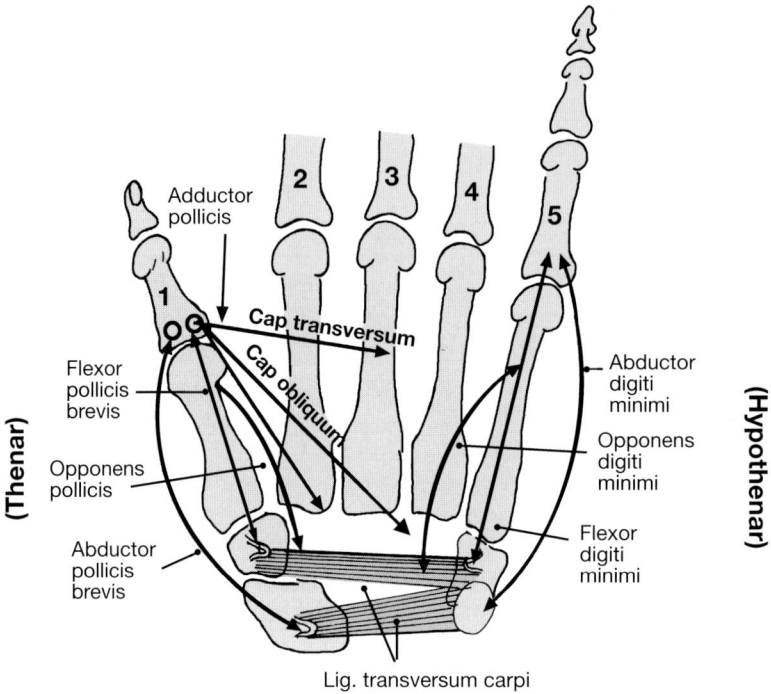

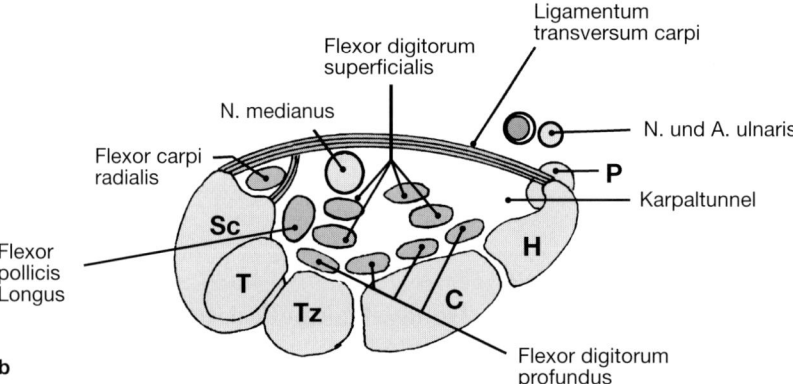

Abb. 17.8 a, b. Ligamentum transversum volare und Muskeln des Daumen- und Kleinfingerballens (**a**), Inhalt des Karpaltunnels (**b**) (*Sc* Scaphoideum, *T* Trapezium, *Tz* Trapezoideum, *C* Capitatum, *H* Hamatum, *P* Pisiforme) (Nach Cailliet)

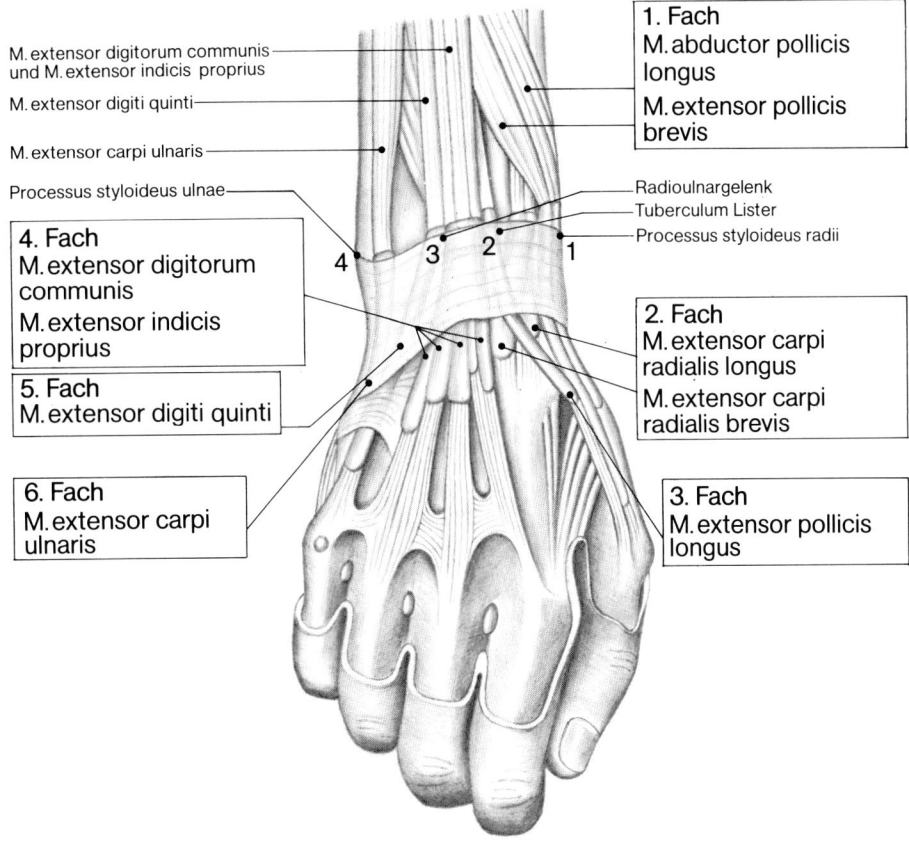

Abb. 17.9. Fixierung und Führung der Strecksehnen am Handgelenk unter dem Lig. carpi dorsale

gruppen vortäuschen können. Die **Arbeitsleistung der Flexoren ist doppelt so groß wie die der Extensoren** und ca. **6mal so groß wie die der Radial- und Ulnarabduktoren.**

Man kann die eigentlichen **Handgelenkmuskeln** grob schematisch in **2 Dreiergruppen** einteilen:

Gruppe der Handflexoren: Flexor carpi radialis, Flexor carpi ulnaris, Palmaris longus;

Gruppe der Handextensoren: Extensor carpi radialis longus, Extensor carpi radialis brevis, Extensor carpi ulnaris.

Am Handgelenk gibt es die folgenden 5 funktionellen Muskelsynergien (Agonisten und Synergisten:

1) 6 Flexoren,
2) 5 Extensoren,
3) 4 Radialabduktoren,
4) 3 Ulnarabduktoren,
5) 2 Antagonistensynergien.

① **Flexionssynergie** (Abb. 17.10 a)

6 Muskeln: 3 Agonisten und 3 Synergisten. Die Flexoren neigen generell zur Verkürzung. Es sind von ulnar nach radial:

- **Flexor carpi ulnaris.** Starker Flexor und Ulnarabduktor (z. B. Violine spielen) ①.

Handgelenk: Biomechanik

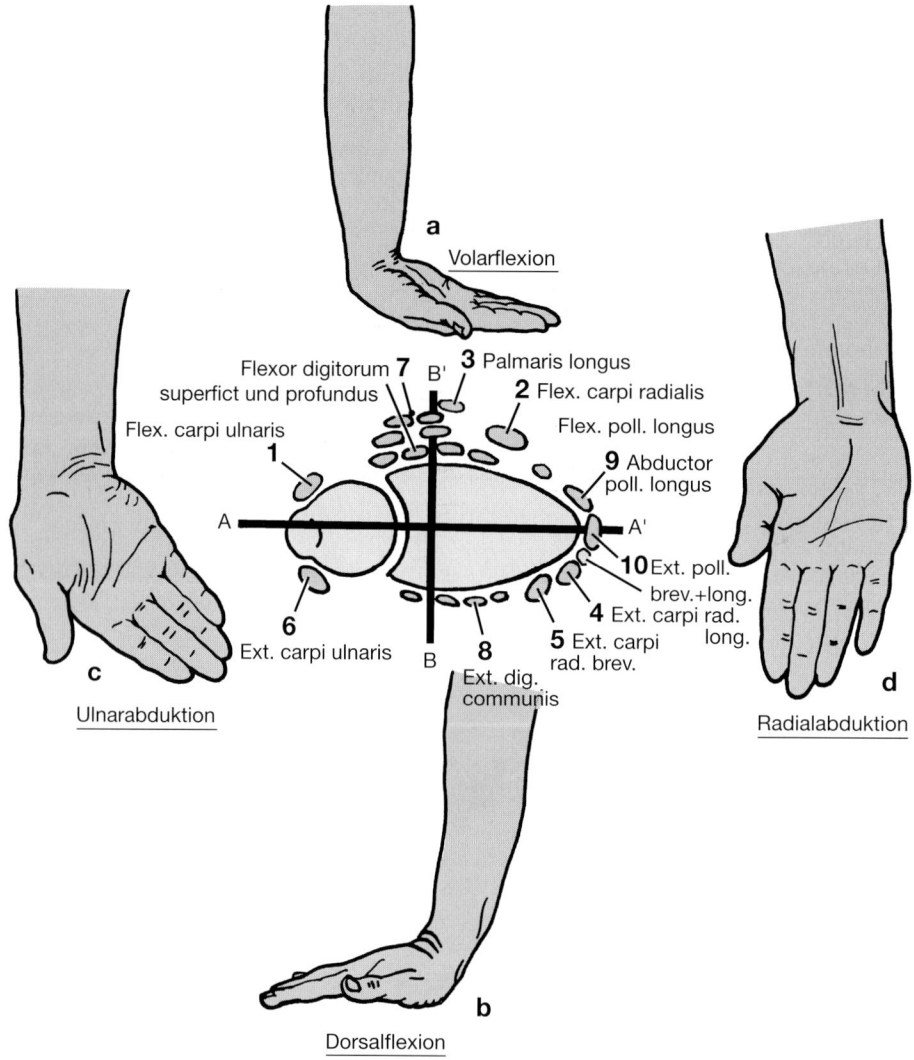

Abb. 17.10 a–d. Funktion der Handgelenkmuskeln. (Aus: Kapandji 1984/85)

- **Gruppe der langen Fingerflexoren** (Flexor digitorum superficialis und profundus). Stärkste Flexoren im Handgelenk. Sie flektieren im Handgelenk, wenn gleichzeitig die Finger nur gering gebeugt sind ⑦.
- **Palmaris longus.** Reiner Flexor, aber wenig wirksam ③.
- **Flexor carpi radialis.** Kräftiger Flexor, schwacher Radialabduktor, Pronator v. a. in Neutralposition des Handgelenks. Antagonist zum Extensor carpi radialis, der kräftiger Radialabduktor ist ②.
- **Flexor pollicis longus.** Schwacher Radialabduktor.
- **Abduktor pollicis longus.** Radialabduktor im Rahmen der Tabatière-Gruppe ⑨.

② **Extensionssynergie** (Abb. 17.10 b)

5 Muskeln: 3 Agonisten und 2 Synergisten.

Die Muskeln neigen zur Verkürzung und zu Insertionstendopathien.
Es sind von ulnar nach radial:

- **Extensor carpi ulnaris.** Schwacher Extensor/starker Ulnarabduktor, ist als Stabilisator des Handgelenks, v.a. bei forcierter Flexion, anzusehen ⑥.
- **Gruppe der langen Fingerstrecker** (Extensor digitorum communis und Extensor indicis und digiti V). Der Extensor digitorum ist ein starker Extensor und ein Ulnarabduktor (über die Sehnen zum 3.–5. Finger) ⑧.
- **Extensor carpi radialis longus** (Faustschlußhelfer). Er hält die Hand in Neutralposition (tonischer Strecker). Als Extensor fungiert er bei schnellen Bewegungen, beim Greifen und beim Faustschluß. Kräftiger Radialabduktor. Handgelenkstabilisator. Der Muskel neigt zur Verkürzung ④.
- **Extensor carpi radialis brevis** (Faustschlußhelfer. Reiner Extensor, hat praktisch keine Radialabduktion außer aus Ulnarabduktion bis zur Mittelstellung ⑤.
- **Gruppe der Tabatière-Muskeln** (lange Repositionsmuskeln) (Abb. 17.11)
  - **Abduktor pollicis longus.** Abduktion des Daumens, Radialabduktion und Volarflexion der Hand ⑨.
  - **Extensor pollicis brevis.** Geringe Radialabduktion der Hand/Abduktion und Extension des Daumens ⑩.
  - **Extensor pollicis longus.** Radialabduktion und Dorsalextension der Hand/Extension des Daumens ⑩.

Am Handgelenk **neutralisieren sich** in dieser Muskelgruppe die **Volarflexion** des Abductor pollicis longus und **die Dorsalextension** des Extensor pollicis longus, so daß sich die **Radialabduktionskomponente** beider Muskeln im Handgelenk mit der des Extensor pollicis brevis summiert. Bei synergistischer Innervation des Extensor carpi ulnaris (Handstabilisator) und der Tabatière-Muskeln erfolgt nur eine Daumenabduktion. Die Tabatière-Extensoren gehören daher mehr nominell als funktionell zu den Extensoren.

③ **Radialabduktoren** (Abb. 17.10 d)

4 Muskeln: 3 Agonisten und 1 Synergist.
3 Agonisten Dorsalseite:
- **Extensor carpi radialis longus** (starker Abduktor/schwacher Extensor) ④,
- **Tabatière-Muskeln** (mäßige Abduktion der Hand, weitgehend flexions- und extensionsneutral) (⑨ + ⑩),

Volarseite:
- **Flexor carpi radialis** (schwacher Abduktor/starker Flexor) ②,

1 Synergist:
- **Flexor pollicis longus** (schwacher Abduktor/schwacher Flexor der Hand).

④ **Ulnarabduktoren** (Abb. 17.10 e)

3 Agonisten:
- **Extensor carpi ulnaris** (starker Abduktor/schwacher Extensor) ⑥,
- **Flexor carpi ulnaris** (starker Abduktor/starker Flexor) ①,
- **lange Fingerstreckergruppe** (schwache Abduktoren/starke Extensoren) ⑧.

⑤ **Antagonistensynergien**

- **Zwischen Flexoren und Extensoren. Alle Handgelenkmuskeln** arbeiten synchron zur **Stabilisierung des Handgelenks bei Tätigkeiten mit geballter Faust oder mit den Fingern.** Dabei werden v.a. die radialen Handbeuger aktiviert, da die langen Fingerbeuger mehr ulnar ansetzen. Die beste Arbeitsstellung des Handgelenks für die Tätigkeit der Fingermuskeln ist ca. 45° Extension und 15° Ulnarabduktion.

In dieser Stellung wird der Gelenkkopf aus den 3 proximalen Handwurzelknochen muskulär in die Gelenkpfanne des Radius zentriert und gehalten. Ein Nachlassen dieses Ge-

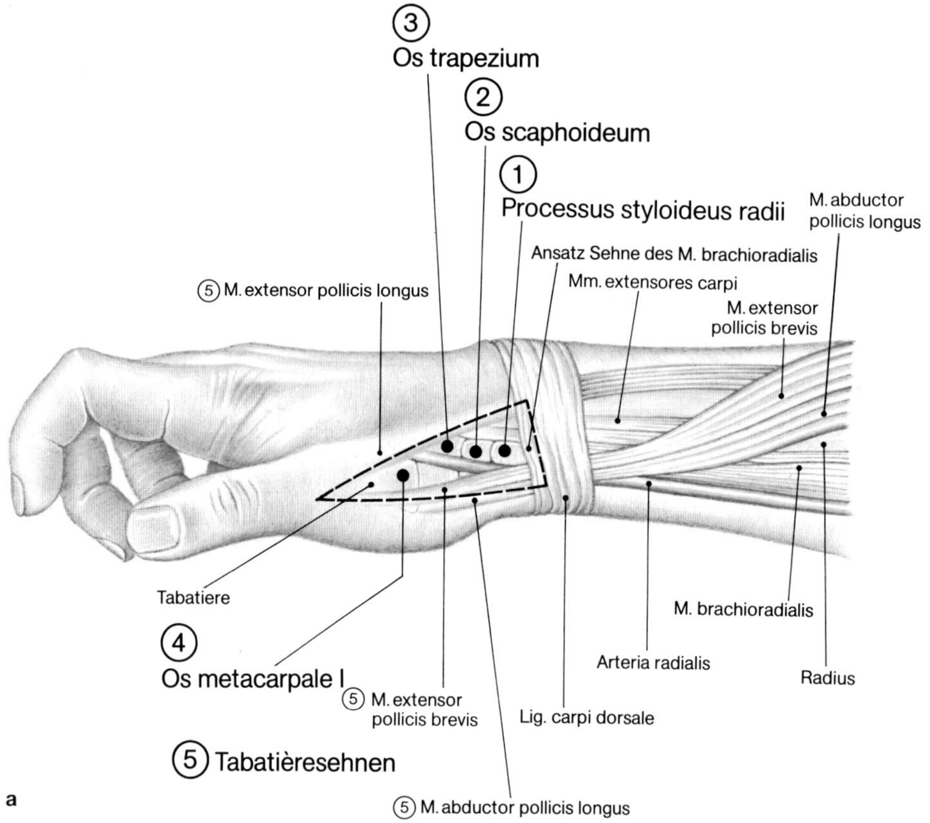

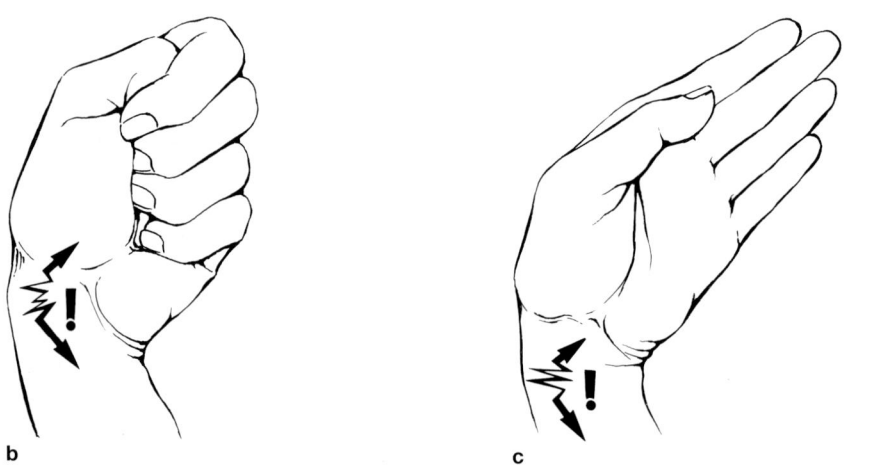

Abb. 17.11 a–c. Gruppe der Tabatière-Muskeln. **a** Palpable Strukturen der Tabatière (①–⑤ Reihenfolge der Untersuchung); **b, c** Tests bei Tendovaginitis stenosans; **b** Finkelstein-Test; **c** Muckard-Test

lenkschlusses bei mehr **radialer** Abduktionsstellung des Carpus wird durch den volaren und dorsalen Bandzug zwischen Radius und Triquetrum verhindert, der das Triquetrum permanent nach proximal und radial zieht (Triquetrumzügel) (s. Abb. 17.3 a, S. 589).

- **Zwischen Handflexoren und Fingerextensoren.** Bei Beugung im Handgelenk erfolgt automatisch eine Streckung in den Fingergrundgelenken, da die endgradige Flexion im Handgelenk durch die maximale Dehnung der Fingerextensoren behindert wird. Die Handflexion ist bei gestreckten Fingern um ca. 10° vermehrt. Bei forcierter Flexion im Handgelenk erfolgt isoliert eine reaktive Kontraktion des Extensor carpi ulnaris; die Fingerextensoren und der Extensor carpi radialis sind inaktiv.
- **Zwischen Handextensoren und Fingerflexoren.** Bei Handgelenksstreckung erfolgt eine leichte automatische Fingerbeugung, da diese Beugesehnen sonst maximal gedehnt werden müssen. Für den festen Faustschluß ist eine leichte Extension im Handgelenk erforderlich.
- **Zwischen Radial- und Ulnarabduktoren.** Der Extensor carpi ulnaris wird synchron mit den Repositionsmuskeln des Daumens (Tabatière-Muskeln) in ihrer Eigenschaft als Radialabduktoren innerviert, wenn eine reine Daumenabduktion ohne Bewegung im Handgelenk erfolgen soll.

Mittelhandgelenke

Die Wölbung des Handtellers (Palma manus) kann durch die Bewegungen der Mittelhandknochen II–V in Verbindung mit dem Daumenballen hergestellt und verändert werden. Dazu ist die unterschiedliche Beweglichkeit der **3 Gelenksäulen der Hand** erforderlich.

Mediane Gelenksäule

Der Achsstrahl der Hand aus Lunation, Capitatum, dem 3. Mittelhandknochen und dem Mittelfinger hat im Bereich des Handtellers die geringste Beweglichkeit.

Radiale Gelenksäule (Abb. 17.12 a)

Sie besteht aus dem Scaphoideum, den Trapezii, dem 2. und 1. Mittelhandknochen mit Zeigefinger und Daumen und ist wesentlich beweglicher als die mediane Säule.

Ulnare Gelenksäule

Sie besteht aus dem Hamatum, dem 4. und 5. Mittelhandknochen mit Ring- und Kleinfinger und ist ebenfalls gut beweglich.

Die **Mittelhandgelenke** sind **straffe Amphiarthrosen. Die geringste Beweglichkeit** haben Metacarpus II und III durch die Form ihrer Gelenkflächen. Die proximalen Gelenkflächen dieser beiden Knochen sind konkav, und zwar am Metacarpus II flach-sattelförmig für den Kamm des Trapezoideum und am Metacarpus III rinnenartig für die 3 Facetten des Capitatum. Außerdem sind an diesen Gelenken die Bandverbindungen besonders straff. **Der II. und der III. Mittelhandstrahl** stellen damit wie gesagt den fast unbeweglichen **Mittelpunkt** des Handskeletts dar. Die **proximale Fläche des Metacarpale V ist ganz flach-sattelförmig** und erlaubt dadurch – ebenso wie das Daumensattelgelenk – eine Oppositionsstellung des 5. Fingers zum Daumen. Die proximale Fläche des Metacarpale IV ist flach-konvex, die entsprechende Gelenkfläche des Hamatum ist flach-konkav. Außer den hier genannten Gelenkverbindungen bestehen zwischen den Metacarpalia II–V noch interkarpale Artikulationsflächen.

Gelenke des Daumenstrahls (Abb. 17.12 a)

Die Gelenke des Daumenstrahls sind:

- **das Daumensattelgelenk (1. Mittelhandgelenk),**
- **die Daumenscharniergelenke (Phalangealgelenke).**

Handgelenk: Biomechanik

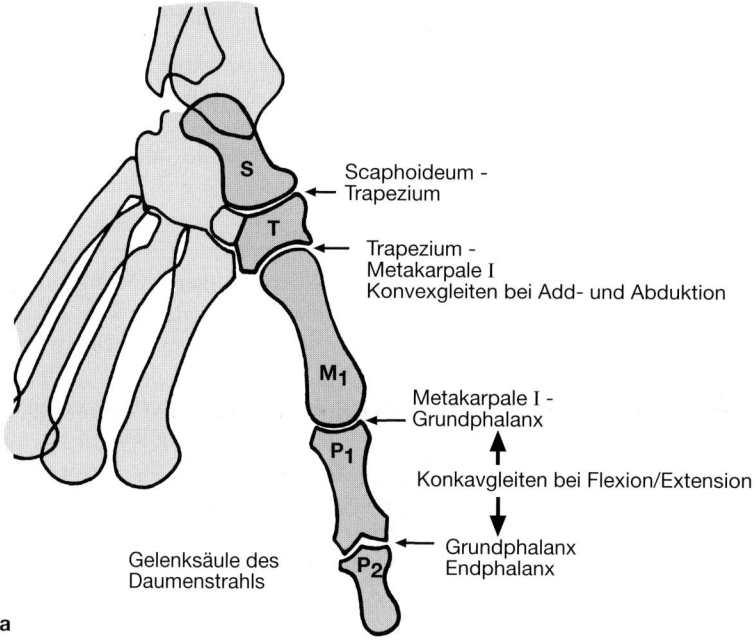

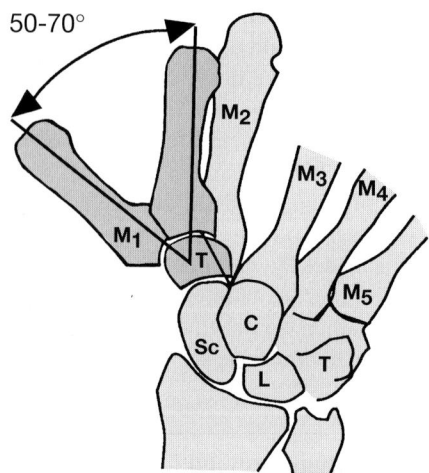

Abb. 17.12 a, b. Gelenksäule des Daumenstrahls (**a**); Flexions-Extensionsbewegung im Daumensattelgelenk (**b**) (*S* Scaphoideum, *M* Metakarpale I, *T* Triquetrum, *P* Phalanx). (Nach Kapandji 1984/85)

Daumensattelgelenk

Funktion

Das Daumensattelgelenk ist das **ausgeprägteste Sattelgelenk** des Körpers. Die proximale Gelenkfläche des Metacarpus I ist in dorsovolarer Richtung konkav (für Flexions- und Extensionsbewegung) und in radioulnarer Richtung konvex (für Abduktion und Adduktion). Die Gelenkflächen des Trapezium zeigen die dazu passende sattelförmige Konfiguration.
Die Gelenksäule des Daumenballens (Abb. 17.12 a) aus den 5 Knochenelementen Scaphoideum, Trapezium, Metacarpale I, Grund- und Endphalanx, die durch 4 Gelenke miteinander verbunden sind, **ermöglicht die Fülle von Einstellungen des Daumens zu den anderen Fingern,** durch die sich die **zahlreichen Griffvarianten** der Hand ergeben, vom

- **Spitzgriff** mit dem Zeigefinger (oder einem der anderen Finger) zum Greifen oder Halten kleiner Gegenstände bis zum
- **flächigen Griff** großer Gegenstände unter Zuhilfenahme aller Finger und oft auch des Handtellers.

Ohne den Daumen verliert die Hand den größten Teil ihrer zahlreichen Greiffähigkeiten.
Die Konkavgleitbewegung im Sattelgelenk bei Flexion (Opposition) und Extension (Reposition) des Metacarpale I und das Konvexgleiten für Ab- und Adduktion im gleichen Gelenk ergeben zusammen mit der weiten Gelenkkapsel die **Beweglichkeit eines Kugelgelenks,** wie wir sie beim „Daumendrehen" beobachten können. Die vom N. medianus gesteuerte Daumenballenmuskulatur gewährleistet den Gelenkschluß. Die 4 Verstärkungsbänder der Gelenkkapsel wirken dabei unterstützend. In der **Oppositionsstellung** sind 3 der 4 Bänder gespannt („close packed position").
In der Mittelstellung sind alle Bänder entspannt, so daß die translatorischen Gleitbewegungen in dieser Position am besten getestet werden können.

Bewegungsausmaß (nach Kapandji)
(Abb. 17.12 b)

- **Flexion-Extension** durch Konkavgleiten im Sattelgelenk 50°–70°,
- **Abduktion und Adduktion vom Handteller** durch Konvexgleiten im Gelenk 40°–60°.

Die **Hauptbewegung für Opposition und Reposition** des Daumens findet demnach **im Sattelgelenk** zwischen Trapezium und Metacarpale I statt. Ein kleinerer Teil der Bewegungen wird auch durch das Gleiten des Trapeziums auf dem Scaphoid bei der Scaphoidkippung beigesteuert, die bei Extension und Radialabduktion im Handgelenk stattfindet.
Die notwendige Stabilität bekommt der labile radiale Randstrahl: Mittelhand-Daumen **durch die Bandverbindungen zum 2. Strahl** über das Trapezoideum **und zum 3. Strahl,** dem relativ stabilen Achsstrahl aus Lunatum, Capitatum und Metacarpale III. Deswegen steht auch die Bandverbindung zwischen dem Scaphoideum und Lunatum bei traumatischen Krafteinwirkungen unter besonderem Streß, so daß es dort zu Bandverletzungen kommen kann.

Daumenscharniergelenke

Das Daumengrund- und das Daumenendgelenk sind zwar primär Scharniergelenke für Flexion und Extension, darüber hinaus findet aber auch eine **geringe Rotation um die Phalanxlängsachse** in Form einer Pronation von 30° statt, die sich auf das Grundgelenk (24°) und Endgelenk (7°) verteilt (Kapandji 1984/85). Die **Gelenkachsen des Daumens sind durch den schrägen Einbau des Trapezium gegenüber dem Handteller um ca. 45°** verstellt.

Fingergelenke (Metakarpophalangealgelenke [MCP]) (Abb. 17.13)

Die distal gelegenen **Metakarpalköpfchen sind konvex,** und zwar **volar breiter als dorsal.** Die Konvexität ist dorsovolar ausgeprägter als radioulnar. Die zugehörige **konkave Gelenkfläche der Grundphalangen ist wesentlich kleiner.** Sie wird nach volar durch eine vierseitige faserknorpelige Platte (Fibrocartilago volaris), die in die Kapsel eingewoben ist, ergänzt. Diese Platte ist mit einem kleinen Ligament an die proximale Gelenkfläche der Grundphalanx angeheftet und bewegt sich mit dieser synchron.

Diese Knorpelplatte verhindert die Einklemmung der ventralen Kapselanteile bei der Flexion und nimmt den von volar auf das Gelenk einwirkenden Druck (z.B. beim Greifen) auf. Sie trägt auf der Volarseite außerdem die Sehnenscheiden für die Beugesehnen. Alle Faserknorpelplatten werden von Fasern der Kollateralbänder am Gelenk fixiert.

Die Fingergrundgelenke sind formal und funktionell Kugelgelenke, die aktiv und passiv eine Zirkumduktion des distalen Gelenkpartners erlauben.

Die Hauptbewegung ist Flexion-Extension um die radioulnare Achse durch das **Metakarpalköpfchen.**

Ferner sind **Abduktion und Adduktion um die dorsovolare Achse durch das Metakarpalköpfchen möglich.** Diese Bewegung, das Fingerspreizen, ist in der Streckstellung am

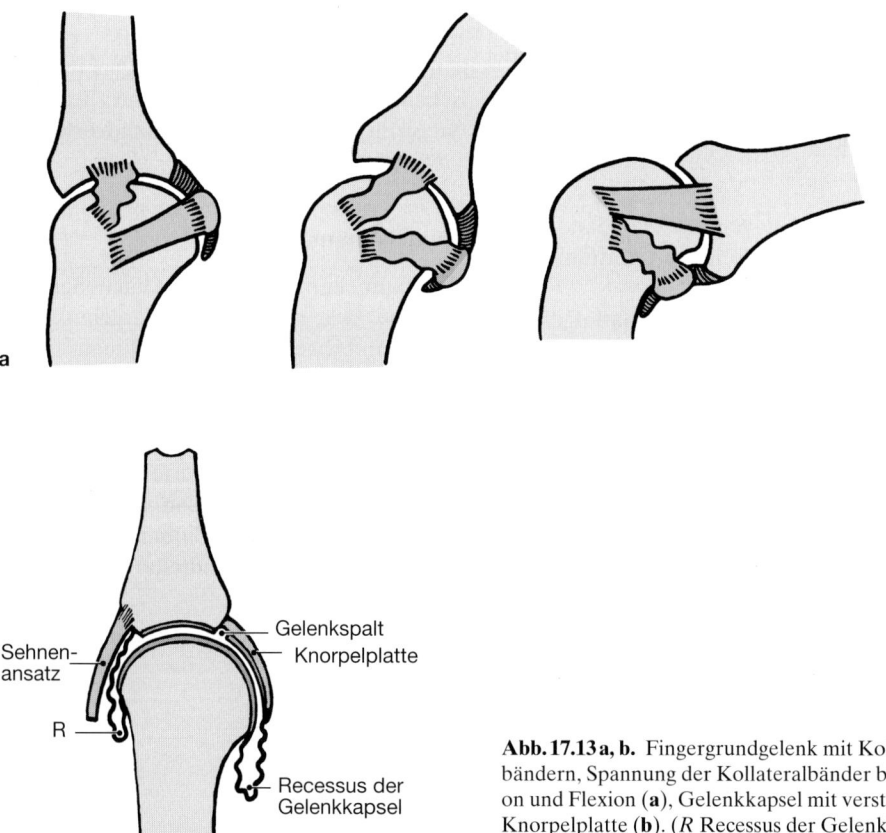

Abb. 17.13a, b. Fingergrundgelenk mit Kollateralbändern, Spannung der Kollateralbänder bei Extension und Flexion (**a**), Gelenkkapsel mit verstärkender Knorpelplatte (**b**). (*R* Recessus der Gelenkkapsel). (Aus: Kapandji 1984/85)

größten und nimmt bei Flexion des Gelenkes bis zur Bewegungsunfähigkeit beim Faustschluß ab. Passiv ist außerdem ca. 50° Rotation in der Transversalebene um die longitudinale Achse durch die Grundphalanx möglich.

Fingermittel- und Endgelenke

Es handelt sich hierbei um das

- **proximale Interphalangealgelenk (PIP)** und das
- **distale Interphalangealgelenk (DIP).**

Auch diese Gelenke haben jeweils **distal** ein Gelenkköpfchen mit einer **konvexen Fläche** in Form einer gekehlten Rolle. Die **proximale Gelenkfläche** des zugehörigen distalen Gelenkpartners hat eine **konkave Fläche mit einer Führungsleiste,** die sich in der Kehlung der Gelenkfläche bewegt und dadurch zusammen mit den Kollateralbändern ein seitliches Abgleiten des distalen Gelenkpartners verhindert. Auch in diesen Gelenken sind die Gelenkflächen volar breiter als dorsal. Die Gelenkköpfe werden nur zu 1/3 von den zugehörigen Gelenkpfannen bedeckt.
Bewegungsausmaße bei Flexion/Extension (zunehmend vom 2. bis zum 5. Finger):

- MCP 90°,
- PIP 110°,
- DIP 90°.

Passiv sind in Fingergrund- und Mittelgelenk noch 20° Flexionsvermehrung und in den Grund- und Endgelenken 20°–30° Hyperextension möglich. Ab- und Adduktionsbewegungen in den Fingergrundgelenken I/II 60°, in den übrigen MCP 45°.

Kapselansatz und Kapselmuster

Die Gelenkkapseln aller Finger- und Mittelhandgelenke setzen an den Knorpel-Knochengrenzen an. Sie sind schlaff und besonders dorsal dünn, so daß Verrenkungen meist nach dorsal erfolgen.

Kapselmuster der Fingergelenke

Einschränkung der Beweglichkeit in allen Richtungen, wobei die Flexion am meisten betroffen ist.

- **Karpometakarpalgelenk I:** Abduktion/Extension,
- **Karpometakarpalgelenke II–V:** gleichmäßige Einschränkung der geringfügigen Gleitbewegungen in alle Richtungen.

Verriegelte Stellung
Fingergelenke: DIP, PIP und MCPI: maximale Extension,
MCP II–V: maximale Flexion,
Karpometakarpalgelenk I: maximale Opposition.

Fingermuskeln (Abb. 17.8a und 17.10)

Die Muskeln der „Greifzange Hand" kann man anatomisch und funktionell grob schematisch in 5 Gruppen zusammenfassen. Die Fingermuskeln sind etwa zur Hälfte lange Muskeln, die vom Unterarm und z. T. von den Epikondylen des Humerus kommen. Sie neigen zur Verkürzung. Die kurzen Muskeln, die ihren Ursprung im Bereich der Hand haben, sind dagegen rein phasischer Natur.
Die **3 Dreiergruppen für die 3 gliedrigen Finger** sind:

- **Streckergruppe**
  - Extensor digitorum communis,
  - Extensor indicis proprius,
  - Extensor digiti minimi,
- **Beugergruppe**
  - Flexor digitorum profundus,
  - Flexor digitorum superficialis,
  - kurze **Dreier-Beugergruppe** für die Grundgelenke:
    Lumbricales,
    Interossei volares,
    Interossei dorsales,
- **Kleinfingerballengruppe**
  - Abduktor digiti minimi,
  - Flexor digiti minimi,
  - Opponens digiti minimi.

Der **2gliedrige Daumen** ist wegen seiner großen Beweglichkeit und funktionellen Bedeutung mit **2mal 4 Muskeln,** 4 langen und 4 kurzen Muskeln, versehen. Die **2 Vierergruppen für den Daumen** sind:

- **Repositionsgruppe** (Tabatière-Muskeln) zum Öffnen des Handgriffs:
  - Abduktor pollicis longus,
  - Extensor pollicis brevis,
  - Extensor pollicis longus,
  - Flexor pollicis longus (für grobe Griffe),

- **Oppositionsgruppe (Daumenballenmuskeln)** für koordinierte präzise Greifvorgänge:
  - Adduktor pollicis,
  - Abduktor pollicis brevis,
  - Flexor pollicis brevis,
  - Opponens pollicis.

Gelenktests (Abb. 17.14, 17.15, 17.16)

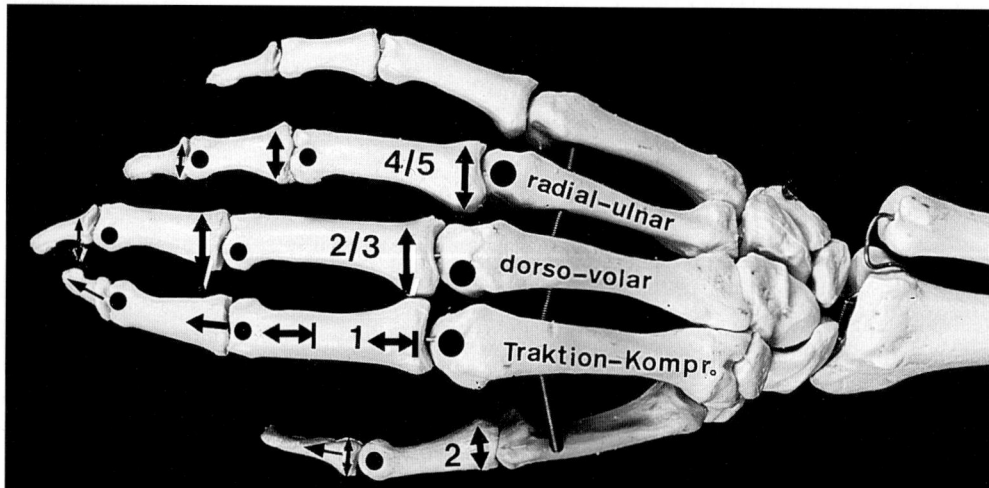

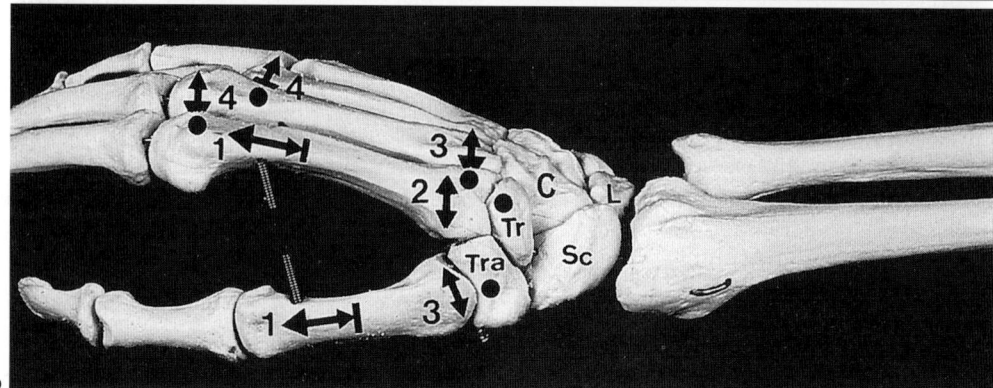

Abb. 17.14a, b. Translatorische Gelenktests an Finger- und Mittelhandgelenken. (● Fixierter Gelenkpartner/↔ bewegter Gelenkpartner). **a Fingergelenke:** 1 = Traktion-Kompression; 2/3 = Dorso-Volargleiten; 4/5 = Radial-Ulnargleiten. **b Mittelhandgelenke:** 1 = Traktion-Kompression; 2/3 = Dorso-Volargleiten in den Karpometakarpalgelenken; 3 = Dorso-Volargleiten in den Intermetakarpalgelenken; 4 = Dorso-Volargleiten in den intermetakarpalen Syndesmosen

Handgelenk: Untersuchung 607

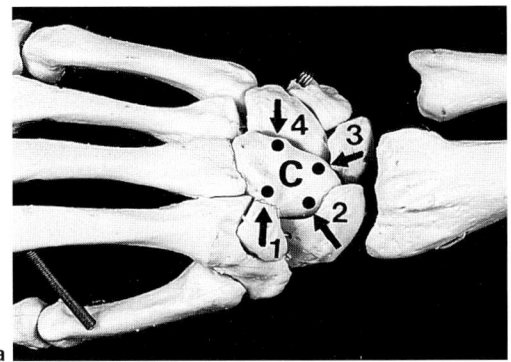
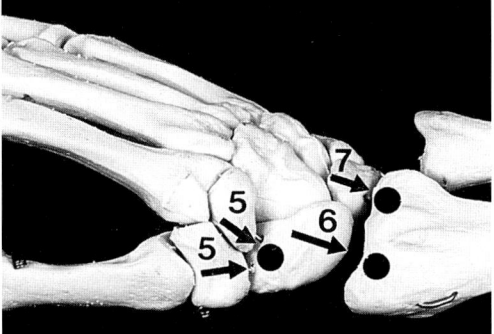
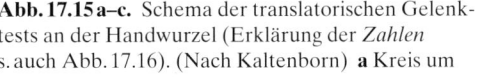

P = Os pisiforme
Ti = Os triquetrum
L = Os lunatum
Sc = Os scaphoideum
H = Os hamatum
C = Os capitatum
Tra = Os trapezoideum
Tr = Os trapezium
☉ = Fixierter Gelenkpartner
← = Bewegter Gelenkpartner

Abb. 17.15 a–c. Schema der translatorischen Gelenktests an der Handwurzel (Erklärung der *Zahlen* s. auch Abb. 17.16). (Nach Kaltenborn) **a** Kreis um das Capitatum (Test 1–4). **b** Radiale Handkante (Test 5–7). **c** Ulnare Handkante (Test 8–10). Die Tests sind in der Abb. 17.16 einzeln dargestellt

Abb. 17.16 a, b. Translatorische Gelenktests an der Handwurzel **(Zehnertest).** Handfassung für die Therapie (proximale **a** und distale **b** Fixation)

„Zehnertest":

Test 1   Capitatum – Trapezii

Test 2   Capitatum – Scaphoideum

Test 3   Capitatum – Lunatum

Test 4   Capitatum – Hamatum

Test 5   Scaphoideum – Trapezii

Test 6   Radius – Scaphoideum

Test 7   Radius – Lunatum

Test 8   Ulna – Triquetrum

Test 9   Hamatum – Triquetrum

Test 10   Triquetrum – Pisiforme
(Der fixierte Gelenkpartner ist immer zuerst genannt.)

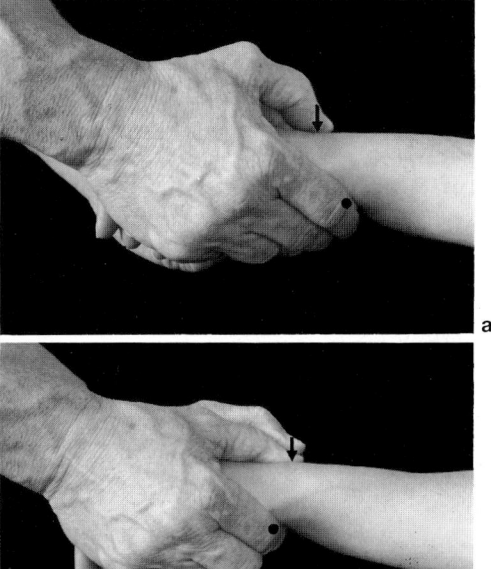

608 **Handgelenk:** Untersuchung

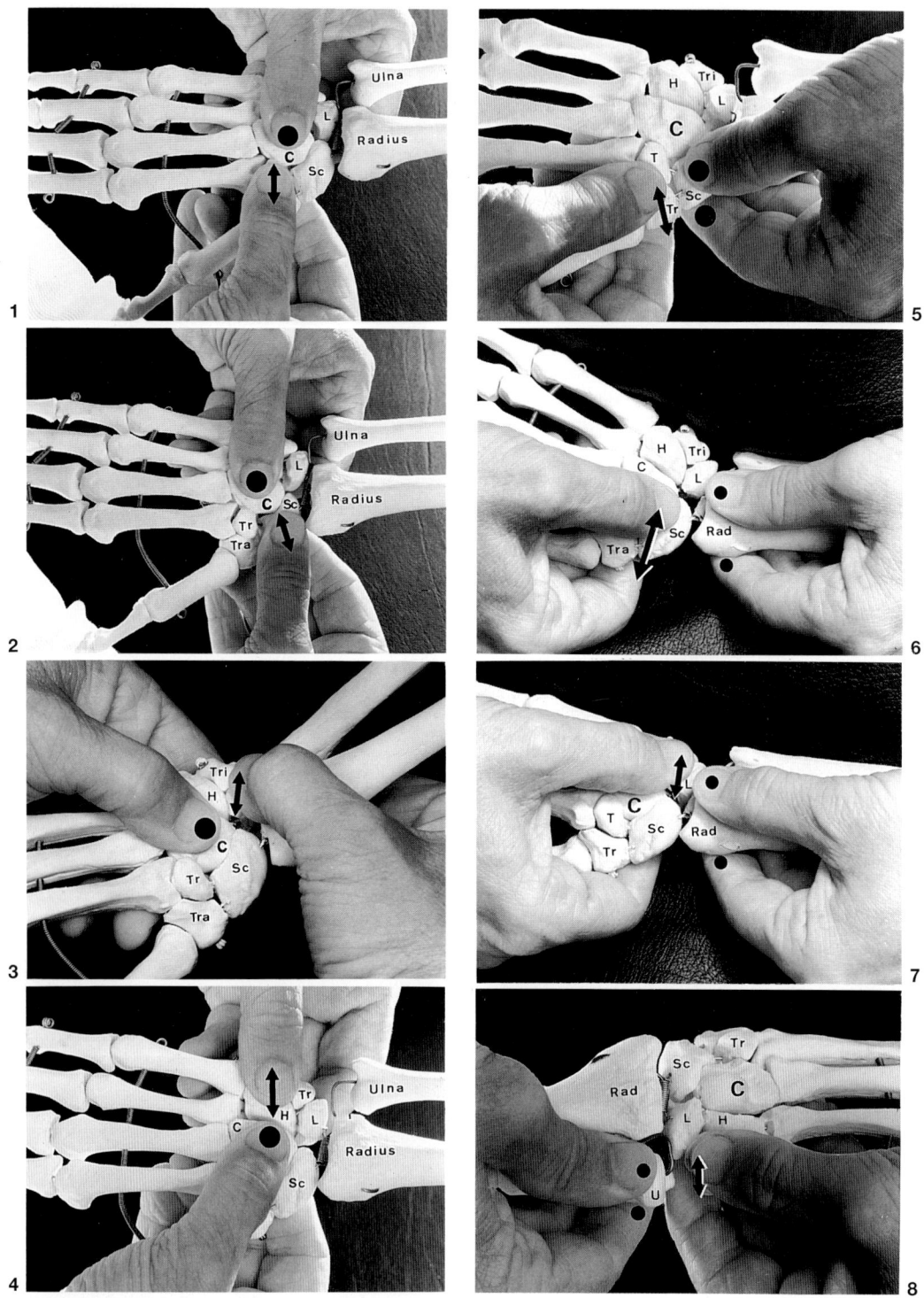

Abb. 17.16. Test 1–8 (Legende s. S. 607)

Handgelenk: Untersuchung 609

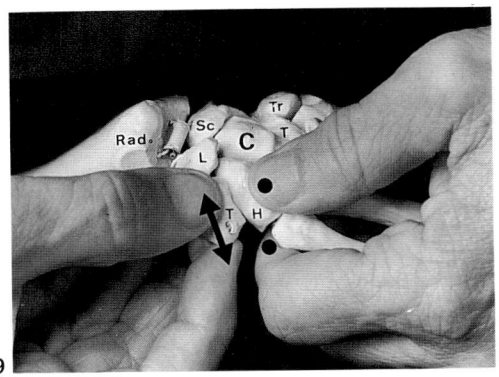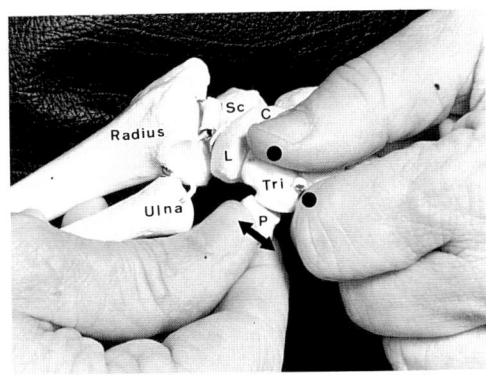

Abb. 17.16. Test 9 u. 10 (Legende s. S. 607)

Behandlung der Hand- und Fingergelenke

Handgelenke: Mobilisation des Radiokarpalgelenks: Carpus distal (Traktion) (Abb. 17.17)

Indikation:
- Test und Probebehandlung.
- Zur Schmerzlinderung.
- Kapseldehnung.
- Zur generellen Mobilisation.

Ausgangsstellung
Patient: **Handgelenk in Nullstellung** mit geringer Deviation nach volar und ulnar, Finger in entspannter Flexion.

Therapeut: Faßt mit der **Fixationshand** den **Unterarm unmittelbar oberhalb des Handgelenks** und fixiert ihn am eigenen Körper oder auf der Unterlage (Behandlungstisch). Mit der **Mobilisationshand** umfaßt er **unmittelbar distal davon die Hand** in Höhe der proximalen Handwurzelreihe.

Ausführung
Die **Mobilisationshand zieht nach distal,** löst damit die Gelenkflächen im Bereich der Kontaktstellen und dehnt gleichmäßig die Gelenkkapsel (Abb. 17.17a, b). Die Abb. 17.17c, d zeigen die gleiche Behandlung aus anderen Ausgangsstellungen (Behandlungsstellungen außerhalb der Ruhestellung), wodurch andere Kontaktstellen gelöst und v. a. andere Kapselanteile (Volarseite) mehr gedehnt werden.

Hinweise
Legt der Therapeut bei der Behandlung nach Abb. 17.17a seine Arme am Körper an, dann kann ohne muskuläre Mithilfe der Mobilisationshand, allein **durch die eigene Atembewegung,** die für eine **schmerzlindernde Behandlung** (z. B. bei entzündlichen Prozessen) notwendige, **leichte** Distraktion erzielt werden.
Durch **Versetzen der beiden Hände nach distal** kann der **Traktionseffekt** auch **in das interkarpale Gelenk verlagert** werden. Dann umfaßt die **Fixationshand** die proximale Handwurzelreihe und die **Mobilisationshand** die distale Handwurzelreihe. Die Ausführung ist die gleiche.

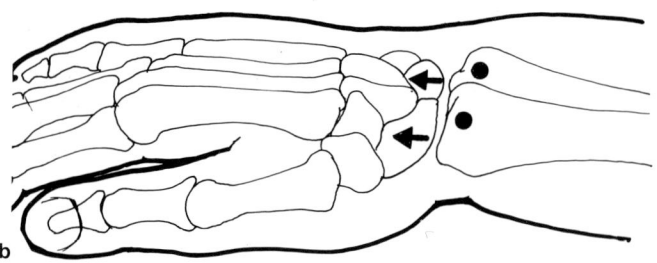

Abb. 17.17a–d. Mobilisation der **Handgelenke: a, b** Carpus distal (Traktion), **c, d** alternative Ausgangsstellung und Handfassung

Handgelenk: Mobilisation 611

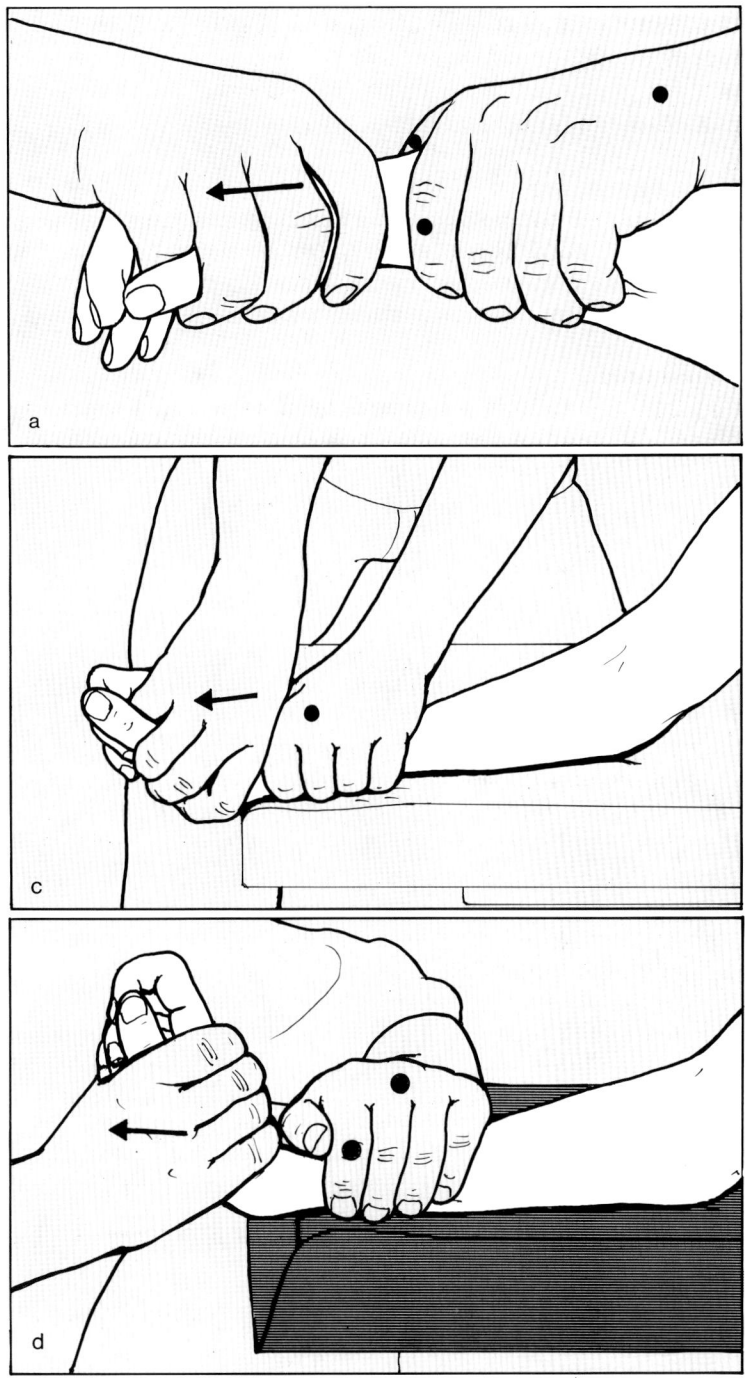

Abb. 17.17 a, c, d (Legende s. S. 610)

Handgelenke: Mobilisation des Radiokarpalgelenks: Carpus volar (Abb. 17.18)

Indikation: Eingeschränkte **Dorsalflexion** (Konvexgleiten).

Ausgangsstellung
Therapeut: Die **Handfassung von Fixations- und Mobilisationshand ist die gleiche** wie bei der Traktion (Abb. 17.17a). Der Unterarm muß aber am Rand der Behandlungsbank oder einem Behandlungskissen (Sandsack) liegen, um Platz für die Mobilisationsbewegung zu haben.

Ausführung
Die **Mobilisation erfolgt nach volar** unter leichter Traktion nach distal. Sie bewirkt dadurch die für die Dorsalflexion erforderliche Gleitbewegung nach volar (Konvexgleiten).

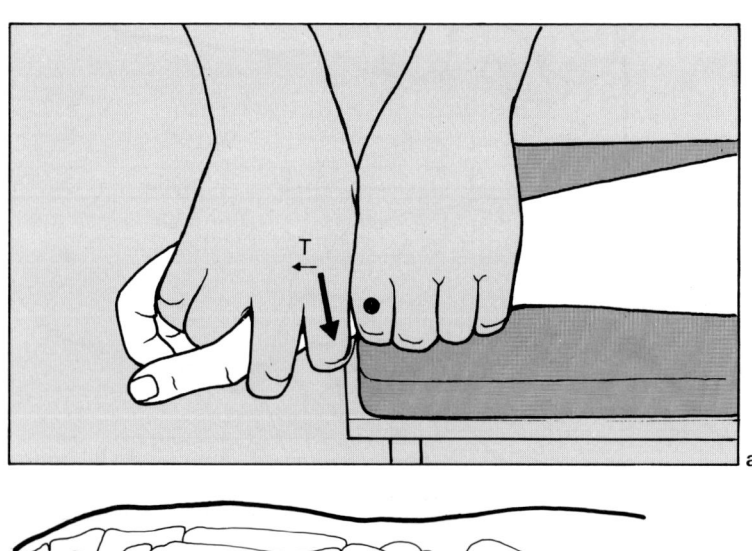

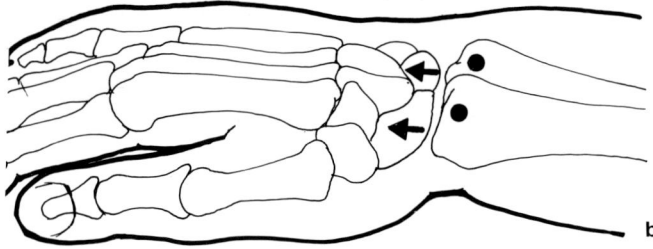

Abb. 17.18 a, b. Mobilisation **Handgelenke:** Carpus volar

Handgelenke: Mobilisation des Radiokarpalgelenks: Radius volar (Carpus dorsal) (Abb. 17.19)

Indikation: Eingeschränkte **Volarflexion** (Konkavgleiten).

Ausgangsstellung
Patient: Sitzt, Unterarm und Hand liegen auf dem Behandlungstisch.
Therapeut: Die **Handfassung ist die gleiche wie beim Gleiten Carpus volar** (Abb. 17.18), diesmal jedoch wird die **Hand, nicht der Unterarm, an der Tischkante** oder einer anderen Unterlage **fixiert.** Mit einem Gabelgriff erfaßt der Therapeut die proximale Handwurzelreihe und fixiert die Handwurzelknochen mit dem Zeigefinger und Daumen.

Ausführung
Mobilisiert wird unter leichter Traktion der Fixations- oder Mobilisationshand **der Unterarm des Patienten.** Die **Mobilisationsrichtung** ist wieder **nach volar**; dies ist aufgrund der konkaven Gelenkfläche des Radius die für die Volarflexion im Handgelenk erforderliche Gleitbewegung.

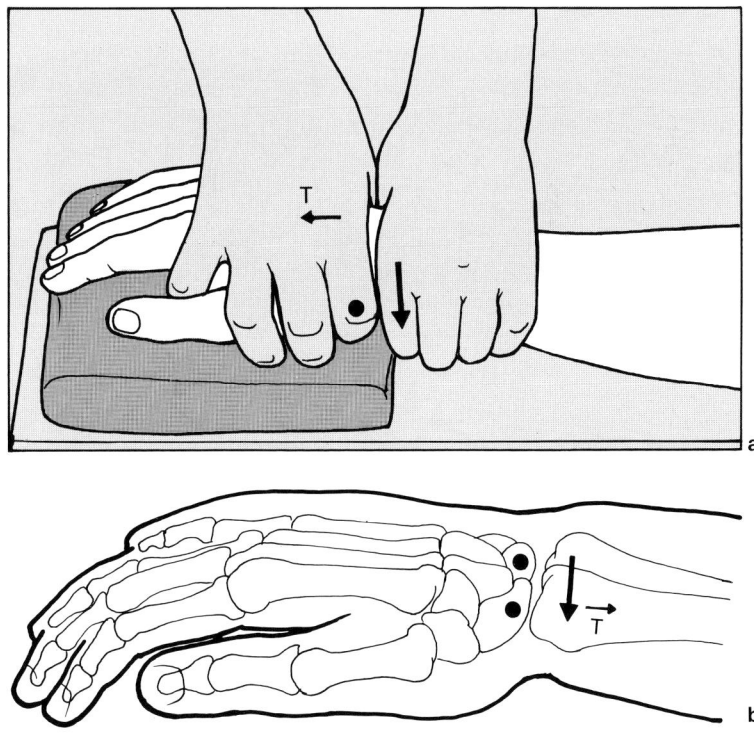

Abb. 17.19 a, b. Mobilisation **Handgelenke:** Radius volar (Carpus dorsal)

Handgelenke: Mobilisation des Radiokarpalgelenks:
Carpus ulnar (Abb. 17.20)

Indikation: Eingeschränkte **Radialabduktion** (Konvexgleiten).

Ausgangsstellung
Patient: Wie bisher (s. S. 612).
Therapeut: Der Therapeut stellt den **Unterarm des Patienten in Semipronation auf die ulnare Seite** und fixiert ihn auf der Unterlage. Die **Handfassung von Fixations- und Mobilisationshand** ist die gleiche **wie beim Carpus volar** (Abb. 17.18).

Ausführung
Die **Mobilisationsbewegung der Hand** erfolgt wieder **unter Traktion nach ulnar.** Das führt durch den schrägen Verlauf der Radiusgelenkfläche nicht nur zum physiologischen Gleiten der konvexen Fläche der Handwurzel nach ulnar, was dem für die Radialabduktion notwendigen Konvexgleiten entspricht, sondern auch zu einer leichten Distraktion der Gelenkflächen.

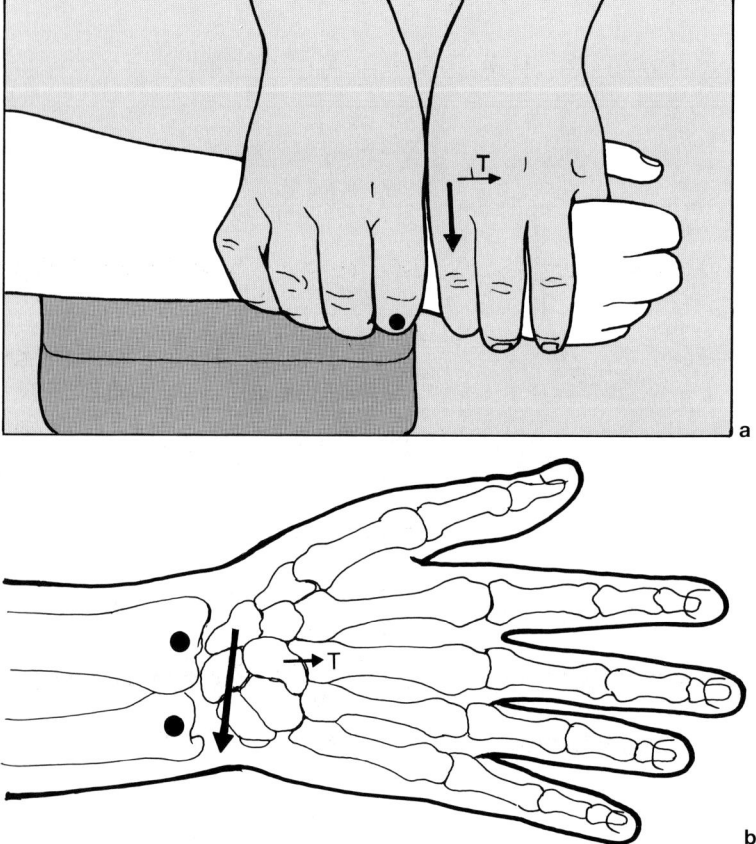

Abb. 17.20 a, b. Mobilisation **Handgelenk:** Carpus ulnar

Handgelenke: Mobilisation des Radiokarpalgelenks: Radius ulnar (Carpus radial) (Abb. 17.21)

Indikation: Eingeschränkte **Ulnarabduktion** (Konkavgleiten).

Ausgangsstellung

Patient: **Unterarm in Semipronation auf der ulnaren Handkante.** Der zu mobilisierende Unterarm darf nicht aufliegen.

Therapeut: Die **Fixationshand umgreift die proximale Handwurzelreihe** und plaziert sie auf der Unterlage (Sandsack/Polster).
Die **Mobilisationshand faßt** proximal vom Gelenkspalt **den Unterarm.**

Ausführung

Die **Mobilisation** der konkaven Gelenkflächen **des Unterarms** (Radius und Ulna) erfolgt wieder **tischwärts, nach ulnar.** Das entspricht dem für die Ulnarabduktion erforderlichen Konvexgleiten der proximalen Handwurzelreihe nach radial. Der schräge Verlauf der karpalen Gelenkfläche von radial distal nach ulnar proximal erfordert eine stärkere (beidhändige) Distraktion der Gelenkflächen.

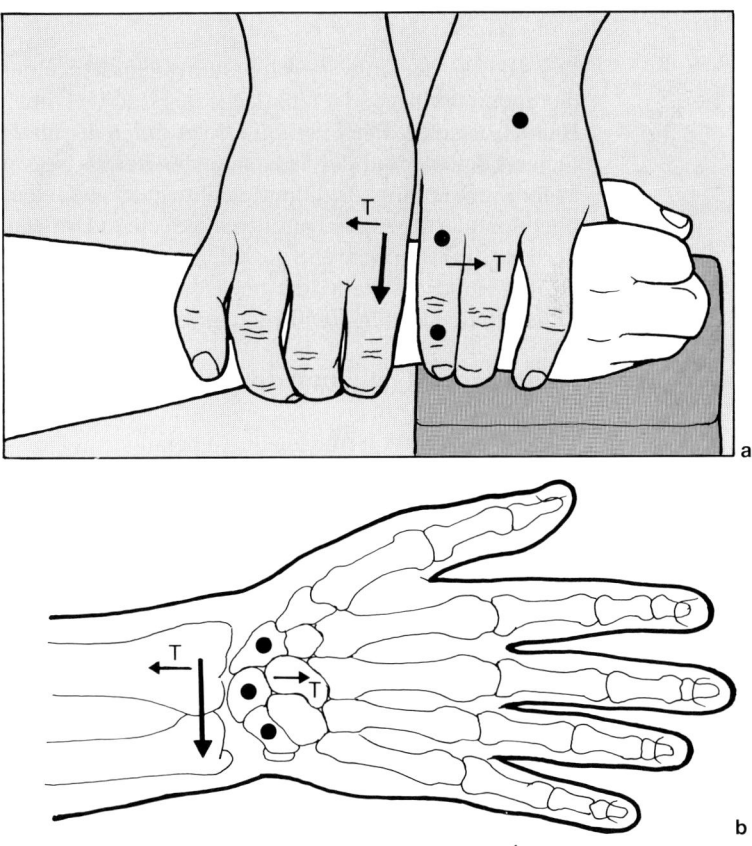

Abb. 17.21 a, b. Mobilisation **Handgelenk:** Radius ulnar (Carpus radial)

Mobilisationen der Handwurzelgelenke

Handwurzelgelenke: Mobilisation der Radialseite (Abb. 17.22)

Indikation:
- Eingeschränkte Volar- oder Dorsalflexion
- Eingeschränkte Radialabduktion der Hand.

Ausgangsstellung
Patient: Sitzt am Ende der Behandlungsbank oder an einem Behandlungstisch. Die Hand liegt entspannt auf der Unterlage (Kissen/Sandsack).
Therapeut: Steht dem Patienten gegenüber oder an der Ulnarseite der Hand. **Außer der** üblichen **einhändigen Fixation bzw. Mobilisation** (Abb. 17.22 c, e) ist die **beidhändige Fixation bzw. Mobilisation möglich** (Abb. 17.22 a, b). Bei allen Techniken sollte die **Fixationshand,** zur Schonung, mit einem Polster unterlegt werden.

Ausführung: Lunatum volar (Abb. 17.22 a)

Indikation: **Eingeschränkte Dorsalflexion** durch behindertes Volargleiten des Lunatum gegenüber dem Radius.

Das Gleiten der konvexen Lunatumgelenkfläche gegenüber der korrespondierenden konkaven Gelenkfläche des Radius kommt durch die **Fixation des Radius** zustande. Die Fixation erfolgt **durch die übereinandergelegten Zeigefingerendglieder auf der Volarseite des Radius** (sog. proximale Fixation). Die **Mobilisation** führen die unmittelbar distal vom Gelenkspalt **auf dem Lunatum übereinanderliegenden Daumen** durch einen **Druck nach volar** aus. Die **erforderliche Traktion** während des Gleitimpulses erfolgt durch Zug beider Hände an der Hand des Patienten nach distal. Ohne diesen Traktionszug ist eine **Manipulation** an den Handwurzelgelenken nicht möglich.

Ausführung: Radius volar (Lunatum dorsal) (Abb. 17.22 b)

Indikation: **Eingeschränkte Volarflexion** durch behindertes Dorsalgleiten des Lunatum.

Diese **umgekehrte Gleitbewegung des konvexen Lunatum nach dorsal,** bzw. seines konkaven Gelenkpartners Radius nach volar, wird über den Radius ausgelöst, weil durch die volare stärkere Bedeckung mit druckempfindlichen Weichteilen (Sehnen- und Nervenverläufe im Karpaltunnel) ein wirksamer Knochenkontakt schwierig ist und außerdem der therapeutische Impuls von dorsal nach volar handlicher ist.
Die **Fixation erfolgt** wieder über die **übereinandergelegten Mittel- und Endglieder der Zeigefinger, die als fixierendes Hypomochlion** den Fixationsdruck über die ganze Reihe der proximalen Handwurzelknochen verteilt (sog. distale Fixation).
Den **Mobilisationsimpuls** geben die **auf der Dorsalseite** unmittelbar proximal vom Gelenkspalt **übereinandergelegten Daumen durch einen Druck auf den**

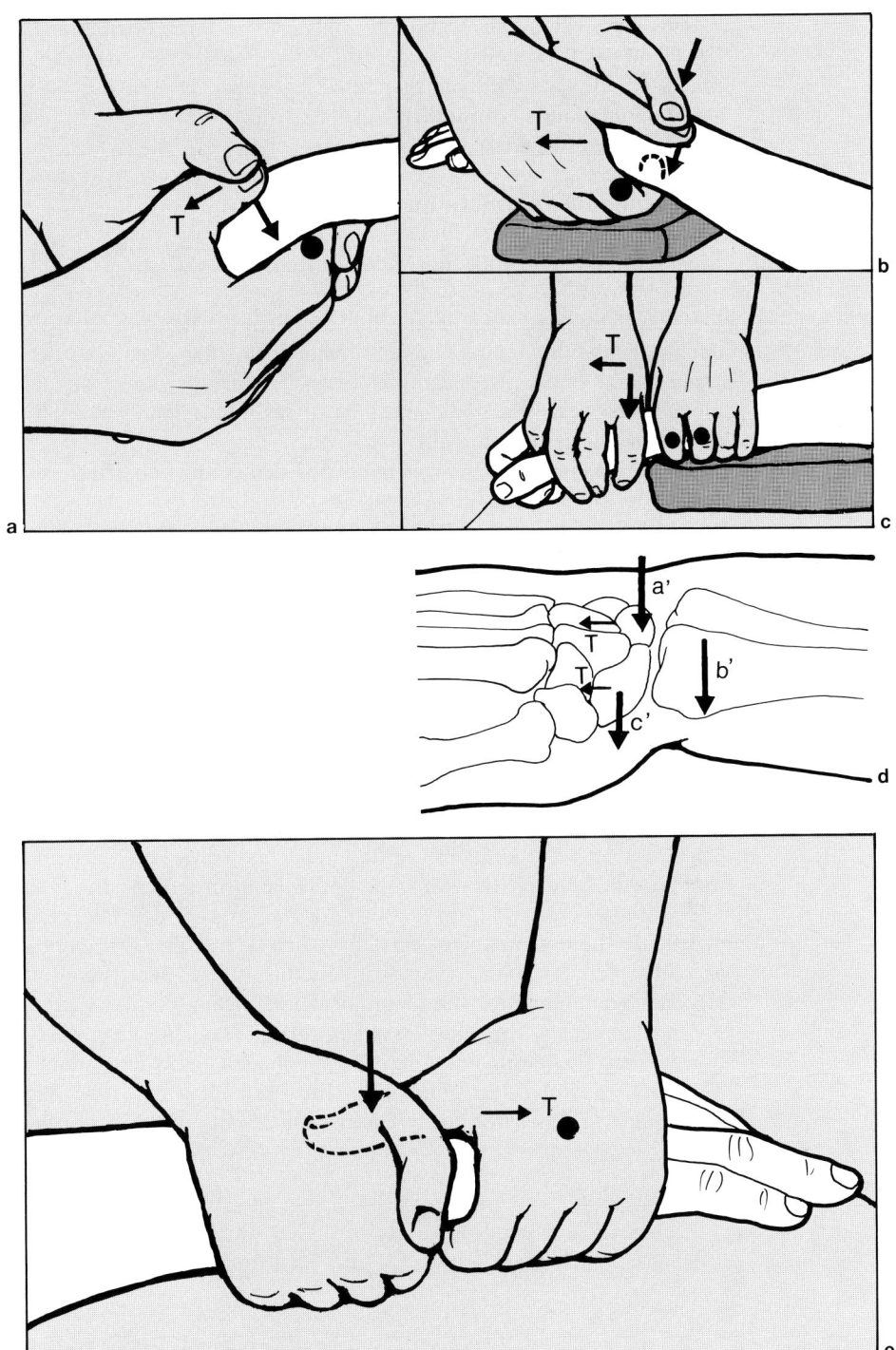

Abb. 17.22 a–e. Mobilisation Handwurzel. **a Lunatum volar, b Radius volar, c Scaphoideum volar, d** schematische Darstellungen von **a** (a'), **b** (b') bzw. **c** (c'), **e** andere Handfassung und Traktion: **Capitatum volar**

Radius nach volar. Der Traktionsimpuls erfolgt durch beidhändigen Zug an der Hand des Patienten, besonders durch die beiderseits seitlich an der proximalen Handwurzelreihe anliegenden Zeigefinger. Dieser **Zug ist besonders für Manipulationen erforderlich,** bei denen die Traktion durch den hängenden Unterarm des Patienten nicht ausreicht.

Ausführung: Scaphoideum volar (Radius dorsal) (Abb. 17.22 c)

Indikation: Eingeschränkte **Dorsalflexion und/oder Radialabduktion.**

Das bikonvexe Scaphoideum macht sowohl bei der Dorsalflexion als auch bei der Radialabduktion eine Gleitbewegung nach volar gegenüber dem Radius. Dazu kommt bei der Radialabduktion noch ein Dorsalgleiten der Trapezii auf die Dorsalseite des Scaphoideums, um so das 1. Mittelhandgelenk bei der Radialabduktion dem Radius anzunähern.
Die **Fixationshand umfaßt von radial her den Radius** oberhalb des Gelenkspalts und fixiert ihn auf der Unterlage.
Die **Mobilisationshand erfaßt** unmittelbar daneben distal vom Gelenkspalt mit **dem Zeigefinger das Scaphoid und mit den anderen Fingern den Daumenballen.** Der **Mobilisationsimpuls geht nach volar** und gleichzeitig durch eine Distraktion der gleichen Hand **nach distal** (T = Traktion).

Ausführung: Capitatum volar (Lunatum dorsal) (Abb. 17.22 e)

Indikation: Eingeschränkte **Dorsalflexion** durch behindertes Volargleiten des Capitatum.

Bei der Dorsalflexion der Hand findet etwa 1/3 der Bewegung zwischen Lunatum und Radius und ca. 2/3 zwischen Capitatum und Lunatum statt, so daß auch die Gleitbewegung des Capitatum nach volar gegenüber dem Lunatum für eine unbehinderte Dorsalflexion der Hand erforderlich ist.
Die **Mobilisationshand** (hier die rechte Hand) **ergreift den Unterarm und die proximale Handwurzelreihe** von der Ulnarseite her. Der Daumenballen liegt bereits über der distalen Handwurzelreihe. Die **Fixationshand** (die linke Hand) **ergreift ebenfalls von ulnar her die Mittelhand** und die angrenzenden Fingergelenke. Das **Endglied des abgespreizten Daumens** liegt **als Hypomochlion auf dem Capitatum** unter dem Daumenballen der **Mobilisationshand.** Die **Mobilisation erfolgt durch Druck des Daumenballens** der **Mobilisationshand nach volar** bei gleichzeitigem Distraktionsimpuls der **Fixationshand** nach distal.

Handwurzelgelenke: Mobilisation der Ulnarseite: Triquetrum (Diskus) dorsal/ventral; Test und Therapie (Abb. 17.23)

Indikation: Eingeschränkte Volarflexion/Dorsalflexion.

Ausgangsstellung
Patient: Sitzt. Der **Unterarm der zu behandelnden Hand** steht **senkrecht auf dem Behandlungstisch.**

Therapeut: Die **Fixationshand umfaßt den Unterarm von der Dorsalseite her,** unmittelbar proximal vom Gelenkspalt. Die Ulna wird dabei mit dem Zeigefingergrundgelenk von dorsal fixiert.
Die **Mobilisationshand ergreift unmittelbar darüber von volar her den Handteller.** Der Kleinfinger faßt von volar das Triquetrum, das Grundgelenk liegt auf dem Triquetrum, der Daumen wird zwischen den Ring- und Kleinfinger der behandelten Hand geschoben.

Ausführung
Unter gleichzeitiger **Traktion** der Hand nach distal erfolgt die **Mobilisation** für das konvexe Triquetrum durch **Schub in der Transversalebene gegen die Fixationshand nach dorsal zur Verbesserung der Volarflexion.** Bei der **Behandlung einer eingeschränkten Dorsalflexion** erfolgt die Mobilisation **bei gleicher Handfassung** durch **Zug des Triquetrum nach volar.** Weniger Kraft ist allerdings erforderlich, wenn dazu Fixationshand und Mobilisationshand gewechselt werden: Die **Fixationshand** liegt dann auf der Volarseite des Unterarms, der Impuls der **Mobilisationshand** erfolgt vom Handrücken aus durch Schub auf die **Fixationshand** zu nach volar.

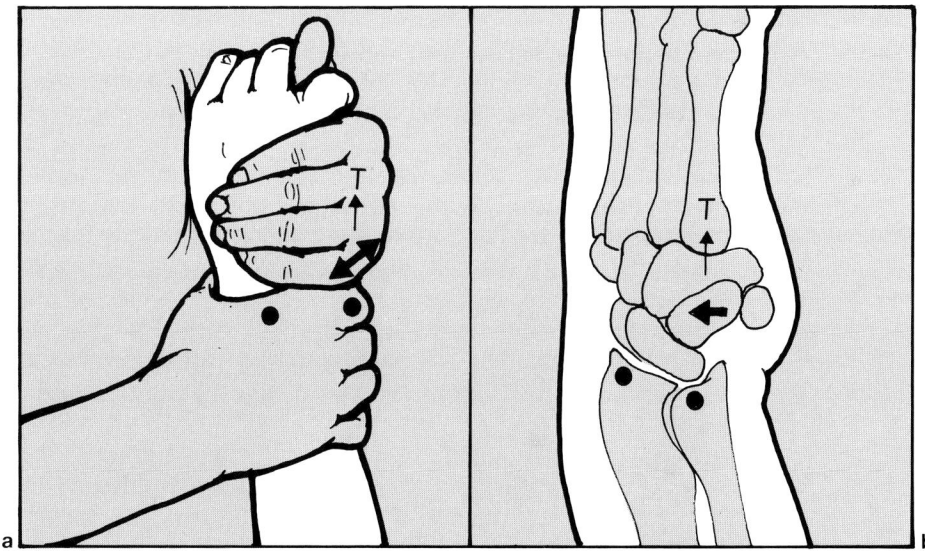

Abb. 17.23 a, b. Mobilisation **Handwurzel:** Triquetrum (Diskus) dorsal, ventral (Test)

Mobilisationen der Mittelhandgelenke

Mobilisation des Daumensattelgelenks: Metacarpale I (Traktion und Gleiten radial/ulnar/volar/dorsal); Test und Therapie (Abb. 17.24)

Indikation:
- Zur Schmerzlinderung.
- Eingeschränkte Abduktion/Adduktion.
- Eingeschränkte Flexion/Extension.

Ausgangsstellung
Patient: Sitzt. Hand und Unterarm liegen entspannt auf dem Behandlungstisch bzw. einem Polster.
Therapeut: Steht an der Ulnarseite des Arms und umgreift mit der **Fixationshand von proximal den Radius.** Daumen und Zeigefinger haben das **Trapezium gefaßt.** Die **Mobilisationshand faßt von distal den Daumen** des Patienten und mit Daumen und Zeigefinger die Basis des Metacarpale I.

Ausführung

1) Die **Mobilisationshand** zieht das **Metacarpale I nach distal** zur Testung des Schmerzverhaltens und der Beweglichkeit (**Traktion,** Abb. 17.24 a, b),
2) danach **nach radial** (Konvexgleiten **für die Adduktion**)
3) und **nach ulnar** (Konvexgleiten **für die Abduktion,** Abb. 17.24 a).

Mit dem gleichen Handgriff kann bei **etwas nach volar und dorsal versetzter Fixation am Trapezium** das

4) Konkavgleiten **nach volar für die Volarflexion** und das
5) Konkavgleiten **nach dorsal für die Dorsalflexion**

getestet bzw. behandelt werden (Abb. 17.24 b).

Handgelenk: Mobilisation Mittelhand 621

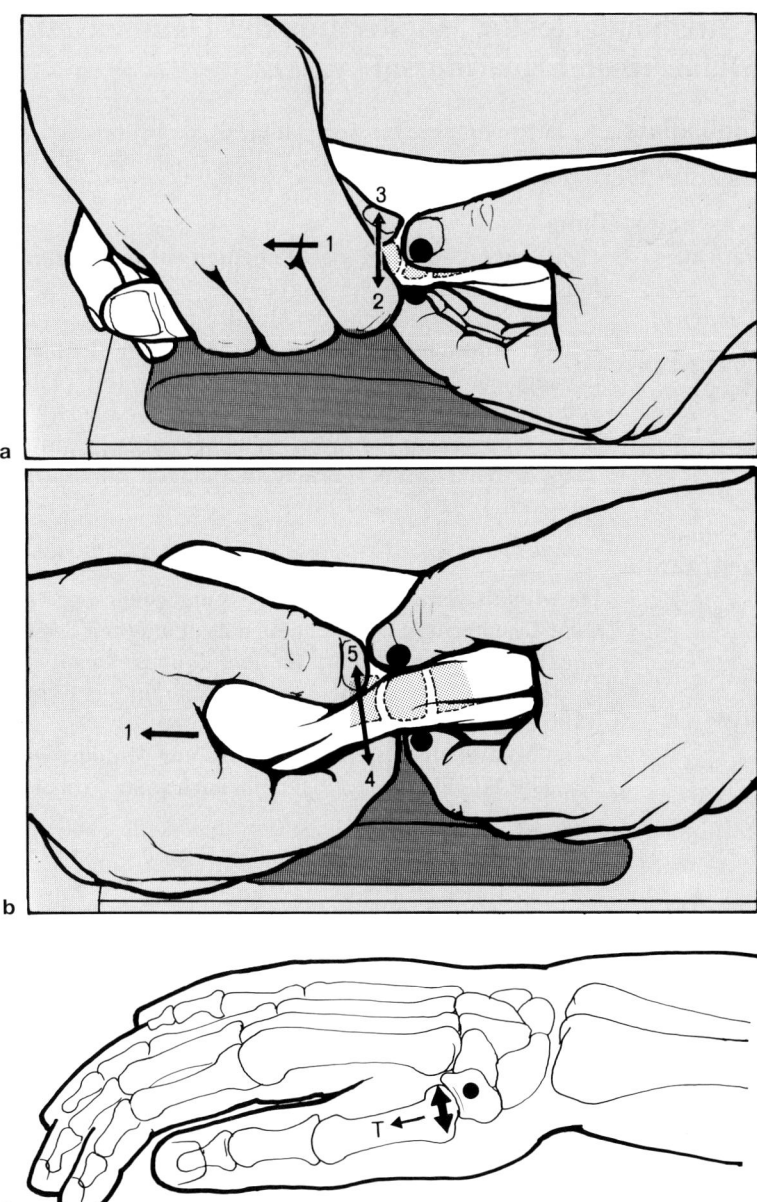

Abb. 17.24 a–c. Mobilisation Mittelhandgelenke: Daumensattelgelenk, Metacarpale I: a Ausgangsstellung mit radialulnarer Fixation des Trapezium für Traktion *(1)*, Adduktion *(2)* und Abduktion *(3)*. **b** Ausgangsstellung mit dorsovolarer Fixation des Trapezium für Traktion *(1)*, Volarflexion *(4)*, und Dorsalflexion *(5)*. **c** Schematische Darstellung

Mittelhandgelenke: Mobilisation des Daumensattelgelenks: Metacarpale I volar/dorsal (Abb. 17.25)

Indikation:
- Eingeschränkte Flexion (Metacarpale I volar).
- Eingeschränkte Extension (Metacarpale I dorsal).

Ausgangsstellung
Patient: Hand und **Unterarm des Patienten** stehen **senkrecht auf dem Behandlungstisch.**

Therapeut: Steht auf der Dorsalseite der Hand.
Die **Fixationshand** liegt **auf der Volarseite des Unterarms.** Sie wird von ulnar her angelegt. Die **Trapezii** werden bei Volar- (oder Ulnar)gleiten **mit dem Zeigefingergrundgelenk fixiert** (Pistolengriff) (Abb. 17.25 a).
Wenn die **Fixationshand von radial her angelegt** wird, erfolgt die **Fixation der Trapezii** bei Dorsal- (oder Radial)gleiten **durch Daumen und Zeigefinger** (Spitzgriff) (Abb. 17.25 b).

Ausführung
Die **Mobilisationshand** faßt jeweils **entgegengesetzt von der anderen Seite** von volar **Daumen und Daumenballen des Patienten** (Metacarpale I) für die Traktion. Der Kleinfinger führt mit dem Grundgelenk die **Mobilisationsbewegung** in der Transversalebene bei eingeschränkter **Extension nach dorsal** aus (Abb. 17.25 b).
Beim **Volargleiten** müssen **Fixations- und Mobilisationshand gewechselt** werden. Die **Mobilisation** erfolgt dann **nach volar** (Abb. 17.25 a).

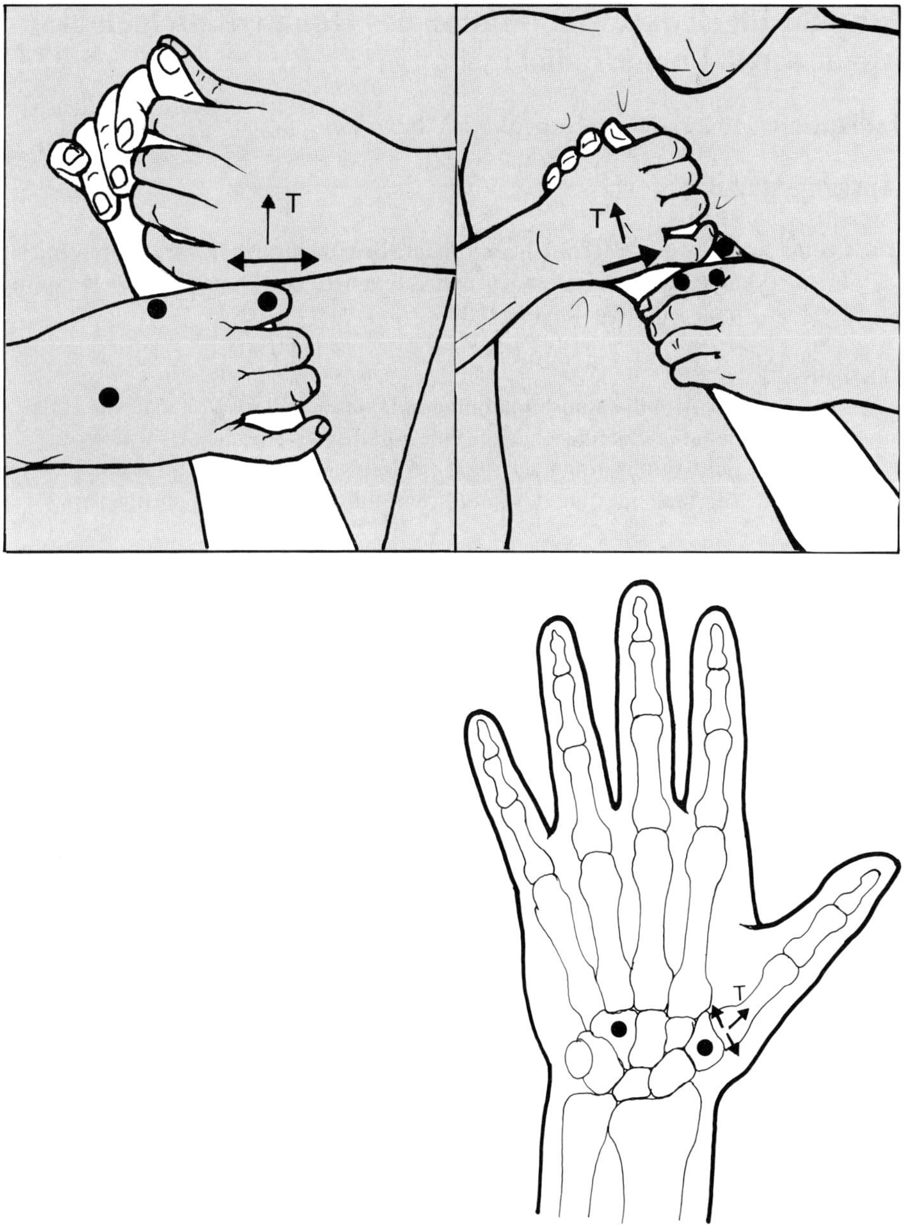

Handgelenk: Mobilisation Mittelhand 623

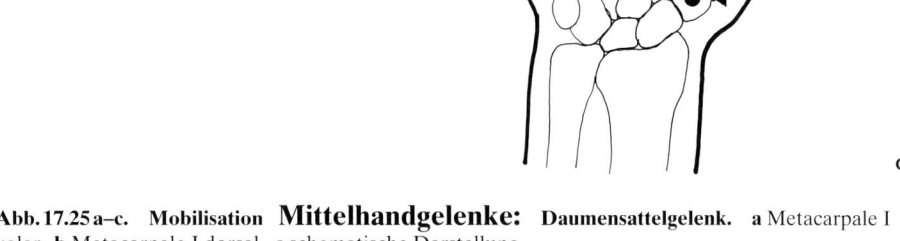

Abb. 17.25 a–c. Mobilisation Mittelhandgelenke: Daumensattelgelenk. a Metacarpale I volar, b Metacarpale I dorsal, c schematische Darstellung

Mittelhandgelenke: Mobilisation des Daumensattelgelenks: Metacarpale I ulnar/radial (Abb. 17.26)

Indikation: Eingeschränkte Abduktion/Adduktion.

Ausgangsstellung
Patient: Sitzt.
Therapeut: Steht ihm gegenüber und **fixiert den Unterarm des Patienten** mit der **Fixationshand** am eigenen Körper. Dabei wird das **Trapezium zur Fixation mit Daumen und Zeigefinger gefaßt.**

Ausführung
Die **Mobilisationshand faßt den Daumenballen** (Metacarpale I) des zu behandelnden Gelenks und führt hiermit die erforderliche **Traktion** aus.
Die **Mobilisation nach ulnar** zur Verbesserung der **Abduktion** bzw. **nach radial** zur Verbesserung der **Adduktion** führt der Kleinfinger mit dem Grundgelenk aus.

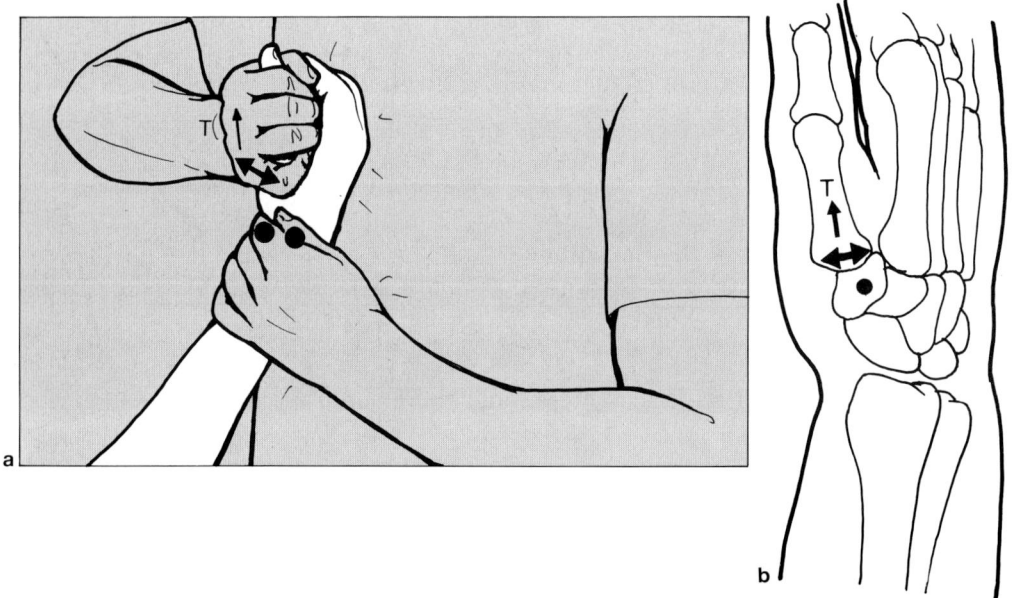

Abb. 17.26 a, b. Mobilisation **Mittelhandgelenke:** Daumensattelgelenk Metacarpale I ulnar/radial

Mittelhandgelenke: Mobilisation der Metacarpale II–V nach distal (Traktion); Test und Therapie (Abb. 17.27)

Indikation: Eingeschränkte Beweglichkeit in den Karpometakarpalgelenken.

Ausgangsstellung
Patient: Sitzt.
Therapeut: Immobilisiert mit der **Fixationshand Unterarm und Handgelenk** des Patienten am eigenen Körper. **Dabei fixieren Daumen und Zeigefinger** den jeweils zum getesteten bzw. behandelten Strahl gehörigen **Knochen der distalen Handwurzelreihe** (Trapezium, Capitatum, Hamatum). Bei der Mobilisation des 2. und 3. Metacarpale wird die ulnare Handkante, beim 4. und 5. Metacarpale die radiale Handkante am Körper fixiert.

Ausführung
Die **Mobilisationshand** faßt das jeweils zugehörige **Metakarpalköpfchen** des 2.–5. Strahls und führt damit die **Traktion nach distal** aus.

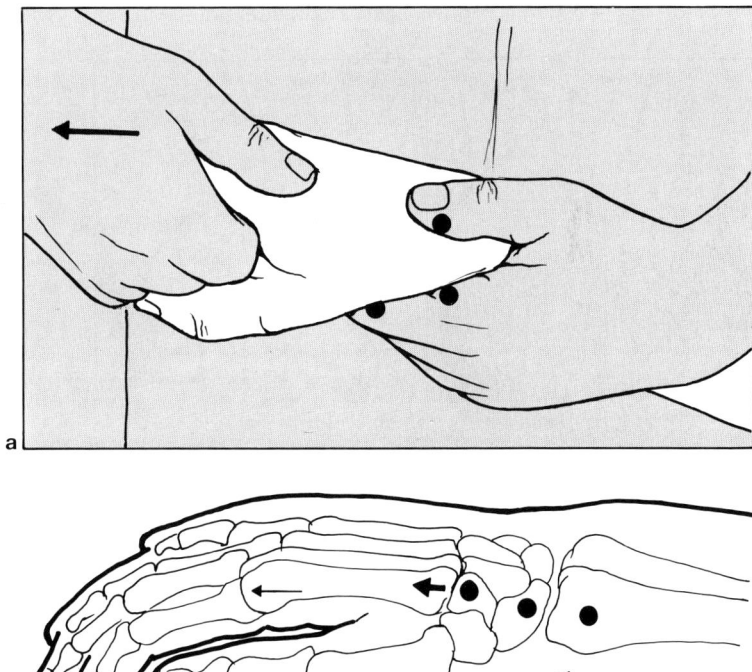

Abb. 17.27 a, b. Mobilisation **Mittelhandgelenke:** Metacarpale II distal (Traktion) (Test und Mobilisation)

Mittelhandgelenke: Mobilisation der intermetakarpalen Gelenke II–V, Caput ossis metacarpi volar/dorsal, Basis ossis metacarpi volar/dorsal; Test und Therapie (Abb. 17.28)

Indikation: Eingeschränkte Beweglichkeit im Bereich der Mittelhandgelenke durch das Lig. transversum (distal) oder die intermetakarpalen Gelenke (proximal).

Ausgangsstellung
Patient: Hand und Unterarm liegen entspannt auf dem Behandlungstisch.

Therapeut: Steht neben dem Patienten und **faßt von proximal her die radiale und ulnare Handkante.** Jeweils 2 benachbarte Mittelhandknochen (Köpfchen) werden dabei mit dem Mittelhandköpfchen des Therapeutendaumens dorsal und dem 2. und 3. Finger volar zur **Prüfung der Ligg. transversa** gefaßt (Abb. 17.28 a, c). In gleicher Weise werden proximal zur **Testung der intermetakarpalen Gelenke jeweils 2 benachbarte Mittelhandbasen** gefaßt, wobei die **Fixationshand** noch den zugehörigen Handwurzelknochen zur besseren Fixation mitfassen sollte (Abb. 17.28 b, d).

Ausführung
Eine Hand fixiert, die andere Hand führt Gleitbewegungen nach volar und dorsal aus, wodurch die Ligg. transversa auf ihre Spannung (Endgefühl) (Abb. 17.28 a, c) bzw. die Gleitbewegung zwischen den Mittelhandbasen (Abb. 17.28 b, d) geprüft bzw. behandelt werden können.

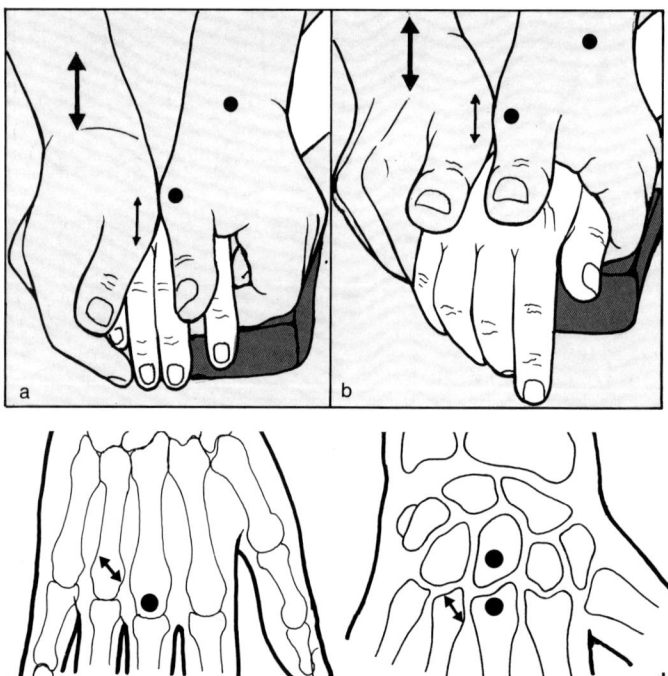

Abb. 17.28 a–d. **Mittelhandgelenke:** Mobilisation der interkarpalen Gelenke. **a, c** Caput ossis metacarpi IV volar, dorsal, **b, d** Basis ossis metacarpi IV volar, dorsal

Mittelhand- und Handwurzelgelenke: Generelle Mobilisation der Mittelhandbogen konkav/konvex (Abb. 17.29)

Indikation: Test und allgemeine Mobilisation der Mittelhand- und Handwurzelgelenke bei Bewegungseinschränkungen und muskulären Verspannungen im Bereich der Handwurzel.

Ausgangsstellung
Therapeut: Steht dem Patienten gegenüber und **erfaßt den medialen (2. Strahl) und lateralen (5. Strahl) Rand des Handtelles.**

Ausführung
Durch **Aufbiegen der beiden Handtellerränder nach volar** (Abb. 17.29 a, c) **und dorsal** (Abb. 17.29 b, d) ist ein genereller Test und eine allgemeine Mobilisation der Mittelhand und der angrenzenden Handwurzelgelenke möglich.

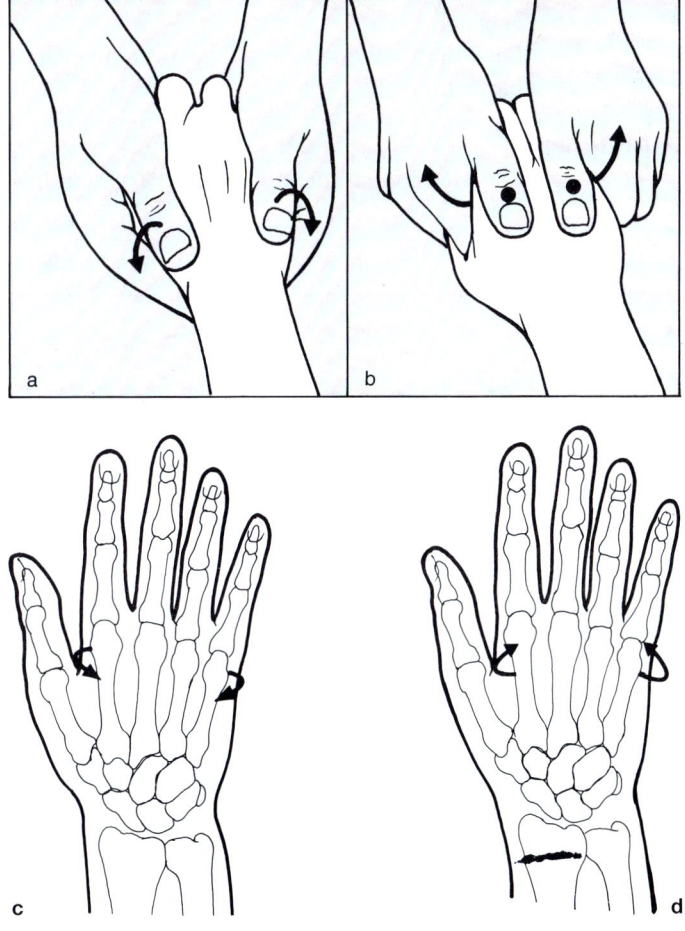

Abb. 17.29 a–d. Generelle Mobilisation **Mittelhand- und Handwurzelgelenke:** a, c konkaver Bogen, b, d konvexer Bogen

Mobilisationen der Fingergelenke

Fingergelenke: Mobilisation der Phalanx nach distal (Traktion); Test und Therapie (Abb. 17.30)

Indikation:
- Schmerzlinderung
- Kapseldehnung
- Allgemeine Mobilisation von Bewegungseinschränkungen
- Probebehandlung.

Ausgangsstellung

Therapeut: Faßt mit der **Fixationshand**, die immer **von proximal** kommt, **den Handteller** und fixiert ihn am eigenen Körper. Der zu fixierende **proximale Gelenkpartner** (Grund- oder Mittelphalanx) wird **mit Daumen und Zeigefinger gehalten**. Das zu behandelnde Gelenk ist zur Entspannung der Kollateralbänder leicht gebeugt.
Die **Mobilisationshand** faßt von distal in gleicher Weise den anderen Gelenkpartner.

Ausführung

Die Mobilisationshand führt eine Traktionsbewegung nach distal von 6–10 s aus.

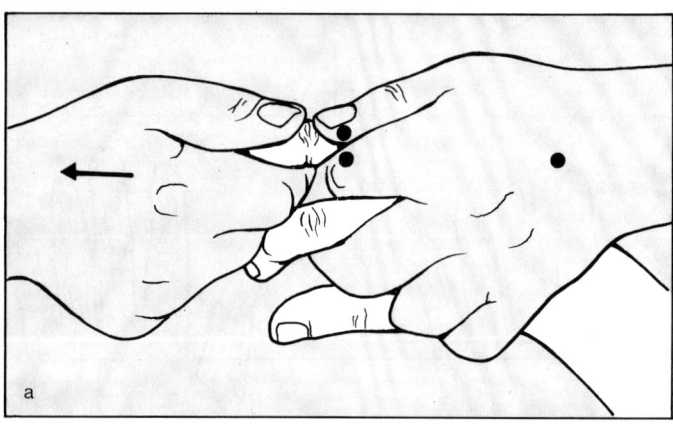

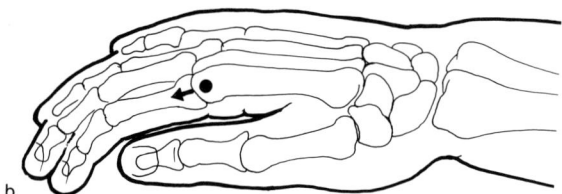

Abb. 17.30 a, b. Mobilisation Fingergelenke: a Mittelphalanx distal (Traktion), b Grundphalanx (Traktion, schematische Darstellung)

Fingergelenke: Mobilisation der Phalanx volar/dorsal; Test und Therapie (Abb. 17.31)

Indikation: Eingeschränkte Flexion und Extension in den Fingergelenken.

Ausgangsstellung
Wie bei Phalanx distal (Traktion) (s. Abb. 17.30).

Ausführung
Unter leichter Distraktion der Gelenkflächen führt der Therapeut ein **Volargleiten** (bei eingeschränkter Flexion) **oder Dorsalgleiten** (bei eingeschränkter Extension) durch.

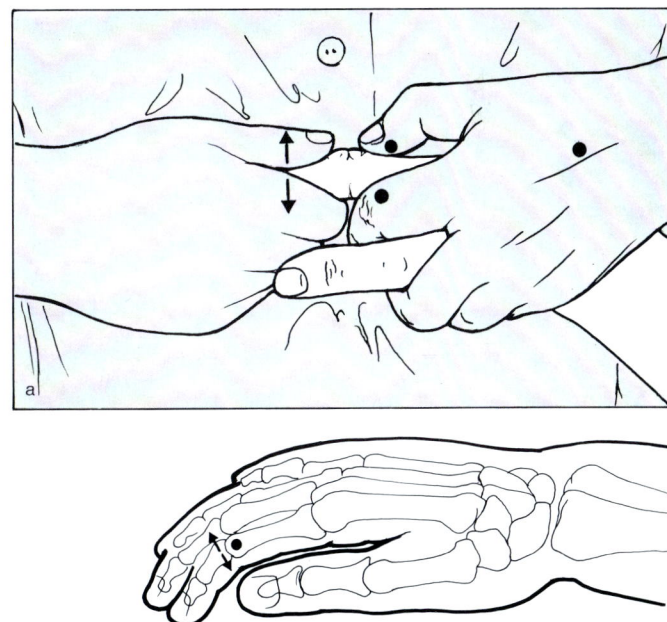

Abb. 17.31. a, b. Mobilisation Fingergelenke: Phalanx volar/dorsal

Automobilisationen

Hand- und Fingergelenke (Abb. 17.32)

Indikation:
- Zur Schmerzlinderung.
- Bewegungseinschränkung in den Gelenken.

Ausgangsstellung
Patient: **Fixiert die zu behandelnde Hand und den Unterarm an seinem Körper,** der Ellbogen steht in 90° Flexion. Die Ruhestellung der zu behandelnden Gelenke (leichte Flexion) ist durch die Wölbung des Bauchs gegeben.

Ausführung
Die andere Hand faßt den distalen Gelenkpartner, die Hand (Abb. 17.32a) oder ein Fingerglied (Abb. 17.32b) und **führt eine Gelenkdistraktion von 6–10 s nach distal aus,** wodurch eine Schmerzlinderung und Kapseldehnung zur Beweglichkeitsverbesserung erzielt werden kann.

Hinweis
Bei sehr schmerzhaften Gelenken (entzündlichen Prozessen) kann die Mobilisationshand, genauso wie die Fixationshand, seitlich am Körper fixiert werden und eine sanfte Distraktion allein durch die Bewegung der Bauchdecke bei Einatmung erzielt werden.

Automobilisationen: Hand- und Fingergelenke 631

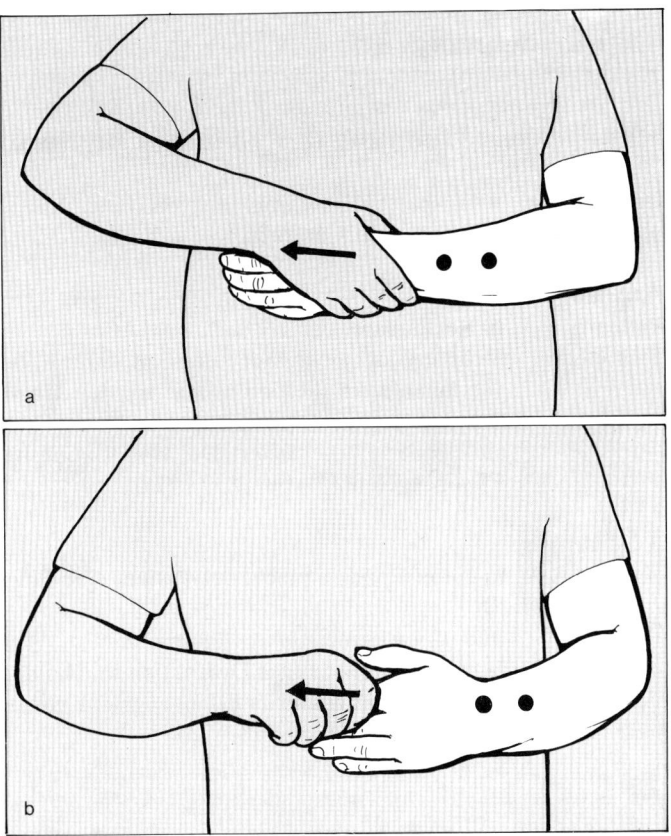

Abb. 17.32 a, b. Hand- und Fingergelenke: Automobilisationen: **a** Traktion Handgelenk, **b** Traktion Fingergelenk

Muskeldehnungen

Handgelenk: Dehnung des Extensor digitorum communis (Abb. 17.33)

Indikation:
- Muskuläre Einschränkung von Hand- und/oder Fingerbeugung.
- Epicondylitis lateralis.

Ausgangsstellung
Patient: In **Rückenlage**.
Therapeut: Steht auf der zu behandelnden Seite. Der Ellbogen des Patienten ist geringfügig gebeugt. In dieser Position werden **Hand- und Fingergelenke maximal flektiert, der Unterarm proniert und vom Therapeuten** mit der **Fixationshand** am eigenen Körper **fixiert**. Die **Mobilisationshand liegt auf der Dorsalseite des Ellbogengelenks** (Abb. 17.33 a, **(1)**).

Ausführung
In dieser Position macht der **Patient eine Fingerstreckung gegen Widerstand (2)**.

In der postisometrischen Phase nimmt der Therapeut mit der **Mobilisationshand,** bei gleichzeitiger **Distraktion im Handgelenk,** durch die **Fixationshand** eine **Streckbewegung im Ellbogengelenk** vor, und zwar mit Hilfe einer kleinen Körperdrehung nach außen **(3)**.

Muskeldehnungen: Hand- und Fingerstrecker 633

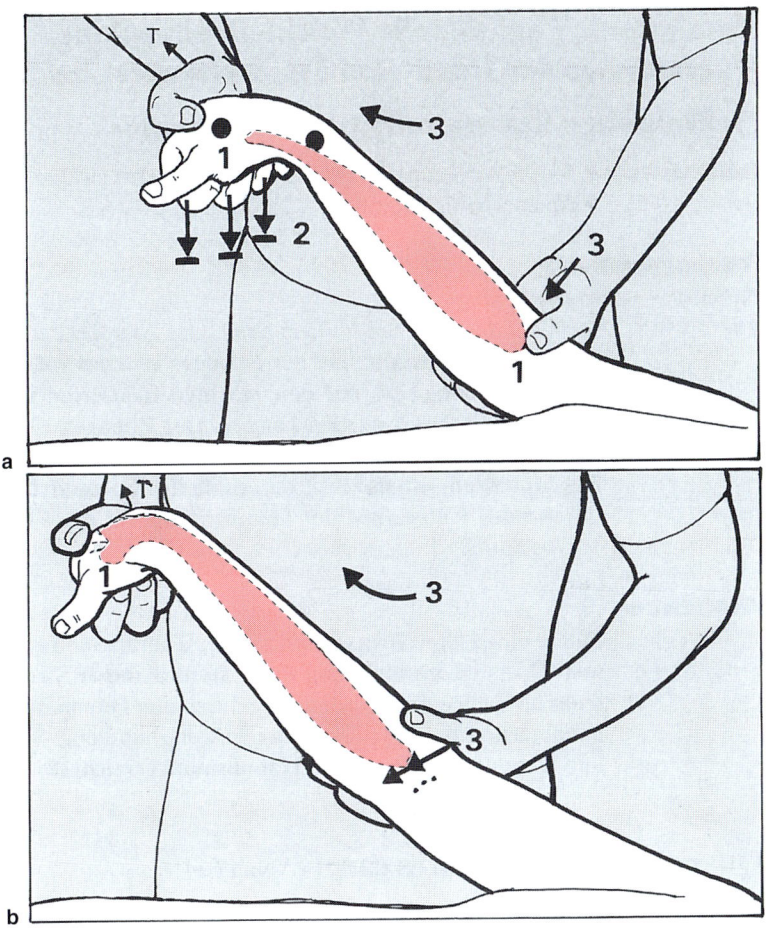

Abb. 17.33 a, b. Handgelenk: Dehnung des Extensor digitorum communis:
a Ausgangsstellung, b Endstellung

Handgelenk: Funktionelle Weichteilbehandlung: Quermassage der Hand- und Fingerstrecker (Abb. 17.34)

Quermassage Extensor digitorum communis (Abb. 17.34a)

Indikation:
- Muskelverspannung (Hypertonus), Muskelverkürzung.
- Epicondylitis lateralis.

Ausgangsstellung

Patient: In **Rückenlage.**

Therapeut: Steht auf der zu behandelnden Seite. Der Arm des Patienten ist im Schultergelenk so weit abduziert, daß der Ellbogen und **das volarflektierte und ulnarabduzierte Handgelenk mit den maximal flektierten Fingern am Körper des Therapeuten fixiert** werden können. Der Ellbogen ist leicht gebeugt, der Unterarm proniert **(1)**.

Die **Mobilisationshand** liegt **unterhalb des Epicondylus lateralis auf der Dorsalseite des Unterarms,** der Daumen liegt an der lateralen Begrenzung des Muskelbauchs des Extensor communis **(2)**.

Ausführung

Durch eine kleine Körperdrehung des Therapeuten nach außen wird zugleich sowohl eine **Längsdehnung des Extensor durch Streckung des Ellbogengelenks** als auch eine Querdehnung durch den **Daumenschub der Mobilisationshand nach radial** (Hypomochlionwirkung) und eine Schutztraktion für Finger und Handgelenk durch die **Fixationshand erreicht (2)**.

Quermassage Extensores carpi (Abb. 17.34b)

Indikation:
- Schmerzhafte Muskelverspannung (Hypertonus).
- Epicondylitis lateralis.

Ausgangsstellung

Wie bei 17.34a (Extensor digitorum communis), die Finger sind jedoch nicht gebeugt, sondern **nur das Handgelenk ist volarflektiert und ulnarabduziert,** soweit es Verspannung und/ oder Schmerzhaftigkeit der Muskeln erlauben. Der Unterarm ist proniert, das Ellbogengelenk gestreckt.

Ausführung

Der therapeutische Entspannungseffekt wird hier über eine möglichst **ansatznahe Quermassage im Bereich der Sehnen** erzielt, wobei die Entspannung wahrscheinlich von den Golgi-Sehnenkörperchen ausgelöst wird.

Muskeldehnungen: Hand- und Fingerstrecker 635

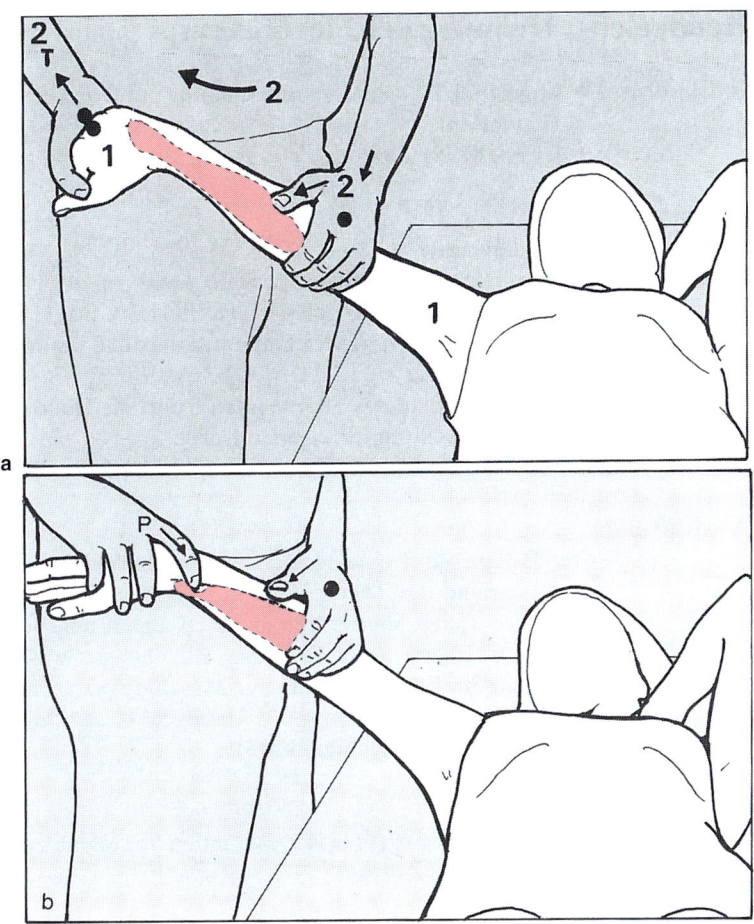

Abb. 17.34 a, b. Handgelenk: Quermassage Hand- und Fingerstrecker:
a Extensor digitorum communis, **b** Extensores carpi

Handgelenk: Dehnung der Flexores carpi (Abb. 17.35)

Indikation:
- Muskuläre Bewegungseinschränkung der Dorsalflexion (Extension) im Handgelenk.
- Epicondylitis ulnaris.

Ausgangsstellung
Patient: In **Rückenlage**.
Therapeut: Steht auf der zu behandelnden Seite. Der Arm des Patienten ist etwa 90° abduziert und im Ellbogengelenk etwas flektiert. Das **Handgelenk ist so weit wie möglich dorsalflektiert, der Unterarm maximal supiniert,** Finger in entspannter Beugestellung.
Die **Fixationshand** des **Therapeuten fixiert die Hand** des Patienten in der beschriebenen Stellung am eigenen Körper.
Die **Mobilisationshand** liegt **auf der Dorsalseite des Ellbogengelenks (1)**.

Ausführung
Der Patient führt eine Flexion im Handgelenk gegen den Widerstand der **Fixationshand** des Therapeuten aus **(2)**. Die Dehnung der Muskeln erfolgt über eine kleine Körperdrehung nach außen und Schub der **Mobilisationshand** am Ellbogen in Richtung Ellenbeuge, was durch die **vermehrte Streckung im Ellbogengelenk** zur Muskeldehnung führt. Gleichzeitig erfolgt eine Distraktionsbewegung im Handgelenk zur Verminderung eines dehnungsbedingten Gelenkdrucks **(3)**.

Hinweis
Diese Druckentlastung ist besonders bei Reizzuständen im Gelenk erforderlich.

Muskeldehnungen: Handbeuger 637

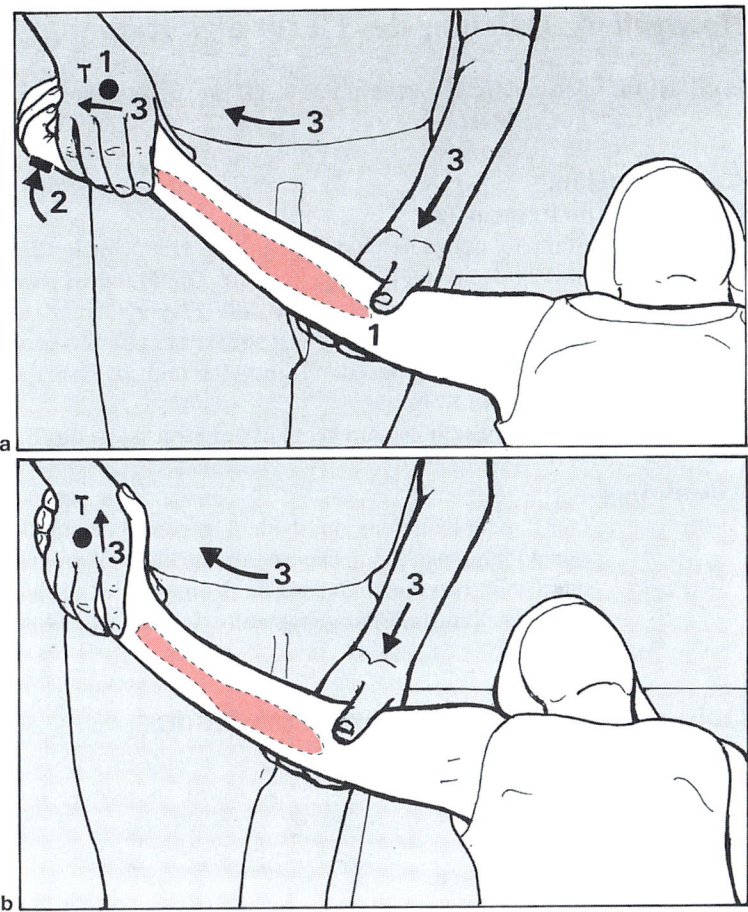

Abb. 17.35 a, b. Handgelenk: Dehnung der Handflexoren: a Ausgangsstellung, **b** Endstellung

Muskeldehnungen: Fingerbeuger

Handgelenk: Dehnung des Flexor digitorum superficialis (Abb. 17.36 a)

Indikation: Muskuläre Einschränkung der Fingerstreckung durch verspannte oder verkürzte Flexoren.

Ausgangsstellung
Patient: In **Rückenlage**.
Therapeut: Steht auf der zu behandelnden Seite. Der Arm des Patienten ist abduziert und im Ellbogengelenk etwas flektiert. Die **Hand ist so weit wie möglich dorsalflektiert und radial abduziert, die Finger** (Grund- und Mittelgelenke) sind **überstreckt.** Der Unterarm ist soweit wie möglich supiniert **(1)**.
Der **Therapeut fixiert** den Handteller und die Fingergelenke **in dieser Position** am eigenen Körper.
Die **Mobilisationshand** liegt **auf der Streckseite des Ellbogengelenks (1)**.

Ausführung
Der Patient beugt das Handgelenk gegen Widerstand **(2)**. In der postisometrischen Phase macht der Therapeut eine kleine Körperdrehung nach außen, wodurch eine Traktion im Handgelenk und über den Schub der **Mobilisationshand** eine **Streckung im Ellbogengelenk** erfolgt, die die Muskeldehnung bewirkt **(3)**.

Dehnung des Flexor digitorum profundus (Abb. 17.36 b)

Indikation: Wie bei Abb. 17.36 a.

Ausgangsstellung
Patient: In **Rückenlage**.
Therapeut: Steht wieder an der zu behandelnden Seite. Der Ellbogen ist ca. 90° gebeugt, da der Flexor digitorum profundus eingelenkig ist. Die Einstellung der **Hand, in möglichst weitgehender Dorsalflexion und Radialabduktion,** ist die gleiche. Die **Fingergelenke** sind so weit wie möglich **überstreckt,** der Unterarm ist maximal supiniert.
Die **Fixation am Körper des Therapeuten** erfolgt am Unterarm, da die Dehnung nicht über das Ellbogen-, sondern das Handgelenk erfolgt **(1)**.

Ausführung
Der Patient macht eine Flexion der Finger gegen die (rechte) **Mobilisationshand** des Therapeuten **(2)**. In der postisometrischen Phase erfolgt unter Traktion des Handgelenks die Dehnung durch eine **weitergeführte passive Dorsalflexion und Radialabduktion der Hand (3)**.

Muskeldehnungen: Fingerbeuger 639

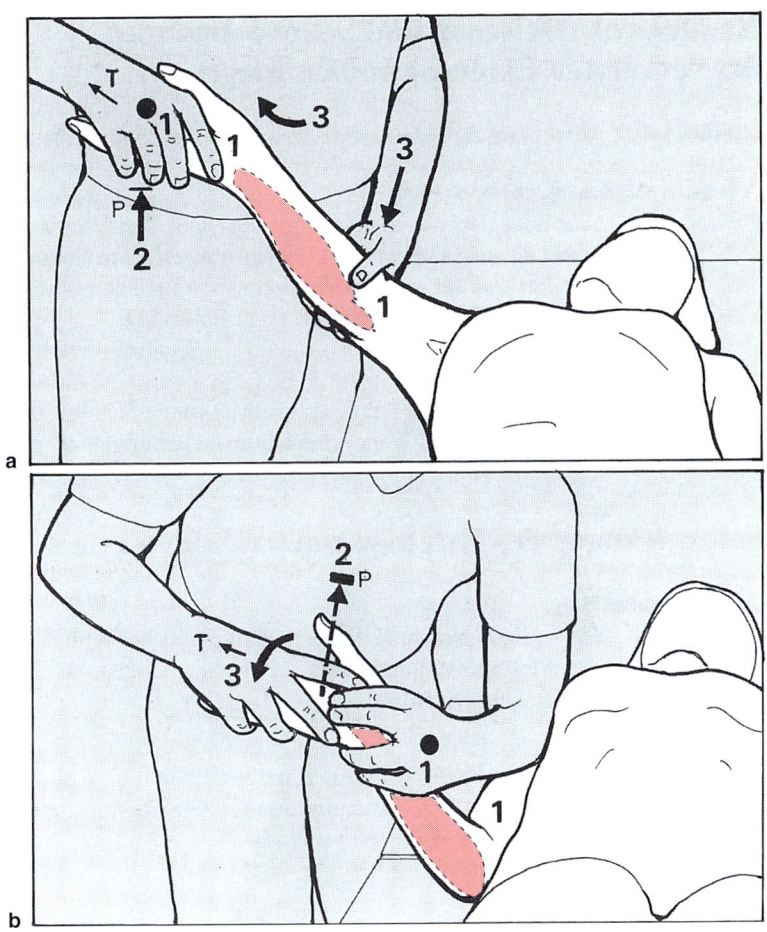

Abb. 17.36 a, b. **Handgelenk:** a Dehnung des Flexor digitorum superficialis, b Dehnung Flexor digitorum profundus

Handgelenk: Dehnung und Selbstdehnungen des verkürzten Extensor pollicis longus (Abb. 17.37)

Indikation: Muskuläre Bewegungseinschränkung der Daumenbeugung.

Ausgangsstellung (Abb. 17.37 a)
Patient: Sitzt oder liegt auf der Behandlungsbank. Der Ellbogen ist ca. 90° gebeugt, die **Hand ist mit maximal flektiertem eingelegtem Daumen so weit wie möglich flektiert und ulnarabduziert** und wird vom Therapeuten mit dem Unterarm in dieser Position am eigenen Körper **fixiert (1)**.

Ausführung

Die Dehnung des Extensor pollicis longus erfolgt über eine **weitergeführte Volarflexion und Ulnarabduktion im Handgelenk** gegenüber dem fixierten Unterarm **(2)**.

Selbstdehnung des Extensor pollicis longus (Abb. 17.37 b–d)

Ausgangsstellung

Ellbogen, Hand- und Fingergelenke wie bei Abb. 17.37 a. Die Hand wird in der Ausgangsstellung auf der Unterlage abgestützt. Die Pfeile **(2)** zeigen die Dehnbewegungen an.

Ausführung

Zur Dehnung des Muskels stützt der Patient die Faust der Zeigefingerseite auf und verstärkt so Ulnarabduktion und Flexion im Handgelenk (Abb. 17.37 c, d).

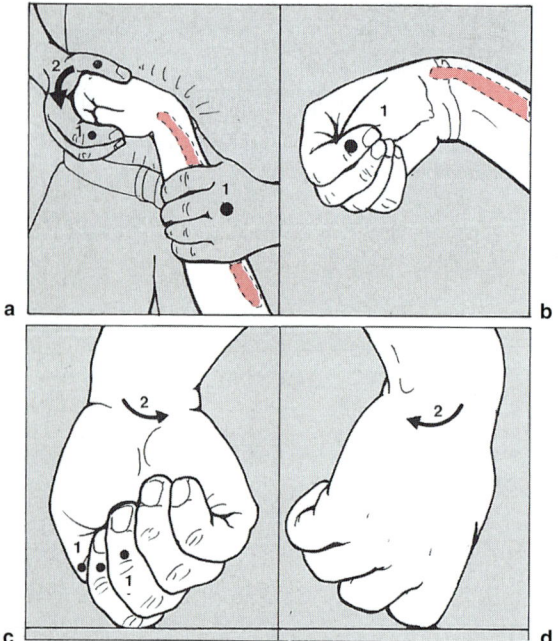

Abb. 17.37 a–d. **Handgelenk:** a Dehnung des Extensor pollicis longus b–d Selbstdehnung Extensor pollicis longus

Selbstdehnung der Hand- und Fingermuskeln (Abb. 17.38)

Indikation: Muskelverkürzungen.

Ausgangsstellung

Abb. 17.38 a: **Handstrecker** (Extensores carpi)
Die Dehnung der Handstrecker erfolgt bei aufgestütztem maximal flektiertem Handgelenk durch eine **passive Streckung des gebeugten Ellbogens** mit der anderen Hand.

Abb. 17.38 b: **Fingerbeuger, Handbeuger** (Flexores digitorum profundus et superficiales/ Flexores carpi)
Der Patient nimmt den Vierfüßlerstand ein. Hand- und Fingergelenke sind so weit wie möglich gestreckt und liegen bei gestreckten außenrotierten Armen flach auf dem Boden. Die Dehnung erfolgt über **vermehrte Handgelenkextension durch Rückverlagerung des Rumpfes.**

Abb. 17.38 c: **Daumenbeuger** (Flexor pollicis longus)
Der Patient sitzt auf einem Stuhl oder Schemel. Die Handfläche liegt mit abgespreiztem Daumen bei innenrotiertem/ausgestrecktem Arm flach auf der Unterlage. Die **Dehnung erfolgt durch Rückverlagerung des Thorax.**

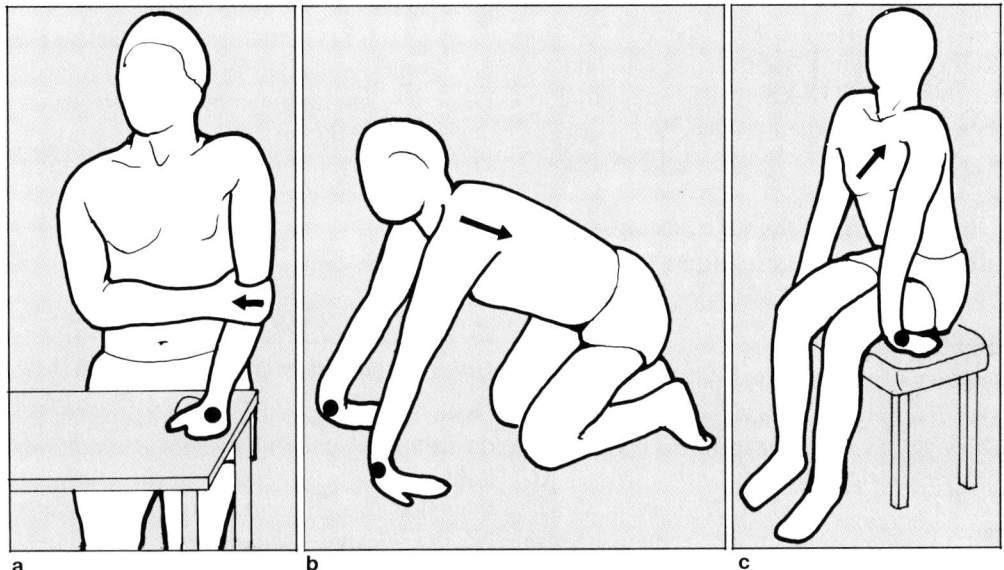

Abb. 17.38 a–c. **Hand- und Fingermuskeln: Selbstdehnung: a** Extensores carpi, **b, c** Flexores digitorum profundus et superficiales, Flexores carpi radiales et ulnares, Flexor pollicis longus

18 Kopfgelenke

Biomechanik

Die **Kopfgelenke (C0, C1, C2), die bandscheibenfreien Gelenke** der Halswirbelsäule, ergänzen sich funktionell mit den unteren HWS-Segmenten (C2–C7) so, daß eine **reine** Drehung, Seitneigung sowie Beugung und Streckung des Kopfes möglich ist (Kapandji 1984/85).

Diese **isolierten** Bewegungen des Kopfes in den 3 Bewegungsebenen werden durch die Bandführung der Ligg. alaria, des Lig. cruciforme und den transversalen Verlauf der Gelenkflächen in den Segmenten C0–C2 ermöglicht. Unterhalb von C2 finden, wie in den übrigen WS-Abschnitten, außer Flexion und Extension nur die gekoppelten Seitneige- und Rotationsbewegungen statt. **Beide Kopfgelenke haben zusammen die Funktion eines Kugelgelenks,** wobei in den oberen Kopfgelenken v. a. Sagittal- und Lateralflexion, in den unteren Kopfgelenken Sagittalflexion und Rotation stattfinden.

Obere Kopfgelenke (Articulationes atlantooccipitales; Segment C0/C1)

Form (Abb. 18.1)

Die 4 Gelenkflächen bestehen aus den **2 konvex geformten,** längsovalen **Kondylen des Okziput** und den **2 dazugehörigen konkaven oberen Gelenkflächen des Atlas.** Da der **Atlas** der einzige Wirbel ist, der keinen Wirbelkörper besitzt, sondern eine **reine Ringform** hat, sind die Gelenkflächen auf den beiden Ringverdickungen, den Massae laterales, angebracht. Diese Ringform hat, wie auch der Beckenring, bei einem Minimum an Knochenmasse ein Maximum an Stabilität und Tragfähigkeit.

Stellung

Die Stellung der Gelenkflächen zueinander bestimmt, welche Bewegungsfreiheiten das Gelenk hat. Die **Okzipitalkondylen stehen** nach Ingelmark (zit. in Dvořák u. Dvořák 1988) **in einem sagittalen Gelenkachsenwinkel von 50°–60° zueinander.** Der frontale **Gelenkachsenwinkel** aus den Tangenten der konvexen Okziputkondylen beträgt etwa das Doppelte, nämlich **ca. 125°** (Stofft 1976, zit. in Dvořák u. Dvořák 1988). Dieser **Winkel** ist entscheidend für die Funktion und die manualtherapeutische Behandlung, da er bei einer basilären Impression oder einer Hypoplasie der Kondylen **vergrößert** ist und damit eine **vermehrte Gleitfähigkeit der Gelenke in der Transversalebene** erlaubt, was für die Dosierung von therapeutischen Bewegungsimpulsen in dieser Ebene (translatorische Dorsoventralverschiebung oder Rotation) von Belang sein kann.

Funktion

Flexion/Extension (Inklination/Reklination) (Abb. 18.2 a, b)

Diese Bewegungen in der Sagittalebene um die frontale Achse sind in einem **Umfang von 8–13°** möglich. Dabei gleiten die **Okzipitalkondylen** auf den oberen Atlasgelenkflächen bei der **Flexion (Anteflexion) nach dorsal,** wobei sich Okziput und hinterer Atlasbogen voneinander entfernen, und **bei Extension (Retroflexion) nach ventral,** was zu einer

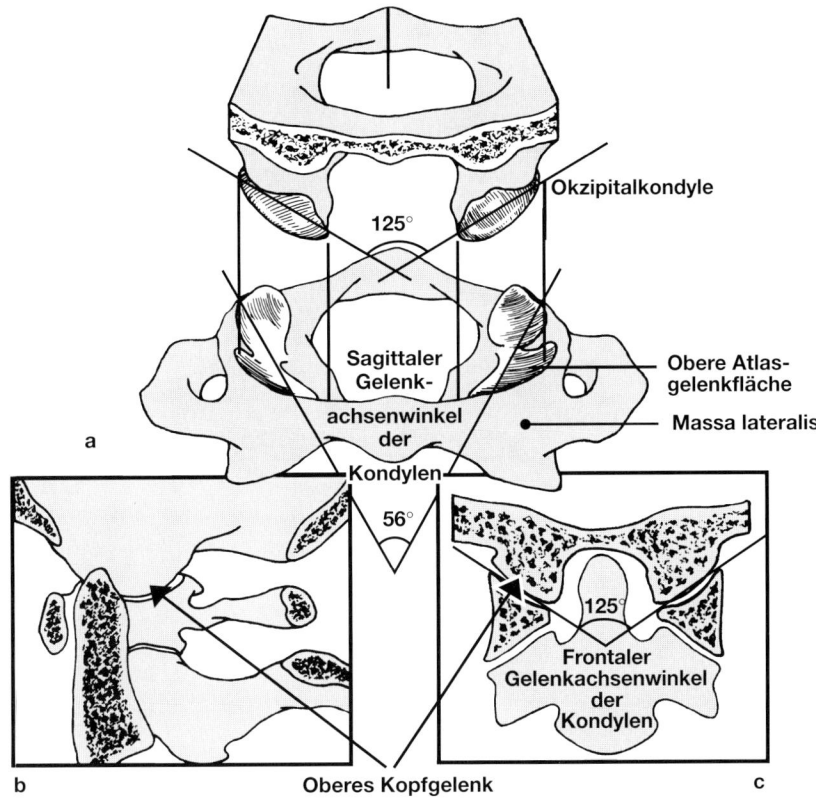

Abb. 18.1 a–c. Form und Stellung der oberen Kopfgelenke (C0–C1) (**a** Aufsicht von ventral, **b** Sagittalschnitt, **c** Frontalschnitt). (Mod. nach White u. Panjabi)

Annäherung von Okziput und dorsalem Atlasbogen führt. Dieser Bewegungsabschnitt wird auch als *Vor- und Rücknicken* bezeichnet. Er wird durch die Annäherung des Kinns an das Sternum („Kinn an die Binde"/„chin in") ausgelöst. Diese Nickbewegung ist von der Flexion der gesamten HWS, der eigentlichen Anteflexion, zu unterscheiden, da bei der Flexion das Phänomen

Paradoxe Atlaskippung (Abb. 18.2 c)

auftritt, bei dem **die flexionsbedingte Entfernung von Okziput und dorsalem Atlasbogen (Nickbewegung) bei weiterer Anteflexion wieder aufgehoben wird** und erneut in eine Annäherung der beiden Knochen übergeht.

Diese **Kippbewegung des Atlas** erfolgt wahrscheinlich **mechanisch bei Überschreiten der Schwerelinie** infolge der Vorderlastigkeit des Gesichtsschädels. Die Atlaskippung vermeidet eine Einengung des Zentralkanals und damit eine Raumnot für das Rückenmark. Diagnostisch können diese beiden Phasen
– Entfernung von Okziput und Atlasbogen bei angezogenem Kinn und
– Annäherung bei Anteflexion der HWS
zum Nachweis der unbehinderten Gleitbewegung zwischen Okziput und Atlas im oberen Kopfgelenk auf den Röntgenfunktionsaufnahmen im seitlichen Strahlengang sichtbar gemacht werden.

Das Endgefühl **bei der Anteflexion ist festelastisch** (ligamentär) durch die Ligg. cruci-

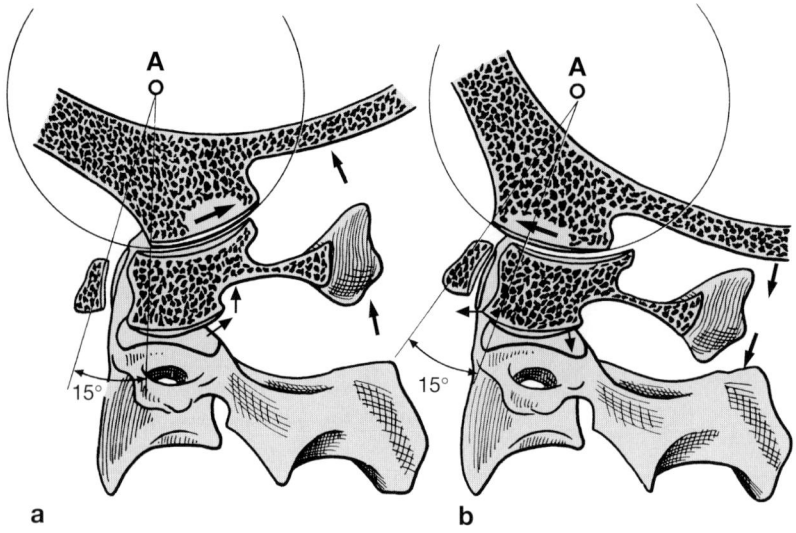

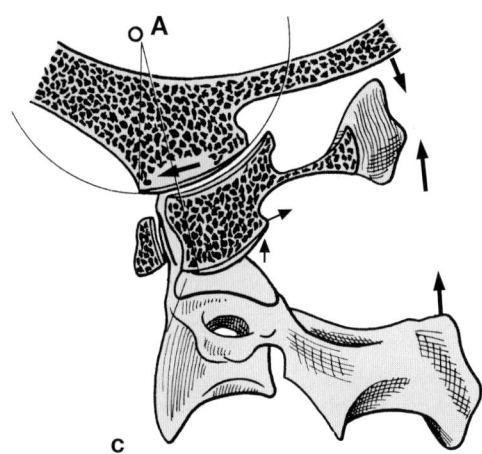

Abb. 18.2 a–c. Flexions- (**a**) und Extensionsbewegung (**b**) in den oberen Kopfgelenken und paradoxe Atlaskippung bei der Anteflexion (**c**). (Aus: Kapandji 1984/85)

forme, longitudinale posterior und die Membrana atlanto-occipitalis posterior (Membrana tectoria), oder es ist weich-elastisch durch die häufig verkürzten Nackenmuskeln. **Bei der Retroflexion ist es fest-elastisch** durch die Ligg. alaria, das Lig. longitudinale anterius und die Membrana atlanto-occipitalis anterior, da die prävertebralen Muskeln meist abgeschwächt sind.

Lateralflexion (Abb. 18.3)

Die **Lateralflexion (Seitnicken) von ca. 4°** um die Sagittalachse beginnt mit einem **Seitgleiten der konvexen Okzipitalkondylen zur Gegenseite der Neigung** (Abb. 18.3a), z. B. mit einem Gleiten nach links bei einer Rechtsseitneigung (Gutmann 1982/90; Jirout, in Gutmann 1982). Dadurch spannt sich das Lig. alare auf der bewegungsabgewandten Seite, z. B. bei der Rechtsseitneigung links, an

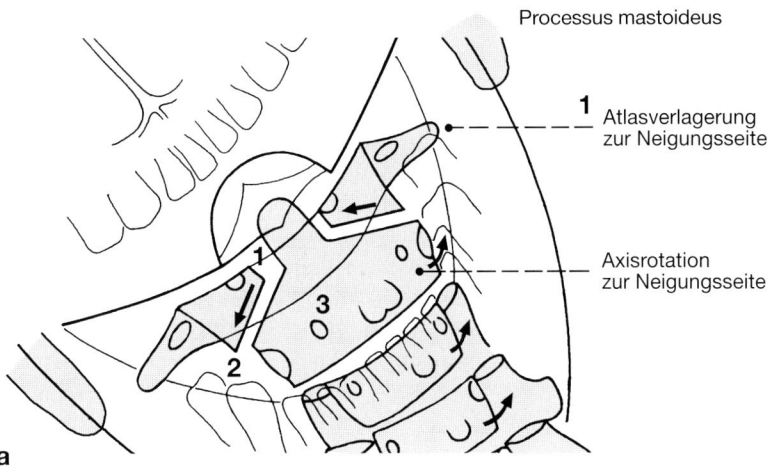

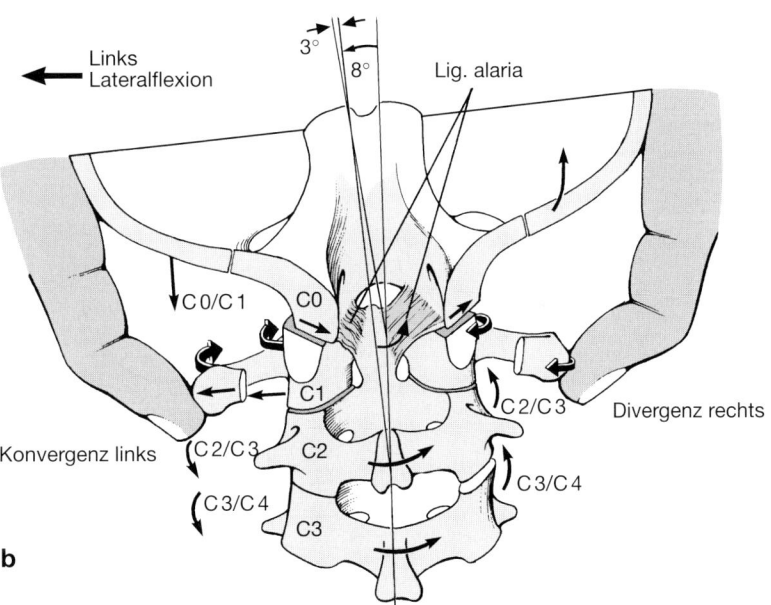

Abb. 18.3. a Seitneigung in den Kopfgelenken (nach einer Röntgenpause): *1* Gleiten des Okziput zur Gegenseite der Neigung, *2* der Atlas gleitet geringfügig zur Neigungsseite und rotiert zur Gegenseite, *3* der Axiswirbel rotiert durch Zug des Lig. alare zur Neigungsseite.

Die unter 2 und 3 angegebenen Gleitbewegungen verursachen die Stellungs- und Konturasymmetrien
b Palpation der Lateralflexion in den Kopfgelenken C0–C3

und zwingt durch seinen Ansatz am Dens axis diesen zur Mitbewegung in Form einer Rotation. Durch den Ansatz am seitlichen Hinterrand des Dens wird eine **Rotationsbewegung des Axiswirbels zur Seite der Neigung** ausgelöst (Abb. 18.3b). Bei der Weiterführung der Seitneigung wird der Atlas dann geringfügig zur Neigungsseite verlagert, wodurch sein Querfortsatz dort besser tastbar wird. Zusätzlich wird ein gewisses Lateralgleiten im unteren Kopfgelenk ausgelöst (s. dort). Gutmann hat diesen Vorgang 1982 beschrieben.

Rotation (Abb. 18.4)

Sie **beträgt nach Tillmann** (zit. in Rauber u. Kopsch 1987) **10–15°**. Durch die straffe Gelenkkapsel **rotieren Okziput und Atlas meist gemeinsam.** Eine isolierte Rotation im oberen Kopfgelenk wird von White u. Panjabi (1978), Fielding und Penning (beide zit. in Dvořák u. Dvořák 1988) sogar bestritten.

Kapandji (1984/85) vertritt dagegen die Ansicht, daß **eine Rotation im oberen Kopfgelenk möglich** ist ①. Sie entsteht **durch Zug des Lig. alare auf der rotationsabgewandten Seite** ② bei Drehung des Okziput, durch den nicht nur der Axiswirbel ② in die Rotation einbezogen wird, sondern auch der Atlas in die gleiche Richtung mitrotiert, und zwar durch Faserzüge zwischen dem Dens axis und der Massa lateralis des Atlas (Dvořák u. Dvořák 1988). Endgradig gleitet das Okziput zur Rotationsseite ③, wodurch eine geringe Seitneigung ④ entsteht.

Dvořák u. Panjabi wiesen diese Rotation im oberen Kopfgelenk 1986 an frischen Leichenpräparaten durch funktionelle computertomographische Untersuchungen nach. Sie fanden **Bewegungsausschläge von ca. 4,5° nach rechts und 5,9° nach links.** Ebenfalls compu-

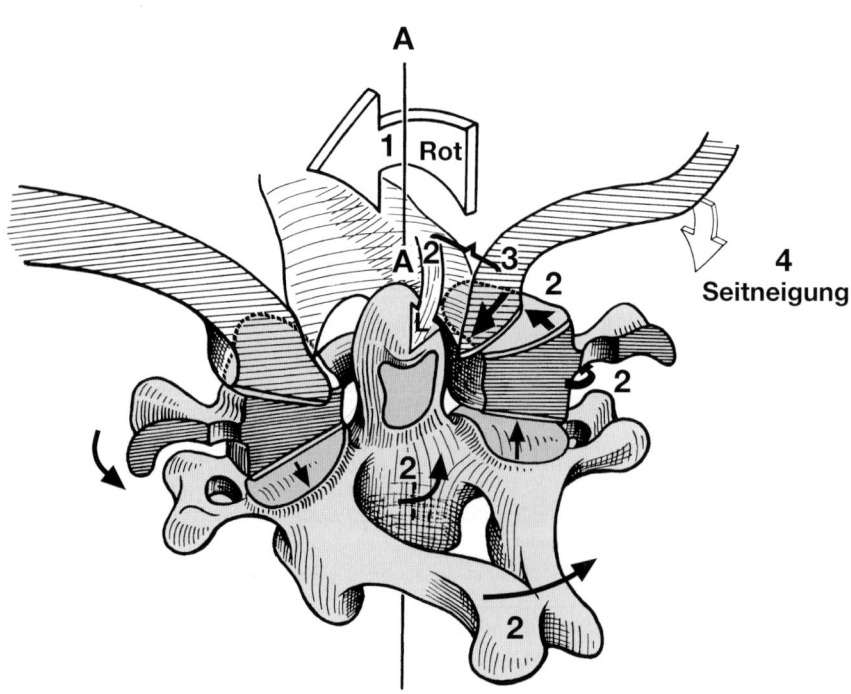

Abb. 18.4. Rotation in den Kopfgelenken (C0–C2) im Frontalschnitt. Die *Ziffern* sind im Text erklärt. (Nach Kapandji 1984/85)

tertomographisch konnten Dvořák u. Hayek (1987) an gesunden Erwachsenen Rotationsbewegungen von durchschnittlich 4° nachweisen (s. Dvořák u. Dvořák 1988).

Klinisch wird die **Rotation im oberen Kopfgelenk** an der **Stellungsänderung des Atlasquerfortsatzes zwischen dem aufsteigenden Unterkieferast und dem Warzenfortsatz** bei maximal rotiertem Kopf und HWS untersucht. Dabei ist die Beweglichkeit daran erkennbar, daß sich das Okziput am Bewegungsende noch etwas weiter rotieren läßt als der Atlas (Querfortsatz), wodurch sich der tastbare Abstand zwischen Unterkieferast und Querfortsatz auf der rotationsabgewandten Seite (bei Linksrotation rechts) infolge der passiv weitergeführten Rotationsbewegung des Kopfes noch etwas (federnd) vergrößern läßt. Auf der Rotationsseite muß sich der gleiche Abstand etwas verkleinern, da die Rotationsachse etwa in der Mitte zwischen den Hinterkanten der oberen Atlasgelenkflächen liegt.

In dieser maximalen Rotationsstellung kann auch die Lateralflexion im oberen Kopfgelenk (Seitnicken) infolge der Fixation durch die kaudalen, maximal rotierten Nachbarwirbel besser beurteilt werden. Das kann sowohl diagnostisch als auch therapeutisch für die Automobilisation genutzt werden. **Mobilisation und v. a. Manipulation sollten in dieser Rotationsendstellung wegen der Gefahr für die Arteria vertebralis im Bereich der Atlasschleife nicht durchgeführt werden.**

Zusammenfassung

Das **obere Kopfgelenk ist ein** *stabiles knochengeführtes Kugelgelenk* mit geringer Beweglichkeit bei der Seitneigung und Rotation und vornehmlicher Bewegungsfreiheit in der Sagittalebene (Flexion/Extension).

Untere Kopfgelenke (Articulationes atlantoaxiales; Segment C 1/C 2)

Form und Stellung (Abb. 18.5)

Die **6 Gelenkflächen haben sehr unterschiedliche Form.** Die **seitlichen Gelenkflächen auf dem Axiswirbel** sind Teile einer Zylinderfläche, deren Achse leicht nach außen und unten geneigt ist, die Oberflächen sind **in der Sagittalebene konvex mit einem in der Frontalebene planen First.** Auf diesem First steht der ebenfalls konvexe, geringer gewölbte **First der unteren Atlasgelenkflächen,** so daß die Gelenkspalte ventral und dorsal klaffen. Der **Knochenkontakt dieser beiden konvexen Gelenkpartner ist sehr gering** und muß daher überwiegend ligamentär gehalten und geführt werden, zumal die Gelenkkapseln weit und schlaff sind.

Eine **Knochenführung** zwischen Atlas und Axis findet **nur im vorderen atlantoaxialen Gelenk statt,** in dem die konkave hintere Gelenkfläche des vorderen Atlasbogens sowohl kraniale und kaudale wie auch Gleitbewegungen nach beiden Seiten auf dem zylindrischen nach dorsal geneigten Dens axis ausführen kann. Der **Gelenkschluß** dieses vorderen Atlasgelenkes wird durch das hinter dem Axiszahn verlaufende **Lig. transversum** gewährleistet, das mit der frontal konkaven hinteren Gelenkfläche des Dens artikuliert.

Die unteren Gelenkflächen des Axiswirbels entsprechen der Generalrichtung des Gelenkflächenverlaufs in der HWS. Sie haben eine flach-konkave Wölbung und sind im Durchschnitt etwa 45° nach ventral geneigt.

Funktion

Flexion/Extension (Abb. 18.6)

Die Beuge- und Streckbewegungen finden um eine frontale Achse statt. Das **Bewegungsausmaß wird mit 10–15°** angegeben. Es ist eine **Rollgleitbewegung,** die nach Kapandji (1984/85) der Bewegung der Femurkondylen auf dem Tibiaplateau vergleichbar ist. **Aus der „First-auf-First-Stellung"** der **beiden konve-**

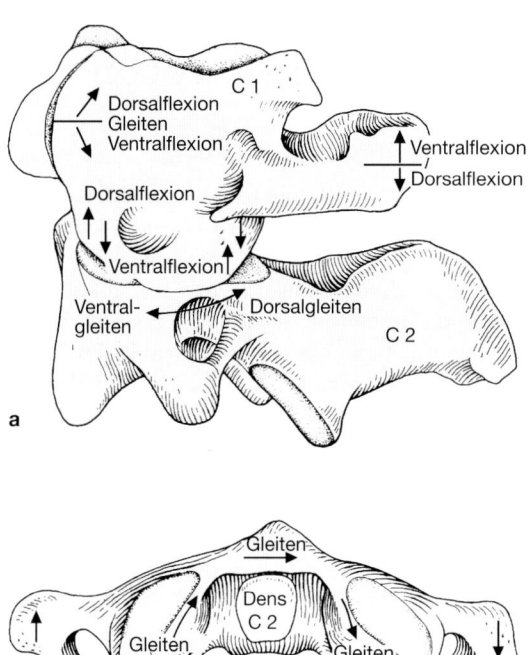

Abb. 18.5 a, b. Form, Stellung und Bewegungsmöglichkeiten in den unteren Kopfgelenken (C1/C2), **a** von der Seite, **b** von oben

xen Knochenpartner erfolgt **bei der Anteflexion eine Rollbewegung des Atlas nach ventral** mit einer minimalen Gleitbewegung nach dorsal um eine frontale Achse, die etwa in der Mitte des Dens axis liegt. Die vorderen Gelenkflächenanteile von Atlas und Axis klappen aufeinander. Dabei gleitet gleichzeitig der **vordere Atlasbogen** im atlantodentalen Gelenk nach kaudal in die sog. **Atlas-inferior-Stellung,** die in der Seitenansicht durch einen nach oben offenen V-förmigen Gelenkspalt charakterisiert ist, weswegen diese Stellung von Sell als „obere Kontaktschwäche" bezeichnet wurde. Die Knochenführung des Arcus ventralis atlantis am Dens im medialen atlantoaxialen Gelenk sowie die Bandführung des Lig. transversum in der dorsalen konka-

ven Knochenrinne an der Hinterfläche des Dens axis verhindern eine Dorsalverlagerung des Atlas mit Einengung des Rückenmarkkanals, solange der Dens nicht durch kongenitale (Os odontoideum) oder traumatische (Densfraktur) Veränderungen instabil ist. Die Bögen von Atlas und Axis weichen dorsal bei der Anteflexion ebenso wie im oberen Kopfgelenk auseinander.

Bei der *Retroflexion* erfolgen in den 3 atlantoaxialen Gelenken analoge Bewegungen in die Gegenrichtung:

Die **seitlichen Gelenkflächen** von Atlas und Axis nähern sich durch die **Rollbewegung des Atlas nach dorsal** einander an mit einer minimalen Gleitbewegung nach ventral um die bereits erwähnte Achse im Dens axis. Die

Kopfgelenke: Biomechanik

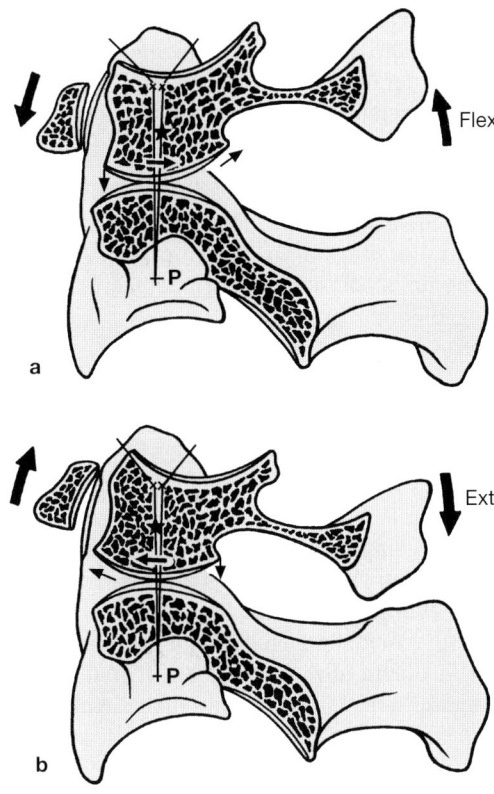

Abb. 18.6 a, b. Flexion (**a**) und Extension (**b**) in den unteren Kopfgelenken (C 1/C 2) (* Bewegungsachse). (Aus: Kapandji 1984/85)

Alle diese Veränderungen lassen sich auf Röntgenfunktionsaufnahmen in Ante- und Retroflexion im seitlichen Strahlengang deutlich erkennen.

Das **fest-elastische Endgefühl** wird durch die bremsenden Bandstrukturen hervorgerufen. Das sind bei der **Flexion** die Membrana atlanto-occipitalis posterior, das Lig. flavum, die Membrana tectoria und das Lig. cruciforme atlantis. Bei der **Extension** bremsen die Membrana atlanto-occipitalis anterior, das Lig. longitudinale anterior und die Ligg. alaria die Bewegung ab.

Die bremsenden Strukturen für das obere und untere Kopfgelenk lassen sich funktionell praktisch nicht differenzieren.

Rotation (Abb. 18.4, S. 646)

Die **Rotation des Atlas** auf dem Axiswirbel wird v. a. im vorderen atlantoaxialen Gelenk geführt. Dabei bildet der **Dens,** der in dem „osteoligamentären Ring" (Kapandji 1984/85) liegt, die **Bewegungsachse.** Das **Bewegungsausmaß nach jeder Seite wird mit 43°** und einer Standarddeviation von 6° angegeben (Dvořák). Bei Tillman u. Tondury (zit. in Rauber u. Kopsch 1987) wird ein **Wert von 20–35°** genannt.

Die Rotation des Atlas auf dem Axiswirbel beginnt mit einem Gleiten des Atlasfirst auf dem Axisfirst in Rotationsrichtung. Dann gleitet die Massa lateralis atlantis der Rotationsseite, z. B. bei einer Linksrotation die linke Massa, nach hinten, auf der kontralateralen Seite nach vorn. Dabei kommt es zu einem **schraubenförmigen Absinken des Atlas auf dem Axiswirbel von ca. 2–3 mm** (Kapandji 1984/85) mit Entspannung des Bandapparates und Kaudalgleiten des vorderen Atlasbogens im vorderen atlantoaxialen Gelenk, in dem der Gelenkspalt aber parallel bleibt. Dieses schraubenförmige Absinken findet nach den Untersuchungen von Putz u. Pomarolli (1972) erst nach einer Rotation von mehr als 20° statt. Die **Stabilisierung der Gelenke muß** mit wachsender Entspannung der Bänder **von den kurzen Nackenmuskeln**

hinteren Anteile der Gelenkflächen klappen aufeinander. Im **vorderen Atlasgelenk** gleitet der vordere Atlasbogen nach kranial **in die Atlas-superior-Stellung** mit Anschlag der Oberkante der Arcus ventralis am Dens axis und Bildung eines nach unten V-förmigen Gelenkspalts. Hier hängt die Bewegungsbegrenzung zwecks Erhalt des Lumens des Zentralkanals v. a. von dem morphologisch intakten Lig. transversum und den Ligg. alaria ab. Bei Überdehnung oder Zerreißen dieser Bänder wird der **Abstand zwischen vorderem Atlasbogen und Dens axis,** der **normalerweise 2–5 mm** beträgt, deutlich vergrößert. Dvořák u. Dvořák (1988) geben eine atlantodentale Distanz von 7 mm und mehr für eine Überdehnungsläsion oder Zerreißen an.

übernommen werden. Im vorderen atlantoaxialen Gelenk gleitet der **vordere Atlasbogen gleichzeitig zur Rotationsseite.** Im Röntgenbild (a.-p.-Projektion) ist das an einem vergrößerten Dens-Massa-Abstand auf der zurückgehenden Rotationsseite und einem verkleinerten Abstand auf der vorgehenden anderen Seite zu erkennen. Die vom hinteren Atlasbogen auf den Massae laterales „abgeschnittenen" Projektionsdreiecke verhalten sich analog.

Beispiel: Bei einer Linksrotation des Atlas auf dem Axiswirbel gleitet die rechte Massa lateralis des Atlas nach vorn auf die vordere Axisgelenkfläche, die linke Massa lateralis nach hinten auf die hintere Axisgelenkfläche, der vordere Atlasbogen gleitet auf der Densfläche nach links.

Ist die **Rotationsmöglichkeit im unteren Kopfgelenk erschöpft,** dann erfolgt die **weitere Rotation in den HWS-Segmenten** unterhalb C2, und erst **endgradig** kommt es noch zu einer **geringen Rotation im oberen Kopfgelenk.**

Cave: Keine Atlasbehandlung in maximaler Rotationsstellung der Kopfgelenke (s. Abb. 18.11, S. 655).

Lateralflexion (Abb. 18.3, S. 645 und 18.7)

Nach Ansicht der meisten Autoren ist eine reine Seitneigung (Seitgleiten) im unteren Kopfgelenk nicht möglich, sondern immer mit einer zur Seitneigung gegenläufigen Rotation verbunden. Nur Lewit (1986) und Jirout (in Gutmann 1982) postulieren ein **geringes Seitgleiten des Atlas von 2–3 mm zur Seite der Neigung.** Das entspricht der Seitgleitmöglichkeit zwischen Atlasbogen und Dens axis im vorderen atlantodentalen Gelenk und erklärt sowohl den deutlicheren Tastbefund am Atlas auf der Neigungsseite wie auch z. T. die Projektionsphänomene im a.-p.-Röntgenbild der HWS (Abb. 18.3 a):

- vergrößerter Dens-Massa-Abstand auf der Neigungsseite,
- positive Stufenbildung (der Atlas überragt die seitliche Begrenzung der Axis) auf der Neigungsseite,
- Verschiebung des tiefsten Punktes des hinteren Atlasbogens zur Neigungsseite.

So wird bis heute noch allgemein nur eine Begleit(oder Zwangs)-Rotation des Atlas bei der Lateralflexion in den Kopfgelenken angenommen, die aber nach einhelliger Ansicht **gegenläufig zur Seitneigung** des Atlas verläuft (Abb. 18.7).

Beispiel: Linksseitneigen in den Kopfgelenken führt durch das Konvexgleiten der Okiputkondylen und den dadurch ausgelösten Zug des Lig. alare der rechten Seite am Dens axis zur Rotation des Axiswirbels zur Seite der Neigung nach links. Der Atlas gerät dadurch zum Axiswirbel in eine Gegenrotationsstellung nach rechts.

Diese scheinbar **gegenläufige Rotation des Atlas dürfte aber keine echte Rotationsbewegung sein.** Vielmehr muß man davon ausgehen, daß es sich um eine beibehaltene Mittelstellung des Atlas beim Seitneigen mit Blick geradeaus handelt, während sich der Axiswirbel infolge des beschriebenen Zugs des Lig. alare der neigungsabgewandten Seite unter dem Atlas in Richtung der Seitneigung dreht. Damit handelt es sich nur um eine *relative Gegenbewegung* zur *Axisrotation*. Eine solche scheinbare Gegenbewegung kommt ja auch zwischen Ilium und Sakrum im Segment L5/S1 des lumbosakralen Übergangs vor, wo das Sakrum bei der einseitigen Nutationsbewegung um die Torsionsachse unter dem 5. Lendenwirbelkörper rotierend nach ventral und kaudal wegdreht.

Führungs- und Bremsbänder der Kopfgelenke

Die wichtigsten Bänder sind:

- Ligamenta alaria und
- Ligamentum cruciforme atlantis.

Ligamenta alaria (Abb. 18.8 a–c)

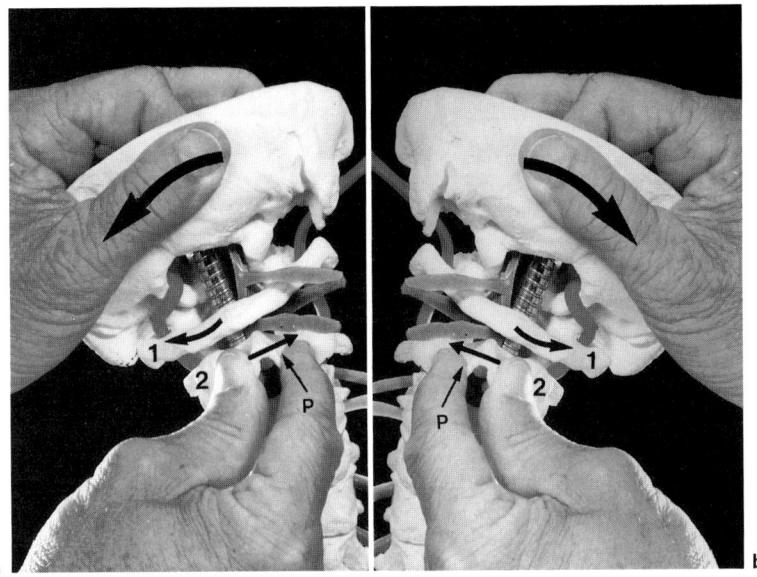

Abb. 18.7 a, b. Untersuchung der gegenläufigen Begleitrotation von Atlas und Axis bei der Seitneigung in den Kopfgelenken

Sie verlaufen **vom medialen Rand der Okzipitalkondylen und dem Foramen magnum nach dorsal-kaudal zum Dens axis,** an dessen seitlicher Hinterfläche sie ansetzen, ein Teil der Fasern geht nach Dvorák von den Massae laterales des Atlas zum Vorderrand des Dens. Die Fasern bestehen fast ausschließlich aus kollagenem Gewebe mit hoher Reißfestigkeit.

Funktion

Die Funktion wird an einer Rechtsrotation und einer Rechtsseitneigung erläutert.

- **Begrenzung der Rotation erfolgt durch Anspannung des Ligaments der anderen Seite.**
  Beispiel: Die Rechtsrotation wird durch das Band der linken Seite gebremst. Das Band der rechten Seite ist entspannt (Abb. 18.8 b).
- Die **Lateralflexion nach rechts** (Abb. 18.8 c) wird ebenfalls durch Anspannen des linksseitigen Lig. alare gebremst. Das linksseitige Band verhindert damit einmal das Weitergleiten der linken Okzipitalkondylen nach links, wodurch die Rechtsseitneigung im oberen Kopfgelenk beendet wird, und induziert gleichzeitig durch seinen Ansatz am Dens axis die Zwangsrotation des Axiswirbels nach rechts.

- Daraus geht hervor, daß bei der **Induktion des Rotationsimpulses** am Axiswirbel jeweils das Ligament der kontralateralen Seite angespannt und um den Dens „gewickelt" wird, während die Bänder der anderen Seite entspannt sind.

Ligamentum cruciforme atlantis

Das **Ligament sichert den Zentralkanal gegen eine Dorsalbewegung des Dens axis** ab. Dabei wird v. a. das **Lig. transversum,** das von der einen Massa lateralis zur anderen verläuft, angespannt. Durch seinen Verlauf im konkaven knöchernen Sulcus auf der Rückseite des Dens axis **kann** es **auch die Ventral- und Dorsalflexion des Atlas,** bei der es endgradig bogenförmig angespannt wird, **limitieren.**

652 Kopfgelenke: Biomechanik

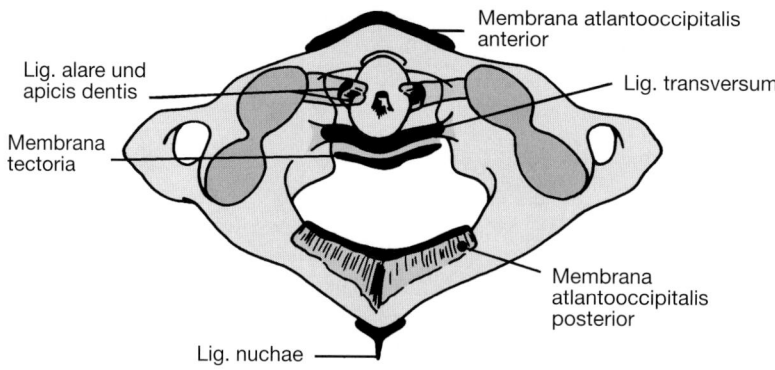

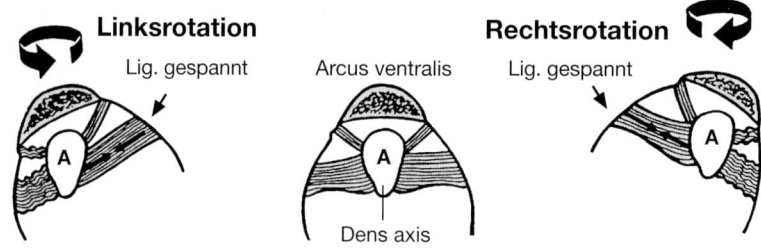

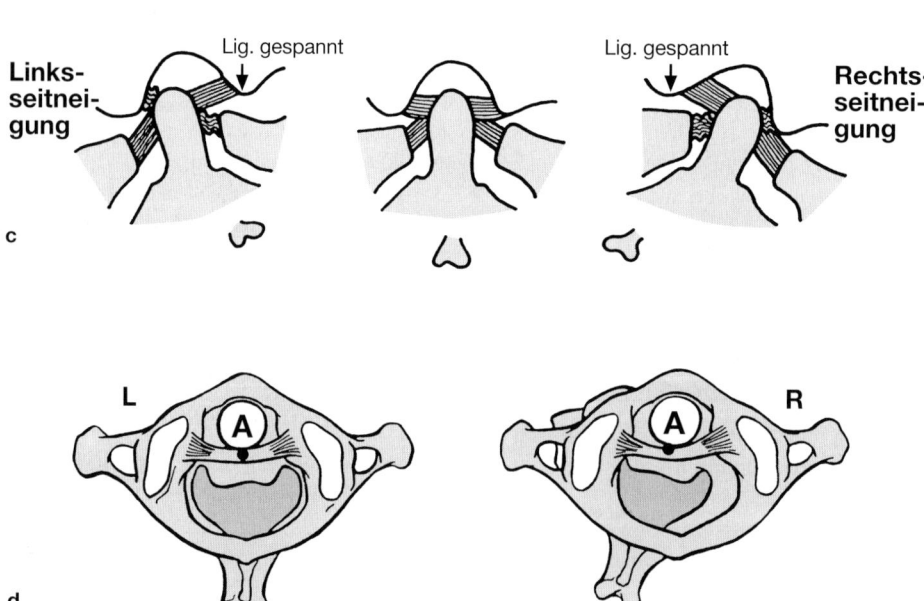

Abb. 18.8. a Bandapparat im Bereich der Kopfgelenke (nach White u. Panjabi 1978), **b** Verhalten der Ligg. alaria bei Rotation (vgl. Abb. 18.4, S. 646), **c** Ligg. alaria bei Lateralflexion (nach Dvorák 1988), **d** Lig. transversum (*A* Dens axis)

Kopfgelenke: Untersuchung

Bei der überwiegenden Bandführung im unteren Kopfgelenk kann auf die routinemäßige **Prüfung der Bandstabilität durch die sog. Hypermobilitätstests** nicht verzichtet werden (Abb. 18.9). Das gilt besonders nach Schädeltraumen oder Schleuderverletzungen bezüglich der möglichen Verletzungsfolgen (Abb. 18.10). Ferner muß an die Möglichkeit einer Verletzung der Arteria vertebralis in maximaler Rotation gedacht werden (Abb. 18.11). Der **Test nach** DeKleijn ist nach den neuesten Erkenntnissen bei negativem Ausfall kein Hinweis für eine Unbedenklichkeit der Manipulationsbehandlung an den Kopfgelenken (H. D. Wolff, persönliche Mitteilung).

Warnsymptome, die eine strikte Kontraindikation zur Manipulationsbehandlung darstellen, sind

- Dropattacks,
- Synkopen, Sehstörungen (Doppelbilder),
- bulbäre passagere Sprechstörungen.

Aber auch wo diese oder andere neurologische Störungen fehlen, sollte bei der *Manipulation* strikt der **Grundsatz** eingehalten werden:

Nach Einstellung der für die Verriegelung notwendigen Rotation darf es zu keiner weiteren Rotation durch die Manipulation selber kommen. **Der Manipulationsimpuls verläuft strikt nach kranial.**

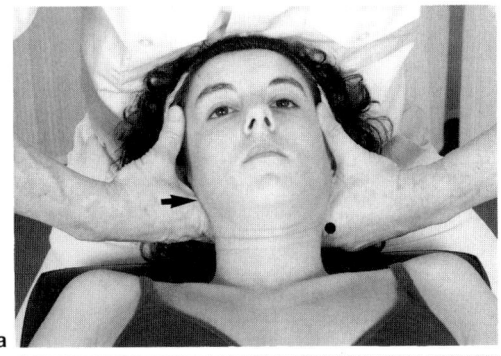
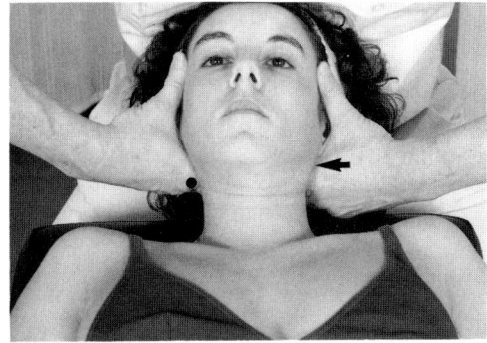
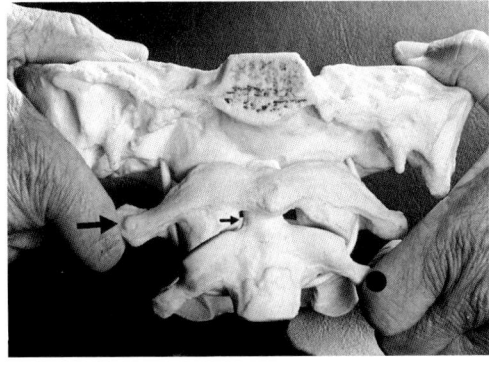
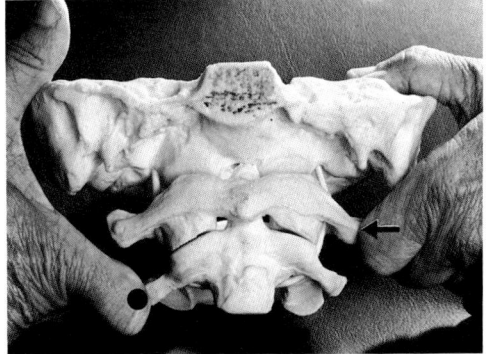

Abb. 18.9 a–h. Hypermobilitätstests C1/C2: **a** Atlasschub nach links (**b** Darstellung am Knochenmodell), **c** Atlasschub nach rechts (**d** Darstellung am Knochenmodell), **e** Axisschub nach links (**f** Darstellung am Knochenmodell), **g** Axisschub nach rechts (**h** Darstellung am Knochenmodell). (Aus: Frisch 1993)

654 Kopfgelenke: Untersuchung

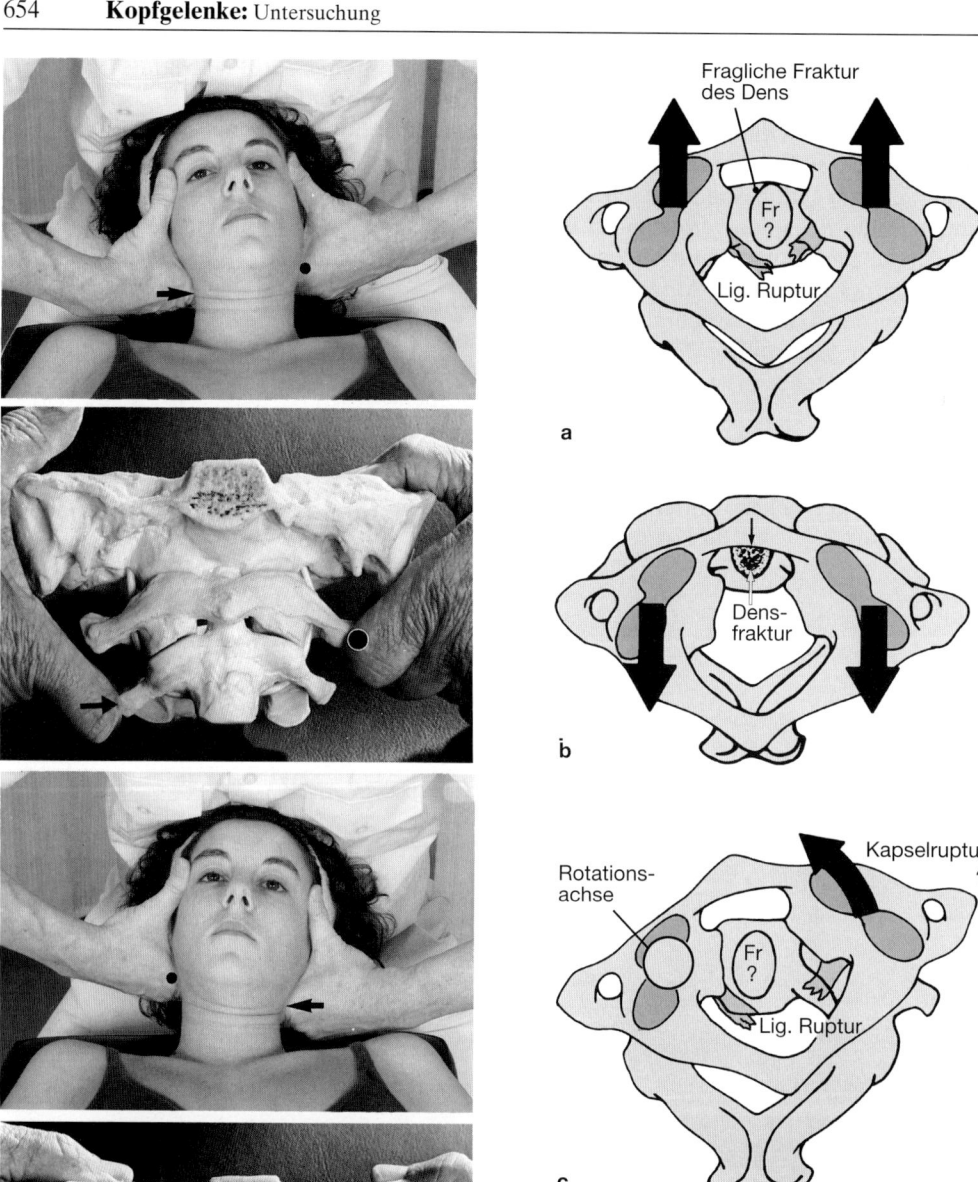

Abb. 18.9 e–h (Legende s. S. 653)

Abb. 18.10 a–c. Bandapparat im Bereich der Kopfgelenke, Verletzungsmöglichkeiten nach Schädeltraumen oder Schleuderverletzungen (*Fr* Fraktur) **a** Ruptur des Lig. transversum und/oder Veränderungen (Kongenital Trauma) des Dens axis können eine pathologische Verschieblichkeit des Atlas nach ventral verursachen. **b** Pathologische Veränderungen des Dens axis (Densfraktur, Os odontoideum) können eine Dorsalverschiebung des Atlas auslösen. **c** Einseitige Vorrotation des Atlas hat außer den bisher genannten Ursachen meist noch einen ventralen Kapselriß auf der vorrotierten Seite. (Nach White u. Panjabi 1978)

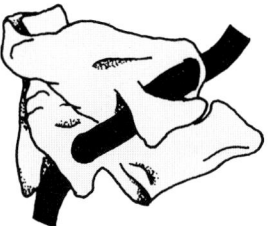 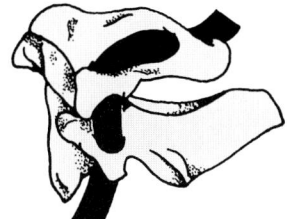 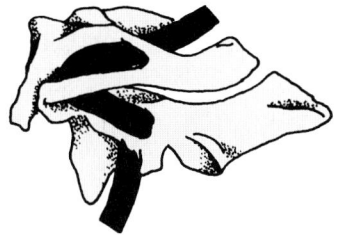

a Linksrotation   b Mittelstellung   c Rechtsrotation

Abb. 18.11 a–c. Verlauf der Arteria vertebralis im Bereich der Kopfgelenke, **b** in Mittelstellung, **a** bei Rotation des Atlas nach links und nach rechts (**c**). Es sollten grundsätzlich keine Manipulationen in maximaler Rotation vorgenommen werden. (Nach Fielding 1957)

Biomechanische Überlegungen

Es muß festgestellt werden, daß das **untere Kopfgelenk ein sehr *labiles, überwiegend ligamentär geführtes und gesichertes Gelenk* ist im Gegensatz zum stabilen, knochengeführten oberen Kopfgelenk.** Es hat ausgiebige Bewegungsfreiheit für die Rotation in der transversalen Ebene sowie Flexion und Extension in der Sagittalebene bei nur geringer Knochenführung im vorderen Atlasgelenk. Bei der Funktionseinheit, die die beiden Kopfgelenke darstellen, ist diese biomechanische Verschiedenheit v. a. **für die Manipulationsbehandlung der beiden Segmente von grundlegender Bedeutung.**

Differentialdiagnose der Schiefhalsformen (Torticollis)

Kongenital: Klippel-Feil-Deformität, kongenitale Keilwirbel.
Muskulär: Sternocleidomastoideus (Geburtstrauma/Hämatom): Kopf zur kranken, Kinn zur gesunden Seite, Wirbelblockierung, Hautnarbenzug.
Posttraumatisch: fehlerhaft ausgeheilte Wirbelbrüche.
Entzündlich: Ausheilung von Spondylitiden, Otitis media.
Spastisch: (Kopfneigung zur kranken Seite) bei spastischer Spinalparalyse.
Paretisch: (Kopfneigung zur gesunden Seite) Lähmung des N. accessorius.
Extrapyramidal: (kann nicht korrigiert werden).
Okulär: Augenmuskellähmung; kompensatorische Kopfhaltung zur Vermeidung von Doppelbildern.

Behandlung der Kopfgelenke

HWS – Kopfgelenk – Übergang (C2/C3)

Mobilisation: Segment C2/C3 in Divergenz bzw. Konvergenz durch Gegenhalter- und Mitnehmertechnik (Abb. 18.12)

Indikation: Eingeschränkte Rechts- bzw. Linksrotation oder Seitneigung im Segment C2/C3.

Ausgangsstellung
Patient: Sitzt.
Therapeut: Steht auf der nichtbehandelten Seite.

Ausführung: Behandelt werden soll dass linke Wirbelbogengelenk in Divergenz (Abb. 18.12 a) bzw. Konvergenz (Abb. 18.12 b).
Fixation: Die **Fixation** des kaudalen Wirbels (C3) erfolgt jeweils **mit der Daumen-Zeigefinger-Gabel der unteren Hand durch Gegenhalt an C3**.
Einstellung der **Fixation unterhalb** des zu mobilisierenden Gelenks
Abb. 18.12 a: in Linksrotation durch Linksseitneigung in Extension, für die **Divergenzmobilisation links**
Abb. 18.12 b: in Rechtsrotation durch Rechtsseitneigung und Flexion für die **Konvergenzmobilisation links.**
Die andere Hand umfaßt mit der ulnaren Kleinfingerkante und stabilisiertem Handgelenk **den kranialen Wirbel (C2) und das Hinterhaupt**.
Der Kopf des Patienten wird leicht am Körper des Therapeuten abgestützt.
Mobilisation: Sie wird in der Entspannungsphase nach isometrischer Muskelanspannung in die Gegenrichtung der Mobilisation und bei Ausatmung und Blickwendung des Patienten in die **Mobilisationsrichtung** durchgeführt, und zwar:
Abb. 18.12 a: in **Rechtsrotation, Flexion und Rechtsseitneigung**, die zur **Divergenz**bewegung im **linken Bogengelenk** führt, oder
Abb. 18.12 b: in **Linksrotation, Extension und Linksseitneigung**, die eine **Konvergenz**bewegung im **linksseitigen Wirbelbogengelenk** von C2/C3 auslöst.

Klinischer Hinweis

Das Bewegungssegment C2/C3 muß zu den Übergangsregionen der Wirbelsäule gerechnet werden, da es hier gelenkmechanisch auch zu einem plötzlichen Bewegungswechsel von der mehr sagittalen Bewegung zur überwiegend rotatorischen Beweglichkeit im Segment C1–C2 kommt. Das macht auch dieses **Segment vermehrt störanfällig**. Durch die steilere Facettenstellung ist die Flexions-Extensions-Bewegung deutlich geringer als in den tieferen HWS-Segmenten. Das Segment hat dadurch eine **Brems- und Sockelfunktion**. Vom C2/C3-Segment können vor allem Einflüsse auf HNO-ärztliche Krankheitsbilder ausgehen, wie: Gleichgewichtsstörungen, Tinnitus, Hörsturz, Globusgefühl und Gesichtsschmerz (Biesinger).

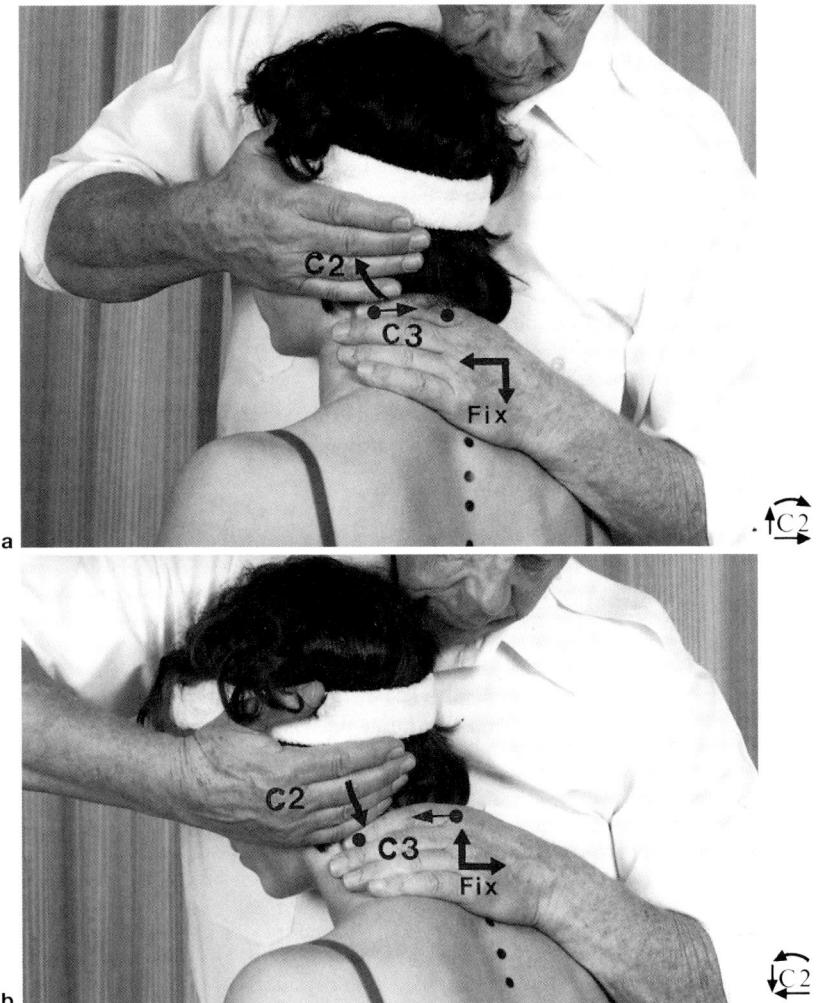

Abb. 18.12 a, b. Mobilisation Kopfgelenke: Segment C2/C3. a Fixation: C3 in Linksrotation/Linksseitneigung/Extension, Mobilisation: Flexion/Rechtsseitneigung/Rechtsrotation = Divergenz des linksseitigen Gelenks;
b Fixation in Rechtsrotation/Rechtsseitneigung/Flexion: Mobilisation: Extension/Linksseitneigung/Linksrotation = Konvergenz des linken Gelenks

Kopfgelenke: Segment C 1/C 2: Mobilisation im Sitzen. Traktion/Rotation durch Gegenhalter- und Mitnehmertechnik und Muskeldehnung (Abb. 18.13)

Indikation: Eingeschränkte Beweglichkeit im unteren Kopfgelenk mit Muskelverspannung (eingeschränkte Nickbewegung).

Ausgangsstellung
Patient: Sitzt.
Therapeut: Steht auf der nichtbehandelten Seite.

Ausführung
Fixation: Die **untere Hand fixiert den Axiswirbel im Gabelgriff** in
- Mittelstellung mit Fixation **nach kaudal für die Traktion** (Abb. 18.13 a) oder
- **Linksrotation** mit Gegenhalt am Dorn- bzw. Querfortsatz **gegen die Mobilisation** in Rechtsrotation (Abb. 18.13 b).

Mobilisation: Die **obere Hand** umfaßt den Kopf, die ulnare Handkante liegt unterhalb vom Okziput **am Wirbelbogen C 1**. Die **Mobilisation** erfolgt entweder nach **kranial** (**Traktion**, Abb. 18.13 a) **oder** unter leichter Traktion **in (Rechts-)rotation** (Abb. 18.13 b).
Die Mobilisation wird wieder nach vorheriger Anspannung der Muskulatur gegen die Mobilisationsrichtung und entsprechender Blickwendung bei Einatmung in der Entspannung und Ausatmungsphase mit Blickwendung in die Mobilisationsrichtung ausgeführt.

Hinweis
Die Entspannungsmaßnahmen (PIR und Ausatmung) sind bei Mobilisation im Bereich der HWS, v. a. der Kopfgelenke, besonders wichtig.

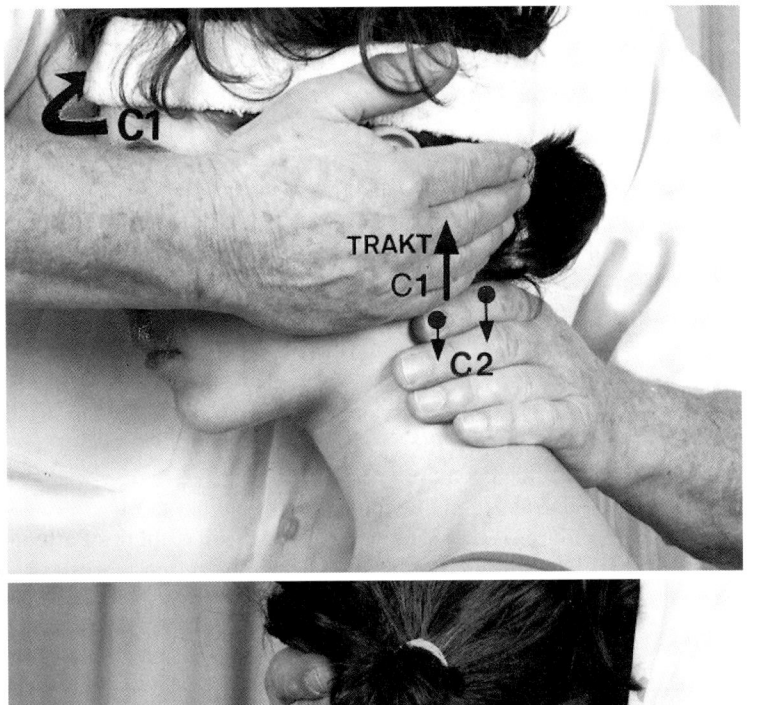

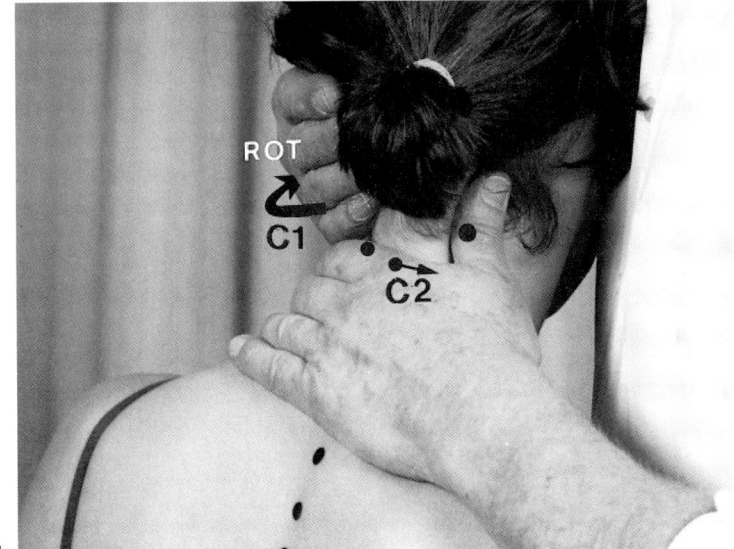

Abb. 18.13 a, b. Mobilisation der Kopfgelenke: Segment C1/C2 mit Gegenhalter- und Mitnehmertechnik. Fixation: C2 in Linksrotation mit Gabelgriff; Mobilisation: C1-Traktion **(a)** und/oder Rotation nach rechts **(b)**. Die Bilder zeigen die gleichen Techniken wie Abb. 8.12 a, b von der Seite und von dorsal gesehen

Kopfgelenke: Segment C 0/C 1: Mobilisation im Sitzen. Traktion/Flexion mit Gegenhaltertechnik und Muskeldehnung

(Abb. 18.14)

Indikation   Eingeschränkte Beweglichkeit im Segment C0/C1 (Nickbewegung), Muskelverspannung der Dorsalextensoren.

Ausgangsstellung
Patient: Sitzt.
Therapeut: Steht seitlich neben dem Patienten auf der nichtbehandelten Seite.

Ausführung
Fixation: **Die linke Hand des Therapeuten umfaßt mit dem Gabelgriff den Wirbelbogen von C 1 und fixiert ihn:**
Abb. 18.14 a: **nach kaudal gegen die Traktion,**
Abb. 18.14 b: **nach ventral gegen Flexion** (= Dorsalgleiten der Okzipitalkondylen).
Mobilisation: **Die andere (rechte) Hand liegt seitlich am Kopf des Patienten,** Ellenbeuge unter dem Kinn, und lehnt den Kopf gegen den Körper des Therapeuten, der **Traktionsimpuls geht nach kranial.**
Bei **Flexionsmobilisation** liegt die Hand horizontal über dem Schläfenbein.
Der **Bewegungsimpuls geht nach dorsal-kranial** (Flexion).
Das Dorsalgleiten der Kondylen kann einseitig durch Rotation zu dieser Seite verstärkt werden.
Die Mobilisation nach dorsal erfolgt nach isometrischer Muskelanspannung (Dorsalflexion) in der Entspannungsphase und bei Ausatmung.

Hinweis
Die häufig verkürzten oberen tiefen Nackenmuskeln können mit der gleichen Flexionsmobilisation gedehnt werden.

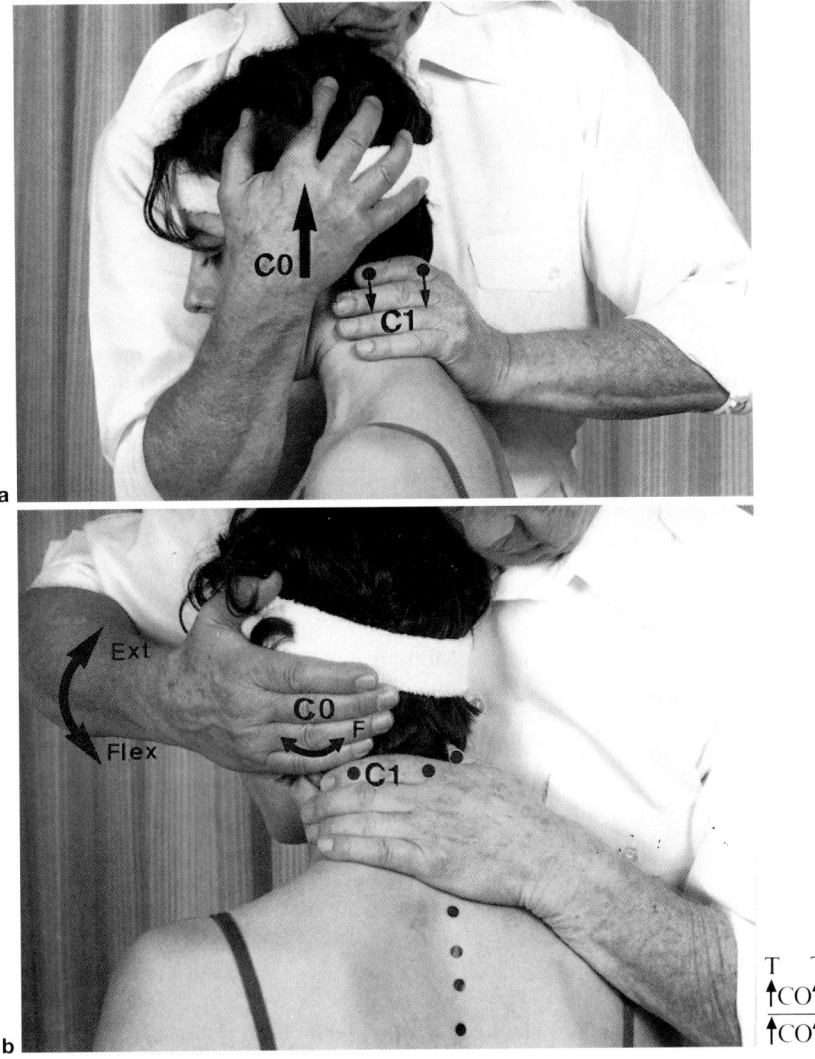

Abb. 18.14a, b. Mobilisation der Kopfgelenke: Segment C0/C1 mit Gegenhaltertechnik; **a** Traktion, **b** Flexion (Hinweis: Die Fixationspunkte zeigen, an welchen Stellen fester Kontakt am Wirbelbogen genommen werden muß) (*T* Traktion)

Kopfgelenke: Mobilisation Segment C0/C1 in Flexion (Dorsalgleiten der Okzipitalkondylen) durch Gegenhaltertechnik
(Abb. 18.15)

Indikation: Eingeschränkte Nickbewegung bzw. eingeschränkte Ventralflexion der HWS.

Ausgangsstellung
Patient: Entspannte **Rückenlage**.
Therapeut: Steht am Kopfende des Patienten.

Ausführung
Fixation: Die **Fixation** erfolgt wieder durch **Gabelgriff um den Atlasbogen**, die Fixationshand liegt mit der ulnaren Handkante auf dem Untersuchungstisch.
Mobilisation: **Die andere Hand umfaßt das Hinterhaupt,** die Schulter der **Mobilisationshand** liegt an der Stirn des Patienten (Abb. 18.15a). In der Entspannungsphase bewegt der Therapeut das Okziput nach dorsal und kranial. Die Bewegung wird durch Druck an der Stirn nach kaudal unterstützt (Abb. 18.15b). Der Drehpunkt liegt am Hinterhaupt oberhalb des Foramen magnum. Die Mobilisationsbewegung erfolgt durch Streckung der vorher etwas gebeugten Kniegelenke des Therapeuten aus dem Körper heraus.
Die **vorbereitende Bahnung der Bewegung** erfolgt wieder durch:

- isometrische Anspannung der oberen tiefen Nackenmuskeln in Dorsalflexion (gegen die Mobilisationsrichtung, Abb. 18.15c) (**1**) sowie
- Einatmung und Blickrichtung nach kranial.

Die Dehnung bzw. Mobilisation erfolgt in der Entspannungsphase, bei Ausatmung und Blick nach kaudal (**2**).

- Nach der Muskelentspannung kann das Gelenk mobilisiert werden wie in Abb. 18.15b oder auch in Dorsalflexion (Ventralgleiten der Okzipitalkondylen) Abb. 18.15 (**3**).

Hinweis
Die Technik eignet sich auch zur Dehnung der oberen tiefen Nackenmuskeln (Abb. 18.15c) und kann auch für das Segment C1/C2 verwendet werden.

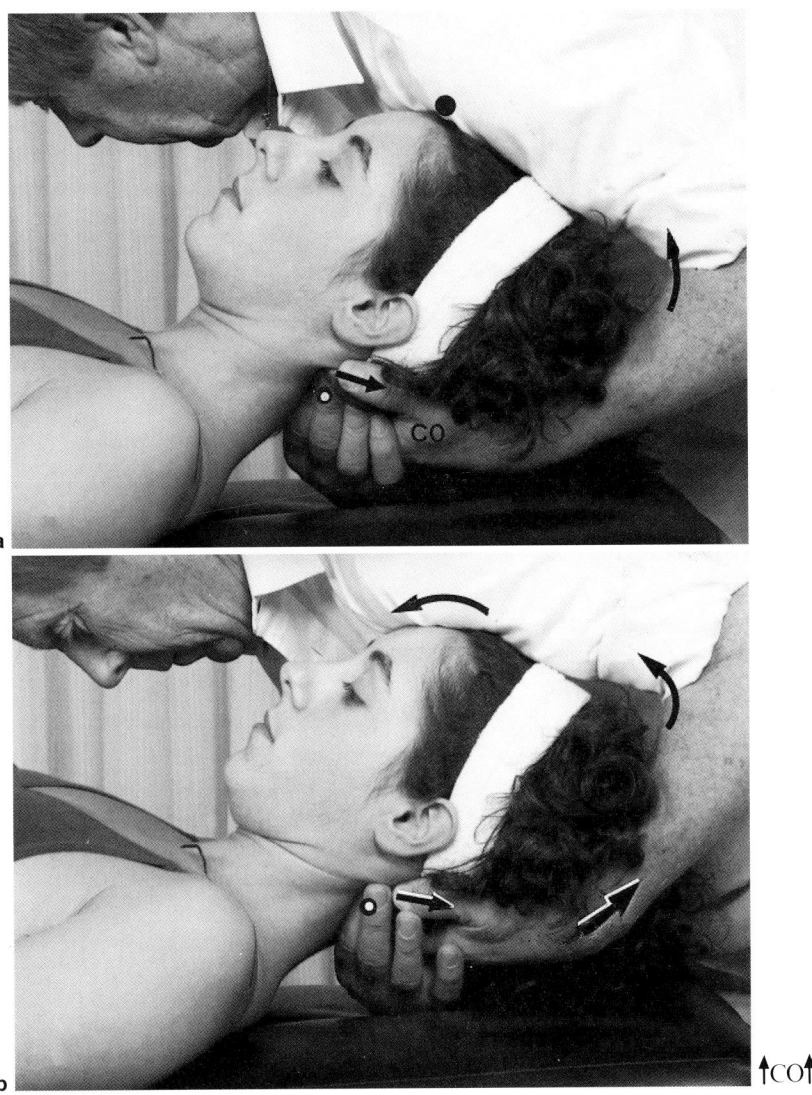

Abb. 18.15 a–d. Mobilisation der Kopfgelenke: Segment C0/C1 in Flexion durch Gegenhaltertechnik. Fixation: Gabelgriff C1; Mobilisation: C0 in Flexion; **a** Ausgangsstellung, **b** Endstellung, **c** Muskeldehnung, **d** Mobilisation in Retroflexion

664 Kopfgelenke: Mobilisation: Segment C0/C1

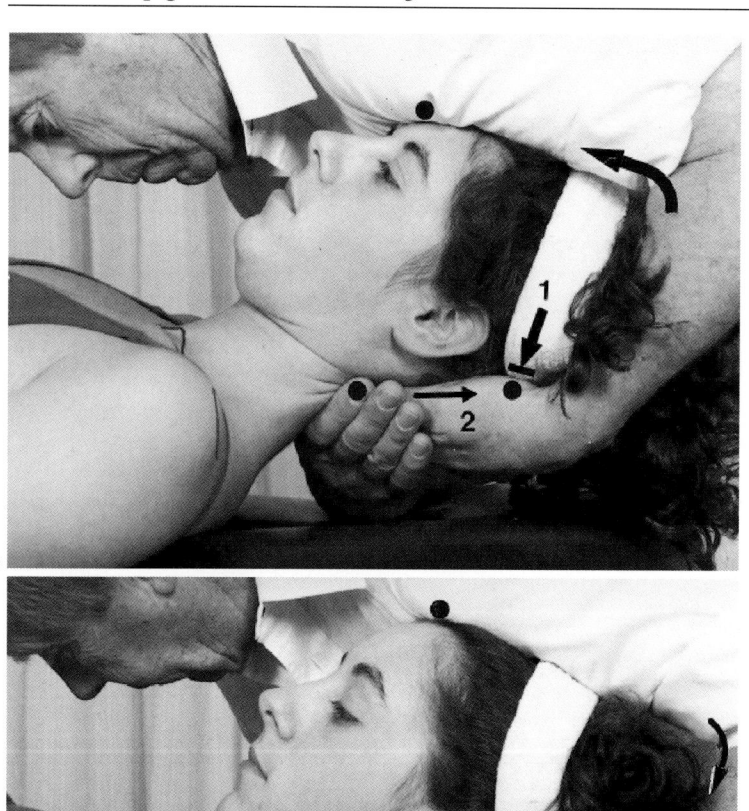

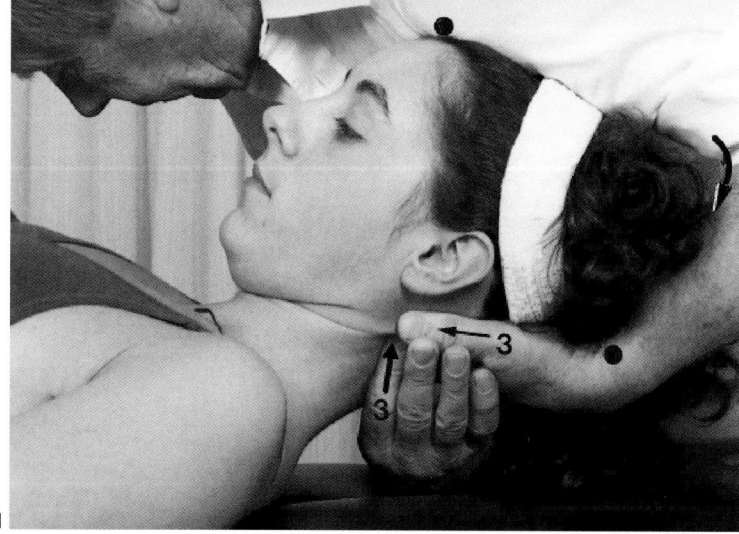

Abb. 18.15 c, d (Legende s. S. 663)

Kopfgelenke: Traktion in den Segmenten C0/C1/C2 durch Mitnehmertechnik (Abb. 18.16)

Indikation: Eingeschränkte Beweglichkeit im Bereich der Kopfgelenke.

Ausgangsstellung
Patient: In entspannter **Rückenlage**.
Therapeut: Steht **auf der Seite des zu behandelnden Gelenks am Kopfende der Behandlungsbank.**

Ausführung

Der Kopf (bei Mobilisation von C0/C1) bzw. der mit Traktion zu behandelnde **Wirbel C1** (bei Mobilisation von C1/C2) muß jeweils so weit **seitgeneigt** werden, daß die Mobilisationshand an ihm Kontakt nehmen kann und der Impuls senkrecht auf die Gelenkfläche trifft (s. Abb. 18.18, S. 667).

Fixation: Sie erfolgt durch **Abstützen des Kopfes am Körper des Therapeuten** und durch die Hand am Kinn des Patienten, die die Seitneigestellung und Ventralflexion (Bandfixation) aufrechterhält. **Die HWS unterhalb der Kopfgelenke wird** außerdem **fixiert durch Seitneigung und gegenläufige Rotation** bei:

Abb. 18.16a: Linksseitneigung und Rechtsrotation,
Abb. 18.16b: durch Rechtsseitneigung und Linksrotation.

Mobilisation: Die **Mobilisationshand liegt mit dem Mittelhandköpfchen des Zeigefingers im Gelenkspalt C0/C1** mastoidnah am Okziput (Abb. 18.16a); **bei C1/C2 am Querfortsatz C1** (Abb. 18.16b).

Der Impuls geht nach den üblichen Entspannungsmaßnahmen (Ausatmen und Blickwendung des Patienten nach oben) **nach kranial in Richtung der Körperlängsachse** und etwas zum gegenüberliegenden Ohr des Patienten. Die Einstellung für das Segment C0/C1 erfordert etwas mehr Seitneigung und wenig Rotation, für das Segment C1/C2 weniger Seitneigung, aber mehr Rotation.

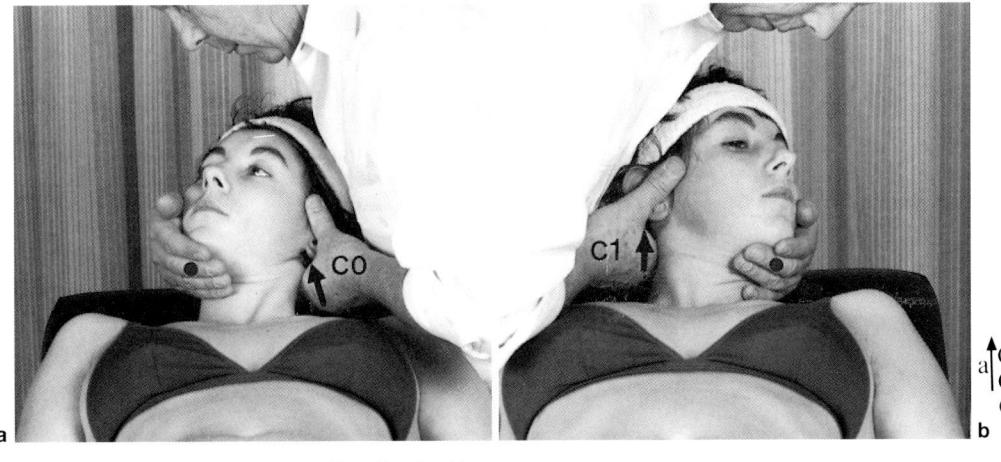

Abb. 18.16a, b. Mobilisation der **Kopfgelenke: Traktion in den Segmenten C0/C1/C2.** Fixation: untere HWS in Flexion (Bandfixation), Seitneigung und Rotation zur Gegenseite; Mobilisation: **a** C0/C1: mehr Seitneigung, wenig Rotation: **b** C1/C2: wenig Seitneigen, mehr Rotation. Behandelt wird bei **a** das linke Gelenk C0/C1; bei **b** das rechte Gelenk C1/C2

Kopfgelenke: Automobilisation der Flexion (Abb. 18.17)

Indikation: Eingeschränkte Flexionsbeweglichkeit im Segment C0/C1/C2.

Ausgangsstellung
Patient: In aufrechter Sitzhaltung (Tubersitz).
Maximale Rotation des Kopfes zur Immobilisierung der HWS-Segmente unterhalb der Kopfgelenke.

Ausführung
Die Mobilisation erfolgt durch Vornickbewegung in dieser Rotationsstellung.

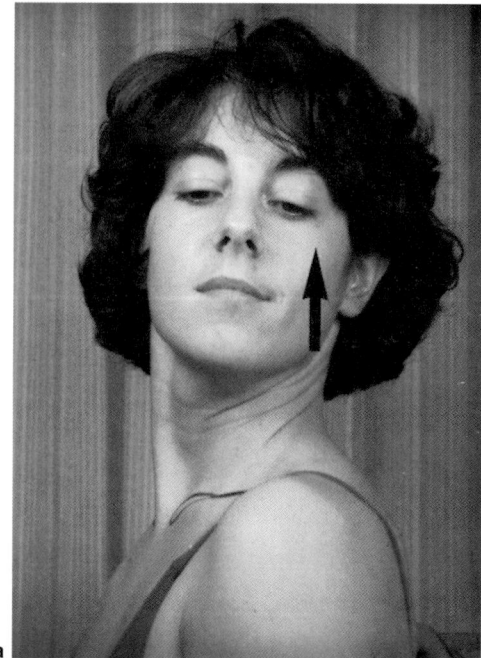
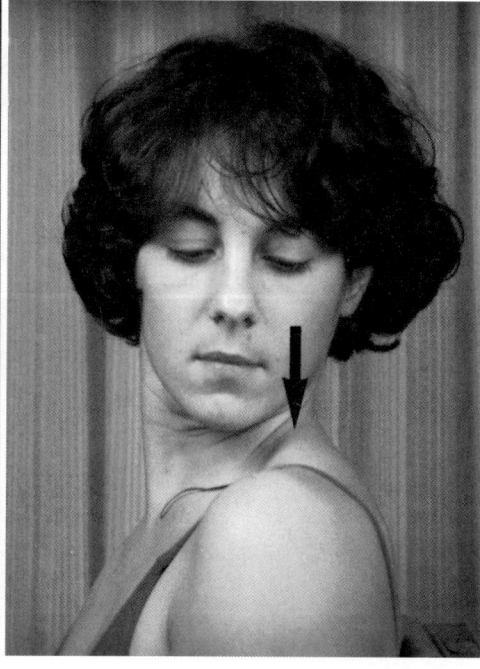

Abb. 18.17 a, b. Mobilisation der Kopfgelenke: Segmente C0–C2. **Automobilisation der Flexion,** aktive Dehnung der oberen tiefen Nackenmuskeln (Fixation der unteren HWS durch maximale Rotation; **a** Ausgangsstellung, **b** Endstellung

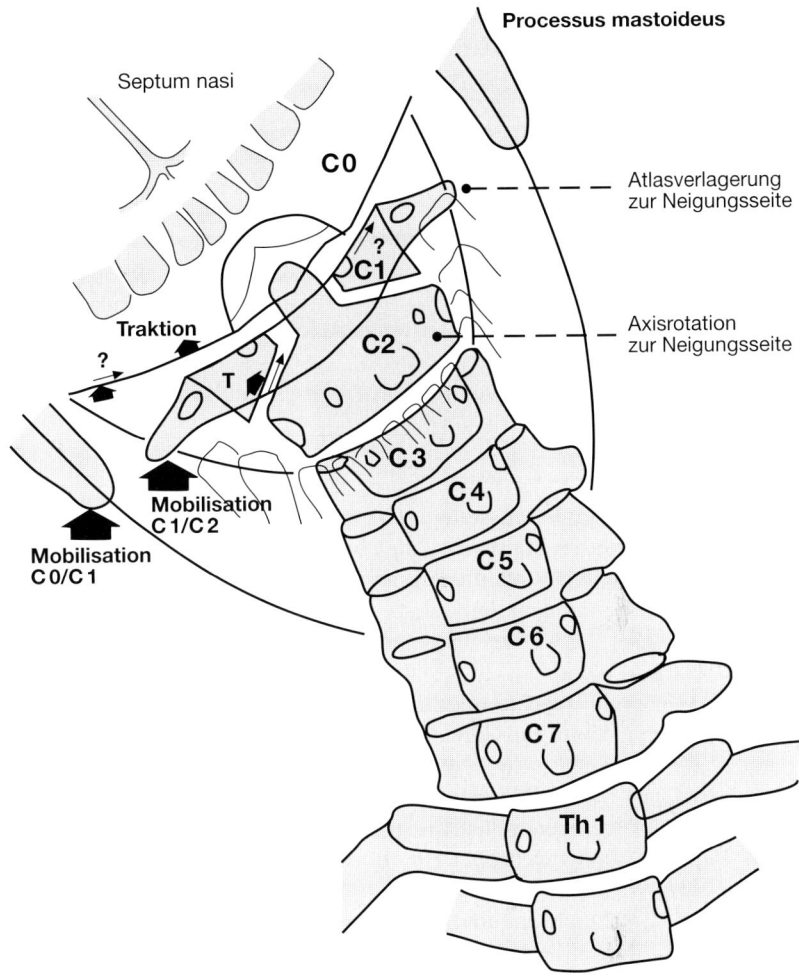

Abb. 18.18. Gelenk- und Griffmechanik bei Mobilisation der Kopfgelenke durch Traktion im Liegen, Röntgenpause (*M* Mobilisation)

Manipulation der Kopfgelenke

Kopfgelenke: Segment C0/C1: Manipulation durch Gegenhalt und Traktion des linken Gelenks (Abb. 18.19)

Indikation: Blockierungen mit stärkeren Muskelverspannungen.

Ausgangstellung
Patient: Der Patient sitzt auf einem Hocker ohne Rückenlehne. Er lehnt sich gegen den Therapeuten.
Therapeut: Steht hinter dem Patienten, etwas mehr zur Seite des behandelten Gelenks (hier links).

Verriegelung
Kaudal: Durch **Rechtsseitneigung und Linksrotation** der HWS entsteht eine **Verriegelung** der Halswirbel, die eine Mitbewegung bei der Traktion nicht mehr zuläßt.
Kranial: Keine. Durch die Seitneigung nach rechts wird aber bereits eine gewisse Vorspannung in der Gelenkkapsel C0/C1 (links) erreicht.

Ausführung
- Die **rechte oder linke Hand des Therapeuten liegt mit der ulnaren Handkante im Gelenkspalt zwischen Atlas und Okziput.** Die andere Hand ist entsprechend darübergelegt.
- Die Seitneigung nach rechts und die Traktion nach kranial werden zunächst zur generellen **Entspannung der linksseitigen Nackenmuskulatur** mehrfach mit synchroner Ein- und Ausatmung rhythmisch als Mobilisation durchgeführt.
- Die **Manipulation** erfolgt dann mit einem einmaligen kurzen Impuls, mit dem der Therapeut die **Rechtsseitneigung und Kranialtraktion verstärkt,** wodurch der **linke Gelenkspalt zum Klaffen** gebracht wird.

Kopfgelenke: Manipulation C0/C1   669

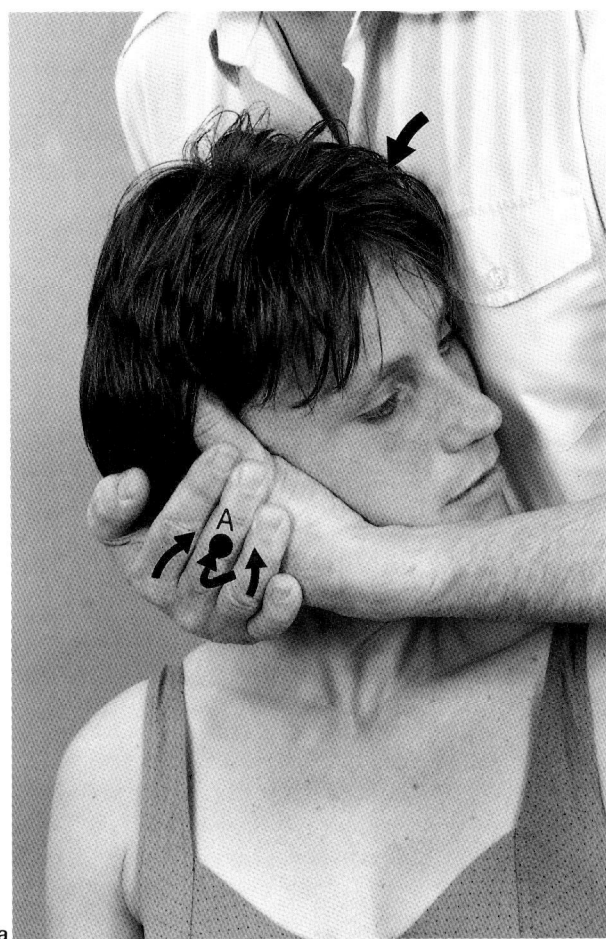

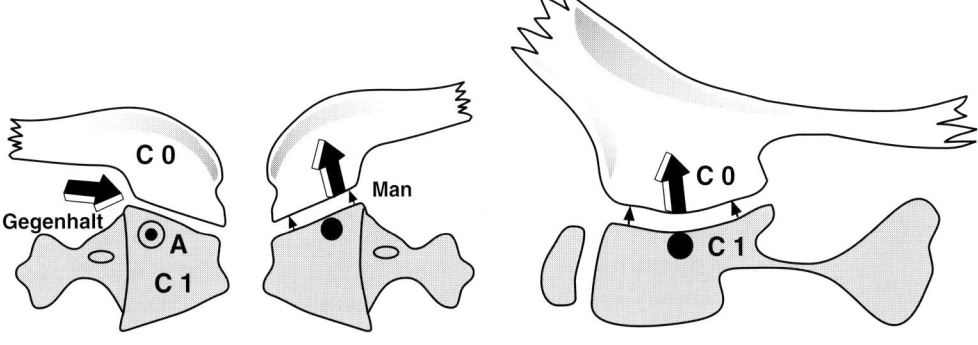

b Ventralansicht, Frontalschnitt   c Linkes Gelenk, seitlich

Abb. 18.19 a–c. Kopfgelenke: Manipulation des linken oberen Kopfgelenks (C0/C1) durch Gegenhalt und Traktion. **Griffmechanik:** die gleichzeitige Seitneigung nach rechts und Traktion nach kranial bringen die Gelenkflächen auf der linken Seite auseinander. Dabei liegt die Umdrehungsachse für diese Bewegung ungefähr im Gelenkspalt des rechten Gelenks

Kopfgelenke: Manipulation des Segments C0–C1, rechtes Gelenk, ventraler Gelenkanteil durch Mitnehmertechnik (Abb. 18.20 a–c) dorsaler Gelenkanteil durch Gegenhaltertechnik (Abb. 18.20 d–f)

Indikation: Blockierung des ventralen Gelenkanteils mit wenig Muskelverspannung. Bei ausgeprägt konvexen Kondylen ist häufiger nur ein Teil des Gelenks blockiert.

Ausgangstellung
Patient: Patient sitzt mit dem Rücken angelehnt, **Kopf in leichter Dorsalflexion, um eine Vorspannung im ventralen Gelenkanteil zu bekommen.**

Therapeut: Steht seitlich neben dem Patienten auf der Seite des zu behandelnden Gelenks.

Verriegelung
Kaudal: **Linksseitneigung und Rechtsrotation** bis einschließlich C1. Dadurch sind alle Wirbel einschließlich des Atlas in Rechtsrotation **blockiert**.
Kranial: Keine.

Ausführung (Abb. 18.20 a–c)
- Die **rechte Hand** greift als **Fixationshand** von vorne um den Kopf des Patienten, so daß der **Mittelfinger auf der linken Seite hinter dem Mastoid** an der Schädelbasis **am Gelenkspalt** zwischen Okziput und Atlas liegt. Zeige- und Ringfinger sind darübergelegt, der Kopf liegt entspannt in der Hohlhand.
- Die **linke Hand liegt auf der rechten Schädelseite** an der Stirn. Sie gibt nach genereller Entspannung durch Ein- und Ausatmen den kurzen schnellen **Manipulationsimpuls.**
- Der **Manipulationsimpuls nach links und kranial zur gegenüberliegenden Seite** der Kopfes zielt etwas dorsal an der gegenüberliegenden Hand vorbei. Dadurch wird eine Verstärkung der Linksseitneigung nach dorsal und gleichzeitig eine **Traktion ventral** im rechten oberen Kopfgelenk ausgelöst.
- Den **Gegenhalt gibt die rechte Hand,** die der Therapeut gleichzeitig mit dem Manipulationsimpuls zu sich heranzieht. Dadurch wird ein Ausweichen der Wirbelsäule durch den Manipulationsimpuls verhindert. Der Finger am Gelenkspalt wird gleichzeitig zur **Drehachse der ausgelösten Traktionsbewegung** im rechten oberen Kopfgelenk.

Der **Gegenhalt** des direkten Gelenkpartners, der rechten Massa lateralis, wird **durch die Verriegelung nach kaudal** hergestellt.

Ausführung (Abb. 18.20 d–f)
Zur **Behandlung des dorsalen Gelenkanteils** liegt die **mobilisierende Hand etwas mehr dorsal am Hinterkopf.** Der Manipulationsimpuls verstärkt wieder die Seitneigung nach links unter gleichzeitiger Traktion nach kranial. Er zielt **etwas nach ventral an der gegenüberliegenden Hand vorbei.** Die leichte Anteflexionskomponente führt zu einem stärkeren **Klaffen des Gelenkspalts im dorsalen Gelenkanteil.**

Kopfgelenke: Manipulation C0/C1

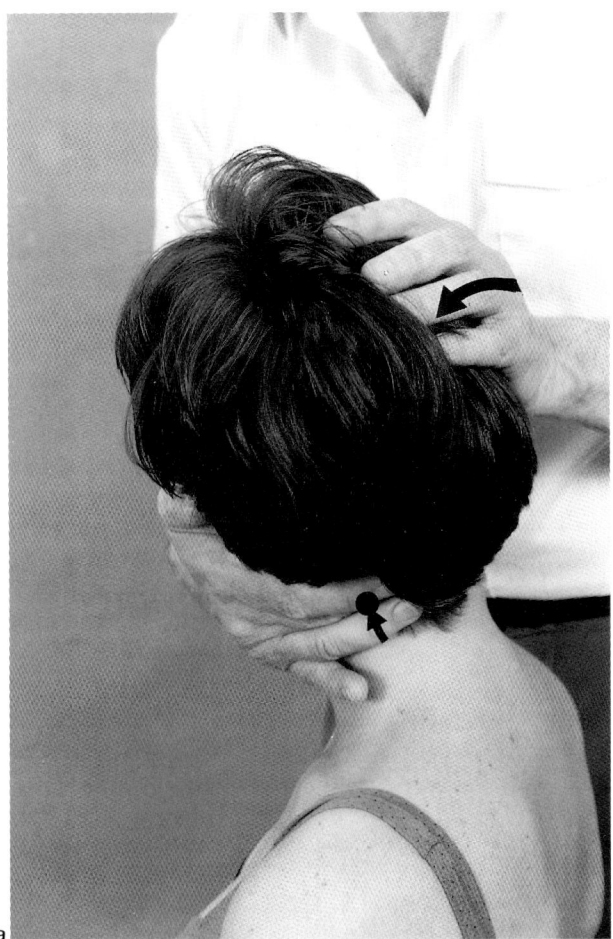

a

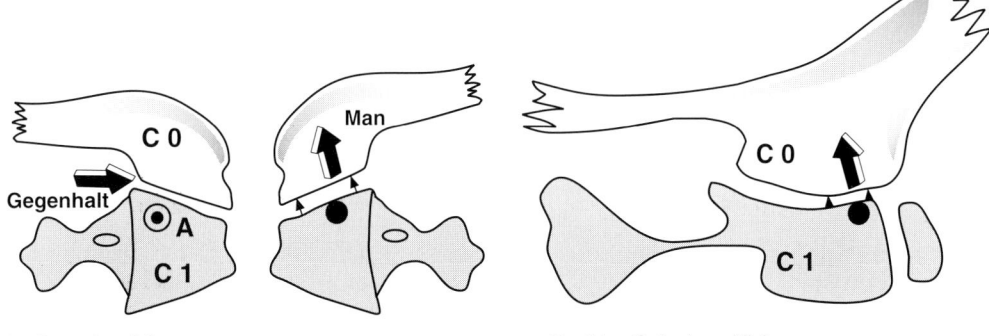

b Dorsalansicht   c Rechtes Gelenk, seitlich

Abb. 18.20 a–c. Kopfgelenke: Manipulation des rechten oberen Kopfgelenks (C 0/C 1), ventraler Gelenkanteil. Griffmechanik: durch die Seitneigung nach links und den Manipulationsimpuls nach kranial und dorsal werden die Gelenkflächen auf der rechten Seite zum Klaffen gebracht: der rechte Kondylus wird nach kranial gedrückt. Die gleichzeitige (beiderseitige) Traktion nach kranial verstärkt diese Separation und verringert zur gleichen Zeit die Kompression im Gelenk der linken Seite. Durch die leichte Retroflexion werden die **vorderen Teile der Kapsel** vorgespannt und stärker abgehoben

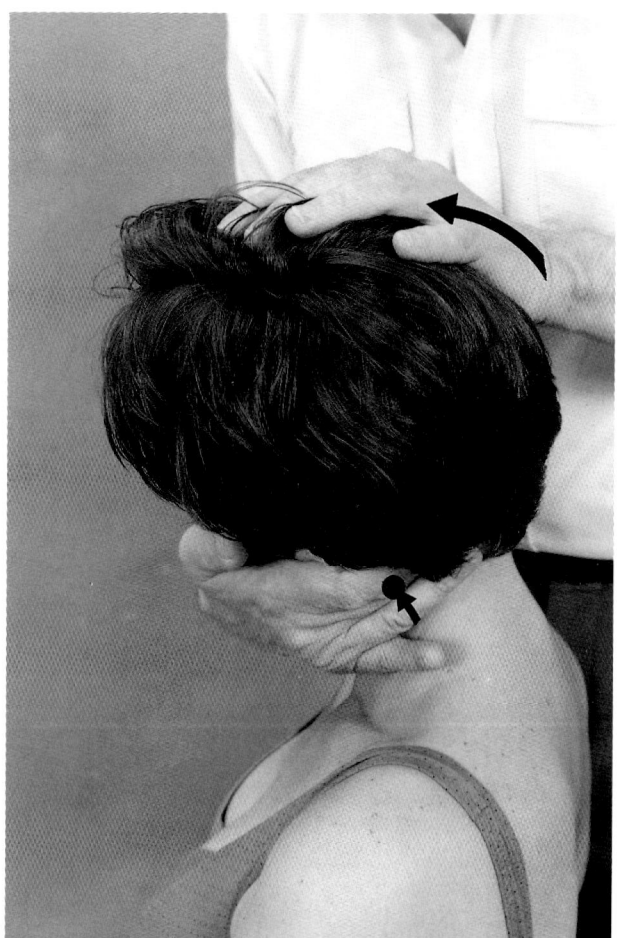

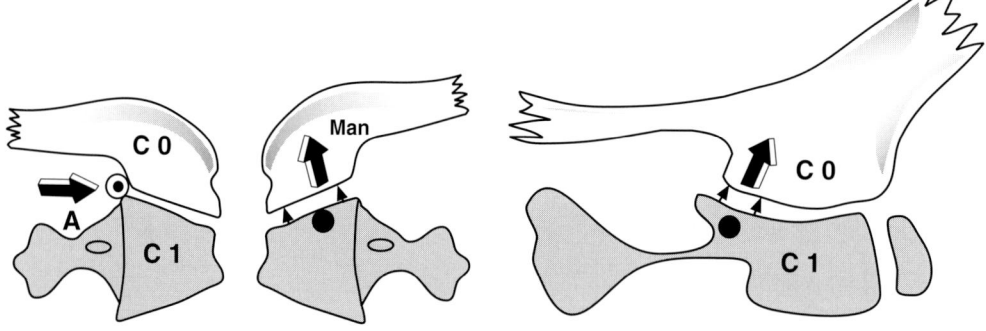

e Dorsalansicht

f Rechtes Gelenk, seitlich

Abb. 18.20 d–f. Kopfgelenke: Manipulation des rechten oberen Kopfgelenks (C 0/C 1), **dorsaler Gelenkanteil,** durch Gegenhaltertechnik. **Griffmechanik:** zur Behandlung des dorsalen Gelenkanteils liegt die mobilisierende Hand etwas mehr dorsal am Hinterkopf als bei **a.** Der Manipulationsimpuls verstärkt wieder die Seitneigung nach links unter gleichzeitiger Traktion nach kranial. Er zielt etwas nach ventral an der gegenüberliegenden Hand vorbei. Die leichte Anteflexionskomponente führt zu einem stärkeren **Klaffen des Gelenkspalts im dorsalen Gelenkanteil**

Hinweis: Diese differenzierte Technik wurde von J. Roex angegeben.

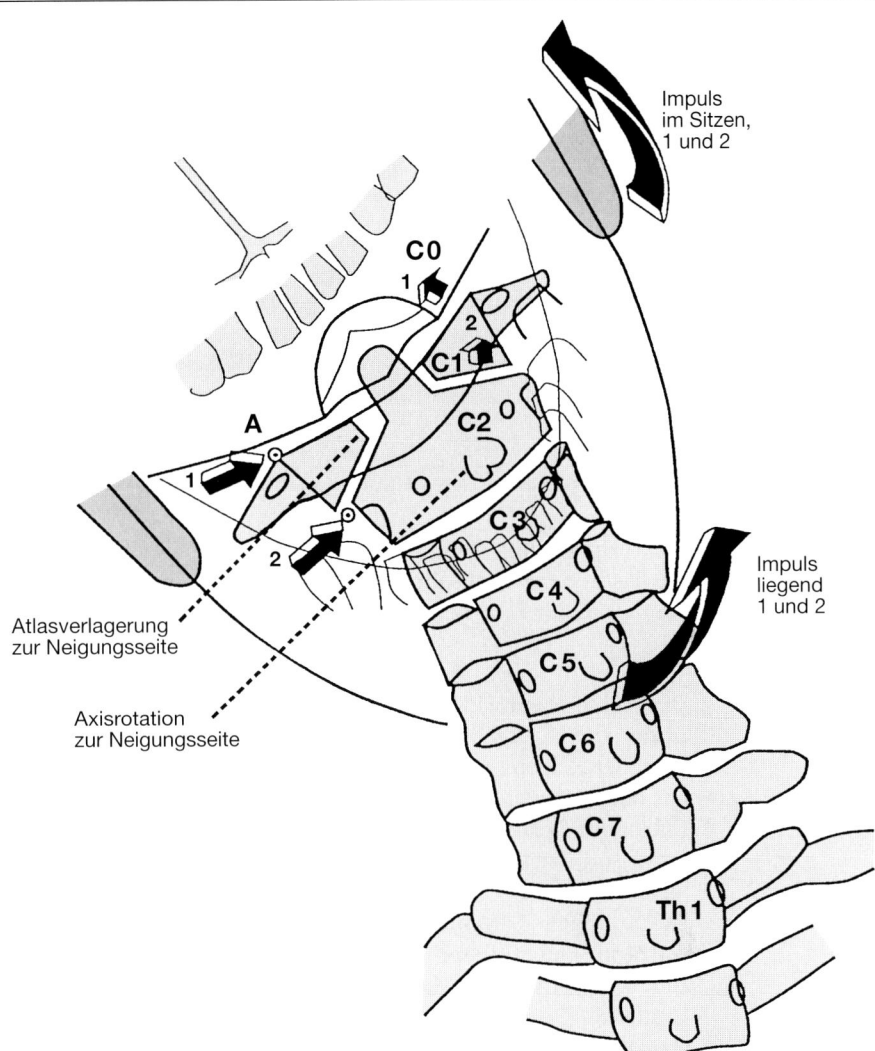

Abb. 18.21. Gelenk- und Griffmechanik bei Manipulation der Kopfgelenke im Sitzen und Liegen (*1* Gegenhaltertechnik im Segment C0/C1, rechtes Gelenk, *2* Gegenhaltertechnik im Segment C1/C2 rechtes Gelenk, Richtung der Manipulationsimpulse für beide Kopfgelenke im Sitzen und im Liegen (Röntgenpause)

Kopfgelenke: Manipulation des Segments C1/C2 rechtes Gelenk durch Mitnehmertechnik (Abb. 18.22)

Indikation: Leichte Blockierungen mit geringer Muskelverspannung.

Ausgangstellung
Patient: Der Patient sitzt auf einem Hocker oder am Fußende der Behandlungsbank. Der Kopf ist so weit nach links geneigt, daß der **Gelenkspalt des zu manipulierenden rechtsseitigen Gelenks** zwischen Atlas und Axis **etwa horizontal** verläuft.

Therapeut: Steht rechts hinter dem Patienten, d.h. auf der Seite des zu behandelnden Gelenks.

Verriegelung
Kaudal: Die **Linksseitneigung** wird durch eine **Rechtsrotation** bis einschließlich des Axiswirbels ergänzt.

Kranial: **Keine Verriegelung** erforderlich, da die Bandverbindungen zwischen Okziput und Atlas in der Regel sehr fest sind. Die Seitneigung führt bereits zur Vorspannung auf der Seite des zu behandelnden Gelenks.

Ausführung
- Die **rechte Hand** wird von vorn auf die linksseitige Nackenpartie des Patienten gelegt. Der Mittelfinger liegt im Gelenkspalt zwischen Atlas und Axis, der Zeigefinger liegt darüber.
- Die **linke Hand** liegt breitflächig auf der rechten Kopfseite an der Schläfe.
- **Entspannung** durch einige Atemzüge mit entsprechender Blickwendung.
- Dann soll der Patient den Blick in die Manipulationsrichtung (d.h. nach links) wenden. In der Ausatmungsphase wird die **Seitneigung nach links** bei gleichzeitigem **Gegenhalt durch den Finger am Gelenkspalt C1/C2 links** verstärkt. Durch diesen Gegenhalt wird ein Ausweichen der WS zur Neigungsseite durch den Manipulationsimpuls verhindert und gleichzeitig die **Umdrehungsachse für die Traktionsbewegung der rechten Hand nach kranial** festgelegt.
- **Den eigentlichen Gegenhalt des kaudalen Gelenkpartners,** an der rechtsseitigen Gelenkfläche der Axis, **bewirkt die Verriegelung der WS unterhalb C2.**

Hinweis
In der Regel dürfte es sich in dem überwiegend ligamentär und muskulär gesteuerten Segment **um muskuläre Blockierungen** handeln, die zur Vermeidung einer unphysiologischen Labilisierung des Segments besser mit repetitiven Weichteildehnungen behandelt werden, z.B. Abb. 18.13, S. 659 und 18.15c, S. 664.

Kopfgelenke: Manipulation C1/C2

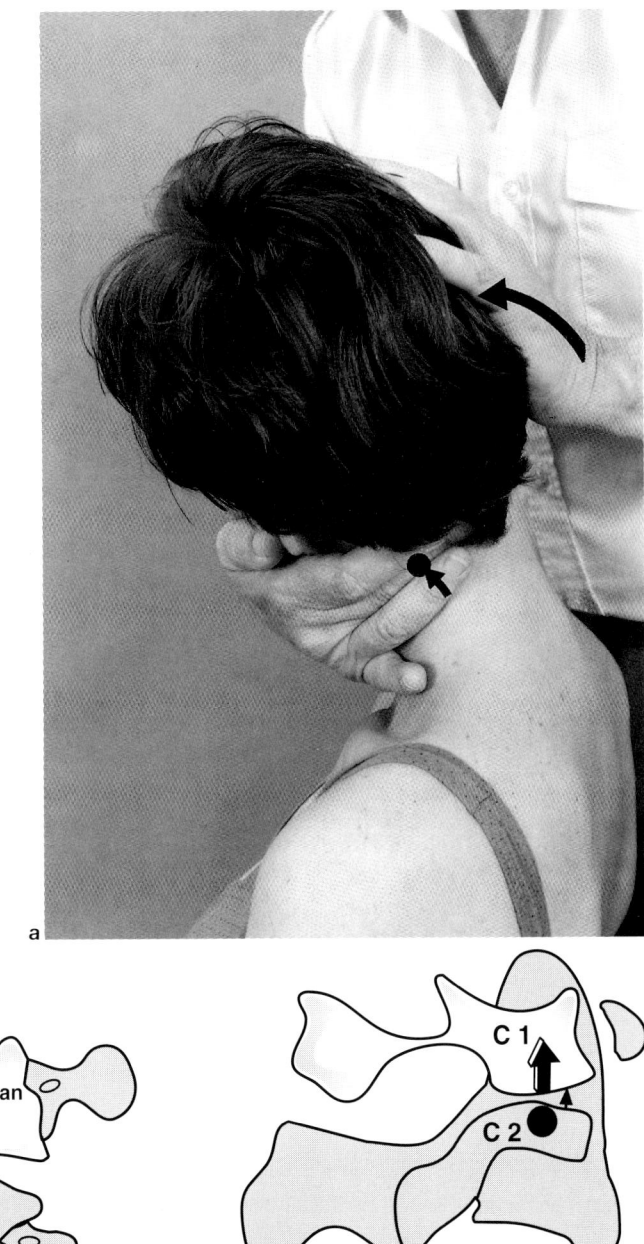

b Dorsalansicht
c Rechtes Gelenk, seitlich

Abb. 18.22 a–c. Kopfgelenke: Manipulation des rechten unteren Kopfgelenks (C 1/C 2) durch Mitnehmertechnik.
Griffmechanik: durch die Seitneigung nach links und die Traktion nach kranial wird die rechte Massa lateralis nach kranial gezogen. Dadurch werden die Gelenkflächen im rechten Facettengelenk voneinander abgehoben. Das wird erreicht durch gleichzeitige Impulse der linken Hand nach links und kranial in Verbindung mit dem Gegenhalt der rechten Hand, die der Therapeut gleichzeitig mit dem Manipulationsimpuls zu sich heranzieht (Vgl. auch Abb. 18.13, S. 659)

HWS-Kopfgelenk-Übergang: Manipulation des Segments C2/C3, linkes Gelenk in Rückenlage (Abb. 18.23)

Indikation: Blockierungen im Bereich C2–C7 mit starker Muskelverspannung und/oder Schmerzhaftigkeit, die eine Behandlung im Sitzen nicht mehr zuläßt.

Ausgangstellung
Patient: Entspannte **Rückenlage.**
Therapeut: **Steht** am Kopfende der Behandlungsbank seitlich neben dem Patienten **auf der nichtbehandelten Seite.**

Verriegelung
Kaudal: **Rechtsseitneigung und Linksrotation mit zusätzlicher Flexion** (Bandstraffung).
Kranial: Rechtsseitneigung und Linksrotation.

Ausführung

- Die **linke Hand faßt unter das Kinn,** der Kopf des Patienten ruht auf dem Unterarm des Therapeuten. Die **kaudale Verriegelung** in Rechtsseitneigung, Linksrotation und Flexion **bis C3 wird eingestellt.**
- Die **rechte Hand** liegt **auf der rechten Seite des Nackens** mit der Radialseite des **Zeigefingers über dem Gelenkspalt C2/C3.**
- Nach **Muskelentspannung durch isometrische Anspannung in Rechtsrotation,** mit Atmung und Blickwendung in Richtung der Rotation, soll der Patient den Blick jetzt in die Manipulationsrichtung nach links oben wenden.
- In der nächsten Ausatmungsphase gibt der Therapeut den **Manipulationsimpuls** mit der **linken Hand in Traktion und Linksrotation.** Gleichzeitig wird mit der **rechten Hand ein kurzer Schubstoß auf C2 zur Gegenseite** zur Verstärkung der Rechtsseitneigung und **ebenfalls eine nach kranial gerichtete Linksrotation** ausgeführt. Die Gelenkflächen des linken Bogengelenks lösen sich voneinander.

Kopfgelenke: Manipulation **C2/C3**

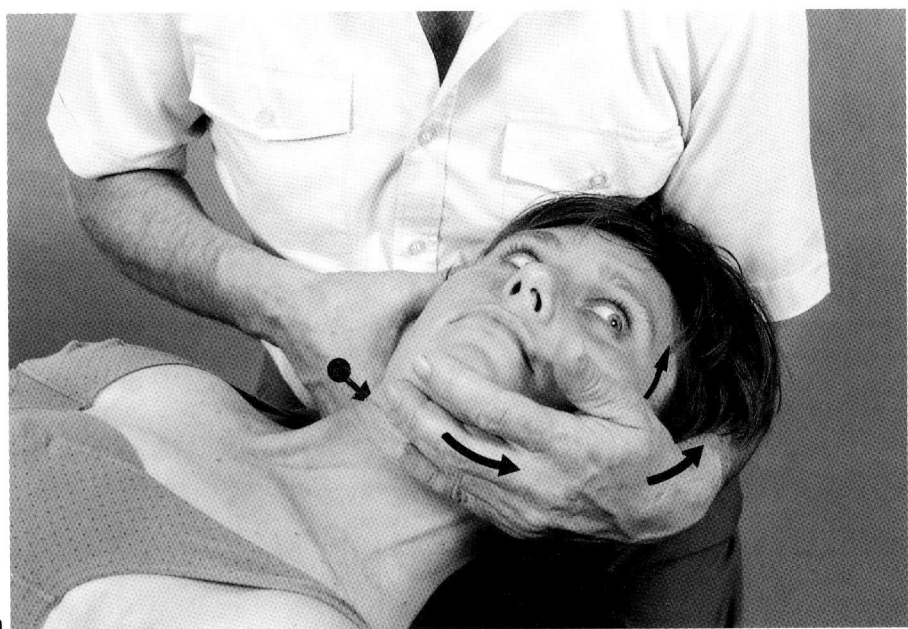

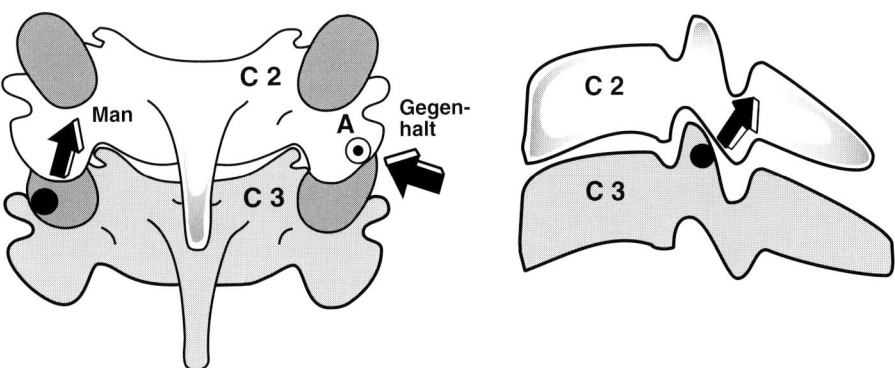

b Dorsalansicht   **c** Linkes Gelenk, seitlich

Abb. 18.23 a–c. HWS: Manipulation der HWS (C2–C7) durch Rotation, Segment C2/C3. Griffmechanik: die Ebene der Gelenkflächen liegt in der Frontalebene schräg nach dorsal-kaudal. Die Seitneigung nach rechts verursacht eine Kompression im rechten und eine Traktion nach kranial im linken Gelenk. Die Traktion der linken Hand nach kranial verstärkt diese Traktion links und hebt die Kompression rechts teilweise auf. Die Linksrotation verursacht im linken Gelenk eine Dorsalbewegung des oberen Gelenkpartners. Die Kombination dieser beiden Impulse löst das Klaffen der Gelenkflächen aus

Kopfgelenke: Manipulation der Segmente C0–C2 in Rückenlage; Segment C0–C1 Traktion, linkes Gelenk (Abb. 18.24 a–c) Segment C1/C2, Traktion linkes Gelenk (Abb. 18.24 d–f)

Indikation: Blockierungen mit starker Muskelverspannung oder stärkeren Schmerzen, die nicht im Sitzen behandelt werden können.

Ausgangstellung
Patient: In Rückenlage.
Therapeut: **Steht** rechts neben dem Patienten **auf der Seite des nicht zu behandelnden Gelenks.**

Verriegelung
Kaudal: Rechtsseitneigung und Linksrotation bis C2 mit leichter Anteflexion.
Kranial: Keine Verriegelung. Nur Vorspannung durch **leichte Rechtsseitneigung im Segment C0/C1** bei (Abb. 18.24 a–c).
Geringe Linksrotation und Rechtsseitneigung als kraniale Verriegelung der oberen Kopfgelenke bei Behandlung im Segment C1/C2 (Abb. 18.24 d–f).
Im Bereich der Kopfgelenke wird zur **Schonung der Arteria vertebralis auf eine stärkere Rotation verzichtet (!).**

Ausführung oberes Kopfgelenk (Abb. 18.24 a)

- Die **linke Hand (Manipulationshand)** umfaßt den Kopf des Patienten von kranial. Die Hand **liegt unter dem Kinn.** Dann wird die **kaudale Verriegelung** (Rechtsneigung und Linksrotation bis C2) zur Vermeidung von Mitbewegung hypermobiler Segmente eingestellt. Kopf und HWS ruhen nach der Einstellung auf dem Unterarm des Therapeuten.
- Die **rechte Hand (Fixationshand)** liegt an der **rechten Seite des Kopfes,** mit der Radialseite des Zeigefingers unmittelbar hinter dem Mastoid unter der Schädelbasis **in Höhe des Gelenkspalts** des oberen Kopfgelenks zum kranialen stabilisierenden Gegenhalt.
- Nach vorausgehender **Entspannung** durch Atmung und Blickwendung macht der Patient zur Faszilitierung der Manipulationsbewegung eine Blickwendung nach links oben. Bei der nächsten Ausatmungphase gibt der Therapeut
- **2 Impulse: mit der rechten Hand,** einen kurzen schnellen **Schubimpuls zur gegenüberliegenden Seite zur Stabilisierung und Verstärkung der Seitneigung** im Segment, während die **linke Hand gleichzeitig einen Traktionszug** nach kranial vornimmt. Durch diese beiden Einwirkungen werden die Gelenkflächen des linken oberen Kopfgelenks voneinander gelöst.

Kopfgelenke: Manipulation C0–C1

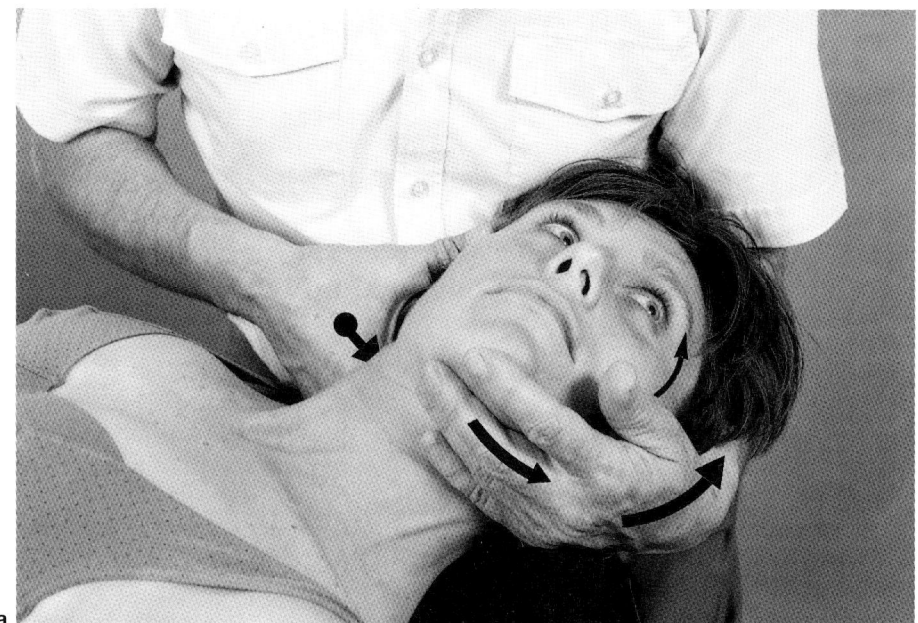

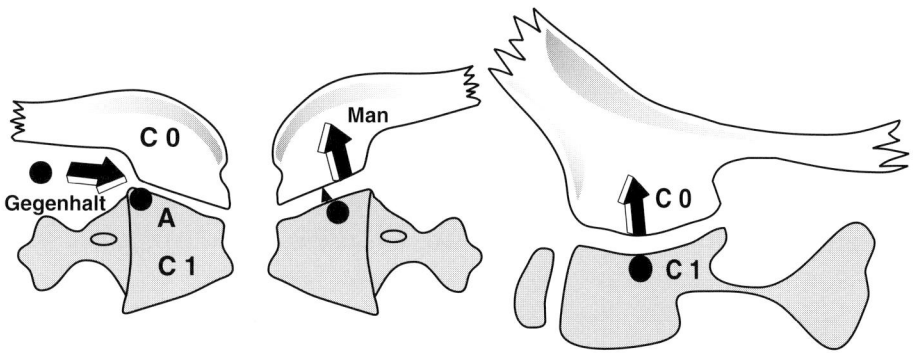

b Ventralansicht, Frontalschnitt   **c** Linkes Gelenk, seitlich

Abb. 18.24 a–c. Kopfgelenke: Manipulation des linken oberen Kopfgelenks (C0/C1) durch Traktion in Rückenlage. **Griffmechanik:** die Ebene der Gelenkflächen liegt in der Transversalebene, die etwas schräg nach medial-kaudal abfällt. Die Seitneigung nach rechts ergibt eine Kompression im rechten und eine Traktion im linken Gelenk. Die Traktion der linken Hand nach kranial verstärkt die Gelenktraktion links und hebt die Kompression im rechten Gelenk teilweise wieder auf.

Ausführung unteres Kopfgelenk (Abb. 18.24 d)

Die Manipulation entspricht im Prinzip der Behandlung der oberen Kopfgelenke (s. Abb. 18.24 a), nur liegt der **Zeigefinger der stabilisierenden Schubhand (rechts)** hier tiefer **am Gelenkspalt zwischen Atlas und Axis.**

Der Manipulationsimpuls muß in dem ausschließlich ligamentär und muskulär gesicherten Gelenk deutlich schwächer ausgeführt werden als im oberen Kopfgelenk.

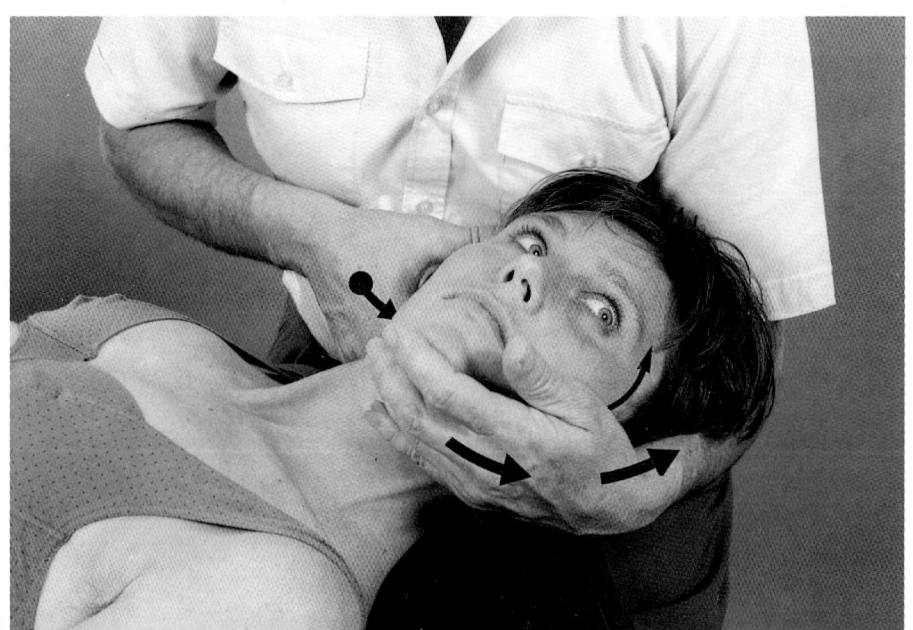

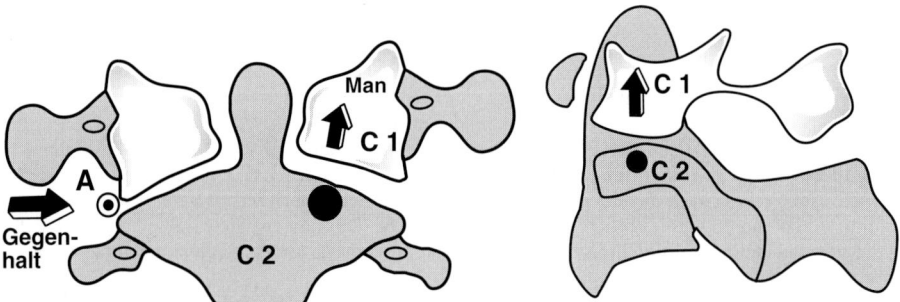

e Ventralansicht, Frontalschnitt   f Linkes Gelenk, seitlich

Abb. 18.24 d–f. Manipulation des linken unteren Kopfgelenks C 1/C 2 durch Traktion in Rückenlage.
Griffmechanik: Der Zeigefinger der stabilisierenden Schubhand (rechts) liegt jetzt tiefer am Gelenkspalt zwischen Atlas und Axis. Der Manipulationsimpuls ist deutlich schwächer als im oberen Kopfgelenk

19 Kleines Lexikon der Behandlungsverfahren

Warum ein Lexikon der Behandlungsverfahren?
Die lexikalische Form der Information ist die rationellste, sich über einen unbekannten Begriff oder ein noch wenig bekanntes Sachgebiet kundig zu machen.
Für Ärzte ist es oft notwendig, sich über physikalische oder krankengymn. Behandlungsverfahren, die von Patienten erfragt werden oder deren Verordnung erbeten wird, zu informieren, um beurteilen zu können, ob die erfragte Behandlung in den Rahmen der laufenden Behandlung paßt. Dabei handelt es sich meist um Verfahren, die während der eigenen Berufsausbildung garnicht oder nur am Rande erwähnt wurden. Andere Therapien entstanden erst in den letzten Jahren, oder die Anerkennung ihrer Brauchbarkeit steht wegen konträrer Berichte in der ärztlichen Fachpresse noch aus. Sie befinden sich noch im Wartestand der Außenseitermethode.
Für den Physiotherapeuten/Krankengymnasten ist die Lage noch prekärer. Dem Trend, das eigene therapeutische Wissen weiter zu verbessern, steht eine **fast unübersehbare Menge von Kursangeboten** gegenüber. Wenn nicht durch Zeit und vor allem durch Kosten eine Begrenzung gegeben wäre, könnte man eine Fortbildung bis zum Rentenalter betreiben. **Welche Literatur soll man sich kaufen, welche Veranstaltungen soll man also besuchen?** Die meisten Verfahren werden nur als **Kurse** angeboten, die zum Teil über Jahre verteilt sind. Was von den neuartigen Angeboten ist eine Verbesserung der eigenen therapeutischen Palette? Ein Nachteil ist, daß Konzept und Techniken oft nicht zur Orientierung vor dem Kursbesuch nachgelesen werden können, so daß nicht erkennbar ist, **ob das Angebot den eigenen Erwartungen entspricht** und wie viel bereits Bekanntes im Kurs vorgetragen wird. Bevorzugen sollte man solche **Fortbildungsveranstaltungen**, bei denen gleichzeitig **einsehbare Kursliteratur angeboten wird** und ein ausführliches Programm vorher zur Verfügung steht, aus dem Konzept, Techniken und Nomenklatur auf der Basis des bereits vorhandenen Fachwissens nachvollziehbar erklärt werden. Eine Reihe von Fachgesellschaften, die seit Jahren auf einem bestimmten Gebiet tätig sind, können in der Regel auf eine **thematisch orientierte Fachliteratur** verweisen, **die zur Kursbegleitung geeignet ist**. Solche Publikationen entstehen überall, wo sich ein neues Fachgebiet wissenschaftlich zu etablieren beginnt. In der manuellen Therapie waren es die Publikationen von Bischoff, Dvorack, Lewit, Sachse, Tilscher und Wolff, die jeweils unter einem etwas anderen Aspekt die gleiche Materie umfassend darstellten. Auch die Veröffentlichungen von Kaltenborn, Evjenth, Gustavsen, Dos Winkel und seiner Arbeitsgruppe sowie der Eindhovener Gruppe von Mink, ter Veer und Vorselaars wären zu nennen.
Inzwischen boomt nicht nur das Kursangebot der langjährig bekannten Fachgesellschaften und Seminare sondern auch **neuer Fortbildungsanbieter** zur Kursindustrie. Es sind eine **Reihe neuer Veröffentlichungen** erschienen, aus denen man sich neue Erkenntnisse, Erfahrungen, Weiterentwicklungen, aber auch kritische Verbesserungen der bisherigen Erkenntnisse erwarten würde.
Leider ist auf Grund der Prospektangebote und der Bücherausstellungen in der Fülle des Angebotes nicht immer das für die persönlichen Interessen und Belange **Optimale zu identifizieren**. Vielleicht ist es da hilfreich, auf folgende Punkte zu achten:

1) **Kurze biographische Angaben über den (die) Verfasser**, seine berufliche Ausbildung, Arbeitsgebiet und Zeit der Beschäftigung auf dem vorgetragenen Fach- oder Spezialgebiet, um die **Kompetenz der Aussage** abschätzen zu können. Den meisten Veröffentlichungen sind diese biographischen Angaben nicht zu entnehmen.
2) Ein **Sachverzeichnis**, in dem die wichtigsten, zumindest auch die neuen Begriffe in den vorkommenden Zusammenhängen nachgeschlagen werden können.
3) Ein **Literaturverzeichnis**, aus dem die Quellen des Vorgetragenen ersichtlich sind, und Hinweise des Autors auf weiterführende Literatur.
4) Ein **instruktives Bildmaterial**, das auch ohne umfangreiche Texte oder überdimensionierte Legenden durch die Art der Darstellung den wesentlichen Inhalt und die beabsichtigte Bildaussage bereits erkennen läßt.

Ein umfangreiches Verzeichnis von Abkürzungen (bis zu 150), wovon nur etwa 40 % bekannte Begriffe sind, der Rest aber Eigenschöpfungen, machen eine Veröffentlichung nicht interessanter, sondern sind Stolpersteine beim Lesen.

Fehlen diese formalen Grundelemente einer wissenschaftlich fundierten Veröffentlichung, so sollte man sich durch besonders kritische intensive Prüfung des Inhaltes von dem Wert der zu erwartenden Aussagen überzeugen. Das gilt besonders für **Publikationen die im Buchtitel durch Zusätze wie: „Intensiv" oder „Kompakt" den Eindruck erwecken, die Darstellung** sei hier besonders **leicht und schnell zu erfassen.** Die gleiche kritische Einschränkung wird man machen müssen, wenn eine verwirrende Fülle von Technikvariationen dargeboten wird, ohne daß diese in ihrer Brauchbarkeit als Standard- oder Ersatztechniken für bestimmte Fälle charakterisiert sind. Diese Raster haben sich für den Verfasser bei der Sichtung der immer umfangreicher werdenden Literatur in Büchern und Zeitschriften, die für die Aktualisierung der eigenen Veröffentlichung notwendig waren, bewährt.

In diesem Sinn soll das **Lexikon eine schnelle Information** über die Palette der z. Z. etablierten Therapien ermöglichen. Es sollen im Verlauf der notwendigen **Aktualisierungen** aber auch ebenso kritische Einschränkungen der derzeitigen Aussagen bereits bekannter Behandlungsverfahren, wie auch eine **Vorstellung neuer Verfahren, sobald sie das Stadium des rein Spekulativen verlassen haben**, erfolgen.

Akupunktur

Technik

Behandlung der sog. Akupunkturpunkte durch Einstechen von Nadeln. Die Reizung der Punkte kann aber auch durch Massage (Akupressur), Wärme, Ultraschall oder Laserstrahlen erfolgen. Es handelt sich um Gewebebezirke mit doppelt sovielen Rezeptoren wie im umgebenden Gewebe. Nach anderen Untersuchungen handelt es sich um Gefäß-Nervenbündel von ca. 5–7 mm Durchmesser, die einen geringeren Widerstand gegen Gleich- und Wechselstrom als das umgebende Gewebe und eine erhöhte Hauttemperatur aufweisen (Bergsmann 1977).

Wirkung

- **Neurophysiologische Wirkung:** Dämpfung von nozizeptiven Reizen im Segment und im Thalamus durch die Akupunkturpunktreizung.
- **Neurochemische Wirkung:** durch Aus-

schüttung von β-Endorphinen. Veränderungen der Neurotransmitter Serotonin und Noradrenalin.
- **Kybernetische Wirkung:** regulierender Eingriff in die Krankheitsentstehung durch energetisches Ungleichgewicht, das zur Organfunktionsstörung und nach längerem Bestehen zu Organstrukturveränderungen führen kann.

Versuch der Unterbrechung dieser Entstehungsfolge durch

- Eliminierung von Störfaktoren,
- Erhöhung der Reizschwelle für Störfaktoren,
- Normalisierung gestörter Regelkreise, die nicht durch Selbstregulation entstört werden können.

Indikationen (als Adjuvans zur jeweiligen Grundbehandlung)

- Schmerzen:
  - Wirbelsäulen und Gelenkschmerzen,
  - Migräne,
  - Neuralgien,
  - Ulcus duodeni,
  - Angina pectoris,
  - Herpes zoster;
- Funktionsstörungen innerer Organe wie Magen-Darm-Bereich, Niere, Herz, Schilddrüse, Thymus, Ovar;
- Allergien (Heuschnupfen, Asthma bronchiale);
- psychische Störungen:
  - Suchtkrankheiten,
  - Schlaflosigkeit,
  - Neurosen,
  - Enuresis nocturna,
  - bei entsprechender Erfahrung auch Versuch bei Angstzuständen und reaktiven Depressionen.

Kontraindikationen

- Schmerzen durch operationsbedürftige Befunde;
- venerische Erkrankungen;
- endogene Depressionen;
- degenerative Prozesse des Nervensystems;
- Neoplasien (mit Ausnahme der Schmerzdämpfung).

Verwendung in Fachgebieten

- Anästhesie (zur Einleitung und z.T. als Ersatz von anderen Narkosemitteln);
- Orthopädie, innere Medizin, Pädiatrie, Gynäkologie, Urologie, Pulmologie, HNO.

Es handelt sich bei der Akupunktur um ein **als Adjuvans eingesetztes Behandlungsverfahren aufgrund einer genauen ärztlichen Diagnose.** Aus diesem Grunde kommen als Behandler v.a. Ärzte nach entsprechender Weiterbildung in Frage. Einer Anwendung durch nichtärztliche Behandler steht aber von seiten der Berufsordnungen und des Gesetzgebers z.Z. offensichtlich nichts im Wege. Das dürfte auch dadurch begründet sein, daß es sich ursprünglich um eine reine Erfahrungsheilkunde aus der chinesischen Medizin handelte, die erst jetzt seit einer Reihe von Jahren systematisch wissenschaftlich untersucht wird.
(Diese Darstellung beruht auf Definitionen und Standortbestimmung der Arzneimittelkommission für Biologische Medizin der Hufeland-Gesellschaft in **Biologische Medizin 2/91**)

Atemtherapie

Die Atemtherapie hat mit dem Bewegungsapparat nur insofern zu tun, als für das Strömen der Luft zum Gasaustausch in der Lunge eine wichtige Voraussetzung für eine leistungsfähige Atmung in Ruhe und beim Bewegen folgendes erfordert:

- die Beweglichkeit der Rippen-Wirbel-Gelenke und Elastizität der Rippenknorpel;
- eine leistungsfähige Atemmuskulatur für die Einatmung (Diaphragma, Mm. intercostales externi) und Atemhilfsmuskulatur (Mm. scaleni, Mm. sternocleidi mastoidei, Mm. pectorales u.a.); für die Ausatmung bei Belastung die Ausatemmuskulatur (Mm. intercostales interni, Mm. obliquii abdominus, M. rectus abdominus, Mm. erector trunci u.a.).

Diese strukturellen Faktoren werden benötigt für

- die kostalen Atembewegungen zur Vergrößerung des sagittalen und transversalen Durchmessers durch Rippenbewegungen nach kranial und ventral, lateral und geringfügig nach dorsal;
- die abdominalen Atembewegungen nach ventral, lateral, kaudal und geringfügig nach dorsal durch die Ausweichbewegungen der Bauchorgane infolge Tiefertretens des Diaphragmas.

Die **Verfahren** sind je nach Zielsetzung sehr verschieden. Meist muß eine Kombination aus mehreren Maßnahmen, zu denen ggf. auch die Gelenkbehandlung des Thorax gehört, erfolgen:
Es werden benötigt:

- der **Atembefund** zur Beurteilung der Atemform d.h. wie geatmet wird;
- die **atemtherapeutischen Techniken:**
  – therapeutische Körperstellungen
    - zur Aktivierung des Diaphragmas,
    - zur Atemerleichterung bei Atemwegsobstruktion,
  - zur Blutumverteilung im Lungenkreislauf,
  - zur Minderung erhöhter Haut und Muskelverspannungen am Oberkörper,
  - zur allgemeinen psychischen Entspannung;
  – **Wahrnehmen der Atemform:**
    Bewußtmachen von Atembewegungen, Atemrhythmus und Atemweg;
  – **manuelle Techniken am Oberkörper:**
    klassische Massage, Bindegewebsmassage, Packegriffe, atemrhythmische thorakale Kompression;
  – **Atemtechniken:**
    - Einatemtechniken: tief oder schnüffelnd oder gähnend einatmen;
    - Ausatemtechniken: dosierte und lange Lippenbremse, Sprech- und Summtechniken;
  – **Hustentechniken:**
    Bronchialsekret mit 1–3 Stößen abhusten (lange Hustentechniken vermeiden), Techniken gegen Reizhusten;
  – **Bewegungstechniken:**
    Oberkörpergymnastik, Gehen und Steigen ohne Atemerschwerung.
  – **Apparative Atemhilfen** (Gerätetechniken):
    - Atmen mit dem variablen künstlichen Totraumvergrößerer,
    - Atmen mit dem SMI („sustained maximal inspiration") Atemtrainer,
    - Atmen mit der Blow-bottle, d.h. Ausatmen durch einen Schlauch in mit Wasser gefüllte Flasche (= Ausatemwiderstand) und dann tief einatmen,
    – Atmen mit dem Flutter (= „vario respiratory pressure; veränderlicher Widerstandsdruck).

Indikationen

- **Prophylaxe einer Pneumonie**
  bei langer Bettruhe, in der frühen postoperativen Phase

- **Therapie**
  - der obstruktiven Ventilationsstörungen (Asthma bronchiale, obstruktive Bronchitis, obstruktives Emphysem, Mukoviszidose),
  - der restriktiven Ventilationsstörungen (Lungenfibrose, Pleuraschwarten, Verlust von Lungenparenchym, M. Bechterew)

Atlastherapie nach Arlen

Der **arthromuskuläre Regelkreis** ist **am Bewegungsapparat,** vor allem an der Wirbelsäule, der bevorzugte therapeutische Angriffspunkt zur Behebung schmerzhafter Gelenkfunktionsstörungen.

Arlen hat mit seiner Therapie diesen Regelkreis auf die **Funktionseinheit des Metamers** erweitert. Zu diesem gehören nicht nur die tastbaren Anteile: Dermatom, Myotom und Sklerotom, sondern auch das Angiotom, Viszerotom, Myelotom und Neurotom, die jeweils den Grenzstrangganglien und den sympathischen Zellen des Seitenhorns im Segment zugeordnet sind. Veränderungen eines Anteils des Metamers wirken sich auch auf die anderen Anteile des Metamers aus. Es resultiert v. a. eine Erhöhung des Sympathikotonus, der im Dermatom und Myotom palpabel wird. Dem lokalen manipulativen Eingriff in das gestörte Segment (Metamer) stellt Arlen eine **Behandlung über ein zentrales Koordinationsorgan des Vegetativums** gegenüber. Dieses befindet sich im Ganglion cervicale superius **im Bereich der Kopfgelenke C 1–C 3.** Es hat entwicklungsgeschichtlich einen Einfluß auf die anderen Metamere und außerdem auf die nachfolgend genannten Strukturen und Steuerungen (zit. nach Lohse-Busch):

- gesamter Grenzstrang des Sympathikus,
- Trophik und Durchblutung der Hirngefäße und peripherer Gefäße,
- Steuerungsvorgänge über Neurotransmitter,
- Formatio reticularis und bestimmte Stammhirnkerne.

Diese Zusammenhänge haben zur Behandlungstheorie einer **Impulsgebung über den Atlas** (und das Ganglion cervicale superius) geführt.

Technik

Die **Diagnostik** geht von einer subtilen **Palpation der Atlasquerfortsätze auf Stellungsvarianten des Atlas** aus. Darunter werden Abweichungen von einer symmetrischen oder auch regelhaft asymmetrischen Atlasposition auf den Kondylen des Okziput verstanden. Diese können **Lateral- oder Rotationsstellungen oder Abweichungen nach ventral oder dorsal** sein. Die Stellungsvarianten werden als Folge morphologischer Abweichungen oder veränderter Bewegungsmuster der subokzipitalen Muskulatur angesehen. Sie sind nicht identisch mit Fehlstellungen oder Funktionsstörungen; diese können allerdings gleichzeitig bestehen und werden bei Arlen im Bereich der Halswirbelsäule durch eine **spezielle Röntgendiagnostik** nachgewiesen; sie besteht aus **3 Aufnahmen: in Neutralhaltung sowie in Ante- und Retroflexion.** In diese werden Bezugspunkte und Hilfslinien eingezeichnet, mit deren Hilfe ein Diagramm der Intervertebralwinkel bei Ante- und Retroflexion erstellt wird. [Die Technik ist in Frisch (1993) **Programmierte Untersuchung des Bewegungsapparates,** dargestellt.]

In den anderen Wirbelsäulenabschnitten (BWS und LWS) werden die Funktionsstörungen mit Hilfe der **Weichteilveränderungen** im Dermatom mit einer **Palpation** analog der

Kibler-Falte paravertebral über dem Erector spinae und interkostal in der vorderen Axillarlinie ermittelt. Außerdem wird nach Tonusveränderungen in den oligosegmentalen tiefen Muskeln des Erector spinae gesucht.

Die **Atlastherapie** erfolgt durch einen kurzen schnellen **„Korrekturimpuls" mit der Kuppe des Mittelfingers auf den Atlasquerfortsatz in die Gegenrichtung der ermittelten Stellungsvariation** in Richtung einer virtuellen Neutralposition. Impulsdauer 10–12 ms. Die sorgfältige palpatorische Ermittlung der Stellungsabweichung ist für eine erfolgreiche Therapie die Voraussetzung, da aus den Grundabweichungen nach ventral, dorsal, lateral oder in Rotation ca. 15 Stellungsvarianten um jeweils andere Achsen möglich sind. Nach jedem Impuls soll eine palpatorische Kontrolle von Tonusänderungen im Dermatom und Myotom erfolgen. Nach einem Probeimpuls minderer Stärke werden für eine Tonusnormalisierung jeweils 1–5 Impulse benötigt.

Coenen formuliert die Atlastherapie folgendermaßen: Die Atlastherapie besteht in einer Serie gezielter Fingerstoßimpulse über den Atlasquerfortsatz auf das zervikookzipitale Rezeptorenfeld in einer für jeden Patienten individuell zu ermittelnden Impulsrichtung. Der Effekt wird an der Tonusänderung am Dermatom und Myotom geprüft. Die Röntgendiagnostik hierzu siehe: Programmierte Untersuchung des Bewegungsapparates, 7. Auflage, S. 617–628).

Wirkung

Der **Impuls auf den Atlas löst einen unspezifischen indirekten Globalreflex** auf dem geschilderten Weg **aus.** Dieser führt zu einer Normalisierung des

- Sympathikotonus und der
- Dysbalancen der quergestreiften Muskulatur über das Nackenrezeptorenfeld.

Der therapeutische Impuls, der nicht zu einer Bewegung im Sinne der Manipulation führen soll, bewirkt – so wird angenommen – eine stufenweise **kurzfristige Minderung des überschwelligen Sympathikotonus,** der eine normalisierte **Neuordnung in den Regelkreisen der Metamere** ermöglicht. Wegen der Tonusabsenkung und der dadurch eintretenden Minderung eines eventuell vorhandenen Schutztonus darf Atlasthera-pie **nicht vor einer klassischen Manipulation** angewandt werden. Andererseits werden durch die wiederholt angewandte Atlastherapie viele Funktionsstörungen der Kopfgelenke normalisiert. Aus diesen Gründen ist häufig eine Wiederholung der Behandlung in mehrwöchigen Intervallen erforderlich.

Die Kopfgelenkmanipulationen, insbesondere die HIO-Technik, sind wirkungsmäßig als verwandte Verfahren anzusehen. Sie haben jedoch, im Gegensatz zur Technik nach Arlen, den möglichen Nachteil, durch den dabei erfolgenden **Bewegungsimpuls** unter Umständen auch eine nachteilige Einwirkung auf die Strukturen der Umgebung des Atlas (A. vertebralis) auszuüben.

Hauptindikationen

(nach Lohse-Busch)

- Muskeldysbalancen auch bei neurologischen Erkrankungen: Tonusanomalien,
- orthopädische und rheumatologische Schmerzsyndrome,
- zerebrale Bewegungsstörungen verschiedener Genese bei Kindern und Erwachsenen,
- Muskelschwundkrankheiten bei Kindern und Erwachsenen,
- Schräglagedeformitäten der Säuglinge/ strukturelle Skoliosen (?),
- reversible Hirnfunktionsstörungen:
  - peripher vestibulärer Schwindel sowie zervikal bedingte Hörstörungen und Dysphonie,
  - funktionelle Durchblutungsstörungen in der Peripherie und des ZNS,
  - **Vorbereitung von chirotherapeutischen Manipulationen und Krankengymnastik.** Durch die tonusregulierende Wirkung der Atlastherapie wird diese zur idealen Ergänzung der Chirotherapie. Über die Tonusregulierung nor-

malisieren sich nach Lohse-Busch etwa die Hälfte der myogenen Dysfunktionen ohne weitere segmentbezogene Manipulation. Dadurch erweitert sich die Indikationsbreite der Atlastherapie als Adjuvans der Behandlung am Bewegungsapparat erheblich.

Als weniger wirksame Indikationen gelten:
- zerebelläre Bewegungsstörungen.

Kontraindikationen

- Mißbildungen,
- destruierende Prozesse im Atlantookzipitalbereich (Malignome, Osteoporose).

Die Atlastherapie nach Arlen kann von Ärzten mit einer Grundausbildung in manueller Medizin und der Zusatzbezeichnung „Chirotherapie" in Kursen erlernt werden.

Bäderbehandlung

Die Bäderbehandlung hat in den letzten Jahren bei den Erkrankungen des Bewegungsapparates gegenüber anderen Behandlungsverfahren an Bedeutung verloren. Dagegen hat die Übungsbehandlung im Wasser nach wie vor einen festen Platz in den Behandlungsplänen der Heilverfahren in Kurkliniken.

Technik

- **Bäder** werden als **Teil-, Halb-, oder Vollbäder** angewendet. Neben der Temperatur spielen der hydrostatische Druck und Medikamentenzusätze die entscheidende Rolle für die Wirkung des Bades. Daraus ergibt sich, daß Bäder vor allem je nach Medikamentenwirkung wirksam eingesetzt werden könnten bei
  - Hauterkrankungen,
  - Gefäßerkrankungen (Durchblutungsstörungen),
  - vegetativen Dysregulationen.

  Nur wenige Badezusätze (Moor, Schwefel; **sog. Rheumabäder**) werden als wirksam angesehen für **Erkrankungen des rheumatischen Formenkreises;** außerdem
  - **Stangerbad** und **Unterwassermassage.**

- **Übungsbehandlung im Wasser**
  Hierbei spielen mehrere Faktoren therapeutisch eine Rolle.
  - Auftrieb des Körpers im Wasser (Gewichtsreduzierung), der durch sog. Auftriebskörper noch verstärkt werden kann (verminderter Krafteinsatz bei Paresen);
  - hydrostatischer Druck,
  - Wasserwiderstand zur Vermehrung des Krafteinsatzes bei Bewegungen;
  - Temperatur (Entspannung, Durchblutungsförderung).

Indikationen

- Schmerzhafte Bewegungseinschränkungen,
- Haltungsschäden,
- Übungsbehandlung nach Operationen an der Wirbelsäule oder Extremitätengelenken.

Kontraindikationen

- Nicht belastungsfähige Herz-Kreislauf-Erkrankungen,
- Hypertonie,
- Infektionen.

Bobath-Konzept

Die Behandlungsmethode wurde von dem Ehepaar Bertha und Dr. Karel Bobath empirisch gefunden. Es ist eine Therapie zur Behandlung zerebral bewegungsgestörter Kinder auf neurophysiologischer Grundlage vor allem zur **Regulierung eines pathologischen Muskeltonus.** Die wissenschaftliche Basis wird z.Z. noch in mehreren europäischen Ländern untersucht.

Symptomatik

- **Abnormer Hypertonus** oder auch generelle Hypotonie,
- **Gestörte reziproke Innervation,**
- **Abnorme Haltungs- und Bewegungsmuster.**

Technik

- Genaue Untersuchung von Bewegungsmustern, Muskeltonus und Koordination;
- Hemmung von pathologischen Bewegungsmustern und
- **Bahnung normaler Haltungs- und Bewegungsmuster durch taktil-kinästhetische Stimulationen** zur Herstellung eines möglichst normalen Muskeltonus.
- Bei der Umsetzung zur Verbesserung der Lebensqualität im Alltag ist das Zusammenwirken von Eltern, Therapeuten, Lehrern und anderen Betreuern erforderlich.

Wirkung

Siehe oben (Technik).
Es wird versucht mit dem Programm Entwicklungsrückstände aufzuholen.

Indikationen

- Alle Formen infantiler Zerebralparese,
- Hemiplegie des Erwachsenen,
- Folgen von Schädel-Hirn-Traumen,
- Muskeltonusdysregulierungen aufgrund von Läsionen im Zentralnervensystem.

Kontraindikationen

Nicht bekannt.
Die Behandlung nach dem Bobath-Konzept kann in Kursen von anerkannten Bobath-Instruktoren erlernt werden. Dazu ist der Berufsabschluß als Krankengymnast, Ergotherapeut, Logopäde oder Arzt mit mindestens 1- bis 2 jähriger Berufserfahrung erforderlich.

Brügger-Therapie

Eine Brügger-„Therapie" im Sinne einer spezifischen Behandlungstechnik gibt es nicht, obwohl sich viele Behandler als „Brügger-Therapeuten" bezeichnen. Die Therapie dieser Behandler besteht aus den gleichen Techniken der Gelenkmobilisation und Muskelbehandlung, die auch in der manuellen Medizin und Krankengymnastik angewendet werden. Der **Behandlungsplan mit diesen Verfahren beruht** aber **auf einer speziellen Funktionsanalyse am Bewegungsapparat,** die der Schweizer Neurologe Dr. Brügger entwickelt und in einer Reihe von Veröffentlichungen publiziert hat. Wenn man davon ausgeht, daß die richtige Diagnose ein unabdingbarer Teil jeder Therapie ist, dann kann man in diesem Zusammenhang auch von einer Therapie nach Brügger sprechen.

Dr. A. Brügger hat die wesentlichen Grundlagen seiner Funktionsanalyse in zahlreichen Publikationen vorgelegt, u. a. über die pseudoradikulären Syndrome (1962, 1965, 1967), das sternale Syndrom (1970/71) und zuletzt in dem umfangreichen Werk: **Die Erkrankungen des Bewegungsapparates und seines Nervensystems** (1977).

Das sternosymphysale Syndrom (sternale Belastungshaltung)

Dieses Syndrom entsteht aus der häufigen Haltungsabweichung der physiologischen Wirbelsäulenkrümmungen **bei ständig krummer Sitzhaltung:**

- durch ungenügende Lordosierung des thorakolumbalen Abschnitts der Wirbelsäule wird das Becken nach dorsal „rotiert", der Thorax wird nach ventral geneigt; es kommt zur **sternalen Belastungshaltung;**
- dadurch werden die Wirbel nicht mehr axial belastet;
- es kommt zu **vermehrten Biegespannungen in der Wirbelsäule;**
- das Gewicht von Kopf und Schultergürtel wird vermehrt über die Klavikula- und Rippengelenke auf das Sternum verlagert; Sternum und Symphyse nähern sich an;
- die vermehrt belasteten **Gelenke werden druckschmerzhaft;** dies führt zu Veränderungen der funktionell zugehörigen Muskeln, die bemüht sind, den Thorax und das Becken wieder aufzurichten, was aber durch eine zunehmende **Dysbalance der verkürzten Bauchmuskeln und** der reflektorisch **abgeschwächten Rückenmuskeln** immer schwieriger wird.

Die Folge sind zahlreiche

Arthromuskuläre Tendomyosen

Diese können außer der Druckschmerzhaftigkeit und schnellerer Ermüdbarkeit der betroffenen Muskeln entweder bei Kontraktion die Schonung eines Reizherdes (z. B. das Gelenk) aufheben oder unterstützen. Hypoton wird ein Muskel, wenn seine Aktivität eine vermehrte schmerzhafte Gewebereizung auslösen würde, hyperton dagegen, wenn er solche Reize durch Ruhigstellung verhindert.

Die schmerzhafte Bewegungshemmung (Phase 1) führt über Veränderung der Kontraktion durch faszikuläre Zuckungen (Phase 2) zu faszikulären Kontrakturen (Myogelosen; Phase 3) und durch **zusätzliche Nozizeption** unter Umständen zu einer Blockierung:

Nozizeptiver somatomotorischer Blockierungseffekt

Dieser entspricht dem bekannten **Phänomen der schmerzhaften Gelenkblockierung,** die als Nozireaktion von vielen krankhaften Prozessen in den Strukturen des Bewegungsapparates ausgelöst werden kann.

Die Ursachen der nozizeptiven Afferenzen, die über die Spinaletage und die subkortikalen Zentren die Blockierung auslösen können, sind zahlreich:

- traumatische Einwirkungen,
- Überlastung (statisch/dynamisch),
- entzündliche Prozesse,
- degenerative Prozesse.

Die nach dieser Funktionsanalyse diagnostizierten Krankheiten am Bewegungsapparat werden als Funktionskrankheiten bezeichnet.

Ziele der Behandlung

Erkennen der Störfaktoren und **einer reaktiven Fehlhaltung.** Abweichungen von der aufrechten Körperhaltung stellen immer eine Fehlbelastung des Bewegungssystems dar. Die Korrektur der Haltung ist daher nicht nur eine therapeutische Maßnahme, sondern auch **eine Prävention zur Vermeidung eines Aufbaus schmerzhafter Funktionsstörungen.**

Chirogymnastik nach Laabs

Die Chirogymnastik hat mit der Chiropraktik, die vor der manuellen Therapie vor etwa 40 Jahren als „neue" aus den USA stammende Heilmethode in verschiedenen europäischen Ländern gelehrt wurde, nichts zu tun, obwohl sie von einem der damaligen Lehrer für Chiropraktik, Dr. W. Laabs, aus eigenen Erfahrungen mit belastungsfreien Bewegungen bei degenerativen Gelenkerkrankungen entwickelt wurde.

Methode

Es handelt sich um ein **Übungsprogramm ohne wesentliche Belastung für Herz oder Kreislauf.**
Dafür werden eine besonders konstruierte **Übungsbank und verschiedene Hilfsmittel benötigt,** so daß der größte Teil des Programms bei einem entsprechend eingerichteten und ausgebildeten Therapeuten absolviert werden muß.
Eine Behandlungssitzung dauert 45–60 min. Sie besteht aus 3 Abschnitten:

- 15–20 min **Entlastungsphase mit Wärme,** Massage oder Elektroanwendungen;
- 15–20 min **Gymnastikphase:**
  in Rückenlage werden Grundübungen für schmerzferne Körperabschnitte mit verschiedenen Variationen durch Gerätebenutzung und Anleitung zu Hausübungen vermittelt.
- 10–15 min **Ruhephase,** wieder **mit Wärme** und/oder Stromanwendungen.

Wirkung

- Der Phase 1 der Behandlung werden eine **Entlastung** der Wirbelgelenke und eine **Entspannung** der Muskulatur zugeschrieben.
- Die eigentliche Gymnastik soll eine aktive **Mobilisierung** der motorischen und vegetativen Steuerungsmöglichkeiten bewirken und das Gefühl für **ökonomische Bewegungen** schulen.
- Die 3. Phase soll ein Abklingen der Übungsreize bei Hyperaktivität ermöglichen.

Das **Übungsprogramm soll schmerzfrei sein.** Es umfaßt ca. 280 Übungen, die in 2 Büchern veröffentlicht wurden. Aus diesen werden 6–10 Übungen pro Behandlungssitzung ausgewählt.
Die Therapeuten können sich in 2 Kursen zu je 3 Wochen praktisch ausbilden lassen.
Es handelt sich um eine reine Erfahrungsheilkunde – ohne wissenschaftliche Nachweise ihrer speziellen Wirkungen gegenüber anderen Gymnastikprogrammen.

Druckwellenmobilisation nach Zicha und Ruhrmann

Das Verfahren geht zurück auf die sog. „Impacttherapie", die der englische Arzt John B. Tracey erstmals 1967 veröffentlichte. Deutsche Autoren befassen sich seit 1980 mit dieser Methode.

Technik

Die Druckwellen auf das Gewebe (Gelenke, Muskulatur) werden folgendermaßen erzeugt:

- Lagerung des zu behandelnden Gelenks auf einem sog. Basissack (Größe

40 × 60 cm / Gewicht 6,5 kg / Füllung: Getreidekörner oder Reis).
- Abdeckung des Gelenks je nach Größe mit einem Puffersack (Größe 30 × 60 cm ≙ 9 kg / 30 × 40 cm ≙ 5,5 kg / 30 × 20 cm ≙ 2,0 kg / Füllung: feiner Sand). Diese Säcke werden auch verwendet als
- Schlagsäcke. Der jeweilige Schlagsack fällt in einer Frequenz von ca. 55–60 Schlägen/min auf den Puffersack; fallweise je nach Schmerzhaftigkeit aus 1–15 cm Höhe.
- Die Behandlungszeit beträgt je nach Aktualität des Krankheitsbildes und Reaktion des Patienten 10–20 min. Zeigt die Behandlung nach 3–4 Anwendungen keinen Erfolg, kann sie beendet werden.

Wirkung des Verfahrens

Durch den auftreffenden Schlag und die **dadurch entstehende Druckwelle** bekommt das **Gewebe** eine **Tendenz, sich aus dem unter Druck geratenen Gewebemittelpunkt nach den Seiten hin auszudehnen und erst nach Ende der Druckeinwirkung in die Ruhelage** und ursprüngliche Form **zurückzukehren**.
Beim Gelenk entsteht durch den Schlagdruck eine minimale Distraktion der Gelenkpartner, da ein seitliches Ausweichen durch den Puffersack verhindert wird und nur eine Bewegungsenergie in der Längsachse des Gelenks entstehen kann, etwa in der Größenordnung einer minimalen Traktion.
Dadurch können mechanisch normalisiert werden:

- geringe Dislokationen von Knochenelementen,
- Einklemmungen meniskoider oder synovialer Strukturen,
- Glättung von Faltenbildungen in der Synovialmembran,
- Gelenktrophik (Knorpelernährung),
- Verschiebung von Flüssigkeitsansammlungen, was zur Senkung der Gewebespannung (nach Traumen) führt.
- Schnellerer Abtransport von Schmerzmediatoren (Histamin, Prostaglandine).

Neurophysiologische Effekte:

- **Veränderung der Nozizeption** bzw. der Erregbarkeit der Nozizeptoren durch die mechanischen Veränderungen der obengenannten Einwirkungen.

Die zu erzielende **analgetische Wirkung** kann also **mechanisch, biomechanisch und neurophysiologisch** erzielt werden.

Indikationen

- Erstbehandlung von (schmerzhaften) Bewegungseinschränkungen (mit und ohne Schwellung) peripherer **Gelenke nach Ruhigstellung** (z. B. Frakturen);
- sympathische **Reflextherapie** (bei Sudeck-Atrophie) zur Wiederherstellung bzw. Vermeidung einer Progredienz;
- **Weichteilverletzungen** (Prellungen, Verstauchungen);
- **Arthrosen** im Bereich der Fuß- und Kniegelenke zur Funktionsverbesserung;
- **Morbus Bechterew:** Behandlung der sternokostalen und kostotransversalen Gelenke zur Vorbereitung auf die manuelle Mobilisationsbehandlung.

Kontraindikationen

- Frakturen,
- frische Weichteilverletzungen,
- akute Arthritis,
- aktive Polyarthritis,
- akute Gicht,
- infizierte Wunden/septische Zustände.

Die Druckwellenmobilisation ist eine Erfahrungsheilkunde. Sie kann von Krankengymnasten und Ärzten im Kurzkursen erlernt werden und stellt eine **Ergänzung zur manuellen Therapie** dar.

Elektrotherapie

Die **Wirkung** des elektrischen Stroms auf die verschiedenen Gewebe ist **abhängig von der Impulsform, Intensität, Dauer und Frequenz der Anwendung.**

Ziele der Elektrotherapie:

- Schmerzdämpfung,
- Durchblutungssteigerung,
- Regulation des Muskeltonus.

Niederfrequenzbereich

Im Niederfrequenzbereich (0–100 Hz) werden verschiedene Stromformen verwendet:

- **stabile Galvanisation** (Gleichstrom mit konstanter Intensität); Es werden großflächige Plattenelektroden auf einer gut durchfeuchteten (Frotté/Viskose) Unterlage verwendet.
  Behandlungsdauer 20–30 min. Der Patient soll nur ein leichtes Kribbeln verspüren. Intensitätsgrenze: 1 mA/10 cm². Auf Hautpflege muß geachtet werden.
  Die **Iontophorese** ist umstritten und wird nur noch wenig verwendet.
  Wirkung: Schmerzlinderung/Tonussenkung (Anode), Tonussteigerung (Kathode); galvanisches Erythem (= ausgiebige Gefäßerweiterung);
- **Ultrareizstrom** (nach Trabert; Niederfrequenter Impulsstrom 14 Hz); Es handelt sich um Rechteckimpulse von 2 mg in einer Frequenz von 143 Hz. Ein schnell eintretender Gewöhnungseffekt erfordert öfter Nachdosierung.
  Wirkung: Analgesie, Entzündungshemmung;
- **diadynamische Ströme** (nach Bernard; sinusförmige Wechselströme von 50–100 Hz, die einer Gleichstrombasis von 1–2 mA in mehreren Formen überlagert werden);
  Wirkung: Analgesie/Durchblutungsförderung/Sympathikusdämpfung; Deutliches Erythem. Die Stromform hat eine ausgeprägte sympathikolytische Wirkung, mit der eine elektrische Stellatumblockade gesetzt werden kann (DF/100 Hz).
- **Exponentialstrom** (niederfrequente Dreieckimpulse);
  Wirkung: Bahnung der Kontraktionsfähigkeit paretischer Muskeln;
- **transkutane elektrische Nervenstimulation (TENS)**;
  Wirkung: Niederfrequente **Impulsströme zur Analgesie** (auch zur häuslichen Selbstbehandlung). Über Reizung schnelleitender A-B-Fasern erfolgt eine Hemmung der Schmerzfasern über die zugeführten Elektroimpulse nach der Gate-control-Theorie von Melzack u. Wall. Eine Langzeitbehandlung bei chronischen Schmerzpatienten ist möglich. **Vorhandene Funktionsstörungen bedürfen der Mitbehandlung.** Neben der wählbaren, aber konstanten Frequenz und Intensität bis zum Auftreten von Kribbelparästhesien kann als **TENS-Variante** versucht werden, **mit hohen Intensitäten oder Frequenzen die supraspinalen Hemmsysteme zu aktivieren.**

Indikationen

- Schmerzzustände von Gelenken, Muskeln und Nervenbahnen,
- Durchblutungsstörungen,
- Sudeck-Atrophie,
- Paresen peripherer motorischer Nerven,
- Inaktivitätsatrophie an der Muskulatur.

Mittelfrequenzbereich

Im Mittelfrequenzbereich werden angewendet

- **Interferenzströme nach Nemec**
  Durch Überkreuzung von 2 mittelfrequenten Strömen von ca. 4000 Hz entsteht im Bereich der Überlagerung ein neuer

niederfrequenter Strom, der zwischen 10 und 100 Hz moduliert werden kann;
Wirkung (je nach Frequenz):
- Schmerzlinderung,
- Gefäßtonisierung,
- Kontraktionsförderung der Muskulatur.

Indikationen

- Degenerative, schmerzhafte Erkrankungen von Wirbelsäule und Gelenken,
- Traumafolgen an Gelenken und Muskeln (Distorsionen, Muskelzerrungen, Myogelosen),
- Durchblutungsstörungen,
- Morbus Bechterew,
- Sudeck-Atrophie,
- Neuralgien und Neuritiden.

Hochfrequenzbereich

Die nachstehend genannten Anwendungen: Kurzwelle bis zur Mikrowelle gehören zu den klassischen Thermotherapeutika. **Spezifische elektrische Effekte sind aber bis heute nicht bewiesen.**
Im **Hochfrequenzbereich** wird die Erwärmungsmöglichkeit durch die elektromagnetischen Schwingungen therapeutisch genutzt. Die **Wärme** kann tiefer eindringen als bei anderen Wärmequellen (Packungen/Bäder).

- **Kurzwelle** (27 MHZ; im Kondensatorfeld oder Spulenfeld);
  Wirkung: Erwärmung vor allem im Unterhautfettgewebe;
- **Dezimeterwelle** (434 MHZ) und 2450 MHZ für die Mikrowelle im Rundfeldstrahler;
  Wirkung: intensivere Durchwärmung in der Tiefe (Muskulatur) unter Entlastung des Fettgewebes.
  Durch die unterschiedlichen Applikationsverfahren (Kondensatorplatten, Wirbelstromelektrode) ist ein differenzierter Einsatz möglich.
  Wissenschaftlich begründete Aussagen zur Wirkung können bisher nicht gemacht werden.

Indikationen

Erkrankungen des rheumatischen Formenkreises.

Ultraschall

Der Ultraschall gehört eigentlich nicht zur Elektrotherapie, sondern zur **Mechanotherapie.**
Es handelt sich um **hochfrequente elektromagnetische Schwingungen;** die Abgabe in das Gewebe erfolgt über einen Schallkopf und ein Kontaktmittel (Paraffinöl/Wasser).
Wirkung: Die entstehenden mechanischen Schwingungen stellen eine **Vibrationsmikromassage dar, die thermische, mechanische und physikochemische Wirkungen im Gewebe auslöst.** Eindringtiefe bis etwa 7 cm. Eine kombinierte Behandlung mit diadynamischen Strömen ist möglich.
Durch die **Kombination von Ultraschall und Reizstrom** können 2 analgetisch wirksame Verfahren untereinander kombiniert werden. Es kommt zu einer erheblichen **Reizung von Propriozeptoren.**

Indikationen (am Bewegungsapparat)

- Degenerative Prozesse an Wirbelsäule und Extremitätengelenken,
- Myogelosen, Tendopathien,
- Reflexzonenbehandlung,
- Neuralgien, Neuritiden.

Generelle Kontraindikationen für Bestrahlungsbehandlungen

- Insuffizienz des Herz-Kreislauf-Systems,
- entzündliche Prozesse,
- Thromboseneigung, Varikose,
- Tumoren,
- Gefäßverschluß,
- Gravidität.

Entspannungsverfahren/Muskelentspannung

Muskelentspannungs- und Dehnungstechniken wurden zu allen Zeiten bei allen Behandlungsmethoden am Bewegungsapparat angewendet. Im Rahmen der manuellen Medizin haben sich besonders K. Lewit, V. Janda und O. Evjenth intensiv damit befaßt.

Indikationen

- Bewegungseinschränkung und/oder
- Schmerzen bei normalem „joint play" sind meistens Folgen von verspannten oder verkürzten Muskeln. Diese Störungen können bei der systematischen klinischen Untersuchung im Rahmen der manuellen Medizin deutlich differenziert werden.

Technik

Die **Entspannungstechniken,** die – bezüglich der technischen **Grundkomponenten Anspannung und Entspannung** – unter verschiedenen Namen beschrieben werden (Stretching, Muskeldehnung, „muscle energy technique", Relaxation, postisometrische Entspannung), **sind im Prinzip identisch.**

- Die Muskeln werden in eine Ausgangsstellung am Ende der aktiven Bewegung gebracht und isometrisch angespannt.
- In dieser Stellung wird für einige Sekunden angehalten und dann entspannt.
- In der postisometrischen Entspannungsphase wird die Bewegung weitergeführt, wobei Ursprung und Ansatz des Muskels weiter voneinander entfernt werden.
- Dieser Vorgang wird einige Male wiederholt, bis das Behandlungsziel – die Entspannung – erreicht ist.
- Nach der passiven Entspannung läßt man die Antagonisten der entspannten Muskeln maximal anspannen, um die verbesserte Bewegung neu zu bahnen.

Technikvarianten

Die **Unterschiede** der verschiedenen Beschreibungen liegen v. a. auf dem Gebiet der **Kraft und der Dauer der isometrischen Anspannung vorher und der Kraft, mit der nachher** in der postisometrischen Phase **die Muskeln gedehnt werden** bzw. die eingeschränkte Bewegung weitergeführt wird.

Statt eines einzelnen Muskels kann auch eine ganze Muskelgruppe, die eine Bewegung behindert, gedehnt werden.

Andere Varianten gehen von einer **anderen Ausgangsstellung,** weniger nah am Endpunkt der Bewegung, aus. Es werden auch Anspannung und Dehnung in die freie Bewegungsrichtung mit Dehnungeffekt auf den (verspannten!) Antagonisten verwendet.

Bei der **Dosierung der Kraftanwendung** für Widerstand und Dehnung werden v. a. **Zustand und Größe des Muskels** berücksichtigt. Schmerzhaft verspannte kleine Muskeln (z. B. Supraspinatus) werden weicher behandelt als große verkürzte Muskeln (z. B. Psoas).

Die **Erfahrung** hat außerdem gezeigt, daß **verspannte Muskeln besser reagieren, wenn sie mit wenig Kraft gespannt und gedehnt werden.**

Im Grunde genommen sind tiefe Quermassage („deep friction" nach Cyriax) und anhaltender Druck auf den Muskelbauch quer zum Faserverlauf („Inhibition") Entspannungstechniken nach demselben Prinzip (s. Massageverfahren, S. 710).

Das generelle Behandlungsziel ist, ein Zuviel an Spannung abzubauen und damit schmerzhafte Funktionsstörungen im Bewegungsapparat zu beseitigen. Dazu gehört auch die bewußte Wahrnehmung von Verspannungszuständen. Diese Körperwahrnehmung kann durch spezielle Entspannungsmethoden trainiert werden – etwa die progressive Muskelentspannung nach Jakobsen, die Verfahren nach Schaarschuch-Haase oder die Feldenkrais-Methode (s. S. 700/696).

Eutonie nach Alexander

Das Verfahren **gehört zu den Selbsterfahrungsmethoden.** Die normale Balance zwischen Spannung und Entspannung soll durch Erlernen der **Selbstwahrnehmung der Oberflächen- und Tiefensensibilität** wieder erworben werden.

Ziele

- Bewußte Steuerung des Tonus sowie des vegetativen und motorischen Nervensystems,
- Lösung physischer und psychischer Verspannungen.

In **Einzel- oder Gruppenbehandlung** werden z. B.
- Haltungs- und Dehnungsübungen,
- Kontaktübungen mit Geräten,
- Vibrations- und Druckstimuli für die Körperaufrichtung,
- Bewußtseins- und Konzentrationsübungen

durchgeführt.

Indikationen

Neurologische Erkrankungen
- wie Para- und Tetraplegien,
- Zerebralparesen bei Kindern.

Aber auch:
- Wirbelsäulenbeschwerden und Arthrosen,
- Atemwegserkrankungen,
- gynäkologische Erkrankungen.

Psychische Erkrankungen sind eine Kontraindikation.

Progressive Muskelentspannung nach Jakobson

vergleichbare Verfahren sind das autogene Training (nach J. H. Schultz), Yoga und andere meditative Methoden.

Technik

Der Patient soll lernen, **durch bewußte Anspannung und Entspannung der Muskeln die Spannungszustände differenziert wahrzunehmen.**

- Mit dem Einatmen werden die Muskeln angespannt.
- Vor dem Weiteratmen wird die Spannung etwa 5 s lang gehalten.
- Beim Ausatmen werden die Muskeln entspannt und beim folgenden Ausatmen ca. 20 s lang immer mehr entspannt.

Das **Übungsprogramm beginnt peripher** mit Handmuskeln (z. B. Faustschluß, Fingerspreizen), dann aufsteigend die übrige Armmuskulatur. Ebenso Fuß-, Bein- und Hüftmuskeln, Gesichts-, Hals- und Rückenmuskulatur, Brust- und Bauchmuskeln.

Schmerzhafte Muskulatur soll nicht in die Übungen einbezogen werden (wegen der Schmerzreaktion), aber generell ist **tägliches Üben** erforderlich.

- Übungen für **einzelne Muskeln,** danach:
- funktionell zusammengehörende **Muskelgruppen.**
- Später kann die Entspannung an ein Ruhewort gekoppelt werden (z. B.: „ganz ruhig bleiben"). Dabei können neben der Entspannungswahrnehmung auch andere Gefühle (Wärme, Kühle, Schwere) empfunden werden, die beim autogenen Trai-

ning zur Bahnung der Entspannung benutzt werden.
- Am Ende des „progressiven" Entspannungsprogramms steht die **Ganzkörperentspannung.**

Wirkung

- **Senkung der Verspannung** in der Skelettmuskulatur durch Sensibilisierung der Muskelspindeln;
- **Erweiterung der peripheren Blutbahnen** durch verminderte Aktivität des vegetativen Nervensystems;
- **Senkung der Atemfrequenz** und des Sauerstoffverbrauchs;
- **Senkung des Energieverbrauchs** in Ruhelage (Grundumsatz).

Indikationen

- Schmerzhafte Muskelverspannungen,
- Hypertonie des Kreislaufs,
- allgemeine körperliche und psychische Entspannung,
- Funktionelle, arterielle Durchblutungsstörungen, Migräne,
- Einschlafstörungen.

Der hier besprochenen Methode liegen wissenschaftlich untermauerte klinische Erfahrungen zugrunde.

Feldenkrais-Methode

Moshe Feldenkrais, Anfang des 20. Jahrhunderts in Rußland geboren, wanderte mit 15 Jahren nach Palästina aus, studierte in Paris Physik und war später in England als Physiker tätig. In dieser Zeit begann er sich auch für die Zusammenhänge von Nervensystem und Bewegungsapparat zu interessieren. Er studierte die Probleme der Neurophysiologie und -psychologie sowie Verhaltensbiologie. Nach seiner Rückkehr nach Israel in den 50er Jahren hielt er dort, später auch in Frankreich, England und Amerika Vorlesungen über Verhaltensphysiologie.

Methode und Wirkung

Es geht darum, **durch Selbstbeobachtung Bewegungen bewußt wahrzunehmen.** In einer weiteren Erfahrungsstudie soll herausgefunden werden, **in welcher Art eine Bewegung am leichtesten zu bewerkstelligen** ist. Das ist entscheidend für Patienten mit behinderten Bewegungen, wobei es gleichgültig ist, ob reversible oder irreversible Störungen vorhanden sind.

Es geht nicht darum, Ersatzbewegungen zu erlernen, sondern es kommt darauf an, den **Ablauf der Bewegung** (auch der behinderten) **und die Dynamik zu verändern.**
Da der Selbsterfahrungsprozeß intuitiv und sehr individuell ist, können **keine bestimmten Übungsprogramme** und Anweisungen vorgelegt werden. Der **„richtige" Bewegungsablauf ist an der jeweiligen Leichtigkeit zu erkennen.** Damit wird auch das Selbstvertrauen in die eigenen Wahrnehmungen gestärkt.
Die Wirkung ergibt sich aus der praktischen Anwendung der Feldenkrais-Methode, die von Therapeuten verschiedener Provenienz in mehrtägigen Kursen zumindest im theoretischen Grundsatz erlernt werden kann.
Das Ziel ist „Bewußtheit durch Bewegung".
In der Gruppenarbeit werden vor allem Wahrnehmungsübungen durchgeführt.
In der Einzelarbeit werden die bewußt gemachten Bewegungen integriert.
Eine Indikation für bestimmte Krankheitsbilder gibt es nicht, daher auch keine Kontraindikationen.
Die Methode ist keine Therapie im üblichen Sinne, sondern eine Selbsterfahrungsmethode.

Funktionelle Bewegungslehre (FBL) nach Klein-Vogelbach

Die Autorin der FBL, Dr. med. (h. c.) Susanne Klein-Vogelbach hat als langjährige Leiterin der Schule für Physiotherapie am Kantonspital Basel durch jahrelange Beobachtung und Analyse des menschlichen Bewegungsverhaltens (Statik und Bewegung) empirisch ein System zur **Schulung des normalen Bewegungsverhaltens des gesunden Menschen** entwickelt: die funktionelle Bewegungslehre. Sie wurde für diese grundlegenden Arbeiten mit der medizinischen Ehrendoktorwürde ausgezeichnet.

Technik

Das **Konzept** der Bewegungsschulung ist die **Herstellung oder Wiederherstellung eines ökonomischen oder** bei nicht reversiblen Veränderungen im Bewegungsapparat eines **weitgehend ökonomischen Bewegungsverhaltens.** Die wichtigsten Behandlungstechniken sind ausgehend von einer schmerzfreien, entlasteten Ausgangsstellung die:

- **Mobilisierende Massage**
  Das ist eine Muskelmassage, in der die Behandlung nicht mit den Behandlungsgriffen der klassischen Massage erfolgt, sondern durch manipulierte Stellungsänderung der Gelenke **mit abwechselnder Dehnung und Lockerung** und gleichzeitiger manueller Bearbeitung der Muskeln – ähnlich den Weichteiltechniken der manuellen Medizin. Die mobilisierende Massage ist aber in erster Linie **keine passive mechanische Maßnahme, sondern ein kinästhetisches und taktiles Wahrnehmungstraining** für den Patienten.
- **Widerlagernde Mobilisation**
  Die widerlagernde Mobilisation konzentriert sich nur auf den einen Drehpunkt, in dem die Widerlagerung einer weiterlaufenden Bewegung stattfindet. Die weiterlaufende Bewegung (in den Nachbargelenken) entsteht bei Bewegung eines Körperpunktes in eine bestimmte Richtung und unterstützt die Durchführung dieser Bewegung. **Damit gelingt es, die Bewegungstoleranzen eines Gelenks endgradig auszuschöpfen.** Diese Mobilisation soll hubfrei oder hubarm erfolgen. Sie hat soviele Arbeitsgänge, wie das Gelenk Freiheitsgrade hat.
- **Hubfreie/hubarme Mobilisation**
  Die Bewegung erfolgt ohne oder mit möglichst wenigem Heben der bewegten Teilgewichte. Geschieht die hubfreie Bewegung auf einer Unterlage, so muß der Reibungswiderstand möglichst gering sein.

Wirkung

Die Wirkweise der zuvor beschriebenen Behandlungstechniken ergibt sich aus ihren Bezeichnungen. Im übrigen handelt es sich bei der funktionellen Bewegungslehre um eine Erfahrungsheilkunde im Sinne einer reproduzierbaren Empirie.

Indikationen

Die **globale Indikation** ist das **Abweichen vom normalen Bewegungsverhalten und die Wiederherstellung eines normalen, d. h. ökonomischen Bewegungsverhaltens.** Zwar können auch fehlerhafte Bewegungen unbewußt automatisiert werden, aber sie sind dann nicht ökonomisch, da die einzelnen Bewegungen nicht mit einem minimalen Kraftaufwand und einer minimalen „Materialabnutzung" bewerkstelligt werden.

Die **Schwierigkeit in der Anwendung** der FBL **liegt in der hohen Differenzierung der normalen Bewegungskomponenten,** die große Erfahrung des Therapeuten in der Anwendung der zahlreichen Möglichkeiten voraussetzt.

Die Autorin hat schon mehrere Publikationen mit Behandlungsvorschlägen veröffentlicht (Springer-Verlag). Die Praxis des Verfahrens kann von Krankengymnasten in Weiterbildungskursen (9) erworben werden.

Krankengymnastik

„Medizinische Gymnastik" in dieser oder jener Art wurde seit frühesten Zeiten als Therapiemittel angewandt (R.J. Cyriax). Auch in der sich daraus entwickelnden **Heilgymnastik** standen Übungen zur Ertüchtigung des Körpers im Mittelpunkt. Erst allmählich entstanden daraus spezielle Übungsprogramme für die Behandlung einzelner Körperteile (meist Entwicklungs- oder Verletzungsfolgen). **Therapeutischer Angriffspunkt war zu allen Zeiten die Aktivierung der Muskulatur,** die sich den passiven Maßnahmen (Lagerung, Massagen, Muskeldehnungen) als häufig überlegen erwies. Mit Zunahme der neurophysiologischen Erkenntnisse (Pawlow, Sherrington) und den Differenzierungsmöglichkeiten in der arthromuskulären Funktionseinheit Gelenk (Arthron) durch die **funktionelle Strukturanalyse** wurden zunehmend **neue Behandlungsmöglichkeiten** entdeckt (Kabat, Bobath, Vojta u. A.), bei denen aber auch wieder die Muskulatur die jeweils zu behandelnde Struktur ist. Zu diesen neuen Behandlungsverfahren gehört auch die manuelle Therapie, die über das morphologische Substrat Gelenk den Eingang in das orthopädische und chirurgische therapeutische Spektrum fand. Die von diesen Fachgebieten verordneten Behandlungen durch Krankengymnasten stellen damit zahlenmäßig auch sicher das Gros der therapeutischen Anwendungen dar.

Gleichzeitig mit dieser Entwicklung mutierten die orthopädisch und chirurgisch bedingten (schmerzhaften) Bewegungsstörungen zu dem mehr allgemein formulierten Terminus **„Funktionskrankheiten" und der „Bewegungsapparat" zum „Bewegungssystem".** Daß mit der Beibehaltung der bisherigen Nomenklatur die Therapeuten dieser Fächer ihre „Therapieformen und ihre Denkfreiheit begrenzen", wie behauptet wurde, steht sicher nicht zu befürchten, denn die **morphologischen Grundlagen der manuellen (Mechano)therapie** bleiben nun einmal die biomechanisch zusammen wirkenden morphologischen Anteile der **Gelenke** und meist sind wohl auch makroskopisch oder auch nur mikroskopisch erkennbare **pathomorphologische Veränderungen die Basis der „Funktionskrankheiten".** Auch die mechanischen Anteile eines Apparates haben ein Steuerungsaggregat, ohne das ein mechanisches Gerät nicht sinnvoll funktioniert. Eine **orthopädische manuelle Therapie** kann also sicher die Gesamtindikation des eigenen Fachgebietes, wie auch darüber hinaus die Indikationen aus einer ganzheitlichen Sicht des kranken Menschen betreuen.

In der manuellen Medizin hat die Muskulatur vor allem die Aufgaben, im Rahmen der Zielmotorik Gelenkbewegungen zu bewerkstelligen und im Rahmen der Stützmotorik die Voraussetzungen hierfür zu schaffen. Außerdem reagiert sie auf die propriozeptiven und nozizeptiven **Feedbackmeldungen aus der Peripherie** (Gelenke, Haut, innere Organe). Jede mechanische Veränderung oder Störung löst eine **Anpassung der Muskulatur** aus, bei nozizeptiven Meldungen meist in Form einer Spannungserhöhung zum Schutz von Organstrukturen. Sachse nennt diese Veränderungen **reflektorisch-algetische Krankheitszeichen (RAK).** Die diagnostische Differenzierung erfolgt durch die Palpation. Dabei kann man als diagnostische **Leitschiene** das Schema von Janda mit den **5 Typen der funktionellen Spannungserhöhung** benutzen:

Spannungserhöhung durch:
1) **Dysfunktion in der segmentalen Spinaletage** (Interneurone);
2) durch unkoordinierte Kontraktion eines Muskels. **Triggerpunkte** eines verspannten Muskelbandes meist verbunden mit einem „referred pain" ohne segmentale oder periphere neurale Zuordnung. Durch Muskelaktivierung oder Dehnung ist ein myofaszialer Schmerz auslösbar;
3) durch **nozizeptive Afferenzen** aus Gelenken, inneren Organen usw.;
4) durch chronische Dauerbelastung bei **generalisierter Muskeldysbalance;**

5) durch **Dysfunktion des limbischen Systems**.

Die unter 2)–4) genannten Verspannungsursachen werden am besten mit Hilfe der **postisometrischen Relaxation (PIR)** behandelt. Bei der chronischen Dauerbelastung ist bereits, wie bei allen chronischen Prozessen, mit strukturellen Veränderungen (bindegewebige Umwandlungen) zu rechnen. Bei der postisometrischen Relaxation kommt, solange eine stärkere Schmerzhaftigkeit besteht, normalerweise nur eine leichte, wenige Sekunden dauernde Anspannung der zu behandelnden Muskulatur zur Anwendung, d. h. eine Morbilisation unter Ausnützung der postisometrischen **Relaxation der Antagonisten** (NM2), die aber bei chronischen Prozessen bis zur maximalen Anspannung gesteigert werden kann. Dabei kann in der Relaxationsphase bei Schmerzhaftigkeit nur eine **Entspannung**, bei nachlassendem Schmerz auch eine **Verlängerung des verkürzten Muskels** erreicht werden. Die PJR wird vor allem zur Erleichterung der Gelenkdeblockierungen vor Mobilisationen und Manipulationen angewendet.

Eine andere neuromuskuläre Technik nutzt die **reziproke Innervation** zur Entspannung aus:

Isometrische, 5–10 s dauernde Anspannung in Richtung der pathologischen Bewegungsgrenze. Danach passive Bewegung über die Barriere hinaus (NMT3).

Auch die Muskelkraft der Agonisten kann zur Dehnung eingesetzt werden: Einstellung des Gelenks an der pathologischen Bewegungsgrenze, stufenweise Anspannung der Agonisten in Richtung Barrière und Bewegung darüber hinaus (NM1).

Muskeldehnungen können aber **auch passiv** ausgeführt werden:
- **Quer-Längsdehnungen** im Wechsel,
- **Querfriktionen** (nach Cyriax) im Bereich von Sehnen und Bändern,
- **Funktionsmassage nach Evjenth**: Fixation des zu dehnenden Muskels mit der einen Hand durch Druck auf die knöcherne Unterlage und nach proximal. Die andere Hand bewegt den Muskel dehnend nach distal. Intermitierende Annäherung von Ursprung und Ansatz zwischen den Dehnungen.

Die lokalen muskulären Reaktionen durch **Gelenkfunktionsstörungen** erfordern zentrale Steuerungsanpassungen in Form von Einbeziehung weiterer Muskeln. Es entstehen **Verkettungssyndrome mit neuen Muskelmustern**, wie z. B. das untere gekreuzte Beckensyndrom zwischen verkürzten Rückenmuskeln und Hüftbeugern mit abgeschwächten Bauch- und Gesäßmuskeln. Ebenso das obere gekreuzte Syndrom zwischen verkürzten Nackenstreckern und Brustmuskeln einerseits und abgeschwächten tiefen Halsbeugern und unteren Schulterblattfixatoren andererseits **(horizontale Generalisierung)**. Weiter kann es auch zu einer **vertikalen Generalisierung**, ebenso mit ausgeprägten Muskeldysbalancen, wie den oben angegebenen, **infolge weiterer Verkettungssyndrome und zentraler Fehlsteuerung** kommen. Das Bild einer **chronischen Funktionskrankheit** ist entstanden. Auch diese komplexen klinischen Bilder lassen sich, allerdings nur stufenweise, im Verlauf einer analytischen Gelenk- und vor allem Muskelbehandlung (zur Wiederherstellung normaler Bewegungsmuster) beheben oder wenigstens verbessern. Eine solche Behandlung sollte durch manualtherapeutisch ausgebildete Krankengymnasten (Physiotherapeuten) erfolgen.

Fazit: Da sich alle krankengymnastischen Methoden nur über die Strukturen des Bewegungsapparates, vor allem die Muskulatur, durch aktive oder passive Bewegungsimpulse applizieren lassen, müssen nach Feststellung der primären und sekundären Störungen diejenigen Krankengymnastikverfahren eruiert werden, die neben den primären Befunden auch die (verselbstständigten) Folgeerscheinungen, z. B. an den segmental zugeordneten Strukturen, zu beeinflussen in der Lage sind. Das bedeutet die **Erstellung eines konsekutiven Behandlungsplanes** der notwendigen Krankengymnastikverfahren **anstatt der häufig angewandten zeitgleichen Polypragmasie**, die nicht nur teuer, sondern auch unübersichtlich in der therapeutischen Wirksamkeit ist.

Kryotherapie

Kryotherapie (lokaler Wärmeentzug) ist eine der ältesten Anwendungen der Heilkunde.

Methode

Die Applikationen reichen von den früher üblichen Eiswasser- oder Salzwasserumschlägen bis zu den moderneren Kunststoffkompressen, die nicht nur die kühle Temperatur länger halten, sondern auch besser anschmiegsam sind und keine Durchnässung der Unterlage verursachen.

Wirkung

- Sekundäre Hyperämie nach initialer Gefäßkontraktion, dadurch:
- Stoffwechselsteigerung nach initialer Stoffwechselminderung,
- Schmerzstillung,
- Senkung des Muskeltonus,
- Einfluß auf das Vegetativum (Hypothalamus).

Indikationen

- Schwellungen nach Traumen (Kontusionen, Luxationen usw.),
- Myogelosen und reaktive Verspannungen,
- entzündliche Gelenk- und Weichteilveränderungen (Polyarthritis),
- spastische Verspannung der Muskulatur,
- Sudeck-Atrophie.

Kontraindikationen

- Schwere arterielle Durchblutungsstörungen,
- schwere Sensibilitätsstörungen,
- höheres Lebensalter (über 60).

Lösungs- und Atemtherapie nach Schaarschuch und Haase

Es handelt sich um ein von der Krankengymnastin Alice Schaarschuch empirisch gefundenes und später von ihrer Kollegin Hedi Haase weiterentwickeltes Behandlungsverfahren, das **durch Lagerungen und Dehnungstechniken an der Muskulatur** einen „gelösten" Zustand in bezug auf den **Muskeltonus**, auf das **vegetative Nervensystem** sowie auf die **Antriebs- und Stimmungslage** bewirkt. Die Wirkung wird durch konzentrative Einbeziehung der Atmung noch verstärkt.

Technik

- **Dehnungslagerungen** in Seiten- und Rückenlage (halbmondförmige Lagerungen),
- **Hängegriffe** durch den Behandler (Verminderung des Körpergewichts),
- **selbsttätige Dehnungen des Patienten,** und zwar von Arm und Beinmuskeln,
- **Konzentration** des Patienten **auf entstehende Körperempfindungen und die Atmung.**

Wirkung

- ökonomische Bewegungen,
- Tonussenkung,
- Durchblutungsförderung,
- Schulung von Körper- und Bewegungsgefühl,
- Regulierung der Stimmungslage.

Indikationen

- psychosomatische Erkrankungen,
- Muskeldysbalancen,
- Bewegungseinschränkungen,
- Erkrankungen, die eine Atemtherapie erfordern,
- Konzentrationsstörungen.

Kontraindikationen

Akute Organerkrankungen mit gereizten Reflexzonen Psychosen.

Zur Erlernung der Therapie werden Weiterbildungskurse für Krankengymnasten angeboten.

Maitland-Therapie

Geoffrey D. Maitland, dessen Behandlungskonzept nachfolgend beschrieben wird, ist ein **australischer Physiotherapeut.** Er war Schüler und Mitarbeiter von Dr. James Cyriax. Er befaßte sich auch mit den Arbeiten von F. Kaltenborn, G. Grieve, R. McKenzie, Lewit und Janda. Seine ersten Publikationen erschienen 1963 (Wirbelsäule) und 1970 (periphere Gelenke) im Verlag Butterworth, Oxford.

Das Maitland-Konzept ist ein Behandlungsverfahren das jeden Schritt der Untersuchung und Behandlung einschließlich der Beurteilung von Ergebnissen und den Auswahlkriterien für den **Behandlungsplan in einem ausführlichen Raster** festlegt.

Die gleiche Genauigkeit ist Grundlage der **Oszillationsmobilisationen im Rahmen einer nach Graden eingeteilten zu behandelnden Bewegungsstrecke.**

Untersuchungstechnik

- Detaillierte „physiotherapiebezogene" **Beurteilung der vorliegenden Funktionsstörung** und entsprechende Wahl der Behandlungstechnik und **Dosierung der Therapie;** diese ist **abhängig vom**
  - **Verhalten des Schmerzes** (lokaler und fortgeleiteter Schmerz),
  - **Verhalten der Steifigkeit** (Beweglichkeitstests),
  - **Verhalten von Schmerzverspannungen** (bei Irritation neuromeningealer Strukturen).
- Die **Befundaufnahme** berücksichtigt die genannten Kriterien beim Verhalten im 24-h-Verlauf und seit Beginn der Beschwerden. Ablauf der Untersuchung:
  - aktive **Anamneseschilderung** durch den Patienten,
  - **objektive Bewegungsuntersuchung mit dem Versuch, die geschilderten Symptome (v. a. Schmerz) zu reproduzieren** und die beteiligten Strukturen zu ermitteln;
  - **passive Bewegungsuntersuchung** in den physiologischen Bewegungsrichtungen und durch **Zusatzbewegungen** (z. B. posterior-anteriore Bewegungen. [Gemeint sind wahrscheinlich translatorische Bewegungstests-Ref.]
  Diese passiven Bewegungstests wer-

den sowohl bei der Untersuchung wie auch bei der Behandlung in kleineren und größeren Amplituden (Bewegungsgrade I–IV) – d. h. verschiedenen Behandlungsintensitäten – durchgeführt.

Behandlungstechnik

Es wird vor allem im Bereich des Bewegungsapparates behandelt, und zwar mit oszillierenden Mobilisationen in verschiedenen Bereichen der Bewegung: **Grad 1:** am Beginn der Gelenkbewegung; **Grad 2:** im Bereich der freien Beweglichkeit; **Grad 3:** aus der freien Beweglichkeit bis an das Bewegungsende; **Grad 4:** am Ende der Gelenkbewegung.
Die Oszillationen können langsam mit 1–2 Bewegungen pro Sekunde oder schnell mit 3–4 Bewegungen pro Sekunde erfolgen. Am Ende der Bewegung werden am Gelenk in Dehnstellung nur sehr kleine Oszillationen angewandt.

- Die Behandlungstechniken richten sich nach der betroffenen Struktur:
  - Schmerz aus dem Gelenk,
  - artikuläre Bewegungseinschränkung,
  - Bewegungseinschränkung durch neuromeningeale Strukturen,
  - muskuläre Dysfunktion,
  - Haltungs- und Bewegungsart des Patienten.

Akuter Schmerz aus dem Gelenk wird mit „feinen Zusatzbewegungen" (translatorisch?), kleiner Amplitude ohne Schmerz oder Dehnung von Weichteilen" ausgeführt (Grade I und II).
Bei **Steifigkeit und Bewegungseinschränkung** wird am Ende der (aktiven?) Bewegungsmöglichkeiten mit Zusatz- und physiologischen Bewegungen unter Zug in den Weichteilstrukturen behandelt (Grade III und IV). Dabei wird die Schmerzreaktion als Dosierungsmaßstab berücksichtigt. **Manipulationen als „beschleunigte mobilisierende Technik" sind nach Ansicht von Maitland sehr selten notwendig.** Nach Bedarf werden auch physikalische Passivmaßnahmen, wie Thermo-, Kryo- und Elektrotherapie eingesetzt. Auch Muskeldehnungen und -kräftigung, Automobilisationen und allgemeine Haltungsschulung werden angewandt.
Als **Kontraindikationen** werden die auch in der Manuellen Medizin genannten Strukturkrankheiten aufgeführt:
- Entzündliche Prozesse
- Osteoporose und Frakturen
- Tumore
- Kompressionssyndrome des Rückenmarks.

McKenzie-Konzept

Der Autor Robin McKenzie entwickelte ebenfalls ein straffes **Untersuchungs- und Behandlungsprogramm für Rückenbeschwerden.**
Die **Befundblöcke** sind ursächlich definierte Syndrome:
- **Haltungssyndrom:** mechanische Deformierung und Schmerzen nach längerer Belastung.
- **Dysfunktionssyndrom:** Bewegungseinschränkungen und Schmerzen durch adaptiv verkürzte Strukturen.
- **Derangementsyndrom** durch veränderte Stellung der Gelenkanteile zueinander. Diese wird nach Ansicht von McKenzie durch Verlagerung des Nucleus pulposus innerhalb der Bandscheibe verursacht.

Als prädisponierend werden das Überwiegen von Flexionshaltungen angesehen.
Die **Befunderhebung** erfolgt durch Zuordnung der Einzelbefunde zu den genannten Syndromen.

Kriterien sind Schmerzlokalisation und Schmerzverhalten, Fehlhaltungen und deren Veränderung bei Positionswechsel.
Als **Zentralisationsphänomen** wird die **Verlagerung von ausstrahlenden Schmerzen in die Mittellinie der Wirbelsäule** bezeichnet. Bewegungen, die dieses Phänomen auslösen, können therapeutisch eingesetzt werden und gelten als prognostisch günstig.
Abweichungen in der Frontalebene werden als **Lateral shift (Lumbale Skoliosierung)** bezeichnet. Eine Liste von 7 Derangementsyndromen beschreibt die verschiedenen Schmerzausstrahlungen, ausgehend vom Segment L_4/L_5, mit und ohne Veränderungen (Deformierung) der LWS.
Darauf abgestimmt ist ein fester Behandlungsplan mit **7 verschiedenen Tagesbehandlungsplänen,** die je nach Fortschritten in der Behandlung für eine bestimmte Zeit fortgeführt werden.
Als **Kontraindikationen** werden angegeben:
- Krankheitsbilder, bei denen keine Zentralisation des Schmerzes zu erzielen ist;
- Bandscheibenprotusion oder -prolaps mit neurologischen Ausfällen;
- Osteoporosen, Tumoren, Frakturen;
- letzte Schwangerschaftsmonate.

Manuelle Medizin

Die **manuelle Medizin befaßt sich** im Rahmen der an Wirbelsäule und Gelenken üblichen diagnostischen und therapeutischen Verfahren **mit den reversiblen Funktionsstörungen am Haltungs- und Bewegungsapparat.** Sie benutzt alle manuellen diagnostischen und therapeutischen Techniken an der Wirbelsäule und an den Extremitätengelenken, die zur Auffindung und Behandlung dieser Störungen dienen.
Manuelle Medizin besteht aus: manueller Diagnostik **(Chirodiagnostik)** und manueller Therapie **(Chirotherapie).**
Manuelle **Diagnostik** besteht aus einer funktionellen Strukturanalyse zur Feststellung von Ort und Art der Funktionsstörung.
Manuelle **Therapie** (MT) beinhaltet folgende Behandlungsverfahren:

- Weichteiltechniken,
- Mobilisation,
- Manipulation,
- neuromuskuläre Therapien (NMT): Behandlung der Muskulatur und/oder Mobilisation der Gelenke unter Ausnutzung der neurophysiologischen Mechanismen),
- Stabilisierende neuromuskuläre Therapien.

Das Behandlungssubstrat der manuellen Medizin

Die **reversible artikuläre Dysfunktion** ist eine Abweichung von der normalen Gelenkfunktion im Sinne der Hypo- oder Hypermobilität.
Die **Blockierung** ist die seit langem im deutschen Sprachraum gebräuchliche Bezeichnung für die reversible hypomobile artikuläre Dysfunktion innerhalb des physiologischen Bewegungsraumes **mit eingeschränktem oder fehlendem Gelenkspiel** („joint play").
Die Blockierung kann eine oder mehrere Bewegungsrichtungen betreffen (z. B. Konvergenz oder Divergenz im Bereich der Wirbelsäule).
Synonyme der artikulären Dysfunktion und/oder ihrer reflektorischen Auswirkungen sind:

- **nozizeptiver somatomotorischer Blockierungseffekt (Brügger),**
- **spondylogenes Reflexsyndrom (Sutter),**
- „**dérangement intervertebrale mineur**" **(Maigne),**
- „**somatic dysfunction**".

Fehlinterpretationen der artikulären Dysfunktion sind:

- chiropraktische Subluxation,
- Wirbelverrenkung,
- „herausgesprungener Wirbel,"
- Wirbelfehlstellung.

Veränderungen des Bewegungsausmaßes

Normobilität ist die physiologische Mobilität gemäß der Konstitution des Geschlechts und des Alters.

Als **Hypomobilität** wird die eingeschränkte Gelenkbeweglichkeit durch strukturelle und/oder funktionelle Veränderung an den Gelenkflächen oder im Weichteilmantel bezeichnet.

Eine vermehrte Gelenkbeweglichkeit durch angeborene oder erworbene strukturelle oder funktionelle Abweichungen an den Gelenkflächen oder im Weichteilmantel wird als **Hypermobilität** definiert, ein pathologisch vermehrtes Gelenkspiel mit Insuffizienz des Bewegungsleitsystems (Bandapparat) als **Instabilität**.

Begriffe der normalen Gelenkbeweglichkeit

Die spezifische Untersuchungsmethode in der manuellen Medizin ist die Prüfung des **Gelenkspiels** („joint play"). Dabei handelt es sich um das passiv zu testende Bewegungsverhalten des Gelenks bei der Distraktion (Abheben der Gelenkflächen) oder beim translatorischen parallelen Gleiten der Gelenkflächen und die Beurteilung der Endbeweglichkeit durch das sog. **Endgefühl**.

Unter **translatorischem Gleiten** versteht man das Parallelverschieben eines Gelenkpartners über dem anderen entlang einer der möglichen Bewegungsachsen. Das translatorische Gleiten ist eine der beiden Komponenten des **Rollgleiten (Rotationsgleitens)**, aus der jede aktive und passive Bewegung besteht. Das Rollgleiten ist die Kombination aus Rollen und Gleiten des bewegten Gelenkpartners mit weitgehender Konstanz der Drehachse bei den Gelenkbewegungen. Diese Kombination wird auch als **anguläres Gleiten** bezeichnet **im Gegensatz zum translatorischen Gleiten,** das nur die Gleitkomponente der Bewegung ohne das Rollen beschreibt.

Das **Endgefühl** ist der fühlbare strukturabhängige Stopp am Ende der passiven Bewegungen. Es kann sein, je nach Gelenkbau: weich-elastisch = Muskelstopp, fest-elastisch = Bänderstopp, hart-elastisch = Knochenstopp. Das Endgefühl orientiert sowohl bei physiologischer als auch bei pathologisch eingeschränkter Beweglichkeit darüber, welche Struktur des Gelenks die Bewegung beendet und das Endgefühl hervorgerufen hat.

Die normale Gelenkbeweglichkeit in der Wirbelsäule

Die Grundbewegung der Gelenkfacetten im Wirbelsegment ist die Konvergenz-Divergenz-Bewegung im Wirbelbogengelenk.
Dabei bedeutet

Konvergenz: zunehmender Gelenkflächenkontakt durch Ineinandergleiten der Gelenkflächen;

Divergenz: Verminderung des Gelenkflächenkontakts durch Auseinandergleiten der Gelenkflächen.

Begleitbewegungen („coupled pattern")
In allen Bewegungssegmenten der Wirbelsäule ist die Lateralflexion jeweils mit einer Rotation gekoppelt. Diese Begleitbewegungen sind bereichsspezifisch verschieden. Außerdem ist die Richtung der Begleitrotation davon abhängig, ob die Seitneigung im Segment ventral oder dorsal von der Frontalebene des Gelenks erfolgt.

Als **Kombinationsbewegung** wird die physiologische dreidimensionale Bewegung des Wirbels bezeichnet.

Bewegungsrichtung
Werden die Bewegungen zweier Wirbel zueinander in einem Bewegungssegment beschrieben, so wird immer die Bewegung des kranialen Wirbels in Relation zum kaudalen beschrieben. Die Bewegungsrichtung wird bei Flexion, Extension und Lateralflexion auf die kraniale Fläche, bei der Rotation auf die ventrale Fläche des Wirbelkörpers bezogen.
Die Bewegungen des Kreuzbeins zwischen den beiden Ilia werden als Nutation und Gegennutation bezeichnet, wobei die Nutation die Bewegung der Sakrumbasis nach ventral und kaudal und die Gegennutation die Bewegung der Sakrumbasis nach dorsal und kranial ist.
Wichtig für die Funktion der Gelenke sind auch deren Stellungen.

Gelenkstellungen

Ruhestellung
Mittelstellung in der physiologischen oder pathologisch eingeschränkten (aktuelle Ruhestellung) Bewegungsbahn eines Gelenks mit größtmöglicher Entspannung des Weichteilmantels bei minimaler Rezeptorenaktivität und größtem Gelenkinhalt.

Verriegelte Stellung
wird die Stellung eines Gelenkes genannt, in der durch möglichst großen Gelenkflächenkontakt und Spannung des Weichteilmantels die Beweglichkeit in der Behandlungsrichtung maximal eingeschränkt ist. Sie wird benutzt, um eine unbeabsichtigte Mitbewegung der nicht zu mobilisierenden Nachbargelenke des zu mobilisierenden oder manipulierenden Bewegungssegments zu verhindern. Dazu muß **eine** Komponente der dreidimensionalen Kombinationsbewegung verändert werden.

Behandlungsstellung
ist die Ausgangsstellung für die manuelle Gelenkbehandlung. Sie befindet sich bei eingeschränkter Beweglichkeit eines Gelenks am Ende der **aktiv möglichen** Gelenkbewegung.

0-Stellung
wird die Ausgangsstellung für die Messung des Bewegungsausmaßes im Gelenk nach der Neutral-null-Methode genannt.

Normale und pathologisch veränderte Funktion der Muskulatur

Die **Muskelaktivierung** erfolgt sowohl bei Alltagsbewegungen wie auch bei therapeutischen Verfahren auf verschiedene Weise:
- isometrisch: Anspannung des Muskels ohne Längenänderung,
- isotonisch: gleichbleibende Muskelspannung bei Muskelverkürzung,
- auxotonisch: gleichzeitige Muskellängen- und Spannungsänderung,
- isokinetisch: Aktivierung bei vorgegebener konstanter Winkelgeschwindigkeit,
- isolytisch: gleichbleibende Muskelspannung bei Muskelverlängerung.

Reflektorische Phänomene bei der artikulären Dysfunktion *(Nozireaktion)* sind eine obligate Begleiterscheinung bei Gelenkfunktionsstörungen. In variierender Intensität können Befunde an der Muskulatur, bei den vegetativen Funktionen und in der Hautsensibilität gefunden werden.

Pathologische Muskelbefunde
1) **Vermehrte Ruhespannung (Muskelverspannung, Hypertonus)**
   – lokalisiert-umschrieben:
     - Triggerpunkt (myofaszialer Punkt),
     - muskulärer Maximalpunkt,
     - segmentaler Irritationspunkt,
     - Myose;
   – Spannungserhöhung eines ganzen Muskels oder einer Muskelgruppe;

- generalisierte Muskelverspannung, z. B. Fibromyalgie.
2) **Muskelverkürzung**
    - reflektorische Verkürzung,
    - reversible strukturelle Verkürzung,
    - irreversible strukturelle Verkürzung (Kontraktur).
3) **Verminderte Ruhespannung (Hypotonus)**
    - reflektorischer Hypotonus (Hemmung),
    - periphere Parese.
4) **Gestörte Muskelaktivierung**
    - gestörter Stereotyp (Bewegungsmuster),
    - Parese.
5) **Kraftminderung**
    - reflektorisch (Hemmung),
    - dehnungsbedingt (?),
    - strukturell neurogen/myogen,
    - gestörter Stereotyp.

Die **muskuläre Dysbalance** ist eine Relationsstörung verschieden wirkender Muskeln bezüglich Spannung, Aktivierung und Kraftentwicklung. Sie kann **reflektorisch** entstehen bei Gelenkfunktionsstörungen, aber auch **primär** durch Fehlbeanspruchung der Muskulatur bei der Arbeit oder beim Sport.

Behandlungsbegriffe

Die **Mobilisation** der Gelenke erfolgt durch passive, wiederholte Bewegungen, Traktion und/oder Gleitbewegung mit geringer Geschwindigkeit und zunehmender Amplitude zur Vergrößerung des eingeschränkten Bewegungsraumes.

Die **Manipulation** ist eine Gelenkbehandlungstechnik, die durch Abheben der Gelenkflächen voneinander mit geringer Kraft durch Impulse von hoher Geschwindigkeit und kleiner Amplitude auf den zu mobilisierenden Gelenkpartner einwirkt, um die Bewegungssperre im Gelenk zu beseitigen.

Die **Verriegelung** soll dabei unerwünschte Mitbewegungen in den nicht zu behandelnden Segmenten verhindern; sie erfolgt, wie bereits beschrieben, durch Veränderung **einer** Komponente der physiologischen dreidimensionalen Gelenkbewegungen.

Die **axiale Traktion der Wirbelsäule** ist eine in der Körperlängsachse erfolgende Distraktion zur Entlastung des Bewegungssegments, v. a. der Bandscheiben. In den zugehörigen Wirbelbogengelenken erfolgt dabei gleichzeitig eine Divergenzbewegung. Die axiale Traktion kann etagenweise oder segmentweise vorgenommen werden. Die **Traktion der Wirbelbogengelenke erfolgt senkrecht zur jeweiligen Gelenkfläche.**

Die **Traktion peripherer Gelenke** erfolgt ebenfalls senkrecht zur Gelenkfläche:

Stufe 1: Neutralisierung des Gelenkinnendrucks (Lösen),
Stufe 2: Distraktion bis zum Straffen des Kapsel-Band-Apparates,
Stufe 3: Dehnung bis zur physiologischen Grenze der gedehnten Gelenkstrukturen.

Die Gelenkmobilisation mit Hilfe der Muskulatur geschieht durch die sog. **neuromuskulären Therapien (NMT).**
Synonyme: MET (Muskelenergietechnik nach Mitchell) und **PIR** (postisometrische Relaxation).
Sie dienen zur Behebung der Funktionsstörungen der Muskulatur **und** Gelenke.

Behandlungstechniken an der Muskulatur:
- **Inhibitionstechnik** mittels einminütiger digitaler Kompression eines muskulären Maximalpunktes;
- **Friktion:** das tiefe Reiben einer gestörten Struktur (z. B. queres Reiben eines Sehnen-Muskel-Überganges = „deep friction");
- **aktive Entspannung:** nach leichter isometrischer Anspannung entspannt der Patient bewußt die zu behandelnden Muskeln;
- **Muskeldehnungstechnik:** nach minimaler isometrische Anspannung erfolgt mit geringer Kraft die Dehnung durch den Behandler;

- **Dehnungsbehandlung (Stretching):** nach maximaler isometrischer Aktivierung erfolgt die kräftige Dehnung durch den Behandler bei Verkürzung des muskulären Bindegewebes;
- **Entspannung** der Muskulatur **durch Aktivierung der Antagonisten.**

Behandlung der Gelenke unter Mithilfe der Muskulatur
- Mobilisation nach postisometrischer Relaxation der Antagonisten (NMT 2),
- Mobilisation unter Ausnutzung der reziproken Hemmung der Antagonisten (NMT 3),
- Mobilisation unter Ausnutzung der direkten Muskelkraft der Agonisten (NMT 1).

Als **Funktionelle Weichteilbehandlungen** werden die Behandlungstechniken bezeichnet, bei denen die Dehnungsimpulse (ohne Gleiten auf der Hautoberfläche) quer zum Muskelfaserverlauf erfolgen. Die dadurch angestrebte Muskelrelaxation geschieht wahrscheinlich durch die Golgi-Sehnenkörperchen. Meist werden Quer- und Längsdehnung miteinander kombiniert.

Manuelle Medizin nach Cyriax

Der **englische Orthopäde James Cyriax** hat sich während seiner beruflichen Tätigkeit überwiegend der konservativen Behandlung von Wirbelsäulen- und Gelenkerkrankungen gewidmet. Von ihm stammt eine Reihe von Angaben für die Diagnostik und Therapie, die heute ihren festen Platz in der funktionellen Analyse und Behandlung orthopädischer Erkrankungen haben:

- der **schmerzhafte Bogen** („painfull arc"),
- das **Kapselmuster der Gelenke,** womit eine kapsuläre von einer nicht kapsulären Bewegungseinschränkung unterschieden werden kann (Arthritis, Arthrosen),
- das **Endgefühl einer passiven Bewegungsprüfung,**
- die **Muskelwiderstandstests.**

Mit diesen Untersuchungsmethoden gelingt es, Weichteilläsionen von Gelenkbefunden zu differenzieren und damit Indikation oder Kontraindikation für eine konservative Behandlung des Gelenkweichteilmantels zu eruieren, häufig ehe eine Strukturveränderung mit anderen Verfahren zu erkennen ist. Die systematische Anwendung der schematisierten Untersuchung mit aktiver/passiver Bewegungsprüfung und isometrischer Anspannung der Muskulatur beim Widerstandstest ermöglicht es, eine schmerzhafte Läsion der Funktion einer kontraktilen oder nichtkontraktilen Struktur des Gelenks zuzuordnen.

Therapeutisch wird dadurch eine exakte Lokalbehandlung möglich. Dafür hat Cyriax vor allem 2 Verfahren angegeben:

- die Einfingerquermassage und die
- Lokalanästhesie (teilweise mit Zusatz eines Kortikosteroids).

Außerdem entwickelte Cyriax zahlreiche Mobilisationstechniken, die zum Teil heute noch verwendet werden.

Derzeit gibt es in den europäischen Ländern eine Reihe von Gesellschaften, die das Gedankengut von Cyriax übernommen und zum Teil weiterentwickelt haben. Von deren Schulen werden Weiterbildungskurse in manueller Medizin nach Cyriax angeboten.

Weiche Techniken in der manuellen Medizin

Über sogenannte „weiche Techniken" in der manuellen Medizin wird in der letzten Zeit auch in den Weiterbildungsseminaren für manuelle Medizin in zunehmenden Maße gesprochen, ohne daß dieser Begriff aber durch die Vorstellung entsprechender Techniken exakt definiert worden wäre. Dem Bemühen um „weiche Techniken" dürfte in erster Linie die Sorge über mögliche Behandlungszwischenfälle zugrundeliegen, die mit der steigenden Zahl offensichtlich sehr unterschiedlich ausgebildeter Therapeuten einen Faktor darstellen, der bei einer kritischen Wertung der manuellen Therapie nicht übersehen werden darf. „Manipulatives Vorgehen ist, auch bei optimaler Technik und absolut verantwortungsvoller Ausführung, mit nicht zu unterschätzenden Gefahren verbunden", schreibt Buchmann. Es wäre hier anzumerken, daß lege artis ausgeführte **Gelenkmobilisationen** in Verbindung mit der postisometrischen Relaxation **durchaus als eine risikolose „weiche Technik" anzusehen** sind. Dennoch ist es absolut verdienstvoll, daß sich die Autoren J. Buchmann und K. Weber durch eine Publikation um Konturierung und Definition des Begriffes „weiche Techniken" bemüht haben. Es werden **4 Verfahren** beispielhaft vorgestellt, die sich, wie die Autoren betonen, **sowohl an den „Anfänger" wie auch an den „erfahrenen Manualtherapeuten" aus allen medizinischen Berufen** wenden. Die vorgestellten Behandlungsmethoden werden als „leicht reproduzierbare, aussagefähige Untersuchungsverfahren und ebenso leicht reproduzierbare Techniken zur Bewegungsverbesserung" bezeichnet.

- **Postisometrische Relaxationsbehandlung**
  Das ist der muskuläre Behandlungsanteil bei der Mobilisation oder Manipulation einer blockierten arthromuskulären Funktionseinheit, einem Gelenk oder Wirbelsegment; sie gehört zur klassischen Chirotherapie und erfüllt sicher die Voraussetzungen einer weichen, risikolosen Behandlung. Ob sie allerdings in allen Fällen, vor allem posttraumatisch, die gleichen Ergebnisse wie eine Gelenkmanipulation erbringt, muß dahingestellt bleiben.
- **Osteopathische kraniosakrale Techniken**
  Auch sie erfüllen in der Ausführung die Voraussetzungen einer weichen Technik. Hier wird aber die Ausbildung in manueller Medizin als Voraussetzung angesehen, andernfalls dauert die kursmäßige Ausbildung, wie sie bisher angeboten wird, ebenso wie an den amerikanischen Osteopathischen Colleges mehrere Jahre. Bezüglich der therapeutischen Vergleichbarkeit muß außerdem in Betracht gezogen werden, daß das zugrundeliegende Behandlungskonzept von völlig anderen Wegen der therapeutischen Wirksamkeit ausgeht und damit ein Vergleich mit den Effekten der klassischen Chirotherapie nicht ohne weiteres möglich ist. Das gilt besonders für die
- **Technik des „unfolding" nach W. M. Allen**
  Diese „Entfaltungstechnik" geht von der Vorstellung aus, daß es nicht in erster Linie darauf ankommt, den pathologischen „Istzustand" des Patienten zu korrigieren, sondern die zugrundeliegenden Faktoren sich entwickeln zu lassen, **ohne** zu manipulieren.
  Der Therapeut versucht bei der palpatorischen Untersuchung, die natürlichen Körperrhythmen wie Herzschlag, Atmung und die kraniosakralen Rhythmen, die sich über das Fasziensystem dem ganzen Körper mitteilen, zu erfassen. Fehlt der Rhythmus an einer Palpationsstelle, so muß die dort bestehende **„körperliche oder energetische Blockierung"** behoben werden.
  Eine Grundtechnik in dieser Therapie ist die palpatorische Kontaktnahme mit Berührungspunkten, die auf einer Linie vom Ohr quer über das Hinterhaupt zur anderen Seite verläuft und in der Scheitellinie vom Hinterhaupt über den Kopf bis zwischen die Augenbrauen. Diese Linien entsprechen dem Verlauf des Tentorium cerebelli und der Falx cerebri und cerebelli. Die Punkte werden gehalten, bis man ein „Weichwerden" spürt. Die **Auflösung der gefundenen Energieblockaden** vermag sowohl physische wie psychische Störungen zu beeinflussen. Upledger hat dieses Phänomen als **„somato-emotionale Rückerinnerung und Lösung"** bezeichnet. Was letztenendes den geschilderten therapeutischen Effekt auslöst, ist aus der Beschreibung der Methode nicht zu erkennen, da der Therapeut „mit den Fingern den kranialen Rhythmen oder anderen subtilen körperlichen Bewegungen folgen soll bis zu ihrer Vollendung". Diese **Prozesse sollen aber nicht** therapeutisch **manipuliert werden.**

- **Ortho-Bionomie**
Diese bisher noch weitgehend unbekannte Behandlungstechnik arbeitet nach Angabe der Autoren mit einer „gezielten Stimulation von Autokorrekturmechanismen" und beschäftigt sich mit dem „Ausgleich funktioneller und energetischer Dysbalancen". Der Erstbeschreiber der Technik, der Anglokanadier **A.L.Pauls**, ist ebenfalls **Osteopath**. Sein Konzept basiert weitgehend auf den Prinzipien der Lagerungstechniken des kanadischen Osteopathen Jones, der eine „Spontanauflösung osteopathischer Läsionen" durch Entlastungslagerung, d.h. verstärkte antalgische Lagerung erreichte.
Die Ortho-Bionomie geht daher von den Haltungsabweichungen des Patienten aus und verstärkt diese noch. **Gelenkfehlstellungen** und Haltungsabweichungen **sollen durch Verstärkung der Fehlstellungen korrigiert werden**. Verkürzte Muskeln sollen durch weitere Verkürzung entspannt werden. Behandelt wird Gleiches mit Gleichem, weshalb das Verfahren von den Autoren auch als „Homöopathie der manuellen Medizin" bezeichnet wird. Diese Verstärkung der Haltungs- bzw. Bewegungsmuster soll die **Autoregulation** bewirken. Das unbedingt schmerzfreie Indie-Entspannung-Hineinarbeiten dient dabei der Vermeidung situationsfixierender nozizeptiver Reflexe und der Schulung des Körperbewußtseins.
Zur Information bietet die **Deutsche Gesellschaft für Ortho-Bionomie** 2 Grundkurse an. **Eine Gesamtausbildung zum „Ortho-Bionomie-Behandler" umfaßt 10 Kurse** und die Teilnahme an einem fünftägigen „Residential" mit Prüfung.

- **Tragers „Psychophysische Integration und Mentastics"**
Der Autor Milton Trager sagt dazu: „Wir wissen nicht genau, wie es funktioniert, aber wir wissen, daß es funktioniert". Die sogenannte **Trager-Arbeit** umfaßt weder Diagnose noch Behandlung von Krankheiten. Diese sollen, falls erforderlich, von einem Arzt vorgenommen werden.
Die physischen therapeutischen Einwirkungen während einer wenigstens 1stündigen Behandlungssitzung bestehen in einem ständigen Berührungskontakt durch den „mit leichtem rhythmischen Wiegen, Rollen, Schwingen und Schütteln die Muskeln gedehnt und gelockert und die Gelenke gelöst werden".
„Ziel dieser Arbeit ist es, die sensorischen und mentalen Muster (durch Unfälle, Krankheit oder Streß entstanden), die für den Patienten eine Behinderung und Verminderung seiner Lebensqualität darstellen, durch neue, positive zu ergänzen oder zu ersetzen".
Die Indikationspalette ist sehr breit gefächert: vom Bewegungsapparat über ZNS-Erkrankungen bis zu psychosomatischen Beschwerden. Die **Ausbildung erfolgt in mehreren einwöchigen Kursen berufsbegleitend in 2–3 Jahren.**

Bei der Frage, ob sich die vorgestellten Behandlungsverfahren als **Ersatz** für „risikoreichere harte Techniken" eignen und sowohl dem **Anfänger** wie dem erfahrenen Manualtherapeuten von Nutzen sind, muß man sich wohl zuvor fragen, was man therapeutisch erreichen will, d.h. ob die zu erwartenden Behandlungsergebnisse überhaupt vergleichbar sind. Vergleichende Untersuchungen liegen ja bisher nicht vor.
Für die postisometrische Relaxation und einen Teil der osteopathischen Techniken wird man den Nutzen als Erweiterung der klassischen manuellen Therapie wohl bejahen können, wenn eine Grundausbildung in manueller Therapie vorliegt. Für die Ortho-Bionomie und die Trager-Arbeit wird man das bis zum Vorliegen von Erfahrungsberichten und vergleichenden Versuchsreihen offenlassen müssen. Diese Einschränkung gilt dann auch für alle weiteren neuen Verfahren, deren Konzepte nicht auf dem heutigen Erkenntnisstand der funktionellen Anatomie und Biomechanik beruhen. Je mehr sich ein Behandlungsverfahren von dieser Basis wegbe-

wegt und zwischen Physio- und Psychotherapie angesiedelt ist, um so weniger kann man es zu den manualtherapeutischen Verfahren rechnen, wenn man therapeutische Mißverständnisse vermeiden will. Andernfalls müßte der Begriff „manuelle Therapie" neu definiert werden.

Massageverfahren (Übersicht)

Die Massagen rufen durch Druck- und Zugreize in den verschiedenen Gewebeschichten der Körperdecke unterschiedliche Wirkungen hervor.
- Massage ist eine vasoaktive Behandlung.
- Massage ist vegetative Therapie.
- Massage ist Neuraltherapie (Stork).

Man unterscheidet je nach Gewebeschicht und Behandlungsort:
- **Klassische Massage** nach Ling (Streichen, Reiben, Kneten, Klopfen, Vibration);

Je nach Befund muß dosiert werden:
- Druckstärke (Schmerz),
- Tempo der Griffführung,
- Ausdehnung des Massagebereichs,
- Dauer der Sitzung,
- Abstand und Gesamtzahl der Sitzungen.
  Wirkung: tonisierend, teils auch tonolytisch, durchblutungsfördernd.
- **Unterwasserstrahlmassage (UWM)**
  Wirkung: Detonisierung und Durchblutungsförderung durch Wärme, hydrostatischen Druck und mechanisch durch Wirkung des Wasserstrahls.
- **Lymphdrainagemassage** (nach Vodder) [s. S. 712]
  Wirkung: Entstauung, Ödemableitung.
- **Reflexzonenmassagen**
  - **Bindegewebsmassage (BGM)** nach Dicke und Teirich-Leube [s. S. 711],
  - **Quermassage** der Muskeln,
  - **Segmentmassage** (nach Gläser und Dalicho),
  - **Periostmassage** nach Vogler (an- und abschwellender Druck auf das Periost),
  - **Inhibition** (digitale Kompression und Entlastung von Muskelhärten für die Dauer von etwa 1 min);
  - **Shiatsu: eine Fingerdruckmassage,** die ebenso wie bei der Inhibition der Muskelhärten (Akupunkturpunkten) angewandt wird. Sie **soll den blockierten Energiefluß in den 12 Organmeridianen beheben.** Da auch Beziehungen zur Psyche bestehen, ist so durch prophylaktische und therapeutische Anwendung eine ganzheitliche Behandlung möglich; Shiatsu stammt aus der japanischen Volksmedizin und ist **auch zur Selbstbehandlung gedacht;**
  - **Massage der Fußreflexzonen** (nach Fitzgerald, Sedlacek, Marquardt): geht von der Vorstellung aus, daß, ähnlich wie bei der Ohrakupunktur, Reizzustände in Körperregionen und inneren Organen durch Reflexzonen an den Füßen erkennbar sind und von dort behandelt werden können.
  Wirkung: Dämpfung von Schmerzen, Detonisierung von Muskelverspannungen, Lösung von Spasmen im Bereich des Gefäßsystems und der inneren Organe.

Kontraindikationen für alle Massagen

- Entzündliche Prozesse,
- frische Traumen (Blutungsgefahr),
- akute Sudeck-Atrophie,
- Hautkrankheiten,
- Tumoren.

Bindegewebsmassage (BGM)

Es handelt sich um eine Therapie (nach Dr. E. Dicke und Dr. Teirich-Leube), die über das Nervensystem wirkt.

Methode

Mit der Fingerkuppe werden im Bereich der sog. Bindegewebszonen Haut und Unterhaut durchgezogen. Diese Bindegewebestriche setzen einen mechanischen Reiz, der die Rezeptoren der Haut erreicht. Dabei tritt ein schneidendes Gefühl auf, später entsteht in der Regel ein Wärmegefühl. Es werden dadurch **vasoaktive Substanzen** (Histamin/Bradykinin u. a.) **freigesetzt.** Es kommt zu einem Dermographismus.
Die Bindegewebsmassage hat nur in den **Bindegewebszonen** den genannten Effekt: das sind Gewebeveränderungen, die bereits als **nozizeptive Reaktion auf Primärschäden an inneren Organen oder Gelenken entstanden** sind (Head-Zonen, Kibler-Falte). Sie können aber im Laufe der Zeit selber zu aktiven Reizzonen werden.

Wirkung

Die Behandlung erreicht
- das segmental geordnete animale Nervensystem über die **Hautrezeptoren,**
- das vasal geordnete **sympathische System** bei Irritationen im Gefäßsystem oder den Grenzstrang des **Sympathicus** (durch mechanische oder entzündliche Reize);
- das Milieu der Reizzone wird über das Gefäß- und das zerebrospinale System normalisiert. **Vegetative Umstimmung und Harmonisierung.**

Indikationen

- Schmerz,
- Störung der Vasomotorik, lokale Verquellungen,
- funktionelle Störungen innerer Organe (Viszeromotorik),
- Zusatzbehandlung bei segmentalen Irritationszonen,
- posttraumatische Störungen,
- Sudeck-Atrophie,
- Arthropathien (Arthrosen, nichtakute Polyarthritis),
- Epikondylopathien (als Adjuvans),
- Überlastungsmyalgien (als Adjuvans).

Kontraindikationen

- Akute Entzündungen,
- Infektionen,
- Tumoren.

Die Bindegewebsmassage (BGM) ist Teil der Berufsausbildung von Krankengymnasten und Masseuren.

Manipulativmassage nach Terrier

Anfang der 50er Jahre entwickelte der Schweizer Facharzt für physikalische Medizin in der eigenen rheumatologischen Praxis in Baden (Schweiz) diese Therapieform, die er dann 1958 in der Monographie *Manipulativmassage im Rahmen der physikalischen Therapie* (Hippokrates-Verlag, Stuttgart) veröffentlichte. Er hatte zuvor, beeindruckt von dem Buch von J. B. Mennell: *Physical treatment by movement, manipulation and massage,* (1940 und 1941) an der Rheumaklinik der Universität Zürich und später in der Abteilung für physikalische Medizin der Mayo-Clinic in Rochester/MN, USA, die Massage erlernt und praktisch ausgeübt.

Die Manipulativmassage ist eine manuelle Behandlungsmethode, die eine kleinflächige Massagewirkung mit der Wirkung einer passiven Mobilisierung verbindet. Der Grundgedanke der Methode besteht darin, daß sich die **Druckreize der Massage und die Dehnreize der Mobilisation** (durch passive Gelenkbewegung) **positiv ergänzen und** über die Mechanorezeptoren (Muskelspindel/Golgi-Körperchen) **regulierenden Einfluß auf die Tonuslage der Muskulatur ausüben.** Der Massagehandgriff ist ein integrierter Teil des Mobilisierungshandgriffs. Er ergibt sich unmittelbar aus der diagnostischen Palpation; er ist gezielt, relativ kleinflächig und von kurzer Bewegungslänge.

Die **technischen Besonderheiten** der Handgriffe bestehen in der **körperlichen „Schienung",** womit eine mehrfache Fixierung des behandelten Körperteils – nicht nur mit den Händen, sondern auch am Körper des Behandlers – gemeint ist. Dadurch entsteht eine **„Solidarität", d. h. ein enger Kontakt des be**handelten Körperteils mit dem Körper des Therapeuten; damit kommt die **mobilisierende Kraft** weniger aus lokalisierten Handbewegungen, sondern **aus dem Körper des Therapeuten,** und folglich wird auch weniger Muskelkraft gebraucht.

Der Summierungseffekt der beiden Komponenten Massage und Mobilisation erlaubt außerdem eine **kurze Behandlungszeit** und ist eine **ideale ergänzende Weichteiltechnik** im Rahmen von Mobilisations- und Manipulationsbehandlung zur Regulierung der oft vorhandenen „periartikulären Dystonie", der funktionellen Periarthrose. Jedes Gelenk (jede Region) hat ein eigenes „Manöverprogramm" mit Untergruppen.

Die **Indikationen** sind
- arthromuskuläre Beschwerden (Arthrosen, Spondylosen),
- Nachbehandlung von Traumen und Gelenkoperationen.

Die Manipulativmassage kann von Masseuren, Krankengymnasten, Physiotherapeuten und ärztlichen Manualtherapeuten in Kursen erlernt werden (Internationale Arbeitsgemeinschaft für Manipulativmassage, Medizinisches Zentrum, Kurplatz 1, CH-5400 Baden/Schweiz).

Manuelle Lymphdrainagemassage

Die manuelle Lymphdrainage wurde bereits 1932 **von dem dänischen Philologen Dr. Vodder entwickelt,** wurde aber erst in den 60er Jahren bekannt und fand auch erst seit dieser Zeit breitere Anwendung. Sie ist heute Teil der sog. Lymphologie, die sich mit der Erforschung des Lymphgefäßsystems befaßt.

Methode

Durch eine spezielle kreisförmige Massagetechnik wird die Gewebeflüssigkeit einer Lymphstauung nach proximal in Richtung der zugehörigen Lymphknoten verschoben. Dadurch entsteht eine entstaute Zone, in die von peripher weitere Lymphe, durch entsprechende Massagegriffe bewegt, nachströmen kann. Deshalb werden immer erst die proximalen Bereiche „entleert", um eine gewisse Sogwirkung zu erzielen.

Wirkung

Sie ergibt sich aus der geschilderten Griffmechanik.
Ferner werden die Vasomotorik der Gefäße

und ihr Fassungsvermögen erhöht. Es soll auch zu einer Bildung von Lymphkollateralen kommen.

Eine Lymphdrainage darf dann frühestens 6 Wochen nach Abschluß einer Bestrahlungsbehandlung aufgenommen werden.

Indikationen

- **Lymphödeme** verschiedener Genese mit oder ohne mechanische Insuffizienz des Lymphgefäßsystems,
- **Störung des Gefäßsystems** durch Entfernung der Lymphknoten bei operierten Neoplasien (z. B. nach Mamakarzinom).

Kontraindikationen

- Entzündliche Hautveränderungen im Ödembereich.

Die Lymphdrainagemassage kann von Krankengymnasten und Masseuren in Kursen bei verschiedenen Veranstaltern erlernt werden.

Medikamentöse Behandlung

Die meisten Erkrankungen des Bewegungsapparates sind mit schmerzhaften Funktionsstörungen verbunden. Die medikamentöse Schmerzbehandlung steht damit in der Regel am Anfang des Behandlungsverfahrens, da die therapeutischen Anwendungen der **physikalischen Medizin, der Krankengymnastik und auch der manuellen Medizin häufig keinen ausreichenden schmerzlindernden Soforteffekt** haben. Die oral, rektal oder parenteral eingesetzten Medikamente sind aber nicht frei von **Nebenwirkungen**, die gelegentlich gravierend sein können. Sie sind nicht selten auch inkompatibel mit anderen, oft lebenswichtigen Medikationen, die ein Patient benötigt. Es gilt daher, die Auswahl von Medikamenten, Dosierung und Dauer der Anwendung sowie Risiken und Nebenwirkungen kritisch abzuwägen. Da es nicht Sinn dieser Abhandlung sein kann, Präparatewertungen oder Empfehlungen auszusprechen, nachfolgend nur einige Prinzipien für den Einsatz von Medikamenten, die sich im Rahmen der geschilderten Behandlungsplanung mit manueller Medizin, Krankengymnastik und physikalischer Medizin bewährt haben:

- **Schmerzlindernde Medikamente soviel wie nötig, aber so wenig wie möglich.** Das gilt besonders für chronische Verläufe und entzündliche Erkrankungen (Polyarthritis). Sie sollen die Zeitspanne bis zur Wirkung der anderen Verfahren überbrücken, haben damit den Sinn, den Patienten für diese Verfahren behandlungsfähig zu machen; z. B. Einnahme ca. 1 h vor Anwendung einer krankengymnastischen oder mobilisierenden Behandlung bei schmerzhaften Gelenksteifen. Die Schmerzen sollen soweit abgeschwächt sein, daß eine aktive oder passive krankengymnastische Behandlung besser toleriert wird. Ein geringer Restschmerz ist erforderlich, um die therapeutischen Reize richtig dosieren zu können.
- **Überlegung, ob eine lokale Behandlung vorzuziehen ist;** z. B. Lokalanästhesie (mit Lidocain) mit geringerer systemischer Wirkung statt einer systemisch wirkenden oralen, rektalen oder parenteralen Applikation.
- **Vermeidung von Kombinationspräparaten,** bei denen die Beurteilung von Wirkung und Nebenwirkungen meist schwierig ist.
- **Präparateauswahl** erfolgt stets nach den Erfordernissen des Krankheitsbildes:

Analgetika

Für die Vorbereitung und Überbrückung zu anderen therapeutischen Maßnahmen sind diese (z. B. Aspirin oder Paracetamol) meist ausreichend.

Nichtsteroidale Antirheumatika (NSR)

Diese Substanzen sind angebracht, wenn die Schmerzen auf einen entzündlichen Prozeß beruhen. Sie sind häufig bei Rheumatikern auch als Langzeittherapie unverzichtbar und erfordern dann eine engmaschige klinische und laborchemische Überwachung, um Organschäden zu vermeiden. Der Patient muß in diesen Fällen besonders sorgfältig aufgeklärt werden über

- Krankheit und geplante Maßnahmen sowie therapeutische Alternativen,
- Risiken und mögliche Nebenwirkungen der Medikation.

Basistherapeutika

Das sind Arzneistoffe, die in der Behandlung der echten **Polyarthritis** oft unentbehrlich sind (z. B. Goldpräparate, D-Penicillamin, ggf. Immunsuppresiva). Sie erfordern eine besonders sorgfältige Einstellung und Erfahrung. Auch hier ist wegen der möglichen Nebenwirkungen eine engmaschige laborchemische Überwachung notwendig.

Kortison

Das körpereigene Hormon der Nebennierenrinde ist eines der stärksten entzündungshemmenden Medikamente. Es ist durch unkritische, zu häufige Anwendung in den letzten Jahren zu Unrecht in Verruf geraten. Die Nebenwirkungen (z. B. Hypertonie, Diabetes, Osteoporose) sind bei seltener Anwendung nicht zu befürchten. Oft ist aber der Zusatz des Kortisons zu einem Lokalanästhetikum die einzige Möglichkeit, ein hochschmerzhaftes entzündliches Gelenk behandlungsfähig zu machen (z. B. für Gelenkmobilisationen).

Muskelrelaxanzien

Ihr Einsatz ist nach den Erfahrungen des Autors meist entbehrlich und wenig relevant, da die muskulären Verspannungen auf eine kausale Behandlung der schmerzhaften Bewegungsstörung und Nachlassen des Schmerzes meist von selbst abklingen, so daß eine zusätzliche Belastung des Systems mit dieser Stoffgruppe selten erforderlich ist.

Psychopharmaka

Medikamente, die das seelische Befinden beeinflussen, sind in der Regel nur dort als Adjuvans erforderlich, wo der Leidensdruck eines chronischen Verlaufes den Patienten auch psychisch beeindruckt, was dann meist auch ein vermindertes Ansprechen auf die anderen Behandlungsmaßnahmen bewirkt und damit den ganzen Behandlungsplan negativ beinflußt. Das beste „Psychopharmakon" ist die positive Wirkung einer Behandlung, die zu – wenn auch kleinen – Behandlungserfolgen führt und den Patienten zu aktiver Mitarbeit motiviert. Wo ein solcher Behandlungserfolg kurzfristig nicht zu erzielen ist, wird man aber zur Vermeidung einer depressiven Reaktion vorübergehend auch ein Psychopharmakon mit einsetzen müssen.

Zentral dämpfende Medikamente, wie Tranquilizer, sollten möglichst überhaupt nicht eingesetzt werden, da sie durch den Dämpfungseffekt jeglicher aktiven Mitarbeit des Patienten (Trainierbarkeit) entgegenwirken. Außerdem können sie zur Gefährdung werden (Sturzgefahr/Behinderung beim Autofahren und Entstehung einer Medikamentenabhängigkeit).

Medizinische Trainingstherapie

Grundsätzlich sind die zu trainierenden Faktoren einer sportlichen Trainings- und einer medizinischen Trainingstherapie gleich. Es sollen die **Grundfaktoren der körperlichen Leistungsfähigkeit:**
- Beweglichkeit,
- Kraft,
- Ausdauer,
- Schnelligkeit,
- Koordination

bis zur Erreichung bzw. Wiederherstellung der individuellen biologischen Kondition verbessert werden.

In der medizinischen Trainingstherapie kommt vor **Beginn des eigentlichen Trainings die Beseitigung reflektorischer Hemmungen.** In der Regel handelt es sich dabei um artikuläre Störungen oder Weichteilverletzungen, die zunächst behandelt und ausgeheilt werden müssen. **Durch die Zeit verminderter Aktivität bzw. Ruhigstellung entsteht eine verminderte muskuläre Leistungsfähigkeit:**
- Rückgang der Muskelmasse,
- Rückgang der neuromuskulären Afferenzen,
- Rückgang von Kraft und Ausdauer.

an reflektorischen Hemmungen müssen zunächst
- **Schmerzursachen** beseitigt werden.
- **Rezidive und Sekundärstörungen** müssen behandelt werden.

Dann müssen die neuronalen Aktivierungsmuster des Nervensystems (Koordination, physiologische Bewegungsmuster) verbessert bzw. verändert werden.

Beim muskulären Aufbau müssen Trainingsreize nach der klinischen Belastbarkeit ausgewählt werden.

Indikationen

- Verletzungsfolgen an Knochen und Gelenken und Bändern,
- degenerative Veränderungen des Bewegungsapparates.

Kontraindikationen

- Akute internistische und entzündliche Krankheitsbilder,
- akute schmerzhafte Prozesse,
- Systemerkrankungen.

Phasenstruktur der medizinischen Trainingstherapie (nach Banzer)
1) Sensorische Bahnung neuromuskulärer Sets, Verbesserung der intermuskulären Koordination.
2) Verbesserung der allgemeinen Ermüdungsresistenz.
3) Zunahme des Muskelaufbaus und Ausgleich der muskulären Dysbalance.
4) Verbesserung der intramuskulären Koordination.
5) Verbesserung der spezifischen Belastbarkeit.

Die medizinische **Trainingstherapie nach Gustavsen und Streck** ist auf den Seiten 110–116 beschrieben.

Osteopathie

Im umfangreicher werdenden Fort- und Weiterbildungsangebot der medizinischen Fachzeitschriften taucht in den letzten Jahren immer häufiger der Begriff „Osteopathie" auf, in der Regel mit einem entsprechenden Angebot an Ausbildungskursen.

Aber was ist Osteopathie?
In den medizinischen Lexika, auch in den neueren Auflagen ist keine befriedigende Definition des Begriffes zu finden. Unter dem Wort Osteopathie, das als allgemeine Knochenerkrankung definiert wird, finden sich nur Hinweise auf pathologische Knochenstrukturveränderungen durch alimentäre, intestinale, renale, toxische **Störungen des Knochenmetabolismus** und die dadurch entstehenden klinischen und morphologischen Erscheinungen. (Pschyrembel: Klin. Wörterbuch, 258. Auflage, 1998; Roche Lexikon Medizin, 1984; Medizin-Duden, 3. Auflage, 1979).

Was also ist „Osteopathie", womit offensichtlich ein neues, effektives therapeutisches Verfahren am Bewegungssystem bezeichnet wird? Der interessierte Therapeut, der seine Behandlungsmöglichkeiten erweitern möchte, kann also entweder die meist kostspieligen Kurse „auf Verdacht" besuchen. Dabei ist eine **Vororientierung über die Dozenten** und den Veranstalter, aus der die Kompetenz und Wertigkeit des Gebotenen zu eruieren wäre, meist schwierig zu bekommen. Oder er versucht, die begleitende bzw. **empfohlene Kursliteratur** zu studieren, um zu entscheiden, ob die angebotene Ausbildung eine Erweiterung der eigenen bereits vorhandenen therapeutischen Möglichkeiten darstellt.

Die **deutschsprachige Literatur** umfaßt z. Z. kaum ein Dutzend Bücher, aus denen die Frage zu klären wäre, ob die **manuelle Medizin** (Chirotherapie) **ein Teil der Osteopathie ist oder** ob **letztere ein Verfahren der manuellen Medizin ist.**

Rang und Höppner haben in ihrer Veröffentlichung CSO, Cranio-Sacral-Osteopathie, alle bekannten manuellen Techniken als **„Übersicht über die osteopathischen Behandlungstechniken"** zusammengestellt. Diese Aufstellung ermöglicht eine Vororientierung, wo welche Behandlungsmethode und unter welcher fachlichen Bezeichnung zu finden ist. Alle bisher vorliegenden Bücher sind unter dem Haupttitel Osteopathie erschienen.

Die nachfolgend aufgeführten **5 Untergruppen dieser Übersicht** von Rang und Höppner enthalten in den ersten 2 Gruppen alle Behandlungstechniken, die sich bis jetzt auch unter dem Begriff: Manuelle Therapie (Chirotherapie), etabliert haben:

1) Strukturelle Techniken:
 Mobilisation, Manipulation, Pressing, „deep friction", Querfriktion, Längs- und Querdehnung von Muskeln.

2) Aktive Muskeltechniken:
 isometrische reziproke Inhibition (NMT3 und NMT1), myotensive MET („muscle energy technique" (NMT2 – postisometrische Relaxation),
 isotonische (konzentrisch und exzentrisch) Kontraktion,
 isolytische Kontraktion,
 Stereotypschulung (krankengymnastische Verfahren: Janda, Bobath, Brugger, Feldenkrais, Klein-Vogelbach, PNF Vojta).

Auch einige Verfahren der nachfolgend zitierten 3. Untergruppe [Behandlung von Muskelverkürzungen und Abschwächungen, Triggerpunktbehandlung (Simon u. Travell) Akupunktur und Releasebehandlungen] werden heute schon allgemein therapeutisch genutzt.

3) Myofasziale Techniken:
 Verkürzung/Abschwächung,
 Tight-, Looseness, fasziale Züge,
 Triggerpunkte (Simon u. Travell),
 Schmerzpunkte nach Jones,

Chapman-Reflexe (Akupunktur, Akupressur),
Umgebungsvariable (Faktoren), z. B. Immunsystem, Psyche, Umwelt usw.,
Release (s. auch in den Gruppen 4: funktionelle Techniken und Gruppe 5: CSO, kraniosacrale Osteopathie).

4) **Funktionelle Techniken:**
   – **statisch** funktionelle Techniken, wie Balance and Hold (nach Sutherland), Strain and Counterstrain (nach Jones), Kompression bei zirkulären Faszienzügen;
   – **dynamische** funktionelle Techniken: Auffädeln, Unwinding (Phase-5-Techniken der Orthobionomie),
   – Recoiltechniken.

Die in der **Gruppe 4 und 5** genannten osteopathischen Verfahren werden wegen des weniger engen Bezuges auf eine bestimmte Körperstruktur (Gelenk, Muskel, Faszie) **als mehr ganzheitlich wirkende Therapien, als funktionelle Techniken bezeichnet.** Sie stellen als indirekt wirkende Verfahren eine therapeutische Ergänzung dar, da **nach Angaben des englischen Osteopathen L. Hartman die strukturellen Techniken** (in den Gruppen 1–3 genannt) „**das zentrale Werkzeug der Osteopathie**" bleiben.
Hartman (Lehrbuch der Osteopathie 1998, Pflaum, München) zählt zu diesen indirekten Verfahren auch:
- **Funktionelle Techniken**, bei denen der tastbare zunehmende Widerstand in einer bestimmten Richtung durch Bewegung in die Richtung des geringsten Widerstandes aufgelöst werden soll (das entspricht einer Mobilisation in die freie Bewegungsrichtung).
- Sanfte **therapeutische Manipulationen:** Dabei sollen geführte aktive Bewegungen in unterschiedliche Richtungen ein Lösen von Gelenk und Gewebe sowie „normalere und harmonischere Bewegungsmuster" bewirken.
- **Harmonisierende Techniken.** Diese verwenden „einen rhythmischen Druck, wodurch ein Körperteil [weil er immer wieder in die Ausgangsposition (Neutralposition) zurückfedert] in eine schwingende Bewegung versetzt wird". Die entstehende Schaukelbewegung soll zwar das Bewegungsausmaß nur wenig, doch die Qualität der Bewegung verbessern (!).
- **Muscle-energy-Technik (MET),** von Fred Mitchell Sr. 1958 erstmals beschrieben: Dabei muß der Patient einen Druck gegen den vom Therapeuten gegebenen Widerstand geben und sich nach einigen Sekunden wieder entspannen. Die Bewegungseinschränkung wird verringert und der Vorgang wird von der neuen Barrière aus jeweils wiederholt. Die MET kann als isotonische, isometrische, isokinetische und isolytische Variante ausgeführt werden. Dadurch kann das Kontraktionsmuster verbessert werden (isotonische MET), der Muskel gedehnt (isometrische MET) oder verlängert werden (isometrisch/isolytisch).
- **Neuromuskuläre Techniken** (s. oben).
- **Spezifische Repositionstechniken der Chiropraktik.**
- **Strain/Counterstrain (Jones):** Triggerpunktbehandlung durch Positionierung. Ist eine Stellung gefunden, in der der Triggerpunkt nicht mehr schmerzt, wird diese etwa 90 s lang beibehalten und dann wieder in die Normalstellung zurückgeführt. Hierdurch soll der Schmerz vermindert und die Mobilität verbessert werden.
- **Viszerale (osteopathische) Technik** (s. dort)
Eine Auswahl dieser Techniken wurden von Buchmann u. Weber 1994 unter dem Titel *Weiche Techniken in der manuellen Medizin* (Hippokrates, Stuttgart) s. Seite 723, veröffentlicht und auch für den Anfänger empfohlen (!).

5) **Kraniosakralosteopathie**
Das Zentralnervensystem hat eine eigenständige **rhythmische Beweglichkeit durch den wechselnden Liquordruck** in 6–10 Zyklen pro Minute. Hirn und Rückenmarkhäute (Dura mater, Falx cerebri, Falx cere-

belli und Tentorium cerebelli) übertragen diese Beweglichkeit auf die angrenzenden Knochenverbindungen: die Synchrondrose zwischen Os sphenoidale und Os occipitale (Schlüsselknochen), die Suturen des Schädels und das Sakrum.

Die **Diagnose** normaler oder pathologisch veränderter Kranialrhythmen erfolgt **über die Palpation der**

- **Suturen** des knöchernen Schädels (Beweglichkeit),
- **Faszien** (Spannungsänderungen),
- **Sonstige Restriktionen** (Bewegungseinschränkungen in den Geweben)

Die kraniosakrale Therapie benutzt im Gegensatz zu den aktiven Manipulationen sehr leichte, **sanfte Berührungen, um physische Blockierungen und muskuläre Verspannungen durch Unterstützung der Selbstheilungstendenzen zu lösen.**

Die Technik **basiert auf der osteopathischen Anschauung,** wie sie **von Andrew Taylor Still und William G. Sutherland** dargestellt wurde:

- Der Körper ist als eine totale Einheit anzusehen.
- Die Strukturen sind mit deren Funktionen reziprok verbunden.
- Die Eigenheilungskräfte des Körpers sind als regulatorische Mechanismen anzusehen.

Bei der kraniosakralen osteopathischen Technik handelt es sich nach Angaben aller Autoren um **ein wissenschaftlich untermauertes Behandlungsverfahren.**

Die Techniken werden bei osteopathischen Ärzten **in den USA seit über 50 Jahren angewendet.** Jetzt erst wurde eine Reihe von wissenschaftlichen Ergebnissen veröffentlicht (siehe Literaturangaben bei Rang-Höppner: CSO Craniosacralosteopathie, Hippokrates, Stuttgart). Man kann diese Entwicklung mit vielen anderen Behandlungsverfahren der praktischen Medizin vergleichen, die ebenfalls zunächst auf klinischen Beobachtungen beruhten und später durch wissenschaftliche Untersuchungen untermauert wurden.

Die **Autoren dieser osteopathischen Technik sind osteopathische Ärzte,** dementsprechend praktizieren **in den USA** die Mitglieder der **Cranial Academy und der American Academy of Osteopathy** diese Behandlungstechniken.

Krankengymnasten (Physiotherapeuten) können nicht Mitglieder dieser Ärztegesellschaften sein.

Das **kraniosakrale System** wurde von **W. G Sutherland** (1873–1954), einem Schüler von Andrew Taylor Still (1828–1917), entwickelt. Er entdeckte, daß **in den Schädelsuturen Bewegungen möglich** sind, wodurch eine rhythmische **Erweiterung und Verengung des Schädelraumes** stattfindet. Dieser Rhythmus, der in einer **Frequenz von 6–10** (nach Hartmann 12–16) **Zyklen** pro Minute abläuft, wird durch die rhythmische Liquorproduktion des Plexus chorioideus ausgelöst. Es kommt zur **Druckerhöhung,** die über Druckrezeptoren in den Suturen zur Reduzierung der Liquorproduktion und damit wieder zur Abnahme des erhöhten Drucks führt (Liquordruckmodell nach Upledger). Der Rhythmus, der altersabhängig etwas schwanken kann, teilt sich nach Upledger dem Bindegewebe und den Faszien mit, wodurch er **überall palpabel** ist. Über die Dura mater encephali und die Dura mater spinalis kommt es auch zu einer **Übertragung auf das Sakrum.** Umgekehrt ist damit eine Einflußnahme des Sakrums auf die Strukturen des Kraniums, die für die kinetische Gelenkkette der Wirbelsäule schon lange als existent angesehen wird, denkbar und logisch.

Die knöcherne Bewegung aufgrund der rhythmischen Liquorproduktion geschieht aber nicht nur in den Suturen, die angeblich auch im Alter noch eine gewisse Flexibilität behalten, sondern vor allem **in der sphenookzipitalen Synchondrose** zwischen dem Os sphenoidale und dem Os occipitale, die als **Schlüsselknochen** in der Kraniosakralosteopathie bezeichnet werden.

Die Nomenklatur der kraniosakralen Osteopathischen Technik wurde von der Cranial Academy und der American Academy of

Osteopathy definiert. Die Terminologie basiert auf den Bewegungscharakteristika der zahlreichen „Artikulationen" des Schädels und bezieht sich auf die **normale Bewegung oder Dysfunktion der sphenobasilären Verbindungen.** Damit ist eine **Minimalbeweglichkeit in den Schädelnähten (Suturae)** gemeint.

Diese „Artikulation" ist im Kindesalter leicht zu identifizieren, sie entwickelt sich beim Erwachsenen aber zu einer Syndesmose.

Die **Bewegungen in der Synchondrose sind:**
- bei **Weitung des Schädels (Füllungsphase)** eine als Flexion (Sutherland) bezeichnete Hebung der Synchondrose nach kranial durch Bewegung des Os sphenoidale nach ventral, kaudal (und lateral) um die Achse X (Abb. 19.1) bzw. AA' (Abb. 19.2 u. 19.3) und des Os occipitale nach kaudal (und lateral) um die Achse X und BB';
- in der **Entleerungsphase**, die als Extension bezeichnet wird, finden die umgekehrten Bewegungen statt;
- Die **Bewegung des Os phenoidale** überträgt sich auf die Knochen des Viszerocraniums (Kiefer, Gaumen, Keilbein) und Teile des Neurokraniums (Os temporale parietale, frontale). Das **Os occipitale** teilt seine Bewegung dem Sakrum und ebenfalls dem Neurocranium mit.
- Die **Lateralbewegungen** beider Knochen führen zu einer intraossären **Spreizung in den Suturen.**

Diagnostik

Bei Untersuchung und Behandlung muß eine **neue Nomenklatur** berücksichtigt werden, zum Teil für Befunde die in der Chirotherapie anders bezeichnet werden. Der **Grundbegriff** einer palpierten Bewegungsbehinderung im Gewebe wird als **Restriktion** bezeichnet. Die tastbare (Palpationsdruck 2–5 g/cm^2) Spannungszunahme und Verquellung des Gewebes kann, wie angegeben wird, **durch physische, psychische und chemische Reize** entstehen. Ist die Restriktion nicht mehr kompensierbar, kann sie Symptome machen. **Bei der Palpation muß der Therapeut sich,** um Fehlinterpretationen

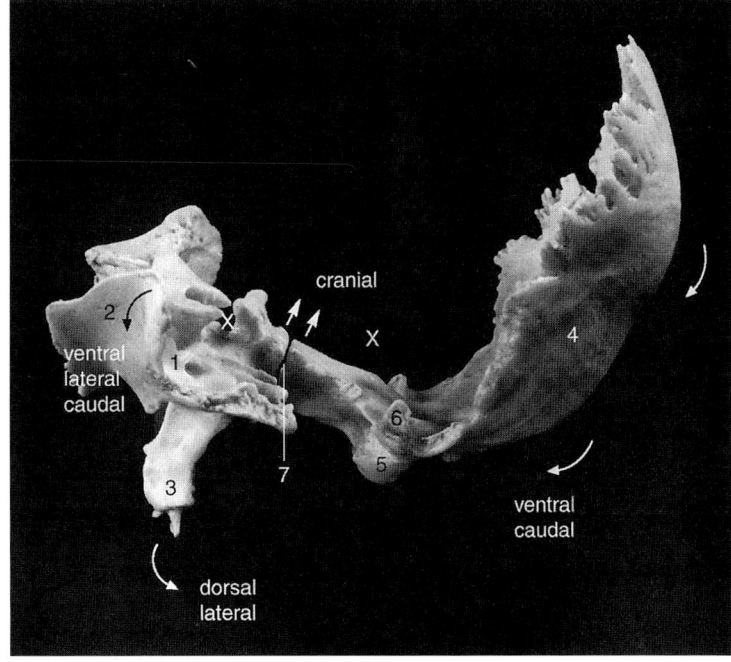

Abb. 19.1. Os sphenoidale und Os occipitale von lateral. (1) Os sphenoidale; (2) Ala major ossis sphenoidalis; (3) Proc. pterygoideus; (4) Os occipitale; (5) Condylus occipitalis; (6) Proc. jugularis; (7) Synchondrosis sphenooccipitalis; (X) Bewegungsachsen (→) Flexionsrichtung (Aus: Rang/Höppner, 1997)

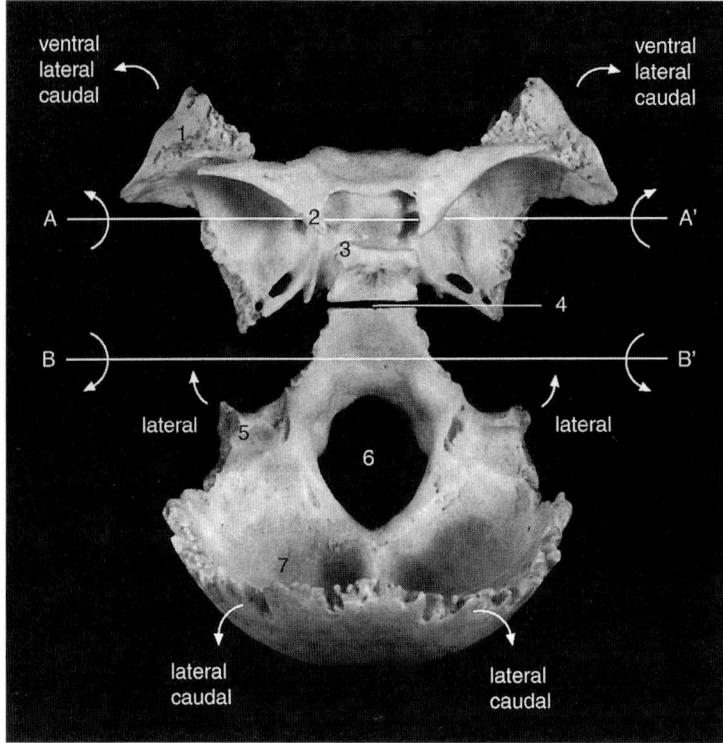

Abb. 19.2. Os sphenoidale und Os occipitale von cranial. (1) Ala major ossis sphenoidalis; (2) Proc. clinoideus ant.; (3) Proc. clinoideus post.; (4) Synchondrosis sphenooccipitalis; (5) Proc. jugularis; (6) Foramen magnum; (7) Squama occipitalis; (AA') Bewegungsachse des Os sphenoidale; (BB') Bewegungsachse des Os occipitale
(→) Flexionsrichtung
(Aus: Rang/Höppner, 1997)

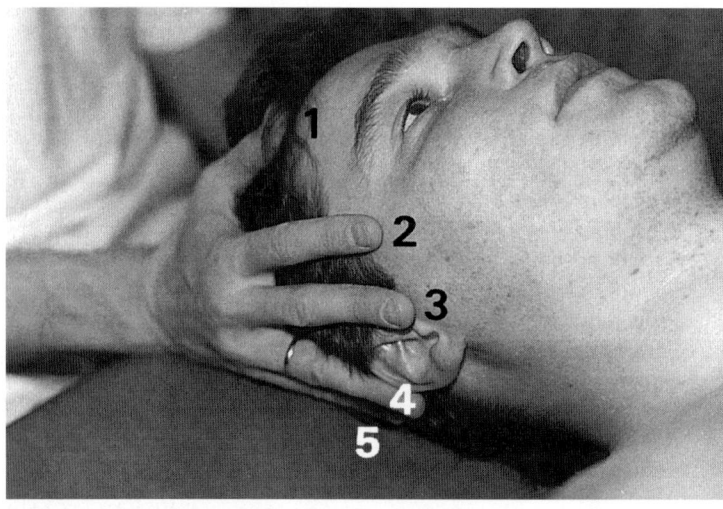

Abb. 19.3. (1) Daumen: os frontale; (2) Zeigefinger: Ala major ossis sphenoidalis; (3) Mittelfinger: Os temporale, praeaurikulär; (4) Ringfinger: Os temporale, postaurikulär; (5) Kleiner Finger: Os occipitale; Handfläche: Os parietale
(Aus: Rang/Höppner, 1997)

zu vermeiden, **darüber klar sein, in welcher Gewebeschicht er sich befindet.** Viskositätsänderungen im Gewebe müssen jeweils abgewartet werden.

Die möglichen **Störungsmuster der Synchondrosis Spheno-occipitalis (SSO)** sind:
- **Kompression/Separation** (entspricht einer Traktion).
- **Flexion/Extension** (die Basis des Os sphe-

noidale und des Os occipitale sind nach kranial angehoben = Flexion, oder stehen kaudal = Extension).
- **Superior/Inferior vertical/strain** = Das Os sphenoidale ist nach kranial (superior) oder nach kaudal (inferior) versetzt.
- **Lateral strain right/left** = Das Os sphenoidale ist nach rechts oder links versetzt, meist durch Trauma. Superior, inferior und lateral strain führen viel häufiger als die anderen Läsionen zu ernsthaften Befindensstörungen und Arbeitsunfähigkeit (Upledger).
- **Torsion right, left** = gegenläufige Rotation des Os sphenoidale und Os occipitale um eine longitudinale Achse. Die Rechtstorsion entspricht z. B. einer Linksrotation des Os sphenoidale oder einer Rechtsrotation des Os occipitale.
- **Sidebending with convexity right/left** = Die Seitbeugung der beiden Knochen führt zu einer asymmetrischen Stellung des Os sphenoidale und des Os occipitale zueinander.

Klinische Indikationen für die CSO werden wenig angegeben. Es handelt sich im Prinzip um die Regulierung der spezifischen CSO-Befunde:
- **Störungen der Beweglichkeit der Synchondrosis sphenooccipitalis und der mit ihr in Verbindung stehenden angrenzenden Knochen,** vor allem der Schädelsuturen und des Sakrums.
- **Störungen oder Sistieren des kraniosakralen Rhythmus** (der wie angegeben) an allen Stellen des Körpers nachgewiesen werden kann.
- **Restriktionen in den Faszien** (und auch der Haut).
- **Anregung der Eigenheilungskräfte bei Störungen in den anderen Organsystemen,** mit denen das kraniosakrale System in Verbindung steht und von denen es seinerseits beeinflußt wird, das sind:
  - Nervensystem,
  - Gefäßsystem,
  - Lymphsystem,
  - endokrines und viszerales System,
  - Respirationssystem,
  - Muskel-Skelett-System (somatische Dysfunktionen).

Andere Indikationen

Von vielen Behandlern werden kraniosakrale Techniken bei einer Vielzahl von Zuständen angewandt, die **Hauptindikation** ist die

- **Somatische Dysfunktion mit ungleicher und veränderter Funktion in skelettalen oder arthrogenen Bereichen oder in myofaszialen Strukturen,** auch in Beziehung zu vaskulären, lymphatischen und neuralen Elementen.

Einige Behandler setzen die Technik mehr für

- **systemische muskuloskelettäre Probleme ein, besonders im Bereich der Halswirbelsäule.** Nach Greenmans Beobachtungen sind diese Behandlungen **bei allen Kopfschmerzformen** sehr effektiv, einschließlich derjenigen, die auf einer verstärkten Muskelspannung beruhen oder mehr von vaskulärer Art (d. h. vom Migränetyp) sind.

Spezielle Behandlungsgebiete sind
- das **posttraumatische zervikokraniale Syndrom** und auch das Schädel-Hirn-Trauma (ohne Blutungsgefahr).
- **Andere Indikationen:** Tinnitus, Tic douloureux, Regulationsstörungen im Bereich des autonomen Nervensystems, darüber hinaus funktionelle viszerale Syndrome oder solche auf urologischem Gebiet, viele entzündliche Veränderungen und Schwellungen, respiratorische Erkrankungen, wie Bronchitis (auch als Ergänzung zur Pneumoniebehandlung).

Im Bereich der **Kinderheilkunde** werden kraniosakrale Behandlungstechniken angewandt bei

- **sensomotorischen Entwicklungsstörungen,** Koordinations- und Sprachschwierigkeiten, **Lernschwierigkeiten,** auch in der postnatalen Periode bei respiratorischen

Problemen, Saug- und Stillschwierigkeiten und **Körpertonusanomalien.**

Die Hauptindikationen basieren jeweils auf der Vorgeschichte des Patienten. Zusammengefaßt sind die **Behandlungsansätze im wesentlichen traumatische Einflüsse auf das muskuloskeletäre System, insbesondere das Kopftrauma und traumatische Veränderungen am Becken,** wie auch das **Geburtstrauma** und dessen Folgezustände.

Es ergibt sich daraus scheinbar eine generelle Indikation für ubiquitäre Störungen des Körpers in den verschiedenen Organsystemen. Es ist aber die Frage, ob die CSO-Behandlung den anderen Lokalbehandlungen, auch der Chirotherapie, überlegen ist oder eher bei Versagen anderer, auch chirotherapeutischer Verfahren zusätzlich in einer besonderen Behandlungssitzung als „**Reservebehandlung**" (?) eingesetzt werden sollte. Wie steht es z. B. mit der Sakrumbehandlung? Ist die Lokalbehandlung oder die Wirkung von den knöchernen Schädelelementen über die Dura mater wirkungsvoller? Darüber gibt es bisher keine vergleichbaren Studien.

In jedem Fall ist das Erlernen der CSO-Techniken sicher schwieriger als die Palpation der gut tastbaren Strukturen in der Chirotherapie: Gelenk und Muskulatur. Es ergibt sich zur Zeit weiter die Frage, ob diese Technik überhaupt, selbst bei Vorhandensein qualifizierter erfahrener Lehrer, in Kursen ausreichend sicher erlernt werden kann, sodaß auch vergleichende Studien durch Programme mit gleichen Kriterien möglich werden.

Kontraindikationen

Kontraindikationen sind das **akute Schädel-Hirn-Trauma mit der Möglichkeit der intrakraniellen Blutung** oder andere pathologische Veränderungen, die mit einem Anstieg des intrakraniellen Drucks verbunden sein können.

Relative Kontraindikationen sind **Gehirntumoren und -abszesse** oder die postoperative Phase nach Eingriffen am Schädel und am Becken.

Bei **vaskulären Anomalien** (z. B. Gefäßaneurysma) besteht die Gefahr eines zerebralen Insults.

Relative Kontraindikationen müssen auch in einer unvollständigen diagnostischen und therapeutischen Ausbildung des Behandlers gesehen werden. Die meisten der **unerwünschten Effekte** sind hierbei auf **Alterationen des autonomen Nervensystems** zurückzuführen. So wird öfter über Bluthochdruckschwankungen, Nausea, Übelkeit oder auch über die Exazerbation eines Kopfschmerzgeschehens berichtet. Diese sind häufig Folgen einer Überbehandlung und damit aber reversibel.

Die **Therapie** besteht aus:
- Behandlung der **Faszienrestriktionen**, die auch die Spannungsverläufe der Haut verändern. Die getastete unterschiedliche Verschiebespannung wird durch gespannte Elastin- und Kollagenfasern hervorgerufen. Diese werden im therapeutischen **Release** entspannt. Befundbeschreibende Fachausdrücke sind: Koordinatenkreuz „local listening" und Vektorenbestimmung. Der Spannungsneutralpunkt beim Release wird als „still point" bezeichnet. Auffädeln (Kompression) und Unwinding sind weitere therapeutisch beim Release auftretende Befundbezeichnungen.
- **Therapie eines gestörten Liquorrhythmus:** kann durch eine sogenannte Still-point-Technik oder ein Falx-(cerebri-)Release, das den gestörten Rhythmus ausgleichen, d. h. harmonisieren sollte, erfolgen.
- **Druckwellen**, die in Richtung einer bewegungsgestörten Sutur geleitet werden, können die Separation in dieses Sutur angeblich erleichtern. Diese „**Energieapplikationstechnik**" wird als „V-Spread" bezeichnet. Die gleiche Technik kann aber auch an anderen (peripheren) Gelenken benutzt werden!
- Für die Wirbelsäulengelenke und die peripheren Gelenke werden außerdem **Separationstechniken** („stacking" genannt) angegeben, die im Prinzip auch in der manuellen Medizin verwendet werden.
- Für die **viscerale Osteopathie** (s. dort)

werden Behandlungen der Körperquerstrukturen, d.h. der Diaphragmen, beschrieben, es sind das
- Beckendiaphragma (Beckenbodenmuskulatur),
- Diaphragma (Zwerchfell),
- „thoracic outlet" (Schultergürtelring und 1. Rippe),
- Os hyoideum/C_3 (Zungenbein) und das
- Tentorium cerebelli.

Neurophysiologische Auswirkungen der osteopathischen Behandlungsverfahren

Die primäre theoretische Konzeption ist in dem Gebrauch von **Behandlungstechniken** zu sehen, **die eine optimale Funktion des zentralen Nervensystems wiederherstellen, um die vollständige Körperhomöostase zu erhalten.** Viele der beobachteten **Behandlungserfolge** sind im **Wechsel der Funktion des autonomen Nervensystems** zu sehen, besonders durch den Einfluß am Hirnstamm. Bedingt durch die komplizierte Physiologie und Pathologie dieser Gegend ist es aber offensichtlich sehr schwierig, adäquate wissenschaftliche Untersuchungen der Behandlungserfolge durch diese osteopathischen Techniken durchzuführen.

Wie kann der interessierte Therapeut Osteopathische Medizin lernen?
Eine **Akademie**, die die zahlreichen Varianten, die z.Z. unter dem Oberbegriff: „Osteopathie" angesiedelt sind, vorstellen und von einem sachverständigen Publikum der einzelnen Weiterbildungseinrichtungen und Schulen diskutieren lassen könnte, hat sich bis heute nicht installieren lassen. Es bleibt daher nur die Suche auf dem „freien Markt" der **Angebote in den Fachzeitschriften**, welche als Aus- oder Weiterbildung in Frage kommt. **Voraussetzung** ist in aller Regel eine **Weiterbildung in manueller Therapie.**

Außerdem sollte man erfragen:
- **Wie lange der jeweilige Referent auf dem Gebiet tätig ist und welche berufliche Vorbildung er hat.** Es ist für seine Erfahrungen wichtig, ob er diese als Arzt/Facharzt, Krankengymnast oder Heilpraktiker erworben hat, da die genannten Berufsgruppen unterschiedliches Patientengut behandelt haben und dadurch auch unterschiedliche Erfahrungen haben dürften.
- Es ist aber auch wichtig, ob es sich um einen **fremdsprachlichen Referenten** handelt. Die **Sprachbarriere** kann zu Mißverständnissen führen oder die meist erfolgende Übersetzung halbiert von vorne herein die Menge des angebotenen Stoffes.
- Die **Nachteile vieler Bücher** des entsprechenden Gebietes sind: eigene Nomenklatur, wenig Text (Abkürzungen), der sich meist auf die Beschreibung der Technik beschränkt, aber keine Angaben zu Indikationen und Wirkweise, sowie zum zu erwartenden Effekt macht.
- Auch das Programm sollte man erfragen, zumindest, ehe man eine Blockbuchung über mehrere Kurse abschließt.

Das System der kraniosakralen Techniken kann von Ärzten erlernt werden, welche die Grundlagen der manuellen Medizin beherrschen und andererseits das notwendige Tastgefühl besitzen.
In den USA können diese Techniken in entsprechenden Kursen an den meisten **Colleges of Osteopathic Medicine** erlernt werden.
Darüber hinaus gibt es in den USA aber auch die unabhängige **Sutherland Cranial Teaching Foundation,** welche auch Masseure, Krankengymnasten und Psychologen in diesen Behandlungstechniken ausbildet.
Diese Möglichkeit besteht für Krankengymnasten auch **in Deutschland** und anderen europäischen Staaten (als eine weitergehende Ausbildung in manueller Medizin); Kurse in osteopathischen Behandlungstechniken werden in verschiedenen Ausbildungsorganisationen abgehalten, u.a. **an der Gottfried-Gutmann-Akademie an der Klinik für manuelle Therapie in Hamm/Westf.** An dieser Akademie können nur Ärzte und Krankengymnasten an der Ausbildung in osteopathischen Techniken teilnehmen, die alle angebotenen Kurse der manuellen Therapie in den Gesell-

schaften der **„Deutschen Gesellschaft für Manuelle Medizin"** absolviert haben.
Nichtdeutsche Ausbildungsgruppen, die in der Bundesrepublik lehrmäßig tätig sind, vermitteln im Rahmen ihrer Ausbildung zum Osteopathen für Ärzte und Krankengymnasten, meist über die Dauer von 5 Jahren, ebenfalls Techniken kraniosakraler Behandlungsverfahren.
Bisher gibt es keinen verbands- oder berufspolitisch anerkannten Abschluß für die osteopathische Ausbildung nach der sich der Absolvent als „Osteopath" bezeichnen darf.

Viszerale Osteopathie

Wie schon bei der kraniosakralen Technik ausgeführt wurde, stehen das kraniosakrale System und seine Bewegungsmuster über die Meningen, insbesondere die Dura mater, und die bindegewebigen Körperstrukturen mit den anderen Körpersystemen in wechselseitiger Verbindung. So besteht über das autonome Nervensystem und das Gefäß- und Lymphsystem auch eine Verbindung mit den inneren Organen, dem **viszeralen System.**
In diesem können durch Minderdurchblutung funktionelle und organische Störungen entstehen, wie: funktionelle Irritationen, aber auch Entzündungen und Infektionen. Die lokale Behandlung dieser Störungen kann durch die Techniken der viszeralen Osteopathie erfolgen.

Die **Indikationen** für die lokale Behandlung sind:

- Verklebungen viszeraler Gewebe als Folge von Infektionen oder Operationen;
- Plosen infolge Hypermobilität des Bandapparates;
- viszerale Spasmen infolge nervöser Irritationen verschiedener Genese.

Als **Kontraindikationen** werden angegeben:

- akute Entzündungsprozesse und Infektionskrankheiten;
- fieberhafte Erkrankungen;
- Thrombosen, Blutungen;
- Steinbildungen;
- Hernien;
- Tuberkulose.

Die **spezielle Palpationsuntersuchung** erfolgt, wenn sich in der Anamnese Hinweise auf Beschwerden oder Erkrankungen der inneren Organe, aber auch Beschwerden oder Erkrankungen am Bewegungsapparat finden, da letzterer über das Nervensystem oder topographisch, lokal auf die Organe des Intestinums einwirken können! Die Untersuchung besteht aus:

- Organpalpation;
- ergänzender Perkussionsuntersuchung der Hohlorgane;
- Untersuchung der zugehörigen Bindegewebszonen;
- Untersuchung der zugehörigen Muskulatur auf Verspannungen.

Ziel der viszeralen osteopathischen Therapie ist die Wiederherstellung der normalen Organfunktion und des Gleichgewichts mit den anderen Körpersystemen. Das bedeutet im einzelnen:

- Wiederherstellung der Organmobilität durch Beseitigung von Fixationen und Verklebungen;
- Verbesserung der Durchblutung (arteriell und venös);
- Förderung der Lymphzirkulation;
- Normalisierung des Stoffwechsels;
- Beseitigung von Muskelspasmen;
- positiver Einfluß auf die Psyche.

Die viszerale Osteopathie wird z. Z. in Deutschland ebenfalls in Kursen vermittelt. Eine Publikation über viszerale Osteopathie (M. de Coster/A. Pollaris) ist inzwischen erschienen.

Orthesenversorgung

An eine Orthesenversorgung muß gedacht werden, wenn ein nicht kurzfristig-therapeutisch zu behebendes **Mißverhältnis zwischen Belastung und Leistungsfähigkeit des Bewegungsapparats besteht.** Das dürfte meistens dann der Fall sein, wenn Schmerz und/oder Funktionsstörung nicht mehr rein funktionell sind, sondern **bereits morphologische Veränderungen vorliegen** (Verletzungsfolgen, degenerative Veränderungen) und andererseits **auf der Belastungsseite unphysiologische Anforderungen** (Alltagsbelastungen, Beruf, Hochleistungssport) **bestehen**, die der Organismus nicht mehr alleine bewältigen kann. Es bedarf dann unterstützender Krafteinwirkungen von außen, um die notwendigen Funktionen so weit als möglich zu erhalten. Als Grundsatz bei Wirbelsäulenorthesen muß gelten: **Keine Orthesenverordnung ohne gleichzeitige Trainierung der** zugehörigen **Muskulatur**, da sonst das Muskelkorsett der Gelenke an Kraft verliert und sich die Leistungsbilanz eher verschlechtert.

An der Wirbelsäule werden die meisten Hilfsmittel gebraucht. Je nach Leistungseinbuße können verwendet werden:

- **Beckengurte** mit einer oder, falls erforderlich, 2 Pelotten (über dem Sakrum und der Symphyse). Die Wirkung dieser Gurte besteht weniger in der Vermittlung eines festen Haltes als in einer **vermehrten propriozeptiven Afferenzierung**. Das Becken wird muskulär aufgerichtet.
- **Beckenbandage, die zur Stabilisierung den lumbosakralen Übergang mit einbezieht** und damit bei Hypermobilität dieser Schlüsselregion vor allem bei muskelschwachen Personen mehr Halt und Sicherheit gibt. Besteht dazu eine postpartale oder auch konstitutionelle **Schwäche der Bauchdeckenmuskulatur**, dann wird in der Regel ein
- **Lendenstützmieder mit Innenbandage** erforderlich sein, das die Bauchdecken und damit die Bauchorgane abstützt. Ein probatorischer Hebegriff an den schlaffen Bauchdecken (Hängebauch) der Patientin bringt eine sofortige Erleichterung der Rückenbeschwerden und weist auf dieses Mieder als optimal hin.

Hier sollte aber auch an die Mituntersuchung der Bruchpforten in der Leistenregion gedacht werden. Bei funktionellen Organbeschwerden im Unterleib sollte eine **Mitbehandlung durch die Handgrifftechniken der visceralen Osteopathie** (de Coster) erfolgen.

- **Lendenstützmieder mit festem** (nicht elastischen) **Material** haben eine fixierende und redressierende Wirkung. Sie werden vor allem bei älteren Menschen mit **stärkeren morphologischen Veränderungen**, wie Defektheilungen nach Bandscheibenoperation, Spondylolysen, Wirbelkörperfrakturen oder osteolytischen Prozessen, verwendet, bei denen mit einer beschwerdefreien Ausheilung nicht mehr zu rechnen ist. Auch hier ist eine **konsequente Pflege der Muskulatur** zumindest **durch ein isometrisches Muskelübungsprogramm** schon aus psychologischen Gründen erforderlich. Grade bei diesem Korsettmodell ist das druckfreie Anpassen ein Teil der Akzeptanz durch den Patienten.

Während der Wachstumsphase **bei Kindern** werden diese Korsetts vor allem in der **Skoliosebehandlung** verwendet (Boston-, Milwaukee-, und Chêneau-Korsett). Als alternatives funktionelles Behandlungsverfahren kann die dreidimensionale Skoliosebehandlung nach Lehnert-Schroth durchgeführt werden.

Compliance: Die Compliance der Rumpforthesen hängt wesentlich davon ab, ob

- die Beschwerden deutlich gebessert werden,
- der Sitz des Korsetts keine Druckstellen und Einengungen (Bauchdruck/Atembeschwerden) verursacht,
- das Korsett Sicherheit verleiht.

Wichtig ist auch, daß Arbeitsorthesen, die nur zum Ausgleich bestimmter körperlicher Arbeitsbelastungen getragen werden sollen (auch aus hygienischen Gründen) außerhalb der Arbeitszeit nicht getragen werden sollen. Die **Orthesen an den Extremitäten** dienen der

- dauerhaften **Ruhigstellung** (Gelenkhülsen),
- **Entlastung** durch Abstützung (Schuheinlagen),
- **Korrektur** (Schuhzurichtungen/Verkürzungsausgleich/Schienenhülsenapparate).

Propriozeptive neuromuskuläre Fazilitation (PNF)

Die Methode wurde **von dem Neurologen Dr. Hermann Kabat und den Krankengymnastinnen M. Knott und D. Voss** zunächst **zur Behandlung von Kinderlähmungsfolgen** im Jahre 1946 am Kaiser Foundation Center in Vallejo/CA entwickelt und zuerst als „Komplexbewegungen", später als PNF bezeichnet.

Technik

Durch spezifische Reizung von Proprio- und Exterozeptoren werden dreidimensionale Bewegungsmuster geübt und damit sensomotorische Fähigkeiten gezielt gebahnt bzw. wiederhergestellt. Da die Muskulatur beim Menschen diagonal und spiralig angeordnet ist, entsprechen diese Bewegungsmuster Teilen des Gesamtmusters der Fortbewegung, d. h. dem Gangablauf und unseren Alltagsbewegungen.

Die Übungen in den Körperdiagonalen werden in allen entwicklungsbedingten Ausgangsstellungen von der Rückenlage bis zum Stand ausgeführt (Rücken-, Seit-, Bauchlage-, Vierfüßler- und Kniestand, Sitzen, Stehen, Bewegen).

Die angewandten Reize (durch die Hand des Therapeuten) geben die Druckinformationen an die

- **Mechanorezeptoren der Haut** (Exterozeptoren): Der taktile Reiz an der Haut wirkt über polysynaptische Reflexe kontraktionsfördernd auf die Muskulatur des Bereichs.
- **Propriozeptoren des Muskels:**
  Die **Muskelspindel** reagiert auf langsame Dehnung im Sinne einer Vorfazilitierung des Muskels. Sie reagiert bei zunehmender Dehnung mit einem Dehnungsreflex oder als Bewegungsanlasser bzw. -verstärker einer Bewegungskontraktion.

  Die **Sehnenspindel** überwacht den Spannungsaufbau. Durch langanhaltende passive Dehnung oder starke aktive Kontraktion (gegen entsprechenden Widerstand!) reagiert die Muskulatur (nach Sherrington) mit Inhibition des eigenen Muskels und reziproker Aktivierung des Antagonisten.
- Die **Gelenkrezeptoren** reagieren bei Druck (Kompression) und Zug (Traktion) ebenfalls mit einer Tonisierung der Muskulatur.
- **Optische und akustische Reize** (Demonstration des Bewegungsablaufs) verstärken die Muskelaktivität.
- Die **zeitliche (wiederholte Kontraktion) und örtliche Summation** (gleichzeitiger Einsatz z.B. von Dehnung, Widerstand, Stauchen und taktilen Reizen) führt zur:
- **Irradiation (Overflow)** d.h. zur **Tonuserhöhung** in schwächerer oder der kontralateralen Muskulatur. Diese physiologische Reizausbreitung entsprechend dem funktionellen Zusammenspiel der Muskelgruppen, ermöglicht durch den Fazilitationseffekt eine indirekte Behand-

lung von Schmerzen, Paresen und Instabilitäten.
- **Reziproke Innervation (Detonisierung) Fazilitation und allmähliche Induktion** in den gesamten Bewegungsablauf sind die Hauptanliegen bei der PNF-Therapie.

Wirkung

Die integrative Funktion des Rückenmarks mit den obengenannten Stimuli wird durch **Training funktioneller Bewegungsabläufe** geschult. Über die Irradiation wird versucht, Bewegungsprogramme neu aufzulegen oder wiederherzustellen. Die Propriozeption spielt auch bei den Willkürbewegungen eine wichtige Rolle, da **das zerebrale Bewegungsmuster durch propriozeptive Impulse erst in die endgültige Form** einer koordinierten zweckentsprechenden Bewegung gebracht wird. Dieses **propriozeptive Feedback** geschieht im Alltag automatisch, wenn keine Funktionsstörung der beteiligten Strukturen vorliegt.

Liegen aber **Störungen der Motorik** vor, dann kann durch die Behandlung mit PNF die **Normalisierung der Bewegungsmuster** durch die genannten Stimuli und Irradiation in die insuffizienten Bereiche versucht werden.

Hauptindikationen

- Training der peripheren motorischen Einheit.
- Koordination der Bewegungen in allen Etagen der sensomotorischen Integration des ZNS.
  Das gilt nicht nur für Alltagsbewegungen, sondern auch für Bewegungsmuster im Leistungssport und deren mögliche Störungen.

Kontraindikationen

Diese werden **nur in theoretischen und praktischen Defiziten des Therapeuten** gesehen. Es handelt sich bei der PNF um eine wissenschaftlich untermauerte Behandlungsmethode; sie wird im In- und Ausland in Kursen und an Fachschulen für Krankengymnastik gelehrt. Ausgebildet werden Krankengymnasten mit mindestens 2 jähriger Berufserfahrung.

Manuelle Therapie und PNF in Kombination

Die **PNF** befaßt sich, wie beschrieben, mit den spezifischen neurophysiologischen, funktionellen Aspekten der Gelenk- und Muskelketten und deren reziproken Innervation bzw. Hemmung. Sie **fördert und beschleunigt die Leistungen des neuromuskulären Systems durch gezielte Reizsetzung.**
Die physiologischen Bewegungsmuster des Rumpfes der oberen und unteren Extremitäten und des Kopfes dienen als Grundlage der PNF.
Der Rumpf stellt das stabile Zentrum dar, durch den die reziproke Innervation und die Hemmung aller agonistischen-synergistischen und antagonistischen Bewegungsreaktionen ablaufen.
Das reibungslose autonome Zusammenspiel zwischen peripheren und zentralen Bewegungsmustern – aber auch das Gelenkspiel („joint play") – benötigen die normale Gelenkbeweglichkeit und eine strukturelle Elastizität.
Die Mobilität bzw. Stabilität aller Drehpunkte, insbesondere der dreidimensionalen Bewegungsregionen, unterhalten den Fluß der gesamten Gelenkketten- und Muskelkettenmotorik.
Die dreidimensionale Bewegung des Rump-

fes **stabilisiert den Körper** und die Längsachse bei der Fortbewegung. Sie erhält damit die statisch-dynamische Funktion der mittleren Körpersymmetrieebene. Die Dreidimensionalität des Rumpfes und der Extremitäten ermöglichen die ökonomischen und schonenden Bewegungsabläufe ohne Material- und Energieverschleiß.
Tritt innerhalb eines Bewegungsmusters eine arthrogene muskuläre Störung ein, verliert dieses Bewegungsmuster seine optimale Stabilität.
Die synergistischen und die antagonistischen **Bewegungsmuster werden fehlbelastet.**
Die chronifizierte Fehlbelastung der Nachbarregionen überschreitet aber mit der Zeit die biomechanische-neurophysiologische Toleranzgrenze, und das **Bewegungsmuster wird instabil. Es kommt zur Nozizeption** im gesamten Bewegungsmuster.
Da die Mobilität und Stabilität eines Gelenks und seines Funktionsbereichs die Voraussetzung für eine koordinierte Motorik ist, muß **jedes Gelenk getestet werden auf:**

- Gelenkspiel („joint play"),
- normale aktive und passive Beweglichkeit,
- Funktion der Muskelsynergien,
- strukturelle Elastizität.

Der Befund kann unter therapeutischen Gesichtspunkten in 3 Stadien unterteilt werden:

- akutes Stadium,
- subakutes Stadium,
- chronisches Stadium.

Behandlung im akuten Stadium

Abbau der Reize im akuten Stadium: Bei Ruheschmerz werden indirekte Verfahren der manuellen Therapie (MT) und PNF angewandt, **um ein subaktues (schmerzfreies) Stadium** des befallenen Gelenks **zu erreichen.**

- Entlastende Maßnahmen aus der manuellen Therapie und PNF.
- Passive translatorische Bewegungen des betroffenen Gelenkes (bis Stufe 2).
- Entspannende Maßnahmen an den synergistischen Gelenken und Weichteilen.
- Kryotherapie mit Eistüchern.

Behandlung im subakuten Stadium

Spezifische Gelenk-/Weichteilmobilisation durch MT und PNF in Kombination zur Verbesserung des Gelenkspiels, der Gelenkbeweglichkeit und der gesamten Propriozeption:

- passive translatorische Mobilisationen der manuellen Therapie zur Verbesserung der Trophik und des Gelenkspiels,
- Entspannungsmaßnahmen an den hypertonen Muskeln, Dehnung der verkürzten Muskeln,
- isolierte Stimulation des insuffizienten Muskels zur Verbesserung der Propriozeption und der Kraft.

Behandlung im chronischen Stadium

Die Behandlung im chronischen Stadium sieht die **Anwendung von propriozeptiven Muskel- und Gelenkreizen und deren Integration in die Bewegungssynergien** vor.

- Propriozeptive Gelenkstimulation in allen spezifischen Bewegungsstellungen zur Verbesserung der gesamten Propriozeption.
- Propriozeptive Stimulation eines oder mehrerer insuffizienter Muskeln, die das Bewegungsspiel bestimmen, zur Verbesserung der muskulären Propriozeption und der Integration in das spezifische Bewegungsmuster.
- Gelenkmobilisierende und kapseldehnende Maßnahmen mit der PNF-Technik (halten – entspannen) in allen 4 Bewegungsmustern.
- Muskelmobilisierende Maßnahmen mit der PNF-Technik (spannen – entspannen) in allen 4 Bewegungsmustern des Gelenks (Weichteildehnung).
- Langsame Umkehr – halten in kleiner Bewegungsamplitude (**statische Koordination der Agonisten und Antagonisten**).

- Langsame Umkehr – bewegen in kleiner Amplitude (**dynamische** Koordination der Agonisten/Antagonisten.
- Rhythmische Stabilisation (Koordination der Agonisten/Antagonisten).

Alle Gelenk- und Weichteiltechniken im subakuten und chronischen Stadium werden mit kurzem Hebelarm durchgeführt, um das Gelenk schonend zu behandeln und die benachbarten Gelenke zu entlasten.

Hat das **Gelenk ²/₃ einer autonomen Gelenkbeweglichkeit erreicht,** dann kann mit **langem Hebel** gearbeitet werden.

In diesem Stadium werden Techniken der PNF mit langem. Hebel angewandt, um das Gelenk mit seinem Bewegungsmuster in die Bewegungssynergien proprio-exterozeptiv zu integrieren.

Diese Integrationsbahnung sollte in den gesamten Bewegungssynergien und in verschiedenen Ausgangsstellungen geschehen, damit das behandelte Bewegungsmuster sich in die gesamte Körpermotorik koordinativ einfügt.

Rückenschule

Die sogenannte Rückenschule gehört zur „Familie" der somatisch trainierenden Behandlungsverfahren für die Rehabilitation und Prävention von Rückenbeschwerden. Das sind:
- **Rückenschule,**
- **medizinische Trainingstherapie,**
- **sportliches Training.**

Die Erfahrungen und Prinzipien aus dem sportlichen Training werden auch in der Rückenschule und der medizinischen Trainingstherapie verwendet. Unter Berücksichtigung der vorhandenen morphologischen Störungen und der funktionellen Leistungsdefizite **soll das individuelle biologische Leistungsvermögen wieder hergestellt werden.**

Verletzungen und Erkrankungen des Bewegungsapparates bedürfen nach der Diagnose zunächst der strukturellen Ausheilung, soweit das möglich ist, danach der funktionellen Wiederherstellung durch krankengymnastische Maßnahmen. Das sind im Wesentlichen:
- **schmerzlindernde Anwendungen** (schmerzfreie Lagerungen und Stellungen, die im Alltag benötigt werden).
- **Behandlung der funktionellen Störungen des arthromuskulären Systems** (Hypomobilität der Gelenke und die Veränderungen der zugehörigen Bänder und Muskeln),
- **Hypermobilität der Wirbelsäule,** die durch (muskuläre) Stabilisation behandelt werden muß.

Das Übungsprogramm beginnt in Entlastungshaltungen und geht dann zu Belastungsstellungen über.

Ab hier kann die **Weiterbetreuung in der Rückenschule erfolgen, die Verhaltensprogramme zur Sekundärprophylaxe vermittelt.**

Da die **Compliance für eine weitergehende Übungsbehandlung** zur Vermeidung von Rezidivbeschwerden sich meist mit nachlassenden Schmerzen und Funktionseinschränkungen erheblich reduziert, ist eine der Hauptaufgaben der Rückenschule:
- **Die Motivierung des Patienten.** Dazu ist zunächst eine Erklärung der Anatomie und Funktion der Wirbelsäule erforderlich und wie Rückenbeschwerden entstehen können.
- Ferner ist eine **Aufklärung** notwendig. **Über die Einwirkung von falschen Verhaltensweisen,** wie Haltungsfehler und ungünstige Formen des Sitzens, Hebens und Tragens, sowohl bei den Alltagsbewegungen wie im Berufsleben.
- Dann werden **die individuellen Fehler** der

einzelnen Teilnehmer festgestellt und zunächst einzeln und später in der Gruppe durch entsprechende Übungen und Korrekturen behandelt.
- **Werden die neuen Bewegungsmuster und eine korrekte Haltung** durch das entsprechende Übungsprogramm **beherrscht, dann kann das zu Hause unter Selbstkontrolle weiter durchgeführt werden.** Dazu bedarf es noch einmal einer abschließenden Motivierung des Patienten, dieses Individualprogramm beizubehalten. Das gelingt vor allem dann, wenn die Rückenschulbehandlung bezüglich der Beschwerden erfolgreich war.

Technik der Rückenschule

- Die **Aufklärung** muß die Physiologie des Bewegungsapparates und die Entstehung der pathologischen Prozesse durch Fehler und Überbelastungen darstellen, sowie die Beschleunigung der degenerativen Veränderungen bei weiterem Einwirken pathologischer Belastungen.
- Die **Analyse der Ursachen** von vorzeitigen degenerativen Wirbelsäulenveränderungen sollte auch die **wirbelsäulenunfreundlichen Bewegungsformen, die einseitig konstante Körperhaltung und die erhöhte Muskelkontraktion unter psychologisch belastenden Bedingungen** benennen (Nentwich).
- Das **Üben der neuen Bewegungsmuster** unter laufender Fehlerkontrolle erfolgt solange, **bis das neue Körpergefühl** für die normalen Haltungs- und Bewegungsmuster **erlernt wurde.**
Zentrale Bedeutung haben nicht nur Rücken- und Bauchmuskulatur, sondern auch die Hals-, Nacken- und Schultermuskulatur, da 30% aller degenerativen Wirbelsäulensyndrome die Halswirbel betreffen.
Hiervon sind vor allem die **Sitzberufe** betroffen, für die eine ausgeglichene Beckenbalance ebenso wichtig ist, da eine Dysbalance im Beckenbereich zu Fehlbelastung, Fehlfunktion und Beschwerden führt, ebenso wie eine einseitige **asymmetrische Dauerhaltung** an Schreibmaschine und Bildschirm.
- Das **Repertoire der praktischen Übungen** sollte Entspannungstechniken und Automobilisationen enthalten, sowie Übungen zur Stabilisation hypermobiler Wirbelsäulenabschnitte.

Auch im **Sport** sind die meisten Sportarten nur bedingt rückenfreundlich, vor allem im Bereich des Hochleistungssports und der Kampfsportarten. Alle stärkeren Abwinkelungen der Wirbelsäule in Torsion oder Hyperlordose, wie auch häufige achsiale Stöße stellen eine Belastung dar.
Bewegungen bei aufrechter Haltung, wie wandern und laufen (joggen), aber auch schwimmen sind als günstig anzusehen.
Eine **lebenslange Beratungsmöglichkeit** durch eine Institution, wie die Rückenschule, erscheint bei der zunehmenden Belastung durch die Welt der Arbeit und den betrieben Leistungs- und Hochleistungssport als die einzige erfolgversprechende Prävention gegen Rückenerkrankungen. Es ist klar, daß die **Primärprävention in Kindergarten und Schule** mehr spielerisch sein muß. Der Bewegungsdrang der Kinder sollte zur frühzeitigen Erlernung optimaler Haltungs- und Bewegungsmuster genutzt werden. Darauf kann sich dann eine entsprechende Sportberatung aufbauen, die mit der späteren Betreuung im Breitensport bis zum Hochleistungssport und der Betreuung in den Betrieben korreliert.
Dazu sollten nicht nur Krankengymnasten, Masseure und Sporttherapeuten, sondern auch Sport- und Gymnastiklehrer, sowie Pädagogen **die Grundprinzipien der Rückenschule als Rückenschullehrer kennen** und in ihre spezielle tägliche Arbeit integrieren.

Schlingentischbehandlung

Es handelt sich bei dieser Technik um eine **Erleichterung der Übungsbehandlung durch Aufhebung der Eigenschwere des behandelten Körperteils.**

Technik

Durch die Aufhängung des behandelten Körperteils wird diesem die Eigenschwere ganz oder teilweise genommen. Der Patient kann ohne wesentlichen Krafteinsatz eine größtmögliche Bewegung erzielen. **Der Druck im Gelenk nimmt ab.** Der Therapeut hat die Hände für die Bewegungsführung frei.
Durch Gewichte oder Federzüge können Bewegungen zusätzlich erleichtert werden (Übungsbehandlung nach Traumen und längerer Ruhigstellung). Die Schlingentischbehandlung ist eine **Alternative zur Übungsbehandlung im Wasser.** Die Einhaltung der Bewegungsbahn ist exakter. Die **Schlingentischaufhängug kann mit anderen Maßnahmen kombiniert werden, z.B. mit der manuellen Therapie** bei Gelenkmobilisationen. Die Gelenktraktion kann durch Federzüge genauer dosiert werden.
Für die **segmentale Mobilisation der Wirbelgelenke** im Sitzen kann die Ausgangsstellung (Flexion/Extension/Lateralflexion) durch entsprechende Verlegung des Aufhängepunktes, der normalerweise über dem bewegten Körperteil angebracht wird, nach ventral, dorsal oder lateral exakt eingestellt werden. Zusätzlich kann dabei von kaudal ein Sitzkeil verwendet werden. **Die Hände des Therapeuten sind frei für die Fixation und Mobilisation** der hypomobilen Wirbel.

Indikationen

- Paresen,
- Arthrosen/Arthritiden,
- Nachbehandlung von Osteosynthesen zur Mobilisierung mit verminderter Muskelkraft,
- segmentale Mobilisationen in der Wirbelsäule.

Skoliosebehandlung, dreidimensionale, nach Schroth

Das zunächst empirische, jetzt auch wissenschaftlich untermauerte Verfahren geht von der **Arbeitshypothese der Dreiteilung des Rumpfes** (LWS-Becken/BWS-Thorax/HWS-Schultergürtel) aus. **Diese Abschnitte verformen sich trapezförmig und verdrehen sich gegeneinander.** Die Handelsschullehrerin Katharina Schroth hat das Übungsprinzip zunächst an sich selbst erprobt und 1921 ein Institut für Skoliosebehandlung eröffnet. In der Katharina-Schroth-Klinik in Sobernheim werden heute Skoliosepatienten behandelt und Krankengymnasten und Ärzte in Kursen mit der Methode vertraut gemacht.

Technik

Der Ausgangspunkt der Behandlungsmethode ist eine befundgerechte **dreidimensionale Haltungskorrektur.** Diese Korrekturmechanismen werden **teils kognitiv und teils auf reflektorischer Ebene** (Halte- und Stellreflexe) angeschult. Bei der Anschulung helfen einerseits sensomotorisch-kinästhetische Feedbackmechanismen wie auch das Monitoring der aktuellen Haltungsposition über den Spiegel und den Therapeuten. Besteht bei Skoliosebehandlungsverfahren auf entwicklungskinesiologischer Grundlage ein Abhängigkeitsverhältnis mit dem Therapeuten, so soll mit Hilfe der Schroth-spezifischen Konditionierungstechniken der Patient eine weitgehende Unabhängigkeit vom Therapeuten erreichen und in Eigenverantwortung „Meister" seines Haltungs- und Bewegungsstereotyps werden.

Wirkung

Das mechanische Prinzip der Übungen ist: Extension, Derotation und Flexion über dem fixierten Becken als Punctum fixum.
Durch das oben beschriebene psychomotorische Konditionierungsverfahren soll der Patient in die Lage versetzt werden, seine der Fehlstellung aufgepfropfte Fehlhaltung günstig zu beeinflussen. **Er lernt Verhaltensmuster abzulegen, die zu einer Krümmungszunahme führen können.** Durch Integration einer Atemschulung in die Haltungskorrekturen werden überdies **skoliosespezifische Atemmuster,** die ihrerseits die Progredienz einer Thorakalkrümmung fördern können, **korrigiert.** Nachgewiesen wurden bisher durch kurz- und mittelfristige Verlaufsstudien eine Krümmungsaufrichtung bzw. die Beeinflussung einer Krümmungsprogredienz, eine Verbesserung skoliosespezifischer Schmerzzustände wie auch **Verbesserungen der kardiorespiratorischen Beeinträchtigungen.**

Indikationen

1. Skoliosen,
2. Morbus Scheuermann,
3. Morbus Bechterew,
4. Haltungsschäden in frontaler und sagittaler Ebene,
5. degenerative Wirbelsäulenerkrankungen,
6. in stationärer Form zur Korsettanschulung und Korsettabschulung.

Für diese Behandlung **weniger geeignet sind** degenerative Wirbelsäulenerkrankungen und **spastische Skoliosen.**

Kontraindikation

Als Kontraindikation wird die mangelnde Übungsfähigkeit bei dementen Personen angesehen.

Kriechverfahren nach Klapp

Aus dem Vierfüßlerstand wird bei entlasteter Wirbelsäule durch Mobilisation und Streckung der Wirbelsäule eine Muskelkräftigung und Haltungsverbesserung erzielt. Durch verschiedene Lageeinstellungen (von tief über horizontal bis steil) kann auf bestimmte Abschnitte stärker eingewirkt werden.
Für die **Skoliosebehandlung** können die Übungen symmetrisch oder asymmetrisch im Kreuz- oder Paßgang erfolgen.

Indikationen

– Haltungsfehler,
– Skoliosen,
– Schwäche der Rückenmuskeln.

Kontraindikationen

Schäden an Armen oder Beinen, die eine Belastung im Vierfüßlerstand nicht erlauben.

Skoliosebehandlung nach Gocht-Gessner

Lateralflexion und Rotation sollen durch aktives Strecken der Wirbelsäule (Erector spinae) und einen Schubimpuls auf die Wirbelsäule über die Rippen durch Kontraktion des Latissimus dorsi der konvexen Seite korrigiert werden.

Stemmführungen nach Brunkow

Bei den Stemmführungen entsteht **durch Kokontraktion der auf der Unterlage abgestemmten Hände und Füße ein Reflexmechanismus im Sinne der Streckung, der willkürlich zur Wirbelsäule weitergeleitet wird. Dadurch erfolgt eine Tonusregulierung der gesamten Körpermuskulatur.**

Technik

- Maximale Dorsalflexion von Händen und Füßen,
- Stemmen gegen die Unterlage,
- willkürliche Verstärkung (im Wechsel mit langsamem Lösen) von distal nach proximal zum Rumpf.

Tägliche Behandlung 2 mal 5 min bis 1 mal 20 min.

Wirkung

Symmetrische Tonisierung aller an Aufrichtung und Stabilisierung des Körpers (v. a. der Wirbelsäule) **beteiligten Muskeln.**

Therapieziel ist der Umbau pathologischer Haltungs- und Bewegungsmuster.

Indikationen

- Rückenbeschwerden bei Haltungsschäden,
- bei Bandscheibenschäden (z.B. nach Operationen),
- Hyperkinesien und extrapyramidale motorische Störungen (zur Behandlung pathologischer Bewegungsmuster),
- Migräne (?),
- Rückbildungsgymnastik in der Gynäkologie.

Kontraindikationen

- Organische Herz- und Lungenerkrankungen.
- Arterielle Hypertonie.

Therapeutische Lokalanästhesie

Die therapeutische Lokalanästhesie geht in ihrer heutigen Form auf eine Reihe von Autoren zurück (Hunecke 1941; Fenz 1941; Dittmar 1949; Kibler 1950; Gross 1951; Dosch 1964); dadurch sind auch die verschiedenen Bezeichnungen zu erklären:

- Neuraltherapie,
- Infiltrationstherapie,
- Heilanästhesie,
- therapeutische Lokalanästhesie (TLA).

Nach Tilscher u. Eder eignet sich als Injektionsmedikament Lidocain (z. B. Xyloneural 0,5- bis 1 % ig) wegen seiner pharmakologischen Eigenschaften besser als Procain, da es u. a. fast keine allergischen Nebenwirkungen hat.

Eine Beimischung von Kortison ist nur dann zu empfehlen, wenn synoviale Reizzustände der Gelenkkapsel oder der Gleitlager (Sehnenscheiden, Bursae) vorliegen. 1–2 mg einer 10-mg-Ampulle kritallines Prednisolon auf 5 ml des Lokalanästhethikums sind dann in der Regel ausreichend.

Technik (nach Eder u. Tilscher)

- Injektionen in die **Haut** erfolgen in Projektionszonen des „referred pain", Bindegewebszonen, Akupunkturpunkte.
- In der **Muskulatur** können Triggerpunkte und Sehnenansätze infiltriert werden.
- In die **Gelenke** kann bei Arthralgien durch Blockierungen oder auch Instabilitäten eine Injektion vorgenommen werden.
- Im Verlauf der **Nervenbahnen** sind Injektionsblockaden möglich.

Vorgehen:

- **Genaue Lokalisation** der Injektion und Desinfektion der Einstichstelle;
- **palpatorische Abgrenzung und Fixierung der zu behandelnden Struktur.**
- Die Injektion erfolgt zwischen dem gespreizten 2. und 3. Finger, die das Gewebe komprimieren und fixieren;
- benachbarte Nerven und Gefäße können damit aus dem Injektionsbereich ferngehalten werden.
- Der **rasche Einstich** ist meist wenig schmerzhaft.
- Vorsichtsmaßnahmen: eine **Probeaspiration** zum Ausschluß einer intravasalen Lage der Kanüle und **bei Allergieverdacht** eine vorherige **Testquaddel.**

Wirkung

- Lokale Schmerzausschaltung,
- Kapillarabdichtung,
- Antihistaminwirkung,
- antiphlogistische Wirkung,
- antihyperergische Wirkung,
- Endoanästhesie (Desensibilisierung rezeptorischer Fühler von Muskulatur, in Gefäßen und vegetativen Ganglien).

Indikationen

Diese ergeben sich aus den vorgenannten Wirkungen. Damit kann die Reizwirkung blockiert und die durch sie entstandene Regulationsstörung beseitigt werden, wodurch die Voraussetzungen für die Wiederherstellung normaler Funktionen geschaffen werden.

Vojta-Therapie

Das von dem Kinderneurologen Vaclav Vojta entwickelte **Test- und Behandlungssystem bei zerebralen Bewegungsstörungen im Säuglingsalter** wird in den letzten Jahren auch bei älteren Kindern zur Behandlung neuromuskulärer Störungen zentralen oder peripheren Ursprungs verwendet. Die „Vojta-Tests" bei der Untersuchung von Säuglingen sind beschrieben in Frisch (1993) *Programmierte Untersuchung des Bewegungsapparates.*

Technik

Die von Vojta angegebenen Bahnungssysteme

- Reflexkriechen und
- Reflexumdrehen

werden durch propriozeptive Reize (Druck bzw. Stretch) aus vorgegebenen Ausgangsstellungen ausgelöst. Die Übungen müssen bei Säuglingen **4mal täglich** durchgeführt werden (Anleitung der Eltern!).

Wirkung

Durch die Aktivierung der Koordinationskomplexe (Reflexkriechen und Reflexumdrehen) **entstehen** infolge zeitlicher und räumlicher Summation der angewandten propriozeptiven Reize **Bewegungsmuster, die Teile der normalen Motorik sind.** An der aktivierten Koordination der gesamten Skelettmuskulatur sind alle Schaltebenen des ZNS von der Spinalebene bis zum Kortex beteiligt. Die erzielten Ganzkörperbewegungsmuster bilden die Basis für eine optimale Körperhaltung. Mit den entstehenden Muskelkettenkomplexen wird auch die Fähigkeit zu differenzierten Kontraktionsformen (isometrisch, isotonisch, exzentrisch, konzentrisch) und zur „funktionellen Umkehr" der Kontraktionsrichtung erworben. Die **Stimulation durch** den Therapeuten erfolgt über **Auslösezonen** an den Extremitäten (Periostreize) und am Rumpf (Muskelreize). **Durch diese sensomotorische Schulung lassen sich motorische Behinderungen oder Rückstände ausgleichen.**

Indikationen

Zentrale und periphere Störungen der neuromuskulären Steuerung mit Rückständen der motorischen Entwicklung in allen Altersstufen.

Die Einwirkungsmöglichkeiten auf die Muskelkoordination ermöglicht auch eine Einbeziehung der Muskulatur des Thorax und des orofaszialen Bereichs (Atmung, Mund-, Kau-, und Schluckbewegungen) sowie eine Verbesserung der Feinmotorik von Hand und Fuß.

Ziel ist die Bahnung normaler physiologischer Bewegungsabläufe und einer besser koordinierten Körperhaltung.

Kontraindikationen

Keine.

Die Vojta-Therapie kann von Krankengymnasten in Weiterbildungskursen erlernt werden.

20 Weiterführende Literatur zu den Stichwörtern

Akupunktur

Bahr F (1976) Ohrakupunktur. Schweizer Verlagshaus
Bergsmann O, (1977) Die biokybernetische Wirkung der Akupunktur im klinischen Versuch. Dtsch Z Akup 5: 131–135
Bergsmann O Meng Chao-Lai A (1982) Akupunktur und Bewegungsapparat. Versuch einer Synthese. Haug, Heidelberg
Bischko J (1970) Einführung in die Akupunktur. Haug, Heidelberg
Grill F (1977) Die Behandlung von Schmerzsyndromen in der Orthopädie mit Akupunktur. Handbuch der Akupunktur und Aurikulotherapie. Haug, Heidelberg
König G, Wancura J (1979) Praxis und Theorie der neuen chinesischen Akupunktur, Bd I. Maudrich, Wien

Atemtherapie

Brüne L (1984) Reflektorische Atemtherapie (nach Dr. L. Schmitt), 2. Aufl. Thieme, Stuttgart New York
Ehrenberg H (1990) Krankengymnastische Techniken der Atemtherapie. In: Cotta H, Heipertz W, Hüter-Becker A, Rompe G (Hrsg) Taschenlehrbuch Krankengymnastik, Bd 1, 3. Aufl. Thieme, Stuttgart New York
Haase H, Ehrenberg H, Schweitzer M (1985) Lösungstherapie in der Krankengymnastik. Pflaum, München
Siemon G, Ehrenberg H (1991) Leichter atmen – besser bewegen, 3. Aufl. Perimed, Erlangen
Weindler J, Zapf CHL (1992) Grundlagen der Atemtherapie mit Incentiven Spirometern, 2. Aufl. Perimed, Erlangen

Atlastherapie nach Arlen

Arlen A (1979) Biometrische Röntgenfunktionsdiagnostik der Halswirbelsäule; ihr Aussagewert im zervikobrachialen und zervikozephalen Syndrom. Fischer, Heidelberg (Manuelle Medizin, Bd 5)
Arlen A (1979) Röntgenologische Funktionsdiagnostik der Halswirbelsäule. Manuelle Med 17/2: 24–32
Arlen A (1989) Metameric medicine and atlastherapy. In: Paterson JK, Burn L (eds) Back pain. An international review, Kluwer Academic Publ, Dordrecht Boston London
Lohse-Busch H (1989) Prinzipien der Metamermedizin. Ein Denkmodell. Manuelle Med 27/1: 4–7

Bobath-Konzept

Bobath B, Bobath K (1977) Die motorische Entwicklung bei Cerebralparese. Thieme, Stuttgart New York
Bobath K, Bobath B (1984) The neuro-developmental treatment. In: Scrutton D (Hrsg) Management of the motor discorders of children with cerebral palsy. Blackwell, Oxford (Spastics International Medical Publications)
Davies PM (1985) Hemiplegie. Springer, Berlin Heidelberg New York Tokyo
Flehmig I (1979) Normale Entwicklung des Säuglings und ihre Abweichungen. Thieme, Stuttgart New York
Kidd G, Lawes N (1992) Understanding neuro-muscular plasticity. Edward, London
Lynch M (1992) Strokes and head injuries. Murray, London

Brügger-Therapie

Brügger A (1971) Das sternale Syndrom. Huber, Bern Stuttgart
Brügger A (1980) Die Erkrankungen des Bewegungsapparates und seines Nervensystems – Grundlagen und Differentialdiagnose, 2. Aufl. Fischer, Stuttgart
Brügger A (Hrsg) (1986/88) Funktionskrankheiten des Bewegungsapparates. Z Interdisc Diagn Ther, Bd 1–3. Fischer, Stuttgart
Brügger A, Rhonheimer C (1965) Pseudoradikuläre Syndrome des Stammes. Huber, Bern Stuttgart

Chirogymnastik nach Laabs

Laabs WA (1991) Atlas der Bewegungstherapie. Chiro-Gymnastik – Funktionelle Wirbelsäulengymnastik nach Laabs, 5. Aufl. Haug, Heidelberg
Laabs WA (1993) Atlas der Bewegungstherapie. Chiro-Gymnastik – Funktionelle Wirbelsäulengymnastik nach Laabs. Chiro-Gymnastik mit Wirbelsäulentherapiegeräten, 3. Aufl. Haug, Heidelberg

Druckwellenmobilisation nach Zicha und Ruhrmann

Tracey JB (1970) The handbook of impact therapy, 2nd edn. J.B. Tracey, Pinhoe (Gipsy Lane Gardens)/Exeter EX1 3RL/GB
Zicha K, Ruhrmann W (1983) Leitfaden der Druckwellen-Mobilisation. Fischer, Heidelberg

Elektrotherapie

Camrath J-E (1983) Physiotherapie, Technik und Verfahrensweise, 3. Aufl. Thieme, Stuttgart New York
Knauth K, Reimers B, Huhn R (1986) Physiotherapeutisches Rezeptierbuch, 4. Aufl. Steinkopff, Darmstadt

Entspannungsverfahren

Evjenth O, Hamberg J (1980) Muskeldehnung: Warum und wie? Teil 1: Die Extremitäten, Teil 2: Die Wirbelsäule. Remed, Zug/Schweiz
Evjenth O, Hamberg J (1984) Muscle stretching in manual therapy. A clinical manual, vol II. Alfta Rehab, Alfta/Schweden
Jakobson E (Reprint 1974) Progressive relaxation (1929) London Univ of Chicago Press, Chicago
Krahmann H, Haag G (1987) Die progressive Relaxation. Pflaum, München
Mitchell FL, Moran PS, Pruzzo NA (1979) An evaluation and treatment manual of osteopathic muscle energy procedures. (Typoskript, 565 Seiten)

Feldenkrais-Methode

Feldenkrais M (1985) Die Entdeckung des Selbstverständlichen. Suhrkamp, Frankfurt am Main

Funktionelle Bewegungslehre (FBL) nach Klein-Vogelbach

Klein-Vogelbach S (1981) Ballgymnastik zur funktionellen Bewegungslehre – Analysen und Rezepte. Springer, Berlin Heidelberg New York Tokyo
Klein-Vogelbach S (1984) Funktionelle Bewegungslehre, 3. Aufl. Springer, Berlin Heidelberg New York Tokyo
Klein-Vogelbach S (1986) Therapeutische Übungen zur funktionellen Bewegungslehre – Analysen und Rezepte, 2. Aufl. Springer, Berlin Heidelberg New York Tokyo

Lösungs- und Atemtherapie nach Schaarschuch und Haase

Cotta H, Heipertz W, Hüter-Becker A, Rompe G (1982) Krankengymnastik: Taschenlehrbuch in 10 Bänden; Bd 1: Grundlagen der Krankengymnastik. Thieme, Stuttgart New York, S 232

Maitland-Therapie

Corrigan B, Maitland GD (1983) Practical orthopaedic medicine. Butterworth, London
Maitland GD (1970) Peripheral manipulation, 2nd edn. Butterworth, London
Maitland GD (1986) Musculo-skeletal examination and recording guide, 4th edn. Lauderdale Press, Adelaide/Australia
Maitland GD (1986) Vertebral manipulation, 5th edn. Butterworth, London
Maitland GD (1987) Untersuchung für den Stütz- und Bewegungsapparat und Notierungsanleitung, 2. Aufl. Übersetzung G. Rolf. Fortbildungszentrum Hermitage, Bad Ragaz/Schweiz
Maitland GD (1988) Manipulation der peripheren Gelenke. Springer, Berlin Heidelberg New York Tokyo (Rehabilitation und Prävention, Bd 20)
Maitland GD (1991) Manipulation der Wirbelsäule. Springer, Berlin Heidelberg New York Tokyo (Rehabilitation und Prävention, Bd 24)

Manuelle Medizin

Bischoff HP (1988) Chirodiagnostische und chirotherapeutische Technik. Kurzgefaßtes Lehrbuch. Perimed, Erlangen
Dvořák J, Dvořák V (1991) Manuelle Medizin: Diagnostik, 4. Aufl. Thieme, Stuttgart New York
Eder M, Tilscher H (1988) Chirotherapie. Vom Befund zur Behandlung. Hippokrates, Stuttgart

Frisch H (1993) Programmierte Untersuchung des Bewegungsapparates (Chrodiagnostik), 5. Aufl. Springer, Berlin Heidelberg New York Tokyo

Kaltenborn FM (1992) Wirbelsäule – manuelle Untersuchung und Mobilisation. Norlis, Oslo

Lewit K (1992) Manuelle Medizin im Rahmen der medizinischen Rehabilitation, 6. Aufl. Urban & Schwarzenberg, München Wien Baltimore

Neumann HD (1995) Manuelle Medizin. Eine Einführung in Theorie, Diagnostik und Therapie, 4. Aufl. Springer, Berlin Heidelberg New York

Sachse J (1991) Manuelle Untersuchung und Mobilisationsbehandlung der Extremitätengelenke, 5. Aufl. VEB Verlag Volk und Gesundheit, Berlin

Sachse J, Schildt-Rudloff K (1992) Manuelle Untersuchung und Mobilisationsbehandlung der Wirbelsäule. Methodischer Leitfaden, 2. Aufl. Ullstein/Mosby, Berlin

Schneider W, Dvořák J, Dvořák V, Tritschler T (1988) Manuelle Medizin: Therapie. Thieme, Stuttgart New York

Manuelle Medizin nach Cyriax

Winkel D, Vleeming A, Fischer S, Meijer OG, Vroege C (1985/92) Nichtoperative Orthopädie. Teil 1: Anatomie in vivo; Teil 2: Diagnostik; Teil 3: Therapie der Extremitäten; Teil 4: Diagnostik und Therapie der Wirbelsäule. Fischer, Stuttgart

Massageverfahren (Übersicht)

Asdonk J (1971) Manuelle Lymphdrainage, 2. Aufl. Haug, Heidelberg

Dicke E, Schliack H, Wolff A (1982) Bindegewebsmassage, 11. Aufl. Hippokrates, Stuttgart

Glogowski G (1981) Lehrbuch für Masseure und medizinische Bademeister, 2. Aufl. Springer, Berlin Heidelberg New York Tokyo

Sedlacek E (1982) Die Fußreflexzonen, 2. Aufl. Maudrich, Wien

Terrier JC (1995) Technik der Manipulativmassage, 2. Aufl. Ebert, Lübeck

Osteopathie: kraniosakrale osteopathische Technik

Buchmann J, Weber K (1994) Weiche Techniken in der manuellen Medizin. Hippokrates, Stuttgart

Cloet E, Colot T, Ranson G, Schallier F, Verheyen M (1995) Praxis der Osteopathie. Hippokrates, Stuttgart

De Coster N, Pollaris A (1997) Viszerale Osteopathie, 2. Auflage, Hippokrates, Stuttgart

Greenman PE (1998) Lehrbuch der osteopathischen Medizin. Haug, Heidelberg

Hartmann LS (1997) Lehrbuch der Osteopathie. Deutsche Ausgabe 1998. Pflaum, München

Magoun H (1976) Osteopathy in the cranial field. The Sutherland Teaching Foundation, Meridian/ID

Rang NG, Höppner S (1997) CSO Cranio Sacral Osteopathie. Kurzlehrbuch für Ärzte und Physiotherapeuten. Hippokrates, Stuttgart

Retzlaff EW, Mitchell FL jr (1987) The cranium and its sutures. Springer, Berlin Heidelberg New York Tokyo

Still AT (1899) Philosophy of osteopathy (copyright: Still)

Sutherland HS (1959/62) With thinking fingers. In: Cranial Academy (ed)

Sutherland WG (ed) (1967) Contributions to osteopathic thought

Upledger JE, Vredevoogd JD (1991) Lehrbuch der Kranio-Sakral-Therapie. Haug, Heidelberg

Propriozeptive neuromuskuläre Fazilitation (PNF)

Knott M, Voss D (1967) Proprioceptive neuromuscular facilitation. Patterns and techniques. Harper & Row, New York / Fischer, Stuttgart (Dtsch. 3. Aufl: 1968)

Sullivan PE (1985) PNF – ein Weg zum therapeutischen Üben. Propriozeptive neuromuskuläre Fazilitation: Therapie und klinische Anwendung. Fischer, Stuttgart

Rückenschule

Böhle E, Rössler A (1989) Die „Orthopädische Rückenschule". Krankengymnastik 41/6: 562–567

Gustavsen R, Streeck R (1991) Trainingstherapie im Rahmen der manuellen Medizin, 2. Aufl. Thieme, Stuttgart New York

Kempf HD (1992) Die „Karlsruher Rückenschule" – ein präventives Modell. Krankengymnastik 44/5: 568–578

Nentwig CG, Büttner K (Hrsg) (1997) Die Rückenschule. Aufbau und Gestaltung eines Verhaltenstrainings für Wirbelsäulenpatienten, 3. Aufl. Enke, Stuttgart

Reinhardt B (Hrsg) (1991) Die große Rückenschule. Perimed, Erlangen

Reinhard B (Hrsg) (1993) Das Bewegungssegment der Wirbelsäule im Blickfeld der orthopädischen Rückenschule. Medizinisch-Literarische Verlagsgesellschaft, Uelzen

Rössler A (1989) Die „Orthopädische Rückenschule". Krankengymnastik 41/12: 1259–1262

Ulrich CH (1993) Rückenschule, Informationen und Tips für wirbelsäulengerechtes Verhalten im Alltag, 3. Aufl. Keltican Service-Programm der H.-Trommsdorf-Arzneimittel (Eigenverlag)

Skoliosebehandlung, dreidimensionale, nach Schroth

Lehnert-Schroth C (1991) Dreidimensionale Skoliosebehandlung: eine krankengymnastische Spezialmethode zur Verbesserung von Rückgratverkrümmungen; Atmungs-Orthopädie-System Schroth, 4. Aufl. Fischer, Stuttgart New York

Weiss HR (1989) Ein Modell klinischer Rehabilitation von Kindern und Jugendlichen mit idiopathischer Skoliose. Orthop Prax 25/2: 93–97

Weiss HR (1989) Prävention und Rehabilitation von Skoliosefolgen im Erwachsenenalter. Krankengymnastik (Sonderdruck) 41/12: 1271–1274

Weiss HR (1990) Beeinflussung skoliosebedingter Schmerzzustände durch ein krankengymnastisches Rehabilitationsprogramm. Orthop Prax 26/12: 793–797

Stemmführung nach Brunkow

Bold RM, Grossmann A (Hrsg) (1987) Stemmführung nach R. Brunkow, 4. Aufl. Enke, Stuttgart

Therapeutische Lokalanästhesie

Tilscher H, Eder M (1989) Infiltrationstherapie – Therapeutische Lokalanästhesie – Grundlagen, Indikationen, Techniken. Hippokrates, Stuttgart

Vojta-Therapie

Vojta V (1988) Die cerebralen Bewegungsstörungen im Säuglingsalter, 5. Aufl. Enke, Stuttgart

Vojta V, Peters A (1992) Das Vojta-Prinzip. Springer, Berlin Heidelberg New York Tokyo

21 Literatur

Ankermann K-J (1990) Reversible Fehlstellung des Beckens bei Kombination von partiellen Blockierungen mit Nutations- und Gegennutationsläsionen im Iliosakralgelenk. Manuelle Med 5: 89–94

Appell HJ (1989) Morphologische Veränderungen des Skelettmuskels durch Inaktivität. In Puhl W (Hrsg) Der Muskel. Medizinisch-Literarische Verlagsgesellschaft, Uelzen

Arbeitsgruppe Konsensus des Projektes „Manuelle Medizin" der Bertelsmann-Stiftung (1993) Grundbegriffe der manuellen Medizin. Springer, Berlin Heidelberg New York Tokyo

Arlen A (1984) Die röntgenologische Funktionsanalyse der Halswirbelsäule. Arbeitshefte Internationale Ärztegesellschaft für Metamermedizin

Arlen A (1985) Zur Ätiopathogenese der thorakalen Schmerzsyndrome. In: Hohmann D, Kugelgen B, Liebig K (Hrsg) Neuroorthopädie 3. Springer, Berlin Heidelberg New York Tokyo

Asdonk J (1971) Manuelle Lymphdrainage, 2. Aufl. Haug, Heidelberg

Banzer W (1996) Medizinische Trainingstherapie, Manuelle Medizin 34: 90–97

Beal MC (1979) Grundlagen der Osteopathie. In: Neumann HD, Wolff HD (Hrsg) Theoretische Fortschritte und praktische Erfahrungen der manuellen Medizin. Konkordia, Bühl (Vortragsband 6. internationaler Kongreß der FIMM, S 19–45, 45–61, 154–159, 183–190)

Belart W (1963) Die Funktionsstörungen der Wirbelsäule, Bd 2. Huber, Bern Stuttgart

Benini A (1976) Ischias ohne Bandscheibenvorfall: Die Stenose des lumbalen Wirbelkanals und ihre klinisch-chirurgische Bedeutung, Bd 13. Huber, Bern Stuttgart

Berger M, Gerstenbrand F, Lewit K (1984) Schmerz und Bewegungssystem, Bd 6: Schmerz bei Funktionsstörungen des Bewegungssystems. G. Fischer, Stuttgart

Biesinger E (1997) Das C_2/C_3 = Syndrom. Der Einfluß zervikaler Afferenzen auf HNO-ärztliche Krankheitsbilder. Manuelle Medizin 35: 12–19

Bischoff HP (1988) Chirodiagnostische und chirotherapeutische Technik. Kurzgefaßtes Lehrbuch. Perimed, Erlangen

Bobath B (1968) Abnorme Haltungsreflexe bei Gehirnschäden. Thieme, Stuttgart New York

Bobath B, Bobath K (1977) Die motorische Entwicklung der Cerebralparese. Thieme, Stuttgart New York

Bogduk N (1992) Die Schmerzpathologie der lumbalen Bandscheibe. Manuelle Med 30/1: 8–16

Bogduk N, Jull G (1985) Die Pathophysiologie der akuten LWS-Blockierung. Manuelle Med 23/4: 77–81

Bogduk N, Macintosh JE (1986) Angewandte Anatomie der thorakolumbalen Fascie. Manuelle Med 24/5: 98–104

Böhle E, Rössler A (1989) Die „Orthopädische Rückenschule". Krankengymnastik 41/6: 562–567

Böhm B, Lück B (Hrsg) (1979) Krankengymnastische Übungspläne. Thieme, Stuttgart New York

Bold RM, Grossmann A (Hrsg) (1987) Stemmführung nach R. Brunkow, 4. Aufl. Enke, Stuttgart

Bourdillon JF, Day EA, Bookhout MR (1992) Spinal manipulation, 4. Aufl. Butterworth-Heinemann, Oxford London

Brodde A (1976) Ratschläge für den Akupunkteur, 3. Aufl. Pflaum, München

Brodin H, Bang J, Kaltenborn F (1966) Manipulation der Wirbelsäule (in Norwegisch). Universitätsverlage, Oslo Bergen Tromsø

Brügger A (1971) Das sternale Syndrom. Huber, Bern Stuttgart

Brügger A (1980) Die Erkrankungen des Bewegungsapparates und seines Nervensystems, 2. Aufl. G. Fischer, Stuttgart

Brügger A, Rhonheimer C (1965) Pseudoradikuläre Syndrome des Stammes. Huber, Bern Stuttgart

Buchmann J, Weber K (1994) Weiche Techniken in der Manuellen Medizin. Hippokrates, Stuttgart

Bürger AA (1985) Experimentelle neuromuskuläre Modelle der manuellen Techniken an der Wirbelsäule. Manuelle Med 27/1: 4–7

Cailliet R (1977) Soft tissue pain and disability. Davies, Philadelphia

Cailliet R (1982) Neck and arm pain, 2nd edn. Davies, Philadelphia

Cailliet R (1983 a) Shoulder pain, 2nd edn. Davies, Philadelphia

Cailliet R (1983 b) Low back pain syndrome, 3nd edn. Davies, Philadelphia

Cailliet R (1983 c) Foot and ankle pain, 2nd edn. Davies, Philadelphia

Cailliet R (1983 d) Hand pain and impairment, 3nd edn. Davies, Philadelphia

Cailliet R (1983 e) Knee pain and disability, 2nd edn. Davies, Philadelphia

Camrath JE (1983) Physiotherapie – Technik und Verfahrensweise, 3. Aufl. Thieme, Stuttgart New York

Cordes JC (Hrsg) (1975) Physiotherapie. VEB Verlag Volk und Gesundheit, Berlin

Cordes JC (Hrsg) (1980) Spezielle Physiotherapie. VEB Verlag Volk und Gesundheit, Berlin

Cordes JC, Arnold W, Zeibig B (Hrsg) (1975) Physiotherapie. Grundlagen und Techniken der Bewegungstherapie. Steinkopff, Darmstadt

Cotta H, Krahl H, Steinbrück K et al. (1980) Die Belastungstoleranz des Bewegungsapparates. Thieme, Stuttgart New York

Cotta H, Heipertz W, Hüter-Becker A, Rompe G (Hrsg) (1990) Krankengymnastik: Taschenlehrbuch in 10 Bdn; Bd 1 und 2: Grundlagen der Krankengymnastik, Bd 4: Funktionelle Anatomie des Bewegungsapparates, Physiologie, Allgemeine Krankheitslehre, Bd 5: Orthopädie, Bd 6: Traumatologie. Thieme, Stuttgart New York

Cramer A (1965) Iliosacralmechanik. Asklepios 6/9: 261–262

Cyriax J (1969) Textbook of orthopaedic medicine: Diagnosis of soft tissue lesions, 5th edn. Tindall & Cassel, London

Cyriax J (1969) Textbook of orthopaedic medicine: Treatment by manipulation, massage and injection, 8th edn. Tindall & Cassel, London

Daniels L, Williams M, Worthingham C (1985) Muskelfunktionsprüfung, 5. Aufl. G. Fischer, Stuttgart

Debrunner HU (1978) Orthopädisches Diagnostikum. Thieme, Stuttgart New York

De Coster M, Pollaris A (1995) Viszerale Osteopathie. Hippokrates, Stuttgart

DeJung B (1985) Iliosacralgelenksblockierungen – eine Verlaufsstudie. Manuelle Med 23/5: 109–115

DeJung B (1987) Die Verspannung des M. iliacus als Ursache lumbosakraler Schmerzen. Manuelle Med 25/4:73–81

DeJung B, Ernst Sandel B (1995) Triggerpunkte im M. glutaeus medius, eine häufige Ursache von Lumbosakralgie und ischialgieformem Schmerz. Manuelle Medizin 33: 74–78

Dicke E, Schliack H, Wolff A et al. (1972) Bindegewebsmassage, 7. Aufl. Hippokrates, Stuttgart

Dicke E, Schliack M, Wolff A (1982) Bindegewebsmassage, 11. Aufl. Thieme, Stuttgart New York

Dihlmann W, (1973) Gelenke-Wirbel-Verbindungen. Thieme, Stuttgart New York

Dove CJ (1982) The occipito-atlanto-axial complex. Manuelle Med 20/1: 11–15

Dvořák J, Dvořák V (1988) Manuelle Medizin: Diagnostik, 3. Aufl. Thieme, Stuttgart New York

Dvořák J, Dvořák V, Schneider W (Hrsg) (1984) Manuelle Medizin. Springer, Berlin Heidelberg New York Tokyo

Dvořák J, Dvořák V, Baumgartner H, Hannweber J (1990) Checkliste: Manuelle Medizin. Thieme, Stuttgart New York

Eder M, Tilscher H (1978) Schmerzsyndrome der Wirbelsäule. Hippokrates, Stuttgart (Die Wirbelsäule in Forschung und Praxis, Bd 81)

Eder M, Tilscher H (1988) Chirotherapie. Hippokrates, Stuttgart

Eitner D, Kuprian W, Meissner L, Ork M (1981) Sportphysiotherapie. G. Fischer, Stuttgart

Engel JM, Ströbel G (1985) Rheumatherapie. VCH Verlagsgesellschaft, Weinheim

Evjenth O, Hamberg J (1980) Muskeldehnung: Warum und wie? Teil 1: Die Extremitäten, Teil 2: Die Wirbelsäule. Remed, Zug/Schweiz

Evjenth O, Hamberg J (1984) Muscle stretching in manual therapy. A clinical manual, vol II. Alfta Rehab, Alfta/Schweden

Farfan HF (1979) Biomechanik der Lendenwirbelsäule. Hippokrates, Stuttgart (Die Wirbelsäule in Forschung und Praxis, Bd 80)

Frisch H (1967) Die Wirbelsäulenblockierung in der Orthopädie. In: Geiger T, Gross D (Hrsg) Chirotherapie – Manuelle Therapie. Hippokrates, Stuttgart (Therapie über das Nervensystem, Bd 7, S 244–249)

Frisch H (1973) Die theoretischen Grundlagen der manuellen Medizin. Z Orthop Grenzgeb 111/4: 573–576

Frisch H (1976) Manuelle Therapie in der Krankengymnastik. Krankengymnastik 28: 93–95

Frisch H (1977) Chirotherapie in der Okzipito-Zervikalgegend. Pathologie und Klinik der Okzipito-Zervikalregion. Hippokrates, Stuttgart (Die Wirbelsäule in Forschung und Praxis, Bd 76, S 67–71)

Frisch H (1979 a) Chirodiagnostik. Hippokrates, Stuttgart (Die Wirbelsäule in Forschung und Praxis, Bd 83, S 91–21)

Frisch H (1979 b) Funktionelle Strukturanalyse. Basis der manuellen Therapie. In: Neumann HD, Wolff HD (Hrsg) Theoretische Fortschritte und praktische Erfahrungen der manuellen Medizin. Konkordia, Brühl, S 19–24

Frisch H (Hrsg) (1985) Manuelle Medizin heute. Methoden und Erfahrungen – eine Bilanz. Springer, Berlin Heidelberg New York Tokyo

Frisch H (1992) Die Rolle der Gelenkmechanik bei manuellen Wirbelsäulenbehandlungen. Manuelle Med 30/2: 26–29

Frisch H (1993) Programmierte Untersuchung des Bewegungsapparates (Chirodiagnostik), 5. Aufl. Springer, Berlin Heidelberg New York Tokyo

Gardiner MD (1974) Grundlagen der Übungstherapie, 2. Aufl. Thieme, Stuttgart New York

Glogowski G (1966) Die Selbstmassage und Selbstanwendung medizinischer Bäder und Kneippscher Verfahren. Lehmanns, München

Greenman PE (1979) Manuelle Therapie am Brustkorb. Manuelle Med 17/2: 17–23

Greenman PE (1984) Wirbelbewegung/Eingeschränkte Wirbelbewegung. Manuelle Med 22: 13–18

Greenman PE (1990) Klinische Aspekte der Funktion der Iliosakralgelenke beim Gehen. Manuelle Med 5: 83

Greenman PE (1997) Prinzipien der kraniosakralen Technik. Manuelle Medizin 35: 29–36

Greenman PE (1997) Sakroiliakalgelenkdysfunktion und therapieresistentes unteres Lumbalsyndrom. Manuelle Medizin 35: 3–11

Grifka J (1993) Biochemie der Bandscheibe. In: Reinhardt B (Hrsg) Das Bewegungssegment der Wirbelsäule im Blickfeld der orthopädischen Rückenschule (1993), S 59–61

Greenman PE (1991) Grundlagen der myofaszialen Entspannungstechnik. Manuelle Med 29/4: 67–71

Gröbli C, Dommerholt J (1997) Myfasziale Triggerpunkte, Pathologie und Behandlungsmöglichkeiten, Manuelle Medizin 35: 295–303

Groves R, Camaione D (1977) Bewegungslehre in Krankengymnastik und Sport. G. Fischer, Stuttgart

Gustavsen R, Streeck R (1997) Trainingstherapie im Rahmen der manuellen Medizin, 3. Aufl. Thieme, Stuttgart

Gutmann G (1965 a) Das schmerzhaft gehemmte und das schmerzhaft gelockerte Kreuz. Asklepios 6/9: 305–311

Gutmann G (1965 b) Zur Frage der konstruktionsgerechten Beanspruchung von Lendenwirbelsäule und Becken beim Menschen. Asklepios 6/9: 1–7

Gutmann G (Hrsg) (1982/90) Funktionelle Pathologie und Klinik der Wirbelsäule: Gutmann G, Biedermann H (Bd 1/Teil2) Die Halswirbelsäule. Allgemeine funktionelle Pathologie und klinische Syndrome; Jirout J (Bd 1/Teil 3) Das Gelenkspiel; Bergmann O, Eder M (Bd 2) Funktionelle Pathologie und Klinik der Brustwirbelsäule; Gisel A, Wicke L, Schmiedl R (Bd 4) Funktionelle Anatomie der Wirbelsäule. G. Fischer, Stuttgart

Hackenbroch M (1971) Funktionelle Pathologie und Klinik der Wirbelsäule. Hippokrates, Stuttgart (Die Wirbelsäule in Forschung und Praxis, Bd 52)

Hansen K, Schliack H (1962) Segmentale Innervation, ihre Bedeutung für Klinik und Praxis. Thieme, Stuttgart New York

Hartmann LS (1997) Lehrbuch der Osteopathie. Pflaum, München

Hentschel R (1995) Manuelle Medizin und Elektrotherapie. Manuelle Medizin 33: 144–146

Hettinger T (1968) Isometrisches Muskeltraining, 3. Aufl. Thieme, Stuttgart New York

Hoepke H, Kantner M (1971) Das Muskelspiel des Menschen, 6. Aufl. G. Fischer, Stuttgart

Hoffa A, Gocht H, Stork U, Lüdke HJ (1966) Technik der Massage, 12. Aufl. Enke, Stuttgart

Hohmann D (1968) Die degenerativen Veränderungen der Costotransversalgelenke. Enke, Stuttgart (Z Orthop 105, Begleitheft)

Hort W, Flöthner R (Hrsg) (1983) Die Muskulatur des Leistungssportlers. Perimed, Erlangen

Huguenin F (1988) Die Untersuchung des zervikookzipitalen Überganges. Manuelle Med 26/1: 9–11

Hutton WC (1992) Die auf ein lumbales Intervertebralgelenk einwirkenden Kräfte. Manuelle Med 30/1: 5–7

Jäger M, Wirth CJ (1978) Kapselbandläsionen: Biomechanik, Diagnostik und Therapie. Thieme, Stuttgart New York

Janzen R (1966) Schmerzanalyse als Wegweiser zur Diagnose. Thieme, Stuttgart New York

Jerusalem F (1979) Muskelerkrankungen – Klinik – Therapie – Pathologie. Thieme, Stuttgart New York

Kaganas G, Müller W, Wagenhäuser F (1978) Behandlungsprinzipien in der Rheumatologie. Karger, Basel New York (Fortbildungskurse für Rheumatologie, No 5)

Kahle W, Leonhardt H, Platzer W (1975) Bewegungstherapie, Bd 1. Thieme, Stuttgart New York

Kaltenborn F (1982) Manuelle Therapie der Extremitätengelenke, 6. Aufl. Norlis, Oslo

Kaltenborn FM (1992) Wirbelsäule – manuelle Untersuchung und Mobilisation. Norlis, Oslo

Kaltenborn F, Hinsen W, Frisch H, Evjenth O (1975) Test segmenti mobilis: Columnae vertebralis (course I). International Seminar of Orthopaedic Medicine/Manual Therapy. San Augustin, Gran Canaria

Kaltenborn F, Hinsen W, Frisch H, Evjenth O (1975) Mobilisation I, segmenti mobilis columnae vertebralis (course II). International Seminar of Orthopaedic Medicine/Manual Therapy. San Augustin, Gran Canaria

Kapandji IA (1984/85) Funktionelle Anatomie der Gelenke. Obere Extremität, Bd 1; Untere Extremität, Bd 2; Rumpf und Wirbelsäule, Bd 3. Enke, Stuttgart (Bücherei des Orthopäden, Bd 40, 47, 48)

Kempf HD (1992) Die „Karlsruher Rückenschule" – ein präventives Modell. Krankengymnastik 44

Kendall FD, Kendall HD (1961) Muscles testing and function. Williams & Wilkins, Baltimore

Kimberly PE (1979) Bewegung – Bewegungseinschränkung und Anschlag. In: Neumann HD, Wolff HD (Hrsg) Theoretische Fortschritte und praktische Erfahrungen der manuellen Medizin (6. Internationaler Kongreß der FIMM). Konkordia, Bühl, S 39–45

Kirsch LM (1980) Isometrisches Training. Falken, Niedernhausen

Klapp B (1978) Das Klappsche Kriechverfahren, 10. Aufl. Thieme, Stuttgart New York

Klein-Vogelbach S (1984) Funktionelle Bewegungslehre, 3. Aufl. Therapeutische Übungen zur funktionellen Bewegungslehre, 2. Aufl. Springer, Berlin Heidelberg New York Tokyo (Rehabilitation und Prävention, Bd 1 und 4)

Knauth K, Reiners B, Huhn R (1986) Physiotherapeutisches Rezeptierbuch. VEB Verlag Volk und Gesundheit, Berlin/Steinkopff, Darmstadt

Knott M, Voss D (1956) Proprioceptive neuromuscular facilitation. Patterns and techniques. Harper &

Row, New York / G. Fischer, Stuttgart (dt. 3. Aufl: 1968)

Kohlrausch W (1955) Reflexzonenmassage in Muskulatur und Bindegewebe. Hippokrates, Stuttgart

Kolster, Ebelt-Prapotny (1995) Leitfaden Physiotherapie, 2. Aufl. Jungjohann, Neckarsulm

KoKemor H, Seubert M (1995) Medikamentöse Muskelrelaxation und Physiotherapie – Synergismus oder Widerspruch. Manuelle Medizin 33: 124–131

KoKemohr H (1996) Manuelle Medizin und therapeutische Lokalanaesthesie (TLA)/Neuraltherapie. Manuelle Medizin 34: 23–27

Kos J, Wolff J (1972) Die „Menisci" der Zwischenwirbelgelenke und ihre mögliche Rolle bei Wirbelblockierung. Manuelle Med 10: 105–114

Krämer J (1973) Biomechanische Veränderungen im lumbalen Bewegungssegment. Hippokrates, Stuttgart (Die Wirbelsäule in Forschung und Praxis, Bd 58)

Krejci V, Koch P (1976) Muskelverletzungen und Tendopathien der Sportler. Thieme, Stuttgart New York

Krismer M (1996) Die Rotation der Brust und Lendenwirbelsäule. Aktuelle Probleme in Chirurgie und Orthopädie, Bd 46. Huber, Bern

Kropej H (1976) Systematik der Ohrakupunktur, 2. Aufl. Haug, Heidelberg

Kummer B (1985) Einführung in die Biomechanik des Hüftgelenks. Springer, Berlin Heidelberg New York Tokyo (Kliniktaschenbücher)

Laabs WA (1969) Chirogymnastik mit Geräten. Haug, Heidelberg

Lachmann H (1977) Lehrbuch der Massage und Hydrotherapie, 3. Aufl. Maudrich, Wien

Lampe W (1969) Die chirurgische Anatomie der Hand. Pharmazeutika Ciba, Wien

Lanz T, Wachsmuth W (1972) Praktische Anatomie, 2. Aufl: Bd 1/3 Arm, Bd 1/4 Bein und Statik. Springer, Berlin Heidelberg New York Tokyo

Lehnert-Schroth C (1991) Dreidimensionale Skoliosebehandlung: eine krankengymnastische Spezialmethode zur Verbesserung von Rückgratverkrümmungen; Atmungs-Orthopädie-System Schroth, 4. Aufl. G. Fischer, Stuttgart

Lewit K (1986) Postisometrische Relaxation in Kombination mit anderen Methoden muskulärer Fazilitation und Inhibition. Manuelle Med 24/2: 30–34

Lewit K (1987 a) Manuelle Medizin im Rahmen der medizinischen Rehabilitation, 5. Aufl. Urban & Schwarzenberg, München Wien Baltimore

Lewit K (1987 b) Beckenverwringung und Iliosakralblockierung. Manuelle Med 25/3: 64–70

Lewit K (1989) Verschiebungen im Bereich der Symphyse und der Tubera ischiadica. Manuelle Med 27/5: 91–94

List M (1986) Krankengymnastische Behandlungen in der Traumatologie. Springer, Berlin Heidelberg New York

Lohse-Busch H (1989) Prinzipien der Metamermedizin. Ein Denkmodell. Manuelle Med 27/1: 4–7

Lohse-Busch H, Kramer M (1994) Atlastherapie nach Arlen – heutiger Stand. Manuelle Med 32/5, 153–161

MacConaill MA (1969) Muscles and movements. Williams & Wilkins, Baltimore

Magoun H (1978) Osteopathy in the cranial field. The Sutherland Teaching Foundation, Meridian/ID

Maigne R (1970) Wirbelsäulenbedingte Schmerzen und ihre Behandlung durch Manipulationen. Hippokrates, Stuttgart (Die Wirbelsäule in Forschung und Praxis, Bd 45)

Maigne R (1995) Das Sakroiliakalgelenk und die Manuelle Medizin. Manuelle Medizin 33: 79–83

Maitland GD (1988) Manipulation der peripheren Gelenke. Springer, Berlin Heidelberg New York Tokyo (Rehabilitation und Prävention, Bd 20)

Maitland GD (1991) Manipulation der Wirbelsäule. Springer, Berlin Heidelberg New York Tokyo (Rehabilitation und Prävention, Bd 24)

McMinn RMM, Hutchings RT (1977) Fotographischer Atlas der Anatomie des Menschen (dt Ausg.: Rohen JW, Hrsg). Schattauer, Stuttgart New York

Mehling WE (1997) Betrachtungen zur Manipulation an der HWS. Manuelle Medizin 35: 144–148

Meinecke FW (Hrsg) (1979) Diagnostik der Wirbelsäulenerkrankungen. Hippokrates, Stuttgart (Die Wirbelsäule in Forschung und Praxis, Bd 83)

Mink AJF, Ter Veer HJ, Vorselaars JACT (1996) Manuelle Therapie der Extremitäten Funktionsuntersuchungen und manualmedizinische Behandlungstechniken, Jungjohann Verlag Neckarsulm, Lübeck, Ulm.

Mitchell FL, Moran PS, Pruzzo NA (1979) An evaluation and treatment manual of osteopathic muscle energy procedures. (Typoskript, 565 Seiten)

Muhr G, Wagner M (1981) Kapsel-Band-Verletzungen des Kniegelenks. Springer, Berlin Heidelberg New York Tokyo (Kliniktaschenbücher)

Munzenberg KJ, Thomalske G (1986) Beinschmerz. VCH Verlagsgesellschaft, Weinheim

Nachemson (1991) In: Kongreßbericht: „Instructional course", Zürich. Manuelle Med 5: XXVII

Nentwig ChG, Krämer J, Ullrich CH (1997) Die Rückenschule, Verhaltenstraining für Wirbelsäulenpatienten, 3. Aufl. Enke, Stuttgart

Netter FH (1987) Nervensystem I, Neuroanatomie und Physiologie. Bewegungsapparat I, Anatomie, Embryologie, Physiologie und Stoffwechselkrankheiten. Thieme, Stuttgart New York (Farbatlanten der Medizin, Bd 5 und 7)

Neumann HD (1985) Manuelle Diagnostik und Therapie von Blockierungen der Kreuzdarmbeingelenke nach F. Mitchel (Muskelenergietechnik). Manuelle Med 23/5: 116–126

Neumann HD (1988) Die Behandlung von reversiblen hypomobilen Funktionsstörungen, Blockierungen der Halswirbelsäule mit der Muskelenergietechnik nach F. Mitchell sj. Manuelle Med 26/1: 17–25

Neumann HD (1995) Manuelle Medizin. Eine Einführung in Theorie, Diagnostik und Therapie, 4. Aufl. Springer, Berlin Heidelberg New York

Niethard UF (1981) Die Form- und Funktionsproblematik des lumbosakralen Überganges. Hippokrates, Stuttgart (Die Wirbelsäule in Forschung und Praxis, Bd 90)

Olczyk K (1994) Age-related changes in proteoglycans of human intervertebral discs. Zt Rheumatologe 53: 19–25

Otte P (1971) Die Pathogenese der aktivierten Arthrose. In: Matthies H (Hrsg) Aktuelle Rheumaprobleme: Arthrosen. Banaschewski, München

Pearcy MJ (1991) Scherbelastungen des Discus intervertebralis bei physiologischen Bewegungen. Manuelle Med 29/5: 80–83

Penning (1991) In: Kongreßbericht: „Instructional course", Zürich. Manuelle Med 5: XXVI

Peper W (1978) Technik der manuellen Fußbehandlung. Haug, Heidelberg

Pinsger M et al (1996) Manuelle Medizin – Orthesenversorgung. Manuelle Medizin 34: 276–279

Plato G, Kopp S (1996) Das Dysfunktionsmodell, Gedanken zum Therapieansatz in der Manuellen Medizin. Manuelle Medizin 34: 1–8

Platzer W (1979) Taschenatlas der Anatomie: Bewegungsapparat, 3. Aufl. Thieme, Stuttgart New York

Puhl W (Hrsg) (1989) Der Muskel (Vortragsabend): Medizinisch-Literarische Verlagsgesellschaft, Uelzen

Putz R (1981) Funktionelle Anatomie der Wirbelgelenke. Thieme, Stuttgart New York

Putz R (1986) Biomechanik des Schultergürtels. Manuelle Med 24/1: 1–7

Putz R (1987) Funktionelle Morphologie der unteren Lendenwirbelsäule. Manuelle Med 25/5: 91–96

Putz R, Pomarolli C (1972) Form und Funktion der Articulatio atlanto-axialis lateralis. Acta Anat 83: 333–345

Rang NG, Höppner S (1997) CSO, Cranio-Sacral-Osteopathie. Kurzlehrbuch. Hippokrates, Stuttgart

Rauber A, Kopsch F (1987) Anatomie des Menschen, Bd 1: Bewegungsapparat. Bearbeitet von B. Tillmann und G. Töndury. Thieme, Stuttgart New York

Reichelt HG (1986) Sakroiliakale Distorsion bzw Subluxation. Nachweis im Skelettszintigramm. Manuelle Med 24/4: 71–76

Reinhard W (1967) Massage und physikalische Behandlungsmethoden. Springer, Berlin Heidelberg New York (Heidelberger Taschenbücher)

Reinhardt B (Hrsg) (1991) Die große Rückenschule. Perimed, Erlangen

Reinhardt B (1993) Das Bewegungssegment der Wirbelsäule im Blickfeld der orthopädischen Rückenschule. Medizinisch-Literarische Verlagsgesellschaft, Uelzen

Reitinger A et al (1996) Morphologische Untersuchung an Triggerpunkten. Manuelle Medizin 34: 241–244

Retzlaff EW, Mitchell FW jr (1987) The cranium and its sutures. Springer, Berlin Heidelberg New York Tokyo

Rizzi MA (1979) Die menschliche Haltung und die Wirbelsäule. Hippokrates, Stuttgart (Die Wirbelsäule in Forschung und Praxis, Bd 85)

Roex J (1992) Biomechanische Analyse der Manipulationstechniken. Manuelle Med 30/3: 38–42

Rohen W (1971) Funktionelle Anatomie des Nervensystems. Schattauer, Stuttgart New York

Sachse J (1991) Manuelle Untersuchung und Mobilisationsbehandlung der Extremitätengelenke, 5. Aufl. VEB Verlag Volk und Gesundheit, Berlin

Sachse J, Schildt-Rudloff K (1992) Manuelle Untersuchung und Mobilisationsbehandlung der Wirbelsäule. Methodischer Leitfaden, 2. Aufl. Ullstein/Mosby, Berlin

Schadé JP (1969) Die Funktion des Nervensystems. G. Fischer, Stuttgart

Schaible H-G (1997) Neurobiologische Grundlagen der Schmerzhaftigkeit funktionsgestörter Gelenke. Manuelle Medizin 35: 77–81

Scharll M (1978) Orthopädische Krankengymnastik, 5. Aufl. Thieme, Stuttgart New York

Schlegel KF (1977) Lumbalgie und Ischialgie, Ursachen und Behandlung. Hippokrates, Stuttgart (Die Wirbelsäule in Forschung und Praxis, Bd 71)

Schild-Rudloff K (1995) Zum Stellenwert der Muskulatur in der Manuellen Medizin. Manuelle Medizin 33: 101–106

Schild-Rudloff K (1995) Manuelle Medizin und Krankengymnastik. Manuelle Medizin 33: 176–181

Schlüter K (1985) Form und Struktur des normalen und pathologisch veränderten Wirbels. Hippokrates, Stuttgart (Die Wirbelsäule in Forschung und Praxis, Bd 30)

Schmid HJA (1985) Iliosakrale Diagnose und Behandlung. 1978–1982. Manuelle Med 23/5: 101–108

Schmidt RF, Thews G (1987) Physiologie des Menschen, 23. Aufl. Springer, Berlin Heidelberg New York Tokyo

Schmidt RF, Dudel J, Jänig W, Zimmermann M (1971) Neurophysiologie. Springer, Berlin Heidelberg New York (Heidelberger Taschenbücher, Bd 69)

Schmitt HP (1991) Zur Morphologie und Pathomechanik der Komplikationen der Manualtherapie unter besonderer Berücksichtigung der anatomischen Struktur der Halswirbelsäule. Manuelle Med 29/4: 57–66

Schneider H (1959) Die Abnützungserkrankungen der Sehnen und ihre Therapie. Thieme, Stuttgart New York

Schneider W, Dvořák J, Dvořák V, Tritschler T (1986) Manuelle Medizin: Therapie. Thieme, Stuttgart New York

Schneider W, Spring H, Tritschler T (1989) Beweglichkeit. Thieme, Stuttgart New York

Schnelle HH (1964) Längen-, Umfangs-, und Bewegungsmaße des menschlichen Körpers, 4. Aufl. Barth, Leipzig

Schott J (1988) Traktionsmanipulation des Iliosakralgelenks (Lateral-Impuls am Tuber ossis ischii). Manuelle Med 26/4: 81–82

Sedlacek E (1982) Die Fußreflexzonen, 2. Aufl. Maudrich, Wien

Sell K (1969) Spezielle manuelle Segmenttechnik als Mittel zur Abklärung spondylogener Zusammenhangsfragen. Manuelle Med 7: 99–102

Sennwald G (1987) Das Handgelenk. Springer, Berlin Heidelberg New York Tokyo

Simons DG (1994) Symptomatologie und Klinische Pathophysiologie des Myofaszialen Schmerzes. Manuelle Medizin 32: 47–56

Simons DG (1997) Triggerpunkte und Myogelose, Manuelle Medizin 35: 290–294

Smolensk U (1996) Manuelle Medizin, Hochfrequenzthermotherapie, Kurzwelle und Ultraschall. Manuelle Medizin 34: 209–217

Spalteholz W, Spanner R (1959/69) Handatlas der Anatomie des Menschen. Bewegungsapparat, 16. Aufl. Scheltema & Holkema, Amsterdam

Speckmann EJ, Wittkowski W (1997) Das Substrat der „Blockierung". Neurophysiologische Grundlagen der Manuellen Medizin. Manuelle Medizin 35: 176–183

Spring H, Illi U, Kunz HR, Röthlin K, Schneider W, Tritschler K (1986) Dehn- und Kräftigungsgymnastik, 2. Aufl. Thieme, Stuttgart New York

Spring H, Kunz HR, Schneider W, Tritschler T, Unold E (1990) Kraft. Thieme, Stuttgart New York

Steinrücken H (1980) Chirotherapeutisch beeinflußbare Krankheitsbilder. Hippokrates, Stuttgart

Stevens A, Vyncke G (1988) Die Bewegungsfähigkeit des Sakrums in der Transversalebene. Die Iliosakralgoniometrie in Praxis und Labor. Manuelle Med 26/5: 85–88

Stoddard A (1961) Lehrbuch der osteopathischen Technik an Wirbelsäule und Becken. Hippokrates, Stuttgart (Die Wirbelsäule in Forschung und Praxis, Bd 19)

Stoddard A (1969) Manual of osteopathic practice. Hutchinson, London

Strohal R (1976) Manuelle Therapie bei Wirbelsäulenerkrankungen, 2. Aufl. Urban & Schwarzenberg, München

Sullivan PE (1985) PNF – ein Weg zum therapeutischen Üben. Propriozeptive neuromuskuläre Fazilitation. G. Fischer, Stuttgart

Taylor JA (1993) Die Entwicklung und Struktur der Bandscheibe beim Erwachsenen. Manuelle Med 8/2: 24–29

Thabe H (1984) Die Bewegungsstörung des Wirbelbogengelenkes als praearthrotischer Faktor. Manuelle Med 22/6: 133–138

Tilscher H (1978) Schmerzsyndrome der Wirbelsäule. Grundlagen, Diagnostik, Therapie. Hippokrates, Stuttgart (Wirbelsäule in Forschung und Praxis, Bd 81)

Tilscher H, Eder M (1986) Lehrbuch der Reflextherapie. Hippokrates, Stuttgart

Tilscher H, Eder M (1989 a) Infiltrationstherapie. Hippokrates, Stuttgart

Tilscher H, Eder M (1989 b) Der Wirbelsäulenpatient, 3. Aufl. Springer, Berlin Heidelberg New York Tokyo

Travell JG, Simons DG (1983) Myofascial pain and dysfunction. The trigger point manual. Williams & Wilkins, Baltimore London

Trelenberg H (1996) Manuelle Medizin und Massage. Manuelle Medizin 34: 58–63

Ulrich CH (1993) Rückenschule, Informationen und Tips für wirbelsäulengerechtes Verhalten im Alltag, 3. Aufl. Keltican Service-Programm der H.-Trommsdorf-Arzneimittel (Eigenverlag)

Upledger JE, Vredevoogd JD (1996) Lehrbuch der Kranio-Sakral-Therapie. 3. Aufl. Haug, Heidelberg

Vleeming A (1990) The Sacro-iliac joint. A clinical-anatomical, biomechanical and radiological study. Erasmus-Universität, Rotterdam

Vojta V (1974) Die cerebralen Bewegungsstörungen im Säuglingsalter. Enke, Stuttgart

Voss H, Herrlinger R (1971) Taschenbuch der Anatomie I, 14. Aufl. G. Fischer, Stuttgart

Wagner M, Schabus R (1982) Funktionelle Anatomie des Kniegelenks. Springer, Berlin Heidelberg New York (Kliniktaschenbücher)

Wehling) (1993) Die segmentale Radikulopathie – Folge eines gestörten Gleichgewichts im Bewegungssegment der Wirbelsäule, insbesondere in der Bandscheibe und den Wirbelgelenken. In: Reinhardt B (1993)

Weimann G, Willert HG (Hrsg) (1984) Physikalische Therapie bei Erkrankungen der Lendenwirbelsäule. Hippokrates, Stuttgart (Die Wirbelsäule in Forschung und Praxis, Bd 97)

Weineck J (1981) Sportanatomie, 2. Aufl. Perimed, Erlangen (Beiträge zur Sportmedizin, Bd 9)

White AA, Panjabi MM (1978) Clinical biomechanics of the spine. Lippincott, Philadelphia, Toronto

Winkel D, Vleeming A, Fischer S, Meijer OG, Vroege C (1985/92) Nichtoperative Orthopädie. Teil 1: Anatomie in vivo; Teil 2: Diagnostik; Teil 3: Therapie der Extremitäten; Teil 4: Diagnostik und Therapie der Wirbelsäule. G. Fischer, Stuttgart

Wolff HD (1968) Theorien manueller Medizin. Orthopäd Prax 3: 112–127

Wolff HD (1978) Manuelle Medizin und ihre wissenschaftlichen Grundlagen. In: Wolff HD (Hrsg) 2. Kongreß der internationalen Gesellschaft für Manuelle Medizin in Salzburg. Verlag für Medizin (E. Fischer), Heidelberg, S 56–60, 75–84, 109–166

Wolff HD (1983) Neurophysiologische Aspekte der manuellen Medizin, 2. Aufl. Springer, Berlin Heidelberg New York Tokyo

Wolff HD (1996) Neurophysiologische Aspekte des Bewegungssystems, 3. Aufl. Springer, Berlin Heidelberg New York Tokio

Wolf HD (1997) Bewegungssegment C_2/C_3, auch eine Übergangsregion der Wirbelsäule. Manuelle Medizin 35: 59–62

Zicha K (1971) Die rheumatische versteifende Wirbelsäule, 3. Aufl. Verlag für Medizin (E. Fischer), Heidelberg

Zicha K, Ruhrmann W (1983) Leitfaden der Druckwellen-Mobilisation. Verlag für Medizin (E. Fischer), Heidelberg

Zuckschwerdt L, Emminger E, Biedermann F, Zettel H (1955) Wirbelgelenk und Bandscheibe. Hippokrates, Stuttgart

22 Sachverzeichnis

A

A-Bande 24, 25
Aα-Fasern 53
Aδ-Fasern 62
Aγ-Fasern 53
Achillessehnenreflex (ASR) 53
Adenosintriphosphat (*siehe* ATP) 24, 39
afferente Nervenbahnen 49
Afferenzen 50
– Feedbackafferenzen (*siehe auch dort*) 2
– Hautafferenzen 51
– Löschung des nozizeptiven Afferenzmusters 104
– Spinaletage, Afferenzeinströme 65
Agonisten („prime movers") 34
– Paresen 34
Akromioklavikulargelenk (*siehe* Klavikulargelenke) 493, 496 ff.
Aktinfilamente 24, 25, 30
Akupunktur
– Definition 681, 682
– weiterführende Literatur 724
α-Motoneurone / Motoneuronzelle 53, 54
α$_1$-Motoneurone 32
α$_2$-Motoneurone 32
Analgetika 708
Anamnese, Schmerzanalyse 74
angeborene Muskeldefekte 46
Antagonisten 34, 35
– synergistische Arbeit 35
Antiphlogistika, nicht steroidale 17
Anulus fibrosus 125
– degenerative Veränderungen 125
– kanalikuläres System 118
– Ruptur 121
Aponeurosen, Sehnen 27
Arbeitskraft, Muskeln 28
Armgelenke, Biomechanik 493
Arteria vertebralis 647
arthromuskuläre Tendomyosen 689

Arthron, Instabilität 22
Arthrosen 11 ff.
– Entstehung
– – mechanische 11
– – strukturelle 11
– Gelenkknorpeldegeneration (Arthrosenbildung) 8, 21
– Hüftgelenk, Entstehung 15
– Humerusgelenk 501
– HWS 451
– Inkongruenz 11
– Kniegelenk 279
– Rippen-Wirbel-Gelenke 422
– Schmerzen 15
– therapeutische Konsequenzen 11
Atemmuskeln 422, 423
– Exspirationsmuskeln 422
– Inspirationsmuskeln 422
Atemtherapie
– Definition 684
– Lösungs- und Atemtherapie nach Schaarschuch-Haase 700
– weiterführende Literatur 736
atlantoaxiales Gelenk (*siehe auch* Kopfgelenke, untere) 647, 648
Atlas (*siehe* Kopfgelenke)
Atlastherapie nach Arlen 685, 686
– weiterführende Literatur 736
Atonie 38
ATP (Adenosintriphosphat), Muskeln 24, 39
– ATP-Bildung 39
Atrophien, Muskulatur (*siehe* Muskelatrophien)
Automobilisation (*siehe auch* Mobilisationsbehandlung)
– Bauch- und Rückenmuskulaturtraining 433
– BWS 402 ff.
– Hand- und Fingergelenke 630, 631
– HWS 453 ff.
– Kopfgelenke 666
– LWS 236 ff.
– Rippen-Wirbel-Gelenke 426, 427, 433
– Schultergelenke 551, 552

– SIG (Sakroiliakalgelenk) 184, 185
Axiswirbel (*siehe* Kopfgelenke, untere)

B

Bäderbehandlung 687
Bahnen / Nervenbahnen
– afferente 50
– efferente 50
– Pyramidenbahn 51
Bandansätze, Rezeptorenfelder 61
Bänder / Bandapparat (*siehe auch* Ligamentum) 19, 20, 130, 132
– Band- und Kapselspannungen 82
– Bewegungssegment (*siehe auch dort*) 130
– biomechanische Funktionseinheit, Muskeln und Bänder 20
– Dauerdehnbelastung 22
– Einlagerung von Knorpelzellen 20
– Einrisse 22
– Ellenbogengelenke (*siehe auch dort*) 557 ff.
– Funktionen 20
– Führungsbänder 20
– Fuß / Fußgelenk (*siehe auch dort*) 330, 331, 334–336
– Haltebänder 28
– Hand- und Fingergelenke (*siehe auch dort*) 585 ff.
– Hüftgelenke (*siehe auch dort*) 266
– Kniegelenk (*siehe auch dort*) 307–310
– Kopfgelenke 651 ff.
– Myofibrillen, Bandstruktur 25
– Rippen-Wirbel-Gelenke 420 ff.
– Schultergelenke (*siehe auch dort*) 495 ff.
– SIG (Sakroiliakalgelenk) 157
– – Humerusgelenk 495, 496
– – Klavikulargelenke 497

Bänder / Bandapparat
- Traumatisierungen, akute und chronische 22
- Verstärkungsbänder der Gelenkkapsel (*siehe auch* Gelenkbänder) 19, 20
- Wiederholungsverletzungen 22
- Wirbelbogengelenke 130, 132
Bänder- / ligamentäre Schmerzen 22 ff., 76
- Ursachen 22
Bänderschäden 23
- Hilfsmittel, stabilisierende 23
- Muskeltraining 23
- Operationen, stabilisierende 23
- therapeutische Konsequenzen 23
Bandscheiben (*siehe auch* Bewegungssegment) 117 ff., 123 f., 130
- Biochemie 118
- Form- und Faserspannung bei Be- und Entlastung 119
- Morphologie und Funktion 117
- Verletzungsmechanismen 124
Bandscheibenbelastung 119–121
- axiale 120
- Belastungsgrenze 121, 124
- Einbruch der Wirbeldeckplatte 121
- Hebelbelastung 121
- klinische Erscheinungen 125
- pathologische Gewichtsbelastung 121
- Prolaps (*siehe* Bandscheibenprolaps)
- Ruptur / Rißbildungen im Anulus 121, 123, 133
- Scherbewegung (Drehgleiten) 123
- Verwringung (Torsion) 121
Bandscheibendegeneration, beginnende 133
Bandscheibenprolaps / -protusion 94, 121, 124, 125, 146, 147, 165
- Blockierung 94
- dorsolateraler 146
- dorsomedianer 146
- HWS 449
- LWS 234
- SIG (*siehe auch dort*) 165
Bandscheibenturgor 130
Bauch- und Rückenmuskulatur, Training durch Automobilisation 433
Beckenring
- Biomechanik 152

- Krafteinwirkung 153
- Ligamente 156
- Sakroiliakalgelenk (*siehe* SIG) 152 ff.
- Stabilität 156
- bei Symphysenverletzung 156
Beckenverwringung 161, 175 ff.
- Mechanismus 161
- Symptomatik 175
- Ursachen
-- arthrogene 175
-- myogene 175
Befunddokumentation am Bewegungsapparat (*siehe* Dokumentation) 148 ff.
Begleitbewegungen („coupled pattern"), Definition 704
Behandlungsstellung, Definition 705
Belastungen
- mit hohem Energieumsatz 42
- ungewohnte 42
Bewegungs- und Haltungsabläufe 70
Bewegungsapparat 2, 97 ff.
- mechanischer Aspekt 2
- neurophysiologischer Aspekt 2
- Steuerungsvorgänge 2
- Störungen (*siehe* Bewegungsstörungen)
- Therapieplanung bei Funktionsstörungen 97 ff.
Bewegungsbahn, äußere, mittlere, innere 115
Bewegungslehre, funktionelle (FBL) nach Klein-Vogelbach 697
Bewegungsmuster („patterns") 2, 34, 35, 48, 51
- aktive Anpassung 2
- passive Steuerung 2
- programmgesteuerte 51
Bewegungsprogramm 17
Bewegungsprüfung, Therapieplan 99
Bewegungsrichtung, Definition 703
Bewegungssegment
- Bandapparat (*siehe* Bänder / Bandapparat) 130, 132
- Bandscheibe (*siehe dort*) 117
- Bandverbindungen des Segments 118
- mechanische Belastung 120
- Wirbelsegment (*siehe dort*) 117 ff.
-- Bewegungsführung 130
-- Biomechanik 117 ff.
-- Stabilisierung 130

Bewegungsstörungen 2, 4
- Gelenk 4
-- Ursachen 4
Bewegungssystem / Bewegungsapparat 48 ff.
- Definition 48, 79
- Steuerung 48 ff.
-- periphere 48
-- Voraussetzung für steuernde Regelkreise 48
- Störeinflüsse 48
Bewegungstests 3
- Beweglichkeitsprüfung, BWS, segmentweise 396, 397
- Bewegungstests (10 wichtigste Bewegungstests) 3, 275, 315, 516, 565
-- Ellenbogengelenke 565
-- Hüftgelenk (*siehe auch dort*) 275
-- Kniegelenk (*siehe auch dort*) 311
-- Schultergelenke 516, 517
- Bewegungs- und Provokationstest unterer SIG-Pol 172
- Ermüdbarkeit bei Dauerleistung 31
- Gelenkspieltestung bei Fixation eines Gelenkpartners, SIG 172
- Handgelenktests, translatorische 606 ff.
- Hebetest, SIG-Gelenkpoltestung 163, 172
- Hip-drop-Test 170
- Hyperabduktionstest, SIG 172
- Kompressionstest, BWS 394
- Kopfgelenke, Prüfung der Bandstabilität (Hypermobilitätstest) 653
- Kreuzbänder (*siehe auch dort*)
-- Test der hinteren Schublade 310
-- Test der vorderen Schublade 308
- Lateral-shift-Test 170
- Menell-Tests 159
- Muskeltests (*siehe dort*) 30, 31
- Provokationstests (*siehe auch dort*) 3, 40, 172
- Rotationstests, gegenläufige in Bauchlage, LWS 208
- Schubtest, kraniokaudaler, SIG-Gelenkpoltestung 163, 172
- SIG-Federungstests 172
- Spine-Test, Psoasaktivierung (*siehe auch* SIG) 168 ff.
Bindegewebsmassage (BGM) 711

Sachverzeichnis: **Bl–Da**

Blockierung/ Gelenkblockierung 15 ff., 23, 79 ff., 92 ff., 104
- Bandscheibenprolaps 94
- Bandscheibenprotusion, intradiskale 94
- biomechanisches Blockierungskonzept 87 ff.
- Definition 79, 80, 84
- Diagnostik 83, 84
- funktionelle Fehlstellung 85
- Gelenkfunktionsstörung, reversible hypomobile, Behandlung 102
- Irritationszone 84, 85
- Konvergenzblockierungen, BWS 410
- Kriterien 79 ff.
- lumbosakraler Übergang 242 ff.
- mechanisches Blockierungssubstrat 87
- nozizeptiver somatomotorischer Blockierungseffekt 35
- Pathogenese 96
- psychische Fehlhaltungen und Streßsituationen 86
- Rippenblockierung (siehe auch dort) 424
- Sakroiliakalgelenk (siehe auch SIG) 162 ff.
- schmerzhafte 15, 17, 18
- – pathologische Funktion 16
- Segmentblockierung, Ursachen (Therapeutische Überlegungen) 94
- sekundäre 83
- Symptome 85, 86
- Theorien und Arbeitshypothesen 79
- Ursachen 80 ff.
- Wirbelblockierung (siehe auch dort) 18, 67, 94, 126
- viszerogene 85
Bobath-Konzept 686
- weiterführende Literatur 736
Brügger-Therapie 687, 688
- weiterführende Literatur 736
Brustwirbelsäule (siehe BWS)
Bursitis (Gleitlagerschmerzen; siehe auch Humerusgelenk) 28, 76, 501

BWS / BWS-Gelenk 388 ff.

- Abduktion/ Adduktion/ Flexion / Extension / Rotation 389, 392, 393
- – Lateralflexion mit Begleitrotation (Kombinationsbewegung) 391

- abweichende Mechanik, Gründe 392
- Bewegungsachsen 390
- Biomechanik 388
- Funktion der BWS-Segmente 388
- Gelenkflächen 388
- – Form und Stellung 388
- Kostotransversalgelenk 388
- Kostovertebralgelenk 388
- Meniskoide 88 f.
- Muskulatur 390
- Wirbelbogengelenke 392
- Wirbelkörper 392
BWS-Diagnostik / Untersuchungstests
- Beweglichkeitsprüfung, segmentweise 396, 397
- Kompressionstest 394
- Konvergenzblockierungen 410
- Wirbelbewegungen, Palpation 391
BWS-Therapie 214 ff., 396 ff., 414 ff.
- Automobilisation 402 ff.
- – in Belastung 412, 413
- – mittlere BWS (Th 8/ Th 9) (in Belastung) 408, 409
- – mittlere BWS in Extension 402, 403
- – mittlere BWS in Flexion 402, 403
- – thorakolumbaler Übergang, Segment Th 11/ Th 12 406, 407
- Manipulation 414 ff.
- – Segment Th 5–6 (Kreuzgriff) 414, 415
- – Segment Th 6–7, BWS oder Rippen-Wirbel-Gelenke (Hypomochliontechnik) 416–418
- Mobilisationsbehandlung 214 ff., 396 ff.
- – mit Gegenhaltertechnik 396, 397
- – mittlere BWS (in Belastung) 410, 411
- – mittlere BWS in Extension 400, 401
- – mittlere BWS in Flexion 398, 399
- – thorakolumbaler Übergang 405 ff.
- – – Segment Th 11/ Th 12, Traktion durch Mitnehmertechnik 406, 407
- – – Segment Th 12/ L 1, Traktion durch Mitnehmertechnik 405

- – – Wirbelbogengelenke in Extension (Hypomochliontechnik) 395
- – – unspezifisch kombinierte Gelenk- und Weichteilmobilisation 404
- – – untere BWS (in Belastung)

C

C-Fasern, marklose 63
Calcaneokuboidgelenk (siehe auch Fußgelenk) 340
Checkliste für manuelle WS-Behandlungen 136
„chin-pivot" (siehe auch HWS-Therapie) 468, 469
- Manipulation des Kostotransversalgelenks der 2. Rippe links 440, 441
Chirodiagnostik / Chirotherapie (siehe auch Manuelle Medizin) 698 ff.
Chirogymnastik nach Laabs 688
- weiterführende Literatur 725
Chondrosynovialmembran 6, 10
Chondrozyten 5, 6, 10
- Energieversorgung 6
- Gelenkknorpel 5
Chopart-Gelenk (siehe auch Fußgelenk) 326, 335, 341
- Form- und Gelenkflächen 335
Collodiaphysenwinkel 264
Collum anatomicum humeri (siehe auch Humerusgelenk) 495

D

Darmbeinstachel 162, 163
- Stellungsänderung 167

Daumengelenke (siehe auch Handgelenke) 601 ff.

- Bewegungsausmaß 603
- Daumen- und Zeigefingerstrahl, Beweglichkeit 590
- Daumenballen 603, 606
- – Gelenksäule 603
- – Muskeln 606
- Daumenendgelenk 603
- Daumengrundgelenk 603
- Daumensattelgelenk 601, 603
- – Funktion 603
- – Gelenktests 606
- Daumenscharniergelenke (Phalangealgelenke) 601, 603, 604
- Gelenkachsen 603

Daumengelenke
– Gelenke des Daumenstrahls 601
– Therapie (*siehe* Mittelhandknochen-Therapie)
Dehnung / Dehnungsbehandlung, Muskulatur (*siehe* Muskeldehnung)
Dens axis (*siehe auch* Kopfgelenke) 648, 649
Densfraktur, traumatische 649, 654
Deutsche Gesellschaft für Manuelle Medizin 723
Dezimeter- und Mikrowelle 693
diskoligamentärer Spannungsausgleich 132, 133
Dokumentation von Befunden am Bewegungsapparat (mit Befundsymbolen) 148 ff.
– Abkürzungen 151
– allgemeine Zeichen 148
– Bewegungsprüfung 149
– Bewegungsrichtungen 151
– Gelenkmessung 150
– Inspektion 149
– Muskelmessung 150
– Muskelkraftmessung 150
– Palpation 149
– Skelettschema 148
– Standardsymbole 148
– Wirbelbeweglichkeitsmessung 150
Doppel-Nelson (*siehe auch* HWS-Therapie) 462, 463
Druckübertragung, Gelenke 8
Druckwellenmobilisation nach Zicha und Ruhrmann 690, 691 f.
– weiterführende Literatur 736
Dynamik und Statik des Körpers 52
Dysbalance, muskuläre 11, 17
Dysfunktion 79
– peripher artikuläre 79
– segmentale 79

E

efferente Nervenbahnen 50
Eimerhenkelbewegung, Rippen (*siehe auch* Rippen-Wirbel-Gelenke) 420, 421
Einbeinstand, SIG (*siehe auch dort*) 159, 160, 162
Elastizität / Viskoelastizität 43, 44
elektromyographische Untersuchung 20

Elektrotherapie 692, 693
– Hochfrequenzbereich 693
– Mittelfrequenzbereich 692 f.
– Niederfrequenzbereich 692

Ellenbogengelenke 7, 553 ff.
– Bewegungen, funktionelle Bedeutung 559
– Bewegungsausmaß 554
– Biomechanik 493, 553
– Flexion / Extension 562
– Funktionsstellungen 561
– Gelenkachsen und Bewegungsmöglichkeiten 555
– Gelenkflächen, Form 553
– Gelenkflächenkontakt 558
– Gelenkmechanik bei Pro- und Supination 559
– Humeroradialgelenk (*siehe auch dort*) 553, 554, 562
– Humeroulnargelenk (*siehe auch dort*) 553, 555, 562
– – Gelenkflächen 554, 555
– Humerusschaftachse 554
– Kapselansatz und Kapselmuster 557
– Kindermädchenellenbogen 558
– Ligamente 557 ff.
– – Funktion 557
– – Lig. anulare radii 558
– – Lig. collaterale radiale 558
– – Lig. collaterale ulnare 558
– Membrana interossea 553
– Muskulatur 558, 562 ff.
– – Anconaeus 563
– – Biceps brachii 563, 564, 582
– – Bizepsansatz (Tuberositas radii) 561
– – Brachialis 563
– – Brachioradialis 563
– – Extensionssynergie 563
– – Extensoren 562
– – Flexionssynergie 562
– – Flexoren 562
– – Pronatoren 562, 563
– – Supinatoren 562
– – Triceps brachii 563
– Pronationsbewegung 561
– – Ablauf 561
– – Bewegungsausmaß 561
– Radioulnargelenk 553, 560
– – distales (*siehe auch dort*) 553–555, 560
– – proximales (*siehe auch dort*) 553–556
– Radius (*siehe auch dort*) 557, 558
– Radiusköpfchen (*siehe auch dort*) 553 ff., 559, 561

– Recessus sacciformis superior 557
– Trochlea humeri, Gelenkflächen 554
– Tuberositas radii (Bizepsansatz) 561
– Ulna (*siehe auch dort*) 554, 557

Ellenbogengelenke, Diagnostik / Untersuchungstests 559
– Monteggia-Fraktur 559
– Radiuskopfluxation 559
– Unterarmfraktur 559
– Untersuchungsschema (10 wichtigste Bewegungstests) 565

Ellenbogengelenke, Therapie 566 ff.
– Mobilisationsbehandlung, Humeroulnargelenk 566 ff.
– Mobilisationsbehandlung, Radioulnargelenk 576 ff.
– Muskeldehnungen 582 ff.
– – Biceps brachii 582
– – Caput breve 582
– – Caput longum 582
– – Pronator teres 584
Endgefühl, Definition 704
Endomysium 27
Endoprothese 11
Entfaltungstechnik „unfolding", Definition nach W. M. Allen 708
Entspannungsverfahren (*siehe auch* Muskelentspannung) 694 ff.
– weiterführende Literatur 737
Epicondylus (*siehe auch* Kniegelenk) 308, 309
– femoris 308
Erector trunci
– Automobilisation in Flexion und Dehnung 236, 237
– Dehnung / Querdehnung, LWS-Therapie 216–219, 222
Ermüdungskontrakturen 44
Erstschmerz 63, 74

F

Facies auriculares (Gelenkflächen, SIG) 154
Fasern (*siehe auch* Muskelfasern), elastische 20
– Aα-Fasern 53
– Aδ-Fasern 62
– Aγ-Fasern 53
– C-Fasern, marklose 62
Fazilitierung 31

Feedbackafferenzen 2
– nozizeptive 2
– propriozeptive 2
Feldenkrais-Methode 696
– weiterführende Literatur 736
Femuropatellargelenk *(siehe auch* Kniegelenk*)* 303, 305
Fiederungswinkel 27, 28
– Muskeln 28
– Sehnen 27
Filamente 24 ff.
– Aktinfilamente 24, 25, 30
– Myosinfilamente 24, 25

Fingergelenke *(siehe auch* Handgelenke) 604 ff.

– Daumen / Daumengelenke *(siehe dort)* 601 ff.
– Daumen- und Zeigefingerstrahl, Beweglichkeit 590
– Endgelenke 605
– Flexion / Extension 604
– Gelenkflächen der Grundphalangen 604
– Gelenktests 606 ff.
– Interphalangealgelenk *(siehe auch dort)* 605
– – distales (DIP) 605
– – proximales (PIP) 605
– Kapselansatz und Kapselmuster 605
– Karpometakarpalgelenke 605
– Ligamente 604
– Metakarpophalangealgelenke (MCP) 604
– Mittelgelenke 605
– Muskulatur 29, 605 ff.
– – Beugergruppe 605
– – Kleinfingerballengruppe 605
– – Oppositionsgruppe (Daumenballen) 606
– – Repositionsgruppe (Tabatière-Muskeln) 606
– – Streckergruppe 605

Finger- / Fingergelenke, Therapie 628 ff.

– Automobilisationen 630, 631, 632
– Mobilisationsbehandlung der Phalangealgelenke 628 ff.
– – nach distal (Traktion) 628, 629
– – volar / dorsal 629
– – Hand- und Fingermuskeln (Selbstdehnung) 640, 641
Formänderungen, Therapieplan 99
Fornix humeri *(siehe auch* Humerus-, Schultergelenke) 501 ff.

Fühler, Rezeptor 49
funktionelle Bewegungslehre (FBL) nach Klein-Vogelbach 697
– weiterführende Literatur 736
funktionelle Fehlstellungen, Blockierung 85

Fußgelenke 7, 326 ff.

– Abduktion / Adduktion / Flexion / Extension 329 ff.
– Articulationen 340, 343
– – calcaneocuboidea 340
– – cuboideonavicularis 343
– – cuneocuboidea 343
– – cuneonavicularis 343
– – intercuneiformia 343
– – interphalangeae *(siehe auch* Zehengelenke*)* 346
– – metatarsophalangae *(siehe auch* Zehengelenke*)* 346
– – talonavicularis 340
– Bewegungen 333
– – im lateralen Längsgewölbe 333
– – im medialen Längsgewölbe 333
– – im Quergewölbe 333
– Biomechanik 326
– Chopart-Gelenk *(siehe auch dort)* 326, 335, 340
– Form und Funktion 334
– funktionelle Dreiteilung des Fußes 327
– Fußachsen 329
– Fußgewölbe 327, 329
– Fußheber / Fußsenker 32, 33
– Fußmuskulatur 347 ff.
– – Abduktor-Pronator-Gruppe 347
– – Adduktor-Supinator-Gruppe 347, 349
– – Extensoren 347, 349
– – Flexoren 347, 348
– – Fußsohlenmuskulatur 351
– – Planta-Pedis-Gruppe 347, 350
– – Strecker 350
– – – Zehenstrecker 387, 388
– Fußwurzel 341, 342
– Gelenkflächen 334, 335
– Gelenklinien 329
– Gelenkspalte 329, 332
– Gewölbespanner 330, 331, 333
– Intertarsalgelenke *(siehe auch dort)* 343
– Kahnbein-Keilbein-Gelenk 326

– Kapsel-Band-Apparat 334 ff.
– Keilbeingelenke 326
– Lastverteilung 333
– ligamentäre Konstruktion / Bandapparat 330, 336
– Lisfranc-Gelenk *(siehe auch dort)* 335
– Mittelfußgelenke 326, 343, 344
– – Gelenkbewegungen und Randstrahlen 345
– – Gelenkflächen, Form 343
– – Kapsel-Band-Apparat 345
– Peronaeus brevis 341
– Pronation 329
– Querwölbungen 333
– Rückfuß 326, 333
– Sehnenlager im Sulcus malleoli lateralis 332
– Sinus tarsi 329
– Sprunggelenke 326, 334, 337, 343
– – oberes 326, 334
– – unteres 326, 337
– – vorderes 326, 340
– Supination 329
– Talus-Gelenk *(siehe auch dort)* 330, 334, 335
– Tarsometatarsalgelenke *(siehe auch dort)* 345
– Tibiofibulargelenk 337
– Vorfuß 326, 329, 333
– Würfelbein-Kahnbein-Gelenk 326
– Zehen / Zehengelenke *(siehe auch dort)* 326, 346 ff.

Fuß- / Fußgelenk-Diagnostik / Untersuchungstests 341 ff.

– translatorische Tests 342
– – Fußwurzel 342
– – Mittelfußgelenke 345
– – Sprunggelenk 343 ff.
– Zehnertest 341

Fußgelenke-Therapie 352 ff.

– Mobilisationsbehandlung 352 ff.
– – Mittelfußgelenke (intermetatarsale Gelenkverbindungen) 374, 375
– – Mittelfußgelenke (Tarsometatarsalgelenke der Lisfranc-Gelenklinie) 372, 373
– – oberes Sprunggelenk, Gleitmobilisation 354 ff.
– – Tibiofibulargelenk, distales; fibula ventral / dorsal 352, 353
– – unteres Sprunggelenk, Calcaneus 362 ff.
– – vorderes Sprunggelenk (Chopart-Gelenk) 368 ff.

Fußgelenke-Therapie
– – Zehengelenke (Phalanx) 376 ff.
– Muskeldehnung 380 ff.
– – Fußbeuger 380 ff.
– – Fußstrecker 380 ff.
– – Peronei 386, 387
– – Zehenbeuger (Fußbeuger) 389, 390
– – Zehengelenke 387 ff.
– – Zehenstrecker 387, 388

G

Galvanisation, stabile 692
γ-Motoneurone 54, 55
– Vorderhorn 55
γ-Spindelschleife 54
γ-System 62
Gastrocnemius 307, 380 ff.
– Dehnung der Fußbeuger 380 ff.
„gate-control"-Theorie nach Melzack und Wall 51, 65
Gefäßschmerzen 77 f.
Gehen 159, 160, 162
– Mechanik des Gehens 159, 160
Gelenkbänder, mechanischer Einsatz durch Kunststoffe 52
Gelenkbehandlung unter Mithilfe der Muskulatur, Definition 707
Gelenkbelastung, Wirbelbogengelenke bei Ante- und Retroflexion 94
Gelenkbewegung 4, 10, 11, 13
– Endphasen 4
– Gewichtsbelastung 13
– Gleiten (siehe auch dort) 11–15
– normale 11
– pathologisch veränderte 11
– Rollen (siehe auch dort) 11, 14, 15
Gelenkblockierung (siehe Blockierung und Wirbelblockierung) 15 ff., 23, 79 ff., 104, 134
Gelenkdruck 10
– Minderung am Kraft- und Lastarm 11
Gelenke 2 ff., 7 ff., 50, 51, 93
– atlantoaxiales Gelenk (siehe auch Kopfgelenke, untere) 647, 648
– Belastungsfähigkeit 7
– Druckminderung 104

– Druckübertragung (siehe auch dort) 8
– dynamische Stabilität 52
– Ellenbogengelenk (siehe auch dort) 7, 553 ff.
– entzündliche Gelenkreaktionen (siehe auch Arthrosen) 17
– Form und Funktion 4 ff.
– Funktionsstörung 4 ff., 15
– – hypomobile (Blockierung) 15
– Fußgelenk (siehe auch dort) 7, 326 ff.
– Gewichtübertragung 8
– Handgelenke 585 ff.
– Hüftgelenk (siehe auch dort) 7, 15, 264 ff.
– Innervation der Gelenke 70
– instabile, Ursache 21
– Kniegelenk (siehe auch dort) 7, 8, 13, 303 ff.
– Knorpel (siehe Gelenkknorpel)
– Kopfgelenke 642 ff.
– Mechanik 7
– Rippen-Wirbel-Gelenke 419 ff.
– Rollgleiten 52
– Schultergelenke (siehe auch dort) 7, 13, 493 ff.
– SIG (Sakroiliakalgelenk) 152 ff.
– Stabilität 20
– therapeutisch wirksame Stimuli 3
– Überbelastung 10
– Wirbelbogengelenke (siehe auch dort) 8, 11
Gelenkerguß 95
Gelenkfehlstellung 34
Gelenkflächen 7 ff.
– Atlas 642
– Brustwirbel (siehe auch dort) 388
– degenerative Veränderungen (siehe auch Arthrosen) 11
– Ellenbogengelenk 553
– Flächenareale 8
– Gelenktraktion 103
– gewichttragende 7, 8
– Gleitfähigkeit, eingeschränkte, Ursachen 19
– Haftung 10, 52
– Hand- und Fingergelenke (siehe auch dort) 585
– Hüftgelenk (siehe auch dort) 264, 265, 272
– Halswirbel (siehe auch dort) 444
– Intertarsalgelenk (siehe auch Fußgelenk) 343

– Kniegelenk (siehe auch dort) 303
– Kontaktfläche 7, 8
– Konkav-konvex-Verhältnis 8
– Lendenwirbel (siehe auch dort) 154, 155, 200
– Mittelfußgelenk (siehe auch Fußgelenk) 343
– Pathologie 10
– Sakroiliakalgelenk (siehe auch SIG) 154
– Schultergelenke
– – Humerusgelenk (siehe auch dort) 494
– – Klavikulargelenke (siehe auch dort) 496
– Sprunggelenk (siehe auch dort) 334
– Tarsometatarsalgelenke (siehe auch Fußgelenke) 345
– Veränderung bei Blockierung 94
– Verkantung 93
– Wirbelbogengelenke 125
Gelenkfortsätze, LWS 207
Gelenkfunktionsstörung
– reversible hypomobile (Blockierung), Behandlung 102
Gelenkhebel, Drehmomente 7
Gelenkhöhle (nach Wolff) 6
Gelenkkapsel (siehe auch Kapsel-Band-Apparat) 17, 19
– Außenschicht (siehe auch Membrana fibrosa) 17
– Hypermobilität 19
– Innenschicht (siehe auch Membrana synovialis) 17
– Innervation 18
– Kapselstop 19
– Mechanorezeptoren 51
– Nozizeption 17
– Propriozeption 17
– Rezeptorenfelder 59
– sportliches Training 19
– Verstärkungsbänder 20
– – Bremsbänder 20
– – Führungsbänder 20
– – Zugbeanspruchung
– – durch Dehnung 19
– – herabgesetzte 19
Gelenkknorpel 4 ff.
– Abbau 10
– Aufbau 5
– Belastungsgrenze, physiologische 10
– Degeneration (Arthrosenbildung) 8
– Ernährung 18
– hyaliner 4

Sachverzeichnis: **Ge–Ha**   753

- Interzellularsubstanz 5
- Knorpeldurchwalkung 10
- Knorpelschwund 10
- Knorpelzerstörung 10
- Kollagenfibrillenverlauf 5
- mechanische Eigenschaften 5
- Pumpwirkung, wechselnder Druck 6
- Viskosität 5
- Widerstandskraft, mechanische 10
- Zone I (Tangentialfaserzone) 6
- Zone II (Übergangszone) 6
- Zone III (Radiärzone) 6

Gelenkkompression 96
Gelenkkontaktpunktemuster 103
Gelenkmechanik 11
- Verlust des „joint-play" 83

Gelenkmobilisation (siehe auch Mobilisation) 105, 106, 116
- Handfassung 106
- Impulsdauer 106
- Impulsrichtung 106
- Impulsstufen 106
- Technik 105

Gelenkresultierende
- Kraft 7, 8
- Last 7

Gelenkrezeptoren 59, 62, 63, 68
- Innervation der Gelenke 68
- Klassifizierung 59, 62
- – Typ 1 (Stellungsmelder) 59
- – Typ 2 (Bewegungsmelder) 59
- – Typ 3 (Endbewegungsmelder) 60
- – Typ 4 (Schadensmelder) 60

Gelenkschmerzen (siehe auch Schmerz) 75
- degenerative 75
- entzündliche 75

Gelenkschmierung 19
Gelenksensoren, Ausfall 51
Gelenkspiel („joint play") 15, 20, 104, 703 f.
- Definition 704
- „joint-play"-Verlust, Gelenkmechanik 83
- Testung bei Fixation eines Gelenkpartners, SIG 172

Gelenktraining (siehe auch Trainingstherapie) 108
Gelenktraktion 17, 103
- Gelenkfläche 103
- Kapsel-Band-Apparat 103

- Mobilisation durch (Manipulation) 103
- Muskulatur 103
- (Pikkolo-)Traktion 105

Gewebsirritation, Schmerz 73
Gewichtsreduzierung 17
Gewichtüberlastung, Gelenke 8
Gleiten / Gleitbewegung (siehe auch Gelenke) 12, 14, 15
- anguläres, Definition 704
- Gleitmobilisationen 17
- paralleles 12, 15, 93, 104
- – bei Ante- und Retroflexion 93
- – Behinderung (Gelenkblockierung) 15
- – Mobilisation 105
- – therapeutische Wirkung 104
- translatorisches, Definition 704

Gleitlagerschmerzen (Bursitiden / Tendovaginitiden) 76
Glenohumeralgelenk (siehe auch Humerusgelenk) 494
Golgi-Körperchen (Sehnenspindeln) 52, 57

H

Halbseitenschmerz 74
Hallux (siehe auch Zehen)
- rigidus 347
- valgus 347

Halsbeuger 33
- oberflächliche 33
- tiefe 33

Halswirbelsäule (siehe HWS)
Haltungs- und Bewegungsabläufe 70
Hamatum (siehe auch Handgelenke) 585, 586
Hammerzehen (siehe auch Zehen) 347

Hand / Handgelenke 585 ff.

- Abduktion / Adduktion / Flexion / Extension / Rotation 588, 590 ff.
- Bewegungsausmaße 588
- Biomechanik 493, 585
- Daumen (siehe dort) 587, 590, 601 ff.
- Finger / Fingergelenke (siehe dort) 604 ff.
- Funktionsstellungen 595
- Gelenkachsen und Bewegungsmöglichkeiten 587
- Gelenkflächen 585, 588

- Griffvarianten der Hand 603
- Handwurzelknochen (siehe auch dort) 585, 586
- Interkarpalgelenk (siehe auch dort) 585
- Kapselansatz und Kapselmuster 591
- Karpaltunnel 595
- Ligamente 589 ff.
- – bogenförmige Bandzüge 591
- – Fixationsbänder 594
- – Führungs- und Bremsbänder 594
- – Kollateralbänder 591
- – Scaphoid / Scaphoideum (siehe auch dort) 586, 591
- – Strecksehnen, Fixierung und Führung 597
- Loge de Guyon 595
- Mittelhandgelenke (siehe dort) 601 ff.
- Muskulatur 29, 595 ff.
- – Antagonistensynergien 599
- – Extensionssynergie 599
- – Extensoren 597
- – Flexionssynergie 597
- – Flexoren 597
- – Funktion 598
- – kurze Handmuskeln 595
- – lange Handmuskeln 595
- – medianes Duo 595
- – Radialabduktoren 599
- – radiales Trio 595
- – Tabatière-Muskeln 599, 600, 606
- – Ulnarabduktoren 599
- – ulnares Trio 595
- Radiokarpalgelenk 585
- Scaphoidkippung 587

Handgelenke, Diagnostik / Untersuchungstests 590

- Bandläsionen 590, 591
- Beweglichkeit, Daumen- und Zeigefingerstrahl 590
- Gelenktests, translatorische 606 ff.
- Handwurzelgelenke, Zehnertest (siehe dort) 606
- Überstreckungsradiusfraktur nach Colles 591, 592

Hand / Handgelenke, Therapie 610 ff.

- Automobilisationen 630, 631
- Mobilisationsbehandlung
- – Fingergelenke (siehe dort)
- – Handwurzelgelenke (siehe dort)
- – Mittelhandknochen (siehe dort)
- – Radiokarpalgelenk 610 ff.

Hand/Handgelenke
- Muskeldehnungen / funktionelle Weichteilbehandlung 632 ff.
- – Hand- und Fingermuskeln (Selbstdehnung) 641
- – Hand- und Fingerstrecker, Quermassage 634, 635
- – verkürzter Extensor pollicis longus (Dehnung und Selbstdehnung) 640, 641

Handwurzelgelenke / Handwurzelknochen (siehe auch Handgelenke) 585, 586
- Gliederung, vertikal und horizontal 586

Handwurzelgelenke / Handwurzelknochen, Therapie 616 ff.
- Mobilisationsbehandlung
- – der Radialseite 616–618
- – der Ulnarseite, Triquetrum (diskus) dorsal / ventral 619

Hartspann (Hypertonus / Muskelhartspann) 38, 81, 84
- Myotendinosen 42, 84

Hautafferenzen 51
Hebetest, SIG-Gelenkpoltestung 163, 172
Hill-Kraft-Geschwindigkeitsrelation-Gesetz 29
Hinterhornkomplex der Spinaletage, Nozizeption 62–65
Hip-drop-Test, SIG 170
Hirnstamm, Lage der motorischen Zentren 66
Hoffa-Fettkörper (siehe auch Patella) 307, 313
Hubkraft / Hubhöhe der Muskeln 28

Hüftgelenk 7, 9, 15, 264 ff.

- Abduktion / Adduktion / Flexion / Extension / Rotation 269 ff., 286 ff.
- Alterung des Gelenks 272
- Arthrosen, Entstehung 15
- Biomechanik 264
- Gelenkachsen und Bewegungsmöglichkeiten 266, 273
- Gelenkdruck, Minderung 272
- Gelenkflächen
- – Form 264, 265
- – Vergrößerung der Gelenkkontaktfläche 272
- Gelenkwinkel 265
- Hüft- und Kniebeschwerden, Kombination 279
- Hüftkopf 264
- Hüftpfanne 264
- – Pfannendysplasien 264
- Kapselansatz und Kapselmuster 266
- – Bewegungseinschränkung 272
- Lendenwirbelsäule / Becken / Hüftgelenke (siehe auch LBH-Region) 152 ff.
- Ligamente (siehe auch dort) 266
- Muskelsynergien, Hüftgelenk 267 ff.
- – Abduktionssynergie 270, 271
- – Abduktoren (Trendelenburg-Muskeln) 32, 268
- – Adduktionssynergie 271
- – Außenrotationssynergie 271
- – Flexions- / Extensions-Achse 269
- – Flexionssynergie 268, 269
- – Hüftkopffixatoren 266, 267, 269
- – Innenrotationssynergie 272
- – pelvitrochantere Muskelgruppe 267
- pathologische Hüftgelenkfunktion 272 ff.
- Schonhaltung 272

Hüftgelenk-Diagnostik / -Untersuchungstests 172, 273
- Hyperextensionsprobe 273, 274
- Untersuchungsschema Hüftgelenk (10 wichtigste Bewegungstests) 275

Hüftgelenk-Therapie 273, 276 ff.
- Mobilisationsbehandlung 276 ff.
- Muskeldehnungen am Hüftgelenk 282 ff.
- – Adduktorengruppe 286 ff., 298
- – – Quermassage der Adduktoren (funktionelle Weichteilbehandlung) 291
- – – Außenrotatoren 293
- – – ischiokrurale Muskeln 294–297

Humeroradialgelenk (siehe auch Ellenbogengelenke) 553, 554, 562
- Gelenkflächen 553

Humeroulnargelenk (siehe auch Ellenbogengelenke) 553, 554, 562

Humerusgelenk / Glenohumeralgelenk (siehe Schultergelenke) 7, 13, 493 ff.

HWS-Gelenke 444 ff.

- Bewegungsausmaß 445
- Biomechanik 444
- Flexion / Extension 445 ff.
- – Lateralflexion und Rotation (Kombination) 447
- Gelenkflächen 444, 445
- – Form und Stellung 444, 445
- Halssegmente
- – Bewegungsmöglichkeiten 444
- – Form 444
- – Funktion 445
- – Kopfgelenke (siehe dort) 642 ff.
- Ligamente 445 ff.
- – Nackenmuskeln, oberen tiefe
- – – Querdehnung und Quermassage 480, 481
- – – Querdehnung und unspezifische Gelenkmobilisation (Kombination) 484, 485
- Uncovertebralgelenke 444, 447, 448

HWS- / HWS-Gelenke, Diagnostik / Untersuchungstests 449
- Arthrose 451
- Bandscheibenvorfall 449
- degenerative Segmentveränderungen 449
- Divergenzgleitbewegung 449
- Frakturen 450
- Funktionsstörungen, häufigste 449 ff.
- Gefügelockerung 446
- Hyperextension 450
- Hyperflexion 450
- Kiefergelenke 492
- Meniskoide / Meniskoideinklemmung 90, 449
- Schleudertrauma (siehe auch dort) 22, 449, 450

HWS- / HWS-Gelenke, Therapie 452 ff.
- Automobilisation, zervikothorakaler Übergang 454
- – in Extension (Hypomochliontechnik) 453
- – in Extension und Rotation (einseitige Konvergenzmobilisation) 454
- Manipulation, HWS 488 ff.
- – Segment C 2 / C 3 (Mitnehmertechnik) 488, 489
- – Segment C 6 / C 7 (Gegenhalter- und Mitnehmertechnik) 490, 491
- Manipulation, zervikothorakaler Übergang 462 ff.

– – Doppel-Nelson (Mitnehmertechnik) 462, 463
– – Segment C 7 – Th 1
– – – Gegenhalter- und Mitnehmertechnik 466, 467
– – – Mitnehmertechnik 464, 465
– – Segment Th 2 – Th 3, Kreuzgriff („chin-pivot") 468, 469
– Mobilisationsbehandlung
– – Kiefergelenke 492
– – und Weichteiltechniken HWS, Kombination 470 ff.
– – – Divergenz unterhalb C 2 (Gegenhalter- u. Mitnehmertechnik) 472, 473
– – – dreidimensionale Traktion der HWS-Segmente 470 ff.
– – – Querdehnung der Nackenmuskeln und unspezifische Gelenkmobilisation 484, 485
– – – Segmente C 2 – C 5 in Extension (Konvergenz) 476, 477
– – – unspezifisch kombinierte Weichteil- und Gelenkmobilisation 478, 479
– – zervikothorakaler Übergang 452 ff.
– – – in Extension durch Gegenhaltertechnik 452
– – – in Extension oder Rotation (Hypomochliontechnik) 460, 461
– – – kombinierte unspezifische Weichteil- und Gelenkmobilisation 456, 457
– – – segmentweise in Flexion oder Extension (Lipstick-Technik) 458, 459
– Muskeldehnung, zervikothorakaler Übergang 455
– – kombinierte Muskel- und Wirbelbehandlung (Dehnung/ Stabilisation) 486, 487
– – M. trapezius descendens (Querdehnung) 455
Hyperabduktionstest, SIG 172
Hypermobilität 19, 22, 101–103
– antrainierte 19
– Blockierung, Th 12-L5 250
– Definition 704
– Folgen der Instabilität im Arthron 102
– Gradeinteilung 101
– HWS 22, 449
– kongenital/Leptosome 22

– Kopfgelenke, Prüfung der Bandstabilität (Hypermobilitätstest) 653
– lokale 22
– – lokal segmentale 101
– Pathologie 101
– planmäßig erworbene 101
– Therapieplan 102
– Trauma 22
– unplanmäßig erworbene 101
– Ursachen 22, 101
Hypertonus (vermehrte Ruhespannung) 36–38
– Muskelhartspann 38
Hypomobilität 99–101
– Definition 704
– Gelenktechniken 100
– LWS (siehe auch LWS-Diagnostik) 208
– Muskulatur 100
– Pathologie 99
– Quermassage von Sehnen und/oder Ligamenten („deep friction") 99, 116
– Therapieplan 100
– Übungsbehandlung 101
– Ursachen 100
– Weichteiltechniken 100
– Wirbelsäulenbehandlung 101
Hypomochlien (Umlenkungen durch Widerlager) 28
Hypomochliontechnik
– Wirbelsäule, Therapie (siehe auch dort) 136 ff.
– – BWS 390, 395, 416
– – BWS und Rippen 426–428
– – HWS 445, 453, 460, 461
– – Kostotransversalgelenke 436, 437
– – obere Rippen 434, 435
– – Rippen-Wirbel-Gelenke 442, 443
Hypotonus (verminderte Ruhespannung) 37, 38, 45

I

I-Bande 24, 25
Ilia 152
– ansetzende Muskeln 165
Iliopsoas 271
– Dehnung (siehe auch Hüftgelenk-Therapie) 282, 283, 296
Immediatzone, Blockierung 85
Infraspinatus (siehe auch Schulter, Muskulatur) 505
Insertionstendopathien 28
– primäre 28
– sekundäre 28

Interferenzströme nach Nemec 692
Interkarpalgelenk (siehe auch Handgelenke) 585
Interphalangealgelenke (siehe auch Fingergelenke und Zehengelenke) 326, 346, 605
– distale (DIP) 326, 346, 605
– proximale (PIP) 326, 346, 605
Intertarsalgelenke (siehe auch Fußgelenk) 343
Irritationspunkt (IP)
– Gelenkfunktionsstörung 42
– Gewebsbefund 41
Irritationszonen (IZ) 40–42, 84, 85
– Blockierung 85
– Diagnostik 41, 42
ischiokrurale Muskeln/ Muskelgruppe 165, 312
– Dehnung (siehe auch Hüftgelenk-Therapie) 294–297

J

„joint play" (siehe Gelenkspiel)

K

Kapsel-Band-Apparat (siehe auch Gelenkkapsel) 2, 4, 17
– Druckbelastung, Veränderungen 4
– Form und Funktion 17
– Gelenktraktion 103
Kapselspannungen 82
Kapselstop 19
Karpaltunnel (siehe auch Handgelenke) 595
Karpometakarpalgelenke (siehe auch Fingergelenke) 605
Keilbeingelenke (siehe auch Fußgelenk) 326
Kindermädchenellenbogen (siehe auch Ellenbogengelenke) 558

Klavikula/ Klavikulargelenke 493, 496 ff.

– Akromioklavikulargelenk 493, 496
– – Achsen 498
– – Bewegungsausmaß 498
– – Verstärkungsbänder 498
– Gelenkflächen, Form 496
➤ Gelenkkapsel und Kapselmuster 497
– Ligamente, Funktion 497

Klavikula / Klavikulargelenke
- Sternoklavikulargelenk 493, 496 ff.
- – Achsen 497
- – Bewegungsausmaß 497
- – Verstärkungsbänder 497
Klein-Vogelbach, funktionelle Bewegungslehre (FBL) 697

Kniegelenk 7, 8, 13, 303 ff.

- Abduktion / Adduktion / Flexion / Extension / Rotationsbewegungen 303, 312 ff.
- Beschwerden 278, 279
- Bewegungsausmaße 304
- Biomechanik 303
- Femuropatellargelenk 303, 313, 316
- Gelenkachsen und Bewegungsmöglichkeiten 304
- Gelenkflächen
- – Form 303
- – mit Kreuzbändern 303
- Kapsel-Band-Apparat 307 ff.
- Kapselansatz und Kapselmuster 305
- Kniebeuger 32
- Kniestrecker 33
- Kreuzbänder 307–310
- – muskuläre Stabilisatoren 311
- – Test der hinteren Schublade 310
- – Test der vorderen Schublade 308
- Ligamente / Bandapparat (Kollateralbänder) 307–309
- Luxationstendenz 13
- Meniskofemoralgelenk 303
- Meniskotibialgelenk 303
- Meniskus (siehe dort) 304 ff.
- Muskulatur 312–315
- – Außenrotationssynergie 312, 314
- – Extensionssynergie 312, 313
- – Flexionssynergie 312
- – Innenrotationssynergie 312–314
- Patella (siehe auch dort) 305–307, 313
- – Form und Bewegungen 305
- – infrapatellarer Fettkörper (Hoffa) 307, 313
- Popliteussehne 306
- Recessus
- – parapatellaris 305
- – suprapatellaris 305
- – Synovialflüssigkeit 307
- – Verschiebungen 305

Kniegelenk-Diagnostik / Untersuchungstests 308 ff.
- Bewegungsprüfung 311
- muskuläre Stabilisatoren 311
- Schubladentests (siehe auch Kreuzband) 308, 310
- Stabilitätstests 311
- Untersuchungsschema Kniegelenk (10 wichtigste Bewegungstests) 315

Kniegelenk-Therapie 316 ff.
- Mobilisationsbehandlung 316 ff.

Knochenglatzen 10
Knochenwachstum, enchondrales 6
Knorpel
- Degeneration (siehe auch Arthrose) 21
- Ernährung 6
- Gelenkknorpel (siehe dort) 4 ff.
- Knorpeldurchwalkung 10
- Knorpelschwund 10
- Stoffwechsel 17
Kollagenfaserbündel 27
Kollagenfasern, Gelenkknorpel 5
Kombinationsbewegungen, Definition 705
Kontaktpunktemuster 103
Kontraktion (siehe Muskulatur) 24, 25, 29, 31
Kontrakturen, irreversible Muskelverkürzungen 44
Koordinationstraining (siehe auch Trainingstherapie) 110, 116

Kopfgelenke 642 ff.

- Arteria vertebralis 647
- Atlas (siehe dort) 642 ff.
- Axis 648, 649
- Ligamente 651 ff.
- – Führungs- und Bremsbänder 651
- – Lig. alaria 651
- – Lig. cruriforme atlantis 653
- obere (Articulationes atlanto-occipitales, Segment C 0 – C 1) 642 ff.
- – Atlaskippung, paradoxe 643
- – Biomechanik 642
- – Flexion / Extension / Anteflexion / Retroflexion 642 ff.
- – Form und Stellung 642, 643
- – Funktion 642, 643
- – Gelenkachsenwinkel 642
- – Gelenkflächen des Atlas 642, 647
- – Inklination / Reklination (siehe Flexion / Extension)

- – Lateralflexion in den Kopfgelenken 645
- – Nickbewegungen 643
- – Okziput 643
- – Os odontoideum 649
- – osteoligamentärer Ring 649
- – Rotationsbewegungen
- – – des Atlaswirbels 646
- – – im oberen Kopfgelenk 646, 649
- – Seitneigung in den Kopfgelenken 645
- untere (Articulationes atlantoaxiales, Segment C1 / C2) 647 ff.
- – – Axiswirbel 647
- – – Beuge- und Streckbewegungen 647
- – – Bewegungsachse 649
- – – Bewegungsausmaß / -möglichkeiten 647, 648
- – – Biomechanik 647
- – – Flexion / Extension / Lateralflexion / Rotation 647 ff.
- – – Form und Stellung 647, 648
- – – Gelenkflächen des Axiswirbels 647, 649
- – – Knochenführung 647
- – – Ligamente 649
- – – Seitneigung / Seitgleiten (Lateralflexion) 650

Kopfgelenke, Diagnostik 653
- Differentialdiagnose der Schiefhalsformen (Torticollis) 655
- Prüfung der Bandstabilität (Hypermobilitätstest) 653

Kopfgelenke, Therapie 655 ff.
- Automobilisation der Flexion 666, 667
- Manipulation, HWS – Kopfgelenk – Übergang (C2 / C3) 676
- Manipulation, Kopfgelenke 668 ff.
- – Kontraindikationen 655
- – Segment C 0 / C 1
- – Segmente C 0 – C 2 (Rückenlage) 678–680
- – – Traktion 678–680
- Mobilisationsbehandlung, HWS – Kopfgelenk – Übergang (C2 / C3) 656 ff.
- Mobilisationsbehandlung, Kopfgelenke 658 ff.
Kortison 713

Kostotransversalgelenke

- BWS, Biomechanik 388
- Rippen-Wirbel-Gelenke 419, 436, 437
Kraft, gelenkresultierende 7, 8

Sachverzeichnis: **Kr–LW**

Kraft-Deformations-Kurve 43
Kraftarm 8
Kraftausdauer 32
Kraftentwicklung 44
Kraftsinn 51
Krafttraining / Kraftausdauertraining (*siehe auch* Trainingstherapie) 110–115
– Bänder, Kräftigungsgymnastik 23
– Geräte 112
– Kriterien 112
– Wirkung 112
Kraftverluste, inaktive Muskeln 46
Kraftzuwachs 44
kraniokaudale Gleitbewegung (*siehe auch* SIG) 158
kraniosakrales System 717
Kreuzband (*siehe* Kniegelenk)
Kreuzbandhügel 307
Kryotherapie 700
Kunstturnen 22
Kurzwelle 693

L

Lähmung 38
Lamina splendens (Synovia) 6
Last, gelenkresultierende 7
Lastarm 8
Lateral-shift-Test, SIG 170
Latissimus dorsi, Dehnung 548, 549
LBH-Region (Lendenwirbelsäule / Becken / Hüftgelenke) 152 ff.
– Koordinationsaufgaben 152
– Sakroiliakalgelenk (*siehe dort*) 152 ff.
Leistungssport, Hypermobilität 22
Lendenwirbel, Gelenkflächen 154, 155, 200
– Form und Stellung 200
Lendenwirbelsäule (*siehe* LWS)
Levator scapulae, Dehnung 539–541
Lexikon der Behandlungsverfahren 681 ff.
Ligamente / Ligamentum (*siehe auch* Bänder) 20
– Beckenring 156
– Ellenbogengelenke 557 ff.
– Fuß / Fußgelenk 330, 331, 334–336
– Hand- und Fingergelenke 585 ff.

– Hüftgelenk 266
– Kniegelenk 307–309
– Kopfgelenke 651 ff.
– ligamentäre Schmerzen / Bänderschmerzen (*siehe auch* Schmerzen) 22, 23
– Schultergelenke 495 ff.
Lipstick-Technik (*siehe auch* HWS-Therapie) 458, 459
Lisfranc-Gelenk (*siehe auch* Fußgelenk) 335
– Form- und Gelenkflächen 335
Loge de Guyon (*siehe auch* Handgelenke) 595
Lokalanästhesie, therapeutische 734
– weiterführende Literatur 736
Lösungs- und Atemtherapie nach Schaarschuch-Haase 700
– weiterführende Literatur 736
lumbosakraler Übergang-Therapie (*siehe auch* LWS-Therapie) 234 ff.
– Manipulationen, Segment L 5 / S 1 242 ff.
– Mobilisationsbehandlung, Segment L 5 / S 1 230 ff.

LWS / LWS-Gelenk 200 ff.

– Asymmetrien 200
– Beweglichkeit 201
– Biomechanik 200 ff.
– Bogengelenke 200
– Bremsstrukturen
– – für die Rückwärtsbeugung 204
– – für die Vorwärtsbeugung 204
– – ligamentäre, bei Vorwärts- und Rückwärtsbeugung 205
– Deblockierungseffekt 211
– Flexion / Extension 201 ff.
– – Lateralflexion und Begleitrotation (Kombinationsbewegung) 205, 206
– Funktion der LWS-Segmente 201
– Gelenkfortsätze 207
– Gelenkspalte, keilförmiges Klaffen 202
– Hypomobilität 208
– Kompressionsbewegungen 201
– Kontaktareal, druckaufnehmendes 202
– Lateralkippung des Wirbels 205
– Ligamente 201 ff.
– Meniskoide 88
– – Einklemmung 211

– Öffnungswinkel 200
– Rotationsachse / Rotationsfähigkeit im Diskus 123, 124, 207, 210
– Rotationsbewegungen 201, 206
– Rotationsprüfung 42
– Ventralschubkomponente im lumosakralen Übergang 204
LWS-Diagnostik / Untersuchungstests 208 ff.
– Bandscheibenprotusion 234
– Bewegungsausfall (Blockierung) bei L4-S1 208
– Hypermobilitätstest 212, 213
– hypertrophe Gelenkfacetten 208
– Kombinationsbewegungen 210, 211
– Rotationstests, gegenläufige in Bauchlage 208
– segmentale Untersuchung 209
LWS-Therapie 208 ff.
– Automobilisation 236 ff.
– – Erector trunci, Flexion und Dehnung 236, 237
– – Kräftigung der Bauch- und Rückenmuskeln 238, 239
– – Seitneigung in Extension 240, 241
– Manipulationen 208 ff.
– – Blockierung
– – – lumbosakraler Übergang, Segment L5/S1 242 ff.
– – – Th 12-L 5 250 ff.
– – – Th 12-S 1 246 ff.
– – Gegenhalter- und Mitnehmertechnik, Segment L 1-L 2
– – lumbosakraler Übergang, Segment L5/S1 (*siehe dort*) 242 ff.
– Mobilisationsbehandlung 214 ff.
– – kombinierte Weichteil- und Gelenkmobilisation 218 ff., 224 ff.
– – lumbosakraler Übergang, Segment L5/S1 (*siehe dort*) 234 ff.
– – obere LWS in Flexion (Kreuzgriff) 226, 227
– – postisometrische Relaxation (PIR) 220
– – Traktionsmobilisation, LWS
– – – im lumbosakralen Übergang 228, 229
– – – im Stehen 214, 215
– – untere LWS in Flexion (Kreuzgriff) 224, 225
– – Weichteilbehandlung 216, 217

LWS-Therapie
- Muskeldehnung
-- Erector trunci
--- Dehnung/Querdehnung 216 ff., 222
--- Flexion und Dehnung (Automobilisation) 236, 237
-- Kräftigung der Bauch- und Rückenmuskeln (Automobilisation) 238, 239
Lymphdrainagemassage, manuelle 712, 713

M

M-Zone 25
Maitland-Therapie 701, 702
- weiterführende Literatur 736
Manipulation
- Definition 706
- Kopfgelenke 668 ff.
- Rippen-Wirbel-Gelenke 440 ff.
- SIG (siehe auch SIG-Therapie) 188 ff.
- WS (siehe auch Wirbelsäule, Therapie) 136 ff.
-- BWS 414 ff.
-- HWS 462 ff., 488 ff.
-- LWS 208 ff.
Manipulativmassage nach Terrier 711, 712
Manuelle Medizin 703 ff.
- Basistherapie (Standardbehandlungen) 100 ff.
- Behandlungsbegriffe 706
- Behandlungssubstrat 703
- Checkliste für manuelle WS-Behandlungen 134
- Deutsche Gesellschaft für Manuelle Medizin 723
- funktionelle Strukturanalyse 1
- Gelenkbehandlung mit Hilfe der Muskulatur 707
- Gelenkbeweglichkeit, normale 704
-- Begriffe 704
-- in der Wirbelsäule 704
- Gelenkstellungen 705
- Manipulation (siehe auch dort), Definition 706
- Manuelle Medizin nach Cyriax 707
- Mobilisation (siehe auch dort), Definition 706
- Muskelbefunde 705, 706

- Muskulatur
-- Behandlungstechniken 706, 707
- osteopathische kraniosakrale Techniken (siehe auch dort) 708, 717 f.
- postisometrische Relaxationsbehandlung 708
- Verriegelung, Definition 706
- weiche Techniken 703, 707 f.
- Weichteilbehandlung, funktionelle 707
- weiterführende Literatur 725, 736
Manuelle Therapie und PNF (Kombination) 727–729
Marginalzone 5
Massage/Massageverfahren 710–712
- Bindegewebsmassage (BGM) 711
- Kontraindikationen 711
- Lymphdrainagemassage, manuelle 712
- Quermassage („deep-friction"), Ligamente/Sehnen und Muskeln 107, 114
- Reflexzonenmassage (siehe auch dort) 710
- Übersicht, Massageverfahren 710–712
- Unterwasserstrahlmassage 710
- weiterführende Literatur 736
Mechanorezeptoren (siehe auch Gelenkrezeptoren) 58 ff.
- Innervation der Gelenke 68
medikamentöse Behandlung 713, 714
- Analgetika 714
- Basistherapeutika 714
- Kortison 714
- Muskelrelaxanzien 714
- nichtsteroidale Antirheumatika (NSR) 714
- Psychopharmaka 714
Membrana
- fibrosis 17, 19, 20
- interossea (siehe auch Ellenbogengelenke) 553, 555
- synovialis 17–19
Menell-Test 159
Meniskofemoralgelenk (siehe auch Kniegelenk) 303
Meniskoidbefreiung, WS 135
Meniskoide
- Anordnung in den Wirbelgelenken 91
- Einklemmung 80

Meniskoideinklemmung
- BWS 90
- HWS 90, 449
- LWS 211
Meniskopathien 279
Meniskotibialgelenk (siehe auch Kniegelenk) 303
Meniskus
- Aufbau 87
- Einklemmung 18, 80, 90
-- Therapie 94, 95
- Kniegelenk (siehe dort) 304 ff.
-- Funktion 304
-- Funktionsstellungen 305
Meralgien 74
Metacarpale I–III 587
Metakarpalköpfchen (siehe auch Fingergelenke) 604
Metakarpophalangealgelenke (MCP, siehe auch Fingergelenke) 604
„mentastics", Definition 709
Metatarsale I, Basis 331, 332
Metatarsalköpfchen (siehe auch Fußgelenk) 333
Metatarsophalangealgelenke (MTP; siehe auch Zehengelenke) 326
Mikrowellenbehandlung 691
Milchsäure 42
Mini-Trendelenburg-Effekt 168

Mittelhandgelenke (siehe auch Handgelenke) 601 ff.

- Achsstrahl der Hand 601
- Beweglichkeit 601
- Daumen (siehe auch dort) 601, 602
- Gelenksäulen
-- mediane 601
-- radiale 601
-- ulnare 601
- Gelenktests 606
Mittelhandgelenke, Therapie 620 ff.
- Mobilisationsbehandlung
-- Daumensattelgelenk, Metacarpale I 620 ff.
-- intermetakarpale Gelenke II–V 626 ff.
-- Metacarpale II 625
-- Mittelhand- und Handwurzelgelenke (Kombination) 627
--- Mittelhandbogen konkav/konvex 627
Mobilisationsbehandlung (siehe auch Automobilisation) 103 ff., 113
- Bewegungsbahnung 106
- Definition 706

- Druckwellenmobilisation nach Zicha und Ruhrmann 690, 691
- Ellenbogengelenke 566 ff.
- Entspannungsmaßnahmen 106
- Fuß-/Fußgelenke 352 ff.
- Gelenkmobilisation *(siehe dort)* 103 ff.
- Hand / Handgelenke und Finger / Fingergelenke, Therapie 610 ff.
- Hüftgelenk 276 ff.
- HWS-/HWS-Gelenke *(siehe auch dort)* 452 ff.
- Knie / Kniegelenke 316 ff.
- Kopfgelenke 656 ff.
- durch paralleles Gleiten 105
- Rippen-Wirbel-Gelenke 424 ff.
- Schultergelenke 518 ff.
- Schultergürtel 528 ff.
- SIG *(siehe auch* SIG-Therapie) 178 ff.
- Wirbelbogengelenke 134
- WS *(siehe auch* Wirbelsäule, Therapie) 136 ff.
- – BWS / BWS-Gelenke 214 ff., 396 ff.
- – HWS / HWS-Gelenke 444 ff.
- – LWS / LWS-Gelenke 214 ff.

Monteggia-Fraktur *(siehe auch* Ellenbogengelenke) 559

Morbus Bechterew 175

Motoneurone / Motoneuronzelle 32, 53, 54
- α- 53, 54
- α$_1$- 32
- α$_2$- 32
- mit ψ-System 53, 54
- – Vorderhorn 54

Motorik
- Stützmotorik 50
- Zielmotorik *(siehe auch dort)* 48, 50

motorische
- Einheit („motor unit") 29
- Zentren, Lage im Hirnstamm 66
- Schmerzkomponenten (Nozireaktion) 70

motorischer Stereotyp („movement pattern") 35

Mukopolysaccharide 5

Muskel-Band-Kraft 8

Muskel-Sehnen-Übergang, Peritendineum 27

Muskelaktionen 36
- bewußte 36
- unbewußte 36

Muskelatrophien 45, 46, 47
- Altersatrophie 46
- angeborene Muskeldefekte 46
- Entstehung 46
- generalisierte 46
- Inaktivitätsatrophie 46
- lokale 46
- neurogene 46
- Symptome 47
- Verlauf 47
- Vorkommen 46

Muskeldehnung 19, 24, 28, 44, 45, 106–109, 116
- Behandlungsschema 106
- Behandlungsziel 44
- Dehnungstraumatisierung 22
- Ellenbogengelenke 582 ff.
- Erector trunci
- – Automobilisation in Flexion und Dehnung 236, 237
- – Dehnung / Querdehnung, LWS-Therapie 216–219, 222
- Fuß-/Fußgelenke *(siehe auch dort)* 380 ff.
- Gelenkkapsel, Zugbeanspruchung durch Dehnung 19
- Handgelenke 632 ff.
- Hüftgelenk 282 ff.
- HWS 455, 480 ff.
- LWS 216 ff., 236 ff.
- postisometrisch 44
- – verkürzte Muskeln (Kontraktionsformen) 31
- Querdehnung von Muskeln 109
- Rippen-Wirbel-Gelenke 434, 435
- Schultergelenke *(siehe auch* Schultergelenk-Therapie) 536 ff.
- Technik 106
- Temperaturen 45
- Trainingstherapie *(siehe auch dort)* 110–115
- Vordehnung 28

Muskeldysbalance 11, 17

Muskelenergietechnik (MET) 706

Muskelentspannung / Entspannungsverfahren 694 ff.
- PIR (postisometrische Relaxation) 106, 220 ff., 706, 708
- progressive nach Jakobson 695, 696
- weiterführende Literatur 736

Muskelfasern
- kontraktile Elemente (Myosinköpfchen) 30

- rote 26, 31
- Untergang von Muskelfasern und segmentale Nekrosen 46
- weiße 26, 31

Muskelfunktionen
- Palpationsbefunde 38
- pathologische Veränderungen 36
- Ruhespannung 36, 37, 38
- – verminderte (Hypotonus) 37, 38
- – vermehrte (Hypertonus) 36, 37, 38
- Steuerung mit γ-System 53

Muskelgruppe, ischiokrurale 165

Muskelhartspann *(siehe auch* Hartspann) 36, 38, 42, 81, 84

Muskelhypotrophie, Ursachen 45

Muskelkater 42

Muskelketten 35, 52

Muskelkraft (Arbeitskraft / Hubkraft / Hubhöhe) 28, 29, 32
- Kraftersparnis 28
- Steigerung 29

Muskelkraft-Schwerkraft, Synergien 35

Muskelleistung 29

Muskelmechanik 29

Muskelmetabolismus, Triggerpunkte 40

Muskelrelaxanzien 714

Muskelschlingen, synergistische Arbeit 35

Muskelschmerzen 74, 75

Muskelspannung 57

Muskelspindeln *(siehe auch* Spindel) 52–57
- Entladungsmuster 55
- Erregung 54
- Kernkettenfasern 54
- Kernsackfasern 54
- Kontraktionsreiz für die Spindelpole 55
- Sensoren 55
- Spindelempfindlichkeit 58

Muskelsteife („muscle stiffness") 43
- funktionelle und strukturelle Veränderungen 43

Muskelsteuerung 2

Muskelsynergien 34, 35
- bewegtes Gelenk 35
- Nachbargelenk 35

Muskeltests
- abgeschwächter Muskel 31
- Einzelmuskel 30
- Ermüdbarkeit bei Dauerleistung 31

Muskeltests
- isometrische Widerstandstests 30
- isotonische Muskeltests 30
- paretischer Muskel 31
- Synergietestung 30
- Testregeln 31
Muskeltonus (*siehe auch* Tonus) 37
Muskeltraining/ Muskelausdauertraining (*siehe auch* Trainingstherapie) 23, 108, 110, 112
- Bänderschäden 23
- Behandlungsschema 106, 108
- exzentrisches 106, 108
- Kriterien 110, 112
- Übungsprogramm 106, 108
- Wirkung 112
Muskeltypen
- phasische Muskeln 32, 33
- tonische (posturale) Muskeln 32, 33
Muskelübungsprogramm, isotonisches 32
Muskelverhärtungen 38
Muskelverkürzungen 32
Muskelverspannung
- Hüftgelenk 172
- SIG 172
muskuläre
- Dysbalance 35, 36
-- Entstehung 36
-- Symptome 36
- Stabilität 21
Muskulatur 2, 3, 23 ff., 705
- Aktivierung, gestörte 45
- Atemmuskeln (*siehe auch* dort) 422, 423
- Atrophien (*siehe* Muskelatrophien) 45
- Behandlungstechniken 702
- biomechanische Funktionseinheit, Muskeln und Bänder 20
- BWS (*siehe auch* dort) 390
- „deep-friction"-Massage 109
- Dehnung (*siehe* Muskeldehnung)
- Eigensteuerung 52
- Ellenbogen (*siehe auch* Ellenbogengelenke) 562 ff.
- Erschlaffung 24
- Fiederungswinkel 28
- Funktion, normale und pathologisch veränderte 705, 706
- Funktionsgruppen 34
- Fußmuskulatur (*siehe auch* dort) 347 ff.
- Gelenktraktion 103

- Hand- und Fingermuskeln 29, 595 ff.
- Hilfsmuskeln 34
- Hilfsstrukturen 28
- Hüftgelenk (*siehe auch* dort) 267
- Innervation 58
- isotonische Muskeltests 30
- Kontraktion 24, 25
- Kontraktionsformen 29–31
-- auxotonische 30
-- isometrische 29–31
-- isotonische 29–31
-- postisometrische Dehnung verkürzter Muskeln 31
- Kontraktionsgeschwindigkeit 29
-- Belastungsabhängigkeit 29
- Koordination 52
- motorische Fasern 58
- Neutralisationsmuskeln 34
- nozizeptive Steuerung 12
- pelvitrochantere Muskelgruppe 267
- phasische 2
- Primärbündel 27
- propriozeptive Steuerung 12
- quergestreifte 23 ff.
-- kontraktile Elemente 25
- Rückenmuskulatur 130
- Schultergelenke (*siehe auch* dort) 505 ff.
- Schutzhypertonus 23
- Sekundärbündel 27
- Sensomotorik, Aufgabe 59
- sensorische Fasern 58
- Stabilisierungsmuskeln 34
- Testung eines Einzelmuskels 30
- therapeutisch wirksame Stimuli 3
- tonische 2
- Trendelenburg-Muskeln 165, 270
- Umlenkungen durch Widerlager (Hypomochlien) 28
- Verkürzung 37, 43
-- irreversible (Kontrakturen) 44
-- reflektorische 43
-- reversible 44
Myofibrillen 24, 25
- Bandstruktur 25
Myogelosen/ Myosen 42, 83, 84
Myoglobin 27
Myosinfilamente 24, 25
Myosinköpfchen, kontraktile Elemente der Muskelfasern 30
Myotendinosen 42, 85

N

Nervenfasern 52, 55
- Leitgeschwindigkeit 55
- Muskelscheiden 54
- Typen 53
Nervenschmerzen/ neuralgischer Schmerz 74, 77, 78
neuromuskuläre Therapie, Definition 703
Neutralisationsmuskeln 34
nichtsteroidale Antirheumatika (NSR) 713
Nozireaktion (*siehe auch* Schmerzkomponenten) 50, 70, 91, 92
- spondylogene 50
Nozizeption (*siehe auch* Schmerz) 2, 55, 67, 71 ff., 95
- Hinterhornkomplex der Spinaletage 62–65
- Innervation der Gelenke 69
- Strukturen 70
- Weiterleitung 67
nozizeptive
- Feedbackafferenzen 2
- Steuerung, Muskulatur 12
- Störfaktoren 67, 68
nozizeptiver somatomotorischer Blockierungseffekt 689
nozizeptives Afferenzmuster, Löschung 104
Nozizeptoren (*siehe auch* Schmerz) 10, 62
- Arten 73
- Gelenke 62, 69
- Gelenkkapsel (*siehe auch* dort) 17
- innere Organe 62
- Reizschwelle 71
- Skelettmuskulatur 62
Nukleus/ Nucleus pulposus
- Belastung 125
- Dehydrierung 120
- Protusion von Nukleusgewebe 134
- Quellungsdruckabnahme 120
Nutation 157, 158, 161, 162
- Gegenutation (*siehe auch* SIG-Therapie) 158, 178 ff.
- Sakroiliakalgelenk, Nutationsbewegung (*siehe auch* SIG) 157, 158
- Sakrum
-- beidseitige Gegennutation 162
-- beidseitige Nutation 161

O

Orthesenversorgung 725, 726
Ortho-Bionomie, Definition 709
Osteochondrose, Hypermobilität 22
osteoligamentärer Ring (siehe auch Kopfgelenke) 649
Osteopathen 101, 159
Osteopathie
– Definition 716, 717
– viszerale 724
– weiterführende Literatur 736
osteopathische kraniosakrale Techniken
– Definition 708, 717–721
– bei Kindern 721
– weiterführende Literatur 753
Ovulationshemmer 22, 23

P

Pacini-Körperchen 52
Palpation, Therapieplan 99
Patella (siehe auch Kniegelenk) 305 ff., 313
– Form und Bewegungen 305–307
– infrapatellarer Fettkörper (Hoffa) 307, 313
– Patellaarthrose 305
Patellarsehnenreflex (PSR) 53
„patterns" (siehe Bewegungsmuster) 2
Pauwels-Dreieck 9
Pectineus 271
Pectoralis
– major (siehe auch Schulter, Muskulatur) 506
– minor, Dehnung 546, 547
Perimysium internum 27
Peritendineum, Muskel-Sehnen-Übergang 27
Peronaeus brevis (siehe auch Fußgelenk) 341
Peronei, Dehnung 386, 387
Pes anserinus-Gruppe 308, 312, 313
– Hüftgelenkmuskeln 271
Pharaonengriff 214, 411–413
Pikkolo-Traktion 105
PIR (postisometrische Relaxation) 105, 220 ff., 703, 706, 708
– Definition 706, 708
– Technik 107
Piriformis 271
PNF (propriozeptive neuromuskuläre Fazilitation) 726, 727

– Manuelle Therapie und PNF (Kombination) 727–729
– weiterführende Literatur 736
Popliteus (siehe auch Kniegelenk) 304 ff., 312, 313
postisometrische Relaxation (siehe PIR)
Programmsteuerung, zentrale und Reflexsteuerung, periphere, Kombination 48
Prolaps (siehe auch Bandscheibenprolaps) 94, 121, 124, 125, 145 ff.
Pronator teres (siehe auch Ellenbogengelenke) 563, 584
– Dehnung 584
Propriozeption 17, 21, 48, 55
– Gelenkkapsel 17
– Rehabilitation 21
propriozeptive
– Feedbackafferenzen 2
– neuromuskuläre Fazilitation (siehe PNF)
– Reize 21
– Steuerung, Muskulatur 12
Propriozeptoren, Typ I–III 69, 70
Proteinsynthese, Störung 46
Proteoglykane 5
– Proteoglykanproduktion 10
Protusion von Nukleusgewebe 134
Provokationstests 3, 172
– Irritationszone 40
– SIG 172
psychische Fehlhaltungen, Blockierung 85
Psychopharmaka 714
psychophysische Integration, Definition 709
Pumpenschwengelbewegung, Rippen (siehe auch Rippen-Wirbel-Gelenke) 420, 421
Pyramidenbahn 51

Q

Quadriceps femoris (siehe auch Kniegelenk) 312
Quermassage („deep friction") für Ligamente / Sehnen und Muskeln 58, 116

R

radikulärer Schmerz 78
Radiokarpalgelenk (siehe auch Handgelenke) 585

Radioulnargelenk (siehe auch Ellenbogengelenke)
– distales, Gelenkachsen und Bewegungsmöglichkeiten 553–555, 560, 562
– – Pronationsbewegung aus Supinationsstellung 560
– Humeroradialgelenk (siehe auch dort) 557, 558
– – Kapselansatz und Kapselmuster 557
– – Ligamente 558
– proximales 553–556, 562
Radiusköpfchen (siehe auch Ellenbogengelenke) 553 ff.
– Gelenkfläche 561
– Luxation 559
– zylindrisches 554
Recessus am Kniegelenk
– parapatellaris 305
– suprapatellaris 305
Rectus femoris-Dehnung, Hüftgelenk (siehe auch Hüftgelenk-Therapie) 284, 285, 296
reflektorisch-algetische Krankheitszeichen 40, 82
Reflexbögen, spinale 51
Reflexsteuerung, periphere und Programmsteuerung, zentrale, Kombination 48
Reflexzonenmassage 710
– Bindegewebsmassage (BGM) 710, 711
– Fußreflexzonen 710
– Quermassage 710
– Segmentmassage 710
Regelgröße 49
– Istwert 49
– Sollwert 49
Regelmechanismus 49
Regelstrecke 49
Rehabilitation (siehe auch Trainingstherapie)
– Propriozeption 21
Relaxation, postisometrische (PIR) 220 ff.
Rezeptor, Fühler 49
Rezeptorenfelder
– Bandansätze 60
– Gelenkkapsel 60
– Sehnenansätze 60
Rezeptorenschmerz
– örtlicher 73
– übertragener 73
– aus dem Wirbelsegment (pseudoradikulärer Schmerz) 78

Rippen-Wirbel-Gelenke 419 ff.

– Atemmuskeln (siehe auch dort) 422, 423

Rippen-Wirbel-Gelenke
- Biomechanik 419
- Eimerhenkelbewegung 420, 421
- Gleitbewegungen 421
- Kostotransversalgelenke 419
- Kostovertebralgelenke 419
- Ligamente / Ligamentosen
-- Insertionsligamentosen 422
-- obere Rippen-Wirbel-Gelenke 422
- Pumpenschwengelbewegung 420, 421
- Rippenachsen, frontaler Kreuzungswinkel 420
- Rippenhalsachse 421
- Rippenknorpel 422
- Stellung und Funktion 420

Rippen-Wirbel-Gelenke-Diagnostik / Untersuchungstests
- Arthrosen 422
- Rippenblockierung 424, 425
-- Schlüsselrippe 424
-- Ursachen 424

Rippen-Wirbel-Gelenke-Therapie
- Automobilisation 426 ff., 433
-- BWS und obere Rippen in Extension (Hypomochliontechnik) 428
-- untere Rippen, Training von Bauch- und Rückenmuskulatur 433
-- zervikothorakaler Übergang, Automobilsation und Mobilisation (Kombination) 426, 427
- Manipulation 440–442
-- Hypomochliontechnik 442, 443
- Mobilisationsbehandlung 424 ff.
-- Automobilisation und Mobilisation (Kombination) 426, 427
- Muskeldehnung
-- obere Rippen / obere Thoraxmuskulatur 434, 435
Rollen / Rollbewegung (Rotieren) 12
Rotationsgleiten (Rollgleiten), Definition 704
Rotationstests, gegenläufige in Bauchlage, LWS 208
Rücken- und Bauchmuskulatur, Training durch Automobilisation 433
Rückenmarkkanal 649
Rückenmuskulatur 130
Rückenschule 122, 729, 730
- weiterführende Literatur 736

Rücklaufphänomen, SIG 168 ff.
Ruffini-Körperchen 52
Ruhestellungen, Definition 700
Ruhetonus 30

S

Sakrum 152, 157, 161
- Beweglichkeit 157
- Nutation, beidseitige 161
- Symphysenbewegungen 160 ff.
Sarkolemm 27
Sarkomer 24, 25
- Verkürzung 24
Sarkoplasma 24, 27
Sartorius 271, 272
Scaphoid / Scaphoideum (siehe auch Handgelenke) 585, 586, 591
- Fraktur 591
Scaphoidkippung 587
Schenkelhals 264
Schiefhalsformen (Torticollis), Differentialdiagnose 655
Schleimbeutel 28
Schleudertrauma (siehe auch HWS) 22, 449, 450
- Hypermobilität 22, 449
- Trauma- / Verletzungsfolgen 449, 450
Schlingentischbehandlung 731 f.
Schlüsselbeingelenke (Sterno- und Akromioklavikulargelenke) 493
Schmerz (siehe auch Nozizeptoren / Nozizeption) 10, 71 ff.
- Arten 73
- Bänder- / ligamentäre Schmerzen (siehe auch dort) 22 ff., 76
- chronischer 71
- doppelseitiger 74
- Empfindung 73
- Entstehung 72
- Erstschmerz 63, 74
- Gefäßschmerzen 77, 78
- Gelenkblockierung, schmerzhafte (siehe auch dort) 15, 16, 18
- Gelenkschmerzen (siehe dort) 75
- Gewebsirritation 73
- Gleitlagerschmerzen (Bursitiden / Tendovaginitiden) 76, 77
- Halbseitenschmerz 74
- Mediatoren (schmerzfördernde Stoffe) 72

- Meralgien 74
- Muskelschmerzen (siehe dort) 76
- Nervenschmerzen / neuralgischer Schmerz 74, 75, 77
- pseudoradikulärer 79
- radikulärer 78
- „referred pain" 73
- Reizmustertheorie 72
- Rezeptorenschmerz (siehe dort) 73, 79
- Spezifikationstheorie 72
- Therapieplan 99
- vegetativer 77
- Verarbeitung 73
- vertebragener 78
- Weiterleitung der Nozizeption 67
- Zweitschmerz 63, 74
Schmerzadaption 71
Schmerzanalyse in der Anamnese 73, 74 f.
Schmerzdämpfung 67
Schmerzkomponenten (Nozireaktion) 71
- affektive (emotionale) 71
- motorische 71
- Schmerzadaption 71
- sensorische 71
- vegetative 80
Schmerzleitung 67
Schmerzmuster 75
Schmerzschwelle 3
Schmerzverhalten 75
Schubtest, kraniokaudaler, SIG-Gelenkpoltestung 163, 172

Schultergelenke 7, 13, 493 ff.
- Abduktion / Adduktion / Flexion / Extension / Rotation 505 ff.
- Bewegungsmuster, synchrone, Schulter- / Schultergürtelgelenke 501, 514, 515
- Biomechanik
-- Ellbogengelenke (siehe auch dort) 493
-- Handgelenke (siehe auch dort) 493
-- Schultergelenke 493
- Bursitis 501
- Funktionsbewegungen 501
- Gelenke der 1. Rippe 505
- Gelenkpfanne 493
- Humerusgelenk / Glenohumeralgelenk 494 ff.
-- Arthritis 501
-- Bursitis 501
-- Funktionsstellungen 496

– – Gelenkachsen und Bewegungsmöglichkeiten 494
– – Gelenkflächen, Form 494
– – Gelenkkapsel und Kapselmuster 495
– – Gelenkkopf (Caput humeri) 494, 505
– – Gelenkpfanne (Cavitas glenoidalis) 494
– – Humerusfixatoren, Rotatorenmanschette 505
– – Ligamente, Funktion 494, 496
– – subakromialer Raum (Fornix humeri) 501 ff.
– Kapsel-Band-Apparat 493
– Klavikula / Klavikulargelenke *(siehe dort)* 496 ff.
– kostovertebrales Gelenk 494
– Luxationstendenz 13
– Muskulatur 505 ff.
– – Fixatoren 505
– – funktionelle Synergien 505
– – Muskelgruppe der langen Humerushalter 506
– – Muskelgruppe der Rotationsmanschette 505
– – Muskelschlingen
– – – Außenrotation-Innenrotation des Schulterblatts 510
– – – Elevation-Depression des Schultergürtels 508
– – – Funktion 509
– – – Protraktion-Retraktion (Abduktion-Adduktion Skapula) 508
– – Schulterblattmuskeln, Ursprung und Ansatz 510
– – Schultergürtelbeweger, dorsal und ventral 511
– – Serratus-anterior-Syndrom, muskuläre Dysbalance 511
– – Synergie der Skapulabeweger 507
– – tonische Synergien 505
– Schlüsselbein (Clavicula) 493
– Schlüsselbeingelenke (Sterno- und Akromioklavikulargelenke) 493
– Schulterblatt 493
– – Flügelbewegungen 499
– – Schulterblattstabilisatoren, untere 33
– Schultergürtel / Schultergürtelgelenke 493, 494
– – Funktionsbewegungen 499, 501
– – knöcherne 494
– – mechanische Aspekte 500
– – Rippengelenke 494

– – Weichteilgelenke 494
– Schultergürtelheber 32
– Serratus-anterior-Syndrom, muskuläre Dysbalance 511
– Skapulo-Thorakales-Gelenk *(siehe dort)* 494, 498 ff., 514
– skapulohumeraler Rhythmus 501, 502
– sternokostales Gelenk 494
– subakromialer Raum (Fornix humeri, Problemgelenk) 494, 501

Schultergelenke, Diagnostik / Untersuchungstests 16 ff., 516 ff.
– Untersuchungsschema Schulter (10 wichtigste Bewegungstests) 516 ff.

Schultergelenke, Therapie 518 ff.
– Automobilisation 552
– – Flexion beider Schultergelenke, Flexion / Extension einseitig 552
– Mobilisationsbehandlung
– – Schultergelenke, Caput humeri 518 ff.
– – Gelenke im schmerzfreien Bewegungsraum, aktive Mobilisation 534, 535
– – Schultergürtel 528 ff.
– Muskeldehnungen, Schultergelenk 536 ff.
– Selbstdehnungen und Automobilisation 551, 552

Schutzhypertonus, Muskulatur 23
Schwangerschaft, Hypermobilität 22
Schwerkraft des Beines 168
Schwerkraft-Muskelkraft, Synergien 35
Segmentpunkt, Blockierung 84
Sehnen 27 ff.
– absolute Sehnenkraft 28
– Aponeurosen 27
– Aufbau 27
– Fiederungswinkel 27
– flächenhafte 27
– Funktion 27
– kollagene Fasern 27
– Quermassage 58
– Reißkraft 27
– Relaxationsfähigkeit 27
– Sehnenriß, M. supraspinatus 28
– Sehnenscheiden 28
– Sehnenspindeln (Golgi-Körperchen) 27, 52, 57, 58

– Viskoelastizität 27
– Zugfestigkeit 27
Sehnenansätze 30
– Muskelkraft 30
– Rezeptorenfelder 61
– Schmerzhaftigkeit 30
Sensomotorik des Muskels, Aufgaben 59
sensorische Schmerzkomponenten (Nozireaktion) 71
Serratus-anterior-Syndrom, muskuläre Dysbalance 511
Sesambeine 28

SIG (Sakroiliakalgelenke; *siehe auch* **Beckenring) 152 ff.**

– Bandapparat 157
– Bandverstärkung 156
– Beckenverwringung *(siehe auch dort)* 175 ff.
– Beweglichkeit, Gelenkspiel 165
– Bewegungsfunktion 155, 156, 159
– – Einbeinstand 159
– – Gehen *(siehe auch dort)* 159
– Blockierung (Sakroiliakalblockierung) 162 ff., 175, 176
– – Auslöser 162
– – Beweglichkeitsprüfungen 176
– – „joint-play"-Bewegung 163
– – Palpation von Schmerzpunkten 176
– – Symptomatik 175, 176
– – S1-Blockierung 163
– – S3-Blockierung 163
– – Teilblockierungen 162
– – Darmbeinstachel, Stellungsänderung 167
– Dysbalance durch Muskelverkürzungen 165
– Frakturen 157
– Funktionsbewegung 157
– Funktionsstörungen 163
– – klinische Bedeutung 163
– – Störungsauswirkungen nach kaudal 163
– – Störungsauswirkung nach kranial 163
– Gegennutation *(siehe auch SIG-Therapie)* 158, 178 ff.
– Gelenkdistraktion 159
– Gelenkflächen (Facies auriculares) 154, 157
– Gelenktypen 155, 156
– Hüftbeinbewegungen 161
– kraniokaudale Gleitbewegung 158, 159
– Muskelverspannung 172

SIG
- Nutationsbewegung im Sakroiliakalgelenk 157, 158
- Rotation 154
- Sprengung der Symphysenbänder 157
- Stabilisierungsfaktoren 154
- Symphysenbewegungen (siehe auch Sakrum) 160 ff.

SIG-Diagnostik/ -Untersuchungstests 163 ff.
- Adduktionstest in Rückenlage 176
- Bewegungs- und Provokationstest unterer SIG-Pol 172
- Gelenkspieltestung bei Fixation eines Gelenkpartners, SIG 172
- Hebetest Ilium 163, 172
- Hip-drop-Test 170
- Hyperabduktionstest, SIG 172
- Lateral-shift-Test 170
- Muskeln 165
- 4-Punkte-Federtest 172
- Rücklaufphänomen 168, 169
- Schubtest, kraniokaudaler 163, 172
- SIG-Federungstests in Seitenlage 172
- Spine-Test 165, 168 ff.
- Vorlaufphänomen 168 ff.

SIG-Therapie 136, 178 ff.
- Automobilisation 184, 185
- Manipulationen 188 ff.
- Mobilisationsbehandlung 178 ff.

Sitzberufe 20
- Hypermobilität 22

Skapulo-Thorakales-Gelenk (siehe auch Schultergelenke) 494, 498 ff., 514
- Funktionsstellungen 498 ff.

Skelettmuskelfaser, menschliche 24

Skelettmuskulatur, quergestreifte (siehe Muskulatur) 23 ff.

Sklerosierungstherapie nach Hackett 23

Skoliosebehandlung 731, 732
- dreidimensionale nach Schroth 731
- nach Gocht-Gessner 733
- Kriechverfahren nach Klapp 732
- weiterführende Literatur 736

Spannungsausgleich, diskoligamentärer 132, 133

Spina iliaca 162

spinale Reflexbögen 51

Spindel
- Muskelspindel (siehe dort) 52–55
- Sehnenspindel (siehe dort) 27, 52, 56, 57

Spindelaktivität (siehe auch Muskelspindeln) 54
- Afferenz 54
- Efferenz 54
- Funktionskreis 54

Spindelschleife, γ 54

Spine-Test, Psoasaktivierung 168 ff.
- Ausführung 169
- Rücklaufphänomen 168
- Vorlaufphänomen 168

Sportarten, altersentsprechende 17

Sprunggelenke (siehe auch Fußgelenk) 326, 334, 337
- oberes 326, 334
- – Gelenkflächen, Form 334
- – Kapsel-Band-Apparat 338
- unteres 326, 337
- – Gelenkflächen, Form 337
- – Kapsel-Band-Apparat 339
- vorderes 326, 340
- – Gelenkflächen, Form 340
- – Kapsel-Band-Apparat 340

Stabilisierungsmuskeln 34

Stabilität/ Stabilisation 20 ff., 113
- Definition
- – funktionelle (dynamische) 21
- – statische 20
- muskuläre 21

Statik und Dynamik des Körpers 2, 52

Stehberufe 20
- Hypermobilität 22

0-Stellung, Definition 705

Stellungssinn, Orientierung 51

Stemmführungen nach Brunkow 733
- weiterführende Literatur 736

Stereotyp
- Individualstereotyp 35
- motorischer („movement pattern") 35

Sternoklavikulargelenk (siehe Klavikulargelenk) 493, 496 ff.

sternokostales Gelenk (siehe auch Schultergelenke) 494

sternosymphysales Syndrom 689

Steuerung des Bewegungssystems (siehe dort) 48 ff.

Streßsituationen, Blockierung 86

Strukturanalyse
- Diagnose 2, 3
- funktionelle, manuelle Medizin 1
- – 5/5-Schema 2

Stützgewebe, Erhaltungsreiz 10

Stützmotorik 50
- Steuerung 50
- zentrale Steuerung 70

subakromialer Raum (siehe Schultergelenke) 494, 501

Subscapularis (siehe Schulter, Muskulatur) 505

Supraspinatus (siehe Schulter, Muskulatur) 505

Sustentaculum talare calcanei (siehe Fußgelenk) 327, 328, 331, 332

Symphyse 152
- Sakroiliakalgelenk (siehe dort) 152 ff.

Symphysenbänder, Sprengung 157

Symphysenbewegungen (siehe auch Sakrum) 160 ff.

Symphysenverletzung, Beckenring 156

Synergie, Schwerkraft-Muskelkraft 35

Synergietestung 30

Synergisten („assistent movers") 34

Synovia (Lamina splendens) 6

Synovialflüssigkeit 6, 19
- Viskoelastizität 19

Synovialmembran (siehe Membrana synovialis) 6, 18, 19

Synovitis 28
- sekundäre 10

T

Tabatière-Muskeln (siehe auch Ellenbogengelenke) 563, 599, 600, 606,

Talonaviculargelenk (siehe auch Fußgelenk) 340

Talus, Form und Gelenkflächen (siehe auch Fußgelenk) 330, 334, 335

Tarsometatarsalgelenke (siehe auch Fußgelenke) 345
- Gelenkflächen, Verlauf 345

Tenderpoint 85

Tendinitis 42, 109
- Behandlungsplan 109
- Entstehungsursachen 109
- Heilungsverlauf 109

Tendomyosen, arthromuskuläre 689
Tendovaginitis (Gleitlagerschmerzen) 28, 76
TENS (transkutane elektrische Nervenstimulation) 692
Tensor fasciae latae 271
- Dehnung (siehe auch Hüftgelenk-Therapie) 292
- Kniegelenk (siehe auch dort) 312
Teres major, Dehnung 548, 549
Teres minor (siehe auch Schulter, Muskulatur) 505
Tetanus 26
Therapie / therapeutische Verfahren
- Atemtherapie (siehe auch dort) 684, 696
- Atlastherapie nach Arlen 685–687
- Bäderbehandlung 687
- Bobath-Konzept 688
- Brügger-Therapie 688, 689
- BWS / BWS-Gelenk 214 ff., 396 ff., 414 ff.
- Chirogymnastik nach Laabs 690
- Druckwellenmobilisation nach Zicha und Ruhrmann 690, 691
- Elektrotherapie (siehe auch dort) 692, 693
- Ellenbogengelenk 566 ff.
- Entspannungsverfahren (siehe auch Muskelentspannung) 694–696
- Feldenkrais-Methode 696
- Fuß- / Fußgelenk 352 ff.
- Hand- und Fingergelenke 610 ff.
- Hüftgelenk 273, 276 ff.
- HWS / HWS-Gelenke 452 ff.
- Knie / Kniegelenk 316 ff.
- Kopfgelenke 656 ff.
- Kryotherapie 700
- Lokalanästhesie, therapeutische 734
- Lösungs- und Atemtherapie nach Schaaruch-Haase 700, 701
- LWS / LWS-Therapie 208 ff.
- Maitland-Therapie 701, 702
- Manuelle Medizin (siehe auch dort) 703 ff.
- Manuelle Therapie und PNF (Kombination) 727–729
- Massageverfahren (siehe auch dort) 710–712

- medikamentöse Behandlung 712–714
- Rippen-Wirbel-Gelenk-Therapie 424 ff., 440 ff.
- Rückenschule 729–730
- Schlingentischbehandlung 731
- Schultergelenk 518 ff.
- SIG (Sakroiliakalgelenk) 178 ff., 188 ff.
- Skoliosebehandlung (siehe auch dort) 731, 732
- Standardbehandlungen in der Manuellen Medizin (Basistherapie) 102 ff.
- Stemmführungen nach Brunkow 733
- Trainingstherapie, medizinische (siehe auch dort) 110–116
- Vojta-Therapie 735
Therapieplanung 1, 3, 97 ff.
- Bewegungsprüfung 99
- Formänderungen 99
- bei Funktionsstörungen des Bewegungsapparates 97 ff.
- Leitschienen 99
- Palpation 99
- Synopsis der therapeutischen Möglichkeiten 97, 98
- Triggerpunkte (TP) 99
thorakolumbaler Übergang, Mobilisationen (siehe auch BWS-Therapie) 405 ff.
Tibia (siehe auch Kniegelenk) 303
Tibialis
- anterior, Dehnung der Fußstrecker 384, 385
- posterior, Dehnung der Fußbeuger 380 ff.
Tibiofibulargelenk (siehe auch Fußgelenk) 337
Tonometrie 37
Tonus / Muskeltonus 30, 37
- Atonie 38
- Grundtonus (Ruhespannung) 30, 37
- Hypertonus (vermehrte Ruhespannung) 37, 38
- Hypotonus (verminderte Ruhespannung) 37, 38, 45
Torticollis (Schiefhalsformen), Differentialdiagnose 655
Trainingstherapie, medizinische 110–116
- Bewegungsbahn, äußere, mittlere, innere 115
- Dosierung 114, 115
- Entspannungsdauer (Ruhepausen) 115

- Gelenkmobilisationen 116
- Gelenktraining 110, 113
- Geräte 112
- Hilfsmittel 115
- Kontraindikationen 113, 114
- Koordinationstraining 110, 116
- Krafttraining / Kraftausdauertraining (siehe auch dort) 31, 112–115
- Kriterien und Wirkung 112
- medizinische 715
- Motivation 113
- Muskeldehnung 116
- Muskeltraining / Muskelausdauertraining (siehe auch dort) 110, 112
- Prophylaxe 110
- Rehabiliation 110
- Stabilisation 113
- Trainingsprinzipien 113
- Trainingsrhythmus 115
- Übungsauswahl 114, 115
- Übungswiederholungen (Repetitionen) 115
- Untersuchungs- und Therapieschema 111
Trapezius, Dehnung 538
Trauma, Bandapparat 22
- Hypermobilität 22
Trendelenburg-Muskeln 165, 270
- Mini-Trendelenburg-Effekt 168
Triggerpunkte (TP) 38, 39, 40, 42
- Diagnostik 39
- Entstehung 39
- Maximalpunkte 40
- Therapieplan 99
Trochlea peronealis (siehe auch Fußgelenk) 328, 332
Tuberositas
- ossis metatarsalis V (siehe auch Fußgelenk) 328, 332
- radii (Bizepsansatz) 561
- tibae (siehe auch Kniegelenk) 313
Tubersitz 411

U

Überbelastung / Überlastung 10
- Schutzeinrichtungen 89
Ulna (siehe auch Ellenbogengelenke) 554
- Kapselansatz und Kapselmuster 557

"Ulna-gapping" (*siehe auch* Ellenbogengelenke) 572, 573
Ultrareizstrom 692
Ultraschall 693
Uncovertebralgelenk (*siehe auch* HWS) 444, 447, 448
"unfolding" (Entfaltungstechnik), Definition 708
Unterarm, Fraktur 559
Unterarmgelenke (*siehe auch* Ellenbogengelenke) 553 ff., 562
– Biomechanik 553
– Humeroradialgelenk (*siehe auch dort*) 562
– Humeroulnargelenk (*siehe auch dort*) 562
– Radioulnargelenk (*siehe auch dort*) 562
– – distales 562
– – proximales 562
Unterkieferast, aufsteigender 547
Unterwasserstrahlmassage 710
"unwinding"-Technik nach Sutherland 716

V

Vater-Pacini-Körperchen 52, 59
vegetative Schmerzkomponenten (Nozireaktion) 71, 76
verriegelte Stellung, Definition 705
Verriegelung, Definition 706
Verspannung, reflektorische 43
vertebragener Schmerz 78
Viskoelastizität 43
viszerale Osteopathie 723, 724
viszerogene Blockierung 85
Vojta-Therapie 735
– weiterführende Literatur 736
Vorderhorn, γ-Motoneurone 54
Vorlaufphänomen, SIG 168 ff.

W

Weichteilbehandlung, funktionelle, Definition 707
Widerstandstests, isometrische 30
Wirbel, Kippstellung 117, 118
Wirbelblockierung (*siehe auch* Blockierung) 18, 67, 94, 133, 134
– BWS, Konvergenzblockierungen 410
– lumbosakraler Übergang (*siehe auch dort*) 242 ff.
– LWS (*siehe auch dort*) 208, 242 ff.
– Manipulation (Traktion) 134
– Meniskoidbefreiung 134
– Mobilisationsbehandlung 133
– bei morphologischer Veränderung der Gelenkfläche 92
– schmerzhafte 134
– sekundäre 66, 92, 126
– Ursachen 134
– Voraussetzungen 134
Wirbelbogengelenke 8, 11, 125 ff.
– Alterungsprozeß 11
– Bandapparat (*siehe auch dort*) 130, 132
– Belastungsfähigkeit 132
– Beweglichkeit 127
– Blockierung (*siehe* Wirbelblockierung / Blockierung)
– Druckaufnahme des Körpergewichts 127
– Druckerhöhung im Gelenk 133
– Formen der zylindroiden Gelenke 126
– Gelenkflächen 125–129
– – BWS-, HWS-, und LWS 128
– – Neigung und Bewegungsachsen 128
– Klaffstellung 133
– meniskoide Falten, Anordnung in den Wirbelgelenken 89, 90
– Morphologie, Funktion 125
– Spannungsausgleich, diskoligamentärer 132, 133
– Stadium der Gefügelockerung 133, 134
– Störanfälligkeit 127
– Störung der Bewegungsabläufe 133
– Traktion 140
– Wackelbewegungen 128
Wirbelbogengelenkkapseln, Verstärkungsbänder 130
Wirbelkörper 130
Wirbelrotation, LWS 124

Wirbelsäule (WS)

– Brustwirbelsäule (*siehe* BWS)
– Funktionsstörungen 136
– Halswirbelsäule (*siehe* HWS)
– Lendenwirbelsäule (*siehe* LWS)
– LWS / Becken / Hüftgelenke (*siehe auch* LBH-Region) 152 ff.
– Sakroiliakalgelenk (*siehe dort*) 152 ff.

Wirbelsäule, Therapie 136 ff.
– Ausgangsstellung, Patient 137, 138
– Bandscheibenprolaps (*siehe dort*)
– Checkliste für manuelle WS-Behandlungen 136
– Fixation (Verriegelung) 138, 139
– – Fixationsgrenze 140
– – Grundregeln 139
– – Patientenstellung 139, 140
– Manipulationen 142 ff.
– – biomechanische Kräfteanalyse im Segment 143, 144
– – Standardmanipulationstechniken 142
– Mobilisationsbehandlung 140, 141, 144, 145
– – Ausführung 146
– – Einstellung des zu behandelnden Segments 145
– – Gegenhaltertechnik 141, 142
– – Gelenktraktion 140
– – Gleitmobilisation / Gleitbewegungen 140
– – Grundregeln 140
– – Hypomochliontechnik 141
– – Kurzschema der Mobilisationsbehandlung 147, 148
– – Mobilisationsimpuls 140, 142
– – Kombination Gegenhalter- und Mitnehmertechnik 141
– – Kreuzgriff 141
– – Mitnehmertechnik 141, 142
– – Patientenlagerung 144, 145
– – Standardmobilisationstechniken 141
– – Traktionsmobilisation 141
– – Verriegelung 142
– Rippenbehandlungen 138
– Standardeinstellungen in Seitenlage 139
– SIG-Therapie (*siehe auch dort*) 136

Z

Z-Scheiben 24, 25, 30
Z-Streifen 24
– I. Bande 24, 25
– A-Bande 24, 25

Zehengelenke 326, 327, 346 ff.
– bei Belastung 334
– Funktionsbewegungen 347
– Großzehenfach 350

– Grundgelenk
– – Großzehe 327, 328, 331
– – Kleinzehe 328, 332
– Hallux
– – rigidus 347
– – valgus 347
– Hammerzehen 347
– Interphalangealgelenke (Articulationes interphalangeae)
– – distales (DIP) 326, 346
– – proximales (PIP) 326, 346
– Kapsel-Band-Apparat 346
– Kleinzehenfach 351
– Krallenzehen 347
– Metatarsophalangealgelenke (MTP; Articulationes metatasophalangeae) 326, 346
– Mittelfach 352
– Zehenstand 334

Zehen-/ Zehengelenk-Therapie (*siehe* Fuß-/ Fußgelenk-Therapie) 376 ff.

zentrale Steuerung 70
– Stützmotorik 70
– Zielmotorik 70

zervikothorakaler Übergang
– HWS (*siehe auch* HWS/ HWS-Gelenk-Therapie) 452 ff.
– Rippen-Wirbel-Gelenke (*siehe auch* Rippen-Wirbel-Gelenk-Therapie) 426, 427

Zielmotorik 50
– Dynamik 50

ZNS 70

Zweitschmerz 63, 74

H. Frisch, Duisburg

Programmierte Untersuchung des Bewegungsapparates
Chirodiagnostik

7., neubearb. u. erg. Aufl. 1998. XII, 717 S. 446 Abb. in 1084 Einzeldarstellungen, 16 Tab. Geb. **DM 178,-**; öS 1300,-; sFr 161,-
ISBN 3-540-63153-4

Seit seiner 1. Auflage im Jahre 1983 ist „Der Frisch" zu einem Begriff geworden, nicht nur für Ärzte, die Manualtherapie anwenden, sondern für alle an der Untersuchungstechnik des Haltungs- und Bewegungsapparates Interssierten sowie Physiotherapeuten und Krankengymnasten. In der jetzt vorliegenden 7. Auflage wurden die Illustrationen in ihrer Aussage durch die Verbesserung der Funktionssymbole wesentlich präzisiert, die Abschnitte über das Kiefergelenk und die Labormethoden wurden erweitert bzw. ergänzt.

Eine weitere Ergänzung stellen die diagnostischen Erwägungen bei therapieresistenten Krankheitsbildern dar. Die durch den völligen Neusatz möglich gewordene Hervorhebung von Stichwörtern und Merksätzen macht das Buch nun endgültig auch im formalen Erscheinungsbild zum Lehr- und Standardwerk.

„So umfassend wie in diesem Buch wird man nirgends informiert."
Orthopädische Praxis

„Es gibt nichts besseres auf dem Markt."
Krankengymnastik

„Ein unentbehrliches Nachschlagewerk von einer unübertroffenen Vollständigkeit und Übersichtlichkeit."
Manuelle Medizin

Springer-Bücher
erhalten Sie
in jeder Buchhandlung.

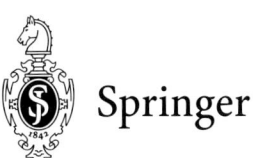

Preisänderungen vorbehalten.